U0113966

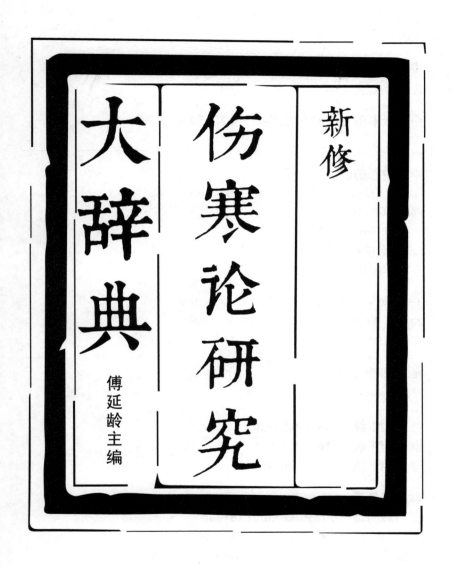

新修

伤寒论研究

大辞典

傅延龄主编

中国中医药出版社

·北京·

**图书在版编目（CIP）数据**

新修伤寒论研究大辞典 / 傅延龄主编 .–– 北京：
中国中医药出版社，2017.7（2021.8 重印）
ISBN 978–7–5132–2352–2

Ⅰ．①新… Ⅱ．①傅… Ⅲ．①《伤寒论》– 词典
Ⅳ．① R222.2–61

中国版本图书馆 CIP 数据核字（2015）第 012546 号

**中国中医药出版社出版**

北京经济技术开发区科创十三街 31 号院二区 8 号楼
邮政编码　100176
传真　010 64405721
山东润声印务有限公司印刷
各地新华书店经销

开本 880×1230　1/32　印张 32.75　字数 1099 千字
2017 年 7 月第 1 版　2021 年 8 月第 3 次印刷
书号　ISBN 978 – 7 – 5132 – 2352 – 2

定价 128.00 元
网址　www.cptcm.com

**社 长 热 线　010–64405720**
**购 书 热 线　010–89535836**
**侵 权 打 假　010–64405753**

微信服务号　**zgzyycbs**
微商城网址　**https://kdt.im/LIdUGr**
官 方 微 博　**http://e.weibo.com/cptcm**
天猫旗舰店网址　**https://zgzyycbs.tmall.com**

如有印装质量问题请与本社出版部联系（010 64405510）
版权专有　侵权必究

# 《新修伤寒论研究大辞典》编委会

# 写在《新修伤寒论研究大辞典》出版之前

《伤寒论研究大辞典》出版转眼已经过去20年了。

人们常说影视是遗憾的艺术，也有人说翻译是遗憾的艺术，其实书籍常常也令人遗憾。当书稿交与出版社编印成书之后，作者和出版者或许很快就会发现其中的某些不足，可是木已成舟，除非再版，不能再修。记得在《伤寒论研究大辞典》出版以后不久，我就发现了其中的几处不足。所以后来我的手边总是放有一册《伤寒论研究大辞典》，当翻阅时发现问题便随手记录下来，设想着今后若有修订、再版的机会，能够做一些完善。

有一位朋友告诉我，他经常阅读《伤寒论研究大辞典》。他说《伤寒论研究大辞典》是一本可以供读者连续阅读的"《伤寒论》全书"，而不是仅仅供人在需要查阅某个词条时才使用的工具书。他说阅读《伤寒论研究大辞典》可以系统地、全面地学习《伤寒论》的理法方药，以及后世《伤寒论》学者提出的相关知识。他的这一评价很中肯，这是对《伤寒论研究大辞典》的一个很高的评价。其实，这也是笔者当初策划、组织编写《伤寒论研究大辞典》的主要目的。

记得曾经有人问我这样的问题：为什么现代医学总是向前看，注重发展进步，而中医学却总是回头向过去看，注重古代的理论与方法？我回答说，中医从来都不只是回头向过去看，中医也向前看，也注重发展，注重进步。中医向过去看是为了充分学习，充分吸收和利用古人的医学知识和方法。中医源远流长，博大精深，我们对古人宝贵的经验远远没有做到充分的发掘和利用。中医的回头看并不是不求发展，恰恰相反，中医的回头看正好是为了谋求发展。就《伤寒论》而言，传统学问里蕴藏着大量极具现实应用价值的内容，对这些内容进行深入细致的研究，挖掘，整理，吸取精华，剔除糟粕，古为今用，这样的工作具有十分的重要性和必要性，具有突出的应用价值和发展意义。

在这里我想再一次重复这样一句话：《伤寒论》和全部《伤寒论》学问是重要的，是中医学核心知识的一部分。《伤寒论》是一棵参天大树，经过近两千年的生长，在它粗壮的主干上发生了许许多多的侧枝，在它四处伸展的粗粗细细的根上又长出了不少的小树，枝繁叶茂，蔚然成林。这些就是《伤寒论》学问，这些就是《伤寒论研究大辞典》力求尽可能全面反映的内容。我们不能离开《伤寒论》，否则中医的学问就将成为无本之木。对于在《伤寒论》基础上发展起来的各种与之相关的学问，我们也不能轻视，不能忽略，否则《伤寒论》就会成为孤孤单单的一棵独木。古人评价说《伤寒论》是医家的"水火谷粟"，也就是说《伤寒论》是医家赖以生存的不可缺少的必需条件。我想，如果说《伤寒论》是医家的水火谷粟，那么后世《伤寒论》研究者对《伤寒论》所做的注解、补充、发挥、创新，乃至于某些修正，就是水火谷粟以外的生命之所需要的各种补充物，维生素、微量元素、生长素……

近年来有少数人主张中医学专业本科教学取消《伤寒论》课程，我不赞同这种主张。《方剂学》《中医内科学》等课程代替不了《伤寒论》。我们学习《伤寒论》，是学张仲景的一本书，一部伟大的经典，学习它的理法方药，包括它的辨证方法，它的临床思维，还有后世《伤寒论》研究者贡献的相关知识。我们学习《伤寒论》，并不仅仅是学习由外寒伤人引起的一类疾病，也就是狭义伤寒的辨证论治。中医对狭义伤寒的辨证论治方法，并不仅仅只有《伤寒论》一本书所载的方法，不应该仅仅是张仲景一人的方法，而应该是以《伤寒论》方法为基础和主干，集合后世诸家相关学问的一个完整而全面的知识体系。我曾建议将这样一个知识体系纳入现有的《温病学》，建立完整的《中医外感病学》，从而全面、系统地论述风、寒、燥、湿、火热等外邪感染人体所引起的各种疾病。

由山东科学技术出版社于 1994 年出版的《伤寒论研究大辞典》是我国第一部全面总结历代《伤寒论》研究成果的辞书体全书，曾获"北方十省市优秀科技图书奖"二等奖。自出版以来，得到广泛的欢迎和好评。在它出版 18 年后，2012 年秋天，中国中医药出版社蔡仲逊与我谈起对它进行修订和再版的事。一提到对它进行修订，我立刻就想起来往事。当年我把经过几年辛苦，终于完成的厚厚一捆手抄书稿寄往济南，走出邮局，深深地叹了一口气，通体有一种如释重负的感觉，无比轻松，可是在两个多月后的某一天，我忽然接到责任编辑夏魁周先生从山东打来的长途电话，说稿子还需要修改。当时我的头一下子就大了起来！不过，头大归头大，该修改的还是要修改。我按照编辑的意见，组织人员，以最快的速度对所有需要修改的地方一一地做了修改。学术在发展，知识在更新。在近 20 年以后，当我们决定对这部辞典进行再版时，我们也决定对它进行必要的增补和修订。

本次编修主要包括三个方面的工作内容：①增补词条。增补词条的一个主要来源是本人主编的《张仲景医学全书》（中国医药科技出版社，2012 年第二版），我们从其中遴选了大量的词条。《张仲景医学全书》是我组织编写的一套全面反映张仲景医学，包括《伤寒论》《金匮要略》两部分学问的大型丛书，2006 年初版以后很快销售一空，6 年后再版。由于《伤寒论》1700 年的学问在《张仲景医学全书》得到全面反映，所以我们把《张仲景医学全书》中的相关词条摘录出来，予以注解，纳入辞典，使它的内容更加充实和完备。第二类新增词条是《伤寒论》出版以后各出版社出版的《伤寒论》方面的专著。第三类词条是《伤寒论》出版以后各种专业杂志发表的论文中出现的属于《伤寒论》学问的词条。②修改内容，包括学术内容、伤寒人物信息、机构名称等。③文字校对。全部编修工作完成以后，我们决定将书名改为《新修伤寒论研究大辞典》。

在此，我要特别感谢中国中医药出版社为我提供了一个对《伤寒论研究大辞典》进行修订的机会！我也感谢我的学生马浔、王煊、陈丽名、陈传蓉、刘绍永、王博峰、熊宇章等人为编修工作付出了大量的辛劳！

北京中医药大学　傅延龄

2014 年 12 月 5 日

# 《伤寒论研究大辞典》刘序

《伤寒论》是中医之魂。中国医学典籍之最有价值而为历代医家所推崇备至者，厥惟《伤寒论》。昔贤喻昌赞曰："张仲景《伤寒论》一书，天苞地苻，为众法之宗，群方之祖。"这部光辉的著作发展和完善了六经辨证体系，树立了辨证论治的原则和典范，继承和发扬了汉以前的汤液疗法，为祖国医学的基础理论和临床医学奠定了重要的基础。自从这部著作问世以来，至今1700余年，它一直是中医潜心学习的典籍，被奉为圭臬，被尊为医经；学习《伤寒论》被视为"大医""良医"的必由之路。我们完全可以说，倘若没有《伤寒论》，中医将黯然失色；没有《伤寒论》，中医也很有可能不会达到既已达到的水平。

《伤寒论》不惟是中医的必读的教科书，同时也是历代中医饶有兴趣的研究题材。后世医家对《伤寒论》进行注解、补充和发挥，作了大量的工作，取得了很多的成绩；他们提出了或建立大量的理论、治疗原则和具体的治疗方法，其中很多是具有较大的学术意义和实用价值的；后世所出现的大量的伤寒学说也成为仲景《伤寒论》学说的重要组成部分。正是历代医家对《伤寒论》的研究，使《伤寒论》学得到极大的发展，使之得到充分说明和论证，得到广泛的补充，而在不少地方也得到了适当的修正。《伤寒论》以及《伤寒论》研究极大地影响了中医的各个方面，至今仍对中医有着广泛的影响；同时《伤寒论》学说也渗透到了中医的各个方面。如果说《伤寒论》研究推动了整个中医的发展，这是一点也不过分的。《伤寒论》是重要的，而后世《伤寒论》研究所取得的各种成绩、所建立的各种学说也是十分重要的。应该看到，现在的中医人员对《伤寒论》知之尚多，而对后世《伤寒论》类著作却知之较少。《伤寒论》类著作超过千种，现存于世者亦有数百种，一般学者是没有也不可能读完这些书的。这对于从事《伤寒论》研究和对《伤寒论》学说感兴趣的人来说，实在是一种遗憾！已经问世的医籍提要、书评、集注以及其他类型的著作虽然可以为读者提供一些这方面的知识，但无论是在深度上还是在广度上都是很有限的，还不能满足人们的需要。

《伤寒论研究大辞典》在很大程度上可以满足读者的这种需要。而实际上这部辞典也正是为了这一个目的而编纂的。主编傅延龄是我的学生。几年以前，傅延龄就与我谈过编这样一部辞典的设想，我感到这是一件十分有意义的工作，给予了充分的肯定。而在以后的编纂过程中，他以及其他编纂者们也常常来问我这样或那样的问题，我自然也为他们作了解答。几年以后，送来我审定的，竟是一部百万字的书稿，有辞目3600多条，洋洋大观。待看了具体的内容以后，我感到这部辞典有很多优点，而最突出者有两点：其一为内容广泛，既全面地收录了《伤寒论》原文中的词条，又从后世《伤寒论》类著作中广泛地收录了伤寒人物、伤寒著作、病证名称、方证名称、方剂名称、基础理论术语各类词条，其中大量的词条在一般的工具书中是查找不到的，如六经地面说、三纲鼎立、三百九十七法等，都是一般工具书所不载的。其二是实用性强，这突出体现在辞典收录了大量病证、方剂、治法一类的辞条，对各种诊断方法和施治方法都作了细致的叙述，如各种伤寒兼证、伤寒夹证、伤寒类证的辨证施治，对由《伤寒论》方衍生出来的各个方剂，都有载录。编纂者原来很担心辞典的专业性太强，读者面太窄，使本来是大众所学、大众所用的伤寒学说不能面向大众。但现在看来，这个问题还是得到了较好的解决。当然，这部辞典也有缺点，如词条的筛选尚欠精炼，少数词条的注释不够简洁等，但这是美玉微瑕。所以，当傅延龄要我为这部辞典写序时，我便欣然同意，写下了这几段文字。

刘渡舟

1992 年 6 月

# 《伤寒论研究大辞典》李序

中医著作，汗牛充栋，然能发明医理，济世活人者，则首推《伤寒论》也。盖仲景之学，本撰用《素问》《难经》之旨，以探讨阴阳消长五运递嬗之奥秘，揆度营卫气血脏腑经络之赜变，而究疾病之源；穷格物致知之理，集经方本草之精髓，而为治疗之用。是《伤寒论》一书，实裒辑当时医经家、经方家之所长，做到理论与实践之统一，故在《素问·热论》的基础上，创立六经辨证，则辨证准确，立法详明，遣方精当，用药简要，验之临床，效如桴鼓，其用益宏。治伤寒如是，治杂病亦如是也。故汉魏以降，有志医学之士，无论朝野，均各崇尚伤寒。如晋之王氏，为之苦心撰辑；唐之孙氏，惧仲景方之不传也，为之纂辑于《千金翼方》卷九、卷十之中；宋之林氏，认为百病之急，莫急于伤寒，首为之校定刊行；清之钦定医书《医宗金鉴》，以实用为指归，列仲景全书为首，非无由也。今庆解放以还，百业振兴，腾飞猛进，中医事业，亦得相应发展，中医学术界之研究《伤寒论》者，几如雨后春笋，著作之浩翰，内容之丰富，令人叹为观止。惜其缺乏系统总结与整理。傅延龄博士，医学有识之士也。久已留心于此，而有《伤寒论研究大辞典》编纂之设想。爰于己巳春月，广邀海内伤寒学者数十余人，奋编摩之志，述古今之言，焚膏继晷，历时三载，数易其稿，作成是书。

余得观样稿，视其纲目分明，条理清晰，编排科学。全书分上、下两编。上编为《伤寒论》原著词目；下篇分医家类、著作类、方剂类、汤证类、病证类、基础理论类若干。词条来源，均采辑于《伤寒论》及历代伤寒研究专著、研究论文，包括相关医史、文史著作等。某些综合性书籍中有关伤寒学科内容者亦并收入。其中涉及中医图书、文献资料上万种，而精选词目 **3600** 余条，博而不繁，详而有要。凡所征引，皆详载出处；于同类著作，能补缺纠偏。若能手此一编，查检未知之人与未知之书或未见之事，有事半功倍之效矣。愚耋耄老矣！喜睹此书之成，医道之有助也，遂不揣愚蒙，濡笔而为之序。

李培生

1992 年 3 月书于湖北中医学院

# 《伤寒论研究大辞典》前言

　　自东汉医学家张仲景（150～154—215～219）著《伤寒杂病论》，晋·王叔和搜采仲景旧论而使《伤寒论》独立成书，至今已经 1700 年。在这 1000 多年的漫长时间里，《伤寒论》的研究一直是经久不衰。从《伤寒论》研究文献的数量即可看出：据不完全统计，历代各类《伤寒论》研究著作达到 1700 余部；到了近代和现代，各类《伤寒论》研究论文如雨后春笋大量涌现，其数目也有数千篇之多。为什么东汉时期的一部仅二三万字的医学"小册子"竟然引起了人们如此浓烈的兴趣，导致后世这样兴盛的研究活动呢？这个问题本不该在这篇《前言》里作答，但它又确与我们编纂这部《伤寒论研究大辞典》有关，所以我们还是不惮烦琐，将最主要的两方面原因简要叙述如下：

　　（一）《伤寒论》具有很高的实用价值，它的方剂、诊法、辨证方法，得到了后世医家的一致赞誉，人们称它是"活人之书"。晋·皇甫谧言其方法"用之多验"（《针灸甲乙经·序》）；唐代大医学家孙思邈说"江南诸师，秘仲景方而不传"（《千金要方》），由于方法灵妙，才出现秘而不传的现象。再往后以至于现代的临床医生，也是无一例外地盛赞《伤寒论》。为什么仲景方法具有这样高的实用价值呢？首先仲景继承了他以前无数医学家的经验。在仲景以前，人类的医疗活动至少已有几千年的历史，肯定积累了极为丰富的经验。现在我们只知道春秋以前一些著名医生（如医和、医缓）的大名！仲景以前的医疗经验也肯定会以某种形式传于后人，只是现在见不到那么多的原始资料了，但仲景所见到的肯定比我们见到的要多。后人虽然极度尊敬、赞誉甚至神化仲景，但对于仲景继承前人经验的事实都是持肯定态度的，只不过人们往往以神农、伊尹来指代仲景的前辈人。如宋·孙奇说"仲景本伊尹之法，伊尹本神农之经"。张仲景本来就是一个临床医生，有实践经验，而且又天资聪颖，他"勤求古训、博采众方"，对古人的经验自然是继承好的。同时，他本人的医疗经验也在其中。再者我们现在所见到的《伤寒论》还得到了另一位名医的去粗取精的整理。这位名医就是晋代的太医令王叔和。他广泛搜采仲景旧论之散落者，但并不是全盘编次入书，而是有所选择的，这就是他所说"录其症候、诊脉声色，对病真方有神验者，拟防世急也"，不符合这一条标准的内容就舍弃了。如此，《伤寒论》的实用价值得到了更进一步的提高。《伤寒论》既然有如此高的实用价值，所以人们就理所当然地会对它进行不厌其烦的研究。

（二）《伤寒论》语言古朴、简略，义理深奥，人们力图深入理解它，并将其道理阐述明白。正如清·吴仪洛说："仲景书一语可当千百言，每令人阐发不尽。读者须沉潜反复，必于言外透出神髓，斯为能读仲景书耳。"所以学《伤寒论》又有"当于无字处学之"的说法。自金·成无己注解《伤寒论》而开《伤寒论》注解之先河以后，历代医家就竞相效仿，《伤寒论》注解之风便一发莫制。由于各人的经历不同，看问题的角度不同，所以对《伤寒论》的理解也就不同，这样也就导致了注解的不尽一致，以及不尽的注解。仁者见仁，智者见智。而有趣的是，学者往往是十分自信的，在《伤寒论》研究领域里情况也是如此。各位学者不仅要论述自己之是，而且还要辩驳他人之非，这自然导致"百花齐放、百家争鸣"的局面，研究更加蓬勃兴旺。此外，历代医家在读书过程中和临床实践中又不断有新的发现，这些发现包括新的病证、诊法、治法、方药等等。他们要不断将这些内容补充进《伤寒论》学说体系中去，以充实发展仲景学说，以成为仲景的功臣（这是历代《伤寒论》学者的共同愿望）。此为《伤寒论》研究之所以经久不衰的又一主要原因。

《伤寒论》研究取得了巨大的成绩，这里我们不可能对历代研究所取得的成绩一一列述，不过我们可以作一次归纳和综述。总的来说，通过历代《伤寒论》研究者的努力，《伤寒论》得到极为全面和细致的注释；它的内容通过不同的分类方法和分类原则建立起不同的但又都不失其合理性的体系；它的辨证施治方法及医学理论得到验证和某些必要的修正；在病证、诊法、治法、方剂等方面，它得到极大的补充；《伤寒论》研究还导致了相当多的中医理论的产生。此外必须说明的是，《伤寒论》研究也导致了无数优秀的临床医生的产生，导致了中医"百花齐放、百家争鸣"的生动学术局面的出现。如果没有《伤寒论》研究，中国医学史、中医文献学以及中医基础理论与临床学说都不可能有现在这样丰富的内容。

《伤寒论》研究文献的确是一座丰富的知识宝库。但遗憾的是后世对这些宝贵知识的整理却很不够。这些知识太丰富了，以至一般人很难全面通晓，大多数人都只能读一些常见的著作。虽然常见的著作往往也是重要的著作，但还有许多不常见的著作并不是不重要。有许多书一般人不仅没有读过，而很有可能连见也没有见过。前人大量的研究成果因为种种原因而静静地躺在文献库里。其实平心而论，一个人要想在其一生这样有限的时间里阅读这样大量的文献简直是不可能的。庄子说："吾生也有涯，而知也无涯，以有涯随无涯，殆已！"（《庄子·养生》）从某种意义上讲，没有为后世学习和利用的知识实际上是被浪费了，而这种浪费是最令人痛心的。当然，为了较好地利用前人的研究成果，人们也作了不少的工作，如人们编了不少的类书，或以书籍提要的形式对一些书籍进行一般性的介绍，或在辞典一类的工具书里收录《伤寒论》研究方面的词汇，或在杂志上发表介绍某些著作的文章等等。这些工作是可喜的，也是非常必要的，但还是远远不够，远远没有能够全面地反映《伤寒论》学说的内容。举一个简单的例子，您能够从辞典或一般的工具书上查找到"三百九十七法""三纲鼎立""六经气化说""气虚类伤寒"这样一些《伤寒论》学科的最基本的词条吗？

很明显，我们需要一本全面收载《伤寒论》学说的各种名词术语的大型辞典。

因此，我们运用集体智慧，在老一辈《伤寒论》学家的指导和支持下，编纂这部《伤寒论研究大辞典》。我们查阅了大量的资料，直接而且极仔细地阅读了数百本《伤寒论》学科的原著，对每一位作者的生平、著述、学术成就，对每一本原著的作者、成书年代等一般情况以及其主要学术特点和成就都在相应的词目下进行介绍；并将出现于各种文献的属于《伤寒论》学科方面的名词术语都摘录出来，以原文为依据，同时也结合其他相关文献予以注释。这一部分工作的难度很大，因为所有这些名词术语都是散在的，而过去也多没有被人收录，本辞典的所有编者都为此付出了辛苦和努力。经过 3 年的不懈工作，这部辞典的全部文稿终于在 1992 年完成。

在编纂《伤寒论研究大辞典》过程中遇到的几个问题以及处理情况说明一下：

（一）关于《伤寒论》原文中的词条：刘渡舟主编的《伤寒论辞典》是相当好的一部工具书，有了这部辞典，我们似乎没有必要再收《伤寒论》原文的词条了，但下面三个方面的理由使我们还是认为应该收：①《伤寒论》是源，《伤寒论》研究是流，这两方面的内容本来就交融在一起，不可割裂。②《伤寒论辞典》是一部具有集注书性质的辞典，而且字词全录，本辞典则只收录原文中的各类名词术语，不采用集注形式。③作为一部"大"辞典，我们这部辞典还要收《平脉法》《辨脉法》《伤寒例》三篇中的词条，而《伤寒论辞典》没有收录这几篇的词条。

（二）关于分类：最初我们没有对词条进行分类的设想，然而后来发现如果不作分类是不行的，因为这部辞典毕竟是有史以来的第一部，人们一般并不知道其中的词条是哪些，或许相当多的词条是陌生的，这样要他们依据拼音或笔画来查找所需要的词条就不很实际了。只有分类索引才是最合适的选择。如何分类才能够最合理、最实用？我们采用了现在的这种分类。在伤寒人物、伤寒著作、方剂、方证、病证五类以外，另设基础理论一类，其中包括脏腑、经络、病因病机、诊法、辨证、治法等各项内容。

（三）关于词目的全面性：原来我们设计在人物和著作两类里要尽可能全面地收入词条，要将北京图书馆和中医研究院（现中国中医科学院）1956年编的《中医图书联合目录》中"伤寒"一类的著作全部收入，但是后来我们发现这个目的不能实现了，因为该目录上所载的书有不少在后来也渐渐地失传了，如北京中医学院图书馆（今北京中医药大学图书馆）、中国中医研究院图书馆（今中国中医科学院图书馆）以及南京、上海两地的几座图书馆都由当地的作者查找过，发现有不少的著作再也无从查找。这样我们不得不改变计划，能收录多少就收录多少。此外还有"现代伤寒学家"词目我们也没有能够收录全面。我们曾经给我们所知道的全国各地的伤寒学家本人发函，请他们寄来一份简传，以作为我们撰稿的依据。但遗憾的是我们没有如数收到复函。如果这部辞典将来有机会再版，或许还可以作一些补充。

（四）关于词目的统一性：中医理论有一些名词术语在语言形式上是缺乏统一性和规范性的，古代医籍中这种情况更多见。我们在选择词目时便经常遇到若干个不同的词目在意义上基本是相同的或相近的，可以说是"多词一义"的情况，如何处理这类问题呢？虽然从原则上说应该使之统一，只入选一个最恰当的词。不过我们考虑到，由于各位医家对于这些词的理解是不尽一致的，他们所给予的解释也不同，各有得失，而且这种多词一义的情况也正是学术内容丰富的一种体现，所以我们最后还是兼收并蓄了。

（五）关于本辞典的读者对象：在计划编这部辞典的最初时候，我们考虑到，在中医药人员中，对《伤寒论》以及后世《伤寒论》研究著作感兴趣的人毕竟不是少数，尤其大多数临床医生，肯定需要实用的知识。为此，还增加了临床方面的内容，如方剂、病证、治法等，都尽可能地收入辞典。

本辞典的编纂，自始至终得到了刘渡舟老师、李培生老师这两位《伤寒论》学泰斗的指导，聂惠民老师、梅国强老师也为我们提供了大量的指导，我们在此衷心感谢他们！此外，我们还要衷心感谢我们所引用和参考了的科学文献的作者们，他们高水平的著作使我们得到了极大的便利。

这部辞典肯定有许多不足，我们诚恳希望广大读者提出宝贵意见，以便修改提高。

编　者

# 凡　　例

一、本辞典共收《伤寒论》研究有关的词目 3638 条，其中上编《伤寒论》原文的词条；下编分人物、著作、方剂、方证、病证、基础理论 6 类。为了避免重复，将《伤寒论》方剂名全部从上编移至下编方剂类。

二、词目排列，上编词目按首字的笔画为序，笔画相同的按笔顺横（一）、竖（丨）、撇（丿）、点（丶）、折（一）依次排列；下编为人物类、著作类、方剂类、方证类、病证类、基础理论类，除著作类另有不同方法（见下项）排列外，其他各类都分别按笔画顺序排列。

三、下编著作类因大都以"伤寒"或"伤寒论"为首，为查找方便，特采用以下排列方法：

1. 凡由"伤寒"或"伤寒论"起首的词目，以第三或第四字的笔画为序排列，如"伤寒来苏集"条，以"来"字排在七画；"伤寒论纲目"条，以"纲"字排在七画。

2. 本类凡不属上述情况的词目，仍按词目首字笔画顺序排列。

四、凡一词多义的词目，采用①②③……分别予以解释。

五、每一词目，除说明词义、出处外，如系病证方面的词目，还列举治疗方法；方剂的词目还讲明方剂组成、方义及功能等，力求与临床结合。

六、本辞典原则上使用规范简化字，但在引用古医籍原文时，为保持原貌，仍保留个别通假字和繁体字。

七、附录部分为历代《伤寒论》类著作名录，以备查阅。书末尚有笔画索引，以便检索。

八、本辞典所有《伤寒论》原文引文，以及来自于《伤寒论》原文的词条，都以刘渡舟主编、人民卫生出版社《伤寒论校注》（1991 年）为蓝本。

# 总目录

# 词　目　表

## 上　编

## 五 画

# 六 画

## 十一画

# 十二画

# 下　编

## 一、人物类

## 二、著作类

（注：本类词目凡词头出现"伤寒""伤寒论"者,紧接"伤寒"或"伤寒论"后面第一字计算笔画）

# 三、方剂类

## 四　画

六　　画

# 十二画

# 四、方证类

## 五、病证类

## 六、基础理论类

# 四　画

# 上 编

## 一 画

**一阳气下一阴气上** 与一阳爻升，一阴爻降相反，是指与时令相合的卦象中，阳爻逐渐减少，阴爻逐渐增加。语见《伤寒论·伤寒例》第 8 条："……是故冬至之后，一阳爻升，一阴爻降也；夏至之后，一阳气下，一阴气上也。"依据八卦与时令的配合来谈，十月六爻都是属阴，成为 ☷（坤）卦，阴极则阳生，所以冬至之后（十一月中），阳气渐升，阴气渐降，在卦象上也是阳爻渐增，阴爻渐减，因此十一月的卦是 ☳（复）象；至四月，六爻皆为阳，成为 ☰（乾）卦，阳极则阴生，所以至夏至以后（五月中），阳气渐降，阴气渐升；在卦象上也是阳爻渐减，阴爻渐增，因此五月的卦是 ☴（姤）象。此即所谓"一阳气下，一阴气上"。成无己云："四月六爻皆阳，乾卦为用，阳极阴来，阳生于午，夏至之后，一阳气下，一阴气上，于卦为姤，言阴得遇阳也。"（《注解伤寒论》）王朴庄云："卦有阴阳，爻有消长，以此之长，知彼之消。冬至于卦为复，五阴聚而一阳为主，阴合于阳也。夏至于卦为姤，五阳聚而一阴为主，阳合于阴也。"（《伤寒例新注》）二氏之注可帮助理解。

**一阳爻升一阴爻降** 爻是八卦中的符号，阳爻是八卦中的"—"，阴爻是八卦中的"– –"。一阳爻升，一阴爻降，是指与时令相合的卦象中，阳爻逐月增加，阴爻逐月减少。语见《伤寒论·伤寒例》第 8 条："……是故冬至之后，一阳爻升，一阴爻降也。"依据八卦和时令的配合来谈，十月六爻都是属阴，成为 ☷（坤）卦，阴极则阳生，所以到冬至以后（十一月中），阳气渐升，阴气渐降，在卦象上也是阳爻渐增，阴爻渐减，因此十一月的卦是 ☳（复），十二月的卦是 ☱（临），所以文中云："冬至之后，一阳爻升，一阴爻降也。"成无己云："十月六爻皆阴，坤卦为用，阴极阳来，阳生于子，冬至之后，一阳爻升，一阴爻降，于卦为复，言阳气得复也。"（《注解伤寒论》）王朴庄云："卦有阴阳，爻有消长，以此之长，知彼之消。冬至于卦为复，五阴聚而一阳为主，阴合于阳也。"（《伤寒例新注》）二说可供参考。

**一时** 指一个时辰，一昼夜的十二分之一。古以十二支记时，一个时辰等于两个小时。语见《伤寒论》第 12 条："温覆令一时许，遍身漐漐微似有汗者益佳，不可令如水流漓，病必不除。"

**一身及目悉黄** 症状。即通体皮肤及巩膜发黄。语出《伤寒论》第 231 条："阳明中风，脉弦浮大，而短气，腹都满，胁下及心痛，久按之气不通，鼻干，不得汗，嗜卧，一身及目悉黄，小便难，有潮热，时时哕，耳前后肿。刺之小差，外不解，病过十日，脉续浮者，与小柴胡汤。"其病机为阳明之热，熏灼肝胆，胆汁外溢。治之可以小柴胡汤疏利肝胆。钱潢云："一身及面目悉黄，因汗不得泄，热邪不能发越，而阳明瘀热在里故也。"（《伤寒溯源集》）

**一身手足尽热** 症状。语出《伤寒论》第 293 条："少阴病，八九日，一身手足尽热者，以热在膀胱，必便血也。"其病机为少阴病八九日阳气来复而化热太过，邪热转输膀胱，膀胱外应皮毛，故一身手足尽热，此为里病出表。钱天来云："大凡寒邪入少阴，必恶寒逆冷，故以反热者，为阳回阴解而不死。此因风邪入少阴，至八九日之久，一身手足尽热者，盖以足少阴肾邪，传归足太阳膀胱也。肾与膀胱，一表一里，乃脏邪传腑，为自阴还阳，以太阳主表，故一身手足尽热也。"（《伤寒溯源集》）

**一身尽重** 症状。即身重，然较身重为重，谓通体皆重滞。语出《伤寒论》第 107 条："伤寒八九日，下之，胸满烦惊，小便不利，谵语，一身尽重，不可转侧者，柴胡加龙骨牡蛎汤主之。"其病机为伤寒八九日，误用下法，病邪内陷弥漫，少阳枢机不利，阳气内郁不得宣通，而见"一身尽重"。张锡驹云："一身尽重，不可转侧者，少阳循身之侧，枢机不利，故身重而不可转侧也。"（《伤寒论直解》）

**一逆** 指治疗上的第一次错误。语出《伤寒论》第 6 条："若火熏之，一逆尚引日，再逆促命期。"方有执云："一逆，言乍误。"（《伤寒论条辨》）

# 二　画

**二阳**　指太阳、阳明。语出《伤寒论》第48、220条。吴谦云："二阳者，太阳、阳明也。"

**二阳并病**　病证名。太阳病未罢，而又见阳明病变，为二阳并病。语见《伤寒论》第48、220条。第48条："二阳并病，太阳初得病时，发其汗，汗先出不彻，因转属阳明。续自微汗出，不恶寒。若太阳病证不罢者，不可下，下之为逆，如此可小发汗。"第220条："二阳并病，太阳证罢，但发潮热，手足漐漐汗出，大便难而谵语者，下之则愈，宜大承气汤。"张锡驹云："二阳并病者，太阳之病并于阳明也。言太阳初得病时，当发其汗，若汗先出不彻，因而转属阳明，故谓之并病。"（《伤寒论直解》）

**十一头**　指五脏六腑。语见《伤寒论·平脉法》第43条："问曰：濡弱何以反适十一头？师曰：五脏六腑相乘，故令十一。"成无己云："濡弱者，气血也，往反有十一头。头者，五脏六腑，共有十一也。"（《注解伤寒论》）程知曰："此总揭脉之大要，言脉得濡弱，则可以和适五脏六腑也。五脏六腑之邪，不能不相乘，如金邪乘木，水邪乘火之类，惟诸相乘中，有软和以滑之意，则为易愈。故濡弱可以和适十一脏脉气也。"（《伤寒经注》）二注足资参考。

**八十一难**　著作名。又名《难经》《黄帝八十一难经》。原题为秦越人撰，成书年代约在秦汉之际，《内经》之后，《伤寒论》以前。本书以假设问答、解释疑难的形式编著而成。其中内容以基础理论为主，也对一些临床病证作过论述。其1～22难论脉，23～29难论经络，30～47难论脏腑，48～61难论病证，62～68难论穴道，69～81难论针法。本书内容简要，辨析亦见精细。诊法以"独取寸口"为主，对经络学说和脏腑、命门、三焦等论述则在《内经》的基础上有所推阐和发展。张仲景在编著《伤寒杂病论》时曾参阅本书，其自序："撰用《素问》《九卷》《八十一难》……"

**人迎**　切诊部位之一。又称"人迎脉"。位于结喉两侧颈总动脉搏动处。语见《伤寒论·序》："人迎、趺阳，三部不参；动数发息，不满五十。"人迎脉切诊是古代医生常用诊法，今较少用。

**人病脉不病**　指人自觉有病，而脉象正常，此因缺乏水谷精气之滋养所致，名叫"内虚"，因而预后多吉。语见《伤寒论·平脉法》第19条："人病脉不病，名曰内虚，以无谷神，虽困无苦。"此条之意与《内经》

"脉气有余，形气不足，生"相同。成无己云："人病脉不病，则根本内固，形虽且羸，止内虚耳。谷神者，谷气也。谷气既足，自然安矣。"(《注解伤寒论》)吴谦云："人病脉不病，谓外形羸瘦似病，其脉自和，以根本尚固，不过谷气不充，名曰内虚，非行尸可比，虽困无害，胃气复，谷气充，自然安矣。"(《医宗金鉴》)二注意见一致，可资参考。参见"内虚"条。

**九卷**　著作名。《伤寒论·序》："撰用《素问》《九卷》……"一般认为，此《九卷》即《灵枢经》。本书主要论述脏腑、经络、脉诊理论、腧穴部位、针灸法、病因病理及各种疾病的针灸治疗等。

**九候**　脉诊法。即全身遍诊法。把人体头部、上肢、下肢各分为天、地、人三部，每部各有上、中、下动脉，三而三之，合为九候。上部天，两额之动脉，以候头角之气；上部人，耳前之动脉，以候耳目之气；上部地，两颊之动脉，以候口齿之气；中部天，手太阴也，以候肺；中部人，手少阴也，以候心；中部地，手阳明也，以候胸中之气；下部天，足厥阴也，以候肝；下部人，足太阴也，以候脾胃之气；下部地，足少阴也，以候肾。一说九候指寸口脉诊法，把寸口脉分为寸、关、尺三部，诊脉时以轻、中、重三种指力把每部分为浮、中、沉三候，合为九候。语见《伤寒论·序》："短期未知决诊，九候曾无仿佛；明堂阙庭，尽不见察，所谓窥管而已。"

**刀环**　古代钱币，流通于春秋战国时期，其形狭长似刀，柄端中空如环。上置鸡蛋壳架于火上，可以煎药。《伤寒论》第312条："纳半夏著苦酒中，以鸡子壳置刀环中，安火上，令三沸。"

# 三　画

**三阳**　太阳、阳明、少阴三阳经的合称。语见《伤寒论》第219、268、270条。第219条言以阳明里热为主的三阳合病，第268条言以少阳邪热为主的三阳合病，第270条言三阳之病传入阴经与不传阴经的鉴别。

**三阳合病**　病证名。太阳、阳明、少阳三经的证候同时出现称"三阳合病"。语见《伤寒论》第219、268条。第219条指以阳明里热亢盛为主的三阳合病，症见腹满，身重，难以转侧，口不仁，面垢，谵语，遗尿，自汗出。治之以清阳明为主，用白虎汤。第268条指以少阳邪热为主的三阳合病，症见脉浮大，上关上，但欲眠睡，目合则汗。此证以少阳邪热为主，治之当从少阳。用小柴胡汤，枢机一转，表里三阳邪气皆可解除。吴谦云：

"三阳合病者，太阳、阳明、少阳合而为病也。必太阳之头痛、发热，阳明之恶热、不眠，少阳之耳聋、寒热等证皆具也。"（《订正伤寒论注》）

**三阴**　太阴、少阴、厥阴三阴经的合称。语见《伤寒论》第270条："伤寒三日，三阳为尽，三阴当受邪。其人反能食而不呕，此为三阴不受邪也。"一说此条三阴指太阴，按伤寒病由表传里的发病次序，在三阴经中太阴经首先发病。此说亦有道理。

**三部**　指诊脉的人迎、寸口、趺阳三个部位，分别在人体的上、中、下三部。语自《伤寒论·序》："人迎、趺阳，三部不参；动数发息，不满五十。"一说指寸口脉的寸关尺三部。

**三焦无所仰**　描述病理机转用语。指上中下三焦失去了荣卫血气的滋养与温煦。语见《伤寒论·平脉法》第32条："寸口脉微而涩，微者卫气不行，涩者荣气不逮，荣卫不能相将，三焦无所仰，身体痹不仁。"在人体生理情况下，上中下三焦脏腑功能的正常发挥，依赖营血的滋养，卫气的温煦。今寸口脉微而涩，微为卫气虚而运行不畅，涩主营血弱而脉道不充，营卫俱虚，二者不能相互协调而周流内外，则三焦失去了滋养温煦之本，是为"三焦无所仰"。成无己云："人养三焦者，血也；护三焦者，气也。荣卫俱损，不能相将而行，三焦无所依仰，身体为之顽痹不仁。"（《注解伤寒论》）张隐庵云："此言三焦借荣卫之相将，而游行出入也。寸口脉微，则卫气虚而不行，不行于脉外也。寸口脉涩，则荣气弱而不足，不足者，不足于脉中也。夫荣行脉中，卫行脉外，则荣卫相将；荣卫相将，则三焦借荣卫之气，外通肌腠。今荣卫不能相将，则三焦之气不能外出，故无所依仰，而身体痹不仁。"（《伤寒论集注》）吴谦云："脉微而涩，荣卫不足，不足则荣卫不能相将而行，三焦无所仰赖，故身体周痹不仁。"（《医宗金鉴》）对文中之"仰"字，成张注为"依仰"，吴注为"仰赖"，意见基本一致，可互参。参见"寸口脉微而涩"及"三焦不归其部"条。

**三焦不归其部**　描述病理机转用语。指上中下三焦失去荣血之滋养和卫气之温煦而不能善司其职。又可具体分为"上焦不归""中焦不归""下焦不归"三种情况。语见《伤寒论·平脉法》第32条："寸口脉微而涩，微者卫气不行，涩者荣气不逮，荣卫不能相将，三焦无所仰……三焦不归其部，上焦不归者，噫而酢吞；中焦不归者，不能消谷引食；下焦不归者，则遗溲。"寸口脉微而涩，主营卫俱虚。荣卫虚弱，则三焦失去温煦滋养之仰赖，其职能必损，是为"三焦不归其部"。上焦失职，则不能升清，故噫而吞酸；下焦失职，则不能泌浊而固摄，故遗尿失溲；中焦失职，则升降紊乱，不能纳化腐熟，故不能消谷引食。成无己注云："三焦因荣卫不足，无所依仰，其气不能归其部。《金匮要略》曰：'上焦竭，善噫，上焦受中焦气，中焦未和，不能消谷，故令噫耳。下焦竭，即遗尿失便。'以上焦在膈上，物未化之分也。不归者，不至也，上焦之气，不至其部，则物未能分化，故噫而酢吞。中焦在胃之中，主腐熟水谷，水谷化则思食，中焦之气不归其部，则水谷不化，故云不能消谷引食。下焦在膀胱上口，主分别清浊。溲，小便也，下焦不归其部，不能制约溲便，故遗溲。"（《注解伤寒论》）张隐庵云："夫三焦所出之处，即三焦所归之部，上焦出胃上口，故上焦不归者，噫而酢吞；中焦并胃中，故中焦不归者，不能消谷引食；下焦注膀胱，下焦不归者则遗溲。此荣卫不相将，致三焦之不能游行出入者如此。"（《伤寒论集注》）吴谦云："上焦司降，降者清中之浊；下焦司升，升者浊中之清；中焦司升降，清者令其上升，浊者令其下降。今荣卫不相将而行，三焦无所依赖，故不能各归其部，而失其职矣。上焦不归，则浊气不降，噫而酢吞；中焦不归，则升降相违，故不能消谷引食；下焦不归，则清气不升，故不能约束而遗尿也。"（《医宗金鉴》）诸家之注可互参。

**三焦相浑** 病理机转名。即三焦功能紊乱，混乱不分之意。由于病位不同、病情轻重有异，又可分为"上焦怫郁""中焦不治""下焦不阖"三种情况。语见《伤寒论·辨脉法》第29条："三焦相浑，内外不通。上焦怫郁，藏气相熏，口烂食断也。中焦不治，胃气上冲，脾气不转，胃中为浊，荣卫不通，血凝不流……下焦不阖，清便下重，令便数难，齐筑湫痛，命将难全。"参见"上焦怫郁""中焦不治""下焦不阖"三条。

**三焦绝经** 描述病理机转用语。经，常也。三焦绝经，指三焦丧失其正常的功能。语见《伤寒论·平脉法》第36条："……荣盛则其肤必疏，三焦绝经，名曰血崩。"本条系言荣盛卫弱之证，荣血盛而卫气虚，荣卫不相协调，卫失固摄之力，则三焦虽有荣血之滋润充养，但乏卫气之温煦卫护，三焦之职失司，则气不循常度而致血崩证。成无己云："经，常也。三焦者，气之道路；卫气疏则气不循常度，三焦绝其常度也。"（《注解伤寒论》）吴谦云："今荣愈盛而卫愈疏，血愈多而气愈少，气血失其经常之道，故曰'三焦绝经'。"（《医宗金鉴》）成吴二氏之注深得经旨，可参。

**干呕** 症状名。指呕吐有声无物，或仅呕吐少量痰涎。在《伤寒论》中，干呕有六种类型：①为太阳中风，肺气不利致胃气上逆。如第12条："太阳中风，阳浮而阴弱，阳浮者热自发，阴弱者汗自出，啬啬恶寒，淅淅恶风，翕翕发热，鼻鸣干呕者，桂枝汤主之。"②为水饮内停。有饮停心下，胃失和降者。如第 40 条："伤寒表不解，心下有水气，干呕，发热而咳，或渴，或利，或噎，或小便不利、少腹满，或喘者，小青龙汤主之。"有饮邪泛滥，干犯胃气所致者。如第 152 条："太阳中风，下利，呕逆，表解者，乃可攻之。其人漐漐汗出，发作有时，头痛，心下痞硬满，引胁下痛，干呕，短气，汗出不恶寒者，此表解里未和也，十枣汤主之。"有少阴阳虚，寒饮上犯胃气所致者。如第 324 条："少阴病……若膈上有寒饮，干呕者，不可吐也。当温之，宜四逆汤。"③为脾胃升降失常，浊阴上逆。如第 158 条："伤寒中风，医反下之，其人下利日数十行，谷不化，腹中雷鸣，心下痞硬而满，干呕，心烦不得安。医见心下痞，谓病不尽，复下之，其痞益甚。此非结热，但以胃中虚，客气上逆，故使硬也。甘草泻心汤主之。"④为肝寒犯胃，浊阴上逆。如第 378 条："干呕，吐涎沫，头痛者，吴茱萸汤主之。"⑤为少阴阳衰，阴寒犯胃。如第 315 条："少阴病，下利，脉微者，与白通汤。利不止，厥逆无脉，干呕，烦者，白通加猪胆汁汤主之。"第 317 条："少阴病，下利清谷，里寒外热，手足厥逆，脉微欲绝，身反不恶寒，其人面色赤，或腹痛，或干呕，或咽痛，或利止脉不出者，通脉四逆汤主之。"⑥为邪郁少阳，胃气失和。如第 266 条："本太阳病不解，转入少阳者，胁下硬满，干呕不能食，往来寒热，尚未吐下，脉沉紧者，与小柴胡汤。"

**干噫食臭**　症状名。噫指嗳气。嗳气而带有食物的酸腐气味者称干噫食臭。语见《伤寒论》第 157 条："伤寒汗出，解之后，胃中不和，心下痞硬，干噫食臭，胁下有水气，腹中雷鸣，下利者，生姜泻心汤主之。"其病机为伤寒或因汗不得法，损伤脾胃之气，或因其人素日脾胃虚弱以致邪气乘虚内陷，脾胃升降失司，水谷不化而出现"干噫食臭"的症状。方有执云："噫，饱食息也。食臭，鰕气也。平人过饱伤食，则噫食臭。病人初瘥，脾胃尚弱，化输未强，虽无过饱，犹之过饱而然也。"（《伤寒论条辨》）

**下工**　古代对医疗技术较差之医生的称谓。语见《伤寒论·平脉法》第 3 条："问曰：上工望而知之，中工问而知之，下工脉而知之，愿闻其说。"参见"脉而知之"条。

**下血**　症状名。亦作"便血""清血"。指血自肛门而出者。语见《伤寒论》第 124、126、140、216 条。在《伤寒论》中，此症病机有四，其一为表邪化热，传入下焦，灼伤阴络。如第 140 条："太阳病，下之……脉浮滑者，必下血。"其二为阳明邪热，袭入血分，血室受扰而下血。如第 216 条："阳明病，下血，谵语者，此为热入血室。"其三为血中邪热转出之征。

如第124条："太阳病，六七日表证仍在，脉微而沉，反不结胸，其人发狂者，以热在下焦，少腹当硬满，小便自利者，下血乃愈。"其四为服活血破瘀药之后，瘀热败血被排出的现象。如第126条："晬时当下血。若不下者，更服。"

**下利**　症状名。是痢疾与泄泻的统称，简称"利"。亦指腹泻症状。在《伤寒论》中下利有七种证型。其一为邪热炽盛下迫肠道所致。其中①燥屎阻于肠胃，逼津自旁而下。如第374条："下利谵语者，有燥屎也。宜小承气汤。"第321条："少阴病，自利清水，色纯青，心下必痛，口干燥者，可下之。宜大承气汤。"②湿热蕴于大肠，肠胃传导太过。如第371条："热利下重者，白头翁汤主之。"第373条："下利，欲饮水者，以有热故也。白头翁汤主之。"③少阳火郁，迫及阳明，下趋大肠。如第172条："太阳与少阳合病，自下利者，与黄芩汤。"其二为下焦虚寒脾土失温所致。其中①少阴阳气虚衰，阴寒内盛，肠道失约，见下利或兼厥逆而恶寒，或兼腹胀满，或兼呕吐，手足厥冷，或下利清谷，或兼表证，治宜温阳散寒止利，用四逆汤，如第225、91、353、372、388、389条。②少阴阴寒极盛，阳为逼越，不能温煦大肠。第317条："少阴病，下利清谷，里寒外热，手足厥逆，脉微欲绝，身反不恶寒，其人面色赤，或腹痛，或干呕，或咽痛，或利止脉不出者，通脉四逆汤主之"。第370条："下利清谷，里寒外热，汗出而厥者，通脉四逆汤主之。"③脾肾阳衰，统摄无权。如第306条："少阴病，下利，便脓血者，桃花汤主之。"第307条："少阴病，二三日至四五日，腹痛，小便不利，下利不止，便脓血者，桃花汤主之。"④阳虚寒盛，水气不化，下趋大肠。第316条："少阴病，二三日不已，至四五日，腹痛，小便不利，四肢沉重疼痛，自下利者，此为有水气。其人或咳，或小便利，或下利，或呕者，真武汤主之。"其三寒热错杂于中焦、脾胃升降失常，清阳不升，浊阴不降，故利。如太阳表证误用攻下，脾胃气伤，健运失职，水寒下注大肠而利（第158条）："伤寒中风，医反下之，其人下利日数十行，谷不化，腹中雷鸣，心下痞硬而满，干呕，心烦不得安。医见心下痞，谓病不尽，复下之，其痞益甚。此非结热，但以胃中虚，客气上逆，故使硬也。甘草泻心汤主之。"脾胃损伤，饮食留滞，水走肠间而利（第157条）："伤寒汗出，解之后，胃中不和，心下痞硬，干噫食臭，胁下有水气，腹中雷鸣，下利者，生姜泻心汤主之。"其四为少阴阴虚，水热互结，偏渗大肠。如第319条："少阴病，下利六七日，咳而呕渴，心烦不得眠者，猪苓汤主之。"其五为悬饮证水饮下奔于肠。第152条："太阳中风，下利，呕逆，表解者，乃可攻之。其人漐漐汗出，发作有时，头痛，心下痞硬满，引胁下痛，干呕，短气，汗出不恶寒者，此表解里未和也，十枣汤主之。"其六为寒邪袭表，内犯肠胃，肠胃升降失司。如第32条："太阳与阳明合病者，必自下利，葛根汤主之。"其七为脾肾阳气来复，升降运化恢复，腐浊得以荡除之象（第110、278、287、360、367条）。

**下利气** 症状名。泄泻与矢气并见称下利气。亦称"气利"。语见《金匮要略·呕吐哕下利病脉证治第十七》。在《金匮要略》中，此症病机有二，其一为脾虚不运，湿滞气阻，蕴郁肠道，故见大便泻下不爽又矢气频频。多伴见肠鸣腹胀，矢气胀减，小便不利，舌苔白腻，脉濡或弦等症。"下利气者，当利其小便"，即所谓"急开支河"之法。治宜淡渗利湿，用五苓散。其二为久病伤正，致中气下陷，肠虚不固，故见矢气时大便随之而出，便下清稀无臭秽，滑脱不禁。多伴见肛门坠胀，便意频繁，神疲乏力，舌淡，脉弱等症。治宜温涩固脱，用诃梨勒散。

**下利清谷** 症状名。下利而泻出清稀不消化食物称下利清谷。语见《伤寒论》第91、225、317、364、366、370、389条。在《伤寒论》中，其病机总由脾肾阳衰，阴寒内盛，腐熟无权所致，多伴见表热里寒，或既吐且利，小便复利而大汗出，脉微欲绝，或脉浮而迟等。治宜破阴回阳止利，用四逆汤（第91、225、364、389条）。若阴寒极盛，虚阳被格而浮于外，伴见里寒外热，汗出而厥，身反不恶寒，面色赤，脉微欲绝者，治宜破阴回阳，宣通内外，用通脉四逆汤治之（如第317、370条）。喻昌："下利清谷者，脾中之阳微，而饮食不能腐化也。"（《尚论篇》）

**下重** 症状名。指腹痛急欲大便而又伴有肛门重坠，排便不畅的窘迫感。语见《伤寒论》第98、318、365、371等条。在《伤寒论》中，此症病机有三，其一为邪热内蕴，气机阻滞，故下重。如第365、371条。此时病人伴有下利脓血、腹痛、发热、口渴、舌红苔黄、脉弦等症，治之以白头翁汤清热凉血止利。其二为肝气郁结，疏泄不畅，肠道气滞，故下重。如第318条："少阴病，四逆，其人或咳，或悸，或小便不利，或腹中痛，或泄利下重者，四逆散主之。"其三为苦寒伤中，脾虚气陷，故下重。如第98条："得病六七日，脉迟浮弱，恶风寒，手足温，医二三下之，不能食而胁下满痛，面目及身黄，颈项强，小便难者，与柴胡汤，后必下重。"张景岳："凡里急重者，病在广肠最下之处。而其病本则不在广肠，而在脾肾。凡热痢、寒痢、虚痢皆有之，不得尽以为热也。盖中焦有热，则热邪下迫；中焦有寒，则寒邪下迫；脾肾气虚，则气陷下迫。欲治此者，但当察其所

因，以治脾肾之本，则无有不愈。"(《景岳全书》)

**下厥上竭** 病机。少阴病误用汗法以致阳亡于下，厥从下起，故称"下厥"；血从上出，阴竭于上，故称"上竭"。语见《伤寒论》第 294 条："少阴病，但厥，无汗，而强发之，必动其血。未知从何道出，或从口鼻，或从目出者，是名下厥上竭，为难治。"本条但厥无汗为肾阳虚衰之象，法当温肾回阳，不可发汗。若强发其汗，不但伤阳而且伤阴，更能逼迫营血，循清窍而出，使阴竭于上而下厥更甚。张令韶："此论少阴生阳衰于下，而真阴竭于上也。少阴病，但厥无汗者，阳气微也。今少阴生阳衰微，不能蒸发，故无汗。强发之，不能作汗，反动其经隧之血，从空窍而出也。然未知从何道之窍而出。少阴之脉，循喉咙，挟舌本，系目系，故或从口鼻，或从目出，阳气厥于下，而阴血竭于上，少阴阴阳气血俱伤矣，故为难治。"(《伤寒论直解》)许叔微治一"下厥上竭"证，"投以姜附汤，数服血止，后得微汗愈。"(《伤寒九十论》)

**下焦** 三焦之一。三焦的下部，指腹腔自胃下口至二阴部分。包括肾、肝、大小肠、膀胱、胞宫等脏腑。它的主要功用是分别清浊，渗入膀胱，排泄糟粕，其气主下行。《伤寒论》中下焦主要指两肾的功能活动。语见《伤寒论》第 124、159、282 条。汪琥云："下焦者，两肾也。"(《伤寒论辨证广注》)

**下焦不阖** 描述病理机转用语。指下焦固摄失权，属"三焦相浑"之一。语见《伤寒论·辨脉法》第 29 条："三焦相浑，内外不通……下焦不阖，清便下重，令便数难，齐筑湫痛，命将难全。"此三焦相浑之重证，下焦气脱，肾之封藏气化失职，大肠滑脱，故而下利不禁，小溲不利。下焦阳气已衰，是以脐周筑动而绞痛。成无己注云："阖，合也。清，圊也。下焦气脱而不合，故数便而下重。脐为生气之源，脐筑湫，则生气欲绝，故曰命将难全。"(《注解伤寒论》)平允可参。

**下微本大** 描述脉象形态用语。下指脉之沉位，本指脉自指下过时之后部。下微本大，指脉沉取无力而脉之后部较大。此主心气内郁之关格证。语见《伤寒论·平脉法》第 15 条："心病自得洪大者愈也。假令脉来微去大，故名反，病在里也……下微本大者，则为关格不通，不得尿。头无汗者可治，有汗者死。"成无己注云："下微为沉之而微，本大为后大。沉则在里，大则病进。《内经》曰：'心为牡脏，小肠为之使。'今邪甚下行，格闭小肠，使正气不通，故不得尿，名曰关格。《脉经》曰：'阳气上出，汗见于头。'今关格正气不通，加之头有汗者，则阳气不得下通而上脱也；其无汗者，虽作关格，然阳气未衰，而犹可治。"（《注解伤寒论》）张隐庵云："下微而脉本大者，心气内郁，故关格不通，不得尿。夫关格不尿，若头无汗者，津液内藏，故为可治，若头有汗者，津液上泄，故死。"（《伤寒论集注》）二注可供参考。

**寸口脉**　诊脉部位。指两手桡骨头内侧桡动脉的搏动处。分寸、关、尺三部。桡骨茎突处为关，关前为寸，关后为尺。寸、关、尺三部的脉搏，分别称为寸脉、关脉、尺脉。属太阴肺经。语见《伤寒论》第30、108条。一说第30条所言寸口脉仅指两手寸脉。

**寸口脉浮而大**　脉象用语。指寸口脉轻取即得，虽形大而按之无力。语见《伤寒论》第30条："问曰：证象阳旦，按法治之而增剧，厥逆，咽中干，两胫拘急而谵语。师曰：言夜半手足当温，两脚当伸。后如师言。何以知此？答曰：寸口脉浮而大，浮为风，大为虚，风则生微热，虚则两胫挛。病形象桂枝，因加附子参其间，增桂令汗出，附子温经，亡阳故也。"其病机为阳气阴液不足，又被风邪侵袭，故脉浮而大。钱潢云："浮则为风，固人皆知之矣，而不知大则为虚也……若大而浮者，是轻取之而有余，重按之则不足，所谓大而无力者为里虚也……此但言寸口脉浮大，而不及关尺者，盖寸主上焦，惟寸口浮大，为上盛下虚之象，乃虚阳上泛之脉也。"（《伤寒溯源集》）

**寸口脉浮而紧**　脉象用语。紧即弦。《伤寒论·辨脉法第一》说："脉浮而紧者，名曰弦也。"语见《伤寒论》第108条："伤寒腹满谵语，寸口脉浮而紧，此肝乘脾也，名曰纵，刺期门。"肝胆邪气乘于脾胃，故寸口脉浮而紧。张隐庵注："《辨脉篇》曰：脉浮而紧者，名曰弦也。以脾土之病证而见木之弦脉，此肝乘脾也，名曰纵，当刺肝之期门以泻肝经之热。"（《伤寒论集注》）汪苓友注："夫腹满为邪传脾，谵语为邪传胃，若寸口脉见浮紧，此非太阳之邪传里矣。诊法脉浮而紧者，为弦。两关之前脉弦，乃知此腹满谵语证，为肝胆风热之邪，自旺而乘脾也。"（《伤寒论辨证广注》）

**寸口脉弱而迟**　脉象用语。指寸口脉迟滞而无力。主荣卫虚衰。语见《伤寒论·平脉法》第28条："寸口脉弱而迟，弱者卫气微，迟者荣中寒。荣为血，血寒则发热；卫为气，气微者心内饥，饥而虚满，不能食也。"营行脉中，卫行脉外，寸口脉弱是卫气不足以振奋，寸口脉迟，是营血虚少，周流不畅。卫气虚于外，不能固护，则荣血易受寒邪侵袭，正邪相争，所以发热。荣卫皆水谷之精气所化，其清者为荣，浊者为卫，今卫气衰微，亦与中焦阳虚有关。阳虚不能充养中外，故而觉心内饥，然虽觉饥饿，却因阳虚不能纳化，而虚满不能食。成无己曰："卫为阳，荣为阴，弱者卫气微，阳气不足也。迟者荣中寒，经中客邪也，荣客寒邪，搏而发热，阳气内微，心内虽饥，饥而虚满，不能食也。"（《注解伤寒论》）张隐庵曰："弱者卫气微，言寸口脉弱，而卫气虚微也。迟者荣中寒，言寸口脉迟，而荣内虚寒也。夫荣为血，其气外交于卫，故血寒则发热于外矣；卫为气，其气内交于荣，故卫微者，心内则饥矣。夫荣卫相交，归于中土，今卫微荣寒，不归中土，故饥而虚满，不能食也，由是而知荣卫之内归于中土矣。"（《伤寒论集注》）黄坤载云："寸口脉弱而迟，弱者卫气之微，迟者荣中之寒。荣为血，血寒则温气外泄而发热；卫为气，气微则心内空虚而若饥，然而阳虚气滞，胃口痞满，虽饥而不能食也。"（《伤寒悬解》）三注对寸口脉弱而迟主荣卫俱虚及卫气微，自觉心内饥而不能食之机理认识一致，然对荣中寒而发热的机理意见有别。成氏提出荣中寒是荣客寒邪，搏而发热，张黄二人则认为乃荣血自寒，温气外泄而发热。其实，荣中寒自是寒邪客之，虽卫气微不能固护，但卫气尚能奋起搏击于外，所以发热。若系荣内虚寒，则发热之机理不易解释。

**寸口脉弱而缓**　脉象用语。指寸口脉来迟缓无力。主胃弱食滞之证。语见《伤寒论·平脉法》第30条："寸口脉弱而缓，弱者阳气不足，缓者胃气有余，噫而吞酸，食卒不下，气填于膈上也。"寸口脉弱，乃胃中阳气不足之象，缓脉主胃气有余者，非胃气之亢盛，乃胃中食滞不化，气机壅滞也。胃阳虚弱，不能受纳腐熟，气滞不畅，故脉来弱而缓，症见噫气吞酸，食不下心下膜胀。成无己云："弱者阳气不足，阳能消谷，阳气不足，则不能消化谷食；缓者胃气有余，则胃中有未消谷物也，故使噫而吞酸。食卒不下，气填于膈上也。《金匮要略》曰：'中焦未和，不能消谷，故令噫。'"（《注解伤寒论》）方有执云："阳气以胃中之阳气言，不足则不能化谷；胃气以胃中谷气言，有余，言有宿食也。有宿食，则郁而生热，故噫饱而吞酸，此盖以饮食之内伤者言也。"（《伤寒论条辨》）黄坤载云："寸口脉弱而缓，缓者胃气有余，有余者，胃气上逆，壅满不降，名为有余，实则胃阳之不足也。上脘壅滞，则噫气吞酸，食卒不下，浊气填塞于膈上也。"（《伤寒悬解》）三氏之注意见一致，平正公允，可供参考。

**寸口脉缓而迟**　脉象用语。指寸口脉来和缓舒迟，为荣卫气血调和，阴平阳秘，身体健康之象。语见《伤寒论·平脉法》第23条："寸口脉缓而迟，缓则阳气长，其色鲜，其颜光，其声商，毛发长；迟则阴气盛，骨髓生，血满，肌肉紧薄鲜硬。阴阳相抱，营卫俱行，刚柔相得，名曰强也。"寸口脉和缓而舒迟,和缓是阳光充足,故其人皮色鲜明,面有光泽,声调清晰,毛发增长;舒迟是阴血充盛,故骨髓生旺,血液充满,肌肉紧张结实。由于阴阳相互和合,营卫周流畅通,刚柔相济,故而为机体强健无疾之象。成无己云:"缓为胃脉,胃合卫气,卫温分肉,充皮毛,肥腠理,司开合,卫和气舒,则颜色光润,声清毛泽矣。迟为脾脉,脾合荣气,荣养骨髓,实肌肉,濡经络,利关节,荣和血满,则骨正髓生,肌肉紧硬矣。阴阳调和,二气相抱而不相戾,荣卫流通,刚柔相得,是为强壮。"(《注解伤寒论》)张隐庵云:"寸口脉缓而迟,承上文而言也,上文云'卫气和名曰缓',夫卫为阳而主气,故缓则阳气长,其色鲜,其颜光,卫气充于外也;其声商,毛发长,卫气盛于内也。上文云'荣气和名曰迟',夫荣为阴而主血,故迟则阴气盛。骨髓生,血满,荣血盛于内也;肌肉紧薄鲜硬,荣血充于外也。夫卫气和而缓,荣气和而迟,则阴中有阳,阳中有阴,阴阳相抱。阴阳相抱,则荣行脉中,卫行脉外,故荣卫俱和,则刚柔相得而运行不息,故名曰强也。强,健也,不息也。"(《伤寒论集注》)成氏从脾胃健旺解释,张隐庵从营卫气充作解,二说虽所指不同,但精神实质无异,可互参。

**寸口脉微尺脉紧** 脉象用语。指寸部脉浮细无力,尺部脉紧,主阴盛阳绝之证。语见《伤寒论·平脉法》第41条:"寸口脉微,尺脉紧,其人虚损多汗,知阴常在,绝不见阳也。"寸口脉微是阳亡于外,尺中脉紧是阴盛于里,虚损且又多汗,则阳气外脱。综合脉证,是阴盛阳绝,故云"阴常在,绝不见阳。"黄坤载云:"寸口脉微,阳气衰也;尺脉紧,阴气盛也;虚损多汗,卫败而不敛也。脉证见此,是纯阴而无阳也。"(《伤寒悬解》)成无己云:"寸微为亡阳,尺紧为阴盛,阳微阴盛,故名虚损,又加之多汗,则愈损阳气,是阴常在而绝不见阳也。"(《注解伤寒论》)二氏之注明白畅达,可资参考。

**寸口脉微而涩** 脉象用语。指寸口处之脉来微弱无力,涩滞不畅。主营卫虚衰之证。语见《伤寒论·平脉法》第32条:"寸口脉微而涩,微者卫气不行,涩者荣气不逮,营卫不能相将,三焦无所仰,身体痹不仁。荣气不足,则烦痛难言;卫气虚者,则恶寒数欠。三焦不归其部,上焦不归者,噫而酢吞;中焦不归者,不能消谷引食;下焦不归者则遗溲。"寸口脉微而涩,微为浮细无力,主卫气虚衰,运行不畅。涩为往来艰难,主营血不足,流通涩滞。微而且涩,荣卫俱虚之象也。荣卫俱虚,不能互相帮助,失去协调之功能,为荣卫不能相将。荣卫俱虚,则阳气阴血不足,三焦失去依靠，为三焦无所养。经脉肌腠无阴血之滋润，阳气之温煦，故而麻痹不知痛痒，为身体痹不仁。至于以下诸证，也均由营血卫气不足所致。张隐庵云："寸口脉微，则卫气虚而不行，不行者，不行于脉外也。寸口脉涩，则荣气弱而不足，不足者，不足于脉中也。夫荣行脉中，卫行脉外，则荣卫相将；荣卫相将，则三焦借荣卫之气，外通肌腠。今荣卫不相将，则三焦之气不能外出，故无所依仰，而身体痹不仁。"（《伤寒论集注》）吴谦云："凡经脉内外，荣卫也；脏腑内外，三焦也。故经云：'荣行脉中，卫行脉外。'上焦心肺主之，中焦脾胃主之，下焦肝肾主之。分而言之，荣也，卫也，三焦也；合而言之，皆本乎一气之流行，随其所在而得名也。脉微而涩，荣卫不足，不足则荣卫不能相将而行，三焦无所仰赖，故身体周痹不仁。"（《医宗金鉴》）二注可参。《伤寒论》同篇第34条亦有"寸口脉微而涩""寸口脉微而涩，微者卫气衰，涩者荣气不足。卫气衰，面色黄，荣气不足，面色青"。其意与上条大同小异，可互参。

**寸口脉微而缓** 脉象用语。指寸口脉来迟缓，按之无力，主卫气不足，胃气充盛。语见《伤寒论·平脉法》第36条："寸口脉微而缓，微者卫气疏，疏则其肤空；缓者胃气实，实则谷消而水化也。谷入于胃，脉道乃行，水入于经，其血乃成。荣盛则其肤必疏，三焦绝经，名曰血崩。"寸口脉微而且缓，微是卫气不能固护，则腠理空虚；缓是胃气有余，胃气有余则饮食消化。食物得到脾胃的腐熟纳化，才有脉道的运行，水谷输送于经脉，才有荣血的形成。由于胃强饮食易化，精微入于血脉而致荣血充盛，但卫气不足以配荣而固护于外。三焦丧失其正常的功能，就会发生下血如崩之症。成无己云："卫为阳，微为亡阳。脉微者，卫气疏。卫温分肉，肥腠理，卫气既疏，皮肤不得温肥，则空虚也。经曰：'缓者胃气有余。'有余为实，故云'缓者胃气实'。《内经》曰：'食入于胃，淫精于脉。'是谷入于胃，脉道乃行也。《针经》曰：'饮而液渗于络，和合于血。'是水入于经，其血乃成也。胃中谷消水化，而为血气，今卫疏荣盛，是荣气强而卫气弱也。卫气弱者，外不能固密皮肤，而为之气疏，内则不能卫护其血，而血为之崩。"（《注解伤寒论》）吴谦云："寸口脉微而缓，微者卫气疏，疏则其肤空虚也；缓者胃气实，实则消化水谷也。谷入于胃，脉道之气乃行；水入于经，脉络之血乃成。今荣愈盛而卫愈疏，血愈多而气愈少，气血失其经常之道，故曰'三焦绝经'。气不能制血，血不能归经，故血妄行而崩也。"（《医宗金鉴》）二注义同，均可供参考。

**寸尺陷** 脉象用语。指寸关尺三部之脉沉陷不起，触摸不到。主邪胜正衰，为危候。语见《伤寒论·伤寒例》第15条："若过十三日以上不间，寸尺陷者，大危。"伤寒之病，不传经，不感异气，十二日当愈，若十三日以上仍不见轻，而寸关尺三部之脉沉伏不起，表明邪胜正衰，病情极其危险，故云"寸尺陷者，大危"。成无己云："十二日传经尽，则当瘳愈，若过十三日以上不瘳，尺寸之脉沉陷者，即正气内衰，邪气独胜，故云大危。"（《注解伤寒论》）成注公允可参。

**寸脉** 寸口脉三部之一。从尺泽至鱼际长一尺九分，尺部至鱼际约为一寸，故名寸脉。语出《伤寒论》第128、129、166、357、363条。寸口脉又分为寸、关、尺三部，寸脉多候上焦病变。

**寸脉下不至关** 脉象用语。指脉搏仅见于寸部，而关部尺部无脉。为阳气有升无降，不与阴气相交之征，多属预后不良。语见《伤寒论·平脉法》第18条："寸脉下不至关为阳绝，尺脉上不至关为阴绝，此皆不治，决死也。"成无己曰："《脉经》云：阳生于寸动于尺，阴生于尺动于寸。寸脉下不至关者，则阳绝不能下应于尺也；尺脉上不至关者，为阴绝不能上应于寸也。《内经》曰：'阳阳离决，精气乃绝。'此阴阳偏绝，故皆决死。"（《注解伤寒论》）张隐庵云："此言阴阳水火，不交会于中土，遇月节相克而死也。寸脉为阳火也，尺脉为阴水也，关为阴阳之中土也。寸下不至关，为阳火之气绝于上，尺脉上不至关，为阴水之气绝于下，夫阴阳水火，俱交会于中土，今上下皆不至关，则阳绝阴绝，土气孤危，故皆不治，决死也。"（《伤寒论集注》）吴谦云："寸位乎上，以候心肺之阳，主升，升极而降，降不至关是为孤阳，故曰：寸脉下不至关为阳绝也。尺位乎下，以候肝肾之阴，主降，降极而升，升不至关是为独阴，故曰：尺脉上不至关为阴绝也。关位乎中，以候脾，界乎寸尺，所以升降出入者也。今上下不至关，是升降出入息矣，故曰：'此皆不治，决死也。'"（《医宗金鉴》）三者注释皆可供参考。

**寸脉沉而迟** 脉象用语。指寸部脉轻取不应，重按始得，且脉来缓慢，一息不足四至。语见《伤寒论》第357条："伤寒六七日，大下后，寸脉沉而迟，手足厥逆，下部脉不至，喉咽不利，唾脓血，泄利不止者，为难治，麻黄升麻汤主之。"此为邪气内陷，阳气闭郁，故见寸脉沉而迟。方有执注："夫邪深入而阳内陷，寸脉沉而迟也。"（《伤寒论条辨》）喻嘉言注："按寸脉沉而迟，明是阳去入阴之故，非阳气衰微可拟，故虽手足厥逆，下部脉不至，泄利不止，其不得为纯阴无阳可知。"（《尚论篇》）汪苓友注："大下后寸脉沉而迟者，肺脾阳气下陷也。"（《伤寒论辨证广注》）都有重要参考价值。

**寸脉浮**　脉象用语。指寸部脉轻取即得，重按稍减。语见《伤寒论》第128、129条。在《伤寒论》中，可见两种情况出现寸脉浮。其一为邪热内陷，与痰水结于胸膈，故寸脉浮而有力。如第128条："问曰：病有结胸，有脏结，其状何如？答曰：按之痛，寸脉浮，关脉沉，名曰结胸也。"其二为脏虚寒凝，气血瘀滞，故寸脉浮而无力。如第129条："何谓脏结？答曰：如结胸状，饮食如故，时时下利，寸脉浮，关脉小细沉紧，名曰脏结。舌上白苔滑者，难治。"结胸与脏结病位皆偏于人体上部，故寸脉应之而浮。成无己："寸脉浮，关脉沉，知邪结在阳也；寸脉浮，关脉小细沉紧，知邪结在阴也。"（《注解伤寒论》）

**寸脉微浮**　脉象用语。指寸脉稍显浮象。语出《伤寒论》第166条："病如桂枝证，头不痛，项不强，寸脉微浮，胸中痞硬，气上冲咽喉不得息者，此为胸有寒也。当吐之，宜瓜蒂散。"此脉象的病机为痰邪阻滞胸中，气欲抗邪外出，故寸脉微浮。王肯堂注："浮为在表，沉为在里。今寸脉微浮则邪不在表，亦不在里，而在胸中。胸中与表相应，故知邪在胸中者，犹如桂枝证，而寸脉微浮也。"（《伤寒准绳》）

**寸缓关浮尺弱**　脉象用语。指太阳中风的浮缓之脉。语见《伤寒论》第244条："太阳病，寸缓、关浮、尺弱，其人发热汗出，复恶寒，不呕，但心下痞者，此以医下之也。"此为太阳中风，阳浮而阴弱，故寸缓关浮尺弱。吴谦注："太阳病，脉浮缓而弱，中风脉也。"（《订正伤寒论注》）沈明宗注："寸缓关浮尺弱，发热汗出恶寒，纯是太阳风寒未罢脉证。"（《伤寒六经辨证治法》）

**大汗**　症状名。指汗出过多，遍身如水流漓。亦作"大汗出"。语见《伤寒论》第25、26、71、110、353、354、389条。在《伤寒论》中，此症病机有二：①为发汗法使用不得当，药力太过所致，如服桂枝汤有悖其法，"服桂枝汤，大汗出，脉洪大者，与桂枝汤，如前法。"（第25条）"服桂枝汤，大汗出后，大烦渴不解，脉洪大者，白虎加人参汤主之。"（第26条）火疗攻之太过，亦可致大汗出。如第110条："太阳病二日，反躁，凡熨其背而大汗出，大热入胃。胃中水竭，躁烦，必发谵语。"②为阳虚卫表不固，阴津外泄所致。多伴见热不去，内拘急，四肢疼，下利厥逆而恶寒，或既吐且利，下利清谷，内寒外热，脉微欲绝等症，治宜回阳救逆，用四逆汤（第353、354、389条）。方有执："大汗出者，悖道以治，故出骤也。"（《伤寒论条辨》）钱天来："大汗出者，真阳虚衰而卫气不密，阳虚

汗出也。"（《伤寒溯源集》）

**大实痛**　症状名。指腹部胀痛拒按，大便闭结之象。语见《伤寒论》第 279 条："本太阳病，医反下之，因尔腹满时痛者，属太阴也，桂枝加芍药汤主之；大实痛者，桂枝加大黄汤主之。"其病机为太阳病，误用下法，病邪入里，升降失常，胃肠结滞，大便不通，故大实痛。张隐庵："大实痛者，乃腐秽有余而不能去，故以桂枝加大黄汤主之。"（《伤寒论集注》）

**大便乍难乍易**　症状名。指大便秘结，排出时难时易。语见《伤寒论》第 242 条："病人小便不利，大便乍难乍易，时有微热，喘冒不能卧者，有燥屎也，宜大承气汤。"此症病机为阳明燥热与糟粕结为燥屎，故大便乍难。然小便不利，津液部分返流胃肠，燥屎得以稍润，故有排出乍易之时。张隐庵云："病人小便不利致大便乍难乍易者，津液内亡则大便乍难，小便不利而津液当还入胃中，则大便乍易。"（《伤寒论集注》）一说作大便坚与不坚解。其坚结者，则始终难下，故曰"乍难"；其未坚者，或有可通之时，故曰"乍易"。如汪苓友说："大便为燥屎壅塞，其未坚结者，或有时而并出，故乍易。其极坚结者，终著于大肠之中，故乍难。"（《伤寒论辨证广注》）另一说作热结旁流解者，如钱天来说："乍难，大便燥结也。乍易，旁流时出也。"（《伤寒溯源集》）

**大便自调**　指大便正常。语见《伤寒论》第 192 条："阳明病，初欲食，小便反不利，大便自调，其人骨节疼，翕翕如有热状，奄然发狂，濈然汗出而解者，此水不胜谷气，与汗共并，脉紧则愈。"其病机为湿热内蕴，但燥实未成，故大便自调。沈明宗："湿反就于大肠，故大便自调。"（《伤寒六经辨证治法》）吴谦云："大便自调，知津未伤而胃自和，不成里实也。既不成实，则在经之邪本轻，可自愈也。"（《订正伤寒论注》）

**大便初硬后溏**　症状名。指大便时先见干燥坚硬，继则溏薄，或水谷杂下。语见《伤寒论》第 191 条："阳明病，若中寒者，不能食，小便不利，手足濈然汗出，此欲作固瘕，必大便初硬后溏。所以然者，以胃中冷，水谷不别故也。"其病机为脾胃有寒，健运失职，清浊不分，故大便初硬后溏。钱天来："初硬后溏者，胃未中寒之时，中州温暖，尚能坚实，自中寒之后，胃寒无火化之功，三焦无气化之用，水谷不分，胃气不得坚实而溏也。故又申明其旨曰：所以然者，以胃中冷，水谷不别故也。"（《伤寒溯源集》）

**大便难**　症状名。指大便秘结，排便困难。语见《伤寒论》第 179、181、220、252 条。其病机多由太阳病，或少阳病，误用下、汗、吐、利小便诸法，耗伤津液，邪传阳明；亦可由阳明本有蕴热，故病邪易自太阳、少阳传入，以致阳明邪热炽盛，化燥成实，故见大便难。治之宜用承气辈通腑泻热。吴坤安："大便难、大便硬、燥矢，悉属里证，宜承气汤下之。然必候其舌苔黄厚焦刺，腹中硬满胀痛，方可议下。"(《伤寒指掌》)

**大便硬** 症状名。指大便干燥坚硬。语出《伤寒论》第110、148、174、179、187、203等条。在《伤寒论》中，此症病机有五：①为阳明病津液内竭，肠胃干燥，故大便硬。如第203条："阳明病，本自汗出，医更重发汗，病已差，尚微烦不了了者，此必大便硬故也。以亡津液，胃中干燥，故令大便硬。"②为阳热亢盛于上，津液不能下达，故大便硬，治之宜通腑泻热。如第110条："其汗从腰以下不得汗，欲小便不得，反呕，欲失溲，足下恶风，大便硬，小便当数，而反数及不多，大便已，头卓然而痛，其人足心必热，谷气下流故也。"③为表里湿胜，脾阳被困，运化失职，津液不能入胃，故大便硬。如第174条："伤寒八九日，风湿相搏，身体疼烦，不能自转侧，不呕不渴，脉浮虚而涩者，桂枝附子汤主之。若其人大便硬，小便自利者，去桂加白术汤主之。"④为热郁在里，气机不调，津液不下，胃气失和，故大便硬。如第148条："伤寒五六日，头汗出，微恶寒，手足冷，心下满，口不欲食，大便硬，脉细者，此为阳微结，必有表，复有里也……小柴胡汤主之。"⑤为太阴病，胃本蕴热，脾阳来复，而转属阳明病，故大便硬。如第187条："伤寒脉浮而缓，手足自温者，是为系在太阴。太阴者，身当发黄，若小便自利者，不能发黄。至七八日，大便硬者，为阳明病也。"

**大便黑** 症状名。指便血时，大便呈黑色的表现。语见《金匮要略·黄疸病脉证并治第十五》："黄家日晡所发热，而反恶寒，此为女劳得之；膀胱急，少腹满，身尽黄，额上黑，足下热，因作黑疸。其腹胀如水状，大便必黑，时溏，此女劳之病，非水也。腹满者难治，硝石矾石散主之。"女劳疸肾虚有热，瘀热内蕴转为黑疸，治宜清热燥湿祛痰。"酒疸下之，久久为黑疸，目青面黑，心中如啖蒜齑状，大便正黑，皮肤爪之不仁，其脉浮弱，虽黑微黄，故知之。"酒疸湿热内陷血分，久久熏蒸，血为瘀滞转为黑疸，治宜泄热除烦，祛瘀燥湿。方可用栀子大黄汤合硝石矾石散。又见《伤寒论·辨阳明病脉证并治》第237条："阳明证，其人喜忘者，必有蓄血，所以然者，本有久瘀血，故喜忘，屎虽硬，大便反易，其色必黑者，宜抵当汤下之。"因阳明之邪热与体内宿有的瘀血相搏结，热与血结，停于胃肠，瘀血随大便而出，故见大便黑，黑如胶漆。治宜泻热逐瘀。

**大便溏**　症状名。指大便稀薄。语见《伤寒论》第 229 条："阳明病，发潮热，大便溏，小便自可，胸胁满不去者，与小柴胡汤。"其病机为少阳之邪，传入阳明，燥热未实，故大便溏。柯韵伯注："潮热已属阳明，然大便溏而小便自可，未为胃实。胸胁苦满，便用小柴胡和之，邪热从少阳而解，不复入阳明矣。"（《伤寒来苏集》）

**大逆**　指治疗的严重失误。语见《伤寒论·辨脉法》第 25 条："寸口脉浮而大，而医反下之，此为大逆。浮则无血，大则为寒，寒气相搏，则为肠鸣……"本条寸口脉浮大，结合浮则无血，大则为寒来看，属里虚之证，其浮是气浮于表而血虚于里，脉大是阳显于外而阴乘于内。里虚应补益，反用下法，是治疗的严重错误，故云"大逆"。黄元御云："凡寸口脉浮大，则非里实之证，而医反下之，此为大逆。浮则无血，大则为寒，盖里气虚寒，故脉浮而大也。"（《伤寒悬解》）此注平允可参。此外，亦有注家认为"大逆"是指表证误下而言。如成无己云："浮大之脉，邪在表也，当发其汗。若反下之，是攻其正气，邪气得以深入，故为大逆。"二说相比，以黄注为上。

**大热**　①指高热。第 11 条："病人身大热，反欲得衣者，热在皮肤，寒在骨髓也。"此大热为真寒假热，即阴寒凝滞于内，虚阳浮越于外。②指极甚的热气。如第 110 条："太阳病二日，反躁，凡熨其背而大汗出，大热入胃。"山田正珍曰："大寒、大热之大，当为太音读。犹言甚，非大小之大也，论中有微热、微恶寒，而无小热、小恶寒者，可以见矣。"（《伤寒论集成》）

**大烦渴**　症状名。指心烦、渴甚，甚至于渴欲饮水数升而不解渴。语见《伤寒论》第 26 条："服桂枝汤，大汗出后，大烦渴不解，脉洪大者，白虎加人参汤主之。"其病机为阳明炽热，耗竭津液，故大烦渴。张锡驹："服桂枝汤，当微似有汗者佳。今大汗出，亡其阳明之津液也。胃络上通于心，故大烦。阳明之上，燥气主之，故大渴。"（《伤寒论直解》）

**大椎**　经穴名。属督脉，位于第七颈椎与第一胸椎棘突之间。系手足三阳经与督脉的会穴。主治寒热、咳嗽、头痛项强、背膊拘急等证。语见《伤寒论》第 142、171 条。刺大椎以泻太阳邪气。配肺俞、肝俞治太阳与少阳并病，颈项强而眩，时如结胸，心下痞硬等证。尤在泾："太阳之脉，其直者，从颠入络脑，还出别下项。少阳之脉起目锐眦，上抵头角。其内行者，由缺盆下胸中，贯膈，络肝属胆。故头项强痛者，太阳之邪未罢。或眩冒，时如结胸，心下痞硬者，太阳之邪方盛也。大椎在脊骨第一节上，刺之所以泻太阳之邪气，而除颈项之强痛。肺俞在脊骨第三节下两旁，肝俞在第九节下两旁，刺之所以泻少阳邪气而除眩冒。"（《伤寒贯珠集》）

**大渴** 症状名。指自觉口中干燥，并且大量饮水。语出《伤寒论》第109、168条。在《伤寒论》中，此症病机有二。其一为阳明热盛，津液大伤。如第168条："伤寒若吐、若下后，七八日不解，热结在里，表里俱热，时时恶风，大渴，舌上干燥而烦，欲饮水数升者，白虎加人参汤主之。"其二为木火刑金，肺金受灼。如第109条："伤寒发热，啬啬恶寒，大渴欲饮水，其腹必满，自汗出，小便利，其病欲解，此肝乘肺也，名曰横，刺期门。"汪苓友："里热，则胃腑中燥热，以故大渴。"（《伤寒论辨证广注》）成无己："大渴欲饮水，肝气胜也。"（《注解伤寒论》）

**大寒** 症状名。指肌肤冰冷。语见《伤寒论》第11条："（病人）身大寒，反不欲近衣者，寒在皮肤，热在骨髓也。"此为阳热内郁，不得布达于外，肌表失于温养之象。程郊倩注："身大寒，反不欲近衣者，阳邪内菀，而阴外凝，此曰表寒里热。"（《伤寒经注》）

**万物** 指天地宇宙间的一切事物。《伤寒论》第184条："阳明居中，主土也，万物所归，无所复传。"这里是指人体以胃脾属土，饮食所归，化生精微，输布全身。如果阳明中土为病，则六淫之邪、脏腑偏胜之气，皆可在一定条件下，并归于阳明，化燥成实。所以万物在此指各种邪气及脏腑偏胜之气。

**万类** 指天地宇宙间各种各类的物质。《伤寒论·序》："夫天布五行，以运万类，人禀五常，以有五脏。""天布五行，以运万类"是言天地万物皆可划归五行统属，受五行运行规律支配。

**上二焦** 指中上二焦。包括胸膈、心、肺、脾、胃等脏器。语见《伤寒论》第145条："妇人伤寒，发热，经水适来，昼日明了，暮则谵语如见鬼状者，此为热入血室。无犯胃气及上二焦，必自愈。"热入血室为下焦病变，故言无犯上二焦。

**上工** 古代对医技精良医生的称谓。语见《伤寒论·平脉法》第3条："问曰：上工望而知之，中工问而知之，下工脉而知之，愿闻其说。"参见"望而知之"条。

**上下乖错** 指寸口脉与少阴、趺阳脉不一致。语见《伤寒论·平脉法》第1条："察色观脉，大小不同，一时之间，变无经常，尺寸参差，或短或长。上下乖错，或存或亡。"

**上古** 即"远古"，有文字以前的时代。如与"中世"并提时，一般指春秋战国以前。语见《伤寒论·序》：“上古有神农、黄帝……中世有长桑、扁鹊，汉有公乘阳庆及仓公。”

**上冲皮起**　指有物发作性地从腹壁向上冲起，出现团块状物。语见《金匮要略·腹满寒疝宿食病脉证治第十》：“心胸中大寒痛，呕不能饮食，腹中寒，上冲皮起，出现有头足，上下痛而不可触近，大建中汤主之。”此由脾胃阳虚，中焦寒盛，寒气凝聚成块，好似胎儿头足一样攻冲作痛。可见于多种肠梗阻、肠痉挛病中，蛔虫所致尤多。本证当与积聚相鉴别：积者，痛有定处，按之有形而不移；聚者，痛无定处，按之无形，聚散不定。

**上焦**　三焦之一。三焦的上部，从咽喉至胸膈部分，包括心、肺等脏器。其主要功能是将水谷精气输布周身，以温养肌肤骨节，通调腠理。语见《伤寒论》第230、245条。

**上焦怫郁**　病理机转名。指上焦宣发敷布功能失常。为“三焦相浑”之一。语见《伤寒论·辨脉法》第29条：“三焦相浑，内外不通，上焦怫郁，藏气相熏，口烂食断也。”上焦主宣发，其功能失职，怫郁不通，则内热熏灼，可以引起口腔与牙龈腐烂。成无己注云：“三焦主持诸气，三焦既相浑，则内外之气，俱不得通，膻中为气之海，气内不得通于内外，怫郁于上焦而为热，与藏相熏，口烂食断。《内经》曰：膈热不便，上为口糜。”（《注解伤寒论》）吴谦云：“三焦相浑，表里不和，以致上焦清气不宣，邪气怫郁与藏相熏，口烂蚀断。”（《医宗金鉴》）参见“三焦相浑”条。

**上微头小**　脉象形态用语。上指脉之浮位，头指脉自指下经过时脉之前部。上微头小，指脉浮取无力而脉之前部较小。此语见于《伤寒论·平脉法》第15条：“心自得洪大者愈也。假令脉来微去大，故名反，病在里也；脉来头小本大，故名复，病在表也；上微头小者，则汗出；下微本大者，则关格不通……”心之平脉为来盛去衰之洪脉，心病脉得洪大是自得其位，胃气充和，故愈。而反见上微头小，则主心气外虚。因脉之浮位候表，脉之头也候表，浮微无力，脉之头小而不充，故属心气外虚之象。心属阳，汗为心液，心气外虚，不能因表，是以汗出。成无己注云：“《脉经》曰：‘在上为表，在下为里。’汗者心之液，上微为浮之而微，头小为前小，则表中气虚，故主汗出。”（《注解伤寒论》）张隐庵云：“上微而脉头小者，心气外虚，故汗出。”（《伤寒论集注》）二注可供参考。

**小和**　指用作用缓和的药物调和人体轻微的失常。语见《伤寒论》第387条：“吐利止而身痛不休者，当消息和解其外，宜桂枝汤小和之。”此条用桂枝汤小和的原因有二：①为吐下之后，正气受损，脾胃虚弱，虽有表邪，亦不可投麻黄汤类峻剂。②为吐利之后，邪气亦微，不需峻剂。"小和之"主要体现在少少与服之、不必啜粥及不温覆取汗等方面。方有执注："小和，言少少与服，不令过度之意也。"（《伤寒论条辨》）张令韶注："本经凡曰'小和''微和'者，谓微攻而无庸大攻也。"（《伤寒论直解》）

　　**小便不利**　症状名。指小便排出不畅，一般伴有小便量少。此症状在《伤寒论》中有这样几种类型：①水蓄膀胱、气化不利，见于蓄水证。常与脉浮、发热、消渴、小腹满等症伴见，治之宜化气行水，用五苓散。见第71、156条。②水气内郁。多伴见头项强痛、翕翕发热、无汗、心下满微痛，治宜桂枝去桂加茯苓白术汤解水气之郁。见第28条。③湿热内蕴。多见于湿热发黄证。见第134、199、200、236、260等条，治之宜清热利湿，使从小便出。④风寒湿邪阻遏、三焦水道不利。第175条："风湿相搏、骨节疼烦，掣痛不得屈伸，近之则痛剧，汗出短气，小便不利，恶风不欲去衣，或身微肿者，甘草附子汤主之。"⑤阴虚水热互结，伴见发热、渴欲饮水、心烦不得眠等症，治之宜猪苓汤育阴清热利水。见第223条。⑥少阳枢机不利，三焦决渎失司，水饮内停，故小便不利。多见于柴胡证，治之用小柴胡汤和解少阳，去黄芩加茯苓以利水气之行。见第96条。若见于伤寒五六日，已发汗而复下之，胸胁满微结，渴而不呕，但头汗出，往来寒热，心烦者，用柴胡桂枝干姜汤和解少阳、温化水饮。见第147条。若"伤寒八九日，下之，胸满烦惊，小便不利，谵语，一身尽重，不可转侧者"，此为病邪内陷、弥漫全身、枢机不利，故小便不利，治之用柴胡龙牡汤和解少阳、通阳泻热、重镇安神。见第107条。⑦燥热伤津、津液不足。如第6条："若被下者，小便不利，直视失溲。"第59条："大下之后，复发汗，小便不利者，亡津液故也。"阳明病之小便不利大都属于此种类型。⑧阳虚水饮不化。少阴寒化证所见者大都属于这种类型。如真武汤证所见者即是。此外，阳明或太阴阴寒证所见小便不利，亦属此种类型。如第316条之桃花汤证、191条之阳明中寒证。何元长："小便不利者，邪气聚于下焦，结而不散，甚则小腹硬满而痛也。大抵有所不利者行之，助其渗泄也。若引饮过多，下焦蓄热，或中热发黄，水饮停滞，皆以利小便为先。惟汗后亡津液，则以利小便为戒。设或小便不利，而见头汗出者，为阳脱关格病也。太阳经发热脉浮，无汗，烦渴，小便不利，五苓散。若自汗多，不可用也。若引饮过多，小便不利，下焦蓄热，脉浮，五苓散。脉沉者，猪苓汤。中湿发黄，小便不利者，茵陈五苓散。膀胱为津液之腑，气化则能出也。若汗多，津液外泄，小便固少，不可利，恐重渗津液也。待汗止，小便自利矣。寒滞小便不通者，干姜附子汤能作小便也。若姜、附、术三味内加茯苓以分之尤佳。姜附皆生用而不炮，无火力则热不上行，兼以水多煎少，则热入于下焦也。"（《伤寒辨类》）

**小便不通** 指小便排出困难，严重者尿液点滴难出。亦称"不得溺"。语见①《金匮要略·黄疸病脉证并治第十五》："趺阳脉紧而数，数则为热，热则消谷，紧则为寒，食则为满。尺脉浮为伤肾，趺阳脉紧为伤脾。风寒相搏，食谷即眩，谷气不消，胃中苦浊，浊气下流，小便不通，阴被其寒，热流膀胱，身体尽黄，名曰谷疸。"因饮食不节，湿热内生，蕴结脾胃，下注膀胱，致膀胱气化失调，故见小便不通。治宜清热利湿退黄。方用茵陈蒿汤。②《金匮要略·水气病脉证并治第十四》："肾水者，其腹大，脐肿腰痛，不得溺，阴下湿如牛鼻上汗，其足逆冷，面反瘦。"因肾阳亏虚，不能化气行水，水停于内，故见小便不利。治宜温阳利水。方用肾气丸。③《金匮要略·妇人杂病脉证并治第二十二》："问曰：妇人病饮食如故，烦热不得卧，而反倚息者，何也？师曰：此名转胞不得溺也，以胞系了戾，故致此病，但利小便则愈，宜肾气丸主之。"转胞因肾气虚弱，膀胱气化不行所致。治宜温肾化气。方用肾气丸。

**小便少** 症状名。指病人尿液日排出量低于正常。语见《伤寒论》第127、251条。在《伤寒论》中，此症病机有二：①为水蓄下焦，气化失职，如第127条："太阳病，小便利者，以饮水多，必心下悸；小便少者，必苦里急也。"山田正珍注："小便少，乃不利之甚者，膀胱为之填满，故苦小腹里急也。"（《伤寒论集成》）②为津液偏渗，还于胃肠，如第251条："若不大便六七日，小便少者，虽不受食，但初头硬，后必溏，未定成硬，攻之必溏。须小便利，屎定硬，乃可攻之，宜大承气汤。"柯韵伯注："小便少者，恐津液还于胃中，故虽不能食，初头硬，后必溏。"（《伤寒来苏集》）

**小便白** 症状名。指小便色清且长。亦作"小便清""小便色白"。语见《伤寒论》第282条："小便白者，以下焦虚有寒，不能制水，故令色白也。"此为下焦阳虚，不能制水所致。程知注："小便色白，是下焦虚寒，不能克制寒水之气，故令溺白，当用温法，而不为寒下也。"（《伤寒经注》）恽铁樵注："小便白，疑白字当作清字解，魏荔彤释作尿色淡白，是清而不黄赤之谓。就经验上言，溲清是下焦无热，与经文下焦虚寒义合，若溲白如乳汁，反是热证。"（《伤寒论辑义》）

**小便自可** 指小便通调。语见《伤寒论》第229条："阳明病，发潮热，大便溏，小便自可，胸胁满不去者，与小柴胡汤。"此为燥实未甚，胃腑未实，津液未伤，故小便自可。

**小便色不变** 指尿液颜色呈白色，或淡黄，而不黄赤。语见《金匮要略·黄疸病脉证并治第十五》："黄疸病，小便色不变，欲自利，腹满而喘，不可除热，热除必哕，哕者，小半夏汤主之。"因寒湿内蕴，脾虚失运，湿盛无热，故见小便色白或淡黄。临床症见脘闷腹满，不饮不食，气喘，面色萎黄，精神疲倦，大便溏薄，或形寒肢冷，或肌肤色晦暗黄，舌淡白，脉沉迟无力。治宜温运脾阳，散寒祛湿。方用附子理中汤。

**小便色白** 症状名。即"小便白"。语见《伤寒论》第282条："少阴病，欲吐不吐，心烦，但欲寐，五六日自利而渴者，属少阴也，虚故引水自救。若小便色白者，少阴病形悉具。小便白者，以下焦虚有寒，不能制水，故令色白也。"参见"小便白"条。

**小便难** 症状名。指小便量少不畅。语见《伤寒论》第20、98、111、189、195、231条。在《伤寒论》中，此症病机有六：①为发汗太过，耗伤阴津。如第20条："太阳病，发汗，遂漏不止，其人恶风，小便难，四肢微急，难以屈伸者，桂枝加附子汤主之。"②为中焦虚寒，脾胃运化不及。如第195条："阳明病，脉迟，食难用饱，饱则微烦头眩，必小便难，此欲作谷疸。"第98条："得病六七日，脉迟浮弱，恶风寒，手足温。医二三下之，不能食而胁下满痛，面目及身黄，颈项强，小便难者，与柴胡汤，后必下重。本渴饮水而呕者，柴胡汤不中与也，食谷者哕。"③为热邪炽盛、消耗津液。如第189条："阳明中风，口苦咽干，腹满微喘，发热恶寒，脉浮而紧。若下之，则腹满，小便难也。"第111条："太阳病中风，以火劫发汗，邪风被火热，血气流溢，失其常度。两阳相熏灼，其身发黄。阳盛则欲衄，阴虚小便难。"④为少阳邪热，壅塞不通，枢机不利，三焦决渎失司。如第231条："阳明中风，脉弦浮大而短气，腹都满，胁下及心痛，久按之气不通，鼻干不得汗，嗜卧，一身及目悉黄，小便难，有潮热，时时哕，耳前后肿，刺之小差。"

**小便清** 症状名。即"小便白"。语见《伤寒论》第56条："伤寒不大便六七日，头痛有热者，与承气汤。其小便清者，知不在里，仍在表也，当须发汗。"此为风寒外束，里无邪热，故小便清。程应旄注："表里之间，何以辨之？以热辨之而矣。热之有无，何以辨之？以小便辨之而矣。有热者，小便必短赤，热已入里，头痛只属热壅，可以攻里。宜加承气汤与桂枝二越婢一汤中，则不但大便通，而头痛亦止。其小便清者，无热可知。热未入里，不大便只属风秘，仍须发汗。遵前桂枝二麻黄一汤发其汗，得

汗则头痛止而大便亦通。"（《伤寒论后条辨》）

**小便数**　症状名。指小便次数频多。语见《伤寒论》第29、244、247、250条。在《伤寒论》中，此症病机有三：①为阳虚不摄，膀胱失约。如第29条："伤寒脉浮，自汗出，小便数，心烦，微恶寒，脚挛急。反与桂枝欲攻其表，此误也。"②为胃强脾弱，脾不为胃行其津液，津液偏渗膀胱。如第244、247条。③为太阳误下，邪热入胃，蒸迫津液，偏渗膀胱。如第250条："太阳病，若吐、若下、若发汗后，微烦，小便数，大便因硬者，与小承气汤，和之愈。"陈尧道："小便数者，频来而短少也。"（《伤寒辨证》）

**小便数少**　症状名。指小便次数减少。语见《伤寒论》第203条："阳明病……若本小便日三四行，今日再行，故知大便不久出。今为小便数少，以津液当还入胃中，故知不久必大便也。"其病机为津液还入胃中。张锡驹注："若小便由多而少，故知大便不久出。盖以大小便皆胃腑津液之所施也。今小便数少，则津液当复还入胃中，故知不久必大便也。"（《伤寒论直解》）

**小便淋漓**　指排尿次数多而短涩，滴沥不尽。语见《金匮要略·痉湿暍病脉证治第二》："太阳中暍，发热恶寒，身重而疼痛，其脉弦细芤迟。小便已，洒洒然毛耸，手足逆冷，小有劳，身即热，口开，前板齿燥。若发其汗，则恶寒甚；加温针，则发热甚；数下之，则淋甚。"因感受暑热之邪，伤津耗气，而致气阴两伤，加之误下而使津涸液竭，故见小便短少淋涩不爽利。治宜清热涤暑，益气生津。方用王氏清暑益气汤。又见《金匮要略·五脏风寒积聚病脉证并治第十一》："师曰：热在上焦者，因咳为肺痿；热在中焦者，则为坚；热在下焦者，则尿血，亦令淋秘不通。大肠有寒者，多鹜溏；有热者，便肠垢。小肠有寒者，其人下重便血；有热者，必痔。"因嗜酒太过，多食肥甘，酿成湿热，下注膀胱，或因外感湿热之邪，致湿热蕴积膀胱，气化不利，故见小便淋漓。治宜清热渗湿，通淋利尿。方用八正散。

**小逆**　指误治后引起了病情较轻微的变证。语见《伤寒论》第120条："太阳病，当恶寒发热，今汗自出，反不恶寒发热，关上脉细数者，以医吐之过也。一二日吐之者，腹中饥，口不能食；三四日吐之者，不喜糜粥，欲食冷食，朝食暮吐。以医吐之所致也，此为小逆。"方有执注："小逆，言证未甚变，邪未乱传，但以吐伤其胃气，致使止（只）妨于饮食，所以犹得为小逆也。然逆虽曰小，君子必求无逆而后可，是故致戒如此。"（《伤寒论条辨》）钱天来注："此虽因误吐致变，然表邪既解，无内陷之患，不过当温中和胃而已，此为变逆之小者也。不若误汗、误下、火劫之变尤大也。"（《伤寒溯源集》）

**小结胸** 病证名。指以病在心下，按之则痛，脉浮滑为主要临床表现的病证。因病势较大结胸为轻故名。语见《伤寒论》第 138 条："小结胸病，正在心下，按之则痛，脉浮滑者，小陷胸汤主之。"此为痰热互结之证。喻昌注："小结胸病，正在心下，则不似大结胸之高在心上也。按之则痛，比手不可近则较轻也。而脉之浮又浅于沉，滑又缓于紧，可见其人外邪陷入原微，但痰饮素盛，挟热邪而内结，所以脉见浮滑也。黄连、半夏、栝蒌实，药味虽平，而泄热散结，亦是突围而入。所以名为小陷胸汤也。"（《尚论篇》）

**小腹满** 症状名。指小腹满胀。语见《伤寒论》第 340 条："病者手足厥冷，言我不结胸，小腹满，按之痛者，此冷结在膀胱关元也。"其病机为厥阴阳气衰微，寒凝气结。汪苓友注："此条乃厥阴中寒，冷结少腹之证。厥阴之脉抵少腹，病者手足厥冷，乃阴寒之邪，直中于里也。不结胸者，非阳热也。小腹满，按之痛者，成注云：下焦冷结也。膀胱关元，正当小腹之部分。"（《伤寒论辨证广注》）

**口干** 症状名。指自觉口中干燥少津。语见《伤寒论》第 111、222、227 条。在《伤寒论》中，此症病机有二，其一为太阳病，误用火劫，阳热上灼而津伤，故口干。如第 111 条："太阳病中风，以火劫发汗……但头汗出，剂颈而还，腹满，微喘，口干咽烂，或不大便。"其二为阳明经热上扰，故口干。然热在血分，故干而不渴。如第 227 条："脉浮，发热，口干，鼻燥，能食者则衄。"若热盛灼津伤气，津不上承故口干。如第 222 条："若渴欲饮水，口干舌燥，白虎加人参汤主之。"

**口干燥** 症状名。指自觉口中干燥。语见《伤寒论》第 321 条："少阴病，自利清水，色纯青，心下必痛，口干燥者，可下之，宜大承气汤。"此为少阴热化，燥屎内结，灼伤津液，故口干燥。当用大承气汤釜底抽薪，泄热存阴。参见"口燥"。

**口不仁** 症状名。指语言不利，食不知味。语见《伤寒论》第 219 条："三阳合病，腹满身重，难以转侧，口不仁，面垢，谵语遗尿。发汗则谵语，下之则额上生汗，手足厥冷。若自汗出者，白虎汤主之。"阳明热盛，伤津耗液，口舌焦燥，故语言不利，食不知味，即"口不仁"。山田正珍注："谓口中不仁者，或口不能言语，或口不觉寒热痛痒，或口不能辨五味，皆谓之口中不仁，岂唯不知味一事为然乎？"（《伤寒论集成》）吴谦注："胃之窍出于口，热邪上攻，故口不仁也。"（《订正伤寒论注》）

**口不能言** 症状名。指口舌疾病，说话困难。多因中风痰迷，或热盛神昏引起。语见《伤寒论·辨太阳病脉证并治》第6条："太阳病，发热而渴，不恶寒者，为温病。若发汗已，身灼热者，名曰风温。风温为病，脉阴阳俱浮，自汗出，身重，多眠睡，鼻息必鼾，语言难出……一逆尚引日，再逆促命期。"治宜清热养阴，切忌苦寒攻下，火劫取汗。《伤寒论·辨少阴病脉证并治》第312条："少阴病，咽中伤，生疮，不能语言，声不出者，苦酒汤主之。"此因痰火郁结，咽部受创，且已发溃疡，波及会厌，故语言不利，声不得出。治宜清热涤痰，敛疮消肿。又见《金匮要略·中风历节病脉证并治第五》："夫风之为病，当半身不遂……邪在于络，肌肤不仁；邪在于经，即重不胜；邪入于腑，即不识人；邪入于脏，舌即难言，口吐涎。"中风病的治疗，若气血亏损，虚阳上越，风寒痰阻者，方用侯氏黑散清肝化痰，镇痉熄风；若风邪内逆，火热内生，五脏阳亢者，方用风引汤清热降火，养血熄风；若血虚外寒，中风偏枯，口不能言者，方用续命汤散邪补虚。

**口不渴** 症状名。指因脏器虚寒等原因，口中没有干渴欲饮水的症状。其主津液未伤、体内有寒邪或水湿上泛。语见①《伤寒论》第277条："自利不渴者，属太阴，以其脏有寒故也，当温之，宜服四逆辈。"自利不渴，是太阴病主症。治宜温阳祛寒。方用理中汤、四逆汤。《金匮要略·肺痿肺痈咳嗽上气病脉证治第七》："肺痿吐涎沫而不咳者，其人不渴，必遗尿，小便数，所以然者，以上虚不能制下故也，此为肺中冷。"治宜温肺复气。方用甘草干姜汤。②因水与津液同类，故水湿为患，口本不渴。《伤寒论》第73条论及水停中、下焦的鉴别："伤寒，汗出而渴者，五苓散主之；不渴者，茯苓甘草汤主之。"水蓄下焦，气化不行，水津不得上承则渴；水停中焦，水津尚能敷布，故口不渴。③口渴与否乃肺痈分期之重要依据。肺痈初期，风热毒邪中于卫，合于肺，热盛津伤，故口燥咽干；至成脓期，热伤血脉，由于热在血中，故其咽干不渴，或饮亦不多。

**口中和** 和，正常。口中和指口中不苦、不燥、不渴，食而知味。语见《伤寒论》第304条："少阴病，得之一二日，口中和，其背恶寒者，当灸之，附子汤主之。"本条指少阴病，内无热邪，胃气和降，故口中和。钱天来注："口中和者，言口中不燥渴，足见里无热邪也……口中和，则知阴寒在里矣。"（《伤寒溯源集》）

**口伤烂赤** 症状名。指口舌生疮，红肿糜烂。语见《伤寒论》第 335 条："伤寒，一二日至四五日，厥者必发热，前热者后必厥，厥深者热亦深，厥微者热亦微。厥应下之，而反发汗者，必口伤烂赤。"此症病机为：本为热厥，不可发汗，反用汗法，劫夺津液，火热愈炽，循经上炎灼伤口腔所致。成无己注："热之伏深，必须下去之。反发汗者，引热上行，必口伤烂赤。《内经》曰：火气内发，上为口糜。"（《注解伤寒论》）

**口多涎** 症状名。指自觉口中涎液较多，或频频不自主吐涎的症状。语见《金匮要略·水气病脉证治第十四》："不恶风者，小便通利，上焦有寒，其口多涎，此为黄汗。"脾虚失运，水湿内郁，郁而化热，湿热郁蒸则发黄汗；湿未化热，上焦有寒，则口多涎。若湿重阳郁，方用桂枝加黄芪汤；若阳郁而营血有热，方用芪芍桂酒汤，仅供参考。又见《金匮要略·肺痿肺痈咳嗽上气病脉证治第七》："……肺痈……寸口脉微而数，微则为风，数则为热……风舍于肺，其人则咳，口干喘满，咽燥不渴，多唾浊沫，时时振寒。热之所过，血为之凝滞，蓄结痈脓，吐如米粥。始萌可救，脓成则死。"肺痈初起，有表证者，治宜辛凉解表，方用银翘散等方加减；初起不解，风热入肺，侵入营血，结而为痈，在酿脓期者，治宜清热泻肺，方用葶苈大枣泻肺汤；在溃脓期者，治宜排脓解毒，方用桔梗汤合千金苇茎汤加味。"肺痿吐涎沫而不咳者，其人不渴，必遗尿，小便数，所以然者，以上虚不能制下故也。此为肺中冷，必眩，多涎唾，甘草干姜汤以温之。"此因上焦阳虚，多肺中虚冷而成肺痿。此外，肾虚水泛，阳虚失其温化亦可致，症见唾涎沫，质地清稀，头昏目眩，心悸气短，动则尤甚，舌淡苔白滑，脉弦滑。治宜温阳化气利水，方用干地黄汤加减。脾胃虚寒，运化无权亦可致，症见涎沫质稀量多，常常不自主地吐唾，伴见脘腹痞满，纳差少气。治宜温运中阳，方用理中汤。

**口苦** 症状名。指病人自觉口内有苦味。为少阳病主证之一。语见《伤寒论》第 189、221、263 条。在《伤寒论》中此症病机有二，其一为少阳受邪，疏泄失职，相火上炎，胆气上逆，故口苦。如第 263 条："少阳之为病，口苦，咽干，目眩也。"第 189 条："阳明中风，口苦咽干，腹满，微喘，发热恶寒，脉浮而紧。"其二为阳明燥热，蒸腾上冲，故口苦。如第221 条："阳明病，脉浮而紧，咽燥口苦，腹满而喘，发热汗出，不恶寒，反恶热，身重。"热能焦物，物焦作苦，故阳明热盛可见口苦。病属少阳者，当用小柴胡汤清胆降胃；病在阳明者，则宜白虎汤清阳明热。

**口给** 口才敏捷，以言词敷衍病人。语见《伤寒论·序》："省疾问病，务在口给。"

**口渴**　症状名。指自觉口中干燥而欲饮水的症状。口渴与否，反映着体内津液的盛衰和输布情况。语见①《伤寒论》第168条："伤寒若吐若下后，七八日不解，热结在里，表里俱热，时时恶风，大渴，舌上干燥而烦，欲饮水数升者，白虎加人参汤主之。"因其烦渴更甚，以至于饮水数升而不能解，脉虽洪大，按之却软，仲景特于白虎汤中加人参以益气生津。②阴亏津少，虚火内生，则口舌失润而干渴，夜间尤甚，常伴虚烦失眠，手足心热，甚或潮热骨蒸，舌红瘦苔薄少，脉细而数。若为心肺阴虚内热，《金匮要略·百合狐惑阴阳毒病脉证治第三》方用百合地黄汤及百合洗方，洗其外而通其内，仍似渴不瘥者，乃热盛伤津，药仍不胜病，仲景用瓜蒌牡蛎散清热生津并引热下行。若虚热在肾，《金匮要略·消渴小便不利淋病脉证并治第十三》方用文蛤散咸凉润下，生津止渴。③水饮内停，阳气失于敷布，津液不能上承，故作渴。水饮留犯三焦，由于病位不同，见症有异，仲景亦随证治之：若水停下焦，气不化津，见"小便不利，渴欲饮水，水入则吐"者，是为水逆，治宜化气利水，方用五苓散；水走肠间，饮邪内结，见"腹满，口舌干燥"者，治宜分消水饮，导邪下行，方用己椒苈黄丸；若中阳不适，胃内停饮，见"吐而渴欲饮水"者，方用茯苓泽泻汤；若水饮上停肺胃，方用小青龙汤；饮邪挟热，方用猪苓汤、越婢汤。④《伤寒论》第236条："阳明病，但头汗出，身无汗，剂颈而还，小便不利，渴饮水浆者，此为瘀热在里，身必发黄，茵陈蒿汤主之。"此乃湿热并重之渴；《金匮要略·黄疸病脉证并治第十五》："病黄疸，发热烦喘，胸满口燥者，以病发时火劫其汗，两热所得，然黄家所得，从湿得之。"此乃热重于湿之渴，方用栀子大黄汤。⑤《金匮要略·惊悸吐衄下血胸满瘀血脉证并治第十六》："病人胸满，唇痿舌青，口燥，但欲漱水不欲咽，无寒热，脉微大来迟，腹不满，其人言我满，为有瘀血。""病者如热状，烦满，口干燥而渴，其脉反无热，此为阴伏，是瘀血也，当下之。"下为瘀血治法之一，临床应根据病位病性而活血化瘀。《金匮要略·五脏风寒积聚病脉证并治第十一》："其人常欲蹈其胸上，先未苦时，但欲饮热。"肝着病乃因肝脏受邪而疏泄失职所致，其经脉气血瘀滞，着而不行，症见胸胁痞闭不舒，甚或胀痛刺痛。然及其即成，虽热饮亦无益，治宜行气活血，通阳散结，方用旋覆花汤。⑥阳气亏虚，若无力蒸化水液，亦可因津不上承作渴。《金匮要略·消渴小便不利淋病脉证并治第十三》："小便不利者，有水气，其人苦渴，瓜蒌瞿麦丸主之。"此即肾中阳气亏损，仲景治以化气、利水、润燥。《伤寒论》第 282 条："少阴病，欲吐不吐，心烦，但欲寐。五六日自利而渴者，属少阴也，虚故引水自救。"肾阳虚弱或脾肾阳虚之口渴，仲景对阴盛格阳者，方用白通汤加人尿胆汁，热药冷探治之。此外，热入营血所致的口渴，治宜清营凉血，方用清营汤、犀角地黄汤。

**口噤** 症状名。指牙关紧闭，口合不开的症状，因其以牙关咬定难开为主要表现，故又称"牙关紧急"。仲景论"口噤"，多指外邪侵袭机体，筋脉强急，不能舒缓之证。语见《金匮要略·痉湿暍病脉证第二》："太阳病，无汗而小便反少，气上冲胸，口噤不得语，欲作刚痉，葛根汤主之。"风寒束表，治宜开泄腠理，发汗除邪，滋养津液，舒缓筋脉。"痉为病，胸满口噤，卧不着席，脚挛急，必齘齿，可与大承气汤。"齘齿，口噤之甚也，为牙关紧闭，其时上下齿紧切作声之征象。因里热炽盛，灼伤筋脉，治宜通腑泻热，急下存阴。此外，外伤风毒亦可致，症见牙关微紧，口噤项强，四肢抽搐，呈苦笑面容，甚者角弓反张，或兼寒热，舌苔白腻，脉弦。多因跌仆、损皮破肉，或疮疡溃后，至经脉拘急而发。其中于风者为"破伤风"，中于湿者为"破伤湿"。治宜镇痉祛风，方用玉真散或五虎追风散加减。

**口燥** 症状名。指自觉口中干燥，缺少津液。语见《伤寒论》第 156、169、202、320 条。在《伤寒论》中，此症病机有四：其一为热入血分，营阴受灼，故口燥。如第 202 条："阳明病，口燥，但欲漱水，不欲咽者，此必衄。"其二为阳明热盛，伤津耗气，故口燥。如第 169 条："伤寒无大热，口燥渴，心烦，背微恶寒者，白虎加人参汤主之。"其三为肾阴已伤，燥实内结，伤津耗液，故口燥。如第 320 条："少阴病，得之二三日，口燥咽干者，急下之，宜大承气汤。"其四为水蓄膀胱，津不上承，故口燥。如第 156 条："本以下之，故心下痞，与泻心汤，痞不解，其人渴而口燥烦，小便不利者，五苓散主之。"参见"口干燥"条。

**久不受胎** 即不孕症。指女子结婚 2 年以上，夫妻同居，男子生殖功能正常，未曾避孕而不孕者；或曾经孕育，间隔 2 年以上未避孕而未再次受孕者。语见《金匮要略·妇人杂病脉证并治第二十二》之温经汤："亦主妇人少腹寒，久不受胎……"因肾阳虚衰，下元亏损，冲任虚寒，胞宫失于温煦，不能摄精，复加寒凝血瘀而致久不受胎。常伴腰腹冷痛，手足冰冷，性欲低下，夜尿频多，舌黯淡，脉沉细。治宜补肾壮阳，温经行瘀。方用温经汤。临床可酌加鹿角霜、紫河车、丹参、香附。此外，①肾阴亏虚经血不足所致的久不受胎，症见经来无定期，量少色红无块，常伴形体消瘦，腰膝酸软，头晕目花，耳鸣，五心烦热，舌红少苔，脉细数。治宜滋阴养血，调冲益精。方用养精种玉汤合清骨滋肾汤加减。②经期产后余血不尽，或摄生不当，邪入胞宫，或寒湿热毒久恋下焦，气血失和，血瘀癥瘕所致的久不受胎，常伴月经后期，经量多少不一，色紫挟瘀块，经行腹痛，瘀块排出则痛减，舌暗有瘀点，脉涩滞不利。治宜温经暖宫，活血化瘀。方用桂枝茯苓丸合少腹逐瘀汤或用大黄䗪虫丸加减。③肝郁气滞，疏泄失常，气血不调，冲任失和所致的久不受胎，症见经行双乳小腹胀痛，周期先后不定，经血色红挟块，常伴情志抑郁不畅或烦躁易怒，胸胁胀痛，口苦耳鸣，舌暗红，脉弦数。治宜舒肝解郁，养血理气。方用开郁种玉汤合疏肝解郁汤加减。临床可酌加清热凉血、养血滋阴之品。④素体肥胖或脾肾不足，恣食膏粱厚味，痰湿阻滞所致的久不受胎，症见月经后期量少或闭经，带多质稠，常伴面色㿠白，形体肥胖，头晕，心悸，呕恶胸闷，喉间有痰，苔白腻，脉滑。治宜燥湿化痰，调理冲任。方用二陈汤合补中益气汤加减。

**久伤取冷** 指长期贪凉而被寒冷所伤，为风湿病的病因之一。语见《伤寒论·辨痉湿暍脉证》第 13 条："病者一身尽疼，发热日晡所剧者，此名风湿，此病伤于汗出当风，或久伤取冷所致也。"

**久利** 病证名。指下利日久不愈。语见《伤寒论》第 338 条："蛔厥者，乌梅丸主之。又主久利。"下利日久，寒热错杂，阴阳俱衰，终成久利。钱天来："久利者，利久则胃气虚寒，大肠滑脱，宜于温补酸收。"（《伤寒溯源集》）

**久虚** 指素体津气亏损。语见《伤寒论》第 196 条："阳明病，法多汗，反无汗，其身如虫行皮中状者，此以久虚故也。"成无己云："胃为津液之本，气虚津液少，病则反无汗……知胃气久虚也。"（《注解伤寒论》）沈明宗云："此阳明津虚无汗也，证见身热目疼，鼻干不得卧，应当有汗，而反无汗，则邪气内向，胃热津干，不得透达于肌表，皮肤干燥而痒，其身故如虫行皮中状，平素津卫两亏，为久虚故也。"（《伤寒六经辨证治法》）

**久寒** 指患者体内素有陈寒痼冷。语出《伤寒论》第 352 条："若其人内有久寒者，宜当归四逆加吴茱萸生姜汤。"汪苓友注："若其人内有久寒者，以其人平日间脏腑之内有寒积也。"（《伤寒论辨证广注》）李荫岚注："久寒不但滞在经络，而更滞在脏腑。"（《伤寒论条析》）

**丸药** ①指汉代流行的具有较强泻下作用的一种成药。常用制剂有两种，一种是以巴豆为主要成分的热性泻下药，一种是以甘遂为主要成分的寒性泻下药。语见《伤寒论》第 80、104、105 条。王肯堂注："丸药，所谓神丹甘遂也，或作巴豆。"（《伤寒准绳》）②指理中丸。第396条："大病差后，喜唾，久不了了，胸上有寒。当以丸药温之，宜理中丸。"

**亡血** 指血液或津液亡失。语见《伤寒论》第58、347、385条。在《伤寒论》中，其含义有二：①指阴血亏虚，如第58、347条。②指津液的亡失，如第385条。方有执："亡血，津液竭也。"（《伤寒论条辨》）钱天来："亡血，失血也。或吐、或衄、或便、或溲、或崩、或产、或破损，皆是也。血亡则阴气亡矣。"（《伤寒溯源集》）

**亡血家** 指素有出血疾患而血虚的病人。语见《伤寒论》第87条："亡血家，不可发汗，发汗则寒栗而振。"因其人阴血素亏，虽患外感，亦不可发汗。山田正珍注："亡血家者，如呕血、下血、崩漏、产后、金疮破伤类是也。亡者，失也。非灭也。"（《伤寒论集成》）

**亡血虚家** 指失血后血气虚弱的病人。语见《伤寒论》第166、168、355条。因其气血素弱，故禁用吐法、清法。吴谦注："凡失血之后，血气未复，为亡血虚家，皆不可发汗也。"（《订正伤寒论注》）

**亡阳** 病证名。指阳气因亡失而衰竭。语见《伤寒论》第30、38、112、283、286条。在《伤寒论》中，亡阳多由误发其汗，汗出过多所致。其中第112条的"亡阳"指心阳耗竭。李千古注："亡阳者，汗出绝而亡其阳气也。或因自汗亡者，或因发汗亡者，其症则无汗，恶寒，必肉瞤筋惕，兼见烦躁不得眠，宜急用芪归大补汤加附子、桂枝，或可救九死于一生。"（《李千古伤寒论》）

**亡其血** 指阴血虚少。语见《伤寒论·辨脉法》第5条："脉绵绵如泻漆之绝者，亡其血也。"详见"脉绵绵如泻漆之绝"条。

**亡津液** 指病人体内津液大量损失。语见《伤寒论》第58、59、181、203、245条。此多由误治（误汗、误下、误吐、误利小便）或阳明热盛损失津液所致。方有执注："亡津液，即亡阴也。"（《伤寒论条辨》）柯琴注："治病必求其本。胃者，津液之本也。汗与溲皆本于津液。本自汗出，本小便不利，其人胃家之津液本多，仲景提出亡津液句，为世之不惜津液者告也。"（《伤寒论注》）

**尸厥** 病证名。指病人四肢厥冷身无知觉，状若死尸，多由气血逆乱所致。语见《伤寒论·平脉法》第40条："少阴脉不至，肾气微，少精血，奔气促迫，上入胸膈，宗气反聚，血结心下，阳气退下，热归阴股，与阴相动，令身不仁，此为尸厥，当刺期门、巨阙。"本条论述了尸厥的病因病机及主要症状。少阴脉不至，则肾气微弱，精血衰少。少阴为气之根，先天之本，肾之阳气精血不足，则阴阳升降逆乱，逆气上冲，迫于胸膈，胸中宗气为逆气所阻，不能注心脉而行气血。阳气不能布达四肢，退下至阴股间，与阴气相搏，故阴股间热而脉动应手；四肢无阳气阴血之滋养温煦，故逆冷而不知痛痒。因病人四肢逆冷，不知痛痒，其状若尸，故称"尸厥"。刺期门、巨阙，可以降逆气，通血脉。待逆气降，宗气布，气血畅通，其证可愈。成无己云："尸厥者，为其从厥而生，形无所知；其状若尸，故名尸厥。少阴脉不出，则厥气客于肾，而肾气微，少精血，厥气上奔，填塞胸膈，壅遏正气，使宗气反聚，而血结心下……今厥气太盛，宗气反聚而不行，则绝其呼吸，血结心下而不流，则四体不仁。阳气为厥气所壅，不能宣发，退下至阴股间，与阴相动。仁者，柔也。不仁者，言不柔和也，为寒热痛痒俱不觉知也。阳气外不为使，内不得通。荣卫俱不能行，身体不仁，状若尸也。《内经》曰：'厥气上行，满脉去形。'刺期门者，以通心下结血；刺巨阙者，以行胸中宗气。血气流动，厥气退，则苏矣。"（《注解伤寒论》）吴谦云："少阴脉不至，是肾气衰微，精血少也。肾者，阴中藏阳者也。肾阴虚竭，不能藏阳，阳气上奔，迫促胸膈，宗气反为所阻，聚而不行，血结心下。阳气既奔于上，极必退下，退下则阴股间热，与阴相动，所必然也。虽令知觉冥，身不仁而不死，此为尸厥也。当刺期门以通结血，刺巨阙以行宗气，庶厥回而复苏也。"（《医宗金鉴》）黄坤载云："少阴肾脏不至，则肾气微弱，而少精血。肾中阴气逆奔，促逼清道，上于胸膈，胸中宗气为肾阴所迫，反聚而不散，气聚则血凝，故血结心下，血结而遏其清阳，不得上奉，故阳气退下。肝气不达，郁而生热，归于阴股，与下之阴气两相郁遏，令身不仁。身之所以灵觉者，以清阳之升发也。今结血迷心，清阳沦陷，故身无知觉而不仁也。此为尸厥，当刺厥阴之期门，任脉之巨阙，下泻阴股之郁热，上通心下之结血，令其清阳上达，神气通畅，则明白如初矣。"（《伤寒悬解》）诸家对尸厥之理解，足以畅达经旨，唯对"奔气促迫，上入胸膈"之解释不尽一致。成注认为乃厥气，即逆气上奔；吴氏认为属阴不恋阳，阳气上奔；黄坤载则云为肾中阴气逆奔。诸家之见以成氏之注为上。

**子** 古时十二时辰之一。即今之夜十一时至凌晨一时。"少阴病欲解时，从子至寅上。"（第291条）

**卫气不和** 指卫气发生病理变化而不与营气和谐。语见《伤寒论》第54条："病人脏无他病，时发热，自汗出而不愈者，此卫气不和也。"吴谦注："有时发热，有时不热，有时汗出，有时不汗出，其表病流连而不愈

者，非荣不和，是卫强不与荣和也。"（《订正伤寒论注》）

**卫气失度** 病理机转用语，即卫气失去循行之常度。语见《伤寒论·辨脉法》第33条："脉浮而滑，浮为阳，滑为实，阳实相搏，其脉数疾，卫气失度。浮滑之脉数疾，发热汗出者，此为不治。"本条脉见浮滑而数疾，症见发热而汗出。浮主阳盛，滑主邪实，浮滑而兼数疾，是阳热之邪盛实至极。兼见发热汗出而病不解，此是邪热不为汗衰。阳热盛实，自然迫卫气之行，使之失其循行之常。故云"卫气失度"。此属阳热过于亢盛，阴液立见耗竭之重证，故断为"不治"。周扬俊云："邪入为浮，邪实为滑，浮滑相兼，势必数疾，何也？阳邪即实于表，不至热入于里不止也。热入则津液内耗，而卫气之行益失其常度矣。然则表里炽甚，营气外越，正气日衰，安足以供方盛之邪哉！经曰：脉阴阳俱盛，大汗出不解者死是也。"（《伤寒论三注》）周澄之曰："浮为阳邪，滑为气实，数疾，躁驶也。浮滑而躁驶，温热太过，津液耗伤，卫气失其常度，得汗而脉静者生。脉仍躁驶，热不退，而汗常出不禁者，此不治也。"（《辨脉法篇章句》）二注平允可参。

**卫气和名曰缓** 指寸口脉来浮而和缓，浮以候卫，故主卫气平和。缓者，徐缓平和之意也。语见《伤寒论·平脉法》第22条："寸口……卫气和名曰缓，荣气和名曰迟，迟缓相搏名曰沉。"张隐庵曰："卫气和名曰缓。缓，徐缓也。"（《伤寒论集注》）黄坤载云："卫气和名曰缓，荣气和名曰迟。缓迟者，是从荣之谓也。"（《伤寒悬解》）二注义同，可参。

**卫气前通** 病理机转用语。指在中焦不治，营卫不通时，卫气先营气而通。语见《伤寒论·辨脉法》第29条："中焦不治，胃气上冲，脾气不转，胃中为浊，荣卫不通，血凝不流。若卫气前通者，小便赤黄，与热相搏，因热作使，游于经络，出入脏腑，热气所过，则为痈脓。"详见"中焦不治"条。

**卫气衰** 指卫气衰微。语见《伤寒论·辨脉法》第4条："其脉浮，而汗出如流珠者，卫气衰也。"脉浮以候表，沉以候里，卫属阳而行脉外，营属阴而行脉内，卫气虚衰而阳浮于外，则脉浮，其脉浮当为浮而无力。卫外不固，开阖失司，故汗出如流珠。脉浮，汗出如流珠，皆属卫气不足之象，故曰"卫气衰"。成无己注云："《针经》云：卫气者，所以温分肉，充皮毛，肥腠理，司开合者也。脉浮，汗出如流珠者，腠理不密，开合不司，为卫气外衰也。"（《注解伤寒论》）方有执云："浮以候表，卫行脉外，汗出如流珠，则表不固，故衰急可诊。"（《伤寒论条辨》）二氏之注，平正公允。

**卫气弱名曰惵**　指寸口脉浮而无力，主卫气不足。寸口浮以候卫，浮而无力主卫气不足，不足名惵，惵即怯弱之意。语见《伤寒论·平脉法》第22条："卫气弱名曰惵，荣气弱名曰卑，惵卑相搏名曰损。"张隐庵曰："卫气弱，名曰惵，惵，怯也。"（《伤寒论集注》）吴谦云："脉随指无力上来，卫气弱也，谓之惵。"（《医宗金鉴》）黄坤载云："卫气弱，名曰惵，惵者，恇怯之意，阳弱则恇怯也。"（《伤寒悬解》）三氏之注均公允可参。

**卫气盛名曰高**　指寸口脉浮而有力，主卫气充盛。高，即充盛有余之意。语见《伤寒论·平脉法》第22条："寸口卫气盛名曰高，荣气盛名曰章，高章相搏名曰纲。"张隐庵曰："寸口卫气盛，荣气盛者，言荣卫之气盛而有余，皆出乎阳，故名曰高，名曰章，谓崇高而章著也。"（《伤寒论集注》）吴谦云："寸口通指寸关尺而言也，卫主气为阳以候表，荣主血为阴以候里，脉随指有力上来，卫气盛也，谓之高，脉随指有力下去，荣气盛也，谓之章。高者，长盛也；章者，分明也。高章相合名曰纲，纲者，荣卫俱有余，有总揽之意也。"（《医宗金鉴》）黄坤载云："寸口寸以候卫，卫气盛者，名曰高。卫主气，气盛则荣高。尺以候营，荣气盛，名曰章。营主气，血盛则章显也。高章相合，名曰纲，是诸阳脉之首领也。"（《伤寒悬解》）三家之注，虽吴氏认为寸口总指寸关尺三部而言，黄氏单指寸脉而言，但对本质的理解基本相同，可供参考。

**叉手自冒心**　症状名。指两手交叉覆盖，按压于心胸悸动部位。语见《伤寒论》第64条："发汗过多，其人叉手自冒心，心下悸，欲得按者，桂枝甘草汤主之。"此为发汗太多，损伤心阳，空虚无主，故叉手自冒心，以护卫之。汪苓友注："冒字作覆字解。"（《伤寒论辨证广注》）柯韵伯注："汗多则心液虚，心气馁故悸，叉手自冒，则外有所卫，得按则内有所凭，则望之而知其虚矣。"（《伤寒来苏集》）

**女子梦交**　指女子常于梦中与男子交合，伴有精神疲惫，头昏无力，带下绵绵。常因情志不遂，房事不节，手淫频繁而诱发。语见《金匮要略·血痹虚劳病脉证并治第六》："……脉得诸芤动微紧，男子失精，女子梦交，桂枝加龙骨牡蛎汤主之。"因房劳过度，或经来失血过多，或多产堕胎而致脉象呈阴阳并乘而伤及其精与神，阳虚不能固摄阴液，阴虚不能涵养阳气，以致阴阳失调，阳浮于上，精孤于下，水火不交而致梦交。治宜调阴阳和营卫，交通心肾，收敛浮阳。方用桂枝加龙骨牡蛎汤加减。此外，肝郁脾虚所致的女子梦交，症见失眠多梦，梦与人交，面色萎黄，心烦易怒，食少纳呆，两胁胀痛，经前两乳作胀，身倦乏力，大便时干时稀，月经不调，舌淡，苔薄，脉细或弦。治宜疏肝理气，健脾养心。方用逍遥散合归脾汤加减。而相火偏亢，扰乱心神所致的女子梦交，症见失眠难寐，寐则梦交，面赤眩晕，烦躁易怒，口干舌燥，耳鸣心悸，月经先期，色红量多，舌红苔黄，脉细数。治宜清肝泻火，理气安神。方用龙胆泻肝汤。

# 四　画

**无汗**　症状名。指疾病过程中身体无汗或当汗而汗不出。在《伤寒论》中其病机有六：①为寒邪束表，卫阳被遏，营阴郁滞，玄府闭塞。如第31、35、46条。②为水气内停，太阳经气不畅，毛窍不宣。如第28条。③为瘀热在里，与湿相搏，湿热内蕴，不得泄越。如第199、236条。④为阳热伤阴，久虚液亏，无以作汗。如第196条。⑤为少阴阳衰，无以化气作汗。如第294条。⑥为阳复太过，邪热内陷血分。如第334条。成无己："伤寒无汗，何以明之？腠理者，津液凑泄之所为腠，纹里缝会之中为理。津液为风暑湿气所干，外凑皮肤者，则为自汗出。若寒邪中经，腠理致密，津液内渗，则无汗。无汗之由，又有数种，如伤寒在表，及邪行及里，或水饮内滀，与亡阳久虚，皆令无汗。"(《伤寒明理论·卷一》)

**无阳**　指阳气虚弱较甚。语见《伤寒论》第27、153条。第27条："太阳病，发热恶寒，热多寒少，脉微弱者，此无阳也，不可发汗，宜桂枝二越婢一汤。"第153条："太阳病，医发汗，遂发热恶寒，因复下之，心下痞，表里俱虚，阴阳气并竭，无阳则阴独，复加烧针，因胸烦，面色青黄，肤润者，难治。今色微黄，手足温者，易愈。"一说"无阳"指没有发热、脉浮等表证。如成无己："表证罢为无阳。"(《注解伤寒论》)尤在泾曰："无阳与亡阳不同，亡阳者，阳外亡而不守也，其根在肾；无阳者，阳内竭而不用也，其源在胃。"(《伤寒贯珠集》)

**无脉**　脉象名。指脉搏隐伏难见，举按寻皆不可得。语见《伤寒论》第315、362条，其病机为阴寒充斥，阳气衰微，鼓动无力。吴谦曰："无脉者，言诊之而欲绝也。"(《订正伤寒论注》)山田正珍曰："所谓无脉，乃是伏，而非绝也。白通汤之脉微，亦是欲伏之微，非欲绝之微也。"(《伤寒论集成》)

**无热恶寒**　症状名。指恶寒而不伴有发热。语见《伤寒论》第7条："病有发热恶寒者，发于阳也；无热恶寒者，发于阴也。"此为阳气虚衰，不能与邪抗争之象。方有执说："无热恶寒者，伤寒或未发热，以太阳伤寒言也……寒为阴，营伤之，营亦为阴，其病是起于阴也。"程应旄说："无热恶寒者，阴邪独治之病。寒入里而表无热，是从三阴脏为来路也。"（《伤寒论后条辨》）张隐庵说："此言太阳少阴之标阳标阴为病也。以寒邪而病太阳之标阳，故发热恶寒而发于太阳也；以寒邪而病少阴之标阴，故无热恶寒而发于少阴也。"（《伤寒论集注》）

**五行**　指木、火、土、金、水五种物质的基本运动。我国古代哲学家用五行来说明物质世界的构成和起源、解释自然运动、变化和规律。五行的基本规律是生克制化规律。其在医学中的运用是用以说明以五脏为中心的人身脏腑、经络、五官、五体等以及与外界五方、四时的相互联系和相互影响的规律。见《伤寒论·序》："夫天布五行，以运万类。"

**五辛**　指五种辛味蔬菜。一般指葱、薤、韭、蒜与蕖（阿魏）。各家对此说法不一。李时珍："五荤即五辛，谓其辛臭昏神伐性也。练形家以小蒜、大蒜、韭、芸苔、胡荽为五荤；道家以韭、薤、蒜、芸苔、胡荽为五荤；佛家以大蒜、小蒜、兴渠、慈葱、茖葱为五荤。兴渠即阿魏也。虽各不同，然皆辛熏之物，生食增恚，熟食发淫，有损性灵，故绝之也。"（《本草纲目》）伊藤馨："古人所谓五辛者，谓黄黍、鸡肉、桃实、葱菜及白物也。《灵枢·五味》黄帝曰：谷之五味，可得闻乎？伯高曰：请尽言之。五谷，秔米甘、麻酸、大豆咸、麦苦、黄黍辛；五果，枣甘、李酸、栗咸、杏苦、桃辛；五畜，牛甘、犬酸、猪咸、羊苦、鸡辛；五菜，葵甘、韭酸、藿咸、薤苦、葱辛；五色，黄色宜甘、青色宜酸、黑色宜咸、赤色宜苦、白色宜辛。据此则古人所谓五辛者，谓黄黍、鸡肉、桃实、葱菜及白物也。"（《伤寒论文字考续》）

**五损**　脉象名。指正常人呼吸五次，而病人脉搏跳动一次。主预后不良。语见《伤寒论·伤寒例》第28条："脉五损一日死，平人五息，病人脉一至，名曰五损。"正常人的脉搏，一呼时脉两动，一吸时脉亦两动，一呼一吸之间，有个交换时间，所以健康人的脉搏跳动，是一个呼吸约四次，两个呼吸约得九次。而五损之脉，平人呼吸五次而病人脉只动一次，是缓慢至极。大凡脉跳至如此缓慢的程度，多属气血衰竭至甚，故预后不良。然而，五损之脉，在临床上绝难见到，于理亦欠通，我们只能理会其间精神而已。

**五常**　即"五行"。《孔·乐记》："合生气之和，道五常之行。"疏："道达人情以五常之行，谓依金、木、水、火、土之性也。"语见《伤寒论·序》："人禀五常，以有五脏。"

**五脏**　指心、肝、脾、肺、肾五个实质脏器。脏是指胸腹腔中化生、贮存、运布精微物质的器官，其基本功能特点是"藏精气而不泻"。五脏是人体生命活动的中心。中医对五脏生理、病理的认识在最初是基于原始解剖知识，后来则主要是依据人体患病过程中出现的症状而推理得出的，因而五脏是对人体部分生理的概括以及其病理规律的反映。

**支节烦疼**　症状名。指四肢关节烦疼。语见《伤寒论》第146条："伤寒六七日，发热，微恶寒，支节烦疼，微呕，心下支结，外证未去者，柴胡桂枝汤主之。"太阳表证未解，并入少阳，经气不利，故支节烦疼。方有执说："支节，四肢百节也。"（《伤寒论条辨》）柯韵伯说："伤寒六七日，正寒热当退之时，反见发热恶寒诸表证，更兼心下支结诸里证，此表里不解也。然恶寒微，则发热亦微。但肢节烦疼，则一身骨节不烦疼可知。支，如木之支，即微结之谓也。表证微，故取桂枝之半，内证微，故取柴胡之半，此因内外俱虚，故以此轻剂和解之。"（《伤寒来苏集》）

**支饮急弦**　指患支饮病时，脉呈弦急之象。支饮为水饮停留心下胸膈之位，其症见咳逆倚息，不得平卧，其形如肿，属阴属寒，水寒之气，致脉道拘急饱满，故脉呈急弦之象。语见《伤寒论·平脉法》第1条："沉潜水滀，支饮急弦；动则为痛，数则热烦。"成无己云："畜积于内者，谓之水畜，故脉沉潜。支散于外者，谓之支饮，故脉急弦。"此注可给人以启迪。

**不了了**　在《伤寒论》中其含义有三：①为病尚未痊愈。如第396条："大病差后，喜唾，久不了了，胸上有寒，当以丸药温之。"②为身体不爽舒。如第10条："风家，表解而不了了者，十二日愈。"③为视物不清楚。如第252条："伤寒六七日，目中不了了，睛不和，无表里证，身有微热者，此为实也。"详见"目中不了了"条。

**不大便**　症状名。指大便燥结坚硬，排出困难，或排便次数减少，数日不行。在《伤寒论》中，此症病机有六：①为阳明热盛，燥屎内结，腑实不下。常伴有绕脐痛或腹满痛，不恶寒，日晡所发潮热，烦躁，独语如见鬼状，剧者不识人，循衣摸床，惕而不安。如第56、209、212、239、241条，治之宜用承气汤通腑泄热。②为少阳枢机不利，津液不能布达。如第230条："阳明病，胁下硬满，不大便而呕，舌上白苔者，可与小柴胡汤。上焦得通，津液得下，胃气因和，身濈然汗出而解。"③为少阴病热化证，少阴阴液耗竭，化燥成实。如322条："少阴病六七日，腹胀不大便者，急下之，宜大承气汤。"④为太阳病过汗误下，津液大伤，邪热内陷，水热互结，腑气不通。如第137条："太阳病，重发汗而复下之，不大便五六日，舌上燥而渴，日晡所小有潮热，从心下至少腹硬满而痛不可近者，大陷胸汤主之。"⑤为邪热蒸迫，血瘀热结。如第257条："病人无表里证，发热七八日，虽脉浮数者，可下之。假令已下，脉数不解，合热则消谷善饥，至六七日，不大便者，有瘀血，宜抵当汤。"⑥为气虚血少，肠道失润，传导失司。如第214条。

**不失衡铨**　指营卫行律，有一定之数，如尺之量长短，称之度轻重，平准而无差。语见《伤寒论·平脉法》第1条："营卫流行，不失衡铨，肾沉心洪，肺浮肝弦，此自经常，不失铢分，出入升降，漏刻周旋，水下百刻，一周循环，当复寸口，虚实见焉。"参见"漏刻周旋"条。

**不传**　指疾病过程中，正气不衰，邪势轻微，不传经而自愈；或病程虽长，但主证主脉不变者。语见《伤寒论》第4、5、8条。第4条："伤寒一日，太阳受之，脉若静者，为不传。"第5条："伤寒二三日，阳明少阳证不见者，为不传也。"第8条："太阳病，头痛至七日以上自愈者，以行其经尽故也。若欲作再经者，针足阳明，使经不传则愈。"三条皆就太阳病而言之。方有执曰："然不传有二：一则不传而遂自愈；二则不传而犹或不解。若阳明少阳虽不见，太阳亦不解，则始终太阳者有之，余经同推，要皆以脉证所见为准。若只蒙龙拘拘数日以论经，去道远矣。"（《伤寒论条辨》）

**不更衣**　症状名。即"不大便"。不更衣为不大便的雅称。（参"更衣"条）语见《伤寒论》第181、244条。其病机总由津液亡失，邪从燥化，热结成实所致。参见"不大便"条。

**不间**　间，古为闻之俗字。间，为安静、止息。不间，即未见好转之意。语见《伤寒论·伤寒例》第14条："若过十三日以上不间，寸尺陷者，大危。"本条承接13条而言，13条云："其不两感于寒，更不传经，不加异气者，至七日，太阳病衰……十二日厥阴病衰……"一般而言，不属两感，又不传经，且又不感异气之伤寒病，十二日厥阴病衰，邪气尽去，病人精神爽慧而病愈。然也有过期不愈，病势依然发展的情况，十三日病情不见好转，谓之"不间"，同时寸关尺三部脉象沉伏不见，表明邪胜正衰，故预后不良。成无己云："间者，瘳也。十二日传经尽，则当瘳愈。若过十三日以上不瘳，尺寸之脉沉陷者，即正气内衰，邪气独胜，故云大危。"（《注解伤寒论》）汪苓友云："病少差未间。此承上文而言，伤寒过十三日，诸经之病热，犹然不差，其脉尺寸俱陷者，成注云'正气内衰，邪气独胜，故云大危。'此一节乃仲景以证合脉，脉证相参之大法。"（《伤寒论辨证广注》）二注公允可参。

**不识人** 症状名。指神识昏蒙，不省人事。语见《伤寒论》第212条："伤寒，若吐若下后，不解，不大便五六日，上至十余日，日晡所发潮热，不恶寒，独语如见鬼状。若剧者，发则不识人，循衣摸床，惕而不安，微喘直视，脉弦者生，涩者死。"此为阳明病因失治，或病情恶化，心胃火燔，津液亏竭，扰乱神明所致。吴谦等注："病势剧者，则不识人，循衣摸床，惊惕不安，微喘直视，见一切阳亢阴微，孤阳无依，神机扰乱之象。"（《订正伤寒论注》）钱潢注："其发作之时，邪热肆虐，蔽塞清道，夺人聪明，乱人心志，故令不识人也。"（《伤寒溯源集》）

**不尿** 症状名。指小便点滴不通。语见《伤寒论》第232条："脉但浮，无余证者，与麻黄汤。若不尿，腹满加哕者，不治。"此为胃气衰败，三焦壅滞，邪无出路之象。吴谦注："若已过十余日，病热不减，又不归于胃而成实，更加不尿、腹满哕甚等逆，即有一二可下之证，胃气已败，不可治也。"（《订正伤寒论注》）钱潢注："若邪不复外出而郁于里，则大气不得升降，津液不得流行，而三焦之气化绝，故不尿。中气闭塞而腹满甚，胃阳败绝而加哕者，乃必死不治之证，故无治法也。"（《伤寒溯源集》）

**不恶寒** 指外感热病过程中，因病邪入里而有不恶寒（或有发热）的症状。外感热病初起，恶寒与发热往往同时并见，但若表邪入里化热，则多表现为不恶寒，而反发热。语见①《伤寒论·辨太阳病脉证并治》第152条："太阳中风，下利，呕逆，表解者，乃可攻之。其人漐漐汗出，发作有时，头痛，心下痞硬满，引胁下痛，干呕，短气，汗出不恶寒者，此表解里未和也，十枣汤主之。"若外无表邪，里停水饮，则有不恶寒，治宜攻逐水饮。若悬饮兼表，而见恶风寒，当宗仲景之法，先予解表，表解后方可攻逐水饮，治疗上不可失先后之序。②《伤寒论·辨阳明病脉证并治》第182条："阳明病外证云何？答曰：身热，汗自出，不恶寒，反恶热也。"第221条："阳明病，脉浮而紧，咽燥口苦，腹满而喘，发热汗出，不恶寒，反恶热，身重……"《医宗金鉴·伤寒心法要诀·阳明热病脉证》："白虎烦渴热阳明，汗出身热脉长洪，不恶寒兮反恶热。"治宜辛寒清热。方用白虎汤。若热邪太盛，伤津耗气，见大渴，舌上干燥而烦，欲饮水数升者，治宜直清胃热，益气生津，方用白虎加人参汤。须提及者，阳明初感外邪，阳气内郁，热势未盛时，亦可见一短暂的不发热而恶寒过程，然其本质在于阳明热炽，临床不可不辨。③《伤寒论·辨阳明病脉证并治》第 212 条："伤寒，若吐，若下后，不解，不大便五六日，上至十余日，日晡所发潮热，不恶寒，独语如见鬼状……大承气汤主之。"第 208 条："阳明病，脉迟，虽汗出不恶寒者，其身必重，短气，腹满而喘，有潮热者，此外欲解，可攻里也。手足濈然汗出者，此大便已硬也，大承气汤主之。"《医宗金鉴·伤寒心法要诀·阳明腑病脉证》："胃实脉大腑阳明，大便难分脾约同，蒸蒸潮热濈濈汗，满痛始于议三承。"症见潮热，谵语，汗出，不恶寒，腹满硬痛，或绕脐痛，大便硬结，脉沉实有力。治宜泄热通腑，攻下燥结。根据热结之轻重，方用大承气汤、小承气汤或调胃承气汤。④《伤寒论·辨少阴病脉证治》第 317 条："少阴病，下利清谷，里寒外热，手足厥逆，脉微欲绝，身反不恶寒，其人面色赤，或腹痛，或干呕，或咽痛，或利止脉不出者，通脉四逆汤主之。"治宜破阴回阳，通达内外。⑤《金匮要略·痉湿暍病脉证治第二》："太阳病，发热汗出，而不恶寒，名曰柔痉。"症见发热，汗出，不恶寒，颈项强急甚则反张。若汗出津伤于里，并见脉反沉迟者，治宜滋养筋脉，解肌祛邪。方用栝蒌桂枝汤。⑥《金匮要略·疟病脉证并治第四》："温疟者，其脉如平，身无寒但热，骨节疼烦，时呕，白虎汤加桂枝主之。"治宜清热生津，兼解表寒。⑦《金匮要略·水气病脉证并治第十四》："渴而不恶寒者，此为皮水。"皮水之病，水湿潴留于皮中，外无表邪，则里无实。若水留四肢阳气被郁，四肢浮肿，肌肉轻微跳动者，治宜通阳化气，表里分消，方用防己茯苓汤；若内有郁热，外有水肿，阳气被阻，手足厥冷者，治宜清热利湿，通利小便，方用蒲灰散。此外，暑热伤气，气津两伤所致不恶寒，症见壮热面赤，烦渴引饮，舌红苔黄燥，脉洪数，治宜清暑泄热，益气生津，方用王氏清暑益气汤合白虎汤、生脉散加减；湿热郁蒸所致不恶寒，症见身热不扬，脘痞纳呆，恶心口苦，渴不引饮，舌苔黄腻，脉弦滑数，治宜宣气化湿，清热达邪，方用三仁汤或连朴饮。

**不能卧**　症状名。即"不得眠"。一说不能卧床休息。语见《伤寒论》第 139、242 条。在《伤寒论》中此症病机有二：①为邪结心下，欲作结胸，卧则壅滞更甚，故不能卧。如第 139 条："太阳病二三日，不能卧，但欲起，心下必结，脉微弱者，此本有寒分也。"②为燥屎内闭，邪热深伏，腑气上奔，故不能卧。如第 242 条："病人小便不利，大便乍难乍易，时有微热，喘冒不能卧者，有燥屎也，宜大承气汤。"程应旄："心下必有邪聚。结而不散，故气壅盛而不能卧也。"（《伤寒论后条辨》）吴谦："不能卧者，

热并阳也。此皆一派热结便硬之证。神昏谵狂之渐，虽无满痛，亦必有燥屎，宜大承气汤下之，自愈也。"(《订正伤寒论注》)

**不能食** 症状名。指饮食减少或不能进食。主要由于脾胃功能失调所致。病在胃而不在脾者，虽不能食但有饥饿感；脾胃俱病者，不能食且无饥饿感。在《伤寒论》中其病机有九：①为阳明热炽，灼津耗液，燥屎内结，气滞不行，胃腑气不顺降。如第215条："阳明病，谵语，有潮热，反不能食者，胃中必有燥屎五六枚也。若能食者，但硬耳，宜大承气汤下之。"②为胃阳素旺，或阳郁化热，内传阳明，里热成实，胃失和降。如第185条："本太阳初得病时，发其汗，汗先出不彻，因转属阳明也。伤寒发热无汗，呕不能食，而反汗出濈濈然者，是转属阳明也。"③为阳明病，下后邪郁胸膈，影响胃气和降。如第228条："阳明病下之，其外有热，手足温，不结胸，心中懊憹，饥不能食，但头汗出者，栀子豉汤主之。"④为太阳表邪不解，传入少阳，肝胆横逆，克犯脾胃。如第266条："本太阳病不解，转入少阳者，胁下硬满，干呕不能食，往来寒热，尚未吐下，脉沉紧者，与小柴胡汤。"⑤为误治损伤脾胃。如第120、209、332、333条。⑥为痰实壅滞胸中，里气不能畅顺。如第355条："病人手足厥冷，脉乍紧者，邪结在胸中，心下满而烦，饥不能食者，病在胸中，当须吐之，宜瓜蒂散。"⑦为阳明中寒，胃中虚冷。如第190、191、194条。⑧为脾阳素虚，肝胆失疏，寒湿郁滞，运化无权。如第98条："不能食而胁下满痛，面目及身黄，颈项强，小便难者……"⑨为邪解病退，脾胃受纳及运化功能尚未恢复。如第384条："下利后，当便硬，硬则能食者愈，今反不能食，到后经中，颇能食，复过一经能食，过之一日当愈，不愈者，不属阳明也。"

**不能语言** 症状名。指不能言语，音声不出。语见《伤寒论》第312条："少阴病，咽中伤，生疮，不能语言，声不出者，苦酒汤主之。"此为痰火郁阻，气门不利所致。汪琥注："不能语言，声不出者，以少阴之脉，入肺循喉咙，肺属金主声，金空则鸣。肺受热邪所实，故喉咙为之窒塞也。"(《伤寒论辨证广注》)

**不得卧** 症状名。义同"不能卧"。语见《伤寒论》第303、344条。在《伤寒论》中此症病机有二：①为真阴竭于下，心火亢于上，心肾不交。如第303条："少阴病，得之二三日以上，心中烦，不得卧，黄连阿胶汤主之。"②为阴盛阳亡，心神浮越。如第344条："伤寒发热，下利厥逆，躁不得卧者，死。"参见"不得眠""不能卧"条。

**不得卧寐** 症状名。义同"不得眠"。语见《伤寒论》第300条："少阴病，脉微细沉，但欲寐，汗出不烦，自欲吐。至五六日，自利，复烦躁不得卧寐者，死。"此为阴盛阳脱，神明欲灭，故不得卧寐。参见"不得眠""不得卧""不能卧"条。

**不得眠** 症状名。即"失眠"。亦作"不得卧""不得卧寐"等。指难以睡眠。轻者入睡困难，或睡而不实，眠中亦醒；重者彻夜不能入睡。语见《伤寒论》第38、61、71、76、86、221、319条。在《伤寒论》中此症病机有四：（1）为热扰心神，神不守舍。①太阳病，发汗吐下后，余热留扰胸膈。或阳明病误用温针，以火济热，心神被扰。多伴见虚烦，怵惕，甚者反复颠倒，心中懊憹。如第76、221条。②阴虚火旺，水热互结，上扰神明。如第319条："少阴病，下利六七日，咳而呕渴，心烦不得眠者，猪苓汤主之。"（2）为患者平素阴虚血亏，或过汗伤津损血，血不养心。如第38、86条。（3）为胃气失和，枢转不利，心神不宁。如第71条："太阳病，发汗后，大汗出，胃中干，烦躁不得眠，欲得饮水者，少少与饮之，令胃气和则愈。"（4）为阳亡阴盛，虚阳外脱。如第61条："下之后，复发汗，昼日烦躁不得眠，夜而安静，不呕，不渴，无表证，脉沉微，身无大热者，干姜附子汤主之。"

**不得息** 症状名。指呼吸运动受到障碍，气息出入困难。语见《伤寒论》第166条："病如桂枝证，头不痛，项不强，寸脉微浮，胸中痞硬，气上冲喉咽，不得息者，此为胸有寒也，当吐之，宜瓜蒂散。"痰涎壅塞胸膈，涌迫上逆，肺气不利，故不得息。尤在泾注："胸有寒饮，足以阻清阳而碍肺气，故胸中痞硬，气上冲咽喉，不得息也。"（《伤寒贯珠集》）

**不欲饮食** 症状名。即"不欲食"。语见《伤寒论》第96、97条。此因肝胆郁热，横逆犯胃。常伴往来寒热，胸胁苦满，心烦喜呕，或胸中烦而不呕，或渴，或腹中痛，或胁下痞硬，或心下悸、小便不利，或不渴、身有微热，或咳。治之宜和解少阳，用小柴胡汤。待枢机和利，胃口即开，其人自欲饮食。

**不欲食** 症状名。指食欲减退，不欲饮食。语见《伤寒论》第148、326、339条。在《伤寒论》中其病机有二：①为阳气微结，枢机不利，胃气失和。如第148条："伤寒五六日，头汗出，微恶寒，手足冷，心下满，口不欲食，大便硬，脉细者，此为阳微结。"②为阳热内郁，胃气失和；或胃热肠寒，脾失健运。如第326、339条。张璐："不欲食，非不能食，乃伤寒恶食之明征也。"（《伤寒缵论》）

**太阳** 六经之一。又称"三阳"。居六经之首，三阳之表。包括手太阳小肠、足太阳膀胱二经，与手少阴心、足少阴肾相表里。主要指足太阳膀胱经及其生理功能而言。太阳经行于身后，从头至足，是人身最大的经脉，故又称巨阳，其在背者，与督脉并行，统领一身之阳经，为诸阳主气。太阳之腑为膀胱，主藏津液，化气行水。肾中阳气通过太阳经脉布散体表，温肌肉，肥腠理，司开合，抵御外邪，故太阳主一身之表，为诸经之藩篱。其经气旺盛，则腠理固密，邪气不易侵犯；若其经气衰弱，则外邪入侵，太阳首当其冲，是感邪后首先发病之病位，故称"太阳为开"。语见《伤寒论》第4、48、124、185、251条。程应旄："太阳为诸阳主气。气者何？营也，卫也。诸阳者何？下焦肾阳，中焦胃阳，上焦膻中之阳，协胆腑升发之阳也。诸阳得布护于身中，而各归其部，无有扰乱者，全藉卫外之阳为之捍御，此之谓表。表兼营卫者，经云：心营肺卫，通行阳气是也。故统六经而言，则脏腑为根，营卫为叶，就太阳一经而言，则又营为根，卫为叶。"（《伤寒论后条辨》）周扬俊："太阳者，正阳也，寒水之经也。为六经之外藩，总经络而统营卫，故外邪得而袭之。然则病在三阳，有在经在腑之异，在太阳则有风伤卫、寒伤营、营卫俱伤之殊。"（《伤寒论三注》）钱潢："太阳者，盛阳也。阳不盛，不足以密腠理而卫风寒，故为六经之首，为皮肤营卫之总统。《灵枢·营卫生会》云：太阴主内，太阳主外。《素问·生气通天论》云：阳者，卫外而为固也。又曰：阳因而上，卫外者也。皆言太阳之统营卫而为最外之第一层也。"（《伤寒溯源集》）

**太阳与少阳合病** 病证名。指太阳和少阳二经的证候同时出现。语见《伤寒论》第172条："太阳与少阳合病，自下利者，与黄芩汤；若呕者，黄芩加半夏生姜汤主之。"吴谦云："太阳与少阳合病，谓太阳发热恶寒，与少阳寒热往来等证并见也。若表邪盛，肢节烦疼，则宜与柴胡桂枝汤，两解其表矣。今里热盛而自下利，则当与黄芩汤清之，以和其里也。若呕者，更加半夏、生姜，是调和之中兼降法也。"（《订正伤寒论注》）

**太阳与少阳并病** 病证名。即"太阳少阳并病"。语见《伤寒论》第142条："太阳与少阳并病，头项强痛，或眩冒，时如结胸，心下痞硬者，当刺大椎第一间，肺俞、肝俞，慎不可发汗。"参见"太阳少阳并病"条。

**太阳与阳明合病** 病证名。指太阳与阳明二经的证候同时出现。由于二经受邪多少不同，病变往往有所侧重。语见《伤寒论》第32、33、36条。太阳病证偏重者，治宜发汗解表为主。如第36条："太阳与阳明合病，喘而胸满者，不可下，宜麻黄汤。"阳明病证偏重者，治宜发汗解表兼以治里。如第32条："太阳与阳明合病，必自下利，葛根汤主之。"第33条：

"太阳与阳明合病，不下利，但呕者，葛根加半夏汤主之。"吴谦云："一经未罢，又传一经，二经、三经同病，而不归并一经者，谓之合病。太阳与阳明合病者，谓太阳之发热、恶寒、无汗，与阳明之烦热不得眠等证同时均病，表里之气，升降失常，故不下利，则上呕也。治法只须先解太阳之表，表解而阳明之里自和矣……太阳阳明合病，不利不呕者，是里气实不受邪也。若喘而胸满，是表邪盛，气壅于胸肺间也。邪在高分之表，非结胸也，故不可下，以麻黄汤发表通肺，喘满自愈矣。"（《订正伤寒论注》）

**太阳中风** 病证名。太阳病经证之一。指以发热，汗出恶风，头项强痛，脉浮缓为主要临床表现的病变。又称太阳表虚证。语见《伤寒论》第2、12、38条。此为腠理疏松，卫气不固，复感外邪，营卫失和所致。柯琴云："风为阳邪，风中太阳，两阳相搏，而阴气衰少，阳浮故热自发，阴弱故汗自出，中风恶风，类相感也，风性散漫，脉应其象故浮而缓。若太阳初受病，便见如此脉证，即可定其名为中风。"（《伤寒论翼》）

**太阳少阳并病** 病证名。指太阳病未罢，复见少阳病的证候。亦作"太阳与少阳并病"。语见《伤寒论》第150、171条。其症见心下硬、颈项强而眩等。治当刺大椎、肺俞、肝俞，一以解表邪，一以泻胆邪。此种病证禁用汗、吐、下法。柯琴云："脉弦属少阳，头项强痛属太阳，眩冒结胸心下痞，则两阳皆有之证。两阳并病，阳气重可知，然是经之为眚，汗吐下之法，非少阳所宜。"（《伤寒论注》）尤怡云："太阳之脉，其直者，从颠入络脑，还出别下项；少阳之脉，起目锐眦，上抵头角，其内行者，由缺盆下胸中贯膈，络肝属胆。故头项强痛者，太阳之邪未罢；或眩冒，时如结胸，心下痞硬者，少阳之邪方盛也。大椎在脊骨第一节上，刺之所以泻太阳邪气，而除颈项之强痛，肺俞在脊骨第三节下两旁，肝俞在第九节下两旁，刺之所以泻少阳邪气，而除眩冒。"（《伤寒贯珠集》）

**太阳伤寒** 病证名。太阳病经证之一。指以发热恶寒，头项强痛，身疼腰痛，骨节疼痛，无汗而喘，脉浮紧为主要临床表现的病变。又名太阳表实证。语见《伤寒论》第3、119条。此多素体腠理固密，感受风寒，邪束肌表，卫气被遏，营阴郁滞所致。其治疗当以麻黄汤发汗解表、宣肺平喘。

**太阳阳明** 病证名。指自太阳病传变而形成的阳明病。即"脾约"证。语见《伤寒论》第179条："问曰：病有太阳阳明，有正阳阳明，有少阳阳明，何谓也？答曰：太阳阳明者，脾约是也。"朱肱："太阳阳明者，本太阳病，若发汗，若下，若利小便，此亡津液，胃中干燥，因转属阳明也。"

（《类证活人书》）吴谦：“太阳之邪，乘胃燥热，传入阳明，谓之太阳阳明，不更衣无所苦，名脾约者是也。”（《订正伤寒论注》）

**太阳证** 病证名。指太阳表证。语见《伤寒论》第220条：“二阳并病，太阳证罢，但发潮热，手足漐漐汗出，大便难而谵语者，下之则愈。”

**太阳柴胡证** 病证名。指太阳表证及少阳柴胡证。语见《伤寒论》第251条：“得病二三日，脉弱，无太阳柴胡证，烦躁，心下硬，至四五日，虽能食，以小承气汤，少少与微和之，令小安。”

**太阳病** 病证名。六经病之一。指以脉浮恶寒，头项强痛为主要临床表现的病变。由于外邪袭表，营卫不和，邪正交争所致。太阳病分太阳经证、太阳腑证两类型。太阳经证又有太阳中风和太阳伤寒之分，腑证又有蓄水、蓄血之别。太阳病的治疗以解表为基本法则。喻昌：“太阳之总脉总证，统中风伤寒为言也。太阳膀胱经，乃六经之首，主皮肤而统营卫，所以为受病之始。”（《尚论篇》）柯琴：“仲景六经各有提纲一条……如太阳提纲提出脉浮头项强痛恶汗八字，是太阳受病之正面。读者要知三阳之脉俱浮，三阳俱有头痛证，六经受寒俱各恶寒，惟头项强痛，是太阳所独也。故见头连项强痛，知是太阳受病。盖太阳为诸阳主气，头为诸阳之会，项为太阳之会故也。如脉浮恶寒发热，而头不痛项不强，便知非太阳病。如头但痛不及于项，亦非太阳定局。如头项强痛反不恶寒，脉反沉，不可谓非太阳病。或温邪内发，或吐后内烦，或湿流关节，或病关少阳，法当救里者也。因当浮不浮，当恶不恶，故谓之反。所谓看出底板法者以此。前辈以一日太阳、二日阳明、七日复传之说拘之，故至今不识仲景所称之太阳病。太阳病有身痛、身重、腰痛、骨节痛、鼻鸣干呕、呕逆、烦躁、胸满、背强、咳渴、汗出恶风、无汗而喘等症。仲景以其或然或否，不可拘定，故散见诸节，而不入提纲。又太阳为巨阳，阳病必发热，提纲亦不言及者，以初受病者，或未发热故也。其精细如此，故诊者于头项强痛，必须理会此等兼证，更细审其恶风恶寒之病情，有汗无汗之病机，已发热未发热之病势，以探其表里之虚实。”（《伤寒论翼》）陈修园：“何谓太阳经证？曰：头痛项强，发热恶寒是也，有虚邪实邪之辨。脉缓，自汗恶风为虚邪，宜桂枝汤；脉浮紧，无汗恶寒为实邪，宜麻黄汤……何谓太阳腑证？曰：表邪不去，必入于里，膀胱为表中之里也。有蓄水、蓄血之辨。太阳病，其人口渴，烦躁不得眠，脉浮，小便不利，水入即吐，为膀胱蓄水证，宜五苓散；太阳病，其人如狂，小腹硬满，小便自利，脉沉，为膀胱蓄血证，宜桃仁承气汤。”（《伤寒医诀串解》）

**太阳随经** 指太阳之邪随其经脉由表入里，传为太阳腑病。语见《伤寒论》第124条："太阳病六七日，表证仍在，脉微而沉，不结胸，其人发狂者，以热在下焦，少腹当硬满，小便自利者，下血乃愈。所以然者，以太阳随经，瘀热在里故也。"喻昌注："自经而言，则曰太阳；自腑而言，则曰膀胱。阳邪由经而入，结于膀胱，故曰随经。"（《尚论篇》）伊藤馨注："仲景所谓太阳病，是上焦之病，而非为在太阳经之邪。然太阳膀胱经，上额交巅，络肾属膀胱，故或有上焦之邪，被牵其经气下降，而热入下焦者，故云太阳随经，瘀热在里也。"（《伤寒论文字考续》）

**太阴** 语见《伤寒论》第187、273、274、277、279、280条。在《伤寒论》中其含义有二：①指太阴经脉，又称"三阴"。包括手太阴肺、足太阴脾二经，与手阳明大肠、足阳明胃相表里。主要是以足太阴脾经及其生理功能而言的。太阴位于三阴经之表，故"太阴为开"。如第187、273、274、279、280条。②指太阴病。如第277条："自利不渴者，属太阴，以其脏有寒故也。"方有执注："太阴，脾也。脾居中而阳事，故次少阳而为三阴之先受。"（《伤寒论条辨》）山田正珍注："所谓少阴，乃邪之中表，从寒而化者；所谓太阴，乃少阴之传入而颇重者；所谓厥阴，乃太阴之传入而至重至急者，犹太阳一转为少阳，少阳一转为阳明，此三阴宜以少阴为始，太阴为中，厥阴为终。今本论以太阴为始者，盖依《素问》之旧，竟非其本旨也。学者察焉。"（《伤寒论集成》）

**太阴中风** 病证名。指脾胃虚寒病人复感外邪所形成的病证。语见《伤寒论》第274条："太阴中风，四肢烦疼，阳微阴涩而长者，为欲愈。"太阴以四肢为表，邪客太阴，故以四肢烦疼为主证。脉阳微阴涩而长，为正气来复，病将自愈。程应旄注："阴经中风与阳经中风，亦自不同。在阳经则阳与阳搏而病进，在阴经则阴得阳引而邪出。太阴但见四肢烦疼，便是风淫末疾之家，不必尽现阳脉也。于阳微阴涩太阴本脉中时兼一长，已征脏邪向腑出而欲愈矣。"（《伤寒论后条辨》）

**太阴病** 病证名。为六经病之一，指以腹满而吐，食不下，自利益甚，时腹自痛为主要临床表现的病变。语见《伤寒论》第275、276条。多由阳病失治误治，或寒湿之邪直犯太阴，或脾胃素虚而寒湿内阻所致。太阴病是三阴病的初始阶段。治宜健脾温运为主，用理中汤、四逆汤等。陈修园说："太阴为湿土，绝阴之脏也。病入太阴，从阴化者多，从阳化者少。何谓太阴之邪从阴化？《伤寒论》云：腹满，吐利，不渴，手足自温，时腹自痛是也。宜理中丸、汤主之。不愈，宜四逆辈。何谓太阴之邪从阳化？《伤寒论》云：发汗后不解，腹痛，急下之，宜大承气汤是也。又曰：腹满时痛，属太阴也。时痛者，谓腹时痛时止，桂枝加芍药汤主之。大实痛者，大便坚实而痛，桂枝加大黄汤主之。"（《伤寒医诀串解》）

**历节** 症状名。指关节疼痛，肿大变形以至僵硬不得屈伸。因其疼痛遍历关节，故名历节。语见《金匮要略·中风历节病脉证并治第五》："寸口脉沉而弱，沉即主骨，弱即主筋，沉即为肾，弱即为肝。汗出入水中，如水伤心，历节黄汗出，故曰历节。""诸肢节疼痛，身体尪羸，脚肿如脱，头眩短气，温温欲吐，桂枝芍药知母汤主之。""病历节不可屈伸，疼痛，乌头汤主之。"因肝肾亏损，气血不足，复因饮酒当风，或汗出入水，或居处潮湿，感受风、寒、湿、热之邪所致。故知，若为风湿历节，渐次化热，治宜祛风除湿，行痹清热，方用桂枝芍药知母汤；若为寒湿历节，治宜温经祛寒，除湿解痛，方用乌头汤。此外，①湿热蕴结，症见关节肿胀微热或红肿灼热，疼痛较甚，遇冷痛减，屈伸不利，口干口苦，小便黄赤，舌质红，苔黄腻或黄燥，脉滑数。治宜清热除湿，舒经通络。方用二妙苍柏散。②热毒炽盛，症见恶风发热，有汗不解，关节红肿热痛。手不可近，烦躁不安，口渴喜饮，小便黄赤，舌红苔黄，脉数有力。治宜清热解毒，活血通络。方用犀角汤。③肝肾亏损，寒湿久羁，症见历节日久，关节僵硬，活动受限，屈伸不利，疼痛较缓或不痛而麻木重着，腰膝酸软或冷痛，畏寒喜暖，头晕耳鸣，舌淡苔白，脉细弱。治宜补益肝肾，祛风散寒除湿。方用独活寄生汤；若阳虚之体，感受风寒而发者，方用小续命汤。④阴血不足，湿热久留，症见历节日久，关节拘挛不利，局部轻度灼热红肿，疼痛夜间较重，面色苍白，头晕眼花，手足心热，腰膝酸软，舌苔黄腻，脉细数。治宜养血补血，清热化湿。

**少气** 病证名。指自觉呼吸气力不够、感到呼吸微弱难以自续。语见《伤寒论》第76、392、397条。在《伤寒论》中此证病机有三：①为邪热内郁，又误治伤气。如第76条："发汗吐下后，虚烦不得眠，若剧者，必反复颠倒，心中懊憹，栀子豉汤主之；若少气者，栀子甘草豉汤主之。"②为伤寒解后，余热未尽，形气俱伤。如第397条："伤寒解后，虚羸少气，气逆欲吐，竹叶石膏汤主之。"③为大病初愈，复犯房室，余毒相染，肾气亏耗。如第392条："伤寒阴阳易之为病，其人身体重，少气，少腹里急，或引阴中拘挛，热上冲胸，头重不欲举，眼中生花，膝胫拘急者，烧裈散主之。"尤怡云："少气者，呼吸少气，不足以息也。"（《伤寒贯珠集》）

**少师** 人名。相传为黄帝的臣子，善医。《内经》中有关于黄帝与少师设问答形式作医学理论探讨方面的记载。语见《伤寒论·序》："上古有神农、黄帝、岐伯、伯高、雷公、少俞、少师、仲文。"

**少许**　少量。《伤寒论》第233条方后注："和少许法醋，以灌谷道内。"

**少阳**　六经之一。又称"一阳"。包括手少阳三焦、足少阳胆二经。与手厥阴心包、足厥阴肝经相表里。足少阳之经脉，行于人身之两侧，与足厥阴肝相互络属，故肝、胆往往并提。又少阳位于太阳、阳明两经之夹界，有斡旋表里之功能，故称"少阳为枢"。方有执云："少阳者，邪过肌肉而又进，则又到躯壳之内、腑脏之外，所谓半表半里者，足少阳胆经之合也。合者何？胆不自立，粘连于肝而不离，与外不属躯壳而不离躯壳，内不属腑脏而不离腑脏者，同道故合也。然则不以胆与合言，而以少阳言者，胆与合皆偏隅，少阳统大纲，其道备也。夫以病起于表，表、外也。外为阳，故曰阳病。阳病自外而内，其渐如此，过此则入内矣。内而腑脏，腑合表而应病，不待言。"（《伤寒论条辨》）

**少阳中风**　症状名。指以口苦、咽干、目眩兼耳聋、目赤、胸中满而烦为主要临床表现的病证。语见《伤寒论》第264条："少阳中风，两耳无所闻，目赤，胸中满而烦者，不可吐下，吐下则悸而惊。"此为风邪侵袭少阳，风火相煽，上干清窍，旁及脉络之象。王肯堂："少阳之脉起于目眦，走于耳中，其支者，下胸中贯膈，风伤气，风则为热。少阳中风，气进而热，故耳聋目赤，胸满而烦。邪在少阳，为半表半里，以吐除烦，吐则伤气，气虚者悸；以下除满，下则亡血，血虚者惊。"（《伤寒准绳》）山田正珍："中风二字，系外邪总称，非伤寒、中风之中风也。耳聋，目赤，热攻上焦也，乃少阳兼证，犹小柴胡条或以下诸证也。满，懑同。此证宜以小柴胡汤以和解之，不可吐下。"（《伤寒论集成》）

**少阳阳明**　病证名。指自少阳病误治耗伤津液而致胃肠干燥形成的阳明病。语见《伤寒论》第179条："问曰：病有太阳阳明，有正阳阳明，有少阳阳明，何谓也？答曰：太阳阳明者，脾约是也；正阳阳明者，胃家实是也；少阳阳明者，发汗利小便已，胃中燥烦实，大便难是也。"汪苓友注："少阳阳明者，本少阳经病，少阳不可发汗及利小便。如误发其汗，则津液既亡于表，误利小便，则津液复夺于前，津液既去，因传入阳明之腑，则胃中燥烦且实而大便难。盖胃无津液故燥。燥则生烦热也。夫仲景虽云胃中实，愚以其云实者，本兼大肠之腑而言。惟大肠腑实，以故大便难，况大肠亦属阳明之腑也。"（《伤寒论辨证广注》）

**少阳病** 病证名。为六经病之一。指以口苦，咽干，目眩，往来寒热，胸胁苦满，嘿嘿不欲饮食，心烦喜呕，脉弦为主要临床表现的病变。其病位为半表半里。其病机主要为枢机不利、胆火内郁。其发病根据直中或邪气传经的不同，可分为原发和继发两种类型。血弱气弱，腠理开，邪气因入，直中少阳，为原发型；太阳、阳明邪气不解，传入少阳，为继发型。少阳病亦有经证、腑证之别：耳聋，目赤，头痛，胸胁苦满等为经证；口苦，心烦，喜呕，往来寒热，不欲饮食等为腑证。二者常相兼为病。治宜和解少阳，祛邪扶正。忌汗、吐、下。但由于少阳病有向表、向里两种转归，常可兼表证或里证，治疗时可兼用解表或攻下之法。语见《伤寒论》第 272 条："少阳病，欲解时，从寅至辰上。"柯琴："少阳处半表半里，司三焦相火之游行，仲景特揭口苦、咽干、目眩为提纲，是取病机立法矣。夫口、咽、目三者，脏腑精气之总窍，与天地之气相通者也，不可谓之表，又不可谓之里，是表之入里，里之出表处，正所谓半表半里也。能开能合，开之可见，合之不见，恰合为枢之象。苦、干、眩者，皆相火上走空窍而为病，风寒杂病咸有之，所以为少阳一经总纲也。"（《伤寒论翼》）陈修园云："何谓少阳经证？曰：口苦，咽干，目眩是也。有虚火，实火二证之辨；寒热往来于外，胸胁苦满，嘿嘿不欲饮食，心烦喜呕，为虚火证，宜小柴胡汤。寒热往来于外，心中痞硬，郁郁微烦。呕不止，为实火证，宜大柴胡汤，何谓少阳腑证？曰：少阳主寒热，属于半表则为经，属于半里则为腑。其证虽无寒热往来于外，而有寒热相搏于中，有痞痛利呕四证之辨：因呕而痞不痛者，半夏泻心汤；胸中有热而欲呕，胃中有邪气而腹中痛，宜黄连汤。邪已入里，则胆火下攻于脾而自利，宜黄芩汤；胆火上逆于胃而为呕，宜黄芩加半夏生姜汤。以上四方，寒热攻补并用，仍不离少阳和解法。"（《伤寒医诀串解》）

**少阴** 指六经之一的少阴经。又称"二阴"。包括手少阴心和足少阴肾二经。与手太阳小肠、足太阳膀胱相表里。是指手少阴心和足少阴肾二经及其生理功能而言。又少阴位于太阴与厥阴之间，起着转输内外的枢纽作用。主阴气出入，故还称"少阴为枢"。第 292 条："少阴病，吐利，手足不逆冷，反发热者，不死。脉不至者，灸少阴七壮。"灸少阴指少阴经脉上的穴位。

**少阴中风** 病证名。指风邪侵犯少阴经脉而形成的病变。一说为少阴热化症。由水不济火，心肾不交所致，症见心中烦，不得眠等。语见《伤寒论》第 290 条："少阴中风，脉阳微阴浮者，为欲愈。"张隐庵："少阴中风者，风动少阴君火之症也。"(《伤寒论集注》)汪琥："（少阴中风）虽不明指其证，要之辨其脉，可以知其证之轻也。少阴中风，风为阳邪，其初必自太阳经传来者，但邪在太阳，脉本阳浮阴弱。传至少阴，又自有微细之本脉，曰微细者，其脉于尺寸之间，浮沉取之俱微而细，乃阴阳皆微细也。夫微细之脉，为表邪已缓，里邪深伏。兹者，阳脉虽不细而见微，此在表之风邪已解也。阴脉不微细而反浮，此在里之正气自和也。"(《伤寒论辨证广注》)魏念庭："少阴病，不外直中传经寒热二邪。然于其入也，分寒热必清，于其出也，则不必分寒热，竟言出而得愈而已。然其证脉，亦必明辨之……今言少阴中风，乃少阴证忽变为似乎太阳之中风也。何以观之，以其热自发而汗自出定之也。少阴病之反发热、反汗出，乃内真寒外假热，直中寒邪内所有之证也。此条仲师原文未言发热汗出，而余言之，非杜撰耶，不知此乃原文中所有也。何以言之，以脉见阳微阴浮，而知其人必发热汗出也，在少阴直中寒邪之脉见沉紧，是阳紧而阴沉也。在少阴传经热邪之脉见沉数，是阳沉而阴数也。今阳见微，是不紧也；原为直中之寒邪将散，故变紧为微，且不沉也；原为传经之热邪将散，故变沉为微也，再阴见浮，是不沉也。原为直中之寒邪将散，故变沉为浮，且不数也，原为传经之热邪将散，故变数为浮也。此足见少阴病无论寒邪热邪，见其阳微阴浮，俱为欲愈之机矣，又何以知其发热汗出也……阳浮者，热自发，阴弱者，汗自出矣。少阴见阳微，则太阳之浮脉也，再阴脉浮而不沉，非弱之义乎。于此知其阴病转阳，里邪透表，必发热汗出，见欲愈之神理也。发热则阴寒已微，况脉不见沉紧，则非内阴逼阳于外之反发热。汗出则热病已除，脉又不见沉细，则非阴盛逼阳出亡之汗自出也。"(《伤寒论本义》)

**少阴负趺阳**　脉象用语。指切按足少阴太溪穴之动脉与足阳明胃经冲阳穴之动脉，两相比较，趺阳脉盛于少阴脉。在下利、手足厥冷，手太阴寸口脉不至时，此脉象主胃气尚在，预后较好。语见《伤寒论》第362条："下利、手足厥冷，无脉者，灸之。不温，若脉不还，反微喘者死。少阴负趺阳者，为顺也。"此条为阳衰阴盛之下利重证。虽灸之不温，而手部脉未还，只要足部脉尚未绝，则为根基未败，故尚有生机。此时，若趺阳盛于少阴，则为胃气尚好，生化有源，肾脉之弱，只是由一时为阴寒郁伏所致，故为顺而有可生之机。反之，若趺阳脉弱于少阴，则系先后天真阳均已衰绝，胃气无多，故为逆而预后不佳。成无己云："少阴肾水，趺阳脾土，下利为肾邪干脾，水不胜土，则为微邪，故为顺也。"(《注解伤寒论》)钱天来云："夫少阴肾也。水中有火，先天之阳也。趺阳，胃脉也，火生之土，后天之阳也。此承上文下利而言，凡少阴证中诸阳虚阴盛之证，而至于下利，及下利清谷之证，皆由寒邪太盛。非惟少阴命门真火衰微，且火不能生土，中焦胃脘之阳不守，故亦败泄而为下利。少阴脉虽微细欲绝，而为阴寒所胜，则为少阴之真阳负矣。若趺阳脉尚无亏损，则是先天之阳虽为寒邪之所郁伏，而后天胃脘之阳尚在，为真阳犹未磨灭，所谓有胃气者生，故为顺也。"（《伤寒溯源集》）李荫岚云："少阴肾脉也，趺阳胃脉也……三阴以少阴为主，盖少阴司寒水，阴寒为甚也。三阴下利之证，得阳为顺。少阴负趺阳者，谓趺阳大于少阴也。此阴病得阳也，不得阳为逆。趺阳负少阴者，谓少阴盛于趺阳也。此阴病不得阳也。土胜水则厥利止，水侮土，则厥利作。故趺阳负为逆，逆者，死之候也；少阴负为顺，顺者，生之候也。"（《伤寒论条析》）三氏之注各有所长，宜互参。

**少阴证** 病证名。指恶寒无热，脉微，四肢厥冷，下利清谷，躁烦等阳衰阴盛之证。语见《伤寒论》第 39 条："伤寒，脉浮缓，身不疼，但重，乍有轻时，无少阴证者，大青龙汤发之。"

**少阴脉不出** 脉象。指太溪穴处之少阴脉沉伏不起，触摸不到。主肾阳虚寒邪盛。语见《伤寒论·平脉法》第 31 条："……少阴脉不出，其阴肿大而虚也。"本条上半段，乃述脾胃阳虚，阴寒内盛之证。其脉冗趺阳脉浮而紧，症见腹满绞痛，肠鸣漉漉，转气下趋少腹。此时，若切其少阴之脉，沉伏不起，则表示肾气亦虚，肾虚则虚寒之气积于下焦，聚于阴器，不得发泄，所以阴部肿大，亦即寒疝瘕聚之类。因其为虚寒所致，内无实物，所以说"肿大而虚"。成无己云："若太溪部少阴脉不出，则肾气亦虚，虚寒之气至于下焦，结于少阴，而聚于阴器，不得发泄，使阴肿大而虚也。"（《注解伤寒论》）张隐庵云："少阴脉不出，其阴肿大而虚，是肾水之气不归中土，水气不上，聚水而从其类，故阴气肿大而虚浮也。"（《伤寒论集注》）对此条"少阴脉不出，其阴肿大而虚"，成氏认为肾虚而虚寒之气积于下焦，聚于阴器所致，张氏则认为是土虚肾水不归中土，聚水而从其类而成。以成注为上。因若水气所聚，"其阴肿大而虚"之虚字则无着落。另外，吴谦认为其虚字，当为痛字，云："阴肿大之虚字，当是痛字，细玩可知。外感六脉浮紧，寒气在外，故骨节烦痛，内伤胃脉浮紧，寒气在内，则腹满绞痛……若少阴脉伏不出，则下焦阳虚，寒气聚于阴器，不得发泄，故病疝，阴肿大而痛也。"（《医宗金鉴》）此亦可备一说，供参考。

**少阴脉不至** 脉象用语。指少阴太溪穴之处动脉触摸不到。主肾气衰微，精血不足。语见《伤寒论·平脉法》第 37 条："少阴脉不至，肾气微，少精血，奔气迫促，上入胸膈，宗气反聚，血结心下，阳气退下，热归阴股，与阴相动，令身不仁，此为尸厥。"少阴为肾脉，肾乃先天之本，藏人身之精，少阴肾气虚衰，精血不足，推动乏力，无以充填，故少阴脉不至。张令韶云："此言少阴上主阳气，下主精血，由下而上，由上而下者也。少阴为气血生始之源，脉不至，必肾之真气微而精血少也。真气不足，则虚奔之气，反促迫而上入于胸膈矣。宗气反聚者，不能贯膈络肺，出于左乳下，而反聚于胸膈矣，此不当上而上者。精血少，则血不能流于经脉，而反结于心下，阳气不得上行，而反退归于阴股，阳入于阴，与阴相动，此不当下而下者也。上者自上，下者自下，上下之气血不相顺接，故令身不仁，其形若尸，故曰：此为尸厥。"（《伤寒论直解》）此注明了清晰，可参。

**少阴脉如经**　脉象用语。如经即如常。指足少阴肾经太溪穴处之动脉切之略显弦浮之象，为子母相生之常脉。语见《伤寒论·辨脉法》第 19 条："……少阴脉如经者……以少阴脉弦而浮才见，此为调脉，故称如经也。"参见"少阴脉弦而浮"。

**少阴脉弦而浮**　脉象用语。指足少阴太溪穴处之脉轻取即得，按之不足，端直以长。为少阴之正常脉象。语见《伤寒论·辨脉法》第 19 条："……少阴脉如经者……以少阴脉弦而浮才见，此为调脉，故称如经也。"如经，为如常之互词。少阴主肾，肾者肺之子，肝之母，浮为肺脉，弦为肝脉，"少阴脉弦而浮才见"，即少阴脉略呈浮弦之象，为子母相生，故为常脉。成无己云："少阴肾脉也，肾者肺之子，为肝之母，浮为肺脉，弦为肝脉，少阴脉弦而浮，为子母相生，故云调脉。"（《注解伤寒论》）

**少阴脉弱而涩**　脉象用语。指足少阴太溪穴处之动脉沉细无力，往来涩滞。主少阴阳气精血两虚。语见《伤寒论·平脉法》第 39 条："少阴脉弱而涩，弱者微烦，涩者厥逆。"肾主先天水火，藏元阴元阳，肾之阳气不足，真精亏耗，推动无力，充填不足，故脉来无力而弱，细迟而涩。阴虚阳动则微烦，气血不相顺接则厥逆。成无己云："少阴脉弱者，阴虚也。阴虚则发热，以阴部见阳脉非大虚也，故生微烦。厥逆者，四肢冷也……少阴脉涩者，阴气涩不能与阳相顺接，故厥逆也。"（《注解伤寒论》）张隐庵曰："少阴脉弱，则心血内虚，少阴脉涩，则生阳不足；弱者微烦，心血虚而内烦也；涩者厥逆，生阳不足而厥逆也。"（《伤寒论集注》）张令韶云："此言脉之始于少阴也。少阴上火下水，而主神机出入。弱者，下水不上交于火，火独盛而微烦；涩者，上火不下济于水，水偏盛而厥逆。"（《伤寒论直解》）成注认为本条乃阴虚生热，隐庵则云心血内虚，生阳不足，令韶又以心肾水火未济作解。三注中以令韶之说为上，然仍不如以肾之真阳真精两虚作解更为合理。

**少阴脉微滑** 脉象用语。指足少阴经太溪穴之处的动脉微呈滑象。主湿热客于下焦。语见《伤寒论·平脉法》第31条："少阴脉微滑，滑者，紧之浮名也。此为阴实，其人必股内汗出，阴下湿也。"少阴主下焦属阴，滑为阳脉而主热，少阴脉微滑，乃阳邪客于阴分，故名"阴实"。热蒸少阴之水，合为湿热之邪，故其人股内汗出而阴下湿。此"滑乃紧之浮名"乃脉有紧张之象，从沉部而出于浮位，实亦即脉滑之象。成无己云："少阴脉微滑者，当阴部见阳脉，则阳偏盛而阴不足也。以阳凑阴分，故曰阴实。股与阴，皆少阴之部也，今阳热凑阴，必熏发津液，泄达于外，股内汗出而阴下湿也。"（《注解伤寒论》）

**少阴病** 病证名。六经病之一。指以脉微细，但欲寐为主要临床表现的病变。其病变据直中或邪气传经之不同，以及阴阳偏盛偏衰，可分为原发和继发，寒化和热化等不同类型：素体阳虚，抗邪无力，寒邪直中少阴，为原发型；太阴病久，或太阳等经的邪气，传入少阴，则为继发型。寒化证为少阴本病，症见恶寒蜷卧，下利清谷，四肢逆冷；热化证见心中烦，不得卧，口燥，咽痛，舌红，脉细数。寒化证的基本病机为少阴阳衰、阴寒内盛，治宜回阳；热化证的基本病机为阴虚内热，治宜滋阴清热。丹波元坚曰："少阴病者，表里虚寒证是也。有直中焉，有传变焉，是故有专于表者，有专于里者，然至其重，则俱无不涉表里焉。直中者，所谓发于阴者也。其人阳气素衰，邪气之中，不能相抗，为其所夺，直为虚寒者矣。而有轻重之分。盖里未甚衰，表专虚寒者，邪气相得，以稽留表，故犹有发热，此病为轻，如麻黄附子细辛甘草二汤证是也。里阳素弱，表气从虚者，其感邪也，表里经为虚寒，盖所谓无热恶寒者，此病为重，如附子汤证是也。传变者，有自太阳病者，有自少阳病者，有自太阴病者，大抵阳之变阴，皆因其人胃气本弱，医不知回护，汗下失法而阳虚胃寒，以此为病。更有虽不被错治，遂为邪所夺，因而变成者，倘若其自太阳，而表热仍在者，先救其里，后救其表，如四逆桂枝二汤各施证是也。既无表证，一系虚寒者，随宜为治，如干姜附子汤，茯苓四逆汤，芍药甘草附子汤等证是也。传变，无专表寒者，直中麻黄附子证，或差其法，必为里寒，如太阳中篇四逆汤证是也。要之至病重者，则直中传变，证法无二，俱皆以脉微细沉，心烦欲寐，自利而渴，厥冷外热等，为其正治。而四逆汤，以温经回阳，实系对治。"（《伤寒论述义》）

**少俞**　人名。相传为黄帝的臣子，善医。是当时首先使用针灸治疗疾病的医生。据《辞源》引《三笈七签·轩辕本纪》："帝问少俞针法，乃制《针经》，明堂图灸之法，此针药之始也。"又据《古今医统》："少俞，黄帝臣，俞跗弟也，医术多与其兄同。"《内经》中有关于黄帝与少俞设问答形式作医学理论探讨方面的记载，语见《伤寒论·序》："上古有神农、黄帝、岐伯、伯高、雷公、少俞、少师、仲文。"

**少腹**　部位名。又称小腹。指腹部脐以下部分。一说指脐下两傍。语见《伤寒论》第40、106、124、125、126、137、167、340、392条。刘元素："少腹，脐下两傍也。"（《伤寒直格》）山田正珍："少腹之少，《玉函》及程应旄本作小，是也。盖脐上曰大腹，脐下曰小腹，《素问·藏气法时论》有明文可征矣。又考《释名》云：自脐以下曰水腹，水门所聚也。又曰：少腹，少小也。比于脐以上为小也。由是观之，小讹为少，其来久矣。"（《伤寒论集成》）

**少腹里急**　症状名。指少腹部拘紧挛急，窘迫不舒。语见《伤寒论》第392条："伤寒阴阳易之为病，其人身体重，少气，少腹里急，或引阴中拘挛，热上冲胸，头重不欲举，眼中生花，膝胫拘急者，烧裈散主之。"大病初愈，伤于房事，竭精耗神，筋脉失养，故少腹里急。张锡驹："夫奇经冲、任、督三脉，皆行少腹前阴之间；冲脉起于气街，并少阴之经，挟脐上行；任脉起于中极之下，以上毛际，循腹里，上关元；督脉起于少腹，以下骨中央，女子入系廷孔，男子循茎下至篡。今邪毒入于阴中，三脉受伤。故少腹里急，或引阴中拘挛也。"（《伤寒论直解》）

**少腹急结**　症状名。指小腹部急迫不舒，或痛或胀，拘急或按之硬满。《伤寒论》第106条："太阳病不解，热结膀胱，其人如狂，血自下，下者愈。其外不解者，尚未可攻，当先解其外。外解已，但少腹急结者，乃可攻之，宜桃核承气汤。"少腹急结是由瘀血与邪热搏结于下焦所致。治之当用桃核承气汤活血化瘀、通下瘀热。

**少腹硬**　症状名。指少腹部位胀满不适，按之坚硬。语见《伤寒论》第125条："太阳病，身黄，脉沉结，少腹硬，小便不利者，为无血也；小便自利，其人如狂者，血证谛也，抵当汤主之。"此为邪热与瘀血结于下焦所致。高学山注："小腹硬满，非气非痰，此固血结日久之症，然岂无肺金有分布水道之权，而传送于少腹。膀胱有闭塞前阴之火，而涓滴其下流，则少腹之硬，非始非膀胱涨满所致也。故必验小便之利不利，以绝其假处，其人之狂不狂，以决其真处。"（《伤寒尚论辨似》）

**少腹寒** 症状名。指自觉少腹部寒冷。《金匮要略讲义·妇人妊娠病脉证并治第二十》："少腹寒指少腹尤感寒冷，如被风吹之状。"语见①《金匮要略·妇人妊娠病脉证并治第二十》："妇人怀娠六七月，脉弦发热，其胎愈胀，腹痛恶寒者，少腹如扇，所以然者，子脏开故也，当以附子汤温其脏。"常伴腹痛，纳差，便溏，小便清长，脉弦虚。治宜温里散寒。方用附子汤。此方《金匮要略》未见，可用《伤寒论》之附子汤，药用：附子、茯苓、芍药、白术、人参。②《金匮要略·妇人杂病脉证并治第二十二》温经汤方后注："亦主妇人少腹寒，久不受胎。"本证乃冲任、胞宫虚寒，少腹失温养所致，常伴月经淋漓不断，腰膝酸软，白带稍多，舌淡红苔薄白，脉细虚。治宜暖宫散寒。方用温经汤。此外，肾阳虚衰所致的少腹寒，常伴五更泄泻，腰膝酸软，夜尿频多或小便余沥不尽，舌淡苔薄白，脉沉细，尺微弱。治宜温肾壮阳。方用肾气丸合四神丸。寒滞肝脉所致的少腹寒，多见于男性，常伴睾丸坠胀疼痛，或阴囊收缩，受寒更痛，得热则缓，或畏寒，四肢发冷，舌苔白滑，脉沉弦或迟。治宜温肝散寒，畅通气血。方用暖肝煎。

**少腹满** 症状名。指小腹部位满胀不适。亦称"小腹满。"语见《伤寒论》第40、126、340条。在《伤寒论》中此症病机有四：①为水饮停于心下，下流膀胱，气化不利。如第40条："若小便不利，少腹满者，（小青龙汤）去麻黄，加茯苓四两。"②为太阳腑证，水蓄膀胱、气化不利。③为热入下焦，与血搏结。如第126条："伤寒有热，少腹满，应小便不利，今反利者，为有血也，当下之，不可余药，宜抵当丸。"④为下焦阳虚，寒邪凝滞。如第340条："病者手足厥冷，言我不结胸，小腹满，按之痛者，此冷结膀胱关元也。"成无己曰："伤寒少腹满者，何以明之？少腹满者，脐下满是也。少腹者，下焦所治。"

**日晡** 古代记时法。指午后申时，即三时至五时，为阳明经气旺盛之时。语见《伤寒论》第104、137、212、240条。阳明病腑实证往往见有日晡潮热。

**日晡所** 即日晡左右的时间，参见"日晡"。《伤寒论》第240条："日晡所发热者，属阳明也。"

**日数久淹** 指病期奄缠，迁延了许多日子。语见《伤寒论·伤寒例》第9条："伤寒之病，逐日浅深，以施方治。今世人伤寒，或始不早治，或治不对病，或日数久淹，困乃告医……"本条主要是强调早期施治的重要性。

**日暮** 指傍晚。为自然界阳衰不运之时。语见《伤寒论》第 398 条："病人脉已解，而日暮微烦，以病新差，人强与谷，脾胃气尚弱，不能消谷，故令微烦，损谷则愈。"患者本脾胃气弱，中阳不展，至日暮阳衰之时，其状况更加明显，故不能消谷。喻昌曰："日暮即《内经》日西而阳气已衰之意，所以不能消谷也。"（《尚论篇》）

**中工** 古代对具有中等医疗技术之医生的称谓。语见《伤寒论·平脉法》第 3 条："问曰：上工望而知之，中工问而知之，下工脉而知之，愿闻其说。"本条虽说中工要通过问诊才能诊察疾病，但从本条下面的内容看，实际上是强调诊病须四诊合参，不可执一而定。参见"问而知之"条。

**中风** 病证名。指外感风邪的病证。《伤寒论》独提"中风"时，即是指"太阳中风"证，详见"太阳中风"。程应旄："所以阴经中风与阳经中风，亦自不同，在阳经则阳与阳搏病进，在阴经则阴得阳引而邪出。"（《伤寒论后条辨》）山田正珍："夫风寒均是一气，至其感人，或为中风，或为伤寒者，何也？盖以人之体气素有虚实之异，其所受之邪，每从其虚实而化。其从虚而化者，谓之中风；其从实而化者，谓之伤寒。所以名之伤寒、中风者，以其恶寒，恶风之异也。"（《伤寒论集成》）

**中焦** 三焦之一。三焦的中部，指上腹腔部分。包括脾、胃、大肠、小肠等脏器，其主要功能是腐熟水谷，泌糟粕，蒸津液，化生营血，是人体生命活动的物质源泉。语见《伤寒论》第 159 条："理中者，理中焦，此利在下焦。赤石脂禹余粮汤主之。"

**中焦不治** 病理机转名。指中焦脾胃受纳运化功能失职。为"三焦相浑"之一。语见《伤寒论·辨脉法》第 29 条："三焦相浑，内外不通……中焦不治，胃气上冲，脾气不转，胃中为浊，荣卫不通，血凝不流。若卫气前通者，小便赤黄，与热相搏，因热作使，游于经络，出入脏腑，热气所过，则为痈脓，若阴气前通者，阳气厥微，阴无所使，客气内入，嚏而出之，声嗢咽塞，寒厥相追，为热所拥，血凝自下，状如豚肝，阴阳俱厥，脾气孤弱，五液注下。"中焦乃脾胃所居，中焦不治，脾胃功能失常，胃气应降而反逆，脾气应转而不运，则胃中水谷不磨且不下，是以为"浊"。《金匮要略》云："谷气不消，胃中苦浊。"即为此意。中焦脾胃为营卫生化之源，脾胃即病，营卫之气失于通调，气血不能流注，故云"荣卫不通，血凝不流"。但如卫气先得畅通，因卫属阳，卫阳郁久必化热，卫气通而热亦随卫气而达，故小便黄赤，邪热游溢于经络、出入于脏腑，必化未通之营血而生痈脓。如营阴先得畅达，却会因卫气尚郁，卫外功能不足，内部失于护卫，以致客邪内入，里气与之相拒，就会出现打喷嚏，声音混浊难出，咽部噎塞之症。由于外受的寒邪与内部未通之逆气相搏结，化热伤血，就会出现大便如猪肝状。假使阴阳之气俱乖戾而不和，中焦脾气衰败，五脏之液即会齐注于下，那么，病情就十分危重了。成无己注云："中焦在胃之中，中焦失治，胃气上冲也。脾，坤也。坤助胃气，消磨水谷，脾气不转，则胃中水谷不得消磨，故胃中浊也。《金匮要略》曰："谷气不消，胃中苦浊。"荣者，水谷之精气也；卫者，水谷之悍气也。气不能布散，致荣卫不通，血凝不流。卫气者，阳气也；荣气者，阴气也。阳主为热，阴主为寒。卫气前通者，阳气先通而热气得行也。《内经》曰："膀胱者，津液藏焉，气化则能出。"以小便赤黄，知卫气前通也。热气与胃气相搏而行，出于脏腑，游于经络，经络客热，则血凝肉腐，而为痈脓。此见热气得行。若阴气前通者则不然。阳在外为阴之使，因阳气厥微，阴无所使，遂阴气前通也。《内经》曰："阳气者，卫外而为固也。"阳气厥微，则不能卫外，寒气因而客之。鼻者，肺之候，肺主声，寒气内入者，客于肺经，则嚏而出之，声嗢咽塞。寒者，外邪也；厥者，内邪也。外内之邪合并，相遂为热，则血凝不流。今为热邪所拥，使血凝自下，如豚肝也。上焦阳气厥，下焦阴气厥，二气相厥，不相顺接，则脾气独弱，不能化生气血，滋养五脏，致五脏俱虚，而五液注下。《针经》曰："五脏不和，使液溢而下流于阴。"此注入微，可供参考。

**中寒** 病证名。指以不能食为主要临床表现的阳明病，亦即胃中虚冷症。语见《伤寒论》第190、191条。其病多为阳气素虚，脾胃功能衰弱，或寒邪直中阳明，胃阳被伤，不能腐熟水谷所致。"阳明病，若能食，名中风；不能食，名中寒。"（第190条）"阳明病，若中寒者，不能食，小便不利，手足濈然汗出，此欲作固瘕，必大便初硬后溏。所以然者，以胃中冷，水谷不别故也。"（第191条）

**中裤** 指内裤。语见《伤寒论》第392条："妇人中裤近隐处，取烧作灰。"参见"烧裈散"条。

**中暍** 病证名。指暑热所伤引起的病证。见《伤寒论·辨痉湿暍脉证》第14、15、16条。此三条分别论述了中暍、中暍兼湿、中暍挟湿，气阴不足三种情况：①太阳中暍的主证。见于第14条："太阳中热者，暍是也。其人汗出恶寒，身热而渴也。"暑热病的发生，多由于夏季炎热，感冒暑热而起。暑亦属六淫之一，其侵于人体，亦先犯太阳之表，故云"太阳中热者，暍是也"。暑热蒸腾，腠理开泄，所以汗出。由于汗出过多，则表气不固，腠理空疏，因而有恶寒的感觉。热邪耗烁津液，病人引水自救，所以口渴欲饮。方有执云："蒸热谓之暑，伤暑谓之暍，汗出恶寒，太阳表不固也。身热者，暑邪伤阳也。渴者，亡津液而内燥也。然渴为内证，太阳主表而有渴，何也？炎暑之时，阳浮外越，人之津液本少，渴为常事，况更汗出而重亡津液乎，且太阳温病已有渴，又况暍乎。"（《伤寒论条辨》）②太阳中暍兼湿。语见第15条："太阳中暍者，身热疼重，而脉微弱，此以夏月伤冷水，水行皮中所致也。"本条所论，乃中暍挟湿证。其病起于夏月炎热，以冷水洗浴而水湿由皮肤渗入所致。由于暑邪袭于太阳之表，故身热；水湿浸渍于肌肉筋脉之间，故全身疼痛而沉重；暑热伤气，故脉微弱无力。方有执云："身热疼重，而曰夏月伤冷水，水行皮中所致者，土主肌肉而恶湿，水渗而蒸发也；脉微弱者，热则血干而气耗也。然夏日则饮水，固人之常事，而曰伤何哉？良由暑迫，饮之过多，或得之澡洗，暑反内入也。"（《伤寒论条辨》）黄坤载云："冷水洗浴，汗孔未阖，水渍经络，而皮毛闭塞，经过不泄，故身热而疼。水阻气滞，故肢体重浊，热伤肺气，故脉微弱。"（《伤寒悬解》）③中暍挟湿，气阴不足证。语见第16条："太阳中暍者，发热恶寒，身重而疼痛，其脉弦细芤迟，小便已，洒洒然毛耸，手足逆冷，小有劳，身即热，口开前板齿燥，若发汗则恶寒甚，加温针则发热甚，数下之则淋甚。"本条所述之症，较中暍挟湿更进一层，而兼有气阴不足之机转，身重疼痛，乃暑湿在表；脉弦细芤迟，为气阴不足；小便已洒洒然毛耸，乃太阳内合膀胱，小便之后，阳随尿泄，一时虚馁；手足逆冷，乃湿阻阳遏，不能外达四末；劳则伤气，气虚阳浮，故小有劳身即发热；口开前板齿燥，为暑热灼津，津不上承。尤在泾云："中暍，即中暑，暑亦六淫，太阳受之，则为寒热也。然暑，阳邪也，乃其证反身重疼痛，脉反弦细而迟者，虽名中暍，实兼湿邪也。小便已洒洒然毛耸者，太阳主表，内合膀胱，便已而气馁。手足逆冷者，阳气聚而不外达，故小劳，即气出而身热也。口开前板齿燥者，热盛于内，而气淫于外也。盖暑虽阳邪，而气恒与湿相合，阳求阴之意也。暑因湿入，而暑反居湿之中，阴包阳之象也。治之者，一如分解风湿之法，辛以散湿，寒以清暑可矣。若发汗则徒伤其表，温针则更益其热，下之则热且内陷，变证随出，皆非正治暑湿之法也。"（《伤寒贯珠集》）

**内外俱虚** 指表里阳气俱虚。语见《伤寒论》第60条："下之后，复发汗，必振寒，脉微细，所以然者，以内外俱虚故也。"太阳病，下虚其里，汗虚其表，表里阳气俱伤，故名内外俱虚。钱潢曰："以下之则胃中阳气已虚，汗之则表间之卫阳又损，致脉证皆见虚寒，故曰内外俱虚也。"
（《伤寒溯源集》）

**内有久寒** 指阴寒之邪久伏体内而形成的沉寒痼疾。语见《伤寒论》
第352条："若其人内有久寒者，宜当归四逆加吴茱萸生姜汤。"沈明宗：
"若内有久寒，即寒疝瘕癖之类，仅宜（当归四逆汤）加生姜散寒，吴茱萸
温肝，安伏旧邪，不挟新邪上逆为善。"（《伤寒六经辨证治法》）

**内拘急** 症状名。指腹中挛急不舒，多伴有腹中痛。语见《伤寒论》
第353条："大汗出，热不去，内拘急，四肢疼，又下利厥逆而恶寒者。四
逆汤主之。"其病机为：大汗伤阳，阴寒内盛，筋脉失于温煦，故内拘急。
尤怡曰："阳气外亡，则寒冷内生，内冷则脉拘急而不舒也。"（《伤寒
贯珠集》）

**内实** 病证名。即里实，指外邪化热入里，燥屎结于胃肠而形成的阳
明腑实证。语见《伤寒论》第105、181条。"若自下利者，脉当微厥，今
反和者，此为内实也，调胃承气汤主之。"（第105条）"太阳病，若发汗、
若下、若利小便，此亡津液，胃中干燥，因转属阳明。不更衣，内实，大
便难者，此名阳明也。"（第181条）汪琥曰："内实者，大肠以内坚结也。
肠内坚结，以故大便难，若此者，乃阳明腑实之病也。"（《伤寒论辨证广
注》）

**内实外虚** 病理机转用语。即里实表虚。语见《伤寒论·平脉法》第2
条："师曰：呼吸者，脉之头也……初持脉，来迟去疾，此出迟入疾，名曰
内实外虚也。"参见"来迟去疾""出迟入疾"条。

**内烦** 症状名。指内热引起的胸中烦闷。一说指内热。语见《伤寒论》
第121条："太阳病吐之，但太阳病当恶寒，今反不恶寒，不欲近衣，此为
吐之内烦也。"其病机为太阳病，误用吐法，耗伤津液，胃燥过热，故内
烦。方有执云："恶寒不欲近衣，言表虽不显热而热在里也，故曰内烦。内
烦者，吐则津液亡，胃中干，而热内作也。"（《伤寒论条辨》）

**内陷** 指表邪内陷入里。语见《伤寒论》第134条："太阳病，脉浮而
动数，浮则为风，数则为热，动则为痛，数则为虚，头痛发热，微盗汗出，
而反恶寒者，表未解也。医反下之，动数变迟，膈内拒痛，胃中空虚，客
气动膈，短气躁烦，心中懊恼，阳气内陷，心下因硬，则为结胸，大陷胸
汤主之。"太阳病，表证未罢，反用下法，表邪内陷入里，与痰水结聚，而
为结胸。

**内虚** 指病人内无谷气充养，其外形虽有不适，但脉象自和，预后多

吉。语见《伤寒论·平脉法》第 19 条："人病脉不病，名曰内虚，以无谷神，虽困无苦。"人自觉有病而脉象正常，则为根本无病，其外在症状乃因内乏谷气之精充养所致，故曰"内虚"。根本无病而仅是谷气不充，待胃气复，谷气充，则自然恢复，故预后多吉。张隐庵曰："人病脉不病，是形体有亏而经脉无伤。故名曰内虚。所以名内虚者，以无中土谷气之神，无谷神者内虚也。阴阳合化，而谷神自生，故虽困无害。"（《伤寒论集注》）吴谦云："人病脉不病，谓外形羸瘦似病，其脉自和，以根本尚固，不过谷气不充，名曰内虚，非行尸可比，虽困无害。胃气复，谷气充，自然安矣。"（《医宗金鉴》）二注义同，皆平正公允，可供参考。参见"人病脉不病"条。

**内虚外实** 病理机转用语。即里虚表实。语见《伤寒论·平脉法》第 2 条："师曰：呼吸者，脉之头也。初持脉时，来疾去迟，此出疾入迟，名曰内虚外实也。"参见"来疾去迟""出疾入迟"条。

**内虚热入** 病理机转用语。指里气不足，表邪乘虚而入里。语见《伤寒论·伤寒例》第 29 条："若不宜下而便攻之，内虚热入，协热遂利，烦躁诸变，不可胜数。"本条指出里证未实之证，不当攻而误攻，无故受殃，徒伤里气，以致正虚邪陷，表热内入，此即为"内虚热入"。致于挟表热而下利，内热烦躁以及其他变证，均可由内虚热入而引起，故文中云"不可胜数"。

**内寒外热** 指内有真寒，外有假热。语见《伤寒论》第 389 条："既吐且利，小便复利，而大汗出，下利清谷，内寒外热，脉微欲绝者，四逆汤主之。"此为吐利伤阳，阴寒极盛，虚阳外越，故内寒外热。成无己曰："脉微为亡阳，若无外热，但内寒，下利清谷，为纯阴；此以外热，为阳未绝，犹可与四逆汤救之。"（《注解伤寒论》）

**水气** 病证名。指水液停留体内而形成的病邪以及由此引起的病变。语见《伤寒论》第 40、41、174、316、395 条。如第 395 条："大病差后，从腰以下有水气者，牡蛎泽泻散主之。"这里水气的外部形征是水肿。又如第 40、41、174、316 条，皆是指水饮、寒水之气。程应旄曰："水气唯太阳与少阴有之，以二经同司天水也。病则水气不散，蓄而为相应之加病。其水内蓄则腹痛，小便不利而下利，其水气外滞，则四肢沉重而疼痛，其水气挟寒而上射与上壅，则咳而或呕，证与太阳虽无大异，然太阳从表得之，肤腠不宣，而水气为玄府所遏，故以小青龙发之。少阴由下焦有寒不能治伏本水，一二日至四五日，客邪得深入，而动其本气，遂至泛滥，而见前

证，实是胃阳虚，而提防不及也。故用真武汤温中摄水，收摄其阴气。"（《伤寒论后条辨》）

**水谷不别** 症状名。指大便稀薄，夹有不消化食物。语见《伤寒论》第 191 条："阳明病，若中寒者，不能食，小便不利，手足濈然汗出，此欲作固瘕，必大便初硬后溏。所以然者，以胃中冷，水谷不别故也。"此为阳明中寒，脾失健运，清浊不分，水谷不化所致。钱潢曰："初硬后溏者，胃未中寒之时，中州温暖，尚能坚实，自中寒之后，胃寒无火化之功，三焦无气化之用，水谷不分，胃气不得坚实而溏也。故又申明其旨曰：所以然者，以胃中冷，水谷不别故也。"（《伤寒溯源集》）

**水药** 指水与药。语见《伤寒论》第 76 条："发汗后，水药不得入口，为逆。"

**水药不得入口** 症状名。指水与药因呕恶而不能入口。语见《伤寒论》第 76 条："发汗后，水药不得入口，为逆。"其病机为发汗太多，伤损胃阳之气，胃阳一虚，腐熟失职，故见此证。

**水逆** 病证名。指渴欲饮水，水入则吐为主要临床表现的病证。语见《伤寒论》第 74 条："中风发热，六七日不解而烦，有表里证，渴欲饮水，水入则吐者，名曰水逆，五苓散主之。"此为水邪内蓄，气不化津，欲引水自救，饮入之水复为内蓄之水所格拒。黄元御曰："内而作渴，是有里证；内渴欲饮水，而水入则吐者，是有里水瘀停也，此名水逆。由旧水在中，而又得新水，以水济水，正其所恶，两水莫容，自当逆上也。"（《伤寒悬解》）张锡驹曰："饮入于胃，游溢精气，上输于脾，脾气散精，上归于肺，通调水道。今脾不能散精归肺，故水入则吐。名曰水逆者，谓水逆于中而不散也。"（《伤寒论直解》）

**水浆不下** 症状名。即饮食全废，水浆不可下咽。与"脉浮而洪""身汗如油""喘而不休""形体不仁""乍静乍乱"同为"命绝"的症状之一。系由胃气败绝所致。语见《伤寒论·辨脉法》第 24 条："脉浮而洪，身汗如油，喘而不休，水浆不下，形体不仁，乍静乍乱，此为命绝也。"成无己注云："四时以胃气为本，水浆不下者，胃气尽也。"参见"命绝"条。

**水渍入胃** 病机名。指水饮渗入胃肠。语见《伤寒论》等 356 条："伤寒厥而心下悸，宜先治水，当服茯苓甘草汤，却治其厥；不尔，水渍入胃，必作利也。""渍"，《说文解字》称"沤也。"段玉裁注："谓浸渍也。"即液体浸泡。故渍者，一作浸泡解，如四逆散之枳实"水渍，炙干"；乌梅丸"以苦酒渍乌梅一宿"。本条之"渍"应作浸入解，不宜作浸泡解。因厥冷与心下悸并见，则厥非阴寒盛，而是寒饮为患，如不治水，则久停之水饮，势必渗入胃肠，引起下利，此即"欲防水渍入胃，必先治水"之理。因水饮内停是主要矛盾，治水既是治厥，又是预防水渍入胃的措施。

**手叉自冒心** 症状名。指双手交叉按捺心胸部位。语见《伤寒论》第75条："未持脉时，病人手叉自冒心，师因教试令咳而不咳者，此必两耳聋无闻也。"此为过汗伤阳，心阳不足，空虚无力，故叉手自冒心。成无己曰："发汗多亡阳，胸中阳气不足者，病人手叉自冒心，师见外证知阳气不足也；又试令咳而不即咳者，耳聋也，知阳气虚明矣。耳聋者，阳气虚，精气不得上通于耳故也。"（《注解伤寒论》）柯韵伯曰："汗出多则心液虚，故叉手外卫，此望而知之。心寄窍于耳，心虚故耳聋，此问而知之。"（《伤寒来苏集》）

**手足三部脉** 诊脉部位。指寸口、少阴、趺阳三部脉。语见《伤寒论·辨脉法》第31条："病六七日，手足三部脉皆至，大烦，而口噤不能言，其人躁扰者，必欲解也。"

**手足不仁** 亦称"手足痹"，指四肢皮肤不知痛痒、麻木不仁的一种临床表现。语见①《金匮要略·腹满寒疝宿食病脉证治第十》："寒疝腹中痛，逆冷，手足不仁，若身疼痛，灸刺诸药不能治，抵当乌头桂枝汤主之。"阳气大虚，四肢失养；阴寒盛极，经络郁痹，是以气血不行，营卫不通而手足不仁。治宜温阳散寒，调和营卫。方用乌头桂枝汤。②《金匮要略·痰饮咳嗽病脉证并治第十二》："青龙汤下已，多唾口燥，寸脉沉，尺脉微，手足厥逆，气从少腹上冲胸咽，手足痹，其面翕热如醉状，因复下流阴股，小便难，时复冒者，与茯苓桂枝五味甘草汤，治其气冲。"因阳虚饮停，误用发散，致生冲逆，而营卫逆乱，气血失调，则手足麻痹不仁。治宜敛气平冲。方用苓桂味甘汤。③《金匮要略·痰饮咳嗽病脉证并治第十二》："水去呕止，其人形肿者，加杏仁主之。其证应内麻黄，以其人遂痹，故不内之。若逆而内之者，必厥。所以然者，以其人血虚，麻黄发其阳故也。"因阳虚血弱失温，血弱不养，故而不仁。治宜清余邪，利肺气。方用苓甘五味姜辛夏汤；待余邪去、肺气清，方可图治其本。治宜补养气血。方用八珍汤、补中益气汤、神应养真丹。④《金匮要略·呕吐哕下利病脉证治第十七》："……五脏气绝于内者，利不禁；下甚者，手足不仁。"因脏气虚衰，脾肾阳亏，初则脾虚失运，清气下陷而泄利，继则肾阳虚衰，下焦失固而利甚。因其利甚而阴液耗伤，四肢筋脉失养，故为手足不仁。《伤寒论》第385条："恶寒脉微而复利，利止亡血也，四逆加人参汤主之。"治宜温阳复阴。方用四逆加人参汤。

**手足自温** 症状名。指发热仅见于手足，是太阴发热的特征。语见《伤寒论》第187、278条。此为太阴脾经，感受外邪，郁热循经达于四末，故手足自温而身不热。钱潢曰："手足自温者，脾主四肢也。以手足而言自温，则知不发热矣。邪在太阴，所以手足自温，不至如少阴厥阴之四肢逆冷。"（《伤寒溯源集》）

**手足冷** 症状名。指手足厥冷不温。语见《伤寒论》第148条："伤寒五六日，头汗出，微恶寒，手足冷，心下满，口不欲食，大便硬，脉细者，此为阳微结。"其病机为阳气内郁，不能布达四肢，表里之气不相顺接所致。治之宜用小柴胡汤宣通阳郁之气。

**手足肿** 即四肢浮肿或肿胀。语见①《金匮要略·水气病脉证治第十四》："黄汗其脉沉迟，身发热，胸满，四肢头面肿，久不愈，必致痈脓。""黄汗之为病，身体肿，发热汗出而渴，状如风水，汗沾衣，色正黄如柏汁，脉自沉，何从得之？师曰：以汗出入水中浴，水从汗孔入得之。"治宜调和营卫，疏表散湿。方用芪芍桂酒汤或桂枝加黄芪汤。②《金匮要略·水气病脉证治第十四》："寸口脉沉滑者，中有水气，面目肿大有热，名曰风水。视人之目窠上微肿，如蚕新卧起状，其颈脉动，时时咳，按其手足上，陷而不起者，风水。""风水恶风，一身悉肿，脉浮不渴，续自汗出，无大热，越婢汤主之。"治宜发汗宣肺，祛散水湿。③《金匮要略·水气病脉证治第十四》："病者苦水，面目身体四肢皆肿，小便不利，脉之，不言水，反言胸中痛，气上冲咽，状如炙肉，当微咳喘。"水寒之气结于下焦，乘阳虚之机，挟肾气上冲。治宜健脾利水，平冲降逆。方用苓桂术甘汤加味。④《金匮要略·水气病脉证治第十四》："皮水为病，四肢肿，水气在皮肤中，四肢聂聂动者，防己茯苓汤主之。"治宜发汗健脾利水，冀其表里分消。方用防己茯苓汤。

**手足逆冷** 症状名。即手足厥冷。多为阳气衰微，阴寒内盛，不能温煦四肢之象。语见《伤寒论》第219、295、309、337条。在《伤寒论》中其病机有四：①为三阳合病，胃热炽盛，误用下法，阴竭于下，阳浮于上。如第219条："三阳合病，腹满身重，难以转侧，口不仁，面垢，谵语遗尿。发汗则谵语；下之则额上生汗，手足逆冷。"②为中阳虚衰，不能温布四末。如第309条："少阴病，吐利，手足逆冷，烦躁欲死者，吴茱萸汤主之。"③为少阴病，真阳衰竭，有阴无阳。如第295条："少阴病，恶寒身蜷而利，手足逆冷者，不治。"④为厥阴病，阴阳之气不能顺接。如第337

条："凡厥者，阴阳气不相顺接，便为厥。厥者，手足逆冷者是也。"朱肱曰："厥者，逆也。阴阳不相顺接，手足逆冷也。阳气衰，阴气盛，阴胜于阳，故阳脉为之逆，不通于手足，所以逆冷也。"（《类证活人书》）

**手足漐漐汗出** 症状名。指手足微汗，连绵不断。语见《伤寒论》第220条："二阳并病，太阳证罢，但发潮热，手足漐漐汗出，大便难而谵语者，下之则愈，宜大承气汤。"邪热入胃，燥屎内结，蒸迫津液，故手足漐漐汗出。阳明主四肢，手足漐漐汗出是阳明病腑实已成的特异性指征之一。

**手足厥** 症状名。指手足厥冷不温。语见《伤寒论》第197条："阳明病，反无汗而小便利，二三日呕而咳，手足厥者，必苦头痛。"此为阳明中寒，脾胃阳气不能充养四末，故手足厥。

**手足厥冷** 症状名。指四肢冰冷，由手足上至肘膝。语见《伤寒论》第340、343、355、362、368、388条。在《伤寒论》中其病机有二：①为阳衰阴盛，不能温煦四末。如第340、343、362、368、388条。②为痰实壅滞，郁遏胸阳，不能布达四末。语见《伤寒论》第355条："病人手足厥冷，脉乍紧者，邪结在胸中，心下满而烦，饥不能食者，病在胸中，当须吐之，宜瓜蒂散。"王履曰："成无己注《伤寒论》有云：'四逆者，四肢不温也；厥者，手足冷也……'斯言也，所谓弥近理而大乱真者欤！窃尝考之，仲景言四逆与厥非一，或曰四逆，或曰厥，或曰厥冷，或曰厥逆，或曰厥寒，或曰手足逆冷，或曰手足厥逆，或曰手足厥冷，或曰手足厥逆冷，细详其义，俱是言寒冷耳。故厥、逆二字，每每互言，未尝分逆为不温，厥为冷也。然四肢与手足却有所分，其以四字加于逆字之上者，是通指手足臂胫以上言也；其以手足二字者，是独指手足言也。既曰不温，即为冷矣，尚何异乎？仲景所谓诸四逆厥者，不可下，盖以四逆为四肢通冷，厥为手足独冷，而臂与胫以上不冷耳，不谓逆厥有不温与冷之别也。故又曰：'厥者，手足逆冷是也。'以逆冷二字释厥字，足见逆即厥，厥即逆也，故字书曰：'厥者，逆也，虽然逆、厥俱为寒冷，而却有阴阳之殊焉。热极而成逆厥者，阳极似阴也；寒极而成逆厥者；独阴无阳也。阳极似阴，固用寒药，独阴无阳，固用热药。仲景以四逆散寒药治四逆一条，以阳极似阴之四逆也……夫四肢通冷，其病为重，手足独冷，其病为轻。"（《医经溯洄集》）

**手足厥逆** 症状名。指手足厥冷。语见《伤寒论》第317、349、357条。在《伤寒论》中其病机有二：（1）为阳气衰微，阴寒内盛，不能温煦四肢。如第317条："少阴病，下利清谷，里寒外热，手足厥逆，脉微欲绝，身反不恶寒，其人面色赤，或腹痛，或干呕，或咽痛，或利止脉不出者，通脉四逆汤主之。"（2）为阳气郁闭，不温四末：①伤寒误下，正伤邪陷，阳气郁遏。如第357条："伤寒六七日，大下后，寸脉沉而迟，手足厥逆，下部脉不至，喉咽不利，唾脓血，泄利不止者，为难治，麻黄升麻汤主之。"②枢机不利，阳为阴阻。如第349条："伤寒脉促，手足厥逆，可灸之。"

**手足厥寒** 症状名。即"手足厥冷"。语见《伤寒论》第351条："手足厥寒，脉细欲绝者，当归四逆汤主之。"此为血虚寒凝，气血运行不畅，四肢失于温养，故手足厥寒。汪琥曰："手足厥寒与厥逆、厥冷略异。逆冷者，寒深入脏，故手足不顺利而如冰，斯为厥逆、逆冷。厥寒者，手足厥而自觉畏寒之甚，乃寒中于经。成注所云阳气外虚，不温四末者是也。"（《伤寒论辨证广注》）

**手足温** 症状名。指手足发热。语见《伤寒论》第15、98、99、228、288、368条。在《伤寒论》中其病机有三：其一为阳明郁热，布达四末。如第99、228条。其二为脾阳素虚，感受风寒，热郁于表。如第98条："得病六七日，脉迟浮弱，恶风寒，手足温，医二三下之，不能食，而胁下满痛，面目及身黄，颈项强，小便难者，与柴胡汤，后必下重。"这两种情况皆以脾胃主四肢为基础。其三为阳气不衰的反映，以判断疾病的转归和预后：①太阳病，误用汗下烧针，正气乃伤，手足温者为中土未败。如第153条："太阳病，医发汗，遂发热恶寒。因复下之，心下痞，表里俱虚，阴阳气并竭，无阳则阴独，复加烧针，因胸烦，面色青黄，肤𥄱者，难治；今色微黄，手足温者易愈。"②为阳气来复，阴寒渐退，预后良好，如第288、368条。汪琥曰："四肢者，诸阳之本，手足温，虽经中之寒邪未尽去，而在里之阳气有足恃也。"（《伤寒论辨证治法》）

**手足寒** 症状名。即手足厥冷。语见《伤寒论》第305、324条。在《伤寒论》中其病机有二：①为少阴病，阳气虚衰，不温四末。如第305条："少阴病，身体痛，手足寒，骨节痛，脉沉者，附子汤主之。"②为少阴病，胸中痰实壅滞，阻遏阳气。如第324条："少阴病，饮食入口则吐，心中温温欲吐，复不能吐，始得之，手足温，脉弦迟者，此胸中实，不可下也，当吐之。"

**手足漐然汗出** 症状名。即"手足漐漐汗出"。语见《伤寒论》第191、208条。在《伤寒论》中其病机有二：①为阳明燥实内结，蒸迫津液外出。如第208条："阳明病，脉迟，虽汗出，不恶寒者，其身必重，短气，腹满而喘，有潮热者，此外欲解，可攻里也，手足濈然汗出者，此大便已硬也，大承气汤主之。"②为胃中寒冷，阳气不能固摄津液，又生湿浊不渗膀胱，偏溢四末。如第 191 条："阳明病，若中寒者，不能食，小便不利，手足濈然汗出，此欲作固瘕，必大便初硬后溏。所以然者，以胃中冷，水谷不别故也。"成无己曰："伤寒手足汗出，何以明之？四肢者，诸阳之本，而胃主四肢，手足汗出者，阳明之证也。阳经邪热传并阳明，则手足为之汗出。阳明为津液之主，病则自汗出……手足汗出者，为热聚于胃，是津液之旁达也……其寒聚于胃而有手足汗出者乎？经曰：'阳明中寒者，不能食，小便不利，手足濈然汗出，此欲作固瘕。'即是中寒者也。"（《伤寒明理论》）

**手足躁扰** 症状名。指手足四肢扰动不宁。语见《伤寒论》第 111 条："太阳病中风，以火劫发汗，邪风被火热，血气流溢，失其常度，两阳相熏灼，其身发黄，阳盛则欲衄，阴虚小便难，阴阳俱虚竭，身体则枯燥，但头汗出，剂颈而还，腹满微喘，口干咽烂，或不大便。久则谵语，甚者至哕，手足躁扰，捻衣摸床，小便利者，其人可治。"太阳中风，火劫至变，热极津枯，阴入敛阳，心神无主，故手足躁扰。

**手指臂肿** 症状名。指手指臂部关节肿胀，并作振颤，身体肌肉微微跳动的病证。语见《金匮要略·趺蹶手指臂肿转筋阴狐疝蛔虫病脉证治第十九》："患者常以手指臂肿动，此人身体𥆧𥆧者，藜芦甘草汤主之。"因风痰阻滞经络所致。风痰在膈，攻走流窜，痰滞关节，故肿胀；风伤经络，故身体𥆧动。治宜涌吐风痰。方用藜芦甘草汤。

**气上冲** 症状名。指病人自觉有气向上冲逆心胸。语见《伤寒论》第 15 条："太阳病，下之后，其气上冲者，可与桂枝汤，方用前法；若不上冲者，不得与之。"太阳病，虽误下而正未衰，且与邪气抗争，不能畅达于表，逆而向上，故气上冲。张隐庵曰："气上冲者，谓夫阳之气，从下而上根气盛，不因下后内陷，故上冲也，可与桂枝汤，以解肌中之邪。若不上冲者，太阳之气下陷，邪亦从之内入，无庸桂枝以解肌。"（《伤寒论集注》）柯琴曰："气上冲者，阳气有余也。故外虽不解，亦不内陷，仍与桂枝汤汗之。上冲者，因而外解矣。"（《伤寒论注》）参见"气上冲胸"。

**气上冲咽喉** 症状名。指病人自觉有气上冲，致咽喉部梗塞不适。语见《伤寒论》第 160 条："伤寒吐下后，发汗，虚烦，脉甚微，八九日，心下痞硬，胁下痛，气上冲咽喉，眩冒，经脉动惕者，久而成痿。"伤寒误吐、汗、下，伤及阳气，水寒无制，逆而上冲，故气上冲咽喉。钱潢曰：

"气上冲咽喉而眩晕者，阳虚而阴气上逆也。"（《伤寒溯源集》）

**气上冲胸**　症状名。指病人自觉有气上冲胸部。语见《伤寒论》第67条："伤寒，若吐若下后，心下逆满，气上冲胸，起则头眩，脉沉紧，发汗则动经，身为振振摇者，茯苓桂枝白术甘草汤主之。"此为吐下伤阳，水气内停，逆而上冲，故气上冲胸。方有执曰："气上冲胸，寒邪上涌，挟饮为逆也。"（《伤寒论条辨》）参"气上冲"。

**气上冲喉咽**　症状名。义同"气上冲咽喉"。语见《伤寒论》第166条："病如桂枝证，头不痛，项不强，寸脉微浮，胸中痞硬，气上冲喉咽不得息者，此为胸有寒也。当吐之，宜瓜蒂散。"此为痰涎壅滞胸膈，涌迫上逆，欲从上出而不能，故气上冲喉咽不得息。钱潢曰："上冲咽喉不得息者，以胸中有寒邪故也。胸有寒邪，则阳气不得宣通，津液不能流贯，致发痞硬，其气不得下达，所以逆冲咽喉而不得息也。"（《伤寒溯源集》）

**气上撞心**　症状名。指病人自觉胃脘部有气上冲心胸。语见《伤寒论》第326条："厥阴之为病，消渴，气上撞心，心中疼热，饥而不欲食，食则吐蛔。下之利不止。"其病机为厥阴风木相火之气，郁极而发，上撞心胸。舒驰远曰："此条阴阳错杂之证也。消渴者，膈有热也，厥阴邪气上逆，故上撞心。"（《伤寒集注》）

**气逆欲吐**　症状名。指肺胃之气上逆而欲呕吐。语见《伤寒论》第397条："伤寒解后，虚羸少气，气逆欲吐，竹叶石膏汤主之。"此为气阴两伤，虚热内扰，肺胃之气失于和降，故气逆欲吐。汪琥曰："气逆欲吐者，气虚不能消饮，胸中停蓄，故上逆而欲作吐也。与竹叶石膏汤，以调胃气，散热逆。"（《伤寒论辨证广注》）

**气痞**　症状名。指无形之气滞塞而致的胃脘胀满之证。语见《伤寒论》第151条："脉浮而紧，而复下之，紧反入里，则作痞，按之自濡，但气痞耳。"太阳病误下，邪气内陷结于心下，滞阻气机，而成气痞。沈明宗曰："脉浮而紧，太阳表邪未解，则当发表，而反下之，邪气内陷，内无痰饮相挟，惟与膈下胃气凝聚，故按之自濡而为气痞。所以关上脉浮，不似痰饮结痞脉沉之比，故用大黄、芩、连，专治心下虚软之痞也。"（《伤寒六经辨证治法》）

**长桑**　人名。即长桑君。战国时代医家，为扁鹊之师。将一生所收医方和医疗经验尽传扁鹊。《史记·扁鹊仓公列传》记载：扁鹊少时，为人舍长，舍客长桑君过，扁鹊常谨遇之，长桑君乃以怀中药与扁鹊，并以禁方药与之。扁鹊饮药三十日，洞见垣一方人，以此视病，尽见五脏症结。语见《伤寒论·序》："中世有长桑、扁鹊。"

**反复颠倒**　症状名。指辗转反侧，不能安然入睡。语见《伤寒论》第76条："发汗吐下后，虚烦不得眠，若剧者，必反复颠倒，心中懊𢙐，栀子豉汤主之。"其病机为汗吐下后，余热留扰胸膈，烦郁极甚，故反复颠倒。汪琥曰："按成注云：'心恶热，热甚心神昏，是以反复颠倒，殊不知反复颠倒，非神昏也。'乃心胸中郁热烦闷，懊懊𢙐𢙐，欲作吐之状者。所以《内台方议》云：'此非结胸痞证之比，而可下，当用栀子豉汤吐而散之也。'"（《伤寒论辨证广注》）

**公乘阳庆**　人名。西汉著名医学家。生卒年不详。齐临淄（今山东临淄）人。七十余岁方收淳于意为徒，授先道遗传黄帝扁鹊之脉书多种，五色诊病，知人生死，决嫌疑，定可治，使仓公医术大进。语见《伤寒论·序》："汉有公乘阳庆及仓公。"

**仓公**　人名。西汉著名医学家。姓淳于，名意。曾任齐太仓令，故史称太仓公，简称仓公。据《史记·扁鹊仓公列传》：仓公早年从学于公孙光，后师公乘阳庆，尽得其传。为人治病，决死生，多验。文帝四年，因故获罪当刑。《史记》还记载了仓公的二十五例医案，如实地记录了他诊治疾病的得失，故称其《诊籍》是我国现存最早的病史记录。语见于《伤寒论·序》："汉有公乘阳庆及仓公。"

**欠**　欠乃息长而深吸，吸已复呵的变状呼吸。语见《伤寒论·平脉法》第5条："师持脉，病人欠者，无病也。"《灵枢》云："阳引而上，阴引而下，阴阳相引故欠。"欠是阴阳交通而相引之象，故为无病之征。成无己注云："《针经》曰：'阳引而上，阴引而下，阴阳相引故欠。'阴阳不相引则病，阴阳相引则和，是欠者无病也。"（《注解伤寒论》）

**风则伤卫**　此语见于《伤寒论·辨脉法》第20条："寸口脉浮而紧，浮则为风，紧则为寒，风则伤卫，寒则伤荣，荣卫俱病，骨节烦痛，当发其汗也。"此条寸口脉浮而紧，是太阳伤寒的主脉，恶寒发热，骨节烦疼，无汗，是太阳伤寒的主证，另从《脉经》所载此条后"麻黄汤主之"来看，此属太阳伤寒表实证无疑，故"风则伤卫"与"寒则伤荣""荣卫俱病"均为论述太阳伤寒表实证的病机，实即风寒之邪伤于太阳之表，卫阳被遏、营阴郁滞之意。后世某些注家将太阳中风表虚证释之为"风伤卫"，太阳伤寒表实证释之为"寒伤荣"，大青龙汤证释为"风寒两伤营卫"，去仲景本旨已远。参见"寒则伤荣""荣卫俱病"条。

**风则浮虚**　指风邪伤人，脉呈浮而无力之象。因风性疏泄，其伤人则使脉气浮盛于表，故而脉浮而按之无力。语见《伤寒论·平脉法》第 1 条："风则浮虚，寒则牢坚……"

**风池** 经穴名。位于项后枕骨粗隆下两侧凹陷中，平风府。属足少阳胆经。系足少阳胆经、手少阳三焦经和阳维脉的会穴。语见《伤寒论》第 24 条："太阳病，初服桂枝汤，反烦不解者，先刺风池、风府，却与桂枝汤则愈。"因为风池穴具有通经活络，调和气血，疏风解表功能，故刺之以开太阳经气之闭塞，泄太阳经中之风邪。高学山曰："风池、风府，经穴中之最能藏风而得名者，此平素有风气，伏于此穴，及外感风寒，相互固结……刺二穴者，捣其宿病之巢穴，使之散于经络，然后可以奏解肌之绩耳。"（《伤寒尚论辨似》）汪琥曰："风池、风府，本属足少阳经及督脉所行之部分。与太阳经无与，而仲景刺之何也？余答云：风池穴，在仰伏头部第三行。风府穴在中行，其第二行穴，即太阳经所行之地。则是风池、风府。实挟太阳经而行者也。况二穴，皆为阳维之会。阳维者，诸阳之总也。诸阳之气得泄，何患太阳之风热不去哉。"（《伤寒论辨证广注》）

**风府** 经穴名。位于项后正中线上，入发际一寸，枕骨与第一颈椎之间，属督脉，系足太阳膀胱经、督脉和阳维脉的会穴。语见《伤寒论》第 24 条："太阳病，初服桂枝汤，反烦不解者，先刺风池、风府，却与桂枝汤则愈。"此刺之以疏通经络，祛风清热。参见"风池"。

**风家** 指太阳病患者。一说作太阳中风患者。又一说作易患太阳病者。语见《伤寒论》第 10 条："风家，表解而不了了者，十二日愈。"方有执曰："风家，谓中风之病也。"（《伤寒论条辨》）高学山曰："凡家字，俱指宿病而言，与后衄家，淋家，亡血家同。"（《伤寒尚论辨似》）程应旄曰："以其人原有宿风，所谓风家是也。"（《伤寒论后条辨》）三家注释可供参考。

**风湿** 病证名。指由于风湿合邪，侵袭肌肉关节所致，以一身尽痛、发热日晡所剧为主要症状的疾患。语见《伤寒论·辨痉湿暍脉证》第 14 条："病者一身尽疼，发热，日晡所剧者，此名风湿。此病伤于汗出当风，或久伤取冷所致也。"本条揭示了风湿病的病因及症状。成无己云："一身尽疼者，湿也；发热日晡所剧者，风也。若汗出当风而得之者，则先客湿而后感风；若久伤取冷得之者，则先伤风后中湿，可与麻黄杏仁薏苡甘草汤。"（《注解伤寒论》）钱天来云："一身尽疼者，湿流关节也；发热者，风邪在表也。日晡所，阳明气旺之时也。风为阳邪，湿为淫气，风湿之邪，留着于肌肉关节之间，《阴阳应象大论》所谓湿伤肉者是也。以阳明专主肌肉，故至阳明气旺之时而剧也。风湿两伤，故此名曰风湿。"二注平允可参。

**风湿相搏**　指风、寒、湿邪气相合，侵袭人体而为病。语见《伤寒论》第174、175条。在《伤寒论》中，由于邪气侵犯部位深浅不同，而出现两种不同的证治：①为风、寒、湿邪，留著肌肉之间，气血运行不畅。症见身体疼烦，不能自转侧，不呕不渴，脉浮而涩。治宜温经散寒，祛风除湿，方用桂枝附子汤。如第174条。②为风、寒、湿邪侵入筋骨关节，营卫不利，气血凝滞。症见骨节疼烦，掣痛不得屈伸，近之则痛剧，汗出短气，小便不利，恶风不欲去衣，或身微肿者。治宜温经散寒，祛湿止痛。方用甘草附子汤。如第175条。方有执曰："搏，挽聚也。言风与湿挽合团聚，共为一家之病也。有本来感受天地之风湿，而为风湿相搏者；有中风汗出过多，湿霑衣被，致成风湿相搏者；有伤寒发汗过多衣被不更，变而有风湿相搏者。三者所因虽殊，而其为病则一，故其为治亦皆大略相同，此盖以中风之风湿相搏而言。"（《伤寒论条辨》）

**风温**　病证名。指以身灼热，自汗出，身重，多眠睡，鼻息必鼾，语言难出，脉阴阳俱浮为主要临床表现的病变。语见《伤寒论》第6条："太阳病，发热而渴，不恶寒者，为温病。若发汗已，身灼热者，名风温。风温为病，脉阴阳俱浮，自汗出，身重，多眠睡，鼻息必鼾，语言难出。若被下者，小便不利，直视失溲。若被火者，微发黄色，剧则如惊痫，时瘛疭，若火熏之。一逆尚引日，再逆促命期。"指出风温为邪热内蕴、复感外邪之证。仲景列风温于太阳病，意在与中风、伤寒病鉴别。成无己曰："伤寒发汗已，则身凉；若发汗已，身灼热者，非伤寒，为风温也。风伤于上，而阳受风气，风与温相合，则伤卫。脉阴阳俱浮，自汗出者，卫受邪也。卫者气也，风则伤卫，温则伤气，身重，多眠睡者，卫受风温而气昏也，鼻息必鼾，语言难出者，风温外甚，而气壅不利也。"（《注解伤寒论》）方有执曰："风温，谓触犯于温而有风也。"（《伤寒论条辨》）

**六损**　脉象名。指正常人呼吸六次，病人脉搏仅跳动一次。主预后不良。语见《伤寒论·伤寒例》第26条："脉六损一时死，平人六息，病人脉一至，名曰六损。"正常人的脉搏，一呼时脉两动，一吸时脉两动，呼吸之间，有一交换时间，所以健康人的脉搏跳动，是一个呼吸约四次，两个呼吸约得九次。而六损之脉，平人六息病人脉搏方跳动一次，是缓慢至极。大凡脉搏缓慢至如此程度，多属气血衰竭所致，故预后不良。但六损之脉，临床极难遇到，且于理难通，我们只能理会其中精神而已。

**方寸匕**　古代量取药末的器具。即今之药匙，其形如刀匕，容量为一方寸正方，相当于十粒梧桐子大，量药时以满而不溢出或滚下为度。据近人考证一方寸匕约合 6～9g。以方寸匕计量的方剂在《伤寒论》中有五苓散、文蛤散、四逆散、烧裈散、牡蛎泽泻散等。

**方术**　即医术。语见《伤寒论·序》："曾不留神医药，精究方术""余宿尚方术，请事斯语"。伊藤馨曰："昭二十九年《左传》曰：官修其方。杜注云：方，方术也。然则方术亦是同义连用之文也。方术谓养生延命之术也。如秦纪所谓方术之士可见。医药谓有病而后治疗之也。先言医药而后言方术者，用文辞照应之次第也。下文所谓上以疗君亲之疾，下以救贫贱之厄，即医药处也。中以保身长全，以养其生，即方术处也。文理照应甚严。《千金方衍义》改医术方药者，谬妄甚矣。"（《伤寒论文字考续》）

**火气**　指火热之气。语见《伤寒论》第 116 条："微数之脉，慎不可灸。因火为邪，则为烦逆，追虚逐实，血散脉中，火气虽微，内攻有力，焦骨伤筋，血难复也。"

**火邪**　指太阳病因误用火熏疗法所致的变证。即"因火成邪"。语见《伤寒论》第 114 条："太阳病，以火熏之，不得汗，其人必躁。到经不解，必清血，名为火邪。"庞安时曰："医以火卧床下，或周身火迫劫汗，或熨，或误灸，皆属火邪也。"（《伤寒总病论》）喻昌曰："盖阳邪不从汗解，得以袭入阴中，动其阴血，倘阳邪不尽，故其清血必无止期，故申之曰名为火邪。示人以治火邪而不治其血也。"（《尚论篇》）黄元御曰："凡被火熏不得汗出，必生烦躁，经尽不能汗解，伤其厥阴之经，则病下血，此名火邪。"（《伤寒说意》）

**火劫**　指太阳中风误用烧针、熏、熨、灸等火法迫劫发汗。语见《伤寒论》第 111 条："太阳病中风，以火劫发汗，邪风被火热，血气流溢，失其常度，两阳相熏灼，其身发黄，阳盛则欲衄，阴虚小便难，阴阳俱虚竭，身体则枯燥，但头汗出，剂颈而还，腹满而喘，口干咽烂，或不大便。久则谵语，甚者至哕，手足躁扰，捻衣摸床，小便利者，其人可治。"方有执曰："强夺而取之之谓劫，邪风被火热，承上启下之词，言太阳中风不当如此治，故曰失其常度。"（《伤寒论条辨》）

**火逆**　指误用烧针、熏、熨、艾灸等火法误治导致的变证。语见《伤寒论》第 116、118 条。沈明宗曰："平素阴虚而受外邪，用火灸之，火气助邪，机无外出之势，阴气不通，故从腰以下必重而痹，名为火逆也。"（《伤寒六经辨证治法》）吴谦曰："火逆者，谓凡火劫取汗致逆者也。"（《订正伤寒论注》）

**斗**　容量单位之一。十升为一斗，约合现在 180～300g；600～1000ml。采用斗计量的方剂有桂枝加葛根汤、白虎加人参汤、小柴胡汤、葛根汤、葛根加半夏汤、小青龙汤、桂枝加芍药生姜各一两人参三两新加汤、茯苓桂枝甘草大枣汤、厚朴生姜半夏甘草人参汤、大柴胡汤、桂枝去芍药加蜀漆牡蛎龙骨救逆汤、柴胡桂枝干姜汤、半夏泻心汤、生姜泻心汤、甘草泻心汤、旋覆代赭汤、黄芩汤、黄芩加半夏生姜汤、黄连汤、白虎汤、大承气汤、麻黄连轺赤小豆汤、麻黄附子细辛汤、猪肤汤、竹叶石膏汤等。

**心下**　指胃脘部位。柯琴曰："心下者，胃口也。"（《伤寒论注》）钱潢："心下者，腹之上，心之下，中焦之所属，胃脘之部分也。较之于胸，则位稍卑而为阴矣。"（《伤寒溯源集》）

**心下支结**　症状名。指病人自觉心下有物支撑结聚。语见《伤寒论》第146条："伤寒六七日，发热，微恶寒，支节烦疼，微呕，心下支结，外证未去者，柴胡桂枝汤主之。"此为邪犯少阳，枢机不利，故心下支结。与少阳病胸胁苦满类同而较轻。成无己曰："支，散也，呕而心下结者，里证也，法当攻里；发热微恶寒，支节烦痛，为外证未去，不可攻里，与柴胡桂枝汤以和解之。"（《注解伤寒论》）方有执曰："发热至微呕，太阳之表也。故曰外证未去，以微而未去也，故加桂枝以解之。支结属少阳，以结则难开也，故用柴胡为主治。"（《伤寒论条辨》）

**心下急**　症状名。指胃脘部有拘急或疼痛的感觉。语见《伤寒论》第103条："太阳病，过经十余日，反二三下之，后四五日，柴胡证仍在者，先与小柴胡汤；呕不止，心下急，郁郁微烦者，为未解也，与大柴胡汤下之则愈。"此症病机为少阳病邪，兼入阳明，化燥成实。治之宜大柴胡汤和解少阳、兼通肠胃热结。

**心下逆满**　症状名。指自觉胃脘胀满不舒且气上冲胸部。语见《伤寒论》第67条："伤寒，若吐若下后，心下逆满，气上冲胸，起则头眩，脉沉紧，发汗则动经，身为振振摇者，茯苓桂枝白术甘草汤主之。"其病机为脾失健运，饮停胃中，且有上逆之势，故见心下逆满。钱潢曰："心下者，胃脘之间也，逆满，气逆中满也。"（《伤寒溯源集》）丹波元简曰："逆满者，上虚而气逆不降，以为中满。气上冲胸者，时时气撞抢于胸胁间也。二证递别。"（《伤寒论辑义》）

**心下悸**　症状名。指胃脘部悸动不安，不能自主。语见《伤寒论》第64、82、96、127、356条。其病机有四：①为发汗过多，损伤心阳。如第64条："发汗过多，其人叉手自冒心，心下悸，欲得按者，桂枝甘草汤主之。"②为少阴阳虚，寒水上凌犯心。如第 82 条："太阳病发汗，汗出不解，其人仍发热，心下悸，头眩，身𥆀动，振振欲擗地者，真武汤主之。"③为邪入少阳，三焦阻滞，水道不利。如第 96 条："伤寒五六日，中风，往来寒热，胸胁苦满，嘿嘿不欲饮食，心烦喜呕，或胸中烦而不呕，或渴，或腹中痛，或胁下痞硬，或心下悸、小便不利，或不渴、身有微热，或咳者，小柴胡汤主之。"④为胃虚水停。如第 127、356 条。其症见心下悸、小便不利、手足厥等，治宜温化水饮，用茯苓甘草汤。

**心下硬**　症状名。指病人自觉胃脘部坚满，且按之石硬。语见《伤寒论》第 150、171、251 条。在《伤寒论》中其病机有三：①为燥热在里，胃失和降。如第 251 条："得病二三日，脉弱，无太阳柴胡证，烦躁，心下硬。至四五日，虽能食，以小承气汤少少与，微和之。"②为邪入少阳，枢机不利。如第 171 条："太阳少阳并病，心下硬，颈项强而眩者，当刺大椎、肺俞、肝俞，慎勿下之。"③为邪热内陷，与水互结。如第 150 条："太阳少阳并病，而反下之，成结胸，心下硬，下利不止，水浆不下，其人心烦。"柯琴曰："心下者，胃口也，心下硬，已见胃实之一斑。"（《伤寒论注》）林澜曰："心下硬与腹硬满不同，腹硬邪已结聚成实，此但在心下，自与非下不可者异矣。腑与脏对举而言，见一为入里，一犹属表之义也。"（引《订正伤寒论注》）

**心下硬满**　症状名。指胃脘部胀满，按之硬而不痛。语见《伤寒论》第 205 条："阳明病，心下硬满者，不可攻之，攻之利遂不止者死，利止者愈。"其病机为邪热内结，气机痞塞。王肯堂曰："阳明病，腹满者，为邪气入腑，可下之，心下硬满则邪气尚浅，未全入腑，不可便下之，得利止者，为邪气去，正气安则愈。"（《伤寒准绳》）

**心下痞**　症状名。指病人自觉胃脘部痞塞不舒，按之柔软不痛。在《伤寒论》中其病机有四：①为误用下法，表邪乘虚内陷，结于心下。如第 153、164、244 条。②为无形邪热，壅滞心下，升降失司。如第 154、155 条。③为饮邪内停，流溢胃中。如第 152 条："太阳中风，下利呕逆，表解者，乃可攻之。其人漐漐汗出，发作有时。头痛，心下痞硬满，引胁下痛，干呕短气，汗出不恶寒者，此表解里未和也，十枣汤主之。"④为膀胱气化不利，水气内停，阻碍气机。如第 156 条："本以下之，故心下痞，与泻心汤，痞不解，其人渴而口燥烦，小便不利者，五苓散主之。"

**心下痞硬**　症状名。指病人自觉胃脘部痞塞不舒，按之坚硬但不痛。语见《伤寒论》第 142、152、157、158、159、160、161、163 条。在《伤寒论》中其病机有四：（1）伤寒误治，损伤脾胃，升降失常，气机痞塞：①食滞中阻，胃失和降，水气上逆。如第 157 条："伤寒汗出，解之后，胃中不和，心下痞硬，干噫食臭，胁下有水气，腹中雷鸣，下利者，生姜泻心汤主之。"②胃气虚弱，饮食俱滞，客气上逆。如第 158 条："伤寒中风，医反下之，其人下利日数十行，谷不化，腹中雷鸣，心下痞硬而满，干呕，心烦不得安。医见心下痞，谓病不尽，复下之，其痞益甚。此非结热，但以胃中虚，客气上逆，故使硬也，甘草泻心汤主之。"③汤药伤中，渐及下元。如第 159 条："伤寒，服汤药，下利不止，心下痞硬。服泻心汤已，复以他药下之，利不止……赤石脂禹余粮汤主之。"④误治胃虚，木气乘之，痰气痞塞。如第 161 条："伤寒发汗，若吐，若下，解后，心下痞硬，噫气不除者，旋覆代赭汤主之。"⑤脾胃虚寒，表证不解。如第 163 条："太阳病，外证未除，而数下之，遂协热而利，利下不止，心下痞硬，表里不解者，桂枝人参汤主之。"（2）内有悬饮，胸阳被遏，气机滞阻。如第 152 条："太阳中风，下利呕逆，表解者，乃可攻。其人漐漐汗出，发作有时。头痛，心下痞硬满，引胁下痛，干呕短气，汗出不恶寒者，此表解里未和也，十枣汤主之。"（3）阳虚失治，水邪上泛。如第 160 条："伤寒吐下后，发汗，虚烦，脉甚微，八九日心下痞硬，胁下痛，气上冲咽喉，眩冒，经脉动惕者，久而成痿。"（4）太阳少阳并病，经气不利。如第 142 条："太阳与少阳并病，头项强痛，或眩冒，时如结胸，心下痞硬者，当刺大椎第一间、肺俞、肝俞，慎不可发汗，发汗则谵语脉弦，五日谵语不止，当刺期门。"

**心下痛** 症状名。指心下近胃脘部位疼痛。语见《伤寒论》第 135 条："伤寒六七日，结胸热实，脉沉而紧，心下痛，按之石硬者，大陷胸汤主之。"其病机有邪陷胸中，与水互结而成实，故心下痛按之石硬。沈明宗曰："邪气横格胃间，则心下痛。"（《伤寒六经辨证》）

**心下满** 症状名。指胃脘部胀满不适。语见《伤寒论》第 28、148、355 条。在《伤寒论》中其病机有三：①为太阳病，误下或汗，邪结脏腑，气机不畅。如第 28 条："服桂枝汤，或下之，仍头项强痛，翕翕发热，无汗，心下满微痛，小便不利者，桂枝去桂加茯苓白术汤主之。"②为实邪结聚胸中，气机不利。如第 355 条："病人手足厥冷，脉乍紧者，邪结在胸中，心下满而烦，饥不能食者，病在胸中，当须吐之，宜瓜蒂散。"③为热郁于里，气机不畅。如第 148 条："伤寒五六日，头汗出，微恶寒，手足冷，心下满，口不欲食，大便硬，脉细者，此为阳微结。"

**心下满微痛** 症状名。指胃脘部胀满，微觉疼痛。语见《伤寒论》第28条："服桂枝汤，或下之，仍头项强痛，翕翕发热，无汗，心下满微痛，小便不利者，桂枝去桂加茯苓白术汤主之。"此为脾失健运，水邪凝结，里气不和，故心下满微痛。柯琴曰："汗出不彻而遽下之，心下之水气凝结，故反无汗而外不解，心下满而微痛也。然病根在心下，而病机在膀胱。若小便利，病为在表，仍当发汗，如小便不利，病为在里，是太阳之本病，而非桂枝证未罢也。"（《伤寒论注》）尤怡曰："心下满微痛，饮在里也。此表里之邪与心下之饮，相得不解，是以发之不从表出，夺之而不从下出也。夫表邪挟饮者，不可攻表，必治其饮而后表可解。桂枝去桂加茯苓白术，则不欲散邪于表，而但逐饮于里，饮去则不特满痛除，而表邪无附，亦自解矣。"（《伤寒贯珠集》）

**心下濡** 症状名。指胃脘部，按之柔软。语见《伤寒论》第375条："下利后更烦，按之心下濡者，为虚烦也。宜栀子豉汤。"此因邪热郁结胸膈，无实邪，故心下当濡。柯琴曰："心下软，对胸中窒而言，与心下反硬者悬殊矣。"（《伤寒论注》）沈明宗曰："按之心下濡者，乃无痰饮相挟。"（《伤寒六经辨证治法》）

**心中** 部位名。语见《伤寒论》第78、326条。在《伤寒论》中指正前胸近胃脘部位：如第78条："伤寒五六日，大下之后，身热不去，心中结痛者，未欲解也，栀子豉汤主之。"第326条："厥阴之为病，消渴，气上撞心，心中疼热，饥而不欲食，食则吐蛔，下之，利不止。"钱潢曰："心中，心胸之间，非必心脏之中也。"（《伤寒溯源集》）

**心中结痛** 症状名。指胸中因火气郁结而作痛。语见《伤寒论》第78条："伤寒五六日，大下之后，身热不去，心中结痛者，未欲解也，栀子豉汤主之。"因为热扰胸膈，气机壅滞，血脉不利，故心中结痛。成无己曰："若大下后，身热去而心中结痛者，结胸也；身热不去，心中结痛者，虚烦也。结胸为热结胸中，为实，是热气已收敛于内，则外身热已去；虚烦为热客胸中，未结为实，散漫为烦，是以身热不去。"（《注解伤寒论》）

**心中热** 症状名。指患者自觉心胸烦热不宁的一种症状。语见《金匮要略·黄疸病脉证并治第十五》："心中懊憹而热，不能食，时欲吐，名曰酒疸。""夫病酒黄疸，必小便不利，其候心中热，足下热，是其证也。"治宜清热利湿除烦。若病位偏于上，主见心胸烦热不安，药用：栀子、大黄、枳实、淡豆豉。

**心中疼热** 症状名。指病人自觉胸胃部灼热疼痛。语见《伤寒论》第

326 条："厥阴之为病，消渴，气上撞心，心中疼热，饥而不欲食，食则吐蛔，下之，利不止。"此为厥阴之邪，挟少阳相火上冲心胸，故心中疼热。恽铁樵曰："详本节心中疼热，饥而不欲食，是病在胃。下之利不止，是病在肠。肠胃病，不属之阳明，不属之太阴者，以其病之兼风化也。"（《伤寒论辑义》）

**心中烦**　症状名。即心烦。语见《伤寒论》第 303 条："少阴病，得之二三日以上，心中烦，不得卧，黄连阿胶汤主之。"此为少阴阴虚，虚火上扰，心肾不交之象。治以黄连阿胶汤清心养阴、交通心肾。

**心中悸**　症状名，即"心悸"。语见《伤寒论》第 102 条："伤寒二三日，心中悸而烦者，小建中汤主之。"其病机为里气素亏，感于风寒，扰动心神所致。成无己注："伤寒二三日，邪气在表，未当传里之时，心中已而烦，是非邪气搏所致。心悸者，气虚也；烦者，血虚也。以气血内虚，与小建中汤先建其里。"（《注解伤寒论》）

**心中痞硬**　症状名。即胸胃部。语见《伤寒论》第 165 条："伤寒发热，汗出不解，心中痞硬，呕吐而下利者，大柴胡汤主之。"其病机为邪入少阳，枢机不利，气机阻滞，故心中痞硬。

**心中懊侬**　症状名。指病人心胸烦郁特甚，坐卧不安，有无可奈何之感。语见《伤寒论》第 76、134、199、221、228、238 条。在《伤寒论》中其病机有四：①为无形邪热，内扰胸膈。如第 76、221、228 条。②为结胸热实，客气动膈。如第 134 条："太阳病……医反下之，动数变迟，膈内拒痛，胃中空虚，客气动膈，短气躁烦，心中懊侬，阳气内陷，心下因硬，则为结胸，大陷胸汤主之。"③为燥屎内结，火热上扰。如第 238 条："阳明病，下之，心中懊侬而烦，胃中有燥屎者，可攻。腹微满，初头硬，后必溏，不可攻之。若有燥屎者，宜大承气汤。"④为湿热内蕴，扰动胸膈。如第 199 条："阳明病，无汗，小便不利，心中懊侬者，身必发黄。"吴谦曰："心之反复颠倒，则谓之懊侬，三阳热证也，懊侬者，即心中欲吐不吐，烦扰不宁之象也。"（《订正伤寒论注》）

**心动悸**　症状名。指心脏搏动剧烈，其动应衣。语见《伤寒论》第 177 条："伤寒，心动悸，脉结代，炙甘草汤主之。"此为心阴不足无以濡心，心阳不振无以温心，故见心动悸。钱潢曰："《五脏生成篇》云：'脉之合心也。'《脉要精微论》云：'脉者，血之府也。'心为藏神主血之脏，因气血虚衰，心神摇动，气馁而惕惕然动也。此为阴阳并虚，法当气血兼补。故以炙甘草汤主之。"（《伤寒溯源集》）

**心如噉蒜齑状** 指胸部，或胃脘部有灼热不舒的感觉。语见①《金匮要略·五脏风寒积聚病脉证并治第十一》："心中寒者，其人苦病心如噉蒜齑状，剧者心痛彻背，背痛彻心，譬如蛊注。其脉浮者，自吐乃愈。"本证属胸痹病，多因寒邪外束，胸中阳气闭结不通。治宜通阳散结，行气祛痰。方用瓜蒌薤白白酒汤。若寒邪较甚，胸背痛剧，脉沉迟者，加干姜、熟附子以温散寒邪。②《金匮要略·黄疸病脉证并治第十五》："酒疸下之，久久为黑疸，目青面黑，心中如噉蒜齑状，大便正黑，皮肤爪之不仁，其脉浮弱，虽黑微黄，故知之。"治宜泄热燥湿祛瘀。方用栀子大黄汤合硝石矾石散。

**心绝** 病证名。五脏绝证之一，其证身体大热，形体如烟熏，直视摇头。心主火而属阳，阳邪亢极，故身体大热；心主血，血绝不荣于身，故形体如烟熏之状；心脉挟咽系目，心经无阴血以润，故直视；头为诸阳之会，阴血绝而阳亢于上，故摇头。此数证皆心血衰、阳热盛之状，故为"心绝"之征象。语见《伤寒论·辨脉法》第24条："阳反独留，形体如烟熏，直视摇头者，此为心绝也。"成无己注云："肺主气，心主血，气为阳，血为阴，阳反独留者，则为身体大热，是血先绝而气独在也；形体如烟熏者，为身无精华，是血绝不荣于身也；心脉挟咽系目，直视者，心经绝也；头为诸阳之会，摇头者，阴绝而阳无根也。"

**心胸不安** 指胸闷不舒而兼心烦意乱之症。语见《金匮要略·黄疸病脉证并治第十五》："谷疸之病，寒热不食，食即头眩，心胸不安，久久发黄为谷疸，茵陈蒿汤主之。"因脾胃升降失常，饮食不化，清湿相混，湿热内生，交蒸上冲致心胸不安，常伴寒热缠绵，食则头眩，身目发黄，腹满，小便短赤不利，舌红苔腻而黄，脉濡数。治宜清热泄湿，利胆退黄。方用茵陈蒿汤。

**心烦** 症状名。指心中烦乱不安。在《伤寒论》中其病机为四：（1）为热扰心神。①阳明实，火热上扰。如第207条："阳明病，不吐不下，心烦者，可与调胃承气汤。"第169条："伤寒，无大热，口燥渴，心烦，背微恶寒者，白虎加人参汤主之。"②伤寒下后，余热留扰胸膈。如第79条："伤寒下后，心烦腹满，卧起不安者，栀子厚朴汤主之。"③胆火郁结，火气扰心。如第96、147条。（2）为虚阳上扰，神不守舍。①阴虚阳亢，水热互结。如第319条："少阴病，下利六七日，咳而呕渴，心烦不得眠者，猪苓汤主之。"②阴虚阳亢，虚火上炎。如第310条："少阴病，下利，咽痛，胸满，心烦，猪肤汤主之。"③真阳虚亏，虚阳内扰。第282条："少阴病，欲吐不吐，心烦，但欲寐，五六日自利而渴者，属少阴也，虚故引水自救；若小便色白者，少阴病形悉具。小便白者，以下焦虚有寒，不能制水，故令色白也。"④阴阳素亏，挟虚伤寒，心神失濡。如29条"伤寒，脉浮，自汗出，小便数，心烦，微恶寒，脚挛急，反与桂枝欲攻其表，此误也。"（3）为脾胃不和，气机痞塞，升降失常，客气上逆。如第158条："伤寒中风，医反下之，其人下利日数十行，谷不化，腹中雷鸣，心下痞硬而满，干呕，心烦不得安。医见心下痞，谓病不尽，复下之，其痞益甚。此非结热，但以胃中虚，客气上逆，故使硬也，甘草泻心汤主之。"（4）为正虚邪陷，痰热结滞胸中。如第150条："太阳少阳并病，而反下之，成结胸，心下硬，下利不止，水浆不下，其人心烦。"

**心悸**　症状名。指病人自觉心慌心跳，悸动难以自主。语见《伤寒论》第49条："脉浮数者，法当汗出而愈，若下之，身重，心悸者，不可发汗，当自汗出乃解。所以然者，尺中脉微，此里虚，须表里实，津液自和，便自汗出愈。"此为伤寒误下，损伤正气，心气不足，鼓动无力，故心悸。张璐曰："心悸者，筑筑然动，怔忡不能自安。"其证有三：①气虚而悸；②汗下后悸；③停饮而悸。气虚者，阳气内弱，心中空虚而为悸也。汗下后，正气内虚，邪气交击而悸，较之气虚尤甚。停饮者，由饮水过多，水停心下，心为火恶水，不能自安而为悸也。（《伤寒绪论》）钱潢曰："此条心悸与发汗过多，叉手冒心之心下悸，同一里虚之所致也。但误汗则先亡其卫外之阳，而后及于里，此因误下而竟虚其里。"（《伤寒溯源集》）

**心愦愦**　症状名。指心中烦乱不安，伴见神识昏昧。语见《伤寒论》第221条："阳明病，脉浮而紧，咽燥口苦，腹满而喘，发热汗出，不恶寒，反恶热，身重。若发汗则躁，心愦愦，反谵语。"此处心愦愦是由误汗伤津，阳明热盛，上扰心神所致。柯韵伯曰："胃家初实，尚未燥硬……若妄汗之，则肾液虚故躁，心液亡故昏昧而愦愦；胃无津液，故大便燥硬而谵语也。"（《伤寒来苏集》）

**尺寸参差**　指尺寸之脉不一致，有浮沉滑涩之不同。语见《伤寒论·平脉法》第1条："察色观脉，大小不同，一时之间，变无经常，尺寸参差，或短或长，上下乖错，或存或亡。"此为示人诊脉时当耐心细致，应注意体会尺关寸及寸口、趺阳、少阴之脉的细微变化，不可以此代彼，致生差错。

**尺寸俱长**　脉象名。指脉形超出寸关尺三部的冗长脉。主阳明受病。语见《伤寒论·伤寒例》第12条："尺寸俱长者，阳明受病也。当二三日发，以其脉夹鼻络于目，故身热目疼，鼻干不得卧。"阳明为里，气血俱盛，邪入阳明，正盛邪实，血气淖溢，故脉来长。成无己曰："阳明血气俱多，尺寸俱长者，邪并阳明而血气淖溢也……"（《注解伤寒论》）

**尺寸俱沉**　脉象名。指寸关尺三部俱呈沉象。主少阴受病。语见《伤寒论·伤寒例》第12条："尺寸俱沉者，少阴受病也，当五六日发，以其脉贯肾络于肺，系舌本，故口燥舌干而渴。少阴为心肾之脏，邪入少阴，心肾俱不足，故而脉沉。"成无己曰："少阴肾水也，性趋下，少阴受病，脉尺寸俱沉也……"（《注解伤寒论》）可资参考。

**尺寸俱沉细**　脉象名。指寸关尺三部脉均呈沉而细之象。语见《伤寒论·伤寒例》第12条："尺寸俱沉细者，太阴受病也，当四五日发，以其脉布胃中，络于嗌，故腹满而嗌干。"太阴为脾胃之脏，病入太阴，邪气内陷，正气不足，病位在里则脉沉，正气不足则脉细，所以脉尺寸俱呈沉细之象。成无己云："阳邪传阴，邪气内陷，故太阴受病，而脉尺寸俱沉细也。自三阳传入太阴，是当四五日发……"（《注解伤寒论》）

**尺寸俱弦**　脉象名。指寸关尺三部均呈弦急之象，主少阳受病。语见《伤寒论·伤寒例》第12条："尺寸俱弦者，少阳受病也，当三四日发，以其脉循胁络于耳，故胸胁满而耳聋。"少阳为枢，主枢泄而恶抑郁，邪入少阳，枢机不利，气机壅滞，脉气因而紧张，故而尺寸俱弦。成无己注云："《内经》曰'阳中之少阳，通于春气'，春脉弦，尺寸俱弦者，知少阳受邪也。二三日阳明之邪不已，传于少阳，是当三四日发，胸胁痛而耳聋者，经壅而不利也。"（《注解伤寒论》）可资参考。

**尺寸俱浮**　脉象名。指寸关尺三部脉皆呈浮象。主太阳表病。语见《伤寒论·伤寒例》第12条："尺寸俱浮者，太阳受病也，当一二日发，以其脉上连风府，故头项痛，腰脊强……"太阳总六经而统荣卫，为一身之外藩。邪犯太阳，其病尚浅在肌腠营卫，正气起而抗邪。与邪交争于表，气血外浮，故尺寸俱呈浮象。成无己曰："太阳为三阳之长，其气浮于外，故尺寸俱浮，是邪气初入皮肤，外在表也，当一二日发……"（《注解伤寒论》）可供参考。

**尺寸俱微缓**　脉象名。指寸关尺三部皆呈微弱无力，来去怠缓之象。主厥阴受病。语见《伤寒论·伤寒例》第12条："尺寸俱微缓者，厥阴受病也，当六七日发，以其脉循阴器络于肝，故烦满而囊缩。"厥阴为风木之脏，病入厥阴，热气已甚，阴液已虚，有阴虚热盛动风之象。微为正气不足，缓为风脉，故病入厥阴而脉微缓。成无己云："缓者，风脉也。厥阴脉微缓者，邪传厥阴，热气已剧，近于风也……"（《注解伤寒论》）王三阳曰："厥阴风脉固当缓，但缓脉多是胃气和，脉有胃气，乃欲愈之候。病传厥阴，亦甚危笃矣，岂有胃气乎？必缓中带弦直而无神气，方是病传厥阴之恶候也。若只是缓脉，传经已尽，火气已去，吉兆也。"（录自《张卿子伤寒论》）成注以缓为风脉作解，王三阳则对厥阴脉微缓提出怀疑，颇有见地。二注可互为补充。

**尺中自涩** 病脉名。指尺部脉往来艰涩不畅。语见《伤寒论》第363条："下利，寸脉反浮数，尺中自涩者，必清脓血。"此为里热炽盛，灼伤阴血，故尺中自涩。喻昌曰："脉见浮数，若是邪还于表，则尺脉自和。今尺中自涩，乃热邪搏结于阴分，虽寸口得阳脉，究竟阴邪必走下窍，而便脓血也。"（《尚论篇》）钱潢曰："涩为阴血受伤之脉，则离经之血，已凝滞下焦，所以必随下利而圊脓血也。"（《伤寒溯源集》）

**尺中迟** 病脉名。指尺部脉应指缓慢、一息不足四至，微有涩意。语见《伤寒论》第50条："脉浮紧者，法当身疼痛，宜以汗解之。假令尺中迟者，不可发汗，何以知然？以荣气不足，血少故也。"因为荣气不足，血脉鼓动无力，故尺中迟。方有执曰："盖尺以候阴，迟为不足。血，阴也。荣主血，汗者，血之液，尺迟不可发汗者，兼夺血也。"（《伤寒论条辨》）

**尺中脉微** 病脉名。指尺部脉细软无力，似有似无，至数不明。语见《伤寒论》第49条："脉浮数者，法当汗出而愈。若下之，身重，心悸者，不可发汗，当自汗出乃解。所以然者，尺中脉微，此里虚，须表里实，津液自和，便自汗出愈。"此为里阳虚弱，鼓动血脉无力，故尺中脉微。钱潢曰："盖尺中者，肾脉也。肾为藏精之腑，津液之主也。然津液之流贯周行也，皆命门真阳之气蒸腾升降，故能随营卫而运行滋灌。若见尺中脉微，是里虚而津液衰少，阳虚而气不蒸腾，即上文尺中迟之变文也，故不可汗。"（《伤寒溯源集》）

**尺脉上不至关** 指脉搏仅见于尺部，而寸关部无脉。为阴气有降无升，不与阳气相交之兆，预后多不良。语见《伤寒论·平脉法》第18条："寸脉下不至关为阳绝，尺脉上不至关为阴绝，此皆不治，决死也。"成无己注云："《脉经》云：'阳生于寸动于尺，阴生于尺动于寸。'寸脉下不至关者，则阳绝不能下应于尺也；尺脉上不至关者，为阴绝不能上应于寸也。《内经》曰：'阴阳离决，精气乃绝。'此阴阳偏绝，故皆决死。"（《注解伤寒论》）张隐庵云："寸脉为阳，火也；尺脉为阴，水也；关为阴阳之中，土也。寸脉下不至关，为阳火之气绝于上，尺脉上不至关，为阴水之气绝

于下。夫阳绝、阴绝，土气孤危，故皆不治，决死也。"(《伤寒论集注》)
吴谦云："寸位乎上，以候心肺之阳，主升，升极而降，降不至关是为孤阳，故曰：寸脉下不至关为阳绝也。尺位乎下，以候肝肾之阴，主降，降极而升，升不至关是为独阴，故曰：尺脉上不至关为阴绝也。关位乎中，以候脾，界乎寸尺，所以升降出入者也。今上下不至关，是升降出入息矣，故曰此皆不治，决死也。"(《医宗金鉴》)三家之注可供参考。

**尺脉弱涩** 病脉名。指尺脉按之无力且往来艰涩。语见《伤寒论》第286条："少阴病，脉微，不可发汗，亡阳故也。阳已虚，尺脉弱涩者，复不可下之。"此为阴血亏虚，不能充盈脉道，故尺脉弱涩。程应旄曰："总而言之，少阴之脉必微，必弱，必涩。微为阳虚，发汗愈亡其阳。阳虚阴血自尔不足，故尺脉不弱即涩，下之并尔亡阴矣。"(《伤寒论后条辨》)钱潢曰："其尺脉又弱涩者，知命门之真火衰微，肾家之津液不足，不惟不可发汗，复不可下之，又竭其阴精阳气也。"(《伤寒溯源集》)

**丑** 古之十二时辰之一。即今之凌晨一时至三时。语见《伤寒论》第275、328条。

**以月节克之** 即按月令季节和疾病相克的道理来推测。语出《伤寒论·平脉法》第18条："寸脉下不至关为阳绝，尺脉上不至关为阴绝，此皆不治，决死也。若计其余命生死之期，期以月节克之也。"阳绝、阴绝之证，预后凶险，而大致多死于和疾病相克的月令季节，如肝病属木气损伤，多死于金气当令之秋季；心病属火气衰损，多死于水气当令之冬季；肺病属金气不足，多死于火气当令之夏季。医生按气候季节与疾病不同属性及五行生克之理来推测病人的死期，即所谓"以月节克之"。成无己云："期以月节克之者，谓如阳绝死于春夏，阴绝死于秋冬。"(《注解伤寒论》)吴谦云："若阴阳已离，胃气未绝，尚可计余病之期，期以月节克之，如经曰阴胜则阳绝，能夏不能冬，阳胜则阴绝，能冬不能夏，肝死于秋，心死于冬，脾死于春，肺死于夏，肾死于长夏之类是也。推之于日干时亦然。"(《医宗金鉴》)黄坤载云："若计算其余命生死之期，期以月之节气克之，如水弱忌金，火弱忌水，一交金水之节气，则死期至矣。"(《伤寒悬解》)三注对"阴绝""阳绝"的理解不同，故对其死期的理解也有出入，但在按节气之属性与疾病属性相互克伐，以预测死期这一点上，并无区别，可互相参考。

# 五　画

**未应至而至**　气候变化用语。指节气尚未到，而本节气之气候已先行到来。属异常气候变化之一。又称未至而至。语见《伤寒论·伤寒例》第8条："十五日得一气，于四时之中，一时有六气，四六名为二十四气。然气候亦有应至仍不至，或有未应至而至者，或至而太过者，皆成病气也。"对未应至而至，《金匮要略·脏腑经络先后病脉证第一》曾举出一个例子作为解释，"冬至之后，甲子夜半少阳起，少阳之时阳始生，天得温和。以未得甲子，天因温和，此为未至而至也。"此以冬至为例，说明未及冬至后甲子夜半而天气转暖为未应至而至。以此为例，二十四节气皆准此。

**正气**　指营卫气血，精神津液等保持脏腑正常生理活动的基本物质。语见《伤寒论》第97条："血弱气尽，腠理开，邪气因入，与正气相搏。"何谓"正气"？《灵枢·九针十二原》："神者正气也。"《诸病源候论·风病诸候》曰："人以身内气血为正。"一般而言，正气存内，则邪不可干，"血弱气尽，腠理开"，乃正气不足，故邪气乘虚内侵，所谓"邪之所凑，其气必虚"。

**正邪分争**　病机名。指正气与邪气互相交争。语见《伤寒论》第97条："血弱气尽，腠理开，邪气因入……正邪分争，往来寒热，休作有时……小柴胡汤主之。"疾病的过程是正邪斗争的过程，当邪气内侵，正气必起而抗之。疾病的发展与转归，决定于邪正的强弱。随着邪正的消长，或表现于邪气盛为主要矛盾，或表现于正气虚为主要矛盾。正邪分争中，邪胜则寒，正胜则热，"往来寒热，休作有时"，说明邪与正趋于势均力敌阶段，故用小柴胡汤，在用柴胡、黄芩和解少阳的同时，用人参、炙甘草、大枣以扶正祛邪，正气旺盛，则邪正双方势均力敌的情况得以改变，从而达到"强主逐寇"的目的。

**正阳阳明**　病证名。指外邪直犯阳明，与亢盛之胃阳相合，与腑中之积滞相得，化燥成实，阻滞肠道，腑气不通的病证，即"胃家实"证。语见《伤寒论》第179条："病有太阳阳明，有正阳阳明，有少阳阳明，何谓也……正阳阳明者，胃家实是也。"尤在泾："正阳阳明者，邪热入胃，糟粕内结，为阳明自病，《活人》所谓病人本谷盛，气实是也。"（《伤寒贯珠集·阳明篇》）

**去滓重煎**　煎药法之一种。将煎出的药液再煎。语见《伤寒论》第96、

103、104、146、147、149、157、158、161 条方后注。"去滓重煎"方有小柴胡汤、大柴胡汤、生姜泻心汤、甘草泻心汤、半夏泻心汤、旋覆代赭汤、柴胡桂枝干姜汤等 7 方。小柴胡汤方后注云"上七味，以水一斗二升，煮取六升，去滓，再煎取三升"，可见最后煎得药液为加水的 1/4。"去滓重煎"的目的有四：①加强煎煮时间，即使药物不致长时间混合加热，又能获得较高浓度；②发挥调和作用，凡用此煎法者，皆为和解剂，旨在使药味匀和，药性融合，药物气味取舍各半，更好发挥调和作用；③经久加热，可破坏半夏的有毒成分，减少对消化道、咽喉的不良刺激；④避免药物粘锅煮焦。

**甘澜水** 又称"甘烂水""劳水"，指水在用杓扬过后其表面形成的水珠部分。语见《伤寒论》第 65 条茯苓桂枝甘草大枣汤方后注："作甘澜水法：取水二升，置大盆内，以杓扬之，水上有珠子五六千颗相逐，取用之。"甘澜水由于经过搅扬，一般认为寒性已去，柔弱无力，不助肾邪。一说甘澜水是"新鲜的淘米水经过激烈搅动所形成。这种淘米水有多种水溶性维生素，不仅是机体必需的营养物质，而且还可以改善神经系统的功能。甘澜水不仅可'速诸药下行'，而且有助草、枣培土以治奔豚之功。"〔刘友樑.《伤寒论》用药剂量探讨[J].河南中医,1985,（2）:15 – 18.〕

**平旦** 指清晨卯时，约五六点钟左右。语见《伤寒论》第 152 条十枣汤方后注："温服之，平旦服。"谓在清晨未进食先服药。《神农本草经》云："病在胸膈以上者先食后服药，病在心腹以下者先服药而后食。"十枣汤是峻泻逐水剂，清晨腹内食物已空，空腹服药能使药力直达病所，使脏腑易于吸收，奏效更捷。葛洪云："服治病之药，以食前服之；服养生之药，以食后服之。"

**平脉辨证** 指诊察脉证、辨析证候的临床实践。语见《伤寒论·序》："乃勤求古训，博采众方……并平脉辨证。"历代注家对"平脉辨证"一语的理解，颇多分歧。或认为"平"是"凭"的通借字，"平脉辨证"即"凭脉辨证"；或认为"平"即"评"的通借字，"平脉辨证"应理解为详细论述脉象并辨别不同的证候；任应秋云："平脉辨证，即从证以识脉，亦因脉而析证，证因脉明，脉以证著，从而认识到疾病变化的本质，据以立法论治，获得较为正确的疗效。"或认为是古书名，山田正珍："《八十一难》《阴阳大论》《胎胪药录》《平脉辨证》诸书，今皆不传，可叹哉！"（《伤寒论集成·自序解》）

**东方肝脉** 指肝脏的平脉。因肝应东方，在时应春，五行属木，所以称"东方肝脉"。语出《伤寒论·平脉法》第 14 条："问曰：东方肝脉，其形何似？师曰：肝者，木也，名厥阴，其脉微弦濡弱而长，是肝脉也。肝病自得濡弱者，愈也。"本条指出，东方肝脉，即肝之平脉，应是微弦濡弱而长，其脉微弦而长，是得春生之木气，濡弱是胃气之象，即和缓悠扬之意。脉得本脏之气，又得胃气，故为肝之平脉。此脉多见于春季，如肝脏病变而得此脉者，则主正气复邪气退，则其病将愈。此条之意，与《内经》"多胃微弦曰平，弦多胃少曰病，但弦无胃曰死"，乃一脉相乘。成无己注云："《难经》云：春脉弦者，肝，东方木也，万物始生，未有枝叶，故脉来濡弱而长，故曰弦。是肝之平脉。肝病得此脉者，为肝气已和也。"（《注解伤寒论》）张隐庵云："夫五脏外合五行，故曰肝者木也；五脏上合三阴，故曰名厥阴。其脉微弦濡弱而长，是肝脉而得木体之条达也。肝病自得濡弱者，得胃气也，故愈。"（《伤寒论集注》）此二注平正公允，可供参考。

**归天**　死的婉辞。《伤寒论·序》："告穷归天，束手受败。"天者，人之始也，故人死亡曰"归天"。

**旦日**　即明天。语见《伤寒论》第 332 条："本发热六日，厥反九日，复发热三日，并前六日，亦为九日，与厥相应，故期之旦日夜半愈。"方有执："旦日，明日平旦，朝而阳长之时也。"（《伤寒论条辨》）

**目不得闭**　指患者不能闭目久睡。语见《金匮要略·百合狐惑阴阳毒病脉证治第三》："狐惑之为病，状如伤寒，默默欲眠，目不得闭，卧起不安，蚀于喉为惑，蚀于阴为狐，不欲饮食，恶闻食臭，其面目乍赤、乍黑、乍白。蚀于上部则声喝，甘草泻心汤主之。"治宜清热化湿，安中解毒。方用甘草泻心汤。

**目中不了了**　症状名。即视物不清。语见《伤寒论》第 252 条："伤寒六七日，目中不了了，睛不和，无表里证，大便难，身微热者，此为实也，急下之，宜大承气汤。""目中不了了"的病机，是阳亢阴竭。"不了了"，即不分明，热邪内灼，津液枯竭，则五脏之精不能上注于目，故目中不了了。急下可保存一息之阴气。按现代医学说，"急下"的目的在迅速排除肠腔内的有害物质，使肠管内压下降，从而改善血液循环，恢复肠管功能，纠正水电解质平衡，纠正行将休克的趋向。钱天来曰："目中不了了，是热邪伏于里而耗竭其津液也。"（《伤寒溯源集》）

**目反直视**　症状名。目反，即戴眼，指病人眼睛上视，不能转动。为太阳经绝证。《素问·诊要经终论》曰："太阳之脉，其终也戴眼，反折瘛疭。"因太阳与少阴为表里，故"目反直视"与"溲便遗失""狂言"并见，为"肾绝"之征象。语见《伤寒论·辨脉法》第 24 条："溲便遗失，狂言，目反直视者，此为肾绝也。"周澄之云："目反即戴眼，为太阳终证，太阳少阴表里也。"（《辨脉法篇章句》）可参。详见"肾绝"条。

**目四眦黑** 指两眼内外角的颜色呈黑色。语见《金匮要略·百合狐惑阴阳毒病脉证治第三》："病者脉数，无热，微烦，默默但欲卧，汗出，初得之三四日，目赤如鸠眼，七八日，目四眦黑。若能食者，脓已成也，赤小豆当归散主之。"常有咽喉及前后二阴溃烂病史。治宜清热利湿，解毒排脓，祛瘀生新。方用赤小豆当归散。

**目血** 症状名。指目窍出血。语见《伤寒论·辨少阴病脉证并治》第 294 条："少阴病，但厥，无汗，而强发之，必动其血。未知从何道出，或从口鼻，或从目出者，是名下厥上竭，为难治。"治宜滋阴回阳。此外，肝火上炎所致的目血，兼有面红目赤，急躁易怒，头目胀痛，耳鸣失眠，胸胁灼痛，口苦咽干，便秘尿黄，舌质红苔黄，脉弦数等症。治宜清肝泻火，凉血散瘀，方用龙胆泻肝汤加味。撞击外伤所致的目血，兼有头痛眼胀，伤处肿痛且有瘀斑，舌苔白，脉弦等症。治宜活血散瘀，方用桃红四物汤。

**目合则汗** 症状名。即盗汗。语见《伤寒论》第 268 条："三阳合病，脉浮大，上关上，但欲眠睡，目合则汗。""目合则汗"，即闭上眼睛就有汗出。病机为阳热太甚，阴不内守，此与少阴病但欲眠睡，目合则无汗不同。彼为阳虚，脉微细；此为阳盛，脉浮大。魏念庭曰："但欲眠睡，非少阴也，乃阳盛神昏之睡也；及目合则汗出，是阳胜争于阴中之汗出也。"（《伤寒论本义》）

**目如脱状** 指两目胀突，有如脱出之状，此既为两目外鼓之体征，又含有自觉眼睛胀突好像将要脱出的感觉，为肺胀病临床表现之一。《金匮要略心典》有云："外邪内饮，填塞肺中，为胀为喘，为咳而上气……目如脱状者，目睛胀突，如欲脱落之状，壅气使然也。"语见《金匮要略·肺痿肺痈咳嗽上气病脉证治第七》第 13 条："咳而上气，此为肺胀，其人喘，目如脱状，脉浮大者，越婢加半夏汤主之。"本证乃因外感风热，水饮内作，致肺气胀满而发病。治宜宣肺泻热，降逆平喘。方用越婢加半夏汤。

**目赤** 症状名。指眼睛发红。语见《伤寒论》第 264 条："少阳中风，两耳无所闻，目赤，胸中满而烦者，不可吐下，吐下则悸而惊。"少阳中风而见目赤的病机为少阳邪热，壅遏清窍。足少阳之脉，起于目锐眦，风热上壅，则清窍受害，故见目赤耳聋。治之当清泄少阳经邪热。

**目青** 症状名。指白睛或眼胞呈现青色。语见《金匮要略·百合狐惑阴阳毒病脉证治第三》："阴毒之为病，面目青，身痛如被杖，咽喉痛，五日可治，七日不可治，升麻鳖甲汤与雄黄、蜀椒主之。"本证乃疫毒侵入血分所致。治宜解毒散瘀。方用升麻鳖甲汤去雄黄、蜀椒。又见《金匮要略·黄疸病脉证并治第十五》："酒疸下之，久久为黑疸，目青面黑，心中如噉蒜薤状，大便正黑，皮肤爪之不仁，其脉浮弱，虽黑微黄，故知之。"本证由酒疸误下，或黄疸经久不愈转变而成。治宜消瘀化湿。方用硝石矾石散。

**目直视**　症状名。指定睛前视，目珠不能转动。语见《金匮要略·脏腑经络先后病脉证第一》："其目正圆者，痓，不治。"痓病精血亡绝，虚风内动，兼见项背强直，四肢抽搐，口噤不开，角弓反张，头目昏眩，面色苍白，小便失禁，大便秘结，舌红少苔，脉细无力等症。治宜滋阴养血，熄风止痓。方用三甲复脉汤。又见《金匮要略·惊悸吐衄下血胸满瘀血病脉证并治第十六》："衄家不可汗，汗出必额上陷脉紧急，直视不能眴，不得眠。"治宜滋阴养血。方用四物汤加味。

**目肿**　症状名。指双眼上胞下睑肿胀不适。语见《金匮要略·肺痿肺痈咳嗽上气病脉证治第七》："肺痈，胸满胀，一身面目浮肿，鼻塞清涕出，不闻香臭酸辛，咳逆上气，喘鸣迫塞，葶苈大枣泻肺汤主之。"治宜开泄肺气。方用葶苈大枣泻肺汤。又见《金匮要略·水气病脉证治第十四》："寸口脉沉滑者，中有水气面目肿大，有热，名曰风水。视人之目窠上微拥，如蚕新卧起状，其颈脉动，时时咳，按其手足上，陷而不起者，风水。"本证乃风水挟热，治宜发越阳气，散水清热。方用越婢汤。"里水者，一身面目俱肿，其脉沉，小便不利，故令病水……越婢加术汤。"本证乃肺失宣降，脾失健运所致。治宜发汗行水，健脾除湿，兼清内热。"病者苦水，面目身体四肢皆肿，小便不利"；"正水其脉沉迟，外证自喘"；"夫水病人，目下有卧蚕，面目鲜泽，脉伏，其人消渴。病水腹大，小便不利，其脉沉绝者，有水，可下之"。本证之治疗，仲景有法无方，若水肿甚而正气尚未衰者，治宜逐水攻下，方用十枣汤；若邪实正虚者，治宜温阳利水，方用真武汤加味。

**目泣自出**　症状名。指眼泪不由自主地流出。语见《金匮要略·痰饮咳嗽病脉证并治第十二》："膈上病痰，满喘咳吐，发则寒热，背痛腰疼，目泣自出，其人振振身瞤剧，必有伏饮。"治宜解表散寒，温肺化饮。方用小青龙汤。

**目重脸内际黄**　脸，当为睑之误。目重睑内际，即两目内眦鼻旁处微发黄色。语出《伤寒论·辨脉法》第 31 条："脉阴阳俱紧，至于吐利……若脉和，其人大烦，目重睑内际黄者，此为欲解也。"本条为少阴里虚寒证，若脉紧转和，为寒去欲解之象。目重睑内际，即内眦鼻旁处，乃脾所主，黄为土之色，此处发黄，乃中上之复，土复而少阴水邪自去。加之，大烦为正复而与邪争之象，故云欲解。成无己注云："《脉经》曰：病人两目眦有黄色起者，其病方愈……目黄大烦，而脉和者，为正气已和，故云欲解。"（《注解伤寒论》）张令韶云："脉和者，胃土柔和之脉也，胃脉上通于心，故大烦。黄者土之色，目重睑之际，土之位也，土气胜，水气退，亦为欲解。"（《伤寒论直解》）可参。

**目眩** 症状名。指眼视物昏黑模糊且摇动旋转。语见《伤寒论》第 263 条。"目眩"，《说文解字》注"目无常主也"，即视物摇晃，旋转不定。《伤寒论》论目眩的病机是肝阳上亢，热邪随经上犯于目，如："少阳之为病，口苦、咽干、目眩也。"（第 263 条），少阳为邪入半表半里，由于火郁不伸而炎上，上干空窍，致风火相扇，发为目眩；目眩不但是少阳病提纲证的症状之一，而且是辨别阳明与少阳的关键。如口苦、咽干，无目眩，伴舌苔垢腻厚白或微黄，即属阳明病中风化燥阶段。此证治宜小柴胡汤和解少阳。

**目黄** 症状名。指双目白睛发黄。语见《伤寒论·辨少阳病脉证并治》："得病六七日，脉迟浮弱，恶风寒，手足温，医二三下之，不能食，而胁下满痛，面目及身黄……"《伤寒论·辨阳明病脉证并治》："伤寒发汗已，身目为黄，所以然者，以寒湿在里不解故也。以为不可下也，于寒湿中求之。"本证为脾阳虚寒湿中阻，胆汁外溢所致。兼见小便黄而不利，腹满少食，肢冷便溏，头眩，舌质淡，苔白，脉迟缓无力等症。治宜温中散寒除湿。仲景有法无方，方用理中汤加茵陈。又见《金匮要略·惊悸吐衄下血胸满瘀血脉证并治第十六》："夫脉浮，目睛晕黄，衄未止。晕黄去，目睛慧了，知衄今止。"兼见视物昏黄不清，衄血，眩晕耳鸣，心烦不寐，口干咽燥，舌质红少苔，脉浮无力等症。治宜滋阴降火，清肝明目。方用杞菊地黄丸。

**目瞤** 症状名。指眼皮频频振跳，不能自制。语见《金匮要略·五脏风寒积聚病脉证并治第十一》："肝中风者，头目瞤，两胁痛，行常伛，令人嗜甘。"本证之治疗，仲景未出方治，《金匮发微》有云"当用熟地以补血，潞参以补气，重用龙骨牡蛎以镇之，其效至速"。"脾中风者，翕翕发热，形如醉人，腹中烦重，皮目瞤瞤而短气"。本证之治疗，仲景亦未出方治，后世注家认为，若脾经蕴郁之风热较重，且短气咳喘明显者，可酌用越婢加半夏汤宣肺泄热，降逆平喘；若因脾虚湿泛，郁而化热成为皮水者，用越婢加术汤发汗散水，清热除湿，健运脾气。

**目瞑** 症状名。即闭目懒睁，不喜光线刺激。语见《伤寒论》第 46条："太阳病……此当发其汗，服药已，微除，其人发烦，目瞑，剧者必衄，衄乃解。"今目瞑与心烦并见，乃外邪郁闭太甚，阳气被遏，服药后正气借药力祛邪外出，正邪剧烈交争的现象。尤在泾曰："服药已病虽微除，而其人发烦目瞑者，卫中之邪得解，而营中之热未除也。剧者血为热搏，热必成衄，衄则营中之热亦除，而病乃解。"（《伤寒贯珠集》）

**四时正气** 指春季温暖，夏季炎热，秋季凉爽，冬季严寒，为四时气候的正常规律。语见《伤寒论·伤寒例》第 1 条："《阴阳大论》云：春气温和，夏气暑热，秋气清凉，冬气冰冽，此四时正气之序也。"

**四肢** 指人体左右手臂和左右胫腿及手足。《伤寒论》第 48 条："乍在腹中、乍在四肢，按之不可得。"此言病人烦躁不宁、周身不适、莫可名状，其痛苦之处或在腹腔之里，或在四肢之表，皆由于阳气怫郁、当汗不汗所致。治之当解其外表怫郁之气。

**四肢沉重疼痛** 症状名。即四肢感觉重滞疼痛。语见《伤寒论》第 316条："少阴病，二三日不已，至四五日，腹痛，小便不利，四肢沉重疼痛，自下利者，此为有水气……真武汤主之。""四肢沉重疼痛"的病机是少阴肾阳虚兼寒水为患。因肾为水脏，肾阳虚则不能温煦中土，因而水邪泛滥。浸淫四肢肌肉关节。肾司开阖，欲行水必通肾关。真武汤，太阳病用治筋惕肉瞤而亡阳者，与"四肢拘急疼痛"虽有不同，但阳虚水气为患的病机相同（太阳膀胱与少阴肾，一脏一腑，同为寒水），故并主之。尤在泾曰："水寒相搏，浸淫内外，为四肢沉重疼痛，为自下利，皆水气乘寒气而动之故也。"（《伤寒贯珠集》）

**四肢拘急** 症状名。指手足拘挛强急屈伸不利。语见《伤寒论》第 388、390 条。两条"四肢拘急"均由汗吐下后津液消亡，不能充养筋脉，阴气虚衰，不能温煦经脉所致。均用温阳救逆之法（四逆汤或四逆加猪胆汁汤）。第 29 条之"脚挛急"与此病机不同。彼为阴液不足所致，并不含真阳虚的病理成分。童养学："拘急者，手足不能自如，屈伸不便，如蜷卧恶风之貌。四肢诸阳之本，因发汗亡阳，阳虚而有此症；自汗脉浮，小便数，心烦染寒，手足挛拳拘急，芍药甘草汤。太阳病发汗遂漏不止，恶风小便难，拘急者，桂枝加附子汤。吐利后汗出，发热恶寒，四肢拘急，手

足厥冷者，四逆汤。"（《伤寒六书纂要辨疑》）

**四肢重滞** 症状名。指自觉手足沉重、活动不灵的临床表现。本证多因气血失和、经络闭阻所致。语见《金匮要略·脏腑经络先后病脉证第一》："若人能养慎，不令邪气干忤经络；适中经络，未流传脏腑，即医治之。四肢才觉重滞，即导引、吐纳、针灸、膏摩，勿令九窍闭塞。"此即言外邪郁闭经络，气血失和。治宜舒畅经络，调和气血。可用导引、针灸、膏摩、吐纳等法。此经络郁滞之基本处理原则和方法，无论其病之阴阳寒热属性如何，皆宜准此为法。若风邪中于经络，而见肢体重滞不便，此中风初起之轻浅者。《金匮要略·中风历节病脉证并治第五》："邪中于络，肌肤不仁；邪中于经，即重不胜。"此因风邪阻滞而气血不畅，肢体失养而见重着。其证多偏于一侧肢体，甚则两侧肢体均觉重滞。临床多伴肌肤麻木不仁，口眼歪斜等。治当据其虚实寒热不同，随证选方用药。若络脉空虚，风邪入中。治宜祛风养血通络。方用大秦艽汤。若肝肾阴虚，风阳上扰。治宜滋阴潜阳，熄风通络。方用镇肝熄风汤。

**四肢紮习** 症状名。紮习，为小鸟学习振奋飞腾之状。四肢紮习，即手足颤摇振动。病机为肝血不足而风动。与"唇吻反青"并见，为"肝绝"的表现。语见《伤寒论·辨脉法》第24条："唇吻反青，四肢紮习者，此为肝绝也。"方有执云："四肢，手足也。紮，汗出貌。习，鸟数飞也。言手足颤摇，如鸟之习飞，奋振而不已也。"（《伤寒论条辨》）成无己云："四肢者脾所主，肝主筋，肝绝则筋脉引急，发于所胜之分也。紮习者，为振动，若搐搦，手足时时引缩也。"（《注解伤寒论》）二注可参。详见"肝绝"条。

**四肢疼** 症状名。指四肢肌肉或骨节疼痛。《伤寒论》第353条："大汗出，热不去，内拘急，四肢疼，又下利厥逆而恶寒者，四逆汤主之。"此四肢疼乃阳虚筋脉失于温煦、运行不利所致。治之用四逆汤温阳散寒，其痛可随诸症而消。尤在泾："阳气外亡，则寒冷内生，内冷则经脉拘急而不舒也。四肢者，诸阳之本，阳虚不足，不能实气于四肢，则为之疼痛也。"（《伤寒贯珠集》）

**四肢烦疼** 症状名。指四肢疼痛并因此而心绪不宁，烦扰不安。语见《伤寒论》第274条："太阴中风，四肢烦疼，阳微阴涩而长者，为欲愈。"此处"四肢烦疼"是由太阴之经感受风邪，风邪郁于肌肉所致。柯韵伯："风为阳邪，四肢为诸阳之本，脾主四肢，阳气衰少，则两阳相搏，故烦疼……四肢烦疼，是中风未愈前证，微涩而长，是中风将愈之脉，宜作两截看。"(《伤寒来苏集》）一说"烦"作"甚"解，"烦疼"也就是剧烈疼痛，如伊藤馨："烦剧互其义……然则如烦疼、疼烦、躁烦、烦渴之烦，皆宜训剧也。"(《伤寒论文字考续》）

**四肢微急**　症状名。指四肢运动屈伸不自如，有拘急紧缩现象。语见《伤寒论》第20条："太阳病，发汗，遂漏不止，其人恶风，小便难，四肢微急，难以屈伸者桂枝加附子汤主之。""四肢拘急"的病机，是阳不足以温煦，阴不足以濡养。从"发汗，遂漏不止"句，知阴阳二者之间，又以阳虚为主，但又未至四逆证之亡阳境界，故用桂枝加附子汤，以桂枝汤调和营卫，加附子复阳固表。陈修园曰："四肢为诸阳之本，不得阳气以养之，故微急。且至难以屈伸者，此因大汗以亡阳，因亡阳以脱液，必以桂枝加附子汤以主之。方中取附子以固少阴之阳，固阳即所以止汗，止汗即所以救液，其理微矣！"(《伤寒论浅注补正》）

**四肢酸痛**　症状名。指上下肢筋脉、肌肉或关节酸软疼痛的临床表现。语见《金匮要略·血痹虚劳病脉证并治第六》："虚劳里急，悸，衄，腹中疼，梦失精，四肢酸痛，手足烦热，咽干口燥，小建中汤主之。"其证既兼阳虚里急腹痛之象，亦伴阴虚咽干烦热等症。治宜温建中气，脾胃运则阴血得以生化，故以小建中汤主之。若病以阴虚内热为主，则此方断不相宜，须当另选左归、知柏方化裁。

**四逆**　症状名。即四肢逆冷的简称。与"厥""厥逆"含义相近。"四逆"在《伤寒论》出现4次。第296、298、330条病机属阳气衰微，阴寒内盛，不能温煦四肢而致四逆。第318条病机为肝肾气郁，气机不利，阳气不达四肢，故四逆。方有执曰："四肢，温和为顺，故以厥冷为逆。"(《伤寒论条辨》）成无己："四逆者，四肢逆而不温是也。"(《伤寒明理论》）

**四逆辈**　指四逆汤一类方剂。《伤寒论》第277条："自利不渴者，属太阴，以其脏有寒故也，当温之，宜服四逆辈。"太阴病的性质为脾胃虚寒证，治当"温之"，宜用"四逆辈"者，此因太阴之"直中"，每有兼症。如仅有"腹满而吐，食不下，自利益甚，时腹自痛"（第273条），是手足温之太阴本病，可用理中汤温之即可。本条虽属太阴，已有传向少阴趋势，当选用温脾肾而复阳的四逆汤。提出"四逆辈"，旨在让医生随证选用四逆汤或理中汤一类方剂。尤在泾曰："自利不渴者，太阴本自有寒，而阴邪又中之也，曰属太阴，其脏有寒，明非阳经下利及传经热病之比，法当温脏祛寒，如四逆汤之类。"(《伤寒贯珠集》）

**四损**　脉象名。指正常人呼吸四次，而病人脉搏跳动一次。主预后不佳。语见《伤寒论·伤寒例》第 28 条："脉四损三日死，平人四息，病人脉一至，名曰四损。"正常人之脉搏，一呼脉两动，一吸脉亦两动，一呼一吸之间，有个交换时间，所以健康人的脉搏跳动，是一呼一吸约四次，两个呼吸周期约九次。而四损之脉，脉搏跳动相当缓慢。大凡脉搏缓慢到这种程度，多属气血衰竭所致，故预后不良。当然，四损之脉在实践中很难遇到，我们只能体会其精神而已。

**四属** 即四肢，也有人认为是皮、肉、脂、髓，以前说为上。语见《伤寒论·平脉法》第 35 条："跌阳脉浮而芤，浮者卫气虚，芤者荣气伤，其身体瘦，肌肉甲错，浮芤相搏，宗气衰微，四属断绝。"张隐庵解作四肢，注云："浮芤相搏，中土内虚，不能上行而循宗气，故宗气衰微；不能外达而行四肢，故四属断绝。不曰四肢而曰四属者，言四肢属于身体，因身体瘦，肌肉甲错之所致也。"（《伤寒论集注》）成无己则云："四属者，皮肉脂髓也。荣卫衰伤，则宗气亦微，四属失所滋养，致断绝矣。"（《注解伤寒论》）认为四属是指皮肉脂髓四者而言。二者之注均有一定道理，但以张注为上。

**生冷** 指不熟、不热的饮食物。生冷饮食其性寒凉、有碍阳气运行，故对于中焦有寒的患者以及表证服发汗药后，皆属禁忌。《伤寒论》中，服乌梅丸"禁生冷、滑物、臭食等"，服桂枝汤"禁生冷、粘滑、肉面、五辛、酒酪、臭恶等物"，即是其例。

**失气** 又作"矢气"，"转矢气"，俗称放屁。见"转矢气"条。

**失溲** 症状名。指大小便失禁，或二便自遗。语见《伤寒论》第 6 条："风温为病……若被下者，小便不利，直视失溲。""溲"，概指大小便。此"失溲"由两方面原因导致：一为热盛神昏，心不主神；一为热入下焦、迫液外出。本条系论风温，为邪热内盛，法当禁下。今不应下而下之，则津液重伤，津愈伤而热愈炽，以致精气不能上注于目，热扰心神，甚则大小便自遗。一说失溲仅指小便失禁，如方有执说："失溲，言小便甚失其常度也。"（《伤寒论条辨》）

**失精** 病证名。指由于遗精、滑精而致的精液亡失。遗精、滑精多属心肾之病。或因烦劳过度，多思妄想，以致心火亢盛，心肾不交而遗；或因肾元亏损，精关不固而泄；亦有因下焦湿热、郁热于内、痰湿下注或病后虚弱而遗者。遗泄日久，精去过多，即成失精之证。语见《伤寒论·辨脉法》第 10 条："寒虚相搏，此名为革……男子则亡血、失精。"

**乍静乍乱** 症状名。指神识时而安静，时而躁扰不宁。为"命绝"症状之一，是神明溃乱的表现。语见《伤寒论·辨脉法》第24条："脉浮而洪，身汗如油，喘而不休，水浆不下，形体不仁，乍静乍乱，此为命绝也。"参见"命绝"条。

**白汗** 指因剧痛而出的冷汗。语见《金匮要略·腹满寒疝宿食病脉证第十》："腹痛，脉弦而紧，弦则卫气不行，即恶寒；紧则不欲食，邪正相搏，即为寒疝。寒疝绕脐痛，若发则白汗出，手足厥冷，其脉沉紧者，大乌头煎主之。"白汗可见于寒疝剧痛者，亦可见于阳虚寒盛之人，临证当须审辨。《金匮要略讲义》"白汗"说："《外台秘要》解急蜀椒汤主治与大乌头煎同，而药性较平和，可参考运用。"此外，《伤寒论·辨霍乱病脉证并治法第九》第390条："吐已下断，汗出而厥，四肢拘急不解，脉微欲绝者，通脉四逆加猪胆汁汤主之。"仲景虽未明言是否为"白汗"，但通观脉证变化及所用方药，其汗当属冷汗无疑。吐利太过，阳亡液竭。治应速破在内之阴寒，而回欲脱之阳气，并益阴和阳以滋津液。

**白饮** 溶剂名。即米汤。语见《伤寒论》第71、244、386条五苓散与半夏散及汤方后注："以白饮和服方寸匕。""白饮和服"即以米饮或温开水送服丸散。

**白粉** 配料名。指米粉。语见《伤寒论》第310条猪肤汤方后注："以水一斗，煮取五升，去滓，加白蜜一升，白粉五合，熬香，和令相得，温分六服。"

**卯** 指早晨5至7时。语见《伤寒论》第328条："厥阴病，欲解时，从丑至卯上。"《伤寒论》六经，均有欲解时，均在阳气旺盛或阴阳升降时，当该经气血充盈，功能旺盛，就有利于祛邪外出。卯时正值清晨，厥阴为肝病，"肝病者，平旦慧，下晡甚，夜半静"（《素问·藏气法时论》）。这是仲景遵循内经"天人合一"思想，把自然界的昼夜节律同人体六经盛衰相结合提出的预后诊断法。

**外气怫郁** 病机。外气指存在于身体外表的邪气和表阴之气。外气怫郁也就是邪气与表阳之气郁遏不得宣发、开泄。语见《伤寒论》第380条："伤寒大吐大下之，极虚，复极汗者，其人外气怫郁，复与之水，以发其汗，因得哕。所以然者，胃中寒冷故也。"此处"外气怫郁"是由正虚不能逐邪，邪气留恋所致。

**外证** 指太阳表证或表现在身体外表的证候。语见《伤寒论》第42、44、146、163、182条，其含义不一。一指太阳表证，如第42条的"外证未解"，146条的"外证未去"，163条的"外证未除"均指太阳表证。二指表现在外部的征象。如第 182 条："阳明病外证云何？答曰：身热，汗自出，不恶寒，反恶热也。"此"外证"相对里证而言，指的是阳明病里热炽盛反映于外的征象，如身热、汗自出、不恶寒、反恶热等，不同于脏腑胃肠症状。吴谦："阳明病有外证，有内证。潮热，自汗不大便，内证也。身热，汗自出，不恶寒，反恶热，外证也。"（《订正伤寒论注·卷四》）

**处言** 即告知、断言。语见《伤寒论·平脉法》第 4 条："师曰：病家人来请云：病人发热烦极。明日师到，病人向壁卧，此热已去也。设令脉不和，处言已愈。"此患以"发热烦极"为主证，乃里热之象，然明日病人向壁安卧，是烦热已去的表现，此时虽脉不和，可舍脉从证，告知病家其人已愈。

**冬温** 疾病名。指冬季气候反常，应冷而反暖，在此季节感邪而发病，即为"冬温"。语见《伤寒论·伤寒例》第 5 条："其冬有非节之暖者，名为冬温。冬温之毒与伤寒大异，冬温复有先后更相重沓，亦有轻重，为治不同，证如后章。"本条指出，冬温之病与伤寒迥然有别，其病因为感受冬季应寒而暖的非时之气，症状有轻重的差别，发病也有早晚之不同，治疗不仅和伤寒有异，而且随病情轻重及发病早晚不同，也应有所区别。王朴庄云："此言冬时之时行也。非节之暖，必挟燥火，为冬时不正之气，过甚则成责矣。伤寒者，伤于冬之正气，正气者非毒，以其杀厉故成毒。然与冬温之毒大异，冬温宜辛凉，伤寒宜辛温，治不同也。"（《伤寒例新注》）可参。

**饥不能食** 症状名。指自觉饥饿，心中嘈杂，而又不能进食，食则不舒。语见《伤寒论》第 228、355 条。其一为邪热入里热扰胸膈，故嘈杂似饥。此饥不能食为懊憹重症，宜栀子豉汤清热除烦。一为痰涎壅阻胸中，下干胃脘所致，病在上焦，宜用瓜蒂散涌吐胸膈痰实。参见"饥而不欲食"条。

**饥而不欲食** 症状名。指虽觉饥饿，却不想进食。语见《伤寒论》第 326 条："厥阴之为病，消渴，气上撞心，心中疼热，饥而不欲食，食则吐蛔。""饥而不欲食"的病机是脾胃虚寒，肝强侮脾。特征是胸脘嘈杂似饥而不欲食，且一般也不能食，勉强食之，则与蛔虫一起吐出。同时出现有"消渴，心中疼热"的现象。《诸病源候论》称此为"阳并于上则上热，阴并于下则下冷"，不能误作实证而攻下，宜用驱虫安蛔的乌梅丸主治。舒驰远云："饥而不欲食者，阴寒在胃也。强与食之，亦不能纳，必与蛔俱出，故食即吐蛔。此证上热下寒，若因上热误下之，则上热未必即去，而下寒必更加甚，故利不止也。"（《再重订伤寒论集注》）参见"饥不能食"。

**立秋** 二十四节气之一。每年 8 月 8 日前后太阳到达黄经 135°时开始。我国习惯把立秋作为秋季的开始，以后阳气开始收藏。《伤寒论》第 168 条白虎加人参汤方后注："此方立夏后，立秋前，乃可服。"参"立夏"。

**立夏** 二十四节气之一。每年 5 月 6 日前后太阳到达黄经 45°时开始。我国习惯作为夏季开始的节气。《伤寒论》第 168 条白虎加人参汤方后注："此方立夏后，立秋前，乃可服。"立夏至立秋这段时期，阳气隆盛，乃可服辛寒清热的重剂白虎汤之类的方剂。此外其他季节，阳气稍弱，使用时要慎重。医学谚语有云"冬不可用石膏"，盖从此出。

**半产** 病证名。指怀孕三月以上，由于气血虚弱、肾虚、血热，及外伤等损伤冲任，不能摄养胎元，以致未足月而产。又称小产。语见《伤寒论·辨脉法》第 10 条："妇人则半产、漏下。"

**半身不遂** 指左侧或右侧上下肢瘫痪，不能随意运动的症状而言。常伴有口角歪斜，久则有患肢枯瘦、麻木不仁的表现。《内经》中称为"偏枯"。①主要见于中风病中。语见《金匮要略·中风历节病脉证并治第五》："夫风之为病，当半身不遂，或但臂不遂者，此为痹。脉微而数，中风使然。"此论中风与痹证。中风之病，除半身不遂外，还因病邪中人后之正邪斗争、轻重缓急，在经络、在脏腑之不同，而有不同之症状。所谓："……邪气反缓，正气即急，正气引邪，㖞僻不遂。邪在于络，肌肤不仁；邪在于经，即重不胜；邪中于腑，即不识人；邪中于脏，舌即难言，口吐涎。"中风治法，仲景未曾明言，然所附方剂，均为风邪病证而设。如风寒偏重者，方用侯氏黑散补虚祛风；风热偏重者，方用风引汤除热熄风；血虚风热者，方用防己地黄汤养血疏血。后世治疗风中经络，半身不遂，方可酌用大秦艽汤加减。②肝肾阴虚，肝阳上亢，风阳挟痰，气血上逆所致的半身不遂，临床症见头痛眩晕，面红目赤，舌强语謇，口眼歪斜，甚则神志昏迷，舌质红苔薄黄，脉弦数。治宜平肝潜阳，涤痰通络。方用天麻钩藤饮加减。③因饮食失节，脾失健运，聚湿生痰，致痰涎闭塞，阳气运行障碍而成的半身不遂，临床症见突然僵仆，嗜睡或昏睡，神识不清，两手握固，痰涎壅盛，牙关紧闭，面白唇紫，四肢不温，舌苔滑腻，脉沉滑或缓。治宜涤痰熄风，开窍醒脑。方用涤痰汤加减。④气血亏虚，血行障碍，瘀血阻络，或中风日久，气血亏虚，血脉瘀滞，筋脉肌肉失养所致的半身不遂，临床症见面色无华，形瘦自汗，偏身枯瘦，肌肤不仁，或手足肿胀，筋脉拘急，半身刺痛，肌肤甲错，舌淡白或有瘀点，脉弦细或细涩。治宜补气通络，活血化瘀。方用补阳还五汤加减。

**头小本大** 脉象形态用语。头与本，均系医者指下的感觉，脉自指下经过时，其前面的部分称作头，后面的部分称作本。头小本大，即脉来前小后大，此种脉叫"复"，主表病。语见《伤寒论·平脉法》第15条："心病自得洪大者愈也。假令脉来微去大，故名反，病在里也；脉来头小本大，故名复，病在表也。"对于头小本大之脉何以名复，主表病，张隐庵之注较佳，其云："脉来头小本大，则上下不均。夫心者火也，火性上炎，脉当头大本小，今头小本大，是下者反上，上者反下，故名复；此心气外虚，不荣于内，故病在表也。"（《伤寒论集注》）可供参考。

**头动摇** 指头部不自主地摇动。语见《金匮要略·痉湿暍病脉证第二》："病者身热足寒，颈项强急，恶寒时头热，面赤，目赤，独头动摇，卒口噤，背反张者，痉病也。""夫痉脉，按之紧如弦，直上下行。"本证之治疗，若属表虚柔痉者，治宜调和营卫，清热生津，方用栝蒌桂枝汤；若属表实刚痉者，治宜发汗除邪，滋津缓筋，方用葛根汤；若属邪入阳明痉病者，治宜通腑泄热，急下存阴，方用大承气汤。此外，情志不遂，肝郁化火，火升风动，或素体肝阳亢盛，阳亢化风，风阳上扰所致的头动摇，临床兼见面红目赤，头晕目眩，肢体震颤，心烦不寐，口苦咽干，舌红苔黄，脉弦数等症。治宜平肝熄风。方用羚角钩藤汤。虚风内动所致的头动摇，兼见五心烦热，失眠盗汗，神疲乏力，舌红少苔，脉细数等症。治宜育阴柔肝熄风。方用大定风珠。

**头汗出** 症状名。即头部出汗，周身一般无汗。语见《伤寒论》第111、134、147、148、165、216、228、236条，包括五种类型：①少阳火郁而阳气不宣，郁而上蒸，如第148、147、165条；②热郁于胸，蒸腾于上，如第228条所述栀子豉汤证；③热不得外越，湿不得下泄，湿热郁蒸于上，常伴发黄疸，如第134、236条所述即是；④阴虚于下，阳盛于上，每伴见小便难（第111条）；⑤血分郁热，不得外越，熏蒸于上所致，如第216条所述阳明热入血室证所见即是。总之，头汗出多见于三阳表热实证，因头为诸阳之会，而三阴经脉皆至颈胸中而还，故第148条谓："所以然者，阴不得有汗，今头汗出，故知非少阴也。"

**头卓然而痛** 症状。"卓然"义同突然，头卓然痛就是突然出现头痛。语见《伤寒论》第110条："大便已，头卓然而痛。"太阳病误火后阳虚不能通达于下。若大便已，头卓然而痛，是阳气骤然下达、反使头上的阳气乍虚所致。

**头项强痛** 症状名。即头痛项强，项部强直不柔和，俯仰顾盼不能自如。语见《伤寒论》第1、28、142条。头为三阳之总会，足太阳经上额，交巅，络脑，下项。无论是风中肌表、营卫不和之"中风"，还是寒伤皮毛，营卫郁闭之"伤寒"，都可使太阳经脉运行受阻，出现头项强痛。"头项强痛"是太阳病具有特异性意义的表现，是与阳明病之前头痛，少阳病之两侧头痛的区别点，故与"恶寒"并列为太阳病提纲症。

**头重** 症状名。指头部沉重感。语见《伤寒论》第392条："伤寒阴阳易之为病，其人身体重，少气，少腹里急，或引阴中拘挛，热上冲胸，头重不欲举。"此处"头重"的病机是虚火上炎，由病后元气未复，又耗其精，精竭火动而成。叶桂："伤寒头重有二症：①有太阳恶寒项强，头疼而不能举，宜发散寒邪；②有易病百节解散、眩运不能举，宜利益真元。"（《医效秘传·卷二》）

**头眩** 症状名。即头晕目眩，也就是自觉头身晕动、视物模糊发黑，语见《伤寒论》第67、82、195、198、297条，共有五种类型：①水饮内停，蒙蔽清阳，如第67条："伤寒若吐若下后，心下逆满，气上冲胸，起则头眩，脉沉紧。"治之当健脾利水，用苓桂术甘汤。②阳虚水泛，上犯清阳，如第82条所论之头眩，多与心下悸，身𫘝动等症并见，治以真武汤温肾化饮。③中气不足，清阳不升，如第195条所论之头眩者是，多与脉迟，食难用饱，小便难并见。④阴竭阳脱，如第297条之"下利止而头眩，时时自冒者"是。⑤热气浊邪上攻，如第198条所述之头眩者是。李千古："头眩者，今之所谓头晕是也，少阳之症居多，太阳、阳明亦或有之。皆云表邪传里，阳气虚，清气不能上达，故时时头眩也。然虽云是虚，而风家亦有眩者，在杂证为风动肝木，根本皆摇，卷痰上升，迷乱清气故尔，宜二陈汤加天麻、防风。在此门者，皆风邪传于少阳之经，亦为风被木摇，宜小柴胡汤加天麻、防风。"（《李千古伤寒论·头眩论》）参见"目眩"。

**头痛** 症状名。即头部疼痛。见于《伤寒论》第8、13、35、56、92、134、140、152、197、256、378、383、386诸条。三阳经皆有头痛，而太阳经头痛最多见；阴经中唯厥阴经病证有头痛，以阴经中独厥阴上能抵巅。太阳头痛由外邪郁表、经气不利所致，见于表实证者用麻黄汤汗之（第35条），见于表虚证者用桂枝汤和之（第13条）；若不大便六七日，头痛发热，小便清者，可以用桂枝汤解其外（第56条）；如果见于霍乱之既有表邪，又有蓄水，则以五苓散解表通里（第383条）。阳明头痛多由热邪攻击所致，其有结热腑实者，用承气汤攻之（第56条）。少阳头痛为胆火上逆所致（第265条）。厥阴头痛多由阴寒上逆所致，其见干呕、吐涎沫、头痛者，用吴茱萸汤暖厥阴经而散其寒，降逆气而止呕（第378条）。此外还有悬饮证饮邪上攻之头痛，治用十枣汤攻逐水饮（第152条），以及阳明寒证之头痛（第197条）。

**头微汗出** 症状名。即头部微微出汗。语见《伤寒论》第136条："伤寒十余日，热结在里……但结胸，无大热者，此为水结在胸胁也，但头微汗出者，大陷胸汤主之。"此处头微汗出见于表无大热的结胸证，病机属水热郁蒸，阳邪郁于阳位，水气不得布达全身，郁热上攻于头，故头部出汗，治用逐水荡实的大陷胸汤。柯韵伯："但头微汗者，热气上蒸也，余处无汗者，水气内结也，水结于内，则热不得散，热结于内，则水不得行，故用甘遂以直攻其水，任硝黄以大下其热，所谓其次治六腑也，又大变于五苓、十枣等法。"（《伤寒来苏集》）参"头汗出"条。

**必婴暴疹** 婴，罹患之意；暴，急迫之意；疹，疾病也。必婴暴疹，即必患急性疾病。语见《伤寒论·伤寒例》第8条："……此君子春夏养阳，秋冬养阴，顺天地之刚柔也。小人触冒，必婴暴疹。"此条强调，懂得养生的人，春夏二季注意保护阳气，秋冬之季注意保护阴气，这是顺应气候变迁而调护身体的养生之道。如果不懂得养生的人，就容易触冒寒暑，发生急性病变。此即谓"小人触冒，必婴暴疹"。成无己注云："《内经》曰：'养生者，必顺于时。'春夏养阳，以凉以寒，秋冬养阴，以温以热，所以然者，从其根故也。不能顺时调养，触冒寒温者，必成暴病。"此注简洁明了，平允可参。

**出汗** 古炮制法称将药炒至油质渗出为出汗。如《伤寒论》第338条："蜀椒四两，出汗。"陶弘景："凡用椒皆火微熬之，令汗出，谓为汗椒，令有力势。"（引《新修本草》）

**出迟入疾** 出，指脉随气息之呼出而外达；入，指脉随气息之吸入而内收。出迟入疾，指气息之呼出与脉之外达缓，而气息之吸入与脉之内收速，主里实外疾之证。语见《伤寒论·平脉法》第2条："呼吸者，脉之头也……初持脉，来迟去疾，此出迟入疾，名曰内实外虚也。"详见"来迟去疾"条。

**出疾入迟** 出，指脉随气息之呼出而外达；入，指脉随气息之吸入而内收。出疾入迟，指气息之呼出与脉之外达速，而气息之吸入与脉之内收迟，主里虚表实之证。语见《伤寒论·平脉法》第2条："呼吸者，脉之头也。初持脉，来疾去迟，此出疾入迟，名曰内虚外实……"详见"来疾去迟"条。

**皮之不存，毛将安附**　语见《伤寒论·序》："华其外而悴其内，皮之不存，毛将安附焉？"意思是说皮都没有了，毛在哪儿长呢？比喻基础没有了，建筑在这基础上的东西也就无法存在。这是仲景针对当时一些一味追求荣华权势，却不重视医药的实际，以满腔热情发出的感叹，痛心疾首地告诫人们：没有健康的身体，身外之物根本没有用处。

**皮肤**　本指覆盖于人体表面、直接与外界接触的部分。在《伤寒论》里用以指人体外表部位。《伤寒论》第11条："病人身大热，反欲得衣者，热在皮肤，寒在骨髓也；身大寒，反不欲近衣者，寒在皮肤，热在骨髓也。"皮肤居外表骨髓在身体深部故用"皮肤"指表，用"骨髓"指里。仲景列出"寒在皮肤""寒在骨髓"，结合"欲近衣"与"不欲近衣"等患者的自觉症状，作为辨别寒热真假的方法，有一定临床意义。程郊倩云："寒热之在皮肤者，属标属假；寒热之在骨髓者，属本属真。"（《伤寒后条辨》）

**皮粟**　症状名。即皮肤毛孔竖立所呈现的粟粒状现象。语见《伤寒论》第141条白散方后注："身热皮粟不解，欲引衣自复，若以水噀之洗之，益令热劫不得出……""皮粟"，即"肉上粟起"，详见"肉上粟起"条。

**发汗**　治疗方法。指使用发汗药物、开发肌腠、鼓舞阳气以致汗出、从而解除在肌肤的邪气的治疗方法。在《伤寒论》中主要用于治疗太阳表证，且一般是辛温发汗。其代表方剂为麻黄汤类方以及桂枝汤类方，包括大小青龙汤、葛根汤等。太阳中风表虚证宜解肌发汗、调和营卫，用桂枝汤；太阳伤寒表实宜发汗散寒、宣肺平喘，用麻黄汤；伤寒兼心下有水气用小青龙汤汗之、散之；伤寒兼有内热烦躁者用大青龙汤汗之、清之。张景岳："仲景发汗之条，缕悉尚多，今但述其切要者，凡二十四证，以见其宜否之法而大意可得也。第其所用汗制，不曰麻黄，则曰桂枝，此寒邪初感温散之妙法也。"（《伤寒典》）发汗法有很多禁忌，凡内热、阴阳气血虚弱、病不在表，俱不可发汗。

**发狂**　病证名。指神志失常、狂躁不安、语言、行为异于常人的病证。其人或登高而歌、或弃衣而走、语言善恶不避亲疏、行为狂妄殴人毁物。《伤寒论》中发狂有两类情况，其一为热邪与瘀血搏结于下焦、血热上攻心神所致，见于蓄血证。治宜破血逐瘀，用抵当汤。见第124条。其二为阳明病中寒证胃阳来复、正邪相争所致。如第192条："阳明病，初欲食，小便反不利，大便调，其人骨节疼，翕翕如有热状者，奄然发狂，濈然汗出而解者，此水不胜谷气，与汗共并，脉紧则愈。"成无己："伤寒发狂，何以明之？狂者，猖狂也。谓其不宁也。《难经》曰：狂之始发也，少卧不饥而自高贤也，自辨智也，自贵倨也，狂笑好歌乐也，妄行走不休也。狂家所起，皆阳盛致然。《内经》曰：阴不胜其阳脉流薄疾，并乃狂也……伤寒热毒在胃，并于心脏，使神不宁而志不定，遂发狂也。伤寒至于发狂，为邪热至极也。非大吐下则不能已。又有热在下焦，其人如狂者，经曰：热入膀胱，其人如狂，则未至于狂，但卧起不安尔。"（《伤寒明理论》）

**发热**　症状名。指病理性的体温升高。其在《伤寒论》中出现凡74次，大体可分为表热和里热两类，表热是邪在太阳肤表、营卫郁遏所致，多与恶寒并见，且伴有项强、头痛、脉浮等症，用解表之法，祛除表邪、宣通营卫，热即可退。里热在阳明、少阳、少阴、厥阴以及坏病都可见到，其属实者为里热外发，其属虚者为虚阳外越。发热在不同的病变中有不同的表现形式，其在阳明热证则高热熇熇，若已入腑化燥成实，则潮热有时；其在少阳经多与恶寒交替出现。少阴病发热有表里同病者，依然为营卫不宣；有虚阳外越者。厥阴病有厥热胜复等症。各以法治之。

**发热恶寒**　症状名。指发热与恶寒并见，一般先有恶寒，继而发热，发热时恶寒不罢或有所减轻。发热恶寒在《伤寒论》里出现凡9次。可分为两种类型：①邪气在表，卫气郁遏，不能温煦于表，郁遏则热生，故发热恶寒同时并见（第23、27、38、143等条），其治疗宜发表散邪。②阳虚阴盛、虚阳外越，阳虚则恶寒，阳越又发热，故寒热并见，但此时必伴见吐利汗出、四肢逆冷、躁扰不宁、脉弱等症，治之宜用四逆汤之类方回阳救逆（第388等条）。

**发烦**　症状名。指心中烦乱，亦即心烦。语见《伤寒论》第46条："太阳病……表证仍在，此当发其汗。服药已微除，其人发烦目瞑，剧者必衄，衄乃解。"此条"发烦"是由外邪束表，阳气郁遏，服药后阳郁欲伸而正邪交争所致。程知曰："服（麻黄）汤已，其病微除。至于烦瞑剧衄，乃热郁于营，阳气重盛，表散之药与之相搏而然。"（《伤寒经注》）

**发黄**　症状名。指皮肤及巩膜出现黄染。在《伤寒论》中凡9次出现。《伤寒论》"发黄"有四种：①火逆发黄，如第6条"若被火者，微发黄色"，第111条"火劫发汗，两阳相熏灼，其身发黄"，均为热病误火，热盛灼血，导致营色外露而发黄；②湿热郁蒸发黄，如199条"阳明病，无汗，小便不利，心中懊忱者，身必发黄"，因无汗，湿热不能随汗外散，小便不利，湿无下行去路，致湿热郁蒸，内阻中焦，肝失疏泄，胆汁不循常道外溢肌肤而发黄；③瘀血发黄（见"身黄"条）；④寒湿发黄（见"身黄"条）。柯韵伯说"无汗，小便不利是发黄之源"，故论中提出"若小便自利者，不能发黄"（第187条），说明利小便是治疗发黄的主要治则。

**发落** 症状名。指头发部分或全部脱落。语见《金匮要略·血痹虚劳病脉证并治第六》："夫失精家，少腹弦急，阴头寒，目眩，发落，脉极虚芤迟，为清谷亡血失精。脉得诸芤动微紧，男子失精，女子梦交，桂枝加龙骨牡蛎汤主之。"治宜调和阴阳，摄精止遗，使阴阳平调，精固而能养发，则发落可愈。方用桂枝加龙骨牡蛎汤。此外，阴血亏虚，毛发失养所致的发落，临床表现为头发稀疏，头皮瘙痒，兼见耳鸣，腰酸肢软，遗精多梦，舌苔少，脉细弱等症。治宜补益肝肾，滋阴养血。方用《外科正宗》神应养真丹加减。瘀血阻滞，新血不生，血不养发所致的发落，临床兼见面色晦暗，口唇青紫，但欲饮水不欲咽，舌暗有瘀斑，脉细涩等症，且病多经久不愈。治宜活血化瘀。方用桃红四物汤。

# 六　画

**动** 脉象名。指脉来数，上下无头尾，如豆大，厥厥动摇。动脉与数脉相类，但数脉三部俱显，动脉则或见于关上，或见于寸口，或见于尺部。动脉又与滑脉相类，但滑脉脉来圆滑流利而不居，动脉则居于一处而不移。动脉之机转，乃因阴阳相搏，是因人体内部生理功能失调，引起阳气与阴气互相搏击，故脉不能贯通三部，而仅动于一处。动于寸口者，因寸口为阳，阳为阴乘，阳虚不能固外，可见汗出；动于尺部者，尺部为阴，阳陷于阴，阴虚为阳所乘，故见发热。《伤寒论·辨脉法》第7条："阴阳相搏，名曰动。阳动则汗出，阴动则发热。形冷恶寒者，此三焦伤也。若数脉见于关上，上下无头尾，如豆大，厥厥动摇者，名曰动也。"即阐明了动脉的机理、主病及形态。成无己云："动，为阴阳相搏，方其阴阳相搏，而虚者则动。阳动为阳虚，故汗出，阴动为阴虚，故发热也。"（《注解伤寒论》）周扬俊云："至数脉见于关上，旋转如画，正是相搏之处。故阴阳相搏，言其理也。汗出恶寒，言其证也。上下无头无尾，如豆大，厥厥动摇，言其状也。然曰阳动，曰阴动，曰关上，仲景示人明明止见一部，不似滑脉之属于实者，或兼见于三部也。"（《伤寒论三注》）张璐云："动脉虽多见于关上，然尺寸亦常见之。本文又言，若数脉见于关上，若字甚活，是举一隅为例耳。今世以尺寸之动，强饰为滑，殊不知动脉是阴阳相搏，虚者则动，故单见一部。滑脉是邪实有余，多兼二三部，或两手俱滑。以此辨之，则动滑之虚实辨矣。"（《伤寒缵论》）此三氏之注，不惟阐明了动脉的机转、主病，亦论述了动脉与滑脉的区别，更可贵者，是纠正了后世动脉仅见于关上的错误认识，可参。

**动则为痛** 指脉见动象，多主疼痛。因动脉乃阴阳相搏所致，阴阳相搏，必致不相交通，故每见疼痛之症。语见《伤寒论·平脉法》第 1 条及《伤寒论》第 134 条。成无己注曰："动则阴阳相搏，相搏则痛生矣。"可供参考。

**动经** 病机。指伤动经脉。语见《伤寒论》第 67 条："伤寒若吐若下后，心下逆满，气上冲胸，起则头眩，脉沉紧，发汗则动经，身为振振摇者，茯苓桂枝白术甘草汤主之。""发汗则动经"的病机是阳虚之体误汗，阳气更虚。出现"身为振振摇"，与第 82 条真武汤证之"身瞤动，振振欲擗地"证类似，只是程度略轻，当用真武汤治之。（"茯苓桂枝白术甘草汤主之"，是倒装句，应移在"脉沉紧"之后）成无己、尤在泾、喻嘉言诸家将"发汗则动经，身为振振摇"两句连在一起，认为是茯苓桂枝白术甘草汤证，不无道理，因二方证病机一致，苓桂术甘汤证是真武汤证之轻者，真武汤证是苓桂术甘汤证之重者，临床似可互参。

**动数发息** 指医生按照自己的呼吸确定患者脉搏的跳动次数。《伤寒论·序》："人迎、趺阳，三部不参；动数发息，不满为十。"

**执迷用意** 指学识不精反而主观臆断，固执己见。语见《伤寒论·伤寒例》第 21 条："凡两感病俱作，治有先后，发表攻里，本自不同，而执迷用意者，乃云神丹甘遂合而饮之，且解其表，又除其里，言巧似是，其理实违。"两感病乃表里二经同时发病，其治疗步骤应先治其表，待表解后，再治其里。当然，在某些里证为急的情况下，则应先治其里，而后治其表。这是先后缓急的治疗原则。而医术浅薄之人，不能理解运用这一原则，不分病情主次，见有表里俱病之证，就把解表之神丹，攻里之甘遂一起混投，初看起来，似乎有理，实际上只是寄望于侥幸偶中，这就是"执迷妄意"。成无己云："两感病俱作，欲成不治之疾，医者大宜消息，审其先后次第而治之，若妄意攻治，以求速效者，必致倾危之败。"（《注解伤寒论》）此注可帮助理解。

**耳前后肿** 症状名。指耳朵前后出现肿胀。语见《伤寒论》第 231 条："阳明中风，脉弦浮大……耳前后肿，刺之小差，外不解，病过十日，脉续浮者，与小柴胡汤。""耳前后肿"的病机是少阳经邪热壅塞不通。但脉浮（太阳）弦（少阳）大（阳明）并见，实为三阳合病。此即虽用刺法泄热，仍只小差，且脉续浮的道理。治宜从和解立法。柯韵伯说："病过十日，是内已解之互文，当在'外不解'句上……刺之，是刺足阳明，随而实而泻之。小差句，言内证俱减，但外证未解耳，非刺耳前后其肿少差之谓也。脉弦浮者，向之浮大减少而弦尚存，是阳明之脉证已罢，惟宜少阳之表邪尚存，故可用小柴胡汤以解外。"（《伤寒来苏集》）

**耳聋** 症状名。指两耳闻不到声音。语见《伤寒论》第75条："未持脉时，病人手叉自冒心，师因教试令咳而不咳者，此必两耳聋无闻也。所以然者，以重发汗，虚故也。"《伤寒论》提及"两耳无所闻"的尚有第264条，但病机不同，彼为少阳中风，乃肝胆风木之火上旋，阻塞清窍，往往耳中如蝉声乱鸣，甚则无所闻，属实，故用小柴胡汤；此为发汗太过，阴液阳气俱损，心之阳气不足，肾之精气大虚，不能上注于耳，与老年肾气衰惫之耳聋机理类似。治宜人参、附子、桂枝、甘草之类扶助心肾阳气。柯韵伯云："汗出多则心液虚，故叉手外卫，此望而知之；心寄窍于耳，心虚故耳聋，此问而知之。"（《伤寒来苏集》）

**过经** 病理名。指疾病传过一经而系入他经的病理变化。一指病程已超过传经日期。语见《伤寒论》第105、217、384条。如第217条"过经乃可下之"指太阳表证与阳明里实二者同见，使用下法的原则是太阳表证已罢，纯见阳明里证。尤在泾曰："过经者，邪气去此而之彼之谓。"（《伤寒贯珠集》）汪琥曰："过经者，谓六经传尽，病已过而不愈也。"（《伤寒论辨证广注》）

**再服** 服法名。指一剂药分二次服。

**再经** 病机名。指病在一经行尽而再传他经。语见《伤寒论》第8条："太阳病，头痛至七日以上自愈者，以行其经尽故也。若欲作再经者，针足阳明，使经不传则愈。"此条"再经"指太阳行经之期结束，病将传于阳明。可预防性针刺阳明经穴位，使其经气流通，抗邪能力增强，防止传经的发生。沈明宗曰："邪盛而不愈，势必再传他经，非阳明即少阳，或三阴受之，故当针足阳明以通胃气，充溢脏腑，杜绝风寒，无有可传之路，势必外出，谓使经不传则愈。"（《伤寒六经辨证治法》）

**再逆** 指再次使用错误的治法。语出《伤寒论》第6条："若火熏之，一逆尚引日，再逆促命期。""逆"，与"顺"字相对，倒行逆施意。这里指背道而驰的使用不妥当的发汗、攻下、温针等方法，治疗阴津不足的患者。方有执曰："一逆者，若汗若下若火也，再逆者，汗而或下，下而或火也。温乃阳盛阴虚之病，一逆已令阴竭，况再逆乎，甚矣！"（《伤寒论条辨》）

**协热而利** 证候名。即"协热利"。指表热未去而下利。语见《伤寒论》第 163 条："太阳病，外证未去，而数下之，遂协热而利，利下不止，心下痞硬，表里不解者，桂枝人参汤主之。""协"，合也，同也。此条"协热而利"的病机是表证未解，因误下损伤太阴之阳，里气虚寒，故同时又见下利，治之当用桂枝人参汤辛温解表，温中止利。黄坤载曰："太阳病外证未解而数下之，外热不退，而内寒亦增，遂协合外热而下利，利而不止。"（《伤寒悬解》）参见"协热利"。

**协热利** 证候名。指肌表发热并伴有下利。"协"通"挟"。如《伤寒论》第 139 条所述协热利为伤寒误下，表证未解，邪热内陷，下迫肠道，传导太过，故形成协热利。方有执："协，互相和同之谓，言误下则致里虚，外热乘里虚入里，里虚遂协同外热变而为利。"（《伤寒论条辨·卷一》）

**西方肺脉** 即肺脉之平脉，因肺应西方，在时应秋，五行属金，所以称"西方肺脉"。语见《伤寒论·平脉法》第 15 条："西方肺脉，其形何似？师曰：肺者，金也，名太阴，其脉毛浮也。肺病自得此脉，若得缓迟者皆愈。"本条指出，西方肺脉，即肺之平脉，应是呈轻虚毛浮之象，此与《内经》之论一脉相承。常人毛浮之脉，多见于秋季，因此时肺金主令，其气向表，故呈此象。若肺病中见此脉，乃是自得其位而有胃气之征，故愈。若脉见缓迟，是脾胃气充之象，脾胃属土，土金母子相应，故也主痊愈。张令韶注云："毛浮者，肺之本脉也。缓迟者，脾胃柔和之脉也。肺病自得其旺脉固愈。若得迟缓之脉，不特得其胃气，抑且子病而得母气之相生，故为皆愈。"（《伤寒论直解》）此注平允可参。

**戌** 指下午 7～9 时。语见《伤寒论》第 193 条："阳明病，欲解时，从申至戌上。"六经各有规定的"欲解时"，即六经病如能自愈，多见于它的经气旺盛的时间内，理由是本经之气旺盛，易助正气战胜病邪促其自愈。这就是时间医学在临床上的意义，说明远在人体生物钟学说建立之前，仲景已注重病理变化中的时间特点，用以指导诊治，推断预后。

**有阴无阳** 病机名。即阴盛阳衰，阴盛于内，阳亡于外。《伤寒论》第 346 条："伤寒六七日不利，便发热而利，其人汗出不止者，死。有阴无阳故也。"尤在泾曰："伤寒六七日本不利，而发热与利俱见，此非阳复而热也，阴内盛而阳外亡也。若其人汗出不止，则不特不能内守，亦并无为外护矣，是谓有阴无阳，其死必矣。"（《伤寒贯珠集》）

**邪气** 泛指内外各种致病因素，即病邪，相对人体正气而言。在《伤寒论》见于第 97、173 条。第 97 条"血弱气尽，腠理开，邪气因入，与正气相搏"的"邪气"，指四时不正之气，即《内经》"正气存内，邪不可干"的"邪"；第173条的"胃中有邪气"的"邪气"，指腹中的寒气。参见"客气"条。

**邪风**　指四时不正之风邪。语见《伤寒论》第95条："太阳病，发热汗出者，此为荣弱卫强，故使汗出。欲救邪风者，宜桂枝汤。""邪风"为"虚邪贼风"的简称，《内经》云"虚邪贼风，避之有时"，"此必因虚邪之风，与其身形，两虚相得，乃客其形"。正是这种"邪风"内侵，引起机体的"荣弱卫强"，"荣弱卫强"又是桂枝汤证的病理机转，即表邪与表虚共同构成"表虚"证，桂枝汤是调和荣卫的主方，用之自是对证。

**邪高痛下**　指胆经受邪，肝木乘脾的病变。语出《伤寒论》第97条："脏腑相连，其痛必下，邪高痛下，故使呕也。""高"与"下"指部位而言，胆的部位较高，故云"邪高"，脾的部位较胆于下，故云"痛下"。胁下属肝胆部位，肝胆相连，脾胃相关。邪结胁下，则胆能传肝，肝木乘脾，脾能传胃而为腹痛。邪气虽然高居胁下，同样能致脾络腹痛，正体现了人体脏腑既相互制约，又相互传变的整体观，也是五行学说在病理上的体现。尤在泾说："邪高谓病所来处，痛下谓病所结处。"（《伤寒贯珠集》）

**至而太过**　描述气候变化用语。指节气已到，气候也随之变化，但较正常情况下为甚。属于气候异常变化之一。语见《伤寒论·伤寒例》第8条："十五日得一气，于四时之中，一时有六气，四六名为二十四气。然气候亦有应至仍不至，或有未应至而至者，或有至而太过者，皆病气也。"对于至而太过，《金匮要略·脏腑经络先后病脉证第一》曾举出一个例子作为解释："冬至之后，甲子夜半少阳起，少阳之时阳始生，天得温和……以得甲子而天温如盛夏六月时，此为至而太过也。"以此为例，举一反三，可加深对"至而太过"的理解。

**当脐跳**　症状名。指正当肚脐的部位有跳动感。本证出自《金匮要略·五脏风寒积聚病脉证并治第十一》："心伤者，其人劳倦，头面赤而下重，心中痛而自烦，发热，当脐跳，其脉弦，此为心脏伤所致也。"本证可伴头面发红，下部沉重，心中痛，心烦，发热。其病机为心虚于上而肾气动于下所导致。治宜补心安神，交通心肾，以茯苓桂枝甘草大枣汤为代表方。

**吐下不止**　症状名。指呕吐与下利频繁、且持续时间较长、无休无止。《伤寒论》第76条："发汗后，水药不得入口为逆；若更发汗，必吐下不止。"此由其人素体中阳虚弱，发汗后阳气更伤，胃气上逆，脾气下陷，故吐下不止。成无己："发汗亡阳，胃中虚冷也，若更发汗，则愈损阳气，胃

气太虚，故吐下不止。"（《注解伤寒论》）

**吐血**　症状名。指口吐鲜血。语见《伤寒论》第 115 条："脉浮热甚，而反灸之，此为实，实以虚治，因火而动，必咽燥吐血。"此处"吐血"是由热伤阳络、迫血上行所致。脉浮发热为表热证的表现，本当辛凉疏表为治，却误施艾灸，火气动血，迫血上行而为咽燥吐血，乃医之过也。成无己曰："此火邪迫热，而血上行者也。脉浮热甚为表实，医以脉浮为虚，用火灸之，因火气动血，故咽燥吐血。"（《伤寒论注解》）

**吐利**　症状名。即呕吐并且伴见腹泻。语见《伤寒论》第 283、292、296、309、382、386、387、388、391 条。皆属脾肾阳虚之变。有三：①少阴阳虚阴盛，脾胃虚寒，胃逆脾陷，其证多伴见手足逆冷，治宜回阳。可取四逆汤加减。②寒盛于内，虚阳外脱，往往伴见汗出或烦躁，多为不治之险证（第 283、296 条）。③胃中寒气上逆所致，见于少阴病篇，伴有手足逆冷、烦躁欲死等症，治宜温胃散寒，降逆止呕，用吴茱萸汤（第 309 条）。钱潢："阴邪上逆，胃中虚寒则吐；寒邪在里，中气不守则利。"（《伤寒溯源集·卷九》）

**吐逆**　症状名。指呕吐气逆，"吐"言表现，"逆"言病机。语见《伤寒论》第 29 条："伤寒，脉浮，自汗出，心烦，微恶寒，脚挛急，反与桂枝，欲攻其表，此误也。得之便厥，咽中干，烦躁吐逆者，作甘草干姜汤与之，以复其阳。"此条吐逆是由胃中阳气虚衰、阴气上逆所致。治之宜温中复阳，用甘草干姜汤。汪琥："吐逆者，阴寒气盛而拒膈也，因作甘草干姜汤，散寒温中，以复其阳。"（《中寒论辨证广注·卷上》）

**吐涎沫**　症状名。指口中涎沫量多，时时吐出。《伤寒论》第 378 条："干呕，吐涎沫，头痛者，吴茱萸汤主之。"肝寒犯胃、浊阴上逆、故吐涎沫。治宜吴茱萸汤温胃散寒、降逆止呕。吴谦："吐涎沫者，清涎冷沫随呕而出也。此由厥阴之寒上干于胃也。"（《订正伤寒论注》）

**吐脓血**　症状名。指口吐脓血。语见《伤寒论》第 19 条："凡服桂枝汤吐者，其后必吐脓血也。"此条"吐脓血"为内热炽盛者服桂枝汤后的变证。桂枝汤为辛温之剂，"桂枝下咽，阳盛则毙"，阳盛加之以温，即可导致吐逆；如果患者素有痈脓，服桂枝汤后即可能吐脓血。"其后必吐脓血"句，是对逆变趋势的预测。柯韵伯云："桂枝汤不特酒客当禁，凡热淫于内者，用甘温辛热以助其阳，不能解肌反能涌越，热势所过，致伤阳络，则吐脓血可必也。"（《伤寒来苏集》）

**吐蛔**　症状名。即吐出蛔虫。语见《伤寒论》第 89、338 条。《伤寒论》所述吐蛔的病机或为肠胃虚寒者复发汗，致阳气外越，中阳更虚，里寒更盛，蛔虫不耐胃中寒冷，随呕吐而出（见第89条），当伴见脉微、肢厥等虚寒证；或为上热下寒，蛔虫避寒就温而向上移徙。治疗方法是寒温并用，杀虫安蛔，338条提出用乌梅丸治疗，因本方为辛温驱寒，苦寒清热，安胃制蛔之复方。吴谦云："胃寒复汗，阳气愈微，胃中冷甚，蛔不能安，故必吐蛔也，宜理中汤送服乌梅丸可也。"（《医宗金鉴》）

**因息游布**　指因于气息的出入，营卫气血才得以流通，从而形成脉搏的跳动。语见《伤寒论·平脉法》第1条："荣卫气血，在人体躬，呼吸出入，上下于中，因息游布，津液流通。"吴谦云："人之体躬，卫统气而行脉外，营统血而行脉中，故凡呼吸出入，上下于中，莫不因息以游布于四体，随津液而流通于周身。"可参。

**刚痉**　病证名。痉病之一种，以项背强急，发热恶寒无汗为主要症状。又名"刚痓"。语见《伤寒论·辨痉湿暍脉证》第2条："太阳病，发热无汗，反恶寒者，名曰刚痉。"痉病以项背强急为主证。伴见发热无汗恶寒之证者，名曰刚痉。其命名之由，乃因此由寒邪侵袭所作。寒为阴邪，其性刚烈劲急，故曰"刚"。尤在泾曰："痉者强也，其病在筋，故必兼有颈项强急，头热足寒，目赤头摇，口噤，背反张等证。"（《金匮要略心典》）成无己曰："以表实感寒，故曰刚痉。"（《注解伤寒论》）徐忠可云："痉即痓，强直之谓也。痉病必有背项强急等的症，故曰痉，即省文不言。但治痉病，刚柔之辨，最为吃紧，故特首拈无汗反恶寒为刚，有汗不恶寒为柔，以示辨证之要领耳。"（《金匮要略论注》）三注皆可启迪思路，帮助理解。

**肉上粟起**　症状名。指皮肤在冷水刺激下出现毛孔竖起的现象，状如粟粒。语见《伤寒论》第141条："病在阳，应以汗解之，反以冷水噀之，若灌之，其热被劫不得去，弥更益烦，肉上粟起，意欲饮水，反不渴者，服文蛤散。""肉上粟起"的病机是热邪入里未深，水寒之气客于皮肤。治宜解表清热，利水除烦。文中用文蛤散，柯韵伯认为当是文蛤汤之误（即大青龙汤去桂枝加文蛤），可以参考，因本证与大青龙证的病机，都是外寒里热。

**肉面**　指配有肉食的面条。《伤寒论》第12条桂枝汤方后注："禁生冷、粘滑、肉面、五辛、酒酪、臭恶等物。"肉面厚腻滞胃、不易消化，故中风患者服桂枝汤后当忌之。

**舌上干燥**　症状名。即舌苔燥少津，包括舌燥感觉。语见《伤寒论》第168条："伤寒若吐若下后，七八日不解，热结在里，表里俱热，时时恶风，大渴，舌上干燥而烦，欲饮水数升者，白虎加人参汤主之。"此处"舌上干燥"是由阳明热炽伤津所致。尤怡："胃者，津液之源也；热盛而涸，则舌上干燥，故既以白虎除热，必加人参以生津。"（《伤寒贯珠集》）参见"舌燥""舌上燥"。

**舌上白苔**　症状名。指舌上出现白色苔垢。语见《伤寒论》第230条："阳明病，胁下硬满，不大便而呕，舌上白胎者，可与小柴胡汤。""胎"为"苔"之假借字，"舌胎"为仲景所首创。张石顽曰："舌胎之名，始于长沙。"（《伤寒绪论》）本条"舌上白苔"的病机是邪入少阳，枢机不利，津液不行。由于病无燥热，故苔白。仍用小柴胡汤疏通三焦，使水液下行。如舌上黄苔，就当下之。成无己说："阳明病，腹满不大便，舌上苔黄者，为邪热入腑，可下；若胁下硬满，虽不大便而呕，舌上白苔者，为邪未入腑，在表里之间，与小柴胡汤以和解之。"（《注解伤寒论》）

**舌上白苔滑**　舌象。指舌上有白色的滑苔。语见《伤寒论》第129条："如结胸状，饮食如故，时时下利，寸脉浮，关脉小细沉紧，名曰脏结，舌上白胎滑者，难治。""脏结"的性质属阴、属寒、属虚，出现滑白苔是脏结阴寒盛极阳气虚衰，攻邪则伤正，补虚则助邪，故曰难治。尤在泾曰："舌上白苔滑者，在里之阳不振，入结之邪已深，结邪非攻不去，而脏虚又不可攻，故曰难治。"（《伤寒贯珠集》）

**舌上苔**　症状名。即舌上生成苔垢。语见《伤寒论》第221条："阳明病……若下之，则胃中空虚，客气动膈，心中懊恼，舌上苔者，栀子豉汤主之。""苔"在此活用为动词，意思是"生苔"。虽未明言苔之颜色，质地，但从误下后形成，且伴见心中懊恼，用栀子豉汤治疗，病机当属热郁胸膈，推知苔必腻而微黄。成无己说："若下之，里热虽去，则胃中空虚，表中客邪之气，乘虚陷于上焦，烦动于膈，使心中懊恼而不了了也。舌上苔黄者，热气客于胃中；舌上苔白，知热气客于胸中，与栀子豉汤以吐胸中之邪。"（《注解伤寒论》）但栀子豉汤不能理解为涌吐之剂。

**舌上苔滑**　舌象。指舌苔水滑。语见《伤寒论》第130条："脏结无阳证，不往来寒热，其人反静，舌上苔滑者，不可攻也。""苔滑"的病机，是阳气虚衰，寒湿内盛。本证外无烦躁潮热之阳，其人静而不烦，其内动外达之机俱泯，显然无可下之征，误攻则犯虚虚之戒。尤在泾曰："其人反静，其舌苔反滑，邪气伏而不发，正气弱而不振，虽欲攻之，无可攻也。"（《伤寒贯珠集》）

**舌上燥**　症状名。指舌苔干燥。语见《伤寒论》第137条："太阳病，重发汗而复下之，不大便五六日，舌上燥而渴，日晡所小有潮热，从心下至少腹硬满而痛，不可近者，大陷胸汤主之。"此处"舌上燥"是由于邪热之气与痰水互结胸中，津液不能上腾所致，故伴见渴饮。治之宜泻热逐水破结，用大陷胸汤。

**舌燥** 症状名。指舌上干燥少津。语见《伤寒论》第222条："若渴欲饮水，口干舌燥者，白虎加人参汤主之。"此处"舌燥"是由热炽津伤所致。大热伤津，故当在白虎汤的基础上再加人参益气生津。"口干舌燥"为应用白虎汤与白虎加人参汤的鉴别点。成无己曰："若下后邪热客于上焦者为虚烦，此下后邪热不客于上焦而客于中焦者，是为干燥烦渴，与白虎加人参汤散热润燥。"（《注解伤寒论》）参见"舌上燥""舌上干燥"条。

**传** 病理名。指伤寒由一经传到另一经的病理变化。语见《伤寒论》第4、5、8条。"传经"，即外感病的发展循着一定的规律，从一经的证候演变为另一经的证候。《伤寒论》六经传变是连续、有程序而多层次的动态系统，它科学地反映了急性外感疾病由浅入深，由热到寒，从实转虚的过程。《素问》对三阴三阳排列的次序，只反映了日传一经，由表入里，由阳转阴的过程，《伤寒论》的传变规律，既有以经络作为联系，脏腑相关的一面，又有外感病传变特殊的一面并且不拘泥于日数。如"伤寒一日，太阳受之，脉若静者为不传，颇欲吐，若躁烦，脉数急者为传也"（第4条），就是从脉象，症状等方面综合考虑"传"与"不传"之一例。

**传经** 指由六经病中的一经病演变为另一经病。语见《伤寒论·伤寒例》第13条："其不两感于寒，更不传经，不加异气者，至七日太阳病衰，头痛少愈也……"参见"传"。

**伏气** 疾病名。指感受时令之气而不即发，伏藏体内，过时发作的一种疾患。语见《伤寒论·平脉法》第6条："师曰：伏气之病，以意候之，今月之内，欲有伏气。假令旧有伏气，当须脉之。若脉微弱者，当喉中痛似伤，非喉痹也。"成无己云："冬时感寒，伏藏于经中，不即发者，谓之伏气。至春分之时，伏寒欲发，故云今月之内，欲有伏气。假令伏气已发，当须脉之，审在何经……"（《注解伤寒论》）张隐庵云："此节言伏气发病，始则从阴出阳，继则从阳入阴也。伏气之病者，春之风气，夏之暑气，秋之湿气，冬之寒气，感之则潜匿于募原肌腠之中，不形于脉，故当以意候之也。如三春风盛、九夏暑盛，医者当知今月之内，时令太过，欲有伏气感之，则潜匿于形身，而为伏气之病矣。假令旧有伏气，今时乃发，当须脉之，若脉微弱者，中土内虚，风木之邪相克也，故当喉中痛似伤……"

（《伤寒论集注》）可参。

**仲文** 医家名。《伤寒论·序》："上古有神农、黄帝、岐伯、伯高、雷公、少俞、少师、仲文。"仲文相传是黄帝的臣子，擅长医学。

**仲景** 即"张仲景"。《伤寒论》第40条："且荛花不治利，麻黄主喘。今此语反之，疑非仲景意。"此段话乃后人注解窜入正文。

**伤寒** 病证名。广义伤寒是一切外感疾病的总称。狭义伤寒是指外感风寒感而即发的疾病。《素问·热论》说："今夫热病者，皆伤寒之类也。"《难经·五十八难》说："伤寒有五，有中风，有伤寒，有湿温，有热病，有温病。"《伤寒论》提及"伤寒"一词98次，并以"伤寒"名书，即包括多种外感热病在内。以《伤寒论》的篇幅来看，似以讨论风寒之邪所引起的病变和证治较多，但它主要还是讨论广义伤寒的，包括了多种外感疾病及杂病在内，是一部辨证论治的专书。此外必须明确的是《伤寒论》所说的伤寒与西医学的"伤寒"涵义完全不同，二者不可混淆。

**仿佛** 仿，相似也；佛，见不审也。《伤寒论·序》："短期未知决诊，九候曾无仿佛。"这里是指模糊印象、粗略大概的诊断。

**自下利** 症状名。指未经攻下治疗的自行泻利，语见《伤寒论》第32、110、172、287、316条。共有四种类型：①太阳表邪内迫肠道，传导失职，如"太阳与阳明合病，必自下利，葛根汤主之"（第32条）；②少阳邪热下迫，肠道传导太过，如"太阳与少阳合病，自下利者，与黄芩汤"（第172条）；③脾肾阳虚，水气溢内，下流肠道，如"少阴病……腹痛，小便不利，四肢沉重疼痛，自下利者，此为有水气，真武汤主之"（第316条）；④脾阳来复，运化转和，逐除肠道腐秽之物，故见自下利，如"太阳病……十余日，振栗自下利者，此为欲解也"（第110条）。参"下利"条。

**自汗出** 症状名。指患者不因劳作、炎热、过暖或采用发汗手段治疗等原因而出现的汗液外泄。《伤寒论》见"自汗出"11次。主要为以下四种原因：①营卫不和，卫外不固，营阴外泄（第53、54条）。②阳明热盛，迫津外泄（第219条）。③风温为病，阳热亢盛，津液外泄（第6条）。④正气来复，津液自和，自汗出而愈（第49条）。刘完素曰："自汗者，不发表解肌自出汗也。伤风自汗，桂枝汤。伤寒自汗，脉沉数而实，表里俱热者，厥逆自汗者，头疼自汗者，伤寒自汗未解半入里者，中暑自汗脉虚者，俱宜白虎汤。伤寒寝汗不止，白虎汤加麻黄根、浮麦。伤寒汗下后，自汗，脉虚，热不已，白虎加人参、苍术服之，汗止身凉，通仙之法也。"（《伤寒标本心法类萃》）

**自利**　症状名。即未经攻下而自行泄泻，又作"自下利"。语见《伤寒论》第 273、277、282、358 条，共有两种类型：①太阴寒湿下注，如"自利不渴者，属太阴"（第 277 条）；"太阴之为病，腹满而吐，食不下，自利益甚，时腹自痛"，"伤寒四五日，腹中痛，若转气下趋少腹者，此欲自利也"（第 358、273 条），治之宜理中汤温脾阳而止利。②少阴阳虚，火不暖土，运化失常，关门不固，如"自利而渴者，属少阴也"（第 282 条），治宜四逆辈温肾暖脾。参见"自下利"条。喻昌："仲景大意，以自利不渴者属太阴，以自利而渴者属少阴，分经辨证，所关甚巨。盖太阴属湿土，热邪入而蒸动其湿，则湿有余，故不渴而多发黄。少阴属肾水，热邪入而消耗其水，则显不足，故口渴而多烦躁。"（《尚论篇》）

**自利清水**　症状名。指未经攻下而自利，所下之物仅为清黑水液，而无渣滓的热结旁流现象。语见《伤寒论》第 321 条："少阴病，自利清水，色纯青，心下必痛，口干燥者，可下之，宜大承气汤。""自利清水"的病机是燥实在里，热结旁流。燥实内结愈甚，所下清水愈多。由于少阴化热入腑，胃腑实热，燥实阻结，又不能自下，故须急下实邪，以救欲竭之阴。此属《内经》"通因通用"法。周禹载曰："热邪传至少阴，往往自利至清水而无渣滓，明系旁流之水可知；色纯青而无它色相间，又系木邪乘土可知，况痛在心下，口且干燥，其燥实攻脾，而津液尽灼，又可知矣。故当急下以救阴津……"（《伤寒论三注》）

**自和**　病机名。指人体阴阳自我调节，达到新的平衡，趋向病愈。语见《伤寒论》第 58、245 条。中医治病的宗旨是要使患者"阴阳自和"，既可通过药物治疗达到这一目的，也可不用药使其自身功能恢复而达到这一目的。正如第 58 条曰："凡病，若发汗，若吐，若下，若出血，亡津液，阴阳自和者，必自愈。"尤在泾曰："阴阳自和者，不偏于阴，不偏于阳，汗液自出，便溺自调之谓。汗吐下亡津液后，邪气既微，正气得守，故必自愈。"（《伤寒贯珠集》）

**自冒**　症状名。指头目昏蒙，如有物蔽目蒙头，见《伤寒论》第 297 条："少阴病，下利止而头眩，时时自冒者，死。"其病机是少阴病下利过多，阴竭于下，阳脱于上，故出现昏冒感觉。钱天来曰："下利止而头眩……时时自冒……虚阳上冒于巅顶，则阳已离根而上脱，下则无因而自止，则阴寒凝闭而下竭。"（《伤寒溯源集》）

**自衄**　症状名。指鼻孔自动出血。语见《伤寒论》第 47 条："太阳病，脉浮紧，发热，身无汗，自衄者愈。"此条"自衄"，是由风寒之邪在经，不得汗解，阳气郁怫，阳甚伤络所致，每以衄血为泄邪之道路，所谓"热随衄解"。柯韵伯说："汗者，心之液，是血之变见于皮毛者也。寒邪坚敛于外，腠理不能开发，阳气大扰于内，不能出玄府而为汗，故逼血妄行，而假道于肺窍也，今称红汗，得其旨矣！"（《伤寒来苏集》）

**自烦** 症状名。指病人自觉心神烦乱。语见《伤寒论》第289条："少阴病，恶寒自蜷，时自烦，欲去衣被者可治。""烦"，乃心烦，神烦，是精神不安之状。此处"自烦"是少阴病由于阳气来复，与阴邪相争，阳气胜阴所致，故曰"可治"。由于本条叙证简略，临床时当结合其他证情细加辨认，如烦而手足温，精神好，脉象趋正常者为阳回；烦而手足冷，神萎懒言，脉微欲绝者，为死候。总以阳存者生，纯阴无阳者死。

**自愈** 指疾病未经治疗而自行痊愈。语见《伤寒论》第8、58、59条。但临证中不要一概等待，而是要创造阴阳协调，津液恢复，小便利等自愈的条件。如第58条："凡病，若发汗，若吐，若下，若亡血，亡津液，阴阳自和者，必自愈。"第59条："勿治之，得小便利，必自愈。"所说"阴阳自和者""得小便利"，就是条件。换句话说，即须用调和阴阳的药物，恢复体内津液（如滋养阴液剂）的药物，就可达到"阴阳自和""得小便利"的目的，而达到自愈。柯韵伯云："勿治之，是禁其勿得利小便，非待其自愈之谓也。然以亡津液之人，勿生其津液，焉得小便利？欲小便利，治在益其津液也。"（《伤寒来苏集》）

**血少** 病理名。指荣血不足。语出《伤寒论》第50条："假令尺中迟者，不可发汗，何以知然，以荣气不足，血少故也。"《玉函经》"血少"作"血气微少"。"血少"亦即"荣气不足"，"荣气不足"的诊断依据是"尺中脉迟"。方有执曰："尺以候阴，迟为不足。血，阴也，营主血，汗者，血之液，尺迟不可发汗者，将夺血也。"（《伤寒论条辨》）本条未议治法，许叔微认为可用小建中汤加当归、黄芪之类，值得借鉴。后世的益气发汗，养血发汗，或者亦由此悟出。

**血气流溢** 指气血运行失常或溢出脉外。《伤寒论》第111条："太阳病中风，以火劫发汗，邪风被火热，血气流溢，失其常度。"柯琴："太阳中风，不以麻黄、青龙发汗，而以火攻其汗，则不须言风邪之患，当知火邪之利害矣。血得热则流，气则热则溢，血气不由常度，而变由生也。"（《伤寒论注》）

**血证** 指"蓄血证"。《伤寒论》第125条："小便自利，其人如狂者，血证谛也。抵当汤主之。"参见"抵当汤证"条。

**血室** 病位名。指胞宫，即子宫。《伤寒论》见"血室"4次。关于"血室"的部位，历代医家异说纷纭。柯韵伯认为是"肝"，谓"血室者，肝也。肝是藏血之脏，故称血室"（《伤寒来苏集》）；成无己认为是"冲脉"，谓"人身之血室者，即冲脉是也"（《伤寒明理论》）；张景岳说是"子宫"，认为"子宫者，医家以冲任之脉盛于此，则月经以时下，故名血室"（《类经附翼》）。以上三说，莫不从《伤寒论》所述热入血室的症状推论。然太阳篇143、144、145条均与妇人经水适来适断有关，唯第216条以"阳明病"冠首，未言妇人，而引起争论不休。但血室即胞宫，为近来多数学者之意见，是以此病只妇人有之。

**血留不行** 病理机转用语。指营血涩滞，运行不畅。语见《伤寒论·辨脉法》第4条："荣气微者，加烧针则血留不行，更发热而躁烦也。"荣气微，则血少，复加烧针，更伤阴液，血中阴液匮乏，必燥结而涩滞，故云：血留不行。黄坤载云："荣气微者，必发热，若加烧针以灼其血，则血之流者，必燥结而不行。"（《伤寒悬解》）此说颇得经旨，可参。

**血弱气尽** 病理名。指气血不足，正气衰弱。语出《伤寒论》第97条："血弱气尽，腠理开，邪气因入与正气相搏，结于胁下。""血弱气尽"的"尽"字，作"虚""少"解。正气衰弱，故病邪得以乘机而入。尤在泾云："血弱气尽，腠理开，谓亡血新产劳力之人，气血不足，腠理疏豁，而邪气乘之也。"（《伤寒贯珠集》）

**血痹** 病证名。由于气血不足，感受风邪，血行不畅，阳气痹阻引起，以肢体局部麻木不仁为主要临床表现。本病见于《金匮要略·血痹虚劳病脉证并治第六》："血痹阴阳俱微，寸口关上微，尺中小紧，外证身体不仁，如风痹状，黄芪桂枝五物汤主之。"治宜益气和营，通阳行痹。

**行尸** 指脏腑之气已衰，脉象呈现真脏病脉而自身不觉之病人，喻虽生犹死，因距死期不远，生日无多，故曰"行尸"。语见《伤寒论·平脉法》第19条："师曰：脉病人不病，名曰行尸，以无王气，卒眩仆，不识人者，短命则死。"脉为人身之根本，脉病非指一般病脉，乃五脏真脏脉之谓，此时，虽人身自觉无病，但因脏腑已无生长之旺气，易导致突然晕眩跌仆，不省人事，预后不良。成无己云："脉者人之根本也，脉病人不病，为根本内绝，形虽且强，卒然气脱，则眩晕僵仆而死，不曰行尸而何？"（《注解伤寒论》）吴谦云："脉者人之根本也，脉病人不病者，谓外形不病，而见真脏病脉，其内本已绝，虽生犹死，不过尸居余气耳，故曰行尸也。"（《医宗金鉴》）二注均平稳可取。

**行迟** 症状名。指行动不利或迟缓。语见《伤寒论·平脉法》第5条："……行迟者，表强也。"此表强乃指表证较重，多由风寒或风湿之邪，入中肌表，致肌肤腠理及经脉拘急不利，故行动迟缓。成无己云："表强者，由筋络引急，而引步不利也。"（《注解伤寒论》）章虚谷云："表气强急不和，故行迟不捷也。"（《伤寒论本旨》）二注可参。

**合病** 证候名。指两经或三经证候同时出现。语出《伤寒论》第32、33、36、172、219、256、268条。"合病"恒因受邪轻重，体质差异等因素而出现。有太阳与阳明合病，太阳与少阳合病，阳明与少阳合病，三阳合病等多种形式。所谓"合病"，实际是复杂化了的传经的又一特殊形式。柯韵伯说："阳与阳合，不合于阴，即是三阳合病，则不下利而自汗出为白虎汤证；阴与阴合，不合于阳，即是三阴合病，不发热而吐利，厥逆为四逆证也。"（《伤寒来苏集》）

**企踵** 踮起脚后跟。引申为仰慕、盼望。《伤寒论·序》："但竞逐荣势、企踵权豪、孜孜汲汲，唯名利是务。"

**众方** 指诸家的药方。《伤寒论·序》："乃勤求古训，博采众方。"

**肌肉甲错** 症状名。指皮肤干燥皲裂成鱼鳞状，摸之碍手而不润泽。多由荣血不能充养所致。语见《伤寒论·平脉法》第35条："趺阳脉浮而芤，浮者卫气虚，芤者荣气伤，其身体瘦，肌肉甲错。"成无己云："肌肉甲错而不泽者，荣气伤也。"（《注解伤寒论》）张隐庵云："肌肉甲错，甲错者，荣气不充也。"（《伤寒论集注》）黄坤载云："营卫者，所以熏肤充身而泽毛，卫虚而营伤，故其身体瘦削，肌肉甲错，以其气血衰损而不荣也。"（《伤寒悬解》）三氏之注意见一致，可参。

**肌肤不仁** 症状名。指肌肤麻痹不仁，搔之无疼痛痒感的症状。多为经脉痹阻，气血不畅所导致。分为以下三类。①中风经脉闭阻肌肤不仁。见于《金匮要略·中风历节病脉证并治第五》："邪在于络，肌肤不仁。"其病机为气血亏损，脉络空虚，风寒乘虚侵袭，风邪引起痰湿，流窜经络，气血滞塞，经脉痹阻。②血痹荣卫不通身体不仁。见于《金匮要略·血痹虚劳病脉证并治第六》："血痹阴阳俱微，寸口关上微，尺中小紧，外证身体不仁，如风痹状，黄芪桂枝五物汤主之。"治宜通阳行痹，调和营卫。③黑疸湿热血瘀肌肤不仁。黑疸血瘀，不荣于外，故其症目青面黑，皮肤搔之不仁。

**危若冰谷** 即非常危险，如履薄冰、如临深谷。《伤寒论·序》："哀乎！趋世之士，驰竞浮华，不固根本，忘躯徇物，危若冰谷，至于是也。"

**负**　病机名。指脉与证不符合，互相克贼。语见《伤寒论》第 256、362 条。脉与证，以相符为顺，不相符为逆。"顺"与"逆"的标准是"负"与"不负"。"负者，失也，互相克贼，名为负也"（第 256 条），如阳明与少阳合病，阳明属土，少阳属木，若阳明脉实大，为阳明偏胜，不受木克，即为"不负"，为顺证。362 条："少阴负趺阳者为顺也。"趺阳为胃脉，属土；少阴为肾脉，属水，少阴负趺阳为胃脉尚存，土能制水，为顺。这是以五行生克学说来判断疾病的预后：顺证易治，逆者难治。

**多汗**　症状名。指汗出量多、超乎正常者而言。为外感热及内伤杂病中常见证候。其与"大汗"症状表现大体相似，另见专条。《伤寒论》中其症主要有四种证型：①表证未解多汗。此症见于外感风寒，营卫失调，腠理疏松，或太阳表证，邪将入里，而表证仍在。见于《伤寒论》第 234 条："阳明病，脉迟，汗出多，微恶寒者，表未解也，可发汗，宜桂枝汤。"②阳明热盛多汗。症见邪入阳明，里热炽盛，迫津外泄。见于《伤寒论》第 213 条："阳明病，其人多汗，以津液外出，胃中燥，大便必硬，硬则谵语，小承气汤主之。"第 253 条："阳明病，发热，汗多者，急下之，宜大承气汤。"治宜泻热通便，消滞除满。后者用大承气汤以急下存阴。③产后血虚多汗。症见妇人产后，失血过多，营卫俱虚，腠理不固。见于《金匮要略·妇人产后病脉证并治第二十一》："问曰：新产妇人有三病，一者病痉，二者病郁冒，三者大便难，何谓也？师曰：新产血虚，多汗出，喜中风，故令病痉；亡血复汗，寒多，故令郁冒；亡津液，胃燥，故大便难。"治疗大法，需以照顾津液为主。④脾胃气虚多汗。症见纳食减少，神疲乏力，形体消瘦，口渴饮水不多，大便不实，舌淡苔白，脉细无力等。

**多眠睡**　症状名。指病理性的嗜睡、多睡，虽多眠睡，但呼之易醒，与神昏不同，有程度轻重之别。语出《伤寒论》第 6 条："风温为病，脉阴阳俱浮，自汗出，身重，多眠睡，鼻息必鼾，语言难出。"此条"多眠睡"是由热邪内壅、心神被熏所致。由于邪热挟痰蒙蔽清窍，故同时并见鼻息必鼾、语言难出等症状。268 条之"但欲眠睡"，亦属热盛神昏之征，与此症略同。多眠睡亦有属邪去正馁者，如太阳病之"脉浮细而嗜卧"（第 37 条）；有属虚者，如少阴病之"脉微细，但欲寐"（第 281、282 条），"但欲卧"（第 300 条），均因阴寒内盛，正不胜邪所致，治宜温里扶正。参见"嗜卧""但欲寐"。

**多嗔**　症状名。嗔者，怨责也。多嗔，则时常无故怨责他人，每见于心境不畅。其证因肝郁气滞，气血失调，而情绪反常。后世常用四逆散、逍遥散等。

**壮** 量词。艾炷的计量单位。一壮，即一个由艾绒做成的圆柱状物。如第 292 条："脉不至者，灸少阴七壮。"

**齐侯** 指齐桓侯，语见《伤寒论》自序："余每览越人入虢之诊，望齐侯之色，未尝不慨然叹其才秀也。""望齐侯之色"，指扁鹊通过望齐桓侯的面色断定齐桓侯已病，并分期推测其病变的部位所在。详见《扁鹊传》。

**齐筑湫痛** 症状名。指脐周筑筑然跳动，拘急绞痛。其病机为下焦阳衰，生气将绝。语见《伤寒论·辨脉法》第 29 条："下焦不阖，清便下重，令数便难，齐筑湫痛，命将难全。"详见"下焦不阖"条。

**产后病痓** 症状名。新产后发生手足抽搐，项背强直，甚至口噤不开，角弓反张者。本证多因产后亡血伤津，心肝血虚，筋脉失养，或亡血复汗，风寒之邪直窜气血、筋脉所致。本证主要为阴血亏虚，汗出中风病痓。产后失血伤津，营阴耗损，血气俱虚，汗出不止，脉络空虚，易感风寒，以致发生筋脉抽搐之痓病。见于《金匮要略·妇人产后病脉证并治第二十一》："新产血虚，多汗出，喜中风，故令病痓。"治宜养血益气，祛风镇惊。用《傅青主女科》滋荣活络汤加减。

**产妇** 生育后一段时期内血气尚未恢复的妇人。《伤寒论》第 174 条：白术附子汤"虚弱家及产妇，宜减服之"。

**决诊** 诊断用语。即确切决定的诊断。《伤寒论·序》："短期未知决诊，九候曾无仿佛。"

**亥** 指夜 9～11 时。语见《伤寒论》第 275 条："太阴病，欲解时，从亥至丑上。""亥"时，正值合夜至鸡鸣时，为阴中之阴。脾为阴中之至阴，主旺于亥、子、丑三时，太阴病往往在本经当旺时痊愈，正旺则邪衰也。

**妄治** 指在辨证未确时，孟浪施治。语见《伤寒论·辨脉法》第 30 条："脉阴阳俱紧者，口中气出，唇口干燥，蜷卧足冷，鼻中涕出，舌上苔滑，勿妄治也。"本条阳脉紧，口中气出，唇口干燥，鼻中涕出，是表寒闭郁之象；阴脉紧，蜷卧足冷，舌上苔滑，又是阳虚里寒的确据。当此阴阳表里证候混淆，病势在发展阶段，证情在疑似之间的时候，治当精思明辨，妥善处理，切不可孟浪施治，故云："勿妄治也。"

**问而知之** 指通过问诊来诊察疾病。语见《伤寒论·平脉法》第 3 条："问曰：上工望而知之，中工问而知之，下工脉而知之，愿闻其说。师曰：病家人请云，病人若发热，身体疼，病人自卧，师到诊其脉，沉而迟者，知其差也。何以知之？若表有病者，脉当浮大，今脉反沉迟，故知愈也。

假令病人云腹中卒痛，病人自坐，师到脉之，浮而大者，知其差也。何以知之？若里有病者，脉当沉而细，今脉浮大，故知愈也。"本条虽云上工以望而知之来诊病，中工以问而知之来诊病，下工以脉而知之来诊病，但从下文"师曰"之内容来看，实际是强调医者察病应四诊合参，不可执一而论。如病人若发热，身体疼，是从问诊知其表有邪也。病人自卧，是从望而知其不发烦躁也；切其脉见沉而迟，是从切诊知其表证已去也，于是知其病当愈。张令韶注云："神圣工巧，由望闻问切而得之，故愿闻其说。发热身疼，表病也；沉而迟，里脉也。以表病而得里脉，乃热除身凉之象也，故知当愈。腹内痛，里病也。浮而大，表脉也。以里病而得表脉，乃气机外达之候也。故知当愈。经云：知一为工，知二为上，知三为神。发热身疼腹痛，问而知之也。自卧自坐，望而知之也。沉迟浮大，脉而知之也。此虽切脉而知其当愈，然亦必兼望问而更精切也。"（《伤寒论直解》）此注阐明了本条强调四诊合参的含义，深得仲景之旨，可参。

**羊胆**　药名。首见《本草经集注》。苦、寒。归肝、胆、胃经。功用：益阴滋液。其性寒反佐，引阳药直入阴分。语见《伤寒论》第390条："无猪胆，以羊胆代之。"

**并病**　指一经的病证未罢，又出现另一经的病证谓之并病。语见《伤寒论》第142、149、150、171条。参见"二阳并病""太阳与少阳并病""太阳少阳并病"条。

**关上**　指关脉。语见《伤寒论》第268条："三阳合病，脉浮大，上关上，但欲眠睡，目合则汗。"钱潢曰："关上者，指关脉而言也。仲景《辨脉篇》中，称尺脉曰尺中，关脉曰关上，寸脉曰寸口。《内经》则但言尺中、寸口而不言关。"（《伤寒溯源集》）

**关上脉细数**　病脉名。指关脉应指如线，一息脉来五至以上。语见《伤寒论》第120条："太阳病，当恶寒发热，今自汗出，反不恶寒发热，关上脉细数者，以医吐之过也。"此为太阳病，误用吐法，邪气内陷，损伤脾胃，故关上脉细数。柯琴曰："关上者，阳明脉位也。细数而不洪大，虽自汗而不恶热，则不是与阳明并病；不口干烦满而自汗出，是不与少阴两感。原其故，乃庸医妄吐之所致也。"（《伤寒论注》）

**关元**　经穴名。首见《素问·骨空论》。又称"丹田"。位于前正中线脐下三寸处，属任脉，系小肠的募穴，三阴经与任脉的会穴。三焦之气发源地。语见《伤寒论》第340条："病者手足厥冷，言我不结胸，小腹满，按之痛者，此冷结在膀胱关元也。"

**关脉** 寸口脉三部之一。位于桡骨茎突处，主候中焦脾胃病。语见第128条："按之痛，寸脉浮，关脉沉，名曰结胸也。"

**关脉小细沉紧** 病脉名。指关脉轻取不应，重按始得，细如线，且有绷急之象。语见《伤寒论》第129条："如结胸状，饮食如故，时时下利，寸脉浮，关脉小细沉紧，名曰脏结。舌上白苔滑者，难治。"此为表邪内陷，中焦虚寒，邪结于脏。故关脉小细沉紧。钱潢曰："关脉，右关脉也……沉为阴，里脉也。小细沉紧者，寒邪深入之脉也。"（《伤寒溯源集》）

**关脉沉** 病脉名。指关脉轻取不应，重按始得，应指有力。语见第128条："按之痛，寸脉浮，关脉沉，名曰结胸也。"张锡驹曰："寸以候外，太阳外主皮毛，故寸脉浮。关以候中，病气结于胸中，故关脉沉，此名结胸也。"（《伤寒论直解》）

**汗出** 症状名。指非生理性的汗液外泄。《伤寒论》见"汗出"75次，主要有八个方面：①表证，如第2条"发热，汗出，恶风，脉缓"为中风表虚证，卫外不固，营不内守。②里证，如第152条"其人漐漐汗出……汗出不恶寒者"为表已解而里未和，水邪外攻。③寒证，如第191条"阳明病，若中寒者……手足濈然汗出"为胃中寒冷，阳气不足，津液外泄。④热证，如第185条"而反汗出濈濈然者"为热盛于内，迫津外泄。⑤虚证，如第388条"吐利汗出"为阳虚不固。⑥实证，如第220条"但发潮热，手足漐漐汗出"为阳明腑实之证。⑦向愈，如第93条"冒家汗出自愈"为阳气通畅，表气自和。⑧药后汗出，如桂枝汤方后注"若一服汗出病差"为发汗祛邪外出，而使营卫调和。

**汗出不止** 症状名。指汗出淋漓不断。语见《伤寒论》第346条："伤寒六七日不利，便发热而利，其人汗出不止者，死，有阴无阳故也。"阴寒极盛，虚阳浮越，津液大泄，故汗出不止。其汗凉且黏，又称绝汗、脱汗。钱潢曰："既曰有阴无阳，则非阳回之发热，乃阴邪太甚，真阳失守而飞越于外，故阳虚而腠理不密，所以汗出不止也。惟其真阳外越而发热，所以汗出不止，又因汗出不止，则真阳亦随汗而尽泄，所以阳亡而阴死也。"（《伤寒溯源集》）

**汗出不彻** 病机。本应汗的表证虽已发汗，但汗出太少未能使外邪随汗彻底解除。语见《伤寒论》第48条："若发汗不彻，不足言，阳气怫郁不得越，当汗不汗，其人躁烦，不知痛处，乍在腹中，乍在四肢，按之不可得，其人短气但坐，以汗出不彻故也，更发汗则愈。"汗出不彻，则邪气残留，故当更发其汗，使病邪彻底清除。

**汗出发润** 症状名。指汗出甚多，周身及毛发冷湿，为津脱之象，与"喘而不休"并见，为"肺绝"的表现。语见《伤寒论·辨脉法》第24条："汗出发润，喘不休者，此为肺先绝也。"成无己注云："肺为气之主，为津液之帅。汗出发润者，津脱也；喘不休者，气脱也。"（《注解伤寒论》）可参。参见"肺先绝"条。

**汗自出** 症状名。即"自汗""自汗出"。语见《伤寒论》第12、182条。在《伤寒论》中其病机有二：①为营卫不和谐。如第12条："太阳中风，阳浮而阴弱。阳浮者热自发，阴弱者汗自出，啬啬恶寒，淅淅恶风，翕翕发热，鼻鸣干呕，桂枝汤主之。"②为阳明热盛，蒸液外泄。如第182条："问曰：阳明病，外证云何？答曰：身热，汗自出，不恶寒，反恶热也。"汪琥："汗自出者，腑中实热，则津液受其蒸迫，故其汗则自出也。又此条汗自出，与太阳中风汗自出亦有异。太阳病，则汗虽出而不能透，故其出亦甚少，此条病则汗由内热蒸出，其出必多而不能止也。"（《伤寒论辨证广注》）

**汗多** 症状名。指汗出不已且量较大。语见《伤寒论》第208、253条：一是表邪未解，如208条："若汗多，微发热恶寒者，外未解也。"一为阳明燥热外逼，如253条："阳明病，发热汗多者，急下之，宜大承气汤。"汗由津液所生，汗出越多，则阴津耗损愈重，燥热愈盛；燥热愈炽，汗出愈多，形成恶性循环。值此阳亢阴竭，脱液亡阴，可待而至，非急下不得存津。程郊倩说："发热而复多汗，阳气大蒸于外，虑阴液暴亡于中，虽无内实之兼证，宜急下之以大承气汤矣。此等之下，皆为救阴而设，不在夺实，夺实之下可缓，救阴之下不可缓。"（《伤寒论后条辨》）

**汗家** 指平素不因劳作或天暑厚衣、疾行而易于出汗之人。语见《伤寒论》第88条："汗家，重发汗，必恍惚心乱，小便已阴痛，与禹余粮丸。"陈修园曰："平素患汗病之人，名曰汗家。心主血，汗为心液，患此病之人，其心虚血少可知。"（《伤寒论浅注》）

**汤** 在《伤寒论》中有两种含义：①为剂型。把药物用水煎煮，去滓留汁即为汤。《伤寒论》113方，而汤剂就占100方（含理中丸汤法）；②为热水。如第378条："（吴茱萸汤）吴茱萸一升，汤洗七遍。"

**汤药** 在《伤寒论》中其含义有二：①为处方，药方。如《伤寒论·序》："相对斯须，便处汤药。"②为攻下的汤剂。如第159条："伤寒，服汤药，下利不止，心下痞硬。"喻昌曰："汤药者，荡涤肠胃之药，即下药也。"（《尚论篇》）

**守空迫血** 守空，指里阴不足，营血空虚，迫血，指用火劫、辛温之药发汗。守空迫血，即对里阴不足，营血亏虚的患者，误施火劫之法，或以辛温之药取汗，属误治法之一。语见《伤寒论·辨脉法》第 26 条："此为医咎，责虚取实，守空迫血。"成无己注云："《内经》曰：'阴在内，阳之守也；阳在外，阴之使也。'发汗攻阳、亡津液，而阳气不足者，谓之守空。经曰：表气微虚，里气不守，故使邪中于阴也。阳不为阴守，邪气因得而入之，内搏阴血，阳失所守，血乃妄行……"（《注解伤寒论》）周澄之曰："《内经》曰：'阴在内，阳之守也。'今既妄下以伤阴，而又妄温之，阴虚而阳无所归，迫血妄行，未知从何道出……"（《辨脉法篇章句》）二注合参，有助于理解。参见"医咎"条。

**导** 即导法，为外治法，指用润滑性药物放置于肛门内，以通下大便的方法。语见《伤寒论》第 233 条："此为津液内竭，虽硬不可攻之，当须自欲大便，宜蜜煎导而通之。若土瓜根及大猪胆汁，皆可为导。"

**异气** 指与始感之邪气不同的另一种邪气。语见《伤寒论·伤寒例》第 16 条："若更感异气，变为他病者，当依后坏病证而治之。若脉阴阳俱盛，重感于寒者，变成温疟。阳脉浮滑，阴脉濡弱者，更遇于风，变为风温。阳脉洪数，阴脉实大者，更遇温热，变为温毒，温毒为病最重也。阳脉濡弱，阴脉弦紧者，更遇温气，变为温疫。以此冬伤于寒，发为温病，脉之变证，方治如说。"本条指出，冬季为寒邪所伤而不即时发病，重感另一种病邪，可以转变为异于伤寒的其他病证。如重感寒邪者，可以转变为温疟；重感风邪者，可以转变为风温；重感温热之邪者，可以转变为温毒；重感温邪者，可以转变为温疫。因始感寒邪，又为另一种气所伤，故称"更感异气"。成无己云："异气者，为先病未已，又感别异之气也。两邪相合，变为它病。"（《注解伤寒论》）明白晓畅，可资参考。

**异物** 指死去之体。语见《伤寒论·序》："厥身已毙，神明消灭，变为异物，幽潜重泉，徒为啼泣。"山田正珍："异物谓死。贾谊《鹏鸟赋》云：忽然为人，何足控揣，化为异物兮，又何足患。《史记·索隐》云：死而形化，是为异物。"（《伤寒论集成》）

**阳气** 在《伤寒论》中有三种含义：①指表气，如第 46、48 条。"设面色缘缘正赤者，阳气怫郁在表，当解之熏之。"（第 48 条）②指脾胃阳气以及脏腑功能活动，如第 30、153、342 条。③指表邪。如第 134 条："阳气内陷，心下因硬，则为结胸。"

**阳气重** 指阳气怫郁太甚。语见《伤寒论》第 46 条："服药已微除，其人发烦，目瞑，剧者必衄，衄乃解，所以然者，阳气重故也。"黄元御

曰："剧者卫郁升突，必至鼻衄，衄乃尽解。所以然者，久病失解，阳气之郁遏太重故也。"（《伤寒悬解》）

**阳气衰**　即阳气衰微。语见《伤寒论·辨脉法》第 5 条："脉萦萦如蜘蛛丝者，阳气衰也。"详见"脉萦萦如蜘蛛丝"条。

**阳气微**　指阳气不足，较亡阳程度轻。语见《伤寒论》第 122 条："病人脉数。数为热，当消谷引食，而反吐者，此以发汗，令阳气微，膈气虚，脉乃数也。"成无己曰："阳气受于胸中，发汗外虚阳气，是令阳气微，膈气虚也。"（《注解伤寒论》）

**阳反独留**　病机术语。语见《伤寒论·辨脉法》第 24 条："阳反独留，形体如烟熏，直视摇头者，此为心绝也。"此处"阳反独留"为身体中阳热亢极，阴液耗竭之意，其症当有身大热，并与"形体如烟熏""直视摇头"并见，为"心绝"的表现。成无己注云："肺主气，心主血，气为阳，血为阴，阳反独留者，则为身体大热，是血先绝而气独在也。"（《注解伤寒论》）可供参考。参见"心绝"条。

**阳去入阴**　指邪气由表入里。语见《伤寒论》第 269 条："伤寒六七日，无大热，其人躁烦者，此为阳去入阴故也。"柯琴曰："阴者，指里而言，非指三阴也。或入太阳之本，而热结膀胱；或入阳明之本，而胃中干燥；或入少阳之本，而胁下硬满；或入太阴而暴烦下利；或入少阴而口燥舌干；或入厥阴而心中疼热，皆入阴之谓。"（《伤寒论注》）

**阳旦**　指桂枝汤。一说指桂枝汤加黄芩。语见《伤寒论》第 30 条："证象阳旦，按法治之而增剧。"成无己曰："阳旦，桂枝汤别名也。"（《注解伤寒论》）沈明宗曰："《金匮》云：中风数十日不解，头微痛，恶寒，时时有热，心下闷，干呕，汗出者，乃太阳中风，胸表有邪，谓之阳旦证。"（《伤寒六经辨证治法》）汪琥曰："阳旦者，既桂枝汤中加黄芩之别名也。"（《伤寒论辨证广注》）吴谦曰："桂枝证当用桂枝，值时令温热，或其人有热，用阳旦汤，即桂枝汤加黄芩也。值时令寒冷，或其人有寒，用阴旦汤，即桂枝汤加干姜也。证象阳旦，谓心烦似有热也。"（《订正伤寒论注》）吴仪洛曰："仲景之圆机妙法，在阳旦、阴旦二汤。阳旦者，天日晴暖，以及春夏温热之称也。阴旦者，风雨晦冥以及秋冬寒凉之称也。只一桂枝汤，遇时令温热，则加黄芩，名阳旦汤；遇时令寒凉则加桂，名阴旦汤。后世失传，纷纷谓桂枝不宜于春夏者，皆由不识此义耳。"（《伤寒分经》）成、沈氏之注较符合原文之意，而从临床角度，吴仪洛之注亦可从。

**阳明**　六经之一。又称二阳。居太阳之次。有阳气旺盛之义。包括手阳明大肠、足阳明胃二经，与手太阴肺、足太阴脾相表里。见于《伤寒论》凡58条。在《伤寒论》中主要指足阳明胃经及生理功能而言。阳明属阳土，居在中焦，为水谷之海，气血之源，为多气多血之经。朱肱曰："足阳明胃之经，从鼻起夹于鼻。络于目，下咽分四道，并正别脉六道上下行腹，纲维于身。盖诸阳主表，阳明主肌肉，络于鼻，故病人身热，目痛，鼻干不得卧，其脉尺寸俱长者，知阳明经受病也。"(《类证活人书》)

**阳明少阳合病** 病证名。指阳明与少阳经的证候同时出现。语见《伤寒论》第256条："阳明少阳合病，必下利，其脉不负者，为顺也。"成无己："阳明土，少阳木，二经合病，气不相合，则必下利。少阳脉不胜，阳明不负是不相克为顺也。若少阳脉胜，阳明脉负者，是鬼贼相克，为正气失也。"(《注解伤寒论》)

**阳明少阳证** 症状名。指不恶寒、反恶热、口渴、汗出、脉洪大等阳明证和口苦、咽干、目眩等少阳证。语见《伤寒论》第5条："伤寒二三日，阳明少阳证不见者，为不传也。"

**阳明中风** 病证名。语见《伤寒论》第189条："阳明中风，口苦，咽干，腹满，微喘，发热，恶寒，脉浮而紧。若下之，则腹满小便难也。"第231条"阳明中风，脉弦浮大而短气，腹都满，胁下及心痛，久按之气不通，鼻干，不得汗，嗜卧，一身及目悉黄，小便难，有潮热，时时哕，耳前后肿，刺之小差。外不解，病过十日，脉续浮者，与小柴胡汤。"陆渊雷曰："口苦咽干，据少阳篇提纲，当为少阳证。腹满微喘，为阳明证。发热恶寒，脉浮而紧为太阳证。然则是三阳合病而太阳证重者。太阳证重，故不可下，下而邪陷，则腹益满，津伤则小便难矣。三阳合病，而云阳明中风，不可解，阳明中风见下条（按：指190条）。合病之治法：太阳与少阳合病者，虽太阳极重，仍用柴胡，不用桂枝。少阳与阳明合病者，虽阳明极重，仍用白虎，不用承气，以少阳而禁汗下故也。此三阳合病之轻证，仍是小柴胡所主。"(《伤寒论今释》)

**阳明内结** 病证名。指阳明燥热内结。语见《伤寒论》第30条："厥逆，咽中干，烦躁，阳明内结，谵语烦乱。"

**阳明证** 病证名。指阳明病脉证。语见《伤寒论》第204条："伤寒呕多，虽有阳明证，不可攻之。"以及第237条："阳明证，其人喜忘者，必有蓄血。"

**阳明病** 病证名。六经病之一。指以胃家实为主要临床表现的病变，以身热、汗自出、不恶寒反恶热为主要特征。阳明病有三种成因：①由太阳病失治、误治，津液耗伤，胃中燥实而成者，称为太阳阳明；②由少阳病误治，津伤化燥而成者，称为少阳阳明；③由素体蕴热，燥热之邪直犯阳明而成者，称为正阳阳明。阳明病有经腑之分：阳明经证为无形之邪热炽盛，症见身大热，大汗出，大烦渴，脉洪大等。治宜清热生津，方以白虎汤为主。阳明腑证为有形之燥实结于肠腑，症见潮热，谵语，腹满痛，不大便，脉沉实，手足濈然汗出等，治宜通腑泄热，方以三承气汤为主。

**阳脉**　脉诊用语。在《伤寒论》中有三个含义。①指较平脉有余之脉象。主正气充足，或邪气较盛。主病证属热、属表、属实。语见《伤寒论·辨脉法》第 1 条："问曰：脉有阴阳，何谓也？答曰：凡脉大、浮、数、动、滑，此名阳也；脉沉、涩、弱、弦、微，此名阴也。凡阴病见阳脉者生，阳病见阴脉者死。"成无己云："《内经》曰：微妙在脉，不可不察，察之有纪，从阴阳始，始之有经，从五行生。兹首论曰：脉之阴阳者，以脉从阴阳始故也。阳脉有五，阴脉有五，以脉从五行生故也。阳道常饶，大、浮、数、动、滑五者，比之平脉也有余，故谓之阳；阴道常乏，沉、涩、弱、弦、微五者，比之平脉也，不及，故谓之阴。伤寒之为病，邪在表，则见阳脉，邪在里，则见阴脉。"（《注解伤寒论》）张隐庵云："此辨脉法之大纲也。脉之大体，不离阴阳。阳脉阴脉，其名不一。揆其大要，凡大、浮、数、动、滑五脉，此名阳也；沉、涩、弱、弦、微五脉，此名阴也。夫诊脉而到阴阳，非为脉也，为病也。"（《伤寒论集注》）可参。②指寸口脉。如《伤寒论》第 94 条："太阳病未解，脉阴阳俱停，必先振栗汗出而解，但阳脉微者，先汗出而解。"《伤寒论·辨脉法》第 8 条："阳脉浮大而濡，阴脉浮大而濡，阴脉与阳脉同等者，名曰缓也。"③指浮取脉象。《伤寒论》第 100 条："伤寒，阳脉涩，阴脉弦，法当腹中急痛。"《伤寒论·辨脉法》第 29 条："寸口脉阴阳俱紧者，法当清邪中于上焦，浊邪中于下焦。"

**阳脉实**　病脉名。指脉浮而有力。语见《伤寒论》第 245 条："阳脉实，因发其汗，汗出多者，亦为太过。"风寒袭表，卫气浮盛于外，故阳脉实。方有执曰："实以伤寒之紧言。"（《伤寒论条辨》）

**阳脉涩**　病脉名。指脉象浮取应指艰涩，迟滞不畅，一说指寸口脉涩。语见《伤寒论》第 100 条："伤寒，阳脉涩，阴脉弦，法当腹中急痛，先与小建中汤。不差者，小柴胡汤主之。"此为中焦虚寒，阴阳不和，少阳之邪乘虚而入。故阳脉涩，阴脉弦。柯琴曰："尺寸俱弦，少阳受病也。今阳脉涩而阴脉弦，是寒伤厥阴，而不在少阳也。寸为阳，阳为表，阳脉涩者，阳气不舒，表寒不解也。弦为木邪，必挟相火，相火不能御寒，必还入厥

阴而为患。"(《伤寒论注》)

**阳脉微** 病脉名。指寸脉按之细且伏，非微弱欲绝之脉。语见《伤寒论》第 94 条："太阳病未解，脉阴阳俱停，必先振栗汗出而解，但阳脉微者，先汗出而解。"寸脉主表，表邪盛实，故阳脉微。

**阳脉濡弱阴脉弦紧** 脉象形态用语。指寸口之脉软弱无力，尺中之脉弦直而紧张，为温疫之脉。语见《伤寒论·伤寒例》第 16 条："阳脉濡弱，阴脉弦紧者，更感温气，变为温疫。"温疫之发，乃因冬伤于寒，寒毒藏于肌肤之中，郁博生热，复又感温邪而成。其阴脉弦紧者，阴主里，弦紧乃寒邪所伤之脉。此乃冬时感寒，未尽化热之象。阳脉濡弱者，阳主表，濡主亡阴，弱主发热，此乃新感温邪伤阴发热之兆。故而阳脉濡弱，阴脉弦紧，恰恰体现了本病之病机。

**阳结** 病证名。指因阳热偏亢，缺乏阴液之和所致的肠胃燥结，大便不通。语见《伤寒论·辨脉法》第 2 条："问曰：脉有阳结阴结者，何以别之？答曰：其脉浮而数，能食，不大便者，此为实，名曰阳结也，期十七日当剧……"此条指出，脉浮而数，能食，不大便，此为实，名曰阳结。其病因为阳热偏亢，而乏阴液以和之，因此，肠胃燥结，气机阻滞，大便不通，故云此为实。能食，是热盛而能消谷之象。脉浮而数，属于阳脉，亦与阳结之证相应。成无己曰："结者，气偏结固，阴阳之气不得而杂之。阴中有阳，阳中有阴，阴阳相杂以为和，不相杂以为结。浮数，阳脉也；能食而不大便，里实也。为阳气结固，阴不得而杂之，是名阳结。"(《注解伤寒论》) 程郊倩曰："不曰病有，而曰脉有，二气所禀，有偏胜也。阳结者偏于阳，而无阴以生液，阴结者偏于阴，而无阳以化液，皆于脉之浮而数，沉而迟辨之也。"(《伤寒论后条辨》) 张令韶云："承上文而言，脉既有阴阳，则阴阳又贵乎和也，其有不和而纯阴纯阳，即谓之阳结阴结……浮而数，阳脉也，能食不大便，阳病也。以阳病而又得阳脉，全无阴气以和之，故为结也。"(《伤寒论直解》) 诸家对阳结之病机的论述各具其理，可参。

**阳绝** 指阳气有升无降，不与阴交。语见《伤寒论·平脉法》第 18 条："寸脉下不至关为阳绝，尺脉上不至关为阴绝，此皆不治，决死也。"寸脉主心肺之阳，尺脉主肝肾之阴，关脉主中焦，所以为阴阳升降之枢。今脉搏仅见于寸部，而关部尺部无见，是阳气有升无降，不能下交于阴，故称"阳绝"，此绝是阻绝之绝，非绝灭之意。参见"寸脉下不至关"条。

**阳绝于里** 指汗出太过，津液亏耗，阳热盛于里。语见《伤寒论》第 245 条："汗出多者，为太过。阳脉实，因发其汗，出多者，亦为太过。太过者，为阳绝于里，亡津液，大便因硬也。"

**阳病**　指性质属阳的病证，在《伤寒论》中，指太阳、少阳、阳明三经之病证。语见《伤寒论·辨脉法》第1条："凡阴病见阳脉者生，阳病见阴脉者生。"参"阳病见阴脉者死"。

**阳病见阴脉者死**　指性质属阳的病证（即三阳经病）见到性质属阴的脉象时，预后不佳。语见《伤寒论·辨脉法》第1条："凡阴病见阳脉者生，阳病见阴脉者死。""阳病见阴脉者死"，是正气虚而邪气盛，病邪由表入里，由阳入阴，故预后不良。成无己云："阳病见阴脉而主死者，则邪气由表入里，正虚邪盛，如谵言、妄语、脉沉细者死是也。《金匮要略》曰：'诸病在外者可治，入里者即死，此之谓也'。"（《注解伤寒论》）张隐庵云："阳病见阴脉，得阴寒消索之气，故主死。凡病皆然，不独伤寒也。"（《伤寒论集注》）二氏之注颇得经旨。

**阳浮**　病脉名。指脉象轻取有余，重按稍减。语见《伤寒论》第12条："太阳中风，阳浮而阴弱。阳浮者，热自发。阴弱者，汗自出。"此为外邪袭表，卫气抗邪于外，故阳浮。说指病机。一说既言脉象，复指病机，言人体正阳之气外浮以应付病邪。一说指寸脉浮取有余。寸脉主上主外，主卫气，卫气浮盛于表，故寸脉浮。

**阳浮而阴弱**　指脉象轻按浮取有余，重按脉势稍减。即"脉浮缓"。方有执曰："阳浮而阴弱，乃言脉状以释缓之义也。"（《伤寒论条辨》）一说指病机，指风寒外束，卫阳浮盛以抗邪，卫外不固，营不内守，卫强营弱。成无己曰："阳以候卫，阴以候荣，阳脉浮者，卫中风也，阴脉弱者，荣气弱也，风并于卫，则卫实而荣虚，故发热汗自出也。"（《注解伤寒论》）

**阳盛**　指阳热之邪炽盛。语见《伤寒论》第111条："阳盛则欲衄，阴虚小便难。"方有执注："阳盛，阳以气言，火能助气，故盛也。"（《伤寒论条辨》）

**阳盛阴虚**　指阳热盛，阴液虚之病证。语见《伤寒论·伤寒例》第20条："夫阳盛阴虚，汗之则死，下之则愈……"外感热病，日久多化热入里，阴液被灼，而见大热大渴，口干舌燥，便难谵语等证，此即为阳盛阴虚。阳盛指在里之邪热亢旺，阴虚指津液阴分不足。其治疗方法应该急下实热，以救阴液，如果误用辛温发汗，必致劫夺津液，狂躁惊厥，变证蜂起。是以云"汗之则死，下之则愈"。赵嗣真曰："经曰：'邪气盛则实，精气夺则虚。'因正气先虚，以致邪气客之，而为盛实，于是有阴虚阳盛，阳虚阴盛二证之别。盖盛者指邪气而言，虚者指正气而言。且正气在人，阳主表而阴主里，邪气中人，表为阴而里为阳……又若里之真阴先虚，故阳邪入而盛实，是受邪者阴虚也。脉沉实者，阳邪盛于内也，是谓阴虚阳盛，所以用承气苦寒之剂，下之则阳邪消，寒之则真阴长，使邪去正安，故愈。"（录自《张卿子伤寒论》）王安道曰："邪之伤于人，有浅深也，居表则闭腠理，发怫热，见恶寒恶风头痛等证，于斯时也，惟辛温解散可愈；入里则为燥屎，作潮热，狂言谵语，大渴等证，惟咸寒攻下而可平。夫寒邪外客，非阴盛而阳虚乎！热邪内炽，非阳盛而阴虚乎！汗下一差，生死反掌。"（《医经溯洄集》）二氏之注均能阐发经旨，可资参考。此外。《外台秘要》引本条作"夫表和里病，下之而愈，汗之则死；里和表病，汗之而愈，下之则死"。简洁明了，更易理解。故汪苓友谓："此节《外台》中系王叔和之论，考其原论之表里，何等径捷快畅，表病宜汗，里病宜下，汗下合法者愈，相反者死。自改作阴阳虚盛，致令后人千言万语，注释不明。"（《伤寒论辨证广注》）此说也可作参考。

**阳虚阴盛** 指阴寒盛，阳气虚之病证。亦即寒邪在外，表阳被遏之证。语见《伤寒论·伤寒例》第 20 条："……阳虚阴盛，汗之则愈，下之则死……"此处之阳虚阴盛，实际乃指风寒表证而言。风寒外袭，初犯肌表尚未化热，此时卫阳被遏，而见恶寒头痛身疼等证，此即为阳虚阴盛。阳虚指卫阳被遏，阴盛指在表之寒邪。其治疗宜用辛温助阳，以发散表寒，故云"汗之则愈"。若此时误用苦寒攻下，因病尚未传入胃腑化热成实，必致里气受伤，表邪内陷，不是洞泄下利，便成结胸痞满，以致变证蜂起，预后不良，故云"下之则死"。赵嗣真云："经曰：'邪气盛则实，精气夺则虚。'因正气先虚，以致邪气客之，而为盛实，于是有阴虚阳盛，阳虚阴盛二证之别。盖盛者指邪气而言，虚者指正气而言。且正气在人，阳主表而阴主里，邪气中人，表为阴而里为阳。若夫表之真阳先虚，故阴邪乘阳而盛实。表受邪者，阳虚也，脉浮紧者，阴邪盛于外也。是谓阳虚阴盛，所以用桂枝辛甘之温剂，汗之则阴邪消，温之则真阳长，使邪去正安，故愈。"（录自《张卿子伤寒论》）王安道云："邪之伤于人也，有浅深也，居表则闭腠理，发怫热，见恶寒恶风头痛等证，于斯时也，惟辛温解散可愈；入里则为燥屎，作潮热，狂言谵语大渴等证，惟咸寒攻下可平。夫寒邪外客，非阴盛而阳虚乎！邪热内炽，非阳盛而阴虚乎！汗下一差，生死反掌。"（《医经溯洄集》）二注皆能畅发经旨，可参。

**阳得阴则解** 病情预后用语。即阳盛之病，得阴气以相济，其病可解。语见《伤寒论·辨脉法》第 17 条："问曰：凡病欲知何时得，何时愈？答曰：假令……日中得病者，夜半愈。何以言之？日中得病，夜半愈者，以阳得阴则解也。"本条之意，在于论述人体正气与自然界之气的关系，并着重用阳得阴而解、阴得阳而解之理，申明阴阳自和的重要性。日中为阳，夜半为阴。日中得病，是阳受病而偏盛，故当夜半自然界阴气较盛时，得阴气之济，其病可解。此条虽以一日之日中、夜半言，但实为一隅三反之用。周澄之云："此浅病暂得而即愈者。然通于阴得阳之义，则百病可由此而推矣。阴得阳者，非坐而待也，其用药气味合和，从阴引阳从阳引阴之法，可会矣。此旨甚微，非熟于阴阳大论者不能知，非精于本草气味者不能用也。须是识得化气，如酸甘化阴、辛甘化阳之类。"（《辨脉法篇章句》）此注可帮助读者加深理解。

**阳微** 病证名，即"阳微结"。语见《伤寒论》第148条："汗出为阳微。"参见"阳微结"。

**阳微阴涩而长** 脉象名。指浮取应指细软，重按迟滞不畅，且脉体大过本位。语见《伤寒论》第274条："太阴中风，四肢烦疼，阳微阴涩而长者，为欲愈。"此风邪欲解，太阴气弱，故阳微阴涩而长。柯琴曰："脉涩而长，不是并见，涩本病脉，涩而转长，病始愈耳。风脉本浮，今而微，知风邪当去，涩则少气少血，今而长则气治，故愈。"（《伤寒论注》）

**阳微结** 病证名。指阳热郁结在里而程度不重。语见《伤寒论》第148条："伤寒五六日，头汗出，微恶寒，手足冷，心下满，口不欲食，大便硬，脉沉细者，为阳微结。"吴仪洛曰："阳微结者，阳邪微结，未尽散也。注作阳气衰微，故邪气结聚，大差！果尔则头汗出为亡阳之证，非半表半里之证矣，果尔则阴结为阳气衰微矣。玩本文假令纯阴结等语，谓阳邪若不微结，纯是阴邪内结，则不得复有外证，其义甚明。"（《伤寒分经》）

**阳数** 奇数。指少阳之数七。七为阳数。古以一、二、三、四、五为五行的生数；以六、七、八、九、十为五行成数。天一生水，地六成之；地二生火，天七成之，故以六为水之足数，七为火之足数。阳数七，阴数六，表示阴阳水火之气充足，可以胜邪。语见《伤寒论》第7条："发于阳，七日愈，发于阴，六日愈，以阳数七，阴数六故也。"参见"河图洛书"。

**阴中拘挛** 症状名。指前阴部拘急挛缩。语见《伤寒论》第392条："伤寒阴阳易之为病，其人身体重，少气，少腹里急，或引阴中拘挛，热上冲胸，头重不欲举，眼中生花，膝胫拘急者，烧裈散主之。"真阴亏损，筋脉失养，故阴中拘挛。尤怡曰："阴中拘挛及膝胫拘急者，精虚热入，而脉道不通也。"（《伤寒贯珠集》）

**阴气前通**　病理机转用语。指在中焦不治，营卫不通时，营气先卫气而通。语见《伤寒论·辨脉法》第29条："中焦不治，胃气上冲，脾气不转，胃中为浊，荣卫不通，血凝不流……若阴气前通者，阳气厥微，阴无所使，客气内入，嚏而出之，声嗢咽塞……"详见"中焦不治"条。

**阴头微肿**　症状名。指阴茎头轻微肿胀。《伤寒论》第392条：阴阳易服烧裈散后"小便即利，阴头微肿，此为愈矣"。此由烧裈散导阴中邪热外出，外发于阴茎头所致。吴谦："阴头微肿者，是所易之毒，从阴窍而出，故肿也。"（《订正伤寒论注》）

**阴阳大论**　书名。内容及成书年代不可考。语见《伤寒论·序》："撰用《素问》《九卷》《八十一难》《阴阳大论》《胎胪药录》，并平脉辨证，为《伤寒杂病论》，共十六卷。"山田正珍曰："《阴阳大论》，林亿以运气七篇充之。本邦名古屋玄医以《阴阳应象大论》充之，皆非也。不可从矣。"（《伤寒论集成》）

**阴阳气**　指阴气和阳气。语见《伤寒论》第337条："凡厥者，阴阳气不相顺接，便为厥。"

**阴阳气并竭**　病机名。指表里阴阳之气俱衰竭。语见《伤寒论》第153条："太阳病，医发汗，遂发热恶寒，因复下之，心下痞，表里俱虚，阴阳气并竭。"此为发汗伤表而阳气竭，攻下伤里则阴气竭。故称阴阳气并竭。钱潢曰："因汗下两误，而表里俱虚矣。误汗则卫外之真阳已亡，误下则留守之真阴亦竭，故曰阴阳气并竭。"（《伤寒溯源集》）

**阴阳自和**　指人体阴阳之气在一定条件下通过自和调节而趋于和平，达到正常。《伤寒论》第58条："凡病，若发汗，若吐，若下，若亡血，亡津液，阴阳自和者，必自愈。"阴阳自和是人体的自我抗病能力和自我调节机制，但有时这种机制不能顺利运转，就需要使用一定治疗措施促进自和。柯琴："其人亡血，亡津液，阴阳安能自和。欲其阴阳自和，必先调其阴阳之所自，阴自亡血，阳自亡津，益血生津，阴阳自和矣。要知不益津液，小便必不得利；不益血生津，阴阳必不和。"（《伤寒论注》）

**阴阳会通**　指阴阳相互贯通，互相维系。语见《伤寒论·序》："经络腑腧，阴阳会通，玄冥幽微，变化难极。"

**阴阳易**　病证名。一说指大病初瘥，血气未复，余热未尽，脾胃尚弱，因犯房事而余毒相染的病证。男子与病后尚未康复的妇人房事后，名为阴易；妇人与病后尚未康复的男人房事后，名为阳易。一说指女劳复，大病初愈，即犯房事，以致阴精亏耗，病情出现反复。一说指平素肾虚之人，病中更犯房事，亟夺精血，使病情加重的病证。语见《伤寒论》第 292 条：
"伤寒阴阳易之为病，其人身体重，少气，少腹里急，或引阴中拘挛，热上
冲胸，头重不欲举，眼中生花，膝胫拘急者，烧裈散主之。"三种说法临床
皆可见。

**阴阳俱虚**　指表里阳气俱虚。阴阳，作表里解。语见《伤寒论》第 23
条："脉微而恶寒者，此阴阳俱虚，不可更发汗，更下，更吐也。"

**阴阳俱虚竭**　指气血俱亏竭。语见《伤寒论》第 111 条："太阳病中
风，以火劫发汗，邪风被火热，血气流溢，失其常度……阴阳俱虚竭，身
体则枯燥。"太阳中风，误用火劫逼汗，风火相煽，耗伤气血，故阴阳俱虚
竭。方有执曰："然火能助气，过则反攻气，所以阴阳俱虚竭，言气血俱亏
乏也。"（《伤寒论条辨》）

**阴阳鼓击**　指自然界之阴气与阳气相互作用，促使对方发展变化。语
见《伤寒论·伤寒例》第 8 条："十五日得一气，于四时之中，一时有六
气，四六名为二十四气。然气候亦有应至仍不至，或有未应至而至者，或
有至而太过者，皆成病气也。但天地动静，阴阳鼓击者，各正一气耳。是
以彼春之暖，为夏之暑；彼秋之忿，为冬之怒。"本条指出，一年有二十四
个节气，其根据是自然界的气候大约十五天发生一次变化。二十四个节气，
固然有一定的季节性和一定的规律性，但绝非丝毫不变，其间也存在着某
些差误。有时应至而不至，有时未应至而至，有时至而太过。这种气候的
太过与不及，或迟或早，皆容易使人致病，所以说皆成病气。而季节所以
会发生规律性的变化与某些或迟或早、太过不及的差误，其机理总不外乎
阴气与阳气的相互促进，鼓动击迫。所以说"但天地动静，阴阳鼓击者，
各正一气耳"。阴阳之间鼓动击迫，其总的变化形式是由微而盛，由盛而
衰，自然界由春暖变为夏热，由秋凉变为冬寒，就是这一变化规律的具体
体现。成无己曰："节气十二，中气十二，共二十四。《内经》曰：'五日谓
之候，三候谓之气，六气谓之时，四时谓之岁。'《内经》曰：'阴阳者，天
地之道也，清阳为天，动而不息，浊阴为地，静而不移。'天地阴阳之气，
鼓击而生，春夏秋冬寒热温凉各正一气也。春暖为夏暑，从生而至长也。
秋忿为冬怒，从肃而至杀也。"（《注解伤寒论》）汪苓友云："天之体主动
为阳，地之形主静为阴，虽有动静之分，然阴阳之气，鼓击于四时而不息
者，寒热温凉各正一气也。"（《伤寒论辨证广注》）王朴庄云："以春夏秋
冬之四序，析为二十四气，如立春斗柄指艮，雨水指寅，天时之气应此来
者，为正也。《内经》至而和则平，至而甚则病，至而反者病，至而不至者

病，未至而至者病。天之体动，地之体静，而阴阳之气鼓荡其中，分之为二十四气，合之则六气为一气。自立春至谷雨，不过正此春时之生气耳。余皆准此。"（《伤寒例新注》）诸家之解对理解原文均有帮助，可参。

**阴狐疝** 病证名。简称"狐疝"，是一种阴囊偏大偏小，时上时下的病症，临床常表现为似有物状，卧则入腹，立则入囊，胀痛俱作，重者由阴囊牵引少腹剧痛，轻者仅有重坠感，舌苔白，脉弦或迟。本病见于《金匮要略·趺蹶手指臂肿转筋阴狐疝蛔虫病脉证治第十九》："阴狐疝者，偏有大小，时时上下，蜘蛛散主之。"阴狐疝多由寒气凝结厥阴肝经所致。治宜辛温通利。

**阴实** 病理机转用语。指少阴肾为寒湿之邪气所困。语见《伤寒论·平脉法》第20条："少阴脉微滑，滑者，紧之浮名也，此为阴实，其人必股内汗出，阴下湿也。"此条指出"阴实"之证，少阴脉呈浮紧而滑之象，阴下常湿，股内汗出。结合脉象症状来分析，此乃少阴肾为湿邪气所困而致。少阴邪实，故称"阴实"。成无己注云："夫阴阳相持，其脉则紧，紧之而浮，乃从阴出阳，非若翕奄沉之从阳入阴也。此为少阴阴气而实，其人必股内汗出，阴下湿，是乃阴实之征。"（《注解伤寒论》）黄坤载云："少阴脉微滑，虽称曰滑，其实乃紧而浮之名也。此为肾家之阴实，不能温升肝木，木气郁动，故令脉滑，非阴阳和合之滑也。肝气郁动于下焦，不遂其发生之性，风不疏泄，其人必股内汗出，阴器之下常湿也。"（《伤寒悬解》）二注可供参考。

**阴经** 指三阴经。语见《伤寒论》第384条："伤寒，其脉微涩者，本是霍乱，今是伤寒，却四五日，至阴经上，转入阴必利。"

**阴脉** 脉诊用语。在《伤寒论》中，有三个含义。①指性质属阴，较之平脉不足的脉象，主正气不足，病证属寒、属虚、属里。语见《伤寒论·辨脉法》第1条："问曰：脉有阴阳，何谓也？答曰：凡脉大、浮、数、动、滑，此名阳也；脉沉、涩、弱、弦、微，此名阴也。凡阴病见阳脉者生，阳病见阴脉者死。"成无己云："《内经》曰：'微妙在脉，不可不察，察之有纪，从阴阳始，始之有经，从五行生。'兹首论：'曰脉之阴阳者，以脉从阴阳始故也。'阳脉有五，以脉从五行生故也。阳道常饶，大、浮、数、动、滑五者，比之平脉也有余，故谓之阳；阴道常乏，沉、涩、弱、弦、微五者，比之平脉也不足，故谓之阴。"（《注解伤寒论》）黄坤载云："阳道实，阴道虚。大、浮、数、动、滑者，此名阳也；沉、涩、弱、弦、微，此名阴也。"（《伤寒悬解》）二氏之注可供参考。②指尺脉。《伤寒论·辨脉法》第 8 条："阳脉浮大而濡，阴脉浮大而濡，阴脉与阳脉同等者，名曰缓。"③指沉取脉象。《伤寒论·辨脉法》第 29 条："寸口脉阴阳俱紧者，法当清邪中于上焦，浊邪中于下焦。"

**阴脉弦**　病脉名。指脉象沉取应指端直以长。语见《伤寒论》第 100 条："伤寒，阳脉涩，阴脉弦，法当腹中急痛，先与小建中汤；不差者，小柴胡汤主之。"阴脉弦主肝胆气旺，其气旺则克犯脾土，故腹中急痛。

**阴脉微**　病脉名。指尺脉按之细且伏。语见《伤寒论》第 94 条："太阳病未解，脉阴阳俱停，必先振栗汗出而解……但阴脉微，下之而解，若欲下之，宜调胃承气汤。"此为邪实郁闭，病机向内，故阴脉微。汪琥曰："但阴脉微，即为里邪实也。法当下之而解。"（《伤寒论辨证广注》）

**阴独**　指阴邪独盛。一说指唯有里证而无表证，一说指阴血独守于内，一说指阴药之性痞，阴分独不散。语见《伤寒论》第 153 条："太阳病，医发汗，遂发热恶寒，因复下之，心下痞，表里俱虚，阴阳气并竭，无阳则阴独。"据文测义，当以阴邪独盛较切仲景之旨。

**阴结**　病证名。指因阴寒偏盛，缺乏阳和之气以煦而所致之浊阴凝聚，脾气不得转输，不能食、大便硬之证。语见《伤寒论·辨脉法》第 2 条："问曰：脉有阳结阴结者，何以别之……其脉沉而迟，不能食、身体重、大便反硬，名曰阴结也，期十四日当剧。"本条指出，阴结以不能食，身体重、大便反硬，脉沉而迟为主要表现。从脉证分析，其病机为阴寒偏盛而独治，阳失温煦，浊阴凝聚，脾胃不得升降，故不能食而大便反硬。身体重，亦阴盛阳衰之象。脉沉而迟，属于阴脉，亦与阴结之证相应。成无己云："沉而迟，阴脉也；不能食，身体重，阴病也；阴病见阴脉，则当下利，今大便硬者，为阴气结固，阳不得而杂之。是名阴结。"（《注解伤寒论》）黄坤载云："脉沉而迟，不能食，身体重，大便反硬，名曰阴结。阴盛而无阳以和之，其气必结，期十四日当剧也。阴盛大便当溏，不溏而硬，故谓之反。凡大便秘结，粪若羊矢者，皆阴结之证也。"（《伤寒悬解》）章虚谷云："脉沉迟者，阴胜阳虚，故不能食而身体重，以阴性重浊也，夫津液由阳气蒸化水谷以生者，阳虚而饮食不进，津液不生，则肠枯燥而大便硬，此当补阳以生阴，非可通利以开结也。"（《伤寒论本旨》）上述诸家对阴结之病机阐述颇为合理，可互参。

**阴绝**　指阴气有降无升，不与阳气相交，在脉搏上多显现仅尺部有脉，而寸关皆无。语出《伤寒论·平脉法》第 18 条："师曰：寸脉下不至关为阳绝，尺脉上不至关为阴绝，此皆不至，决死也。"参见"尺脉上不至关"条。

**阴病** 指性质属阴的病证。如八纲中的里证、虚证、寒证。在《伤寒论》中多指太阴、少阴、厥阴经的病证。语见《伤寒论·辨脉法》第1条："凡阴病见阳脉者生，阳病见阴脉者死。"参见"阴病见阳脉者生"。

**阴病见阳脉者生** 指性质属阴的病证（即三阴经病）见到显示正气有余的阳脉时，表示正气旺盛，邪气渐衰，病机向好的方面转化。语见《伤寒论·辨脉法》第1条："……凡阴病见阳脉者生，阳病见阴脉者死。"成无己云："阴病见阳脉主生者，则邪气自里之表，欲汗而解也，如厥阴中风，脉微浮，为欲愈，不浮，为未愈者是也。"（《注解伤寒论》）张隐庵云："凡阴病见阳脉，得阳盛生长之气，故主生。"（《伤寒论集注》）黄坤载云："阳主生，阴生死。阴病见阳脉者，阴盛而阳气之来复也；阳病见阴脉者，阳浮而阴气之内盛也。阳复则生，阴盛则死。"（《伤寒悬解》）诸注可互参。

**阴疼** 症状名。指溲后尿道疼痛不适。语见《伤寒论》第88条："汗家重发汗，必恍惚心乱，小便已阴疼，与禹余粮丸。"此为汗家复汗津亏愈甚，茎中失养，故小便已阴疼。吴谦曰："液竭于下，宗筋失养，故小便已阴茎疼也。"（《订正伤寒论注》）

**阴弱** 指脉象重按不足。与"阳浮"相对而言。一说指病机，卫气外浮，营阴不固，弱于内而出于外，故阴弱。一说既言脉象，复指病机。一说指尺脉应指不足。尺主下主里，主营阴，营阴不足，故阴弱。语见《伤寒论》第12条："太阳中风，阳浮而阴弱，阳浮者，热自发，阴弱者，汗自出。"此为卫外不固，营阴不能内守，脉虽浮，但按之无力，故言阴弱。

**阴虚** 病机名。指阴血不足，津血亏损。语见《伤寒论》第111条："阳盛则欲衄，阴虚小便难，阴阳俱虚竭，身体则枯燥。"阴血不足，津液亏少，化源不足，故小便难。方有执曰："阴虚，阴以血言，热则耗血，故虚也。"（《伤寒论条辨》）

**阴得阳则解** 病情预后用语。即阴盛之病，得阳气以相济，其病可解，语见《伤寒论·辨脉法》第10条："问曰：凡病欲知何时得，何时愈？答曰：假令夜半得病者，明日日中愈……何以言之……夜半得病，明日日中愈者，以阴得阳则解也。"本条之意，在于论述人体正气与自然界阴阳之气的关系，并着重用阳得阴而解，阴得阳而解之理，申明阴阳自和的重要性。日中为阳，夜半为阴。夜半得病，是阴偏盛而受病，故当日中自然界阳气较盛时，得阳气之助，其病可解。此条虽以一日之日中、夜半言，但实为一隅三反之用。周澄之云："此浅病暂得而即愈者。然通于得阴得阳之义，则百病可由此而推矣。得阴得阳者，非坐而待也，其用药气味合和，从阴引阳从阳引阴之法，从可会矣。此旨甚微，非熟于阴阳大说者不能知，非精于本草气味者不能用也。须是识得化气，如酸甘化阴、辛甘化阳之类。"（《辨脉法篇章句》）此语颇能启发深思。

**阴筋**　指前阴，即生殖器。语见《伤寒论》第167条："病胁下素有痞，连在脐傍，痛引少腹，入阴筋者，此名脏结。死。"张隐庵曰："阴筋即前阴，少阴肾脏所主也。"（《伤寒论集注》）

**阴数**　偶数。语见《伤寒论》第7条："发于阳，七日愈，发于阴，六日愈。以阳数七阴数六故也。"参见"阳数""河图洛书"。

**如水流漓**　流漓，即淋漓之意。指汗出如水成滴成流，其量甚多，其势甚急。《伤寒论》第12条：服桂枝汤当令"遍身漐漐微似有汗者益佳，不可令如水流漓，病必不除"。汗出太急，邪气未能尽去而正气反伤，故病不除。

**如狂**　症状名。指神志失常，状如发狂，但较发狂为轻。语见《伤寒论》第106、125条。表邪内传，热血相结于下焦，故其人如狂。多伴随身黄、少腹硬、小便自利、脉沉结等症出现。治之当用抵当汤之类的方剂逐瘀泄热。黄元御曰："热结则其人如狂。缘膀胱热结，必入血室。血者，心所主，胎君火而孕阴神，血热则心神扰乱，是以狂作也。"

**如疟状**　症状名。指恶寒发热同时出现，休作有时，形似疟而实非疟。语见《伤寒论》第23、144、240条。在《伤寒论》中其病机有三：①为太阳病，日久正馁邪微，正气抗邪欲出。如第23条："太阳病，得之八九日，如疟状，发热恶寒，热多寒少，其人不呕，清便欲自可，一日二三度发。脉微缓者，为欲愈也。"②为妇人中风，邪闭血室。正气与邪交争。如第144条："妇人中风七八日，续得寒热，发作有时，经水适断者，此为热入血室，其血必结，故使如疟状，发作有时，小柴胡汤主之。"③为阳郁不解，正邪相争。如第240条："病人烦热，汗出则解，又如疟状。日晡所发热者，属阳明也。脉实者，宜下之；脉浮虚者，宜发汗。下之，宜大承气汤；发汗，宜桂枝汤。"承气汤通腑泻热，正可解此阳郁结实之疟。

**如经**　经，常也。如经，即正常如常之谓。语见《伤寒论·辨脉法》第19条："以少阴脉弦而浮，才见，此为调脉，故称如经也。"及同篇第21条："趺阳脉迟而缓，胃气如经也。"

**妇人中风**　指妇女患中风证。妇人中风若无经、带、胎、产特殊情况，治同男子。《伤寒论》第 143、144 条所论妇人中风皆因正逢月经期，经水适来或经水适断，由于血室空虚，表热内陷血室，而成为热入血室证。参见"热入血室"条。

**妇人伤寒**　指妇女患伤寒病。妇人伤寒若无经、带、胎、产特殊情况，治同男子。《伤寒论》第 145 条：所论妇人伤寒正逢月经期，经水适来，血室空虚，邪热内陷血室，而成为热入血室证。参见"热入血室"。

**妇人阴吹**　症状名。指妇人阴道里气出有声，状如矢气。本证常因腑气不通，气机逆乱，清气失于升发而下走所致。本证病因为胃津不足，胃气燥实，谷气欠通，胃气下泄迫走前阴。其证后特点为阴吹声响洪亮，连连不断，口干烦热，腹胀便秘，小便短赤，苔黄脉滑。见于《金匮要略·妇人杂病脉证并治第二十二》："胃气下泄，阴吹而正喧，此谷气之实也，膏发煎导之。"治宜清热润燥，理气导滞。

**妇人恶阻**　病证名。指妊娠后出现恶心呕吐，头晕厌食，或食入即吐者。本病见于《金匮要略·妇人妊娠病脉证并治第二十》："妇人得平脉，阴脉小弱，其人渴，不能食，无寒热，名妊娠，桂枝汤主之。"治宜化气调阴阳，调和脾胃。又见于"妊娠呕吐不止，干姜人参半夏丸主之"。治宜温中补虚，蠲饮止呕。妊娠恶阻由冲脉之气上逆，胃失和降所致，治疗原则以调气和中，降逆止呕为主。

**纪年**　纪元之年。《伤寒论·序》："自建安纪年以来，犹未十稔，其死亡者，三分有二，伤寒十居其七。"丹波元简："案纪年，纪元之年也。汉书武帝纪，元狩元年，冬十月，祠五畤，获一角兽，以燎，始以天瑞纪元。""建安纪年"就是以建安纪年的第一年，即公元 196 年。

# 七　画

**形似疟**　症状名。指如疟状。语见《伤寒论》第 25 条："服桂枝汤，大汗出，脉洪大者，与桂枝汤，如前法；若形似疟，一日再发者，汗出必解，宜桂枝二麻黄一汤。"因为汗后微邪郁于肌表，故形似疟。方有执曰："形如疟，日再发者，邪居浅而外向，终为微寒所持，故曰汗出必解。"（《伤寒论条辨》）

**形体不仁**　症状名。指身体不知痛痒，乃因营卫滞涩，不行不用所致。系"命绝"症状之一。语见《伤寒论·辨脉法》第 24 条："脉浮而洪，身汗如油，喘而不休，水浆不下，形体不仁，乍静乍乱，此为命绝也。"参见

"命绝"条。

**形体如烟熏** 症状名。指周身晦暗且枯燥失润。如被烟熏之状。多由阳热亢极所致。语见《伤寒论·辨脉法》第24条："阳反独留，形体如烟熏，直视摇头者，此为心绝也。"参见"心绝"条。

**坏病** 即变证。指太阳病误用发汗、吐下、温针等法，使病情恶化，证候错综复杂，难以六经证候冠其名者。语见《伤寒论》第16条："太阳病三日，已发汗，若吐、若下、若温针，仍不解者，此为坏病，桂枝不中与之也。观其脉证，知犯何逆，随证治之。"喻昌曰："坏病者，已汗、已吐、已下、已温针，病犹不解，治法多端，无一定可拟，故名之为坏病也。"（《尚论篇》）

**攻里** 治法之一。指运用泻下清热的药物治疗里热实证的一种方法。语见《伤寒论》第208条："阳明病，脉迟，虽汗出，不恶寒者，其身必重，短气，腹满而喘，有潮热者，此外欲解，可攻里也。"

**攻表** 治法之一，即"解表"。语见《伤寒论》第364条："下利清谷，不可攻表。"以及第372条："攻表，宜桂枝汤。"

**声不出** 症状名。指语声难以发出。语见《伤寒论》第312条："少阴病，咽中伤，生疮，不能语言，声不出者，苦酒汤主之。"其病机为痰火互结，郁闭咽喉，故声不出。治宜用苦酒汤涤痰利咽、敛疮消肿。

**声嗢咽塞** 症状名。嗢，乙骨切。声嗢，声混浊而难出的状况。声嗢咽塞，指咽喉不利，有噎塞感，且声音混浊不清。本症为中焦不治，阴气前通的症状之一。语出《伤寒论·辨脉法》第29条："若阴气前通者，阳气微厥，阴无所使，客气内入，嚏而出之，声嗢咽塞。"详见"中焦不治"条。

**劳复** 即因劳而复。大病初愈，血气未复，余热未尽而强力劳作，损伤正气，使旧病复发。语见《伤寒论》第393条："大病差后，劳复者，枳实栀子豉汤主之。"成无己曰："伤寒劳复，何以明之？劳为劳动之劳，复为再发也。是伤寒瘥后，因劳作再发者是也。伤寒新差后，血气未平，余热未尽，劳动其热，热气还经络，遂复发也。此有两种：一者因劳动外伤；二者因饮食内伤。其劳动外伤者，非只强力摇体，持重远行之劳，至于梳头洗面则动气，忧伤思虑则劳神，皆能复也。况其过用者乎？其饮食内伤者，为多食则遗，食肉则复者也。"（《伤寒明理论》）方有执："劳，强力房劳。复，重复作病。盖大邪初退，血气新虚，作强劳伤，虚而生热，犹之病复发，非实发初病也。"（《伤寒论条辨》）

**克贼**　指制胜、克伐、约束。语见《伤寒论》第256条："阳明少阳合病，必自下利。其脉不负者，为顺也。负者，失也。互相克贼，名为负也。"本条指木来克土，影响肠胃功能而见下利。

**巫祝**　指以替他人祈祷鬼神驱除灾病和请求降福为职业的人。语见《伤寒论·序》："降志屈节，钦望巫祝。"

**更衣**　指排大便。古代帝王将相、权贵人家，憩息之处或备有厕所，宾主入厕即托言更衣，故更衣为排大便的雅称。语见《伤寒论》第181、244、325条。汪琥曰："更衣者，古人于大便时，必更衣而后入厕，故相传以大便为更衣也。"（《伤寒论辨证广注》）

**更迟**　更，改也。更迟，指脉搏由动数而变为迟缓。语见《伤寒论·伤寒例》第25条："凡得病厥脉动数，服汤药更迟，脉浮大减小，初躁后静，此皆愈证也。"参见"厥脉动数"条。

**束手**　指自缚其手。喻无能为力，走投无路。语见《伤寒论·序》："告穷归天，束手受败。"伊藤馨曰："束手受败，言如缚束手，无所处置，而但任其死亡也。"（《伤寒论文字考续》）

**两**　量词。汉制二十四铢为一两。根据《伤寒论讲义》（李培生主编）：汉时六铢为一分，四分为一两，即二十四铢为一两。处方应用时，一方面根据前人考证的量制折算，更重要的是依据临床实践。一般折算关系是汉之一两，约等于中药秤16两制的一钱，折合公制3g。除此以外，还有学者提出了其他折算方法。

**两目黯黑**　症状名。指两眼周围皮肤颜色发黑。主要为虚劳瘀血两目黯黑。五劳所伤，日久不愈，经络气血运行受阻，瘀血内停，不能上荣于目，故两目黯黑。

**两耳无所闻**　症状名。指耳聋，即两耳失聪，不能听到声音。语见《伤寒论》第264条："少阳中风，两耳无所闻，目赤，胸中满而烦者，不可吐下，吐下则悸而惊。"其病机为少阳风火上扰，清窍为之壅滞。方有执曰："少阳之脉，上抵头角，下耳后，其支者，从耳后入耳中，出走耳前，其支者，下胸中，贯膈，肝主目，胆为之合，风为阳而主气，耳无闻者，风塞则气塞也。"（《伤寒论条辨》）参见"两耳聋无闻"。

**两耳聋无闻**　症状名。指耳聋。语见《伤寒论》第75条："未持脉时，病人手叉自冒心，师因教试令咳而不咳者，此必两耳聋无闻也。所以然者，以重发汗，虚故如此。"心寄窍于耳。过汗伤阳，心气不足，不能荣养耳窍，故两耳聋无闻。

**两阳**　指风邪和火邪。语见《伤寒论》第 111 条："两阳相熏灼，其身发黄。"尤怡曰："风为阳邪，火为阳气，风火交煽，是为两阳。"（《伤寒贯珠集》）

**两胁拘急**　症状名。指两胁肋部自觉牵引不适或有紧缩感。语见《伤寒论》第 140 条："脉弦者，必两胁拘急。"其病机为邪入少阳，疏泄失职，经络不得通利，故两胁拘急。方有执曰："弦为邪搏少阳，少阳之脉循胁，所以知两胁必拘急也。"（《伤寒论条辨》）

**两胫拘急**　症状名。指两足胫拘紧挛急，屈伸不利。语见《伤寒论》第 30 条："问曰：证象阳旦，按法治之而增剧，厥逆，咽中干，两胫拘急而谵语。师曰：言夜半手足当温，两脚当伸，后如师言。"此为阴血不足，不能濡养经筋，故两胫拘急。治之宜用芍药甘草汤养血柔筋。

**两胫挛**　症状名。指两胫拘挛不舒，甚或有收引疼痛之感。语见《伤寒论》第 30 条："风则生微热，虚则两胫挛。"此由阴虚不足以濡养，加之阳虚不足以温煦所致。治之宜用芍药甘草汤养血柔筋。

**两感于寒**　病理机转用语。指阳经及与其表里相合的阴经同时受邪，表证里证同时出现。又称"两感"。语见《伤寒论·伤寒例》第 13 条："若两感于寒者，一日太阳受之，即与少阴俱病，则头痛口干烦满而渴。二日阳明受之，即与太阴俱病，则腹满身热，不欲食，谵语。三日少阳受之，即与厥阴俱病，则耳聋囊缩而厥，水浆不下，不知人者，六日死。若三阴三阳，五脏六腑皆受病，则荣卫不行，脏腑不通，则死矣。"两感证的特点是阳经与阴经同时受邪，表证与里证同时并见。而传经也是阴阳两经同时并传。因为邪气太盛，正气不支，所以其病来势迅速，病情严重，预后大多不良。两感于寒之证，有"太阳少阴两感""阳明太阴两感""少阳厥阴两感"三种形式。此三者，按传经次序逐渐加重。若更见饮食不下，昏不识人之证，则距死期不远。成无己云："阴阳俱病，表里俱伤者，为两感，则两证俱见。至于传经，则亦阴阳两经俱传也……水浆不下，不知人者，胃气不通也……谓三日六经俱病，荣卫之气不得行于内外，腑脏之气不得通于上下。至六日腑脏之气俱尽，荣卫之气俱绝，则死矣。"（《注解伤寒论》）可参。

**医咎**　指医生治疗的失误。语见《伤寒论·辨脉法》第 26 条："此为医咎，责虚取实，守空迫血。"用治疗实证的方法来治疗虚证，为责虚取实，对血虚的病人治以汗法，系守空迫血，此皆医生之误治，故云"医咎"。

**医药**　指医药学。语见《伤寒论·序》："怪当今居世之士，曾不留神医药，精究方术。"伊藤馨曰："医药二字，并当做虚活字看，犹言治疗也。《礼记·曲礼》曰：不以隐疾。郑注曰：隐疾难为医。此医即治疗意。《荀子·富国篇》曰：药伤补败。杨注云：药，犹医也。此药亦治疗意。医药是同义连用之义。"（《伤寒论文字考续》）

**辰** 十二时辰之一。上午七时至九时为辰。《伤寒论》第 272 条："少阳病，欲解时，从寅至辰上。"

**来迟去疾** 脉象用语。来，指脉自深层跃起于浅层；去，指脉自浅层沉降于深层。脉一来一去，即为一搏动周期。来迟去疾，指切脉时感觉脉搏起较慢而沉降较速。语见《伤寒论·平脉法》第 2 条："师曰：呼吸者，脉之头也。初持脉，来疾去迟，此出疾入迟，名曰内虚外实也。初持脉，来迟去疾，此出迟入疾，名曰内实外虚也。"古人认为，呼吸为脉行之动力与先导，故脉自深层出于浅层，与呼相应，脉自浅层入于深层，与吸相应。而呼出由心肺所主，吸入由肝肾所司，心肺属阳而主外，肝肾属阴而主内。脉来迟示呼出无力，为表虚而不及，去疾为吸入有力，示里实而不虚，故云"来迟去疾，此出迟入疾，名曰内实外虚也"。方有执云："来者，自骨肉之分，而出入皮肤之际，气之升而上也；去者，自皮肤之际，而还于骨肉之间，气之降而下也。出，呼而来也；入，吸而去也。经曰来者为阳，去者为阴。疾为阳太过也，迟为阴不及也……内实外虚者，阴太过而阳不及也。故来去出入者，病之大纲领也。知内外之阴阳，而辨其孰为虚，孰为实者，诊家之切要也。"（《伤寒论条辨》）张令韶曰："此节以呼吸为平脉之准，呼出心与肺，吸入肾与肝，一呼一吸为一息，脉随呼吸而行，故呼吸为脉之头也。去来者，脉之去来也；出入者，呼吸之出入也。盖言初持脉之时，其脉之行，来疾而去迟，则此呼吸之气亦出疾而入迟，其脉之行，来迟而去疾，则此呼吸之气，亦出迟入疾，脉随呼吸而行也。来与出主外，去与入主内，疾为有余，迟为不足，故名曰内虚外实，内实外虚也。"（《伤寒论直解》）章虚谷云："如初按脉自沉而浮者，为气之来，此从内出外也；自浮而沉者，为气之去，此从外入内也，以气有升降，故脉有出入也。出疾入迟者，其气外出速而内入迟，以势盛于身表，故为内虚外实也；出迟入疾者，其气外出迟而内入速，以势盛于身里，故为内实外虚也。"（《伤寒论本旨》）参考三家之注，其理自明。

**来疾去迟** 脉象用语。来，指脉自深层跃起于浅层；去，指脉自浅层沉降于深层。脉一来一去，为一搏动周期。来疾去迟，指切脉时感觉脉跃起较快而沉降较迟。语见《伤寒论·平脉法》第 2 条："师曰：呼吸者，脉之头也。初持脉时，来疾去迟，此出疾入迟，名曰内虚外实也。"古人认为，呼吸为脉行之动力与先导，故脉自深层出于浅层，与呼相应，脉自浅层入于深层，与吸相应。而呼出由心肺所主，吸入由肾肝所司，心肺属阳而主外，肝肾属阴而主内。脉来疾示呼出有力，为表盛而太过，去迟为吸入无力，示里虚而不及。故云："来疾去迟，此出疾入迟，名曰内虚外实。"方有执云："来者自骨肉之分，而出于皮肤之际，气之升而上也；去者自皮肤之际，而还于骨肉之间，气之降而下也。出，呼而来也；入吸而去也。经曰：来者为阳，去者为阴。疾为阳太过也，迟为阴不及也。内虚外实者，阴不及而阳太过也。"（《伤寒论条辨》）张令韶曰："此节以呼吸为平脉之准，呼出心与肺，吸入肾与肝，一呼一吸为一息，脉随呼吸而行，故呼吸为脉之头也。去来者，脉之去来也；出入者，呼吸之出入也。盖言初持脉之时，其脉之行，来疾而去迟，则此呼吸之气亦出疾而入迟，其脉之行，来疾而去迟，则此呼吸之气亦出疾而入迟，脉随呼吸而行也。来与出主外，去与入主内，疾为有余，迟为不足，故名曰内虚外实，内实外虚也。"（《伤寒论直解》）章虚谷云："《内经》言：'呼则出，吸则入，天地之精气，常入三出七。'盖言常人呼出身中之气有七，吸入天地之气只三，故为谷食之气以助养也。若其修道及患病之人，劳动与静坐之人，生气之出入，各有多寡不同，皆可验之于脉也。如初按脉自沉而浮者，为气之来，此从内出外也，自浮而沉者，为气之去，此从外入内也。以气有升降，故脉有出入也。出疾入迟者，其气外出速而内入迟，以势盛于身表，故为内虚外实也；出迟入疾者，其气外出迟而内入速，以势盛于身里，故为内实外虚也。"（《伤寒论本旨》）

**来微去大**　脉象形态用语。来，指脉自骨肉之分出于皮肤之际；去，指脉自皮肤之际还于骨肉之间。来微去大，指脉来之时无力而逐渐充盈，脉去之时有力而遽下。来微去大，与脉来盛去衰相对。语见《伤寒论·平脉法》第15条："南方心脉，其形何似？师曰：心者，火也。名少阴，其脉洪大而长，是心脉也。心病自得洪大者愈也。假令脉来微去大，故名反，病在里也。"本条提出，心之常脉为来盛去衰之洪脉，若来微去大，是与心之常脉相反，因此称之为"反"。至于"反"为何主里病，注家见解不尽一致。成无己注云："心王于夏，夏则阳外胜，气血淖溢，故其脉来洪大而长也。心脉来盛去衰为平，来微去大，是反本脉。《内经》曰：'大则邪至，小则平。'微为正气，大为邪气，来以候表，来微则知表和，去以候里，去大则知里病。《内经》曰：'心脉来不盛，去反盛，此为不及，病在中。'"

（《注解伤寒论》）此以《内经》之言为据，认为来微为表和之象，去盛为不及之里病的征兆。张隐庵云："心病自得洪大者，言心病而脉洪大，自得其位，为有胃气，故愈。假令脉来微去大，则来去不伦。夫心者火也，火性上炎，脉当来大去微，今来微去大，反其火性，故名反，此心气内郁，不充于外，故病在里也。"（《伤寒论集注》）张氏认为来微去大的原因是心气内郁，不充于外所致。此二注可供参考。

**时行**　病名。指由时邪所致的季节性流行病。《伤寒论·伤寒例》："凡时行者，春时应暖而反大寒，夏时应热而反大凉，秋时应凉而反大热，冬时应寒而反大温，此非其时而有其气，是以一岁之中，长幼之病多相似者，此则时行之气也。"

**时行之气**　病证名。又称时行、时行疫气。指由气候反常而导致多人同时患病，症状相似的疾患。语见《伤寒论·伤寒例》第 3 条："凡时行者，春时应暖而反大寒，夏时应热而反大凉，秋时应凉而反大热，冬时应寒而反大温，此非其时而有其气，是以一岁之中，长幼之病多相似者，此则时行之气也。"本条指出，时行之气的病因是"非其时而有其气"，即气候反常，其为病特点是"一岁之中，长幼之病，多相似者"，即多人同时发病，长幼患者症状相似，有一定的流行性。时行之气又可分为寒热二类，属寒者称时行寒疫，属热者称时行温疫。参见"时行寒疫"条。

**时行疫气**　病证名。又称时行，时行之气。指由气候反常而导致多人同时患病，症状相似的疾患。语见《伤寒论·伤寒例》第 4 条："夫欲候四时正气为病，及时行疫气之法，皆当按斗历占之。"参见"时行之气"及"按斗历占之"条。

**时行寒疫**　疾病名。属时行疫气之一。指春分之后，秋分之前，天气有暴寒的反常气候，导致长幼多人发病，症状相似的疾患。语见《伤寒论·伤寒例》第 8 条："从春分以后，至秋分节前，天有暴寒者，皆为时行寒疫也。三月四月，或有暴寒，其时阳气尚弱，为寒所折，病热犹轻。五月六月，阳气已盛，为寒所折，病热则重。七月八月，阳气已衰，为寒所折，病热亦微，其病与温及暑病相似，但治有殊耳。"此条对时行寒疫的论述，可归纳为三个方面：①时行寒疫是温暖季节发生的，因伤于非时之寒邪所导致的热性时行病。其发病时间大抵在春分节之后，至秋分节以前，即三四月至七八月这一段时间内；②寒疫的病情轻重取决于阳气的强弱。同样是寒邪所折，阳气盛则病热重，阳气衰弱则病热轻；③寒疫病的发病季节与发热症状，皆与温病、暑病相似，但病因相反，因而治法亦有不同。

王肯堂云："此辨时行与伤寒相似，治法不同，要在辨其病原寒热温三者之异，则用药冷热之品味判然矣。"（《伤寒证治准绳》）王朴庄云："此言时行之寒疫也。不当寒而寒，则阳气为寒所折，而为壮热，热盛于表，病与温暑相似，然必先解外寒。初起时，急用老君神明散，务成子萤火丸，东坡圣散子，《准绳》神效沃雪丹服之，不可迟也；内热甚者，大青龙汤。"（《伤寒例新注》）汪苓友云："大抵时行反气皆是疫，何也？气与时反，人不及备，所以病无长幼，率多相似，如徭役之状，字从殳者，乃省文也。此非若正气之伤人，必待体虚而后中也。愚又按前第十节云，按斗历而占四时正气为病，则是冬月伤寒，春月伤风，夏月伤暑与温，秋月伤燥，皆正气也。正气为病，不但伤寒，兹但言伤寒及时行之气。可见仲景之论非全书矣。又按本节云，寒疫轻重，以三四、五六、七八月阳气盛衰立论，其言也不可拘。即如十月为纯阴，阳气已敛，斯时为寒所折，其病竟不发热耶！倘其人病中寒，或不发热。若是伤寒，吾恐其病热比之五六月时其势更重，难言轻矣。"（《伤寒论辨证广注》）诸家之注，均有理致。王肯堂曰"要在辨其病原寒热温三者之异"，深得原文意趣。王朴庄分析寒疫与温暑之异同，并补充治疗方剂，也可供参考。汪苓友对寒疫轻重取决于时令阳气盛衰之论，提出了亦不可拘的商榷性意见，则充分体现了其务实精神。均可参。

**时脉**　脉象名。指应于时令之脉，如《内经》所云春弦、夏洪、秋毛、冬石等，便是其例。语见《伤寒论·辨脉法》第16条："立夏得洪大脉，是其时脉，故使然也。四时仿此。"

**时腹自痛**　症状名。指腹部时而作痛。语见《伤寒论》第273条："太阴之为病，腹满而吐，食不下，自利益甚，时腹自痛，若下之，必胸下结硬。"此为脾虚湿滞，气机不畅，故时腹自痛。黄元御曰："湿寒郁塞，中气不舒，侵克脾土，故时腹自痛也。"（《伤寒悬解》）

**时瘛疭**　症状名。瘛，收缩也；疭，舒驰也。时瘛疭，即阵发性四肢抽搐。其与手足拘急相类而实异。手足拘急者，指四肢持续拘紧牵急，屈伸不利，而瘛疭者，则四肢拘急收缩与弛缓弛张交替发生。见于《伤寒论》第六条："太阳病，发热而渴，不恶寒者，为温病。若发汗已，身灼热者，名风温……若被火者，微发黄色，剧则如惊痫，时瘛疭。"太阳温病，当辛凉发散，一误再误，为坏病，治疗宜后世羚角钩藤汤方加减。

**里急**　症状名。指腹中拘挛不适，甚或疼痛。语见《伤寒论》第127条："太阳病，小便利者，以饮水多，必心下悸；小便少者，必苦里急也。"

这里指小腹拘急。其病机为水蓄下焦，气化失司。柯琴曰："小便少则水蓄下焦，不能如渎，故里急可必。"（《伤寒论注》）治之当温阳化气行水，可取五苓散。

**里虚**　指脏腑气血虚弱。语见《伤寒论》第 49 条："脉浮数者，法当汗出而愈。若下之，身重、心悸者，不可发汗，当自汗出乃解。所以然者，尺中脉微，此里虚。须表里实，津液自和，便自汗出愈。"以及"明日又不大便，脉反微涩者，里虚也，为难治。"（第 214 条）方有执曰："里虚，以亡津液言。"（《伤寒论条辨》）

**里寒外热**　指内有真寒、外有假热。由少阴病阴寒盛于内，逼阳越于外所致。语见《伤寒论》第 317、370 条。证可见汗出而厥、下利清谷、脉细欲绝等内寒之象，复见身反不恶寒、其人面色赤的外热之象。治宜破阴回阳，通达内外，用通脉四逆汤。王肯堂曰："下利清谷，手足厥冷，脉微欲绝为里寒，身热不恶寒，面赤色，为外热，此阴甚于内，格阳于外，不相通也。与通脉四逆汤，散阴回阳。"（《伤寒准绳》）

**呕吐**　症状名。指胃中内容物自口吐出，语见《伤寒论》第 165、173、382 条。在《伤寒论》中其病机有二：（1）少阳邪热犯胃，胃失和降。语见《伤寒论》第 165 条："伤寒发热，汗出不解，心中痞硬，呕吐而下利者，大柴胡汤主之。"（2）外邪犯胃，升降失常。①上热下寒，寒邪犯胃。如第 173 条："伤寒，胸中有热，胃中有邪气，腹中痛，欲呕吐者，黄连汤主之。"②清浊相干，乱于肠胃。如第 382 条："问曰：病有霍乱者何？答曰：呕吐而利，此名霍乱。"成无己曰："邪在中焦，则既吐且利。以饮食不节，寒热不调，清浊相干，阴阳乖隔，遂成霍乱。轻者，止曰吐利；重者，挥霍撩乱，名曰霍乱。"（《注解伤寒论》）

**呕多**　症状名。指呕吐频繁。语见《伤寒论》第 204 条："伤寒呕多，虽有阳明证，不可攻之。"病邪在上，致胃失和降，病势向上向外，故呕多。此时不当逆其病势使用攻下方法。

**呕利**　症状名。指呕吐与下利并作。语见《伤寒论》第 168 条："（白虎汤）立秋后不可服，正月、二月、三月尚凛冷，亦不可与服之，与之则呕利而腹痛。"白虎汤大辛寒之品，体内无实热之邪，或时令未至阳热旺盛之时，服之有可能损伤脾胃之阳而致呕利腹痛。

**呕逆**　症状名。指因气逆而致呕吐。语见《伤寒论》第 3、152 条。其病机为邪束于表，阳郁不宣，胃失和降。治之宜解表，或并佐用降胃之法。程应旄曰："其呕则逆，寒束于皮毛，气无从越而壅上，自不同中风之干

呕，仅鼻鸣而气不甚逆也。"（《伤寒论后条辨》）

**呕家** 指患有恶心、呕吐病证的患者。一说指平素时常发生呕吐的人，语见《伤寒论》第 100、376 条。程应旄曰："呕涎沫之家，若见痈脓，此非肺痈之比，乃前失温，以致寒邪与津液搏结而成，不可治其痈。痈由脓结，脓即沫成，只此吴茱萸汤辛温补散，呕脓自尽而愈。"（《伤寒论后条辨》）沈明宗曰："呕家乃因湿热素盛，建中之药，甘能助满，故不可用。"（《伤寒六经辨证治法》）

**足下恶风** 症状名。指两足部怕风恶风。语见《伤寒论》第 110 条："太阳病……故其汗从腰以下不得汗，欲小便不得，反呕欲失溲，足下恶风，大便硬，小便当数而反不数及不多……"太阳病误以火劫，阳气奔迫于上，下虚无以温护，故足下恶风。钱潢曰："足下恶风者，腰以下无汗，风邪未去，下焦阳气不通，故足下恶风也。"（《伤寒溯源集》）

**足心必热** 症状名。指两足底有热感。语见《伤寒论》第 110 条："小便当数而反不数及不多，大便已，头卓然而痛，其人足心必热，谷气下流故也。"其病机为阳气下达，肢足得温，故曰"足心必热"。

**足阳明** 指足阳明经脉。语见《伤寒论》第 8 条："太阳病，头痛至七日以上自愈者，以行其经尽故也。若欲作再经者，针足阳明，使经不传则愈。"喻昌曰："言足阳明自是胃之经穴，必有实欲再传之势，方可刺之。"（《尚论篇》）关于足阳明经具体穴位，一说当取足三里（庞安时《伤寒总病论》）、一说当取趺阳（周扬俊《伤寒论三注》）。

**困乃告医** 指病情初起轻浅时未进行治疗，病情严重，势已急迫，才来求救于医生。语见《伤寒论·伤寒例》第 9 条："伤寒之病，逐日浅深，以施方治。今世人伤寒，或始不早治，或治不对病，或日数久淹，困乃告医。"

**咬咀** 指咬嚼。古人无刀，把药物咬成粗粒后入煎，后世虽改用刀切或捣、挫等法，但仍称咬咀。语见《伤寒论》第 12 条："五味，咬咀三味，以水七升，微火煮取三升。"吴谦曰："凡言剉如麻豆大者，与咬咀同意。夫咬咀，古之制也。古人无铁刀，以口咬细，令如麻豆，为相药煎之，使药水清，饮于肠中，则易升易散。今人以刀剉如麻豆大，此咬咀之易成也。"（《订正伤寒论注》）一说指将生药于臼中捣碎，令如嚼碎之状。如陶氏《名医别录》："凡汤酒膏药旧方皆云咬咀者，谓秤毕捣之如大豆，又使吹去细末是也。"

**岐伯** 医家名。《伤寒论·序》："上古有神农、黄帝、岐伯、伯高、雷公。"岐伯，相传为黄帝的臣子，善医理，常与黄帝研讨医药道理。我国现存最古的医学理论专书《黄帝内经》主要部分是以黄帝问，岐伯答的体裁写成的，故后世称中医学为"岐黄之术"。

**岐伯举四治之能**　指《素问·异法方宜论》中，岐伯曾就黄帝提出的问题，论述了砭石、毒药、微针、灸焫等四种治疗方法的不同作用及之所以各适用于东、西、南、北四方之人所患疾病的原因。语见《伤寒论·伤寒例》第 10 条："又土地温凉，高下不同，物性刚柔，餐居亦异，是故黄帝兴四方之问，岐伯举四治之能，以训后贤，开其未悟者，临床之工，宜须两审也。"本条意在重申《素问·异法方宜论》中关于应因时，因地，因人而异的原则。强调必须根据四方风土的燥湿温凉，居处高下，物性刚柔，以及生活习惯等方面情况，再结合病情作出适当的治疗。成无己云："东方地气温，南方地气热，西方地气凉，北方地气寒。西北方高，东南方下，是土地温凉高下不同也。东方安居食鱼，西方陵居华食，南方湿处而嗜酸，北方野处而食乳，是食居之异也。东方治宜砭石，西方治宜毒药，南方治宜微针，北方治宜灸焫，是四方医治不同也。"（《注解伤寒论》）此注可参。

**利小便**　治法之一。指运用疏利水道、渗利水湿的药物使小便通畅的治疗方法。语见于《伤寒论》第 179 条："少阳阳明者，发汗利小便已，胃中燥烦实，大便难是也。"第 181 条："太阳病，若发汗、若下、若利小便，此亡津液，胃中干燥，因转属阳明。"本法主要用于水湿蓄于体内，小便不利及湿热内蕴等病证。方有执曰："利小便者，导其水而分清之，使腑司各行其所有事也。腑司各行其所有事，则利无愈治，而愈可必矣。"（《伤寒论条辨》）

**体痛**　症状名。指身体疼痛。语见《伤寒论》第 3 条："太阳病，或已发热，或未发热，必恶寒，体痛，呕逆，脉阴阳俱紧者，名为伤寒。"此为风寒外来，营阴郁滞，经气不利，故体痛。治之宜用麻黄汤发寒散寒，宣通营卫。黄元御曰："阴气外束则恶寒，寒闭皮毛，经气不得通达，则壅遏而为痛。"（《伤寒悬解》）

**但坐**　症状名。指不得平卧、卧下则短气更甚。语见《伤寒论》第 48 条："二阳并病……其人短气但坐，以汗出不彻故也。"此处"但坐"是气息急促，不能平卧，病机属汗出不彻，表邪无从外解，遏郁肌表，表气闭塞，肺气遏阻上逆。一说"坐"在此用为连词，表示原因。如尤在泾曰："坐，由于也，言躁烦、短气等证，但缘汗出不彻所致。故当更发其汗，则邪气外达而愈。"（《伤寒贯珠集》）

**但欲卧**　症状名。即"但欲寐"。语见《伤寒论》第300条："少阴病，脉微沉细，但欲卧，汗出不烦，自欲吐。至五六日，自利，复烦躁不得卧寐者，死。"其病机为少阴心肾阳虚，阴盛阳脱，正不胜邪。汪琥曰："但欲卧者，卧与寐等耳。此与欲吐，皆少阴经真寒证。"（《伤寒论辨证广注》）

**但欲眠睡**　症状名。即"但欲寐"。语见《伤寒论》第268条："三阳合病，脉浮大，上关上，但欲眠睡，目合则汗。"其病机为三阳合病，热扰心神。钱潢曰："邪自太阳而来，与少阳热邪，阳明热邪，三经郁热之气赤蒸，令人蒙昧昏冒，故但欲眠睡。"（《伤寒溯源集》）参见"但欲寐"。

**但欲寐**　症状名。指精神萎靡，神志恍惚，似睡非睡之状态，多见于少阴病寒化证。语见《伤寒论》第281、282条。心肾阳衰，阴寒内盛，心神失养，故但欲寐。柯琴曰："卫气行阳则寤，行阴则寐，日行二十五度，常从足少阴之间，分行脏腑，今少阴病则入阴分多，故欲寐。欲寐是病人意中，非实能寐也。"（《伤寒论注》）

**但欲漱水**　症状名。指患者口舌干燥、思水漱口，却不欲咽下。语出《伤寒论》第202条："阳明病，口燥但欲漱水，不欲咽者，此必衄。""但欲漱水"的病机是热邪不在气分而在血分。吴鞠通《温病条辨》有"太阴温病，舌绛而干，法当渴，今反不渴者，热在营中也"的论述，正是血分病但欲漱水而不欲咽的机理。周禹载曰："邪入血分，热甚于经，故欲漱水，未入于腑，故不欲咽。"（《伤寒论三注》）

**伯高**　人名。相传为黄帝的臣子，善针术。语见《伤寒论·序》："上古有神农、黄帝、岐伯、伯高、雷公、少俞、少师、仲文。"

**身为振振摇**　症状名。指身体振动摇摆而不能自持。语出《伤寒论》第67条："伤寒若吐若下后，心下逆满，气上冲胸，起则头眩，脉沉紧，发汗则动经，身为振振摇者，茯苓桂枝白术甘草汤主之。""身为振振摇"的病机是不应汗而发汗，重虚表阳，经脉失其温养。且被水饮浸渍。身振振摇与真武汤证的"身𥆧动，振振欲擗地"，在振颤程度上有轻重之别，彼重而此轻，故只需茯苓桂枝白术甘草汤治之，以制水饮之肆虐。尤在泾曰："此伤寒邪解而饮发之证，饮停于中则满，逆于上则冲而眩，入于经则身振振而动摇。"（《伤寒贯珠集》）

**身目为黄**　症状名。即发黄、面目及身体皮肤黄染。又作"身黄"。《伤寒论》第259条："伤寒发汗已，身目为黄。所以然者，以寒湿在里不解故也。以为不可下也，于寒湿中求之。"此发黄是由寒湿中阻、肝胆失于疏泄、胆汁外溢所致。汪琥："寒湿发黄，譬之秋冬阴雨，草木不应者亦黄，此冷黄也。"王海藏云："阴黄，其证身冷汗出，脉沉，乃太阴经中湿。亦有身体发热者，身如熏黄，言如烟熏色黯也，终不如阳黄之明如橘子色。治法小便利者，术附汤；小便不利，大便反快者，五苓散。"（《中寒论辨证广注》）

**身汗如油** 症状名。指汗出如油珠，黏腻而稠。为亡阳津脱之象。与"脉浮洪""喘而不休""水浆不下""形体不仁""乍静乍乱"等症同见，为"命绝"之象。语见《伤寒论·辨脉法》第24条："脉浮而洪，身汗如油，喘而不休，水浆不下，形体不仁，乍静乍乱，此命绝也。"参见"命绝"条。

**身如虫行皮中状** 症状名。指患者自觉身痒，如有虫在皮下爬行。语见《伤寒论》第196条："阳明病，法多汗，反无汗，其身如虫行皮中状者，此以久虚故也。"其病机为正虚津亏，无以化汗而透达肌表，欲汗不汗，故身痒如虫行皮中状。赵嗣真曰："虫行皮中状者，即经言身痒是也。久虚者，表气不足，津液不充于皮肤，使腠理枯涩，汗难出也……庶乎甘辛之剂，可以和其荣卫，通行津液而解。"（引《伤寒准绳》）

**身形如和** 症状名。指形体上观察一如常人没有显著的病态，而体内如脏腑或情志有病的表现。主要见于以下两类，①血室瘀热身凉和。妇女月经期，感受外邪，发热恶寒，七八日，热退，身凉和，而反胸胁胀满，如结胸状，谵语，为热入血室。②风水在腰以上和。治宜益气除湿，调和营卫，用防己黄芪汤。

**身体枯燥** 症状名。指身体消瘦，皮肤干燥而无光泽，主要由于气血衰少，失其温煦濡养之职，肌肉皮毛失养所致。见于《伤寒论》第111条："太阳病中风，以火劫发汗，邪风被火热，血气流溢，失其常度……阴阳俱虚竭，身体则枯燥。"此条之证，因于太阳中风误用火法劫汗，风火相煽，不仅伤津，亦且耗气，故使气血阴阳俱虚。血虚无以濡润，气耗无以温煦，肌肤筋脉失其濡养，故身体枯燥不荣。程应旄曰："火邪两无出路，阴涸竭矣。而邪阳盛者，正阳亦虚，由是而风热耗其血气，身体失营则枯燥。"（《伤寒论后条辨》）可参。

**身体重** 症状名。指身体沉重，转侧不便。亦作"身重"。语见《伤寒论》第392条："伤寒阴阳易之为病，其人身体重，少气，少腹急，或引阴中拘挛，热上冲胸，头重不欲举，眼中生花，膝胫拘急。"此处身体重，是由热入精室、真元亏耗所致。沈明宗："然交媾遗泄、热邪必从阴户受之，邪气阻抑，足之三阴气血不行，故身重少气。"（《伤寒六经辨证治法》）

**身体疼烦**　症状名。指身体疼痛较甚。烦者甚也。《伤寒论》第174条："伤寒八九日，身体疼烦，不能自转侧，不呕，不渴，脉浮虚而涩者，桂枝附子汤主之。"此身体疼烦由风寒湿邪搏结于肌表，气血受阻所致。治之宜桂枝附子汤温经散寒、祛风除湿。山田正珍："疼，烦二字颠倒，当作烦疼。次条骨节烦疼之语，及柴胡桂枝汤证，支节烦疼之文，皆可征也。烦疼，谓疼之甚，犹'烦渴'，'烦惊'之'烦'。"（《伤寒论集成》）

**身体疼痛**　症状名。指身体肌肉包括骨节疼痛。又作"身疼痛"。《伤寒论》中，此语见于第92、372条。皆为寒邪郁表、阳虚内寒、阳气不运所致。治疗宜先温里回阳，待阳回之后，再酌解表邪。温里用四逆汤，解表宜桂枝汤。

**身体痛**　症状名。指全身肌肉疼痛，亦可包括骨节疼痛。《伤寒论》中身体痛主要是由邪气郁表所致，由于风寒束表，营阴郁滞，故身疼痛。如太阳风寒表实证之身痛，治之宜解表散寒，可分别选用麻黄汤、大青龙汤（第46、38条）。若尺脉迟弱，是里虚，不可发汗（第50条）。若表里同病，寒邪束表，里阳虚弱，下利清谷，虽有表寒，亦不可轻易发汗，需先用四逆汤救里；待其阳回利止，再用桂枝汤酌解表邪（第91条）。若疮家感寒，由于其人素体营血不足，不足濡养肌体，不荣致痛，亦是身疼痛的机理，故不可发汗，否则荣血更伤，可能致痉（第85条）。若虽有风邪在表，然其人荣气不足，脉沉而迟，故治宜调和营卫，益气和营，用桂枝新加汤（第62条）。如果出现于霍乱病证，外有表邪郁闭，而见身疼痛、头痛、发热恶寒；里有升降失常之逆乱，而见既吐且利，则应表里同治。其热多欲饮水者，用五苓散化气行水、兼解表邪；其寒多不欲饮水者，用理中汤温中散寒（第386条）。朱肱："太阴、少阴、厥阴皆有身疼痛，当以外证与脉别之。太阳表证未解，脉浮紧，法当身疼痛，宜麻黄汤以汗之。太阳中湿，一身尽疼，发热身黄，小便不利，病人中湿因而伤风，风湿相搏，一身痛重，是名风湿，当于风湿中求之。若脉沉自利而身体痛者，阴证也，急当救里，宜四逆汤、附子汤、真武汤之类温之。或身重背强、腹中绞痛、咽喉不利、身如被杖者，当作阴毒治之。又问身疼痛、脉沉而迟，当用何药？仲景有桂枝加芍药生姜人参新加汤，盖为此证也。小建中汤兼治汗后身疼痛、脉沉而迟者。若霍乱吐泻止而身疼痛不休者，少与桂枝汤即愈。"（《类证活人书》）

**身体羸瘦**　症状名。指身体虚弱消瘦。见于以下三类，①肝肾俱虚身体羸瘦。肝肾俱虚，气血衰微，肢体失养所导致。②虚劳干血羸瘦。劳伤虚极，肌肉脱落，故身体羸瘦。③气液两伤身体羸瘦。伤寒后期，余热未尽，气液两伤，胃失和降。见于《伤寒论》："伤寒解后，虚羸少气，气逆欲吐，竹叶石膏汤主之。"（397 条）治宜清退虚热，益气生津。

**身冷** 症状名。指身体怕冷的症状。主要分为两类，①热除邪陷身凉。伤寒中风，发热恶寒，若邪热外解，则身凉脉缓和。见于《伤寒论》："妇人中风，发热恶寒，经水适来，得之七八日，热除而脉迟身凉，胸胁下满如结胸状，谵语者，此为热入血室也，当刺期门，随其实而取之。"（143 条）病热入血室，刺肝之募穴，祛其实邪，则病可愈。②阳气虚衰身冷。阳气有温煦生化作用，阳虚或阳气不通，可导致身冷。

**身灼热** 症状名。指身热程度如烧灼状，扪之烙手。语出《伤寒论》第 6 条："太阳病……若发汗已，身灼热者，名风温。""身灼热"是温病误汗的变局。温病初起，本宜辛凉解表，方可望汗出而热退。今汗后热势不减，乃温病误用辛温，以热助热，以致全身高烧如火灼状。尤在泾曰："风温，温与风得，汗之则风去而温胜，故身灼热。"（《伤寒贯珠集》）

**身肿** 症状名。指通身水肿，按之凹陷。见于《伤寒论》："风湿相搏，骨节疼痛，掣痛不得屈伸，近之则痛剧，汗出短气，小便不利，恶风不欲去衣，或身微肿者，甘草附子汤主之。"（175 条）治宜温阳散寒，祛湿止痛。此外，还有气血两虚身肿，水湿困脾肾身肿，脾阳虚弱身肿，肾阳虚衰身肿。

**身重** 症状名。即患者感觉身体沉重，又作"身体重"。语出《伤寒论》第 6、49、107、208、219、221 条，包括三种类型：①误下里气亏，虚而致身重，常与心悸并见，且尺中脉微（第 49 条）；②热壅气滞，气血受阻，经脉不利而身重，常与潮热，腹满而喘并见（第 208、219、221 条）；③温病误汗、津伤热甚、气随热耗所致身重（第 6 条），此外水饮停聚，外溢于肌肤，加之风寒郁表，亦可以见身重，如"伤寒，脉浮缓，身不疼，但重"（第 38 条），属大青龙汤证。参见"身体重"条。

**身热** 症状名。即"发热"，指病理性的体温升高。语出《伤寒论》第 78、80、99、182 条，及三物白散方后注。论中"身热"的病机有三：①余邪未清，留扰胸膈，如"伤寒五六日，大下之后，身热不去，中结痛者，未欲解也"（第 78 条），"伤寒，医以丸药大下之，身热不去，微烦者"（第 80 条），均用栀子豉汤主之；②邪入半表半里，此常与恶风，胁下满并见，属小柴胡汤证（第 99 条）；③邪入阳明，兼见汗出，口渴，且不恶寒，但恶热（第 182 条），属白虎汤证。

**身疼** 症状名。即身体疼痛。语见《伤寒论》第 35、383 条。病因有二：①寒邪束表，血行不利所致，如"太阳病，头痛发热，身疼腰痛，骨节疼痛，恶风，无汗而喘者，麻黄汤主之"。（第 35 条）②见于表里同病的霍乱证，每伴上吐下泻，系内伤饮食生冷，外感六淫邪气，经脉不利所致。如"病发热头痛，身疼恶寒，吐利者，此属何病？答曰：此名霍乱"。（第383 条）参见"身疼痛""身体疼痛""身体痛"各条。

**身疼痛** 症状名。指遍身疼痛。在《伤寒论》又作"身疼""身体痛""身体疼痛"，在《伤寒论》中凡 8 次出现，外感病中的身疼痛总与感受外邪、气血运行不畅有关，而其中又有挟虚与不挟虚的区别，故有两种基本类型：①营阴郁滞，气血运行不畅所致，如"脉浮紧，发热恶寒，无汗"（第 38、46 条）者是，宜麻黄汤等解表药，脉浮紧，身疼痛等证，每随汗解而消失。②寒邪外来，营阴郁滞，又兼有营气不足，如"发汗后，身疼痛，脉沉迟者，桂枝加芍药生姜各一两人参三两新加汤主之"（第 62 条）。此类"身疼痛"，不可"单纯发汗"，因"荣气不足，血少故也。"（第 50条）。宜桂枝汤调和营卫加重芍药用量以敛营养阴，更加参、姜以养血行血，兼宣通阳气。参见"身疼""身体痛""身体疼痛"各条。

**身凉** 症状名。即发热退后体温恢复正常或略低于常温。语见《伤寒论》第 143 条："妇人中风，发热恶寒，经水适来，得之七八日，热除而脉迟身凉，胸胁下满，如结胸状，谵语者，此为热入血室也，当刺期门，随其实而取之。"热邪乘血室之空虚而入，表热罢，故身凉。脉迟乃血行阻滞，身凉与脉迟并见，更为邪气内陷，气血阻结之证，热邪与血结于血室，故治宜攻逐瘀热，可刺期门，并用泻热攻逐之法。程郊倩曰："阳热之表邪乘虚而内踞之，阳邪入里，是以热除而脉迟身凉。"（《伤寒论后条辨》）

**身黄** 症状名。亦作"发黄"，指周身及面目发黄。语见《伤寒论》第259、278、260、261、125 条。可归纳为两种类型：①湿热郁蒸发黄。如278、260、261 条所述者即是，其湿轻热重者用栀子柏皮汤；其兼阳明里实已有腹满不大便等症者，用茵陈蒿汤。太阴病阳复太过，寒湿转成湿热而致发黄者有之（278 条），不可不知。②瘀血热结发黄，如第 125 条所述者即是，属抵当汤证。参见"发黄""身目为黄"条。

**身痒** 症状名。指身体皮肤黏膜受刺激而需抓挠的一种症状。《伤寒论》说到本证形成于太阳病多日不解，其症见发热恶寒，热多寒少，如疟状，一日二三度发，无汗，身痒，面色反有热色。本证用麻黄汤则嫌其峻，用桂枝汤又虑其缓，故宜桂枝麻黄各半汤治之。治宜辛温轻剂，小发其汗。

**身瞤** 症状名。指身体筋肉不自主跳动。见于两类，①阳气虚衰身瞤。阳气有温煦、固化、生化的作用。若太阳表病，中风表虚，误峻剂发汗，则大汗亡阳，筋肉跳动。见于《伤寒论》："太阳病发汗，汗出不解，其人仍发热，心下悸，头眩，身瞤动，振振欲擗地者，真武汤主之。"（82 条）治宜温阳利水。②水饮内伏身瞤。水饮深伏于里，阻遏阳气，肌肤失去温煦，则可见身瞤动。

**身瞤动** 症状名。指身体筋肉跳动。语出《伤寒论》第 82 条："太阳病，发汗，汗出不解，其人仍发热，心下悸，头眩，身瞤动，振振欲擗地者，真武汤主之。""身瞤动"的病机是肾虚饮邪上泛，阳气受阻，不能温煦肌肤与经脉；"身瞤动"与"振振欲擗地"并见症状已较重，故用温阳散水的真武汤，温阳利水。喻嘉言说："里虚为悸，上虚为眩，经虚为身瞤动振振摇，无往而非亡阳之象。"（《尚论篇》）

**身微肿** 症状名。即身体轻度浮肿。语见《伤寒论》第 175 条："风湿相搏，骨节疼烦，掣痛不得屈伸，近之则痛剧，汗出短气，小便不利，恶风不欲去衣，或身微肿者，甘草附子汤主之。"这里"身微肿"是由风湿之邪外搏肌表所致，治之当祛湿散风，散寒止痛，用甘草附子汤。尤在泾曰："此亦湿胜阳微之证，其治亦不出助阳胜湿。"（《伤寒贯珠集》）黄坤载曰："湿气痹塞，经络不通，则身微肿，甘草附子汤温脾胃而通经络，则风湿泄矣！"（《伤寒悬解》）

**身微热** 症状名。指身体发热，但热度不甚高。《伤寒论》第 252 条："伤寒六七日，目中不了了，睛不和，无表里证，大便难，身微热者，急下之，宜大承气汤。"此身微热乃热邪与燥屎搏结于肠道、深伏于里，而未散发于表所致。汪琥："身微热者，里热也。里实热盛，故于身外候之，亦微热，非在发热也。此为里实，当下。"（《伤寒论辨证广注》）

**身蜷** 症状名。指背弯足曲、蜷身而卧。语见《伤寒论》第 295、298 条。身蜷多由少阴病纯阴无阳，阴寒内生，寒气收引所致。汪琥："以外寒甚，则恶寒身蜷，手足厥冷，寒主收引故也。"（《中寒论辨证广注》）其治疗宜回阳救逆，用四逆汤辈。

**皂荚汁状** 皂荚之汁，其色黄褐。皂荚汁状即指湿热发黄证尿液呈黄褐颜色。语见《伤寒论》第 236 条茵陈蒿汤方后注："煮取三升，去滓，分三服。小便当利，尿如皂荚汁状，色正赤，一宿腹减，黄从小便去也。"

**谷不化** 病机名。即食物不消化。《伤寒论》第 158 条："伤寒中风，医反下之，其人下利日数十行，谷不化，腹中雷鸣……甘草泻心汤主之。"

"谷不化"的病机是脾胃升降失常，运化失司，食物不能腐熟并运化，不能充分吸收，故谷不化。尤在泾："邪盛于表而反下之，为下利谷不化，腹中雷鸣，为心下痞硬而满，为干呕心烦不得安，是表邪内陷心间，而复上攻下注，非中气空虚，何至邪气淫溢至此哉！"（《伤寒贯珠集》）

**谷气**　即水谷之气。《伤寒论》第391条："吐利发汗，脉平，小烦者，以新虚不胜谷气故也。""不胜谷气"即不能消化水谷食物。霍乱吐利，胃气先伤，病体初复，脾胃运化功能尚差，不胜谷气，更须注意调节饮食。吴谦曰："霍乱吐利已断，汗出已止，脉平和者，内外俱解也。法当食，食之小烦者，以吐下后新虚不胜谷气故也，节其饮食，自可愈矣。"（《医宗金鉴》）

**谷气下流**　病机。谷气指化生于饮食的水谷之气，此指"水谷之气"向下流注。语见《伤寒论》第110条："大便已，头卓然而痛，其人足心必热，谷气下流故也。"水谷之气本应循经络之道敷布周身，以发挥其濡养机体的作用或转化成其他形式的精微物质。今因病气痹阻、水谷之气不得正常输布，流于足下，郁而不行，化以为热，故患者自觉足心发热。

**谷神**　即水谷之精气。语见《伤寒论·平脉法》第19条："人病脉不病，名曰内虚，以无谷神，虽困无苦。"成无己云："谷神者，谷气也。"（《注解伤寒论》）吴谦云："谷神即谷气也。"（《医宗金鉴》）可参。

**谷道**　指肛门和直肠。《伤寒论》第233条蜜煎导方后注：一用煎蜜（待冷）插入谷道；一用猪胆拌醋灌入谷道，以导大便。

**谷瘅**　病证名。又作"谷疸"，为黄疸的一种类型。语见《伤寒论》第195条："阳明病，脉迟，食难用饱，饱则微烦头眩，必小便难，此欲作谷疸。""谷疸"的病机，《金匮要略·黄疸病脉证并治第十五》认为是胃热脾湿，肾热脾寒，湿热郁结，浊气下流，小便不利，热流膀胱而得。其症状是"寒热不食，食即头眩，心胸不安，久久发黄"，并提出"茵陈蒿汤主之"，以清利湿热、通腑泄热。

**肝俞**　穴位名。在背部第九、十胸椎棘突间，旁开脊椎1.5寸。语见《伤寒论》第142、171条。为足太阳膀胱经穴，主治气痛、呕酸、胸满、胁痛、黄疸等证。太、少并病刺肝俞以及大椎、肺俞有较好的疗效。因大椎是手、足三阳经交会之处，善治外感风寒，项强发热；刺肝俞可和血泻少阳之火，且寓有宣肺畅肝作用。

**肝绝**　病证名。五脏绝证之一，其症见唇吻反青、四肢颤摇。语见《伤寒论·辨脉法》第24条："唇吻反青，四肢絷习者，此为肝绝也。"唇吻四肢，乃脾所主。肝色青，肝绝其真脏之色见于所胜之部，故唇吻反青。肝主筋，肝绝则四肢筋脉振动。发于所胜之部，则四肢时时引缩，故云四肢漐习，成无己云："唇吻者，脾之候，肝气青，肝绝则真色见于所胜之部也。四肢者脾所主，肝主筋，肝绝则筋脉引急，发于所胜之分也。漐习者，为振动，若搐搦，手足时时引缩也。"其注明白晓畅，可资参考。

**肚热**　症状名。即腹中热。自觉而且扪之腹中发热。本证语出《金匮要略·黄疸病脉证并治第十五》："一身尽发热而黄，肚热，热在里，当下之。"治宜通腑泄热，可以栀子大黄汤治之。

**狂言**　症状名。指言语狂乱不经。《内经》云："狂言者，是失志矣，失志者死。"肾藏志，故狂言之病机，乃肾藏志功能失职。狂言与"溲便遗失""目反直视"并见，为"肾绝"之征象。语见《伤寒论·辨脉法》第24条："溲便遗失、狂言、目反直视者，此为肾绝也。"成无己注云："肾藏志，狂言者，志不守也。《内经》曰：'狂言者，是失志矣，失志者死。'"（《注解伤寒论》）可参。详见"肾绝"条。

**灸**　中医治疗方法之一。采用陈艾叶捣搓成细绒后做成艾炷或艾条，在选定穴位的皮肤表面上熏灼，借艾火的热力透入肌肤，以起到温经散寒、调和气血、补助阳气等作用。主要用于里、虚、寒等阴证。如《伤寒论》第362条："下利，手足厥冷，无脉者，灸之。"

**系**　联系、相关。《伤寒论》第278条："伤寒脉浮而缓，手足自温者，系在太阴。"此言伤寒脉浮而缓、手足自温等病证与太阴相关，或曰其病即在太阴。钱潢："手足温者，脾主四肢也。以手足而言自温，则知不发热矣。邪在太阴，所以手足自温，不至如少阴厥阴之四肢厥冷，故曰系在太阴。"（《伤寒溯源集》）

**言迟**　症状名。指言语迟謇，缓慢不清，多由风痰阻滞心脉所致。语见《伤寒论·平脉法》第5条："言迟者，风也。"心主言，舌为心之苗，风动痰阻。心脉为之阻滞，重则舌謇不语，轻则言迟，故云："言迟者，风也。"成无己注曰："风客于中，则经络急，舌强难运用也。"（《注解伤寒论》）章虚谷云："言语迟涩者，内风痰阻也。"（《伤寒论本旨》）二注皆阐明了言迟的病机，可供参考。

**应至而不至**　气候变化用语。指节气已到，而气候未能随之改变。属于异常的气候变化之一。又称"至而不至"。语见《伤寒论·伤寒例》第8条："十五日得一气，于四时之中，一时有六气，四六名为二十四气。然气候亦有应至而不至，或有未应至而至者，或有至而太过者，皆成病气也。"

对应至而不至，《金匮要略·脏腑先后病脉证第一》曾举出一个例子来说明，云："冬至之后，甲子夜半少阳起，少阳之时阳始生，天得温和……以得甲子而天未温和，为至而不至也……"可以帮助理解。

**沦丧**　衰落、丧亡之意。《伤寒论·自序》："感往昔之沦丧。"意思是感慨从前宗族的衰落和人口的大量死亡。

**沉潜水滀**　指脉来沉伏，主有水饮内蓄。水为阴邪，其性流下，脉象与病相应，故呈沉伏之象。语见《伤寒论·平脉法》第1条："风则浮虚，寒则牢坚，沉潜水滀，支饮急弦……"

**快下利**　指畅快的泻下反应。语见《伤寒论》第152条十枣汤方后注："得快下利后，糜粥自养。"十枣汤服法须"快下利"的含义有二：①逐邪要迅速，且方中甘遂，芫花等均为毒性药，久留肠胃易致中毒。②中病即止，病虽去而正气赖胃气来复，急以糜粥自养，此亦体现《伤寒论》"保胃气，存阴液"的基本精神。陈蔚说："得快下利后，糜粥自养，一以使谷气内充，一以使邪气不复作，此仲景用毒攻病之法，尽善尽美也。"

**快吐**　指得畅吐即止。语见《伤寒论》第166条瓜蒂散方后注："瓜蒂一分，赤小豆一分，为散已……顿服之，不吐者，少少加，得快吐乃止。"须"快吐"的原因是瓜蒂散药力峻猛，奏功之捷，胜于汗下，能迅速排除膈上之寒痰。瓜蒂散是我国第一张催吐方剂，适用于痰涎积滞填塞，胃脘胀满，不思饮食者，也宜于食物中毒者。由于瓜蒂中含有甜瓜蒂毒素，能刺激胃黏膜引起呕吐。但久吐又伤胸中元气，故当得吐而止。

**灾怪**　指医生以脉证为凭而正确施治，服药后反而病情发生变化而加重，因其灾可怪，故名灾怪。语见《伤寒论·平脉法》第13条："问曰：脉有灾怪。何谓也？师曰：假令人病，脉得太阳，与形证相应，因为作汤，比还送汤如食顷，病人乃大吐，若下利，腹中痛。我前来不见此证，今乃变异，是名灾怪。又问曰：何缘作此吐利？答曰：或有旧时服药，今乃发作，故名灾怪耳。"本条以太阳病为例，说明了灾怪的含义。脉证相合的太阳病，对证下药，照理应该药后病情减轻。今服药后发生呕吐下利腹痛等急剧变化，其灾害实为可怪，所以称之谓灾怪。成无己注云："医以脉证与药相对，而反变异，为其灾可怪，故名灾怪。"（《注解伤寒论》）张隐庵云："脉得太阳与形证相应者，如太阳之为病，脉浮，头项强痛而恶寒，此脉与形证相应也。大吐大利腹中痛，前来原无此证，今卒然变异，是名灾怪。或有旧时服药之故矣。"（《伤寒论集注》）吴谦云："脉有灾怪，谓因药而变灾怪也。望问医家之事，亦须病人毫无隐讳，方能尽医所长。仲景为病家服药未告于医，医生问先服何药，故出此条以示戒耳。"（《医宗金鉴》）此三家之注均注明灾怪的含义，《金鉴》则又强调了询问病史，预防灾怪发生的重要性，可互参。

**诈病** 指假装疾病以欺骗人。语见《伤寒论·平脉法》第4条："师曰：病家人来请云，病人发热烦极。明日师到……设令向壁卧，闻师到，不惊起而盼视，若三言三止，脉之咽唾者，此诈病也。设令脉自和，处言此病大重，当须服吐下药，针灸数十百处乃愈。"本条论述了诈病的判断及处理。病家人前日邀诊云病者发热烦极，而次日诊之，患者向壁安卧，可知并无发热烦极之证。医生至家，病人若有病，必心中兴，坐起顾盼而迎之，急于叙说病情。今病者恰恰相反，见医生到来反有厌恶之意，述说病情又吞吐支吾，说不出具体症状，如再按其脉正常无异，就可以肯定是装病骗人。因其人是伪装的假病，因而可故意说病情严重，治疗当用吐下药，并针灸多处，使其畏惧痛苦而不再故弄玄虚。此乃以诈治诈之法。章虚谷注云："向壁卧，其人安静也；不惊而起，左右盼视，身健心清也；问其病状，三言二止，吞吐支吾，无痛苦可说也；脉之咽唾，无呻吟声，而脉自和，则灼知其为诈病矣。即以危言恐之，彼畏毒药针灸，其病自愈，是以诈治诈之妙法也。"（《伤寒论本旨》）张令韶注云："以发热烦极之证，闻师到惊起盼视，语言无序，津液不足；今言止有次序，而脉之咽唾，此为诈病。诈病者，非药治所能愈，宜惊吓之，彼自愈也。"（《伤寒论直解》）可参。

**君子固密** 指注意摄生之人，在冬季注意摄养身体，不使阳气外泄，以避免寒邪的侵袭。语见《伤寒论·伤寒例》第1条："冬时严寒，万类深藏，君子固密，则不伤于寒，触冒之者，乃名伤寒耳。"《素问·四气调神大论》曰："冬三日，此谓闭藏，水冷地坼，毋扰乎阳。"冬三月阳气潜藏，纯阴用事，地坼水冰，寒气严厉。在这个季节，必须根据冬季气候寒冷的特点，注意摄养身体，不使阳气外泄，庶不致被寒邪所伤。所以文中云："君子固密，则不伤于寒。"

**尿血** 症状名。指血从小便而出，尿色因之而淡红、鲜红、红赤、甚至夹杂血块。尿血与血淋不同，尿血多无疼痛，或仅有轻微胀痛及灼热感，血淋则小溲滴沥涩痛难忍。本证分为四类，①膀胱湿热。多因感受湿热外邪，或恣食肥甘厚味，滋生湿热，下注膀胱，热伤脉络，故尿血。常见小便短涩带血，色鲜红或暗红，甚可夹杂血块。治宜清热利尿，凉血止血。方用小蓟饮子。②肾阴亏损尿血。多因肾阴不足，相火妄动，灼伤脉络。

可见头晕耳鸣，咽干，骨蒸潮热，舌红少苔等。治宜滋阴益肾，安络止血。方用知柏地黄丸。③阴虚内热小便赤。多因热病之后，阴液损伤，或情志不遂，日久郁结化火，虚热内生，小便短赤。属于百合病，症见神志恍惚不定等。治宜养阴清热，方用百合地黄汤。④热盛黄疸小便赤。多因湿郁化热，内热极盛，熏灼津液。临床可见身目发黄，黄而鲜明如橘子色。治宜清热通便，利湿除黄，方用大黄硝石汤。

**孜孜汲汲** 孜孜，努力不息。汲汲，心情急切的样子。《伤寒论·序》："孜孜汲汲，唯名利是务。"此言对名利的追求急不可待、坚持不懈。

**纯阴结** 病证名。指单纯性的阴寒凝结性便秘。语出《伤寒论》第148条："伤寒五六日，头汗出，微恶寒，手足冷，心下满，口不欲食，大便硬，脉细者，此为阳微结，必有表，复有里也，脉沉亦在里也，汗出为阳微，假令纯阴结，不得复有外证，悉入在里。""纯阴结"的病机是阳气亏虚，寒邪内结，津液不行，大肠传导不通。治宜温下，可仿温脾汤、大黄附子汤加减化裁。

**纯弦脉** 脉象名。指脉来弦直刚劲，毫无濡弱之象，为肝之真脏气见，是肝之死脉。语见《伤寒论·平脉法》第14条："假令得纯弦脉者死。何以知之？以其脉如弦直，此是肝脏伤，故知死也。"四时分主五脏，各有本脉，而皆以胃气为本。胃气少即为病象，若无胃气，病即危重。所谓脉有胃气，也即和缓悠扬的意思。《内经》云："多胃微弦曰平，弦多胃少曰病，但弦无胃曰死。"本条上段亦云："肝者，木也，名厥阴，其脉微弦濡弱而长，是肝脉也。肝病自得濡弱者，愈也。"均指出了肝脉以微弦而长且得濡弱之胃气为肝之平脉。今脉来纯弦而无濡弱之胃气相合，乃肝之真脏气见，故为死脉。成无己云："纯弦者，为如弦直而不软，是中无胃气，为真脏脉。《内经》曰：'死肝脉来，急益劲，但弦无胃曰死。'"（《注解伤寒论》）张隐庵云："纯弦脉者，不得胃气也，故死。《平人气象论篇》曰：多胃微弦曰平，弦多胃少曰病，但弦无胃曰死。此之谓也。"（《伤寒论集注》）二注可参。

**纵** 病机名。指乘其所胜的相克侮。语见《伤寒论》第108条："伤寒腹满谵语，寸口浮而紧，此肝乘脾也，名曰纵，刺期门。"此条"纵"的病机是"肝热移脾"，以本条叙证言，寸口浮紧为弦脉，腹满为脾实，这正是肝经实热移于脾，侮其所胜，直犯脾土。这就是"刺期门"以泻肝经之气的道理。

**纵意违师** 指放纵自己的性情好恶，不遵照医生的吩咐调养治疗。语见《伤寒论·伤寒例》第18条："服药不如方法，纵意违师，不须治之。"

# 八　画

**环口黧黑**　症状名。黧，音离，黄黑色。环口黧黑，指口的周围呈黄黑色，为脾土败绝之象，与"柔汗发黄"并见，为"脾绝"之征。语见《伤寒论·辨脉法》第24条："环口黧黑，柔汗发黄者，此为脾绝也。"张令韶曰："脾主四白，环口黧黑，土败而水侮也。"（《伤寒论直解》）成无己云："脾主口唇，绝则精华去，故环口黧黑。"（《注解伤寒论》）均可参。详见"脾绝"条。

**责虚取实**　用治实证的方法来治疗虚证。语见《伤寒论·辨脉法》第26条："此为医咎，责虚取实，守空迫血……"参见"医咎"条。

**表里证**　表证和里证的统称。既有表证，复有里证，故称表里证。语见《伤寒论》第74、252、257条，表证都是太阳病证，而里证则有太阳腑证、阳明热证等等，举凡不在太阳肤表的病皆是里证。"中风发热，六七日不解而烦，有表里证，渴欲饮水，水入则吐者，名曰水逆，五苓散主之。"（第74条）发热等症为表证，渴饮为里证。"病人无表里证，发热七八日，虽脉浮数者，可下之。"（第257条）此表证指太阳表证，里证指阳明腑实证。"伤寒六七日，目中不了了，睛不和，无表里证。大便难，身微热者，此为实也。急下之，宜大承气汤。"（第252条）此表证指太阳病之恶寒发热，里证指谵语、腹满等症。

**表里实**　指表里之气充实不虚。语见《伤寒论》第49条："脉浮数者，法当汗出而愈。若下之，身重心悸者，不可发汗，当自汗出乃解，所以然者，尺中脉微，此里虚，须表里实，津液自和，便自汗出愈。"里虚，表亦不实，如此者虽有太阳表证，不可发汗。当待人体正气来复，表里之气恢复，正气充足能够胜邪，故可自汗出愈。有时表里实不能自然出现，而要通过服药以助其恢复，可以给服小建中汤之类温养里气的方药，待其表里气实，自然痊愈。程郊倩："须如和表实里之法治之，使表里两实，则津液自和，而邪无所容，不须发汗而自汗出愈矣。"（《伤寒后条辨》）

**表里俱热**　病机。指里热蒸腾于肌表，表里皆有热邪。语见《伤寒论》第168条："伤寒若吐若下后，七八日不解，热结在里，表里俱热，时时恶风，大渴，舌上干燥而烦，欲饮水数升者，白虎加人参汤主之。"此处"表里俱热"的病即是里热炽盛、邪热充斥内外，故见发热、大渴、舌上干燥而烦等表里热象。治之宜用白虎汤清阳明里热，里热得清，表热自退。气阴不足者，加人参以益气生津。钱天来："谓之表热者，乃热邪已结于里，非尚有表邪也。因里热太甚，其气腾达于外，故表间亦热，即《阳明篇》所谓蒸蒸发热，自内达外之热也。"（《伤寒溯源集》）

**表里俱虚**　病机名。表指肌肤，里指脾胃，表里俱虚即指发汗后或未经发汗而表无邪气，汗出表疏；误下后脾胃受损。语见《伤寒论》第93、153条，病因有二：①先下后汗，先下已虚其里，里虚之后再发汗，复虚其表，故表里俱虚。如："太阳病，先下而不愈，因复发汗，以此表里俱虚。"（第93条）②先汗后下汗后表气虚乏，复下又虚其里，故表里俱虚而为心下痞。如："太阳病，医发汗，遂发热恶寒，因复下之，心下痞，表里俱虚……"（第153条）"表里俱虚"的表现不一，亦无一成不变的治法。

**表证**　病证名。指病在肤表的病证，一般都是指太阳病，以太阳主一身之表。《伤寒论》第46条："太阳病，脉浮紧，无汗，发热，身疼痛，八九日不解，表证仍在，此当发其汗。"表证之治疗当因势利导，其在皮者，汗而发之。陈尧道："发热、恶寒、恶风、头痛、身痛、腰脊强、目痛、鼻干、不眠、胸胁痛、耳聋、或往来寒热而呕，脉浮而大，或紧，或缓，皆表证也。"（《伤寒辨证》）

**表和**　"和"的意思为正常无病。表和也就是表无病变或表邪已去，表病已罢。语见《伤寒论》第93条："太阳病，先下而不愈，因复发汗，以此表里俱虚，其人因致冒，冒家汗出自愈。所以然者，汗出表和故也。里未和，然后复下之。"此条太阳病证虽经误治致冒，属表里俱虚，但正气虚而未甚，邪气留而已衰，犹有正气振奋、自汗出而病愈的可能。吴谦："冒家者，谓凡因病而昏冒者也，然冒家或有汗出而愈，其所以然者，非表里俱虚，乃邪正皆衰，表里自和故也。"（《医宗金鉴》）

**表热里寒**　病机名。指表有热象，里有虚寒。语见《伤寒论》第225条："脉浮而迟，表热里寒，下利清谷者，四逆汤主之。"本条脉浮为表热，脉迟为里寒，然表热乃虚阳外浮所生之热，里寒是阳虚所生之寒。下利清谷，脾肾俱伤，治之当急救回阳，用"四逆汤主之"。

**表虚里实**　病机名。指阳明腑证兼太阳表邪。表疏汗出，故称表虚；里结便燥，故称里实。语见《伤寒论》第217、218条，如"汗出谵语者，以有燥屎在胃中，此为风也，须下者，过经乃可下之……以表虚里实故也"（第217条）。"伤寒四五日，脉沉而喘满，沉为在里，而反发其汗，津液越出，大便为难，表虚里实，久则谵语"（第218条）。此"表虚"不是太阳中风的表虚证，而是指太阳病表邪已去，表疏汗出；"里实"指肠中燥屎已成实。"表虚里实",谓用承气汤攻下的条件已经成熟,既无表邪内陷之忧,又无下后初硬后溏之嫌。

**表强** 病机用语。指表证较重。语见《伤寒论·平脉法》第5条:"……行迟者,表强也。"参见"行迟"条。

**坼** 炮制方法。指裂开。语见《伤寒论》第318条四逆散方后注:"腹中痛者,加附子一枚,炮令坼。"这里指附子要炮制让裂开,以利煎出有效成分。

**苦酒** 药名。又名法醋,即今之米醋。语出《伤寒论》第312条:"少阴病,咽中伤,生疮,不能语言,声不出者,苦酒汤主之。"苦酒,味酸苦,性敛,归肝、胃、肾经,能劫涩敛疮,降阴火,少少含咽,还可直接作用于咽喉病处。徐灵胎曰:"咽中伤生疮,疑即阴火喉癣之类。此必迁延病久,咽喉为火所蒸腐,此非汤剂之所能疗,用此药敛火降气,内治而兼外治法也。"(《伤寒类方》)李东垣:"醋,一名苦酒,治痈除癥,消疸退肿。"(《珍珠囊补遗药性赋》)

**直视** 症状名。即双目直视而目珠不转动。语出《伤寒论》第6、86、212、210条。在《伤寒论》中直视有三种类型:①津伤热炽,精不上注,如风温病"若被下者,小便不利,直视失溲"(第6条)者是;②血虚患者误汗,重伤阴血,目失其养,如衄家"汗出必额上陷,脉急紧,直视不能眴,不得眠"(第86条)者是,这正是衄家不可发其汗的道理;③阳明燥热亢盛,阴津枯竭,且兼浊热上攻,如"伤寒……不大便五六日,上至十余日,日晡所发潮热……发则不识人,循衣摸床,惕而不安,微喘直视"(第212条)者是。双目直视,有属实属虚之分,但实者多而虚者少。

**卧起不安** 症状名。指坐卧都感到不舒适,故时起时卧,颠倒不宁。语见《伤寒论》第79、112条:一为热扰胸膈,气滞于腹,如"伤寒下后,心烦腹满,卧起不安者,栀子厚朴汤主之。"(第79条)以心烦腹满为特征,烦则不能卧,满则不能坐。张隐庵曰:"热留于胸则心烦,留于腹则腹满,留于胃则卧起不安。"(《伤寒论集注》)一为汗出液伤,阴不敛阳,心神浮越,如:"伤寒脉浮,医以火迫劫之,亡阳,必惊狂,卧起不安者,桂枝去芍药加蜀漆牡蛎龙骨救逆汤主之。"(第112条)太阳病误火,表邪虽解,火热内扰神明,心阳不得稍安,以惊狂与卧起不安并见为特征,故用复心阳,镇浮越之剂。

**郁郁微烦** 症状名。即沉闷不乐而郁闷心烦。"郁郁",忧愁不乐,沉闷貌。语出《伤寒论》第103、123条。一见于半表半里证,里气壅滞,邪热郁滞，每与胃脘部急闷不舒并见，如"呕不止，心下急，郁郁微烦者，为未解也，大柴胡汤下之则愈"（第 103 条）；一为邪热结于肠胃之间，欲泄越而不得泄越，每与腹满并见，如"太阳病，过经十余日，心下温温欲吐，而胸中痛，大便反溏，腹微满，郁郁微烦，先此时自极吐下者，与调胃承气汤"（第 123 条）。

**郁冒**　症状名。指头目昏沉，眼前发黑，一时不能视物，且伴有郁郁烦闷的症状。语出《伤寒论》第 366 条："下利，脉沉而迟，其人面少赤，身有微热，下利清谷者，必郁冒汗出而解。病人必微厥，所以然者，其面戴阳，下虚故也。""郁冒"在此的病机是少阴阴寒证阳气来复与阴寒交争。郁冒后能否汗出而解，视正气之强弱而定，正胜邪则汗出而解，邪胜正则汗出亡阳而危。汪苓友曰："仲景虽云汗出而解，然于未解之时，当用何药？郭白云曰：不解，宜通脉四逆汤少与之。"（《伤寒论辨证广注》）

**奔气促迫**　病理机转用语，指逆气上冲，迫于胸膈，多由肾气虚衰，升降逆乱所致。语见《伤寒论·平脉法》第 40 条："少阴脉不至，肾气微，少精血，奔气促迫，上入胸膈，宗气反聚，血结心下……"少阴脉不至，则肾气之虚惫可知，由是阴阳升降逆乱，逆气上冲，其势急促，迫于胸膈，是为"奔气促迫，上入胸膈"。宗气为逆气所阻，不能布达，血液流通紊乱，是为"宗气反聚，血结心下"。由于气机升降之逆乱，可致尸厥之证。成无己注云："少阴脉不出，则厥气客于肾，而肾气微，少精血，厥气上奔，填塞胸膈，壅遏正气，使宗气反聚，而血结心下……"（《注解伤寒论》）张隐庵云："少阴之脉，心肾主之，少阴脉不至，主肾气微，而精血少。肾气微，则上下不交，致奔气促迫，上入胸膈，不能合宗气而司呼吸，故宗气反聚，由是则肾气，宗气不相交合矣……"（《伤寒论集注》）吴谦云："少阴脉不至，是肾气衰微，精血少也。肾者，阴中藏阳者也，肾阴虚竭，不能藏阳，阳气上奔，迫促胸膈，宗气反为所阻，聚而不行，血结心下……"（《医宗金鉴》）三家之注对"奔气促迫"之认识大致相同，可互参。

**奔豚**　病证名。指以患者自觉有气自少腹上冲心胸为主症的病证。语出《伤寒论》第 65、117 条。《伤寒论》中"奔豚"的病机为心阳损伤，下焦寒气上逆。如"烧针令其汗，针处被寒，核起而赤者，必发奔豚"（第 117 条），此由汗后烧针，阳气受损，引动肾脏阴寒之邪上凌心胸，故治以桂枝加桂汤温经散寒，降逆平冲。

**奔豚气**　指奔豚病病变中从下焦上冲的阴寒之气。语见《伤寒论》第

117 条桂枝加桂汤方后注："本云桂枝汤，今加桂满五两，所以加桂者，以能泄奔豚气也。"奔豚气的治疗，以伐肾邪、降冲逆为主，桂枝加桂汤中"加桂"的目的是平冲降逆。徐灵胎曰："所加桂枝，不特御寒，且制肾气，又药味重则能达下，凡奔豚之证，此方可增减用之。"（《伤寒类方》）

**奄然发狂** 症状名。即忽然发作狂躁。语见《伤寒论》第 192 条："阳明病，初欲食，小便反不利，大便自调，其人骨节疼，翕翕如有热状，奄然发狂，濈然汗出而解者，此水不胜谷气，与汗共并，脉紧则愈。""奄然发狂"的病机是正邪交争，正胜邪却，为疾病将解的佳兆。因汗出不易，且发狂比战汗更为剧烈，故在作汗前表现出发狂的暂时现象。尤在泾说："奄然发狂者，胃中阳胜，所谓狂怒生于阳也；濈然汗出者，谷气内盛，所谓汗出于谷也；谷气盛而水湿不能胜之，则随汗外出，故曰与汗共并，汗出邪解。"（《伤寒贯珠集》）

**转矢气** 症状名。即"转气"。《伤寒论》第 209 条："若不大便六七日，恐有燥屎。欲知之法，少与小承气汤。汤入腹中，转矢气者，此有燥屎也，乃可攻之。"此为腹中燥矢在小承气汤作用下欲行于下、浊热下趋的反映，表示有燥屎，可以攻下。若不转矢气，则无燥屎，不可攻。汪琥："转矢气者，成注云'转气下失也'。转矢气则知其人大便亦硬，肠胃中燥热亢盛，故其气时转而下，俗谓之'屁气'是也。"（《伤寒论辨证广注》）

**转系** 传变形式的一种，意义与"转属"同，即一经病转变而与另一经病变相关联。语见《伤寒论》第 188 条："伤寒转系阳明者，其人濈然微汗出也。"

**转侧** 指身体转动。语见《伤寒论》第 107、174、219 条。三条皆提及在某些疾病情况下，身体转动困难，称为身体"难以转侧"。其身体难以转侧这一症状有三种：①热邪伤津耗气，津伤气耗，故身体转侧困难，如"三阳合病，腹满身重，难以转侧……白虎汤主之"（第 219 条），这种身体难以转侧与热气壅郁也有关系，因阳明主一身肌肉，阳明热盛，故身重难转侧。②风寒湿三气阻郁肌肉经脉、气机为之不利，故难转侧如"风湿相搏，身体疼烦，不能自转侧……桂枝附子汤主之"（第 174 条）。③邪入少阳、枢机不利，阳气内郁，不得宣通，故见身体不能转侧，如"伤寒八九日，下之，胸满烦惊，小便不利，谵语，一身尽重，不可转侧者……柴胡加龙骨牡蛎汤主之"（第 107 条）。

**转属** 六经病由一经病转变而与另一经病变相关联，称作"转属"，亦作"转系"。如"太阳病，若发汗，若下，若利小便，此亡津液，胃中干燥，因转属阳明"（第 181 条）。又如"二阳并病，太阳初得病时，发其汗，汗先出不彻，因转属阳明"（第 48 条）。

**到经** 到，到达。经，时间单位，六日为一经。到经也就是疾病已经到了第六天末了。语见《伤寒论》第 114 条："太阳病，以火熏之，不得汗，其人必躁，到经不解，必清血，名为火邪。"六经病到经以后，一般便会痊愈。本条所述太阳病到了应该解除的时日而犹未愈，且其人烦躁不得汗，是邪已化热（由于有火邪的作用），有热盛灼伤阴络而便血的可能。

**肾气** 指肾阳之气。语见《伤寒论》第 386 条理中丸方后注："若上筑者，肾气动也，去术加桂四两。"此条"肾气动"的病机是肾阳动伤，不能气化，与水寒上凌，即欲作奔豚之类，白术有升补脾胃之效，而无温肾行水，平冲降逆之功，故减去白术。加肉桂者，取其温补肾阳，以利化水气，平冲逆也。

**肾绝** 病证名。为五脏绝证之一，其症见溲便不禁，狂言无状，目反直视。语见《伤寒论·辨脉法》第 24 条："溲便遗失，狂言，目反直视者，此为肾绝也。"肾司开合，下主二便，肾气绝则不能制约二阴，故溲便出而不知也；肾藏志，狂言是失志之征；肾藏精，五脏精气皆上注于目，目之瞳子属肾，目反直视，乃精气不能上荣而目系不转也。此症皆肾之精气败绝之象，故曰"肾绝"。成无己注云："肾司开合，禁固便溺，溲便遗失者，肾绝不能约制也。肾藏志，狂言者，志不守也。《内经》曰：'狂言者，是失志矣，失志者死。'《针经》曰：'五脏之精气，皆上注于目，骨之精为瞳子。'目反直视者，肾绝，则骨之精不荣于瞳子，而瞳子不转也。"（《注解伤寒论》）此说可供参考。

**明堂** 鼻的别称。语出《伤寒论·序》："明堂阙庭，尽不见察。"人体经脉孔穴图，旧称"明堂图"或"明堂孔穴图"，在针灸模型上，鼻为腧穴的志点。在古代，"明堂"就作为"鼻"的代名词。《灵枢·五色》："明堂者，鼻也。"

**固瘕** 病证名。指寒气凝结于中焦所引起的一种以大便先硬后溏为主要表现的病证。语见《伤寒论》第 191 条："阳明病，若中寒者，不能食，小便不利，手足濈然汗出，此欲作固瘕，必大便初硬后溏。""固瘕"的病机是阳气衰微，阴寒凝结，不能腐熟水谷。张隐庵、章虚谷等人认为"固瘕"是《内经》所说的"大瘕泄"，李缵文认为俗名"溏泄"。柯韵伯说："固瘕，即初硬后溏之谓，肛门虽固结，而肠中不全干也。溏即水谷不别之象，以癥瘕作解者谬矣。"（《伤寒来苏集》）

**呻** 症状名。即呻吟，指病人发出缓慢的哼哼声。语见《伤寒论·平脉法》第5条："……脉之呻者，病也。"成无己云："呻，为呻吟之声，身有所苦，则然也。"（《注解伤寒论》）可参。

**呼吸者脉之头** 指呼吸为血脉循行的推动力。亦即"荣卫气血，在人体躬，呼吸出入，上下于中，因息游布，津液流通"之意。语见《伤寒论·平脉法》第2条："师曰：呼吸者，脉之头也。初持脉时，来疾去迟，此出疾入迟……"方有执云："此节以呼吸为平脉之准，呼出心与肺，吸入肾与肝，一呼一吸为一息，脉随呼吸而行，故呼吸为脉之头也。"（《伤寒论条辨》）

**和胃气** 治法名。指通便和胃之类治疗方法。语见《伤寒论》第70条："发汗后，恶寒者，虚故也；不恶寒，但热者，实也，当和胃气，与调胃承气汤。""和胃气"，本作调和胃气解，如"令胃气和则愈"（第71条）；"上焦得通，津液得下，胃气因和"（第96条）。本条汗后不恶寒，反恶热，其人大便必实。但毕竟病发于汗后，不可峻攻，故用调胃承气汤以和其胃气。程郊倩曰："汗后不恶寒反恶热，其人大便必实，由发汗亡津所致，病不在营卫，而在胃矣，法当和胃气，与调胃承气汤从阳明治例。"（《伤寒后条辨》）

**和解** 治法名。指调和寒热、调和表里、调和阴阳等治法。语出《伤寒论》第387条："吐利止，而身痛不休者，当消息和解其外。"该条"和解"特指用桂枝汤调和营卫，解其外表之留邪。后世认为"和解"法在《伤寒论》中多用于少阳病半表半里证，应用范围有五：①和解枢机，因少阳为内外之枢机，气机升降之道路，如用小柴胡汤之治寒热往来，胸胁苦满，心烦喜呕者是；②和解攻下，如大柴胡汤、柴胡加芒硝汤之治少阳兼里虚者是；③和解散表，如柴胡桂枝汤之治太阳兼少阳病；④和解温化水饮，如柴胡桂枝干姜汤，主治少阳兼水饮内停证者是；⑤和解兼泻热镇静，如柴胡加龙骨牡蛎汤主治少阳兼烦躁谵语证者是。成无己曰："伤寒邪在表里，必渍形以为汗；邪气在里者，必荡涤以为利。其于不外不内半表半里，既非发汗之所宜，又非吐下之所对，是当和解则可矣！"（《注解伤寒论》）

**往来寒热** 症状名。指恶寒时不觉发热，发热时不恶寒，恶寒与发热交替发作。在《伤寒论》中凡6次出现。邪入少阳，邪正相争于半表半里，邪胜则寒，正胜则热，则为寒热往来。也有人认为邪出表则恶寒，邪入里则发热，邪在表里之间出入进退，是以寒热交替出现。治宜和解，小柴胡汤为其代表方。成无己曰："邪在表则寒，邪在里则热，今邪在半表半里之间，未有定处，故往来寒热。"（《注解伤寒论》）朱肱："往来寒热有三证，小柴胡汤，大柴胡汤，柴胡桂枝干姜汤。有表证而往来寒热者，用小柴胡汤；有里证而往来寒热者，大柴胡汤也；已表或已下而往来寒热者，皆可用柴胡桂枝干姜汤也。"（《类证活人书·卷八》）

**彼秋之忿为冬之怒**　气候变化用语，比喻秋季的肃降，金风乍起，转变到冬季的严寒，朔风怒号，好像由忿发展到怒一样。语见《伤寒论·伤寒例》第8条："……但天地动静，阴阳鼓击者，各正一气耳。是以彼春之暖，为夏之暑；彼秋之忿，为冬之怒……"一年四季的气候，重复着规律性的变化。其形成机理总不外乎阴阳相互促进，鼓动击迫。其变化的形式总是由微而盛，由春暖到夏热，由秋凉到冬寒，就是这一变化规律的体现。秋季气候转凉，阳消阴长，金风乍起，叶凋草黄，如天之忿，冬季水冰地坼，朔风怒号，万物萧条，如天之怒。由秋凉至冬寒，有一个阴气渐盛，阳气渐衰的过程，故云："彼秋之忿，为冬之怒。"

**命绝**　病证名。指生命即将灭绝前之证候。语见《伤寒论·辨脉法》第24条："脉浮而洪，身汗如油，喘而不休，水浆不下，形体不仁，乍静乍乱，此为命绝也。"此条，脉来浮洪涌盛，为气不归根，阳从外越；身汗如油，为阴津外脱；喘而不休，为气从上脱；水浆不下，为胃气败绝；形体不仁，乃营卫不行且不用，系气血枯竭；乍静乍乱，即神识时而安静，时而躁扰不宁，为神明已乱。以上脉证综合起来，实即《内经》"阴阳离决，精气乃绝"之候，故为生命即将绝灭之征象，是以称之谓"命绝"。成无己注云："病有不可治者，为邪气胜于正气也。《内经》曰：大则邪至。又曰：大则病进。脉浮而洪者，邪气胜也；身汗如油，喘而不休者，正气脱也；四时以胃气为本，水浆不下者，胃气尽也；一身以荣卫为充，形体不仁者，荣卫绝也。不仁谓痛痒不知也。《针经》云：荣卫不行，故为不仁。争则乱，安则静，乍静乍乱者，正负邪胜也。正气已脱，胃气又尽，荣卫俱绝，邪气独盛，故曰命绝也。"（《注解伤寒论》）此注平允可参。

**肤冷**　症状名。指周身皮肤凉冷，低于正常体温。语见《伤寒论》第338条："伤寒脉微而厥，至七八日肤冷，其人躁无暂安时者，此为脏厥。"阳气虚衰，阴寒内盛，阳不敷布温煦周身，故肤冷，乃纯阴无阳之候。此病真阳衰微，虚寒已甚，治之宜急救回阳，或可挽回万一。汪琥："肤冷，乃通身之肌肉皆冷。"（《中寒论辨证广注·卷中》）

**肤𥆧**　症状名。指肌肤跳动。语见《伤寒论》第153条："太阳病……面色青黄，肤𥆧者难治，今色微黄，手足温者，易愈。"此处肤𥆧由阳气虚弱、肌肤失于温煦与濡养所致。成无己曰："伤寒之病以阳为主，其人面色青，肤肉瞤动者，阳气大虚，故云难治；若面色微黄，手足温者，即阳气得复，故云易愈。"（《注解伤寒论》）

**肺先绝** 病证名。五脏绝证之一，其症汗出发润，喘而不休。汗出发润，为津脱，喘而不休，为气脱。因脾气散精，上归于肺，精脱气溃，故为肺绝。语见《伤寒论·辨脉法》第24条："若汗出发润，喘不休者，此为肺先绝也。"成无己注云："肺为气之主，为津液之帅，汗出发润者，气脱也。"可供参考。

**肺俞** 穴位名。在第三、四胸椎横突之间，旁开脊椎1.5寸处。语出《伤寒论》第142、171条。肺俞属足太阳膀胱经，刺之能疏风解表，宣肺泻热。此穴配刺大椎、肝俞，既可外解太、少阳之表证，又有宣肺畅肝作用。柯韵伯："脉弦属少阳，头项强痛属太阳，眩冒结胸，心下痞，则两阳皆有之证，两阳并病，阳气重可知……汗吐下之法，非少阳所宜，若不明刺法，不足以言巧，督主诸阳，刺大椎以泄阳气，肺主气，肝主血，肺肝二俞皆主太阳，调其气血，则头项强痛可除，脉之弦者可和，眩冒可清，结胸痞硬等证可不至矣。"（《伤寒来苏集》）

**肢节疼痛** 症状名。指病人上下肢筋脉、肌肉、关节疼痛的症状。其症有4种类型。①少阳兼表肢节疼痛。外感风寒，日久不愈，邪入少阳，表证不去。见于《伤寒论》："伤寒六七日，发热，微恶寒，支节烦疼，微呕，心下支结，外证未去者，柴胡桂枝汤主之。"（146条）治宜调和营卫，和解枢机。②阳虚阴盛肢节疼痛。素体阳虚，或邪入人体，误用汗下等法，伤损阳气，四肢失于温煦。见于《伤寒论》："大汗出，热不去，内拘急，四肢疼，又下利厥逆而恶寒者，四逆汤主之。"（353条）治宜回阳救逆。③太阴中风肢节疼痛。见条文"四肢烦疼"。④风湿闭阻骨节疼痛。见于《伤寒论》："风湿相搏，骨节疼烦，掣痛不得屈伸，近之则痛剧，汗出短气，小便不利，恶风不欲去衣，或身微肿者，甘草附子汤主之。"（175条）治宜温阳散寒，祛湿止痛。

**胀满** 症状名。腹胀满的简称。语见《伤寒论》第209、364等条，归纳起来，共有两种病情：①误下伤脾所致。如"若不转失气者，此但初头硬，后必溏，不可攻之，攻之必胀满不能食也"（第209条）。②汗后阳泄，阳虚气滞而形成。如"下利清谷，不可攻表，汗出必胀满"（第364条）。下后里气已虚，复误发其汗，阳从外泄，浊阴内填，脾阳更虚，健运失职，发为胀满。参见"腹胀满"条。

**肥人责浮瘦人责沉**　指胖人之脉以沉为常，以浮为病候，瘦人以浮为常，以沉为病兆。语见《伤寒论·平脉法》第 16 条："师曰：脉，肥人责浮，瘦人责沉，肥人当沉，今反浮，瘦人当浮，今反沉，故责之。"成无己云："肥人肌肤厚，其脉当沉；瘦人肌肤薄，其脉当浮。今肥人脉反浮，瘦人脉反沉，必有邪气相干，使脉反常，故当责之。"《注解伤寒论》黄坤载云："肥人肌肉丰厚，故脉气沉深；瘦人肌肉浅薄，故脉气浮浅。沉者浮而浮者沉，是谓反常，反常则病，故责之。"（《伤寒悬解》）张隐庵云："此言人形合脉，宜于生旺，不宜于克贼也。脉肥人责浮者，以土行敦厚之人，而得如水漂木之浮脉，木克土矣，故肥人责浮；瘦人责沉者，以木行条干之人，而得质重如金者，土生金也，瘦人当浮者，木气旺也。此言人形合脉而言其生旺也。夫生旺相宜，故曰当；克贼不宜，故曰反，以其反也，故责之。"（《伤寒论集注》）此三家之注，成氏黄氏以肌肤之厚薄解当浮当沉，责沉责浮，是朴实无华，合于情理，而张氏以生旺、克贼之理释之，有故弄玄虚，华而不实之弊。

**服**　服药剂量单位。古方全料，谓之一剂；三分之一，谓之一服。见于第 12、38、163、172、174 等条。如第 163 条："煮取三升，去滓，温服一升，日再夜一服。"

**胁下及心痛**　症状名。指胁下及胃脘部疼痛。语见《伤寒论》第 231条："阳明中风，脉弦浮大而短气，腹都满，胁下及心痛……""心"，指胃脘部。"胁下及心痛"是由少阳枢机不利，且兼阳明邪热壅滞不通所致。从脉测证，弦主少阳，浮主太阳，大主阳明，为三阳合病，此时解表攻里两相为难，故先用刺法宣泄阳热。待诸症略减，再从少阳论治。《金鉴》曰："此等阴阳错杂，表里混淆之证，但教人俟其病势所向，乘机而施治也，故用刺法，待其小瘥。""刺之小瘥"后，"与小柴胡汤"，同样是"俟其病势所向"之治法，而"胁下及心痛"是审时度势的主要着眼处。

**胁下硬满**　症状名。指胁下硬而胀满，语见《伤寒论》第 230、266条。邪入少阳，枢机不利，邪气结聚不得散，故胁下硬满。治以和解少阳小柴胡汤。方有执："少阳之脉，其支者下胸中，贯膈，络肝，属胆，循胁里；其直者，从缺盆下腋，循胸过季胁，故病则硬满。"（《伤寒论条辨·卷四》）

**胁下痞硬**　症状名。指胁下部位胀闷而硬，有阻塞不通感觉。语出《伤寒论》第 96 条："伤寒五六日中风……或胸中烦而不呕，或渴，或腹中痛"，或"胁下痞硬，小柴胡汤主之。""胁下痞硬"的病机是邪犯少阳，结于胁下，气机郁滞。胁下是少阳经脉经过之处，上连胸，下连腹。邪气结于胁下，轻则胸胁苦满，若邪结成形，不仅满闷，还按之有胀硬之感。治之用小柴胡方和解少阳，运转枢机，并去大枣之壅满，加牡蛎以清热化痰软坚。

**胁下痛**　症状名。指胁下部位疼痛。语见《伤寒论》第152、160条。第152条所述为饮邪积于胸胁的悬饮病的主症，为水饮结聚所致，"头痛，心下痞硬满，引胁下痛……十枣汤主之。"第160条所述亦为水饮结聚胁下所致，但其人阳气虚，饮邪内动，病属于虚。上条属实，治以蠲饮破癖的十枣汤；后者属虚。舒诏："下伤脾中之阴，则阴邪乃得挟饮横肆，而旁流入胁，故胁下痛。"（《舒氏伤寒集注·卷二》）治之宜补脾消饮、并疏少阳。

**胁下满**　症状名。指胁下有胀满的感觉。语出《伤寒论》第99条："伤寒四五日，身热恶风，颈项强，胁下满，手足温而渴者，小柴胡汤主之。""胁下满"的病机是邪犯少阳，枢机不利，治之应用小柴胡汤运转少阳枢机。

**胁下满痛**　症状名。指胁下部位的腹部胀满疼痛。《伤寒论》第98条："得病六七日，脉迟浮弱，恶风寒，手足温，医二三下之，不能食，而胁下满痛，面目及身黄，颈项强，小便难者，与柴胡汤，后必下重。"此胁下满痛由脾虚湿阻、土壅木郁、气机不利所致，不可与少阳病胁满痛等同视之而用柴胡剂，否则苦寒更伤脾阳，可能导致下重之变。

**胁痛**　症状名。指胁肋部位疼痛。《伤寒论》第37条："太阳病十日以去，脉浮细而嗜卧者，外已解也。设胸满胁痛者，与小柴胡汤。"此为表邪内传少阳，枢机不利，经气受阻所致。治之用小柴胡汤和解少阳、运转枢机。叶桂："胁乃少阳部分，伤寒传至少阳，则胁痛之症现矣。然有表里水气而胁痛者，有邪热攻注而胁痛者，有食积相连而胁痛者，有积痰咳喘而胁痛者，有恶血停蓄而胁痛者不同。"（《医效秘传》）

**周时**　时间名。指一昼夜24小时。语出《伤寒论》第12条桂枝汤方后注："若病重者，一日一夜服，周时观之。"

**昏迷**　《伤寒论·序》"举世昏迷，莫能觉悟，不惜其命，若是轻重，彼何荣势之云哉！"这里的"昏迷"是糊涂不明事理的意思，而不是指意识完全丧失的疾病状态。

**疟疾**　病证名。见于"秋时伤寒"。

**剂颈而还**　症状名。"剂"通"齐"，指汗出自头至颈，齐分不下而还，语见《伤寒论》第134、111、236条。汗出"剂颈而还"的病机一是阳热之气郁蒸于内湿热相合，不得外越（第134、236条）。二是津液虚少，阳热蒸迫津液外泄不能布及全身（第 111 条）。

　　**郑声**　症状名。指语言重复，声音低微。语出《伤寒论》第 210 条："夫实则谵语，虚则郑声。郑声者，重语也。"郑声的病机为心神虚不能自主。其特点则如《内经》所谓"言而微，终日乃复言"，这种语言重复频言不休，与胡言乱语的"谵语"，有一虚一实之分。如伴见目睛呆滞，循衣摸床，撮空理线，多属不祥之兆。成无己曰："郑声由精气夺，凡正气衰竭者，必声音低下，呢喃重复而声不全也。"（《注解伤寒论》）

　　**法醋**　即"苦酒"，详该条。

　　**泄风**　病证名。指风邪外干皮肤而为痒的病证。语见《伤寒论·平脉法》第 27 条："脉浮而大，浮为风虚，大为气强，风气相搏，必成隐疹，身体为痒，痒者为泄风。"由此条可知，此"泄风"乃指痒之病机而言。风为阳邪，其性疏泄，今风邪外干肌肤，发于体表而成隐疹，风邪外泄，其体作痒，故曰"痒为泄风"。张隐庵云："风气相搏于皮肤肌腠之间，故必成隐疹。而身体为痒，痒者阳也，风乃阳邪，外干皮腠，故名泄风。"《伤寒论集注》此注可供参考。

　　**泄利下重**　症状名。指里急后重的泄泻。语见《伤寒论》第 318 条："少阴病四逆，其人或咳，或悸，或小便不利，或腹中痛，或泄利下重者，四逆散主之。"此处"泄利下重"的病机是由肝郁乘脾、气血郁滞所致，此与阴盛阳虚的"下利清谷"迥异，故不用姜、附回阳，而用柴、芍、枳、草以疏畅阳郁，调达气血。成无己："泄利下重者，下焦气滞也，加薤白以泄气滞。"（《注解伤寒论·卷六》）

　　**泄利不止**　症状名。即腹泻不止。语见《伤寒论》第 357 条："伤寒六七日，大下后，寸脉沉而迟，手足厥逆，下部脉不至，喉咽不利，唾脓血，泄利不止者，为难治。"此"泄利不止"的病机为气虚液脱。称"难治"者，因泄利不止属虚寒证，又伴见"喉咽不利，吐脓血"的实热证，一寒一热，一虚一实，泻实则碍虚，补虚则助疾，清热则碍寒，温寒则遗热。故用合补泻寒热为一剂的麻黄升麻汤。

　　**泻肝法**　治法名。指选用苦寒药物清泻肝火的治疗方法。语见《伤寒论》第 157 条生姜泻心汤方后注："附子泻心汤本云加附子，半夏泻心汤、甘草泻心汤，同体别名耳。生姜泻心汤本云理中人参黄芩汤去桂术加黄连，并泻肝法。"《玉函经》、成本均无这段文字，且语句不通，说理不透，疑非仲景原文。

　　**怵惕**　症状名。即惊恐不安，多伴有心慌。语见《伤寒论》第 221 条：

"阳明病……若加温针，必怵惕、烦躁不得眠。""怵惕"的病机是热扰心神。阳明病本为邪热充斥内外的里热实证，医者误用温针，致火邪内迫，灼伤津液，使阳邪更甚，损伤心神，发生怵惕不安，悸动不宁。柯韵伯曰："阳明病，若谬加温针，是以火济火，故心恐惧而怵惕，土水皆因火侮，故烦躁而不得眠也。"(《伤寒来苏集》)

**怫郁** 病机名。指气郁而不散。语出《伤寒论》第48、380条。"怫郁"即遏郁、抑郁之意。"怫郁"的病机有二：①发汗不彻，表邪遏郁。如"若发汗不彻，不足言，阳气怫郁不得越，当汗不汗……更发汗则愈"(第48条)；②误治伤阳，体表之气郁结。如"伤寒大吐大下之，极虚，复极汗者，其人外气怫郁"(第380条)，此乃阳从外泄而胃虚，可出现体表无汗而有热感，治当先固其里。

**宗族** 谓同宗同族之人。《伤寒论·序》："余宗族素多，向余二百。"

**实以虚治** 虚实指病性。实以虚治即是说误用治疗虚证的方法治疗实证。语见《伤寒论》第115条："脉浮热甚，而反灸之，此为实。实以虚治，因火而动，必咽燥吐血。"灸法多用以治疗虚寒性质疾病。今脉浮数有力，身热甚高，是为实证，如果反用灸法治之，两热相合，结果是实其所实，阳邪亢极，顿生劫阴夺血之变，而为咽燥吐血。

**建安** 年号名。东汉献帝刘协年号。据史载，建安6年后，以张角为首的黄巾军农民起义受镇压，连年混战，灾后疫病大流行。这就是《伤寒论·序》中所说"余宗族素多，向余二百，建安纪年以来，犹未十稔，其死亡者，三分有二"的历史背景。

**承气入胃，阴盛以亡** 指寒邪束表之证，误用承气汤等苦寒泻下药后，预后不良。语见《伤寒论·伤寒例》第20条："夫阳盛阴虚，汗之则死，下之则愈；阳虚阴盛，汗之则愈，下之则死……况桂枝下咽，阳盛则毙，承气入胃，阴盛以亡……"本条所谓阴盛，即条中所言阳虚阴盛，也就是指风寒束表之证而言。其阴盛指在表之风寒，并非阴寒内盛之谓。此时之治疗，应以辛温助阳之剂，若误用承气类苦寒泻下，由于邪未化热入里，胃腑尚无实邪，则里气徒受攻伐，表邪内陷，不是洞泄下利，便成结胸痞满，预后难以预料，故云"承气入胃，阴盛以亡"。赵嗣真云："经曰：'邪气盛则实，精气夺则虚。'因正气先虚，以致邪气客之，而为盛实，于是有阴虚阳盛，阳虚阴盛二证之别。盖盛者指邪气而言，虚者指正气而言……若夫表之真阳先虚，故阴邪乘阳而盛实，表受邪者，阳虚也，脉浮紧者，阴邪盛于外也，是谓阳虚阴盛，所以用桂枝辛甘之温剂，汗之则阴邪消，温之则真阳长，使邪去正安，故愈。又若里之真阴先虚，故阳邪入而盛实，里受邪者阴虚也，脉沉实者，阳邪盛于内也，是谓阴虚阳盛，所以用承气酸苦之寒剂，下之则阳邪消，寒之则真阴长，使邪去正安，故愈。如其不然，阳盛而用桂枝，下咽即毙，阴盛而用承气，入胃即亡，是皆盛盛虚虚，而致邪失正也。"（录自《张卿子伤寒论》）王安道曰："所谓阴盛以亡者，是言里证未形，而表证独具，可汗而不可攻。"（《伤寒溯洄集》）二注皆能畅发经旨，其意相似，可参。

**经水** 指月经。语出《伤寒论》第143、144、145条。柯琴："人之十二经脉，应地之十二水，故称血为经水。女子属阴而多血；脉者，血之腑也。脉以应月，故女子一月经水溢出，应时而下，故人称之为月事也。"（《伤寒论注》）

**经尽** 经，时间单位，六日为一经。经尽也就是六日期间已过。语出《伤寒论》第8条："太阳病，头痛至七日以上自愈者，以行其经尽故也。"太阳病到了第七日便会自愈，正胜邪却也。

**经脉动惕** 症状名。指全身筋肉跳动。语见《伤寒论》第160条："伤寒吐下后发汗，虚烦，脉甚微，八九日心下痞硬，胁下痛，气上冲咽喉，眩冒，经脉动惕者，久而成痿。""惕"义为跳动。筋脉动惕的外在表现是筋肉跳动，此由阳气津液并损，阳气不能温煦经脉，阴津不能滋养筋脉所致。尤在泾曰："夫经脉者，资血液以为用者也，汗吐下后，血液之所存几何，而复搏结为饮，不能布散诸经，譬如鱼之失水，能不为之动惕耶！"（《伤寒贯珠集》）

**经络** 指人体经脉和络脉。经脉如径路，为纵行的干线；络脉如网络，为横行的分支。经络是内属络脏腑，外连肢节、联系全身、运行气血的通络。它们纵横交叉、循行于人体内外，组成了一个有机联系的整体。在病理情况下，经络也是病邪表里出入的潜在通道。《伤寒论·序》："夫天布五行，以运万类，人禀五常，以有五脏，经络府俞，阴阳会通。"

## 九　画

**持脉** 即切脉。语见《伤寒论》第75条："未持脉时，病人手叉自冒心。师因教试令咳，而不咳者，此必两耳聋无闻也。"

**项背强** 症状名。指项背强急，俯仰不能自如。一般以外感病证多见。其症主要有4种类型。①中风表虚项背强。太阳之脉，起于目内眦，上额，交巅，络脑，下项，夹脊抵腰。风寒袭表，营卫不和，经气不利，则见项背强。见于《伤寒论》："太阳病，项背强几几，反汗出恶风者，桂枝加葛根汤主之。"（14 条）治宜解肌祛风，升津舒筋。②伤寒表实项背强。因外感风寒，卫闭营郁，太阳经气不舒。见于《伤寒论》："太阳病，项背强几几，无汗，恶风，葛根汤方之。"（31 条）治宜发汗解表，升津舒筋。③热实结胸项背强。结胸属太阳之变证，热实结胸，势偏于上，津液凝聚，筋脉不利。见于《伤寒论》："病发于阳而反下之，热入因作结胸；病发于阴而反下之，因作痞也。所以成结胸者，以下之太早故也。结胸者，项亦强，如柔痉状，下之则和，宜大陷胸丸。"治宜逐水破结，峻药缓攻。④外感风湿项背强。风湿之邪侵袭肌表，壅滞经络，阻遏气机，气血流行受阻，筋脉拘急。

**挺** ①量词。条状物的计量单位。见于黄连阿胶汤之方后注："阿胶三两，一云三挺。"②剂型之一。指挺直而成条状的栓剂。见于蜜煎导法之方后注："……欲可丸，并手捻作挺，令头锐，大如指，长二寸许。"

**指头寒** 症状名。指厥冷仅见于指，不过于掌。为热厥轻证的症状之一。语见《伤寒论》第 339 条："伤寒热少微厥，指头寒，嘿嘿不欲食，烦躁。数日，小便利，色白者，此热除也……"文中首言"热少微厥"，可知为热厥之轻证。"指头寒"乃里有郁热，热郁气滞而不甚，阴阳气接续不畅所致。成无己云："指头寒者，是厥微热少也。"（《注解伤寒论》）方有执云："热少厥微，邪浅也，所以手足不冷，而但指头寒。"（《伤寒论条辨》）程应旄云："热既少厥微而仅指头寒，虽属热厥之轻者，然热与厥并现，实与首条厥微热亦微者同为热厥之例。故阴阳胜复，难以揣摩。"（《伤寒论后条辨》）诸注可互参。

**按斗历占之** 斗指星宿中的北斗星，历指历法。古人根据观察斗柄所指的方向，来决定季节历法。如斗柄东指为春，南指为夏，西指为秋，北指为冬。随斗柄所转指的方向，而测知季节的变递，故称之为"斗历"。按斗历占之，即根据斗柄所指而决定的历法来推测气候的冷暖变化。语见《伤寒论·伤寒例》第 4 条："夫欲候四时正气为病，及时行疫气之法，皆当按斗历占之。九月霜降节后，宜渐寒，向冬大寒，至正月雨水节后，宜解也。所以谓之雨水者，以冰雪解而为雨水故也。至惊蛰二月节后，气渐和暖，向夏大热，至秋便凉。"四时各有主气，在四时气候正常情况下，感受其主气而发病的，称为"正气之病"，由于四时气候反常，而造成疾病流行者，称为"时行疫气"，因此如果要正确地分清"正气为病"或"时行疫气为病”，首先必须了解历法及四时节气变化的规律。“按斗历占之”，即是指此而言。成无己云：“四时正气者，春风夏暑秋湿冬寒是也。时行者，时行之气是也。”

**革** 脉象名。指脉象浮而且大，举之劲急有力，按之不足，状如鼓革，外急中空，叫做革脉。主妇人半产、漏下、男子亡血、失精等症。语见《伤寒论·辨脉法》第7条：“脉弦而大，弦则为减，大则为芤。减则为寒，芤则为虚。寒虚相搏，此名曰革。妇人则半产、漏下，男子则亡血、失精。”脉来弦而且大，弦而中取无力，当是阳气衰减，大而中取无力，实际即是芤脉。阳气衰减，则生内寒；血虚不足，故脉来见芤。脉来弦大而芤，即是革脉。形成革脉的主要病因与机转，总由阳气虚衰与精血不足而成。故云“寒虚相搏，其名曰革”。妇人如见革脉，每当半产或崩漏下血之后，男子则多出现于亡血失精患者。张隐庵云：“此言正气自虚，其脉弦大，弦减大芤，而究同于革脉也。脉弦而大者，正气自虚也，故弦则为气减，大则为脉芤。气减则为寒，脉芤则为虚。寒虚相搏，此名为革。革者，外劲内空，如按鼓革。妇人脉革则半产漏下，男子脉革则亡血失精。此弦减大芤而致精血两虚者如此。”(《伤寒论集注》)吴谦云：“此以弦减、芤虚二脉，形容革脉也。女子得之半产漏下，男子得之亡血失精，寒虚相搏故也。”(《医宗金鉴》)二氏之注明白晓畅，足资参考。

**荣卫不能相将** 描述病理机转用语。指在荣卫俱虚的情况下，荣卫不能互相协调。语见《伤寒论·平脉法》第32条：“寸口脉微而涩，微者卫气不行，涩者荣气不逮，荣卫不能相将，三焦无所仰，身体痹不仁。”《内经》云：“荣行脉中，卫行脉外。”在生理情况下，卫行脉外为荣之使，荣行脉外为卫之守，二者互相配和，互相协调，相携而行，流通周身，温煦滋养三焦脏腑，经脉肌腠。寸口脉微主卫之虚，脉涩主营之弱，荣卫虚衰，失去正常的协调功能，周流不畅，内不能以养脏腑，外不能以温分肉，是为营卫不能相将，故见三焦无所仰及身体痹不仁的病理机转及症状。参见“寸口脉微而涩”条。

**荣卫和** 病理机转用语。指卫阳外固、营阴内守相互调和的生理状态。语见《伤寒论》第53条：“病常自汗出者，此为荣气和，荣气和者外不谐，以卫气不共荣气谐和故尔。以荣行脉中，卫行脉外，复发其汗，荣卫和则愈。”本条主证为“自汗”，乃因卫气不能外固，荣气因而外泄所致。复以桂枝汤发汗，因桂枝汤有调和营卫之功，服汤后，卫气得以外固，营阴得以内守，由不相和谐之病理状态转为相互谐和之生理状态而病愈汗止，故云："荣卫和则愈。"张令韶注云："卫为阳，荣为阴，阴阳贵乎和合，今荣气和，而卫气不与之和谐，故荣自行于脉中，卫自行于脉外，如夫妇之不调也。宜桂枝汤发其汗，调和营卫之气则愈。"（《伤寒论直解》）

**荣卫俱病** 病理机转用语，指太阳伤寒表实证，系由风寒束表，卫阳被遏，营阴郁滞所致。语见《伤寒论·辨脉法》第 20 条："寸口脉浮而紧，浮则为风，紧则为寒。风则伤卫，寒则伤荣，荣卫俱病，骨节烦疼，当发其汗也。"本条脉浮且紧，浮为风邪所中，紧乃寒邪所伤，浮紧之脉为太阳伤寒表实证之正脉。风寒之邪伤人，卫阳被遏，营阴郁滞，是为"荣卫俱病"，故有"骨节烦疼"之症，治当辛温以发汗。《脉经》此条后有"麻黄汤主之"五字，足资可证此乃论述太阳伤寒表实证之病机。后世有人将桂枝汤证、麻黄汤证、大青龙汤证凿分为风伤卫、寒伤荣，风寒两伤荣卫者，是与仲景本意相悖。柯韵伯云："麻黄汤证发热骨节疼，便是骨节烦疼，即是风寒两伤、营卫俱病。先辈何故以大青龙汤治营卫两伤，麻黄汤治寒伤营而不伤卫，桂枝汤治风伤卫而不伤营。曷不以桂枝证之恶寒，麻黄证之恶风一反勘耶？要之冬日风寒，本同一体。故中风伤寒，皆恶风恶寒，营病卫必病。中风之重者，便是伤寒；伤寒之浅者，便是中风。不必在风寒上细分，须当在有汗无汗上着眼耳。"（《伤寒来苏集》）此注颇可发人深思。参见"风则伤卫""寒则伤荣"条。

**荣气** 即营气，指流动于脉中的精气。来源于中焦脾胃所转输的水谷精气，具有化生血液，营养周身的作用。《灵枢·邪客》云："营气者，泌其津液，注之于脉，化以为血，以荣四末，内注五脏六腑。"《伤寒论》中多次用此名称，均指此而言。如第 53 条："荣气和者外不谐，以卫气不共荣气谐和故尔。"钱潢注云："盖营为谷气之清者。其精专之气，出自中焦，化而为赤，行于脉中，故曰脉者血之腑也。然非谓营即血也，乃血中之气也。以血非气则无以流行，气非血则无所依附，血本属阴，故血中之气亦为阴气也。"（《伤寒溯源集》）此注不仅论述了营气的性质、来源、功能，还论述了营气与血的关系，明白晓畅，可资参考。

**荣气和** 病理机转用语。指荣气没有发生病理改变。语见《伤寒论》第 53 条："病常自汗出者，此为荣气和，荣气和者外不谐，以卫气不共荣气谐和故尔……"本条主证为"自汗"，而自汗之因，乃因卫气受风邪之扰，不能固护于外，致营阴失守外泄所致。荣气未受邪扰而无病，其外泄责在卫气之失固，故云"荣气和"。王肯堂云："风则伤卫、寒则伤荣，卫受邪而荣不病者，为荣气和也。"（《伤寒准绳》）沈明宗云："风邪入卫而不入营为荣气和。然不与卫气和谐者，诚是卫气受邪，不与营和耳。"（《伤寒六经辨证治法》）徐大椿云："荣气和者，言荣气不病，非调和之和。"三氏之注均指出荣气不病为"荣气和"，可参，其间，徐氏之注更有深意。

**荣气和名曰迟**　指寸口脉来沉而舒迟，沉以候营，脉来沉而舒迟，为荣气平和之象。迟者，非迟脉及迟缓之意，乃从容不迫、舒迟条达之谓。语见《伤寒论·平脉法》第 22 条："寸口……卫气和名曰缓，荣气和名曰迟，迟缓相搏名曰沉。"张令韶云："卫气和名曰缓，缓者，舒也，荣气和名曰迟，迟者，徐也。荣卫俱和，名曰沉，沉者，沉实而不虚浮也。不刚不柔，中和之气也。"（《伤寒论直解》）黄坤载云："卫气和，名曰缓，缓迟者，从容之谓。"（《伤寒悬解》）二氏之注俱指出荣气和名曰迟乃指脉来舒缓从容之象，为常人健康之脉，可参。

**荣气弱名曰卑**　指寸口脉来沉而无力，主营血虚少，营血虚少，称之谓卑。卑乃卑下不足之意。语见《伤寒论·平脉法》第 22 条："寸口……卫气弱名曰慄，荣气弱名曰卑，慄卑相搏名曰损。"张隐庵云："荣气弱，名曰卑，卑，下也。"（《伤寒论集注》）吴谦云："脉随指无力下去，荣气弱也，谓之卑……卑者，缩下也。"（《医宗金鉴》）黄坤载云："营气弱，名曰卑，卑者，柔退之意，阴弱则柔退也。"（《伤寒悬解》）三注义同，可参。

**荣气盛名曰章**　指寸口脉沉而有力，主营血充足。章，章显充盛有余之意。语见《伤寒论·平脉法》第 22 条："寸口卫气盛名曰高，荣气盛名曰章，高章相搏名曰纲。"张隐庵曰："寸口卫气盛荣气盛者，言荣卫之气盛而有余，皆出乎阳，故名曰高，名曰章，谓崇高而章著也。"（《伤寒论集注》）吴谦云："寸口通指寸关尺言也，卫主气为阳以候表，荣主血为阴以候里，脉随指有力上来，卫气盛也，谓之高；脉随指有力下去，荣气盛也，谓之章。高者，长盛也，章者，分明也。高章相合名曰纲，纲者，荣卫俱有余，有总揽之意也。"（《医宗金鉴》）黄坤载云："寸口寸以候卫，卫气盛者，名曰高，卫主气，气盛则崇高；尺以候营，营气盛，名曰章，营主血，血盛则章显也。高章相合，名曰纲，是诸阳脉之首领也。"（《伤寒悬解》）诸家之注虽对寸口所指为寸关尺之总称，亦或寸之独称不尽一致，但总的原则却相同，可供参考。

**荣气微**　指荣气不足。语见《伤寒论·辨脉法》第 4 条："其脉沉者，荣气微也……荣气微，则血留不行，更发热而躁烦也。"脉浮以候表，沉以候里，卫属表而营属内，营为血中之气，营气微则血虚，血虚则阴弱于内，则脉沉。方有执云："沉以候里，营行脉中，故衰微可知。"（《伤寒论条辨》）可资参考。

**荣为根，卫为叶** 比喻营卫之间互为依存，不可分割。语见《伤寒论·平脉法》第32条："寸口脉微而涩，微者卫气衰，涩者荣气不足，卫气衰，面色黄，荣气不足，面色青。荣为根，卫为叶，荣卫俱微，则根叶枯槁，而寒栗咳逆，唾腥吐涎沫也。"荣行脉中，卫行脉外，荣在内为卫之守，卫在外为荣之使，其关系犹如树木之根叶然，叶靠根吸收水分肥料以滋养，根靠叶获取阳光雨露以濡润，根叶互为依存，不可分割，故云"荣为根卫为叶"。本条荣卫俱不足，根叶俱枯槁不得滋养温煦内脏，尤其是开发敷布荣卫之肺脏最先受损，故见寒栗咳逆，唾腥吐涎沫之肺痿之症。

**荣弱卫强** 病理机转用语。指太阳中风证自汗出的病机，即卫外不固，营阴失守，义同"荣卫不和"。语见《伤寒论》第95条："太阳病，发热汗出者，此为荣弱卫强，故使汗出，欲救邪风者，宜桂枝汤。"太阳中风证，乃因风邪外袭所致，风为阳邪，其性疏泄，中于人体，鼓动卫阳，卫阳浮盛，抗邪于表，是为"卫强"；营行脉中，卫行脉外，营在内为卫之守，卫在外为营之使，今卫阳浮盛而不固，汗孔开张，营阴因之外泄而不足，是为"营弱"。营弱卫强，均失其生理之职，违其相互和谐之性，故亦即"营卫不和"。程应旄云："夫汗者，营所主，固之者卫。今卫受风邪，则营为卫所并，而营弱矣。正气夺则虚，故云弱也。卫受风邪，肌表不能固密，此亦卫之弱处，何以为强？邪气盛则实，故云强也。营虚而卫受邪，故使津液失其所主与所护，徒随邪风外行而溢之为汗。然则营之弱固弱，卫之强亦弱也。"（《伤寒论后条辨》）吴谦云："经曰：'邪气盛则实，精气夺则虚。'卫为风入则发热，邪气因之而实，故为卫强，是卫中之邪气强也。营受邪蒸则汗出，精气因之而虚，故为营弱，是营中之阴气弱也。"（《订正伤寒论注》）二注从邪气与正气两方面理解卫强与营弱，其论可参。

**南方心脉** 指心脏的平脉。因心应南方，其时应夏，五行属火，故云"南方心脉"。语出《伤寒论·平脉法》第15条："南方心脉，其形何似？师曰：心者，火也，名少阴，其脉洪大而长，是心脉也。心病自得洪大者愈也。"本条指出，南方心脉，即心之平脉，应呈洪大之象。因心主火，其时应夏，脉应心之火气，故而呈现此象。此脉平人多见于夏季，若心病呈此脉，则为心气已和，故云当愈。成无己注云："心王于夏，夏则阳外盛，气血淖溢，故脉来洪大而长也。"（《注解伤寒论》）张隐庵云："心病自得洪大者，言心病而脉洪大，自得其位，为有胃气，故愈。"（《伤寒论集注》）成注解释了心之平脉之所以洪大的机理，张注则论述了心病得洪大脉自愈的原因，可互参。

**相应**　指相互对应。语见《伤寒论》第317条："病皆与方相应者，乃服之。"与第332条："本发热六日，厥反九日，复发热三日，并前六日，亦为九日，与厥相应，故期之旦日夜半愈。"第317条，是指病人所现病证与通脉四逆汤所主病证相互吻合者，不需加减，竟可服通脉四逆汤。第332条，是指发热与厥冷日数相等，为寒热力量相均，故可判断次日可愈。其间虽所指不同，但皆有互相对应之意，故云"相应"。

**相得**　指相互和合。语见《伤寒论》黄连阿胶汤之方后注："……内胶烊尽，小冷，内鸡子黄，搅令相得……"乌梅丸方后注："饭熟捣成泥，和药令相得。"由此可知，相得乃相互和合之意。

**面少赤**　症状名。指面部之色较正常人稍红，主要表现为两颧嫩红如妆。在《伤寒论》中多由阴寒内盛，虚阳上泛所致。语见《伤寒论》第366条："下利，脉沉而迟，其人面少赤，身有微热，下利清谷者，必郁冒汗出而解。病人必微厥。所以然者，其面戴阳，下虚故也。"本条下利清谷，脉沉而迟，系虚寒证无疑，其身有微热，面少赤，则系虚阳为阴寒所迫于上于外所致。但阳气虽虚，而脉不沉微欲绝反见沉而迟之象，手足虽厥而势微，表明阳虽虚而不甚，故仍有郁冒汗解之机。"其面戴阳，下虚故也"，则是对"面少赤"之证的绝好注脚。汪琥云："面少赤，身微热，下焦虚寒，无根失守之火，浮于上，越于表也。"（《中寒论辨证广注》）钱潢云："其人面少赤者，阴寒上逆，虚阳受迫而上浮。其面赤为戴阳，乃下焦真阳大虚故也。"（《伤寒溯源集》）尤在泾云："面少赤，身有微热，阳在上在外也。夫阴内阳外而为病者，必得阳入阴出而后解。而面虽赤而未甚，身虽热而亦微，则其阳发露者仅十之二三，而潜藏者尚十之七也。"（《伤寒贯珠集》）诸注意见一致，平正公允，可资参考。

**面目及身黄**　症状名。即"发黄"，面目及身体皮肤出现黄染。《伤寒论》第98条："得病六七日，脉浮迟弱，恶风寒，手足温，医二三下之，不能食，而胁下满痛，面目及身黄，颈项强，小便难者，与柴胡汤，后必下重。"此面目及身黄是由寒湿壅郁、肝胆疏泄失常、胆汁外溢所致，治之宜用茵陈术附汤之类。

**面合色赤**　症状名。指满面通红。多由热郁阳明，不得宣泄，熏蒸于上所致。语见《伤寒论》第206条："阳明病，面合色赤，不可攻之。"阳明之脉，起于鼻之交颡中。循行于外，热邪郁于阳明，循经上扰，故面合色赤。因此症乃热郁于经，而腑实未成，故不可攻下，只宜清解。成无己云：
"合，通也。阳明病面色通赤者，热在经也，不可下也。"（《注解伤寒论》）
程应旄曰："面合赤色者，由热邪上行，怫郁在经也。"（《伤寒论后条辨》）
沈明宗曰："此阳明风热上郁也。阳明之脉起于鼻颊交，邪郁于胃，风热上
蒸，故面合赤色，即满面通红也。"（《伤寒六经辨证治法》）诸家之见大同
小异，可资参考。

**面色乍白乍赤**　症状名。乍，指忽然之间。乍白乍赤，即一阵红一阵
白。语见《伤寒论·平脉法》第 9 条："问曰：人愧者，其脉何类？师曰：
脉浮而面色乍白乍赤。"羞愧之人，神气荡而不定，气血紊乱，故脉来虚
浮，气上则血荣于面而乍赤，气下则面无血荣而乍白。成无己云："愧者，
羞也。愧则神气怯弱，故脉浮，而面色变改不常也。"（《注解伤寒论》）张
令韶云："愧属心，心有所惭愧，则神消气沮，中无有主，故脉气外浮，面
色赤白而无定也。"（《伤寒论直解》）二注可供参考。

**面色赤**　症状名。指颜面发红。在《伤寒论》中，指面色嫩红如妆，
多由阴盛于内，逼阳于外所致。语见《伤寒论》第 317 条："少阴病，下利
清谷，里寒外热，手足厥逆，脉微欲绝，身反不恶寒，其人面色赤，或腹
痛，或干呕，或咽痛，或利止脉不出者，通脉四逆汤主之。"本条标明病机
系"里寒外热"。里寒指内有真寒，因阴寒内盛，故见下利清谷，手足厥
逆，脉微欲绝，及腹痛，干呕等症；外热指表有假热，因虚阳为阴寒所格
拒于外，故见身反不恶寒，面色赤。本条之面色赤，与阳明病之面合色赤
不同，此条之赤属虚阳浮越，故面赤为红而娇嫩，游移不定，且必伴有其
他寒证；阳明病之面合色赤，为满面通红而不游移，且必伴见其他热证。
二者差之毫厘，谬之千里，不可混淆。成无己云："下利清谷，手足厥逆，
脉微欲绝，为里寒；身热，不恶寒，面色赤，为外热。此阴甚于内，格阳
于外，不相通也。与通脉四逆汤，散阴通阳。"（《注解伤寒论》）尤在泾
云："面色赤者，格阳于外也。真阳之气，被阴寒所迫，不安其处，而游散
于外，故显诸热象，实非热也。"（《伤寒贯珠集》）成氏、尤氏之注，明白
晓畅，可参。

**面色青黄**　症状名。指面部颜色黄而暗中泛青。多为肝木克伐脾土之
征。语见《伤寒论》第 153 条："太阳病，医发汗，遂发热恶寒，因复下
之，心下痞，表里俱虚，阴阳气并竭，无阳则阴独，复加烧针，因胸烦，
面色青黄……"本条原为太阳病，汗法本属正治，无奈汗之不解，医又误
行攻下，徒伤脾胃之气。汗之不得法则伤阳，误下既伤阳，又损津液，以

致邪气乘虚内陷，脾胃升降失常，形成心下痞。脾胃既虚，又以烧针，火邪郁于上则心烦，土虚木乘，肝之青色，脾之黄色泛于面，则面色青黄。方有执云："青黄，脾受克贼之色。"（《伤寒论条辨》）张锡驹云："阳明气血皆生于中土，阳明之部在面，面色青黄者，中土败而肝木之色现于土位也。"（《伤寒论直解》）二注对此症之病机的论述平正公允，可参。

**面色缘缘正赤**　症状名。指满面通红，持续不衰，为二阳并病，邪气怫郁在表的征象。语见《伤寒论》第 48 条："二阳并病，太阳初得病时，发其汗，汗先出不彻，因转属阳明，续自微汗出，不恶寒。若太阳病证不罢者，不可下，下之为逆，如此可小发汗。设面色缘缘正赤者，阳气怫郁在表，当解之、熏之。"由此条可知，此症之作，乃因太阳失汗，邪气累及阳明所致。因表邪未能自汗外泄，怫郁化热，郁于太阳阳明之经表。太阳之脉起自目内眦，上额交颠，阳明之脉起自鼻之交頞中，行于面。太阳阳明经表有热，未入阳明之腑而结实，故"面色缘缘正赤"。程应旄云："设面色接连而赤，势亢盛者，此非发汗不彻者比，阳气经久不得发越，致怫郁在表，因现于面耳。"（《伤寒论后条辨》）沈明宗曰："设面色缘缘正赤，乃寒邪深重，阳气怫郁，在于太阳、阳明经表之间，又非汗出不彻者比，乃当汗不汗之故，另当解之、熏之。"（《伤寒六经辨证治法》）张锡驹云："面者，阳明之所主也。缘缘，红貌。设面色缘缘正赤者，乃阳明之气怫郁于表，当以熏法解之。"（《伤寒论直解》）三氏之注，意见不尽一致。程氏只云怫郁在表，未及何经，沈氏云怫郁于太阳阳明之经表，张氏则云乃阳明之气怫郁所致。证之临床，当以沈氏之说更为合理。

**面垢**　症状名。指面部污秽，如蒙油垢，洗之不去。多由胃热上熏所致。语见《伤寒论》第 219 条："三阳合病，腹满身重，难以转侧，口不仁面垢，谵语遗尿……若自汗出者，白虎汤主之。"本条名为三阳合病，实则以阳明热证为主。足阳明之脉起于鼻之交頞中，循行于面；手阳明之脉起于食指外侧，亦上行于面。今阳明邪热壅滞，熏蒸胃肠浊气上泛于面，故而面垢。其他腹满身重、口不仁、谵语遗尿、自汗出之症，亦为阳明燥热内盛之征，对面垢之病机，诸家见解不尽一致。有以少阳有热作解者，如成无己即云："《针经》曰：'少阳病甚则面微尘。'此面垢者，少阳也。"（《注解伤寒论》）汪琥云："面垢者，少阳热而青黯之色不泽也。"（《伤寒论辨证广注》）有以阳明之热作解者，如张隐庵云："阳明之脉起于鼻交頞中，口不仁，面垢者，病阳明之气也。"（《伤寒论集注》）吴谦云："阳明主面，热邪蒸越，故面垢也。"（《医宗金鉴》）有以少阳阳明合病作解者，如李千古云："面垢者，面上如土蒙蔽也。乃少阳合病于阳明，阳明属土，少阳属木，木土相合，而土被木贼，其气腾于面，况面部主于阳明，宜小柴胡汤加桂枝以伐木，木贼退，而面之本形自见矣。"（《李千古伤寒论》）三种观点以第二种为上。

**残贼**　弦、紧、浮、滑、沉、涩六种病脉的统称。语见《伤寒论·平脉法》第 12 条："问曰：脉有残贼，何谓也？师曰：脉有弦、紧、浮、滑、沉、涩，此六脉名残贼，能为诸脉作病也。"本条中的残贼，系指残贼之脉，而残贼之脉是指浮、沉、弦、紧、滑、涩六脉，此六脉之所以称为残贼之脉，是因为它标志着机体受病邪的侵害而患病。至于其进一步的机理，历代诸家有不同的理解。成无己云："为人病者，名曰八邪，风寒暑湿伤于外也，饥饱劳逸伤于内也。经脉者，营卫也；营卫者，阴阳也。其为诸脉作病者，必由风寒暑湿伤于营卫，客于阴阳之中。风则脉弦，寒则脉紧，中暑则脉滑，中湿则脉涩，伤于阴则脉沉，伤于阳则脉浮。所以谓之残贼者，伤良曰残，害良曰贼，以能伤害正气也。"（《注解伤寒论》）是从外邪伤人作解。张隐庵云："为诸脉作病，名曰残贼……夫脉弦则为减，脉紧则为寒，脉浮则为虚，脉滑则为实，沉为纯阴，涩则无血。故弦、紧、浮、滑、沉、涩六脉，皆为残贼之脉，能为诸脉作病，此其所以为残贼也。"（《伤寒论集注》）是从正气及病邪的虚实及病邪的性质作解。黄坤载云："残贼者，残害而贼克之也。脉弦、紧、浮、滑、沉、涩，木旺则脉弦，土虚者忌之；水旺则脉紧，火虚者忌之；表盛则脉浮，里虚者忌之；气盛则脉涩，血虚者忌之，此六脉名为残贼，能为诸脉作病也。"（《伤寒悬解》）是从何病当见何脉，何脉当忌何证两方面作解。诸家见解虽不尽相同，但在此六种脉反映了人体受邪气干犯这一点上则是一致的。对此，读者可全面领会其间的含义，不必拘泥于一说。

**轻生**　轻视生命。《伤寒论·序》："痛夫，举世昏迷，莫能觉悟，不惜其命，若是轻生。"

**背恶寒**　症状名。指自觉背部怕冷。多由少阴阳虚，阴寒凝滞于督脉所致。语见《伤寒论》第 304 条："少阴病，得之一二日，口中和，其背恶寒者，当灸之，附子汤主之。"少阴病，属阴寒内盛之证，阳虚阴盛，元阳虚衰，督脉失于温煦，寒邪凝滞不通，故背部自觉怕冷。此处之背恶寒，当与阳明热炽，气阴两伤之白虎加人参汤证背微恶寒相鉴别。后者由于邪热内炽，汗出肌疏，津气不足所致，故多伴有燥渴引饮，汗自出，不恶寒，反恶热、身热之证。而此证之背恶寒，则口中不燥不苦不渴，身体痛，手足寒。王肯堂云："背者，胸中之腑，诸阳受气于胸中，而转行于背……阳气不足，阴寒气盛，则背恶寒。"（《伤寒准绳》）方有执云："少阴之脉贯脊。脊，背名也。背字从北从肉。北，天地之阴方也。北肉为背，人身背阴之处也。阳脉在背，根阴之意也。经传谓背为阳者，其犹谓桂枝发汗，与夫历家谓月行速之意欤。肾居北方，其行属水，生于天一，故曰少阴。然则阴寒凑于少阴，宜乎背恶寒而他处不恶也。"（《伤寒论条辨》）朱肱云："背恶寒有两证：三阳合病背恶寒者，口中不仁，口燥舌干也。少阴病背恶寒者，口中和也。以此别之。口中不仁，口燥舌干而背恶寒者，白虎加人参汤主之。口中和而背恶寒者，附子汤主之，仍灸之。"（《类证活人书》）方、王二氏解释了背恶寒的病机，朱氏则对阳明热证津伤之背恶寒与少阴阳虚之背恶寒的鉴别要点作了分析，可互参。

**背微恶寒** 症状名。指自觉背部有轻微怕冷。见于《伤寒论》第169条："伤寒无大热，口燥渴、心烦、背微恶寒者，白虎加人参汤主之。"白虎加人参汤证，为阳明无形热盛，兼气阴两虚者而设。其见证为口燥渴、心烦、身热、自汗出、反恶热等热证。反见背微恶寒者，乃因里热太盛，汗出肌疏，玄府开张，气阴两虚，不耐风寒之袭所致。对此证之病机，诸家见解不尽一致：有以表不解作解者。如柯韵伯云："背微恶寒，见恶寒将罢，此虽有表里证，而表邪已轻，里热已甚，急与白虎加人参汤，里和而表自解矣。"（《伤寒来苏集》）有以真阳不足作解者。如张璐云："以真阳不能胜邪，故背微恶寒。"（《伤寒缵论》）有以汗出肌疏作解者。如汪琥云："背微恶寒，此非太阳经有余邪，乃病人燥渴，心烦之极，内蒸热而表必多汗，以故恶寒，与上条恶风之义同，系肌表虚极也。与白虎汤以解里热，加人参以固表虚。"（《伤寒论辨证广注》）三氏之说均不尽确切，但可提供参考。

**战惕** 症状名。即周身振战发抖。语见《伤寒论·辨脉法》第27条："脉浮而迟，面热赤而战惕者，六七日当汗出而解。"本条脉浮主病在肌表，迟为里而不足，面热赤，是病邪怫郁于肌表之间，其战惕之作，乃因里阳不足，抗邪无力，邪正相争，其势相持之故。表病里虚，所以牵延至六七日之久，正气渐盛，力能抗邪，正胜邪却，则作汗出而解。黄坤载云："脉浮而迟，面色赤热，而身体战栗者，阳郁欲发，虚而不遽发，故面热赤而身摇。待六七日，经尽阳复，当汗出而解。"（《伤寒悬解》）周澄之曰："脉浮，邪气在表也；迟，里气衰也。面热赤，阳气不能四达而上越也；战惕，阳气跃跃欲出而力不能也。六七日，邪气渐退，里气渐复，当可汗解矣。"(《辨脉法篇章句》)二氏之注明白畅晓,可参。参见"战汗"条。

**盻视** 盻,音戏,怒视之意。盻视,同怒视。语见《伤寒论·平脉法》第4条:"师曰:病家人来请云:病人发热烦极。明日师到……设令向壁卧,闻师到,不惊起而盻视,若三言三止,脉之咽唾者,此诈病也。"对此条之"盻视",注家有两种意见:①发热烦极,乃里热炽盛之象,内热神昏,故应见惊起烦躁,怒视左右之征。若无此证者,为热已去。如张令韶即云:"以发热烦极之证,闻师到当惊起盻视,语言无序,津液不足。今言止有次序,而脉之咽唾,此诈病也。"(《伤寒论直解》)②盻视,当为左右顾盼之象,乃"盼视"之误,因古人"眄""盼""盻"三字形近,古文多互认。故"惊起盻视",应为病人听到医生到来,心中高兴,坐起顾盼医者之意。若不如此而无动于衷,同时又不能很好叙说病情,多为诈病之兆。章虚谷注云:"向壁卧,其人安静也;不惊而起左右盻视,身健心清也。问其病状,三言三止,吞吐支吾,无痛苦可说也。脉之咽唾,无呻吟声,而脉自和,则灼知其为诈病也。"(《伤寒论本旨》)二说皆通。

**冒** (1)症状名。指头目昏眩,如有物所蒙蔽。语见《伤寒论》第93、297条。其病机有二:①见于第93条:"太阳病,先下而不愈,因复发汗,以此表里俱虚,其人因致冒,冒家汗出自愈,所以然者,汗出表和故也。"此由汗下失序,伤损正气,正虚邪留,上蒙清阳所致。方有执云:"冒,昏蒙,言邪蒙幕而外蔽也。"(《伤寒论条辨》)成无己云:"冒者,郁也。下之则里虚而亡血,汗之则表虚而亡阳,表里俱虚,寒气怫郁,其人因致冒。"(《注解伤寒论》)钱潢云:"冒者,蒙瞀昏蒙,若以物覆冒之状也。其所以冒者,以邪气欲出而未得故也。"(《伤寒溯源集》)②见于第297条:"少阴病,下利止而头眩,时时自冒者,死。"此由利久阴液已竭,阳气上脱所致。钱天来云:"下利止而头眩,头眩者,头目眩晕也,且时时自冒,冒者,蒙冒昏晕也。虚阳上冒于巅顶,则阳已离根而上脱,下利无因而自止,则阴寒凝闭而下竭,是亦所谓上厥下竭矣。"(《伤寒溯源集》)章虚谷云:"下利止者,非气固也,是气竭也,阳既下陷,如残灯余焰上腾,则头眩,时时自冒而死。自冒者,倏忽瞑冒之状,虚阳上脱也。"(《伤寒论本旨》)喻嘉言曰:"人身阴阳,相为依附者也。阴亡于下,则诸阳之上聚于头者纷然而动,所以头眩,时时自冒,阳脱于上而主死也。"(《尚论篇》)(2)按压、覆盖。见于第64、75条。如64条:"发汗过多,其人叉手自冒心,心下悸欲得按者,桂枝甘草汤主之。"

**冒家** 指经常自觉头目昏眩,神识不清,如物蒙蔽之人。语见《伤寒论》第 93 条："太阳病，先下而不愈，因复发汗，以此表里俱虚，其人因致冒，冒家汗出自愈，所以然者，汗出表和故也。"张锡驹云："冒，冒者，首如有物覆载，阴虚于下，而戴阳于上也。冒家汗出自愈者，阳加于阴，得阴气以和之而愈也。"（《伤寒论直解》）吴谦云："冒家者，谓凡因病而昏冒者也，然冒家或有汗出自愈，其所以然者，非表里俱虚，乃邪正皆衰，表里自和故也。"（《医宗金鉴》）

**胃不和** 病理机转用语。指胃失和降，不能受纳腐熟水谷，与"胃中不和""胃气不和"义同。"胃不和"一语，见于《伤寒论》第 265 条："伤寒，脉弦细，头痛发热者，属少阳。少阳不可发汗，发汗则谵语，此属胃，胃和则愈，胃不和，烦而悸。"此条中之"胃不和"，由少阳病误用汗法，伤津助热，邪气内入于胃所致。由于胃中有热，不惟和降失职，亦且胃热循经扰心，故有心烦而悸、谵语等症。方有执云："胃和，以未至实言，不和，言实也。"（《伤寒论条辨》）汪苓友云："胃和则愈者，言当用药以下胃中之热，使之和平也。不下则胃不和，不但谵语，更加烦扰惊悸。此言胃热亢极而上犯心肺，故藏神不自宁也。"（《伤寒论辨证广注》）二注明白晓畅，可参。

**胃中** ①指胃腑之中。如第 157 条："伤寒汗出解之后，胃中不和，心下痞硬……生姜泻心汤主之。"尤在泾云："胃中者，冲气所居，以为上下升降之用者也。胃受邪而失其和，则升降之机息，而上下之道塞矣。"（《伤寒贯珠集》）②指胃肠之中。如第 217 条："汗出谵语，以有燥屎在胃中，此为风也。"王肯堂云："燥屎在大肠而曰胃中者，伤寒传胃不传大肠，治病必求其本，故仲景从本言之。"（《伤寒准绳》）丹波元坚云："胃中，犹言腹中，不必深讲。经言部位，往往类此。且屎在大肠中，而其燥结不下者，实由胃热逼住，王好古以为地道不通，火逆至胃者，真矣。"（《伤寒论述义》）

**胃中干** 病理机转用语。指胃中津液不足，失于濡润。即"胃中干燥"。语见《伤寒论》第 71 条："太阳病，发汗后，胃中干，烦躁不得眠，欲得饮水者，少少与饮之，令胃气和则愈。"此太阳病，发汗太过，损伤津液，使胃中津液亏乏，失于濡润，是名"胃中干"，故而有渴欲饮水，烦躁不得眠之证。尤在泾云："伤寒之邪，有离太阳之经而入阳明之腑者，有离太阳之标而入太阳之本者。发汗后，汗出胃干，烦躁饮水者，病去表而之里，为阳明腑热证也。"（《伤寒贯珠集》）徐灵胎云："胃中干而欲饮，此无水也，与水则愈。"（《伤寒论类方》）二说可互参。

**胃中干燥** 病理机转用语。指津液不足，胃肠干燥不润。又名"胃中干""胃中燥"。语见《伤寒论》第 181 条："太阳病，若发汗，若下，若利小便，此亡津液，胃中干燥，因转属阳明。"与第 203 条："阳明病，本自汗出，医更重发汗，病已差，尚微烦不了了者，此必大便硬故也。以亡津液，胃中干燥，故令大便硬。"此二者，虽一为太阳病过汗或误行攻下及利小便之法，一为阳明病汗多而误汗，但均属津液被伤，热盛于里，致使津液不足，胃肠干燥不润。钱潢云："太阳病，若误发其汗，或早下之，及利其小便，皆足以丧胃中津液，损胃阳之真气，使热邪乘虚入里，故为亡津液而胃中干燥。"（《伤寒溯源集》）尤在泾云："汗生于津液，津液资生于谷气，故阳明多汗，则津液外出也。津液出于阳明，而阳明亦藉养于津液，故阳明多汗，则胃中无液而燥也。"（《伤寒贯珠集》）二注可参。

**胃中不和** 病理机转用语。指胃失和降，受纳腐熟水谷的功能失常。亦作"胃不和""胃气不和"。语见《伤寒论》第 157 条："伤寒汗出，解之后，胃中不和，心下痞硬，干噫食臭，胁下有水气，腹中雷鸣，下利者，生姜泻心汤主之。"此症成因，乃伤寒汗出后，表证虽解，但脾胃受损，或素日脾胃虚弱，外邪乘虚内陷，寒热互阻于中，与无形之气相结，使脾胃升降失常，气机痞塞，而致"胃中不和"，遂见"心下痞硬，干噫食臭"等症。方有执云："胃为中土，温润则和，不和者，汗后亡津液，邪乍退散，正未全复而尚弱也。"（《伤寒论条辨》）柯韵伯云："胃中不和，是太阳之余邪与阴寒之水气杂处其中故也。阳邪居胃上口，故心下痞硬，干呕而食臭，水邪居胃之下口，故腹中雷鸣而下利也。火用不宣则痞硬；水用不宣则干呕；邪热不杀谷则食臭；胁下即腹中也，土虚不能制水，故肠鸣。"（《伤寒来苏集》）尤在泾曰："汗解之后，胃中不和，既不能运行真气，并不能消化饮食，于是心中痞硬，干噫食臭。《金匮》所谓中焦气未和，不能消谷，故令人噫是也……胁下有水气，腹中雷鸣，下利者，土德不及，水邪为殃也。"（《伤寒贯珠集》）诸注对本证病机，大抵以胃虚气滞，食谷不消，水气不化作解，说理细致，可资参考。

**胃中水竭** 病理机转用语。指胃中津液耗竭。语见《伤寒论》第 110 条："太阳病二日，反躁，凡熨其背而大汗出，大热入胃，胃中水竭，躁烦，必发谵语。"太阳病二日，邪尚在表，不应烦躁，反躁者，里热已盛之象也。再误以火熨取汗，必致汗出津伤，里热烦盛。汗出津伤于外，里热炽盛于内，胃中津液必亏，是谓"胃中水竭"。方有执云："胃属土，故火邪先之也。水竭，火盛则水涸也。"（《伤寒论条辨》）程应旄曰："汗既外越，火复内攻，是谓胃中水竭。水竭则必躁烦，躁烦则必谵语，皆水热入胃，火无水制故也。"（《伤寒论后条辨》）钱天来云："然用火熨之误，而大热之邪，即乘大汗之虚，逆陷入阳明胃腑，故胃中之津液皆枯竭也。"（《伤寒溯源集》）三注明白晓畅，平允可参。

**胃中冷**　病理机转用语。指胃中阳虚，寒自中生。语见《伤寒论》第89条："病人有寒，复发汗，胃中冷，必吐蛔。"阳虚有寒之人，复加发汗，损伤阳气，中阳更虚，寒自内生，故"胃中冷"。张令韶云："病人有寒者，中气素寒者也。汗乃中焦之汁，发汗更虚其中焦之阳气，而胃中虚冷。蛔者化生之虫，阴类也。胃无阳热之化，则阴寒固结而阴类顿生，故必吐蛔也。"（《伤寒论直解》）张隐庵云："夫阴阳气血，皆生于胃腑水谷，病人有寒，胃气虚矣，若复发汗，更虚其中焦之气，则胃中冷，必吐蛔。"（《伤寒论集注》）又见于第191条："阳明病，若中寒者，不能食，小便不利，手足濈然汗出，此欲作固瘕，必大便初硬后溏。所以然者，以胃中冷，水谷不别故也。"平素胃阳不足，复为寒邪所伤，或中焦阳虚，寒从内生，皆是阳明中寒证。中焦有寒，脾胃阳虚，是为"胃中冷"。胃中阳虚，腐熟无权，脾阳不足，运化无力，则水谷不别，故大便初硬而后溏。钱天来云："寒邪固结，中气不行，所以欲作固瘕。固瘕者，寒聚腹坚，虽非石瘕肠覃，《月令》所谓水泽腹坚之意也。初硬后溏者，胃未中寒之时，中州温暖，尚能坚实，自中寒之后，胃寒无火化之功，三焦无气化之用，水谷不分，胃气不得坚实而溏也。故又申明其旨曰：所以然者，以胃中冷，水谷不别故也。"（《伤寒溯源集》）

**胃中空虚**　描述病理机转用语。指胃中阳气不足，多由误用攻下之药所致。语见《伤寒论》第134条："太阳病，脉浮而动数……头痛发热，微盗汗出，而反恶寒者，表未解也。医反下之，动数变迟，膈内拒痛，胃中空虚，客气动膈，短气躁烦，心中懊憹，阳气内陷，心下因硬，则为结胸。"及第221条："阳明病，脉浮而紧，咽燥口苦，腹满而喘，发热汗出，不恶寒，反恶热，身重……若下之，则胃中空虚，客气动膈，心中懊憹，舌上胎者，栀子豉汤主之。"此二条，一为太阳表邪不解，一为阳明无形热炽，皆不可下，误用下法，则徒伤脾胃，损伤中阳，是为"胃中空虚"，太阳表邪或阳明无形之热，乘误下之虚而内陷，是为"客气动膈"。方有执云："空虚，言真气与食气皆因下而致亏损也。"（《伤寒论条辨》）喻嘉言云："胃中水谷所生之精华，因误下而致空虚，则不能借之以冲开外邪，反为外邪冲动其膈。"（《尚论篇》）钱天来云："曰胃中空虚，非水谷尽出而空虚也。凡胃中真阳，因误下之损而空虚也。"（《伤寒溯源集》）三注大同小异，皆可资参考。

**胃中虚** 病理机转用语。指胃气虚弱。又名"胃中空虚"。语见《伤寒论》第 158 条："伤寒中风，医反下之，其人下利日数十行，谷不化，腹中雷鸣，心下痞硬而满，干呕，心烦不得安。医见心下痞，谓病不尽，复下之，其痞益甚。此非结热，但以胃中虚，客气上逆，故使硬也，甘草泻心汤主之。"伤寒中风，皆属表病，误用下法，必虚其肠胃，外邪乘虚内陷，致脾胃升降失常，气机滞塞，故见心下痞硬而满、腹中雷鸣、干呕、心烦等症。因下后脾胃受伤，乃邪气内陷，升降失常，气机滞塞之本，故云："但以胃中虚，客气上逆，故使硬也。"喻嘉言云："下利完谷，腹鸣呕烦，皆误下而胃中空虚之互词也。设不知此意，以为结热而复下之，其痞必益甚，故重以胃中虚，客气上逆，昭揭病因。"（《尚论篇》）吴谦云："医惟以心下痞，谓病不尽，复下之，其痞益甚，可见此痞非结热，亦非寒结，乃乘误下中虚，而邪气上逆，阳陷阴凝之痞也，故以甘草泻心汤以缓其急，而和其中也。"（《医宗金鉴》）

**胃中虚冷** 病理机转用语。指脾胃阳气不足，寒邪内踞。亦作"胃中冷""胃中寒冷"。语见《伤寒论》第 122、194、226 条。第 122 条云："病人脉数，数为热，当消谷引食，而反吐者，此以发汗，令阳气微，膈气虚，脉乃数也。数为客热，不能消谷，以胃中虚冷，故吐也。"第 194 条云："阳明病，不能食，攻其热必哕。所以然者，胃中虚冷故也。"第 226 条云："若胃中虚冷，不能食者，饮水则哕。"由此三条可知，胃中虚冷之因，有脾阳素虚所致者，有过汗伤阳所致者，也有误下所致者。总凡诸种因素导致中阳不足，寒自内生者，皆可谓之"胃中虚冷"。张令韶云："不特下焦生阳不启，而为虚寒，即中焦火土衰微，而亦虚冷也。夫胃气壮则谷消水化，若胃中虚冷，则谷不化而不能食。"（《伤寒论直解》）成无己云："不能食，胃中本寒，攻其热，复虚其胃，虚寒相搏，故令哕也。"（《注解伤寒论》）方有执云："误汗则亡津液，胃中空虚，故曰冷也。"（《伤寒论条辨》）汪琥云："兹则胃中不但寒，而竟成虚冷矣。夫胃中虚，宜能食，今者即虚则冷，故不能食。即经云：食不得入，是无火也。"（《伤寒论辨证广注》）诸注可互参。

**胃中寒冷** 病理机转用语。即胃阳不足，寒邪内踞。亦云："胃中虚冷。"语见《伤寒论》第 380 条："伤寒，大吐大下之，极虚，复极汗者，其人外气怫郁，复与之水，以发其汗，因得哕。所以然者，胃中寒冷故也。"此因大吐、大下而致虚，又以大汗伤其阳，复以水噀以发汗，诸多误汗，中阳伤损至甚，阳虚则寒自中生，故云："胃中寒冷。"程郊倩云："哕之一证，有虚有实。虚自胃冷得之，缘大吐大下后，阴虚而阳无所附，因见面赤，以不能得汗而外气怫郁也。医以面赤为热气怫郁，复与水而发汗，令大出。殊不知阳从外泄而胃虚，水从内搏而寒格，胃气虚极矣，安得不哕。点出胃中寒冷字，是亦吴茱萸汤之治也。"（《伤寒论后条辨》）尤在泾云："伤寒大吐大下之，既损其上，复伤其下，为极虚矣。纵有外气怫郁不解，亦必先固其里，而后疏其表。乃复饮水以发其汗，遂极汗出。胃气重虚，水冷复加，冷虚相搏，则必作哕。"（《伤寒贯珠集》）钱天来云："伤寒而大吐大下，则胃中阳气极虚矣。复极汗出者，非又汗之而极出也。因大吐大下之后，真阳已虚，卫外之阳不能固密，所以复极汗出，乃阳虚而汗出也。愚医尚未达其义，以其人外气怫郁，本是虚阳外越，疑是表邪未解，复与之暖水以发其汗，因而得哕者，哕者，呃逆也。其所以哕者，盖因吐下后，阳气极虚，胃中寒冷，不能运行其水耳，非水冷而难消也。"（《伤寒溯源集》）诸注可互参。

　　**胃中燥**　病理机转用语。指肠胃中津液亏乏，失于濡润。又名"胃中干"。语见《伤寒论》第213条："阳明病，其人汗多，以津液外出，胃中燥，大便必硬，硬则谵语，小承气汤主之。"阳明病，以里热外蒸，津液外泄，故汗多而津伤。津伤不敌燥热，则肠中宿垢，结为燥屎，腑气不通。本条之便硬谵语，乃因津伤而致燥结，无以清润下行，浊热上攻所致，故云"胃中燥，大便必硬，硬则谵语"。尤在泾云："汗生于津液，津液滋于谷气，故阳明多汗，则津液外出也。津液出于阳明，而阳明亦借养于津液，故阳明多汗，则胃中无液而燥也。"（《伤寒贯珠集》）汪苓友云："阳明病，指胃家实而言，其人多汗者，乃自汗出而多也。多汗则津液外泄，胃亡津液则燥。肠与胃相通，胃中燥则大便必硬，硬则热，邪不得下泄，阳明腑实，因作谵语。"（《伤寒论辨证广注》）二注明白晓畅。

　　**胃中燥烦实**　病理机转用语。指胃肠燥热较盛，邪气盛实。语见《伤寒论》第179条："少阳阳明者，发汗利小便已，胃中燥烦实，大便难是也。"少阳阳明，乃少阳转属阳明。少阳主相火，又经发汗利小便等法误治，重伤津液而火热化燥，归并阳明。是以传化之腑受燥热搏击，而不能传化，壅而成实，是为"胃中燥烦实"。吴谦云："太阳之邪已到少阳，法当和解，而反发汗利小便，伤其津液，少阳之邪复乘胃燥，转属阳明，谓之少阳阳明，大便涩而难出，名大便难者是也。"（《医宗金鉴》）尤在泾云："少阳阳明者，病从少阳而转属阳明得之，发汗，利小便，津液去，而胃燥实，如本论所谓'伤寒十余日，热结在里，复往来寒热者，与大柴胡'是也。"（《伤寒贯珠集》）陈修园云："少阳阳明者，盖以少阳之上，相火主之，若病在少阳，误发汗，误利小便已，水谷之津液耗竭，而少阳之相火炽盛，津竭而胃中燥，火盛则烦而实，实则不大便也。"（《伤寒论浅注》）三注意皆相似，然以陈氏之注更为妥帖。

**胃气**　指脾胃的生理功能。语见《伤寒论》第 145、332、29、230 等条。如第 145 条云："无犯胃气及上二焦，必自愈。"第 332 条云："食以索饼，不发热者，知胃气尚在，必愈。"

**胃气不和**　病理机转用语。即胃之和降失职。语见《伤寒论》第 29 条："伤寒脉浮，自汗出，小便数，心烦，微恶寒，脚挛急，反与桂枝，欲攻其表，此误也。得之便厥，咽中干，烦躁吐逆者，作甘草干姜汤与之，以复其阳……若胃气不和，谵语者，少与调胃承气汤。"此条"胃中不和"之病机，乃因本证有阴液不足的一面，若治疗中阳复太过，或过用热药，均可重伤阴液，导致胃中燥热，气失和降，而发谵语，是为"胃气不和"。程郊倩云："其谵语者，缘胃中不和而液燥，非胃中实热者比，仅以调胃承气汤少少与和之。"（《伤寒论后条辨》）陈修园云："若胃气不和谵语者，是前此辛热之毒，留于阳明而不去，少与调胃承气汤，荡涤其遗热，取硝黄以对待姜桂矣。"（《伤寒论浅注》）二注对本条"胃气不和"的解释，颇有可参之处。

**胃气有余**　病理机转用语。指胃气虚不能纳化，壅满不降，饮食停滞。语见《伤寒论·平脉法》第 30 条："寸口脉弱而缓，弱者阳气不足，缓者胃气有余，噫而吞酸，食卒不下，气填于膈上也。"从文中阳气不足及噫而吞酸，食卒不下，气填于膈上来看，此"胃气有余"，绝非胃气充盛之意，实际是指胃中阳气虚弱，纳化不行，和降失职，壅塞停滞，饮食不消之病机而言。成无己注云："弱者阳气不足，阳能消谷，阳气不足，则不能消化谷食；缓者胃气有余，则胃中有未消谷物也。故使噫而吞酸，食卒不下，气填于膈上也。"（《注解伤寒论》）方有执曰："阳气以胃中之阳气言，不足则不能化谷，胃气以胃中谷气言。有余，言有宿食也。有宿食，则郁而生热，故噫饱而吞酸，此盖以饮食之内伤者言也。"（《伤寒论条辨》）黄坤载云："寸口脉弱有缓，缓者胃气之有余。有余者，胃气上逆，壅满不降，名为有余，实则胃阳之不足也。上脘壅滞，则噫而吞酸，食卒不下，浊气填塞于膈上也。"（《伤寒悬解》）三氏之注对胃气有余之理解基本一致，可互为补充。

**胃气和**　指胃气平和，功能正常，无寒无热，不燥不湿。《伤寒论》第71条："太阳病，发汗后，大汗出，胃中干，烦躁不得眠，欲得饮水者，少少与饮之，令胃气和则愈。"发汗后，胃中干燥，是为胃气不和。欲饮水以润其燥，燥得润其气便和。此时不可多与之水，以免胃不能受，反致其气不和。

**胃和**　病理机转用语。指胃之功能正常。亦云："胃气和。"语见《伤寒论》第265条："伤寒，脉弦细，头痛发热者，属少阳。少阳不可发汗，发汗则谵语，此属胃，胃和则愈，胃不和，烦而悸。"此本少阳证，误汗则津液外泄，少阳邪热加重，内入于胃，胃热扰心，则发谵语，故云此属胃。若经治疗调养，热除津复，胃气复常，则谵语除而诸症愈，故云"胃和则愈"。反之则有心烦而悸之证作。尤在泾云："少阳经兼半里，热气已动，是以不可发汗，发汗则津液外亡，胃中干燥，必发谵语，云此属胃者，谓少阳邪气，并干阳明胃腑也。若邪去而胃和则愈。设不和，则水中之火，又将并入心脏，而为烦为悸矣。"（《伤寒贯珠集》）吴谦云："少阳之病，已属半表半里，故不可发汗，若发汗则益伤其津而助其热，必发谵语。既发谵语，则是转属胃矣。若其人津液素充，胃能自和，则或可愈。否则，津干热结，胃不能和，不但谵语，且更烦而悸矣。"（《医宗金鉴》）二注可资参考。

**胃家**　指足阳明胃和手阳明大肠。语见《伤寒论》第180条与178条。其云："阳明之为病，胃家实是也。""……正阳阳明者，胃家实是也。"《灵枢·本输》篇云："大肠小肠皆属于胃。"胃腑下连小肠、大肠，俱为传化之腑，更实更虚，生理上互相联系，病理上互为影响，因此"胃家"当包括胃、小肠、大肠而言。

**胃家实**　病理机转用语。胃家，包括胃、大肠、小肠而言，《灵枢·本输》篇"大肠小肠皆属于胃"是也。实，指邪气实。胃家实即足阳明胃、手阳明大肠经腑之邪气实。语见《伤寒论》第180、181条："阳明之为病，胃家实是也。""正阳阳明者，胃家实是也。"对"胃家实"之含意，注家有两种观点：①认为指手足阳明经腑之邪气实。如章虚谷即云："胃家者，统阳明经腑而言也。实者，受邪之谓。经曰：'邪气盛为实，精气夺为虚也。'"（《伤寒论本旨》）柯韵伯云："阳明为传化之腑，当更实更虚。食入胃实而肠虚，食下肠实而胃虚，若但实不虚，斯为阳明之病根矣……然致实之由，最宜详审。有实于未病之先者；有实于得病之后者；有风寒外来，热不得越而实者；有妄汗吐下，重亡津液而实者；有从本经热盛而实者；有从他经转属而实者。此只举病根为实，而勿得以胃实即为可下之证。"（《伤寒来苏集》）余无言云："'胃家实'之'实'字，约有二义，食物积滞而实者，实也。表热传里而实者，亦实也。食滞而实者，是为承气汤证；热入而实者，是为白虎汤证。故承气、白虎，均为阳明病正治之方也。"（《伤寒论新义》）②认为仅指阳明腑实，燥屎结滞。如尤在泾云："胃者，汇也。水谷之海，为阳明之脉也。胃家实者，邪热入胃，与糟粕相结而成实，非胃气自盛也。凡伤寒腹满便闭、潮热、转矢气、手足濈濈汗出等证。皆是阳明胃实之证也。"（《伤寒贯珠集》）方有执云："阳明，经也。胃，腑也。实者，大便结为硬满而不得出也。"（《伤寒论条辨》）钱天来云："唯经邪由入阳明主里，热邪实于胃腑，方可谓胃实。夫阳明居中，土也，万物所归，至无所复传之地，而成可下之证，故曰阳明之为病，胃家实是也。"（《伤寒溯源集》）两种观点，各有道理，但从阳明病全篇来考虑，似以第一种见解更为全面。

**咽干** 症状名。指自觉咽部干燥不适，亦作"咽燥""咽中干""咽喉干燥"。主要由于津液不足，不能上奉咽喉所致。《伤寒论》中之"咽干"，其病机有二：①邪在少阳，胆火上炎，津液耗伤。语见《伤寒论》第189条："阳明中风，口苦咽干，腹满微喘，发热恶寒，脉浮而紧。"此条名为阳明中风，实则三阳合病。口苦咽干为少阳枢机不利，胆火上炎，干犯空窍所致。陈修园谓："阳明不特与太阳表里，而且与太阳少阳相合，阳明中风，不涉于本气之燥化，而涉于少阳之热化，故口苦咽干。"（《伤寒论浅注》）又见于第262条："少阳之为病，口苦、咽干、目眩也。"其理同上。吴谦云："少阳者，胆经也。其脉起于目锐眦，从耳后入耳中，挟咽，出颐颌中，邪伤其经，故口苦、咽干、目眩也。口苦者，热蒸胆气上逆也；咽干者，热耗津液也……"（《医宗金鉴》）②少阴热化，灼伤肾液，化燥成实。语见《伤寒论》第320条："少阴病，得之二三日，口燥咽干者，急下之，宜大承气汤。"少阴之脉，从肾上贯膈，入肺中，循喉咙，少阴热化，耗伤肾液，津不上承，故见咽干。少阴阴竭，邪从热化，土燥水竭，当有阳明腑实见证，故以大承气汤急下存阴。柯韵伯曰："热淫于内，肾水枯涸，因转属阳明，胃火上炎，故口燥咽干。"（《伤寒来苏集》）舒驰远云："少阴挟火之证，复转阳明，而口燥咽干之外，必更有阳明胃家实诸证兼见，否则大承气汤不可用也。"（《新增伤寒论集注》）方有执云："口燥咽干者，少阴之脉，循喉咙挟舌本，邪热客于其经，而肾水为之枯竭也。然水干则土燥，土燥则水愈干，所以急于下也。"（《伤寒论条辨》）诸注可互参。参见"咽燥"。

**咽中干**　症状名。即咽喉干燥不适。亦称"咽干"。见于《伤寒论》第29条："伤寒脉浮，自汗出，小便数，心烦微恶寒，脚挛急。反与桂枝欲攻其表，此误也。得之便厥，咽干中，烦躁吐逆者，作甘草干姜汤与之，以复其阳……"与第30条："证象阳旦，按法治之而增剧，厥逆，咽中干，两胫拘急而谵语……"此由阴阳俱虚，复感风邪之证，误治伤损阳气阴津，津不上承，失于濡润，故"咽中干"。程应旄云："咽中干，烦躁者，阳浮而阴竭，假热也。"（《伤寒论后条辨》）赵嗣真云："……设若误用桂枝攻表，重发其汗，是虚虚也，故得之便厥，咽干烦躁，吐逆。厥为亡阳，不能与阴相顺接，咽干为津液寡，烦躁、吐逆，为寒格而上也。"（《活人释疑》）二注平允可参。

**咽中伤**　症状名。即咽喉溃破而糜烂。即"咽烂"。语见《伤寒论》第312条："少阴病，咽中伤，生疮，不能语言，声不出者，苦酒汤主之。"此由邪热痰浊，凝聚少阴之脉，郁闭咽喉，溃腐糜烂，故咽中伤而生疮，痰热浊邪包括脓性分泌物塞于咽喉，使声门不利，加之局部肿胀疼痛，则"不能语言，声不出"。用苦酒汤涤痰消肿，敛疮止痛。尤在泾云："少阴热气，随经上冲，咽伤生疮，不能语言，音声不出，东垣所谓少阴邪入于里，上接于心，与火俱化而克金也。"（《伤寒贯珠集》）沈金鳌曰："伤者，痛久而伤也。火灼则疮生……其证较重于咽中痛。"（《伤寒论纲目》）徐灵胎云："咽中伤生疮，疑即阴火咽癣之类。此必迁延病久，咽喉为火所蒸腐，此非汤剂所能疗，用此药敛火降气，内治而兼外治法也。"（《伤寒论类方》）诸注仁智互见，可作参考以启发思路。

**咽中如有炙脔**　症状名。指咽中若有异物梗阻。其症主要分为两类，①肾气上冲咽中如有炙脔。出自《金匮要略·水气病脉证并治第十四》："病者苦水，面目身体四肢皆肿，小便不利，脉之，反言胸中痛，气上冲咽，状如炙肉，当微咳喘……"此为肾气上冲寒水侵肺，治宜桂枝五味甘草汤类，则冲气降，再用苓甘五味姜辛汤治其咳。②七情郁结咽中如有炙脔。出自《金匮要略·妇人杂病脉证并治第二十二》："妇人咽中如有炙脔，半夏厚朴汤主之。"治宜解郁散结，化痰利气。

**咽中痛**　症状名。即咽中疼痛。在《伤寒论》中，其病机有二：①见于第313条："少阴病，咽中痛，半夏散及汤主之。"此为少阴寒客痰阻，经脉不利，阳郁不伸所致。其症必疼痛较甚，漫肿而不甚红肿，兼有痰涎缠喉，咳吐不利等。吴谦云："少阴病咽痛者，谓或左或右，一处痛也。咽中痛者，谓咽中皆痛也，较之咽痛而有甚焉，甚则涎缠于咽中，故主以半夏散，散风邪以逐涎也。"（《医宗金鉴》）成无己云："甘草汤，主少阴客热咽痛；桔梗汤，主少阴寒热相搏咽痛；半夏散及汤，主少阴客寒咽痛也。"（《注解伤寒论》）程知云："此言客寒咽痛治法也。少阴病，其人但咽痛，而无烦渴、心烦、不眠诸热证，则为寒邪所客，痰涎壅塞而痛可知。故以半夏之辛温涤痰，桂枝之辛热散寒，甘草之甘平缓痛。"（《伤寒经注》）②见于第334条："伤寒，先厥后发热，下利必自止。而反汗出，咽中痛者，其喉为痹。"此厥阴寒利，阳复太过，由寒转热，邪热熏蒸于气分，迫液外泄而汗出，上灼咽喉，故"咽中痛"而为"喉痹"。成无己曰："伤寒，先厥而利，阴寒气胜也。寒极变热，后发热，下利必自止。而反汗出，咽中痛，其喉为痹者，热气上行也。"（《注解伤寒论》）张令韶云："夫既得热化，下利必自止。而反汗出咽中痛者，阴液泄于外，而火炎于上也。"（《伤寒论直解》）汪苓友云："然阳回变热，热邪太过而反汗出咽中痛者，此热伤上焦气分也。其喉为痹，痹者闭也，此以解咽中痛甚，其喉必闭而不通，以厥阴经循喉咙之后，上入颃颡故也。"（《伤寒论辨证广注》）

**咽烂** 症状名。指咽部红肿糜烂。亦作"咽中伤"。由火淫于内，循经上炎，灼伤咽喉所致。语见《伤寒论》第111条："太阳病中风，以火劫发汗，邪风被火热，血气流溢，失其常度，两阳相熏灼，其身发黄……阴阳俱虚竭，身体则枯燥，但头汗出，剂颈而还，腹满微喘，口干咽烂，或不大便，久则谵语，甚者至哕，手足躁扰，捻衣摸床……"太阳病中风误火，风为阳邪，火亦为阳，风火相煽，热势炽盛。邪热充斥于内，不得外越，势必内攻。火热炎于上，阴液虚不得濡润，故口干咽烂。其他如身黄枯燥，头汗出，腹满微喘及谵语，手足躁扰之症。皆为热盛于内使然。成无己云："《内经》曰：'火气内发，上为口干。'咽烂者，火热上熏也。"（《注解伤寒论》）方有执云："咽烂，炎蒸而成腐败也。"（《伤寒论条辨》）

**咽喉干燥** 症状名。即咽喉部干燥不适，亦称"咽干""咽燥"。语见《伤寒论》第83条："咽喉干燥者，不可发汗。"咽喉是太阴、少阴、厥阴经脉所过之部，有赖阴津以滋润。病人咽喉干燥，乃阴津亏少，不能上承以滋润。阴津亏少则发汗无源，故不可发汗。张令韶云："脾足太阴之脉挟咽，肾足少阴之脉循喉咙，肝足厥阴之脉循喉咙之后。是咽喉者，皆三阴经脉所循之处也。三阴精血虚少，不能上滋于咽喉故干燥，所以不可发汗。"（《伤寒论直解》）尤在泾云："咽喉者，诸阴之所集，而干燥则阴不足矣。汗者出于阳而生于阴也，故咽喉干燥者，虽有邪气，不可以温药发汗。"（《伤寒贯珠集》）二氏之注平允晓畅，可资参考。

**咽痛** 症状名。指咽喉部疼痛。亦作"咽中痛"。《伤寒论》中咽中痛主要见于少阴病中，其症按病机可分为三类：①见于第 310 条："少阴病，下利，咽痛、胸满、心烦，猪肤汤主之。"此由利久伤阴，虚火上炎，熏蒸咽嗌所致。故以猪肤汤滋肾润肺而补脾。尤在泾云："少阴之脉，从肾上贯肝膈，入肺中，循喉咙，其支别者，从肺出络心，注胸中。阳邪传入少阴，下为泄利，上为咽痛，胸满心烦。热气充斥脉中，不特泻伤本脏之气，亦且消烁心肺之阴矣。猪，水畜而肤甘寒，其气味先入少阴，益阴除客热，止咽痛，故以为君。加白蜜之甘以缓急，润以除燥而烦满愈。白粉之甘能补中，温能养脏而泄利止矣。"（《伤寒贯珠集》）汪苓友云："下利既多，则亡阴致虚而津液去，故燥，咽痛，心胸烦满……"（《伤寒论辨证广注》）②见于第 283 条："病人脉阴阳俱紧，反汗出者，亡阳也，此属少阴，法当咽痛而复吐利。"及 317 条："少阴病，下利清谷，里寒外热，手足厥逆，脉微欲绝，身反不恶寒。其人面色赤，或腹痛，或干呕，或咽痛，或利止脉不出者，通脉四逆汤主之。"此由少阴阳衰，阴寒内盛，虚阳为盛阴所格拒而上浮，客于咽部所致。魏念庭云："利者少阴本证，吐而咽痛，则孤阳飞跃，欲上脱也。"（《伤寒论本义》）尤在泾云："少阴之脉上膈，循喉咙。少阴之脏，为胃之关，为二阴之司，寒邪直入，经脏俱受，故当咽痛而复吐利也。"（《伤寒贯珠集》）③见于第 311 条："少阴病二三日，咽痛者，可与甘草汤；不差，与桔梗汤。"此以客热伤及少阴之经所致，故以甘草汤，桔梗汤清热利咽。吴谦云："少阴病二三日，咽痛无他证者，乃少阴经客热之微邪，可与甘草汤缓泻其少阴之热也。若不愈者，与桔梗汤，即甘草汤加桔梗，以开郁热……"（《医宗金鉴》）邹润安云："二三日邪热未盛，故可用甘草汤泻火而愈。若不愈，是肺窍不利，气不宣泄也，以桔梗开之，肺窍既通，气遂宣泄，热自透达矣。"（《本经疏证》）

**咽燥** 症状名。指咽喉干燥不适，亦即"咽干"。多由内热亢盛，耗伤津液，失于濡润所致。《伤寒论》中之咽燥，其来源有二：①见于第 115 条："脉浮热甚，而反灸之，此为实，实以虚治，因火而动，必咽燥吐血。"此由表热误用火灸之法，火攻于内，耗伤津液，上蒸咽喉所致。成无己云："脉浮热甚为表实，医以脉浮为虚，用火灸之，因火气动血，迫血上行，故咽燥吐血。"（《注解伤寒论》）程郊倩云："表实有热，误认虚寒而用灸法，热无从泄，因火而动，自然内攻。邪来于外，火攻于内，肺金被伤，故咽燥吐血。"（《伤寒论后条辨》）喻嘉言云："咽燥者，火势上逼，枯涸之应耳。"（《尚论后篇》）②见于第221条："阳明病，脉浮而紧，咽燥口苦，腹满而喘，发热汗出，不恶寒，反恶热，身重。"此属阳明无形热邪，充斥表里，燥热蒸腾，胃失和降，浊热之气上冲，故咽燥口苦。成无己曰："脉浮发热，为邪在表；咽燥口苦，为热在经；脉紧腹满而喘，汗出不恶寒反恶热，身重，为邪在里。"（《注解伤寒论》）

**哕** 症状名。即呃逆。指咽喉间呃呃连声，声短而频，不能自制。又称"呃忒"。主要由于胃失和降，上逆动膈所致。《伤寒论》中其病机有六：①见于第194条："阳明病，不能食，攻其热必哕。所以然者，胃中虚冷故也，以其人本虚，攻其热必哕。"及第380条："伤寒，大吐大下之，极虚，复极汗者，其人外气怫郁，复与之水，以发其汗，因得哕。所以然者，胃中寒冷故也。"此由胃中阳气不足，误用吐下发汗，伤败胃气，浊阴之气上逆所致。②见于第98条："本渴饮水而呕者，柴胡不中与也。食谷者哕。"此由脾胃素虚，寒湿中阻，误用柴胡汤，重败胃气，浊阴上泛所致。③见于第226条："若胃中虚冷不能食者，饮水则哕。"此由胃阳素虚，不能化饮，复以饮水内入而停滞胃中，寒水相搏，胃气失和所致。④见于第381条："伤寒哕而腹满，视其前后，知何部不利，利之即愈。"此由邪实内结，阻滞气机，胃气不降而反上逆所致。⑤见于第111条："太阳中风，以火劫发汗，邪风被火热，血气流溢，失其常度……久则谵语，甚者至哕，手足躁扰，捻衣摸床……"此由中风误火，风火相煽，久则阳明燥热炽盛，胃津大伤，胃气败绝所致。⑥见于第231条："阳明中风，脉弦浮大而短气，腹都满，胁下及心痛，久按之气不通，鼻干，不得汗，嗜卧，一身及目悉黄，小便难，有潮热，时时哕，耳前后肿。刺之小差，外不解，病过十余日，脉续浮者，与小柴胡汤。"此由三阳合病，热邪炽盛，少阳气郁，枢机不利，邪热郁闭，胃气不降所致。成无己云："伤寒哕者，何以明之？哕者，谓之咳逆者是也。哕近于哕，哕者，但胸膈间气哕塞不得下通，然而无声也。若哕则吃吃然，有声者是也。哕者，成金也。胃受疾故哕。哕也，哕也，皆胃之疾，但轻重有差尔。"（《伤寒明理论》）王履曰："干呕与哕，东垣视为一，仲景视为二。由为一观之，固皆声之独出者；由分二而观之，则干呕乃哕之微，哕乃干呕之甚。干呕者，其声轻小而短；哕者，其声重大而长。"（《医经溯洄集》）吴谦云："干呕者，即哕也。以其有哕哕之声，故名哕也。论中以呕为轻，以哕为重。盖以胃中有物，物与气并逆，所伤者轻；胃中空虚，惟气上逆，所伤者重故也。哕与三阴证同见者，为虚为寒，与三阳证同见者，为实为热。虚寒者，四逆、理中、吴茱萸等汤；实热者，调胃、大小承气等汤，择而用之。勿谓哕者胃败不可下也。论中云：'伤寒哕而腹满，视其前后，知何部不利，利之则愈'是也。又世有谓哕为呃逆、吃逆、噫气者，皆非也。盖哕之声气，自胃出于口，而有哕哕之声，壮而迫急也；呃逆之声，声自脐下冲上，出口作格儿之声，散而不续也。夫所谓呃逆者，即论中《平脉篇》所谓饲饲者，气噎结有声也。观呃逆之人，用冷水及时作格，哕则不然，自可知也。"（《医宗金鉴》）诸注可资参考。

**咳**　症状名。即咳嗽，又称"咳逆"等。见于《伤寒论》第40、41、316、319、96、318、198、284等条。归纳起来，有七种情况：①太阳病外寒束肺，水饮上犯，肺气不降。见于第40条："伤寒表不解，心下有水气，干呕发热而咳。或渴，或利，或噎，或小便不利，少腹满，或喘者，小青龙汤主之。"与第41条："伤寒，心下有水气，咳而微喘，发热不渴……小青龙汤主之。"汪昂云："内有水饮，则水寒相搏，水留胃中，故干呕而噎，水寒射肺，故咳而喘……"（《医方集解》）柯韵伯云："咳与喘皆水气射肺所致。"（《伤寒来苏集》）②少阴病，阴寒内盛水饮内停，上逆犯肺。见于第316条："少阴病，二三日不已，至四五日，腹痛，小便不利，四肢沉重疼痛，自下利者，此为有水气，其人或咳，或小便利，或下利，或呕者，真武汤主之。"吴谦云："少阴病，二三日不已，至四五日，腹痛下利，阴寒深矣，设小便利，是纯寒而无水，乃附子汤证也。今小便利，或咳或呕，此为阴寒兼有水气之证……水气停于上焦胸肺，则咳喘而不能卧。"③少阴病，阴虚水停，水热互结，上迫于肺。语见第319条："少阴病，下利，六七日，咳而呕渴，心烦不得眠者，猪苓汤主之。"林澜曰："下利则邪并于下矣，其呕而且咳何也？盖以六七日，渴而心烦不眠，则传邪之上客者又盛，渴则必恣饮，多饮必停水，是邪热既不能解，而水蓄之证复作也。热邪传陷之下利，非阴寒吐利并作之可比。呕而渴者，盖先呕后渴，为邪欲解，先渴后呕多为水停。况又有水寒射肺为咳之可察乎！以是知必有挟饮于内耳。"（《伤寒折衷》）④肝胆气逆，郁而犯肺。语见第96条："伤寒五六日，中风，往来寒热，胸胁苦满，嘿嘿不欲饮食，心烦喜呕。或胸中烦而不呕，或渴……或咳者，小柴胡汤主之。"程郊倩曰："咳者，半表之寒凑于肺，故去参枣，加五味子，易生姜为干姜以温之。"（《伤寒论后条辨》）⑤少阴病，肝气郁结，气机不宣，肺气上逆。语见第318条："少阴病，四逆，其人或咳，或悸，或小便不利，或腹中痛，或泄利下重者，四逆散主之。"舒驰远云："腹痛作泻，四肢厥冷，少阴虚寒证也，虚寒协饮上逆则咳。"（《新增伤寒论集注》）吴谦云："或咳或下利者，饮邪上下为病，加五味子、干姜，温中以散饮也。"（《医宗金鉴》）⑥阳热内郁，上迫于肺，肺失清肃。语见第 198 条："阳明病，但头眩，不恶寒，故能食而咳，其人咽必痛。若不咳者，咽不痛。"钱天来云："能食，阳明中风也。咳者，热在上焦而肺气受伤也。"（《伤寒溯源集》）程郊倩云："以不恶寒而能食，知其郁热在里也。寒上攻能令咳，其咳兼呕，故不能食而手足厥；热上攻亦令咳，其咳不呕，故能食而咽痛。"（《伤寒论后条辨》）⑦火劫迫汗，伤损津液，火邪上逆于肺。见于第 284 条："少阴病，咳而下利，谵语者，被火气劫故也。小便必难，以强责少阴汗也。"方有执云："少阴之脉，从足走腹，循喉咙，其支别至肺，自下而上者也。受火之劫，火性炎上，循经而蒸灼于肺，肺伤则气逆，所以咳也。"（《伤寒论条辨》）

**咳逆上气** 症状名。即咳嗽气喘。语见《伤寒论·辨脉法》第 34 条："伤寒咳逆上气，其脉散者死，谓其形损故也。"伤寒咳逆上气，是外感疾病之常见症，或由风寒闭遏，或属寒饮犯肺，肺气不降，故见是症。但此二种情况，脉应弦紧而不应见散脉，咳逆上气而见脉散，是元气将散，真脏脉见，故可断为死证。黄坤载云："咳逆上气，是胃土上逆，肺金不降。肺主气而性收敛，脉散者，金气之不收也，气散则死。盖气所以熏肤充身，气散骨枯肉陷而形损故也。"（《伤寒悬解》）周澄之云："伤寒咳逆上气者，常也。《内经》曰：'形寒寒饮则伤肺，逆气而上急。'寒则脉紧，不当散。散者，宽薄浮泛，不见边际，轻按即无也。肺为娇脏，或久咳，或内痛，致损其形也。形损则气无所归，故脉散而死也。"（《辨脉法篇章句》）二注可参。

**骨节疼** 症状名。指全身关节疼痛。语见《伤寒论》第 192 条："阳明病，初欲食，小便反不利，大便自调，其人骨节疼，翕翕如有热状，奄然发狂，濈然汗出而解者，此水不胜谷气，与汗共并，脉紧则愈。"此乃素有水湿，阳明又感风邪，水湿为风邪所激，郁于表分，而流注肌肉关节，故"骨节疼"。待正气渐充，邪气渐却，正气逐邪于外，水湿得以宣泄，而"骨节疼"自愈。是以文中云"水不胜谷气，与汗共并"。柯韵伯云："骨节疼者，湿流关节也。"（《伤寒来苏集》）尤在泾云："此阳明风湿为痹之证。《金匮》云：'湿痹之候，小便不利，大便反快'，又'湿病关节疼而烦'者也。奄然发狂者，胃中阳胜，所谓怒狂生于阳也。濈然汗出者，谷气内盛，所谓汗出于谷也。谷气盛而水湿不能胜之，则随汗外出，故曰与汗共并。汗出邪解，脉气自和，故曰脉紧则愈。"（《伤寒贯珠集》）二注明白晓畅，可参。参见"骨节痛""骨节疼烦""骨节疼痛"条。

**骨节疼烦** 症状名。指全身关节疼痛较剧烈。语见《伤寒论》第175条："风湿相搏，骨节疼烦，掣痛不得屈伸，近之则痛剧，汗出短气，小便不利，恶风不欲去衣，或身微肿者，甘草附子汤主之。"本证属风寒湿邪互相搏结，痹着关节所致。由于寒主收引，主阴凝，湿邪黏腻重着，使气血凝滞，经脉不利，故骨节疼痛剧烈，并有牵引拘急感，屈伸困难，不耐触摸之症。风胜于表，卫阳不固，所以汗出；汗出肌疏，不胜风袭，故恶寒不欲去衣，其他短气、小便不利、身微肿等症，均由湿邪内阻，三焦气化不利所致。成无己云："风则伤卫，湿留关节，风湿相搏，两邪乱经，故骨节疼烦掣痛，不得屈伸，近之则痛剧也。"（《注解伤寒论》）方有执云："烦，风也；痛，湿也。风淫则掣，湿淫则痛。风湿之邪，注经络，流关节，渗骨髓，四肢所以烦疼掣痛而不利也。"（《伤寒论条辨》）张璐云："风则上先受之，湿则下先受之，迨至两相搏聚，注经络，流关节，渗骨体躯壳之间，无处不到，则无不痛也。"（《伤寒缵论》）柯韵伯云："风寒本自相同，必风先开腠理，寒得入于经络，营卫俱伤，则一身内外之阳不得越，故骨肉烦痛。"（《伤寒来苏集》）汪苓友云："风虽阳邪，然与湿相交结，则纯是寒气为病，寒主收引，故烦疼……内入骨节之间，四肢掣痛，不得屈伸也。"（《中寒论辨证广注》）成、方、张氏，以风湿合邪释之，柯氏以风寒合邪释之，汪氏以风湿交结而化寒释之，三种观点均有其道理，但又均不够全面，从条文所述诸证及所用甘草附子汤分析，当以风寒湿三邪相合，以寒邪为重来理解本证之因，方为全面。参见"骨节疼""骨节痛""骨节疼痛"条。

**骨节疼痛** 病证名。指全身关节疼痛。语见《伤寒论》第35条："太阳病，头痛，发热，身疼，腰痛，骨节疼痛，恶风，无汗而喘者，麻黄汤主之。"此乃太阳病，风寒束表，营阴郁滞，卫阳被遏，经气不利，故见骨节疼痛及头痛，身疼，腰痛等症。成无己云："此太阳伤寒也。寒则伤荣，头痛、身疼、腰痛，以至牵连骨节疼痛者，太阳经荣血不利也。"（《注解伤寒论》）柯韵伯云："太阳主一身之表，风寒外束，阳气不伸，故一身尽疼。太阳脉抵腰中，故腰痛；太阳主筋所生病，诸筋者，皆属于节，故骨节疼痛。"（《伤寒来苏集》）二注明白晓畅，对理解本证病机颇有帮助。参见"骨节疼""骨节痛""骨节疼烦"诸条。

**骨节痛** 症状名。即周身关节疼痛。语见《伤寒论》第305条："少阴病，身体痛，手足寒，骨节痛，脉沉者，附子汤主之。"此乃少阴阳虚，寒湿不化，留着关节所致。高学山云："身体骨节紧痛，手足寒冷，皆寒邪凝结，而无阳气以御之之应。脉又沉而在里，则纯是一片阴寒，故用附子汤以温之。大凡寒极则湿聚，阳气不布，而妖水为灾……故温阳补虚渗湿之附子汤，当直任而无可挪移也。"（《伤寒尚论辨似》）钱天来云："身体骨节痛，乃太阳寒伤营之表证也。然在太阳，则脉紧而无手足寒之证，故有麻黄汤发汗之治。此以脉沉而手足寒，则知寒邪过盛，阳气不流，营阴滞涩，故身体骨节皆痛耳。且四肢为诸阳之本，阳虚不能充实于四肢，所以手足寒，此皆沉脉之见证也。故谓之少阴病，而以附子汤主之，以温补其虚寒也。"（《伤寒溯源集》）二注均通，然以高注为上。参见"骨节疼""骨节疼烦""骨节疼痛"条。

**骨髓** 解剖生理学用语。原指充填于骨骼之内，由肾精所化之物。在《伤寒论》中指体内，深层的部位。语见第11条："病人身大热，反欲得衣者，热在皮肤，寒在骨髓也；身大寒，反不欲近衣者，寒在皮肤，热在骨髓也。"本条中，骨髓与皮肤相对，皮肤用以指外在的、表浅的部位，骨髓指内在的，深层的部位。皮肤与骨髓，分别代表表象与实质。病人身大热，欲得近衣，这是由于阴寒内盛，虚阳浮越于外所致，因此身大热在皮肤，属外有假热，欲得近衣是寒在骨髓，属内有真寒。而病人身大寒，反不欲近衣是里热过盛，阳郁不达所致，因此身大寒是寒在皮肤，属外有假寒，不欲近衣是热在骨髓，属内有真热。成无己云："皮肤言浅，骨髓言深；皮肤言外，骨髓言内。身热欲得衣者，表热里寒也；身寒不欲衣者，表寒里热也。"（《注解伤寒论》）方有执云："骨髓，五合之里也。热在皮肤，寒在骨髓者，表实里虚也；寒在皮肤，热在骨髓者，表虚里实也。"（《伤寒论条辨》）程应旄云："寒热之在皮肤者，属标属假，寒热之在骨髓者，属本属真。本真不可得而见，而标假易惑我以形，故直从……不欲处断之……情则无假也。"（《伤寒论后条辨》）诸家之注可互为补充。

**重泉** 指地下掩埋死人之处，又称"九泉""黄泉"。《伤寒论·序》："厥身已毙，神明消灭，变为异物，幽潜重泉，徒为啼泣。"丹波元简："江淹述哀诗，美人归重泉。李善注，引潘岳悼亡诗，之子归穷泉，重壤永幽隔。"（《伤寒论辑义》）

**重语** 症状名。指语言重复。即"郑声"。语见《伤寒论》第210条："夫实则谵语，虚则郑声。郑声者，重语也。"由正气虚弱，精气被夺，心神无主所致。舒驰远云："李肇天曰：'重字读平声，重语当是絮絮叨叨，说了又说，细语呢喃，声低息短，身重气寒，与谵语之声雄气粗，身轻恶热者，迥别也。'"（《舒氏伤寒论集注》）张璐云："重语者，字语重迭，不能转出下语，真气夺之征也。"（《伤寒缵论》）二氏之注对"重语"之含义、病机论述较详，可资参考。

**重器**　《伤寒论·序》："赍百年之寿命，持至贵之重器，委付凡医，恣其所措。"重器在此指人的生命、身体。

**复脉汤**　方剂名。即炙甘草汤。语见《伤寒论》第177条："（炙甘草汤）一名复脉汤。"参见"炙甘草汤"条。

**便血**　症状名。指大便下血。又称"下血""清血"。语见《伤寒论》第339条："伤寒热少微厥，指头寒，嘿嘿不欲食，烦躁。数日……若厥而呕，胸胁烦满者，其后必便血。"此证初乃热厥轻证，因里有郁热，热郁气滞，胃气不苏，加之心神被扰，故有发热，指头寒，嘿嘿不欲食，烦躁等症。数日后，热郁加重，病势转剧，热伤下焦血络，则可致大便下血。沈目南曰："若见厥而呕，胸胁烦满，仍是水邪凌胃，热郁本脏，深连血分，后必便血。"（《伤寒六经辨证治法》）一指小便下血。又称"尿血"。见于第84条："淋家不可发汗，发汗必便血。"淋家指久患淋病之人，多由下焦蓄热所致，妄用汗法，伤阴助热，下伤阴络，故便血。成无己云："膀胱里热则淋，反以汤药发汗，亡耗津液，增益客热，膀胱虚燥，必小便血。"（《注解伤寒论》）张隐庵云："太阳之表汗，膀胱之津液也。淋家者，病五淋之人，膀胱之津液已虚，故不可发汗，发汗必动胞中之血而下便。夫膀胱者胞之室。"（《伤寒论集注》）吴谦云："淋家者，湿热蓄于膀胱，水道涩痛之病也。若发其汗，湿随汗去，热必独留，水府告匮，迫其本经之血，从小便而出矣。"（《医宗金鉴》）又见于第293条："少阴病，八九日，一身手足尽热者，以热在膀胱，必便血也。"此因少阴移热膀胱，热伤血络，故小便下血。喻嘉言云："少阴病难于得热……然病至八九日，阴邪内解之时，反一身手足尽热，则少阴必无此候，当是脏邪传腑，肾移热于膀胱之证也。以膀胱主表，一身及手足正躯壳之表，故尔尽热也。膀胱气血为少阴之热所逼，其出必趋二阴之窍，以阴主降故也。"（《尚论篇》）

**便脓血**　症状名。指大便杂下赤白脓血。《伤寒论》中便脓血证有两种类型。（1）热伤阴络；（2）下焦滑脱不禁。其中热伤阴络者，又可细分为二种不同情况：①血分之热合于阳明。语见第258条："病人无表里证，发热七八日，虽脉浮数者，可下之……若脉数不解而下不止，必协热便脓血也。"此条证本为阳明气分热盛之证，攻下之后而利不止，是热邪向下，灼伤阴络，迫血下行，血热相蒸，腐败而为脓血，故见"便脓血"。吴谦云："若脉数不解而下利不止，又当随其下血与不下血而异治之。倘血之热邪不除，必协热而便脓血也。"（《医宗金鉴》）②厥阴病阳复太过。语见第 334 与 341 条："发热无汗，而利必自止。若不止，必便脓血。""厥少热多者，其病当愈，四日至七日，热不除者，必便脓血。"此乃厥阴阳复太过，由寒转热，邪热内迫血分，下伤阴络，故"便脓血"。汪苓友云："此条伤寒，亦中寒之证。盖先厥后热为真寒，但寒极亦能变热。热气上行，则为喉痹，热气下行，必便脓血。"（《伤寒论辨证广注》）钱天来云："此条较前热多于厥，为阳胜于阴，乃寒邪退而阳气已回，故其病当愈。自复热四日之后，至七日而热犹不除，是阳气太过，亢而为害，热蓄于里，必伤阴血，腐变而便脓血矣。"而下焦滑脱不禁者，见于第 306、307、308 条："少阴病，下利便脓血者，桃花汤主之。""少阴病，二三日至四五日，腹痛，小便不利，下利不止，便脓血者，桃花汤主之。""少阴病，下利便脓血者，可刺。"此乃肾阳虚衰，火不暖土则下利，下利日久，肾气重伤，关门不固，滑脱不禁，气血不摄，故"下利便脓血"。钱天来云："见少阴证而下利，为阴寒之邪在里，湿滞下焦，大肠受伤，故皮坼血滞，变为脓血，滑利下脱，故以温中固脱之桃花汤主之。"（《伤寒溯源集》）林澜云："刺者，泻其经气而宣通之也。下利便脓血，既主桃花汤矣。此复云可刺者，如痞证利不止，复利其小便，与五苓散，以救石脂、禹余粮之穷，故此一刺，亦可辅桃花汤所不逮也。"（《伤寒折衷》）

　　顺　《伤寒论》中，其义有三：①顺从，依照，沿袭。语见《伤寒论》第 337 条："凡厥者，阴阳气不相顺接，便为厥。"及《序》"各承家技，始终顺旧"。②顺证，指病情顺应一般发展规律，预后良好，与逆相对。语见《伤寒论》第 256 条："阳明少阳合病，必下利，其脉不负者，为顺也。"本条阳明属胃属土，少阳属胆属木，木土有互相克制之意。阳明少阳合病，火燥相合，邪热较盛，影响肠胃功能失常而见下利，此时脉象若见实大滑数，是阳明偏盛之象。木不克土，脉证相合，故不负为顺。成无己注云："阳明土，少阳木，二经合病，气不相和，则必下利。少阳脉不胜，阳明不负，是不相克，为顺也。"（《注解伤寒论》）可供参考。③描述病理机转用语，指五行之中一气过盛，克伐其所生之脏，因以母乘子，故为顺。语见《伤寒论·平脉法》第 11 条："问曰：脉有相乘，有纵有横，有逆有顺，何谓也？师曰：水行乘火，金行乘木，名曰纵；火行乘水，木行乘金，名曰横；水行乘金，火行乘木，名曰逆；金行乘水，木行乘火，名曰顺也。"金生水为水之母，木生火为火之母，金乘水、木乘火，是以母乘子，故其谓顺。张隐庵云："金行乘水，木行乘火，我生者我因乘之，故名顺也。"（《伤寒论集注》）

**促**　脉象名。《伤寒论》中之促脉，有两种含义：①数而中止，主阳盛之疾。见于《伤寒论·辨脉法》第 6 条："脉来数，时一止复来者，名曰促……阳盛则促。"其机理为阳盛阴虚，阳气有余，又因阴虚不与阳相续，故脉来数而时见一止。成无己谓："数以候阳，若阳气胜，而阴不能相续，则脉来数而时一止。"（《注解伤寒论》）周澄之云："阳气胜而阴不能相续，则脉来数而时一止，是其止在呼出之后，少一吸而因以少一呼也，阴气之接者微也。"（《辨脉法篇章句》）此二氏之注均道出了促主阳盛阴虚的病机。②脉来急促或短促。此种促脉，主病为表邪误下，阳郁求伸，故脉促而有力。如《伤寒论》第 21 条："太阳病，下之后，脉促，胸满者，桂枝去芍药汤主之。"第 24 条："太阳病，桂枝证，医反下之，利遂不止，脉促者，表未解也；喘而汗出者，葛根芩连汤主之。"第 140 条："太阳病下之，其脉促，不结胸者，此为欲解也。"皆属此类。

**追虚逐实**　误治之一。指使正虚者愈虚，邪实者愈实。语见《伤寒论》第 116 条："微数之脉，慎不可灸，因火为邪，则为烦逆。追虚逐实，血散脉中，火气虽微，内攻有力，焦骨伤筋，血难复也。"微数之脉，主阴虚有热，复用火灸，阴本虚，得火灸更伤其阴，谓之追虚；热本实，得火灸而益增其热，谓之逐实。张璐云："脉微而数，阴虚多热之征也。此而灸之，则虚者益虚，热者益热。"（《伤寒缵论》）程应旄云："阴本虚也，而更加以火，则为追虚；热本实也，而更加火，则为逐实。"（《伤寒论后条辨》）二注明白晓畅，可参。

**须臾**　指很短的时间。语见《伤寒论》第 12、154、338 条桂枝汤、大黄黄连泻心汤方后注。"须臾"二字，一般认为是"片刻""少顷"之义，究竟指多少时间，不必拘泥，可视情况掌握。据《梵典·僧只律》谓："一刹那为一念，二十念为一瞬，二十瞬为一弹指，二十弹指为一罗预，二十罗预为一须臾，一日一夜有三十须臾。"

**食不下**　症状名。指食欲不振或不能进食。同"不能食"。语见《伤寒论》第 273 条："太阴之为病，腹满而吐，食不下，自利益甚，时腹自痛。"此由脾虚邪陷，中阳不足，受纳无权，腐熟无力，运化失职，故"食不下"。成无己云："太阴之脉布胃中，邪气壅而为腹满，上不得降者，呕吐而食不下。"（《注解伤寒论》）柯韵伯云："脾为湿土，故伤于湿脾先受之。

然寒湿伤人，入手阴经，不能动脏，则还于腑。腑者，胃也。太阴脉布胃中，又发于胃。胃中寒湿，故食不内而吐利交作也。"（《伤寒来苏集》）钱潢云："食不下者，在《阳明篇》中即所谓不能食者为中寒，况太阴乎！"（《伤寒溯源集》）诸注可互参。

**食谷欲呕** 症状名。指进食时有呕恶感。语见《伤寒论》第 243 条："食谷欲呕，属阳明也，吴茱萸汤主之。"此由胃阳虚弱，不能蒸化水谷，若勉进饮食，则因寒浊内阻，不能受纳，以致胃气上逆，故有此证。喻嘉言云："食谷欲呕，则属胃寒，与太阳之恶寒呕逆，原为热证者相远。"（《尚论篇》）程应旄云："食后欲呕者，食不能纳之象，属胃气虚寒，不能消谷使下行也。曰属阳明者，别其与少阳喜呕之兼半表，太阳干呕不能食之属表者不同。宜温中补虚降逆气，方用吴茱萸汤无疑矣。"（《伤寒论后条辨》）沈明宗云："食谷欲呕，虽属阳明，恐挟厥阴寒邪逆胃所致，先以吴茱萸汤，温肝下逆而探之。"（《伤寒六经辨证治法》）喻、程二氏以为乃胃气虚寒所致，合于理法，沈氏更提出肝寒逆胃之病机，也属颇有见地之论，可互参。

**食顷** 指吃一顿饭的时间。语见《伤寒论》猪胆汁导法方后注："大猪胆一枚，泻汁，和少许法醋，以灌谷道内。如一食顷，当大便出宿食恶物。"及理中汤方后注："服汤后，如食顷，饮热粥一升许。"

**食臭** 指食物的气味。语见《伤寒论》第 338 条："得食而呕又烦者，蛔闻食臭出。"又见于第 157 条："伤寒汗出解之后，胃中不和，心下痞硬，干噫食臭……"后者参见"干噫食臭"条。

**食难用饱** 症状名。指不能多进饮食，若强食求饱，则感觉不适。为阳明中寒欲作谷瘅的病状之一。语见《伤寒论》第 195 条："阳明病，脉迟，食难用饱，饱则微烦头眩，必小便难，此欲作谷瘅。"此为阳明中寒证，因中阳不足，腐熟无权，受纳失职，故不能多进饮食。若强食求饱，则所进之食，不能腐熟运化，反为寒浊，令升降失常，清浊不分，故有微烦头眩，小便不利之症。方有执云："迟为寒，不化谷，故食难饱。"（《伤寒论条辨》）程应旄云："寒则不能宣行胃气，故非不能饱，特难用饱耳。"（《伤寒论后条辨》）沈明宗云："阳明病而见脉迟，乃属脾胃虚寒，不能运化，所以食难用饱。"（《伤寒论辨证广注》）诸注义同，可供参考。

**胞阻** 症状名。即妊娠腹痛，孕妇发生小腹疼痛伴有阴道少量出血的症状。若不及时调治，常导致胎动不安和半产坠胎。本证主要分为三类，①冲任虚寒胞阻。妊娠腹痛反复发作，常绵绵作痛或隐隐作痛，兼见腰腹坠胀酸痛，阴道出血，面色萎黄，神疲乏力等。见于《金匮要略·妇人妊娠病脉证并治第二十》："……有妊娠下血者，假令妊娠腹中痛，为胞阻，胶艾汤主之。"治宜和血止血，暖宫调经。②阳虚寒盛胞阻。妊娠数月，小腹冷痛，甚至如被冷风吹之，得热则痛减，见形寒肢冷，腹胀不适。见于《金匮要略·妇人妊娠病脉证并治第二十》："妇人怀娠六七月，脉弦发热，其胎欲胀，腹痛恶寒者，少腹如扇，所以然者，子脏开故也，当以附子汤温其脏。"治宜温阳散寒，暖宫安胎。③肝脾失调胞阻。小腹拘急胀痛，兼见小便不利，足跗浮肿，或胸胁胀满不舒等。治宜养肝舒肝，健脾利湿，方用当归芍药散。此外，还有阴血亏虚胞阻，中气虚弱胞阻，外感风寒胞阻。

　　**脉大**　脉象名。指脉形阔大，搏动盈指，浮中沉皆有力。《伤寒论》中，单纯之大脉，主病有二：①见于第186条："伤寒三日，阳明脉大。"此乃邪入阳明，热势亢盛，气血涌溢，鼓动有力所致。成无己云："阳明气血俱多，又邪并于经，是以脉大。"（《注解伤寒论》）钱天来云："三日阳明之里热盛，故脉大也。惟大则为阳明胃家实热之脉，不大不足以言胃实也。"（《伤寒溯源集》）②见于第365条："下利，脉沉弦者，下重也。脉大者，为未止。"下利而见大脉，为邪势方张，经云"大则病进"是也，故主利不止。吴谦云："凡下利之证，发热脉大者，是邪盛，为未止也。"（《医宗金鉴》）钱天来云："脉大者，在阳经热痢，若发热脉大则邪不可量，当为剧证。此虽阴邪，然脉大则亦其气未衰，故为未止。"（《伤寒溯源集》）

　　**脉小**　脉象名。指脉细如线，应指明显，按之力不盛。语见《伤寒论》第271条："伤寒三日，少阳脉小者，欲已也。"少阳病，以弦为主脉，伤寒三日，病属少阳，其脉不弦而小，主邪气已衰，正气渐复，故云"欲已也"。《素问·离合真邪论》云："大则邪至，小则已。"正此意也，汪苓友云："少阳伤寒，以脉弦大为病进，今者，脉不弦而且小，乃邪气已退，正气将复也，故云其病欲已。"（《伤寒论辨证广注》）尤在泾云："伤寒三日，少阳受邪，而其脉反小者，邪气已衰，其病欲解而愈。经云：'大则病进，小则病退。'此之谓也。"二注明白晓畅，可参。

　　**脉已解**　指病脉已解，脉搏不浮不沉，均匀和缓，趋于常人之脉。语见《伤寒论》第398条："病人脉已解，而日暮微烦，以病新差，人强与谷，脾胃气尚弱，不能消谷，故令微烦，损谷则愈。"此大病已去，阴阳调和，表里之邪尽除，故脉象趋于正常。方有执云："脉已解，邪悉去而无遗余也。"（《伤寒论条辨》）喻嘉言云："脉已解者，阴阳和适，其无表里之邪可知也。"（《尚论篇》）二注可互参。

**脉不出** 指脉搏沉微断绝，候之不出。语见第317条："少阴病，下利清谷，里寒外热，手足厥逆，脉微欲绝，身反不恶寒，其人面色赤。或腹痛，或干呕，或咽痛，或利止脉不出者，通脉四逆汤主之……利止脉不出者……加人参二两。"少阴病，阴盛于内，格阳于外，故见下利清谷、手足厥逆、脉微欲绝、身反不恶寒、其人面色赤等脉症，若下利止而脉绝不出，为阳气衰微至极，阴液内竭，化源已绝，故用四逆汤破阴回阳，通脉救逆，加人参益气生津。张璐云："脉不出，阳气未复，兼阴血未充。"（《伤寒缵论》）汪苓友云："利止脉不出者，亡血也，加人参益气生血。"（《伤寒论辨证广注》）二说可互参。

**脉不至** 指脉来乍断，指下按之不应。《伤寒论》中，脉不至见于以下三种情况：①吐利暴作，阳气乍虚，一时不续，故脉不至。语见第292条："少阴病，吐利，手足不逆冷，反发热者，不死。脉不至者，灸少阴七壮。"此少阴病为阳虚阴盛之证，吐利交作，手足不逆冷，且伴见发热，乃阳虚不甚，尚可与邪相争。其脉不至也非阴阳离决，而是吐利暴作，阳气乍虚，脉一时不能接续所致，故可用灸法以温通阳气，阳气通而脉自还。程郊倩云："脉之不至，由吐利而阴阳不相接续，非脉绝之比。灸少阴七壮，治从急也。"（《伤寒论后条辨》）②少阴真阳虚极，无力鼓动，血脉运行乍断，故脉不至。语见第298条："少阴病，四逆，恶寒而身蜷，脉不至，不烦而躁者，死。"少阴病，四逆、恶寒、身蜷，是阴寒极盛，阳气极衰之征。脉不至，为真阳虚极，无力鼓动血脉运行之故。更见不烦而躁，则不仅无阳复之望，且神气将绝，危重已极，故属死候。黄坤载云："四逆恶寒而身蜷，阴盛极矣，脉又不至，则阳气已绝。如是则不烦而躁者亦死，盖阳升则烦，阳脱则躁，阳中之阳已亡，是以不烦，阴中之阳欲脱，是以躁也。"（《伤寒悬解》）③伤寒误下，阳热郁于上，阴寒盛于下，故寸脉沉而迟，下部（即少阴、趺阳之脉）脉不至。语见第357条："伤寒五六日，大下后，寸脉沉而迟，手足厥逆，下部脉不至，咽喉不利，唾脓血，泄利不止者，为难治，麻黄升麻汤主之。"此条由伤寒误下邪陷而来，下后阳郁于上，肺热络闭；故寸脉沉而迟，咽喉不利唾脓血，阳不外达，故手足厥逆。阴盛于下，故泄利不止，阳不下达，故足部少阴、趺阳之脉触按不及。沈目南云："误下邪陷厥阴也。六七日大下之后，寒邪陷于厥阴，胃虚气滞，故寸脉沉而迟。邪郁胃气不升，则手足厥冷。然厥则下气闭不行，故脉不至，斯非虚寒脉绝之比。即东垣谓下部无脉，水郁是也。邪冲于上，则咽喉不利，痹着喉间营血，故唾脓血，乃发喉痹之谓也。邪逆胃中水谷下奔，则泄利不止。此乃风寒两挟，上下俱病，故难治。"(《伤寒六经辨证治法》)

**脉不负**　脉象机转用语。指阳明少阳合病之下利证中，脉无互相克贼之象。语见《伤寒论》第256条："阳明少阳合病，必下利，其脉不负者，为顺也。负者，失也。互相克贼，名为负也。脉滑而数者，有宿食也。当下之，宜大承气汤。"对脉不负的含义，注家大致有两种意见：①阳明以大为主脉，少阳以弦为主脉，阳明属土，少阳属木，脉实大滑数而不弦，谓之"脉不负"。程郊倩云："见滑数之脉，为不负为顺；见弦直之脉，为负为失。"(《伤寒论后条辨》)②指阳明少阳合病，脉弦而大，无所胜负，谓之"脉不负"。沈明宗云："二经之气，本是相制，少阳贼邪，会合阳明地界，逼迫水谷下奔，故必下利。或见阳明脉大，少阳脉弦，两无胜负，是为顺也。或阳明气衰而脉小，少阳气盛而脉弦大，斯为负矣。负者，正气不胜，故为失也。然非但少阳气盛乘克阳明为负，即阳明气盛，反壅少阳之气不宣，亦为负。亦观互相克贼一语，义可见矣。所以脉滑而数者，乃外邪与宿食搏聚于胃，即阳明湿热气盛，反壅少阳之气不伸，当下阳明之食，而解少阳之困。若无内结，则阳明气弱，当用小柴胡和解少阳，加葛根而解阳明为是，敢以大承气轻试者乎？"(《伤寒六经辨证治法》)喻嘉言云："土木之邪交动则水谷不停而急奔，故下利可必也。阳明脉大，少阳脉弦，两无相负，乃为顺候。"(《尚论篇》)二说相较，以后一种为上。

**脉不还**　指脉搏沉伏断绝，按之不起，经治疗后，或经过一段时间脉仍触摸不到。语见《伤寒论》第368条："下利后脉绝，手足厥冷，晬时脉还，手足温者生，脉不还者，死。"与第362条："下利，手足厥冷，无脉者，灸之不温，若脉不还，反微喘者，死。"此二条皆属厥阴寒利，由下焦真阳虚衰，阴寒内盛，故见下利脉绝，手足厥冷。若待一昼夜，或用灸法之后，脉仍不见，乃真阳磨灭，故为死候。沈明宗云："利止后，脉绝厥冷，已成纯阴无阳之证，但无烦躁汗出，倘或根蒂之阳未尽，故俟晬时，即周时一阳来复或几微之阳自续，即脉还，手足转温者生。若脉不还，手足不温，阳绝则死。"(《伤寒六经辨证治法》)尤在泾云："阴寒下利，而致厥冷无脉，阳气将竭而死矣。灸之所以通既绝之阳，乃厥不回，脉不还而反微喘，残阳上奔，大气下脱故死。"(《伤寒贯珠集》)二注平允可参。

**脉不和**　即脉象不正常。语见《伤寒论·平脉法》第4条："师曰：病家人来请云：病人发热烦极。明日师到，病人向壁卧，此热已去也。设令脉不和，处言已愈。"此条"发热烦极"，乃里有热之象，明日诊之，病人向壁安卧，是烦热已去之象，此明脉虽不和，是脉证不应，而舍脉从证，故可判断为病愈。张令韶注云："此虽切脉而不以脉为凭也。发热烦极之证，而向壁安卧，知热烦已去也。脉虽不和，处言已愈，凭其证不凭其脉也。"（《伤寒论直解》）此注可参。此外，也有注家认为，此"脉不和"为"脉自和"之误。如吴谦云："按不和，当是自和。若不和，如何而愈。此申上二条之意也。病家人来言，病者发热烦极，师未即去，明日到，病人向壁静卧，此热已去，因知其瘥。假令脉不和缓，未可言愈，必和缓而始可断其已愈也。推之腹痛亦然。"（《医宗金鉴》）此虽可备一说，但终不若张注合理。

**脉不弦紧而弱**　脉象名。指脉轻取即得，无弦紧之象，反按之无力，与紧脉相对。语见《伤寒论》第 113 条："形作伤寒，其脉不弦紧而弱，弱者必渴，被火，必谵语；弱者发热脉浮，解之当汗出愈。"此由温病初起，邪在卫分，热蒸气散所致。

**脉反微涩**　脉象名。即脉微涩。指脉往来涩滞，按之无力，似有似无。语见《伤寒论》第 214 条："明日又不大便，脉反微涩者，里虚也，为难治，不可与承气汤也。"此因气虚血少，阴血不充于脉，阳气推动无力，故脉微涩，因与不大便之阳明腑实证不相符，故云"反"。方有执云："微者，阳气不充；涩者，阴血不足，故曰里虚也。"（《伤寒论条辨》）柯琴云："其胃家似实，而脉反微涩，微则无阳，涩则少血，此为里虚，故阳证反见阴脉也。"（《伤寒论注》）

**脉平**　脉象名。指脉搏不浮不沉，不迟不数，三部有脉，和缓有力，节律调匀。即正常脉象。语见《伤寒论》第 391 条："吐利发汗，脉平小烦者，以新虚不胜谷气故也。"本条见于《辨霍乱病脉证并治法》，是说霍乱之后，脉已平和，大邪已去，阴阳协调，表里和合，升降已复，虽有小烦之症，只属病后胃气尚弱而已。故主病情向愈。张令韶云："脉平者，外解而内亦和，外内之相通也。"（《伤寒论集注》）黄元御云："吐利发汗后，阳气极虚，而脉却平和，是正复邪退，必自愈也。"（《伤寒悬解》）柯韵伯云："凡脉不浮不沉而在中，不迟不数而五至者，谓之平脉，是有胃气。可以神求，不可以象求也。若一见浮沉迟数之脉，斯为病脉矣。"（《伤寒来苏集》）张、黄二氏对本条脉平机理的解释颇合经旨。柯氏又对平脉之意作了解释，皆可参。

**脉乍紧**　脉象形态用语。指脉搏时作紧象。语见《伤寒论》第 355 条："病人手足厥冷，脉乍紧者，邪结在胸中，心下满而烦，饥不能食者，病在胸中，当须吐之，宜瓜蒂散。"本证主用瓜蒂散，又云"病在胸中""邪结在胸中"，再结合"手足厥冷""心下满而烦""饥不能食"诸症来看，显系痰食之邪聚胸中，胸阳不布，心气不降使然。"脉乍紧"指脉时紧时不紧。紧脉在《伤寒杂病论》中，不仅主寒邪为患，亦主有形之邪结聚，如大结胸证之"沉而紧"，支饮之脉"沉而紧"即是。此"乍紧"之脉，乃邪之结聚尚未成实之征。尤在泾云："脉紧为实，乍紧者，胸中之邪能结而不能实也。"（《伤寒贯珠集》）明白晓畅，可参。

**脉而知之**　指通过切脉来诊察疾病。语见《伤寒论·平脉法》第3条："问曰：上工望而知之，中工问而知之，下工脉而知之，愿闻其说。师曰：病家人请云，病人若发热，身体疼，病人自卧，师到诊其脉，沉而迟者，知其差也。何以知之？若表有病者，脉当浮大，今脉反沉迟，故知愈也。假令病人云腹中卒痛，病人自坐，师到脉之，浮而大者，知其差也。何以知之？若里有病者，脉当沉而细，今脉浮大，故知愈也。"本条虽云望而知之为上工，问而知之为中工，脉而知之为下工，但从下文"师曰"之内容来看，实际是强调四诊合参的必要性。如病人若发热，身体疼，是从问诊而知其表有邪也；病人自卧，是从望诊而知其不发烦躁也；脉沉而迟，是从切诊知其表证已去也。故知病可愈。张令韶注云："神圣工巧，由望闻问切而得之，故愿闻其说。发热身疼，表病也；沉而迟，里脉也。以表病而得里脉，乃热除身凉之象也。故知当愈。腹内痛，里病也。浮而大，表脉也。以里病而得表脉，乃气机外达之候也。故知当愈。经云：知一为工，知二为上，知三为神。发热身疼腹痛，问而知之也。自卧自坐，望而知之也。沉迟浮大，脉而知之也。此虽切脉而知其当愈，然亦必兼望问而更精切也。"（《伤寒论直解》）此注深得仲景之旨，阐明了四诊合参，不可拘一而执的原则，可供参考。

**脉至乍数乍疏**　脉象名。指脉之节律不整忽快忽慢，没有规律。为心气已竭，荣卫之气运行失常，预后不佳。语见《伤寒论·伤寒例》第32条："脉至乍数乍疏者死。"脉象或快或慢，是大异于常人之象，其因或为五脏精衰，气血不充，或为心气已竭，推动乏力，或为营卫气绝，无以相续，或为邪气阻滞，脉道不利……总之乃正虚邪实之重候，故而预后不佳。王朴庄曰："脉变乍疏乍数，则正气之衰者自衰，邪气之实者自实，邪正不能分争，势必断绝其荣卫之气，而死期近矣。"（《伤寒例新注》）此说可参。

**脉至如转索**　脉象名。指脉来如绞紧之绳索，绷紧急劲，毫无柔和之象，乃胃气已绝，预后不良。语见《伤寒论·伤寒例》第32条："……脉至如转索，其曰死。"平人之脉，必兼濡软柔和之象，此乃脉有胃气。今脉紧急如转索，毫无柔软之象，乃胃气已绝，故主死。

**脉自和**　脉象用语。指脉搏由病脉转为平和之常脉。语见《伤寒论》第 211 条："发汗多，若重发汗者，亡其阳，谵语，脉短者死；脉自和者不死。"发汗过多，或重发其汗，则汗泄太过，阳随外亡，于是心气散乱，神明无主，故语言妄乱而谵语。此亡阳伤阴之证，若见短脉，乃根基动摇，脉气不能接续，故主死。尚尺寸之脉尚能应指，渐转平和，则系阴阳未竭而渐复，故预后尚可。成无己云："脉自和，为正气未衰而犹可生也。"（《注解伤寒论》）沈明宗云："脉自和者，津液不竭，阴阳未离，所以不死。"（《伤寒六经辨证治法》）钱天来云："若汗虽多而脉自和者，则真元未散，阳气犹未亡也，故曰不死。"（《伤寒溯源集》）诸注皆可资参考。

**脉自涩**　脉象名。即脉涩。语见《伤寒论·平脉法》第 8 条："问曰：人不饮，其脉何类？师曰：脉自涩，唇口干燥也。"本条之脉涩，乃因人不饮而来。人之津液，由平时饮食而得到补给，以充填脉道，供养机体的各部需要。如人不饮，则津液的来源缺乏，脉道不得充填，所以脉来涩而不利。唇口得不到津液的滋润，故唇口干燥。张令韶云："饮入于胃，游溢精气，上输于脾肺，布散于五经。今胃虚不饮，肺无以布，脾无以输，脉道不利，津液不行，故脉涩而唇口干燥也。"（《伤寒论直解》）此注浅显明了，可参。

**脉关上浮**　脉象名。指浮盛之脉独见于关上。语见《伤寒论》第 154 条："心下痞，按之濡，其脉关上浮者，大黄黄连泻心汤主之。"关脉以候中焦，关上浮盛之脉，乃邪热壅滞中焦所致。钱天来云："其脉关上浮者，浮为阳邪，浮主在上，关为中焦，寸为上焦。因邪在中焦，故关上浮也。"（《伤寒溯源集》）

**脉阳微**　脉象名。指脉浮取微弱和缓，无紧急之象，即脉浮缓之意。语见《伤寒论》第 245 条："脉阳微而汗出少者，为自和也；汗出多者为太过；阳脉实，因发其汗，出多者，亦为太过。太过者，为阳绝于里，亡津液，大便因硬也。"此"阳脉微"乃与"阳脉实"对举而言，分别代表中风、伤寒之脉。浮为阳，阳微即浮取微弱和缓，此中风病，卫外不固，汗出肌疏所致。中风之脉，只宜桂枝解肌，不可过汗伤阳，故云"汗出少者，为自和也，汗出多者为太过"。喻嘉言云："阳微者，中风之脉，阳微缓也。"（《尚论篇》）汪苓友云："脉阳微者，寸关以前之脉，微而无力也……愚以其汗出少而自和者，邪由汗解也。其汗出多者，邪不因汗而解，且失于救治，故为太过也……阳脉不微而实者，按之搏指而有力也。阳脉即实，则邪实，虽有汗，当更发其汗，汗出多者，因用药过剂，以故汗出多，亦为太过。凡汗出太过者，皆为阳绝于里。津液既亡，则胃肠干燥，大便因硬。"（《伤寒论辨证广注》）二说互参，其意自明。

**脉阳微阴浮**　脉象名。指寸脉来微，而尺脉反呈浮象。语见《伤寒论》第290条："少阴中风，脉阳微阴浮者，为欲愈。"此系少阴病邪气渐退，阳气来复之象，故主欲愈。成无己云："少阴中风，阳脉当浮。而阳脉微者，表邪缓也；阴脉当沉，而阴脉浮者，里气和也。阳中有阴，阴中有阳，阴阳调和，故为欲愈。"（《注解伤寒论》）钱天来云："夫少阴中风者，风邪中少阴之经也。脉法浮则为风，风为阳邪，中则伤卫。卫受风邪，则寸口阳脉当浮。今阳脉已微，则知风邪欲解。邪入少阴，唯恐尺部脉沉，沉则邪气入里，今阴脉反浮，则邪入里，故为欲愈也。"（《伤寒溯源集》）

**脉阴阳俱紧**　脉象名。指寸关尺三部脉紧张有力，轻取即得。在《伤寒论》中，此脉之主病有二：①寒邪束表，卫闭营郁，脉道收引，故脉阴阳俱紧。语见第3条："太阳病，或已发热，或未发热，必恶寒，体痛，呕逆，脉阴阳俱紧者，名为伤寒。"方有执云："阴谓关后，阳谓关前。俱紧，三关通度而急疾。寒性劲急而然也。"（《伤寒论条辨》）②阳气虚衰，阴寒内盛，脉道收引，故脉阴阳俱紧。语见第283条："病人脉阴阳俱紧，反汗出者，亡阳也，此属少阴，法当咽痛而复吐利。"汪苓友云："此少阴中寒也。病人脉阴阳俱紧，此阴阳以尺寸言。"（《中寒论辨证广注》）

**脉阴阳俱浮**　脉象名。指寸关尺三部脉均见浮象，轻取即得。语见《伤寒论》第6条："风温为病，脉阴阳俱浮，自汗出，身重，多眠睡，鼻息必鼾，语言难出。"此由风温邪热充斥表里，阳气趋表抗邪，故呈此脉。方有执云："阴阳俱浮，太阳本浮而风温皆阳，故上下皆见浮。"（《伤寒论条辨》）汪苓友云："阴阳俱浮者，以温病本热，又发其汗，则周身阳气尽越于外，故其脉尺寸俱浮。"（《伤寒论辨证广注》）

**脉阴阳俱盛**　脉象名。指尺寸之脉皆应指浮大有力。主邪气内实。语见《伤寒论·伤寒例》第30条："脉阴阳俱盛，大汗出，不解者死。"在外感热病中，脉阴阳俱盛，是正盛邪实之象，正盛邪实而汗出，若汗出而解者，是正胜邪衰，祛邪外出之象，但此条为汗出而热不解，此乃正不胜邪，津液外脱，故预后不良。成无己曰："脉阴阳俱盛，当汗出而解，若汗出不解，则邪气内胜，正气外脱，故死。《内经》曰：'汗出而脉尚躁盛者死。'《千金》曰：'热病已得汗，脉尚躁盛，此阳脉之极也，死。'"（《注解伤寒论》）成氏引《内经》《千金》之语已解原文，平允晓畅，可参。

**脉阴阳俱虚** 脉象名。指脉寸尺俱呈虚象，按之无力，主阴液阳气俱虚。语见《伤寒论·伤寒例》第31条："脉阴阳俱虚，热不止者死。"寸口尺以候阴，寸以候阳，尺寸俱无力，主阴液阳气俱乏，若更见热不止，为正虚邪实，阴枯阳散，故主死。成无己曰："脉阴阳俱虚，真气弱也。热不止者，邪气胜也。《内经》曰：'病温，虚甚者死。'"（《注解伤寒论》）汪苓友云："是为正气已虚，不胜邪热故也。"（《伤寒论辨证广注》）二注意见一致，可资参考。

**脉阴阳俱停** 脉象名。语见《伤寒论》第94条："太阳病未解，脉阴阳俱停，必先振栗汗出而解。"对此脉之理解，注家见解不一，归纳起来有以下三种：①认为系寸关尺三部脉俱隐伏不出，由邪气郁遏脉道，正气屈而未伸，气血不能外达所致。程应旄云："太阳病不解，脉阴阳俱停止而不见者，是阴极而阳欲复也。"（《伤寒论后条辨》）钱天来云："停者，停止之谓，犹暂停、略停、少停之义也……太阳病未解之时，阴阳脉俱停止，忽然停止不见，乃正气本虚，难于胜邪，致正邪相争，阴阳击搏，振栗将作，所以阴阳脉皆暂时潜伏，乃正气欲复，邪气将解之征。"（《伤寒溯源集》）②认为系指三部脉均等调和，互无偏胜，由正复邪衰，气血转和所致。成无己云："脉阴阳俱停无偏胜者，阴阳气和也。经曰：寸口、关上、尺中三处，大小浮沉迟数同等，此脉阴阳为和平，虽剧当愈。"（《注解伤寒论》）③认为系指三部脉微，按之沉滞不起，由正虚邪衰，二气相拒所致。徐大椿曰："脉法无停字，疑似沉滞不起，即下微字之义。"（《伤寒论类方》）

**脉形如循丝累累然** 脉象形态用语。指脉形如指循丝，而且涩滞不畅。语见《伤寒论·平脉法》第7条："问曰：人恐怖者，其脉何状？师曰：脉形如循丝累累然，其面白脱色也。"血气虚弱，阳神不足之人，易患恐怖，而恐则血随气下，故面白脱色；怖则气随神乱，血气不足，血气扰乱，故脉细弱无力，涩滞不畅。成无己云："《内经》云：血气者，人之神。恐怖者，血气不足，而神气弱，脉形似循丝，累累然……其脉空虚，是知恐怖为血不足。"（《注解伤寒论》）章虚谷云："经曰：恐则气下。其阳气沉郁，故脉如丝而累累涩滞。心之华在面，心气抑而不升，故面白脱色也。"（《伤寒论本旨》）张令韶云："肾主恐，恐则气下，气下则肾之精液不能营于脉，华于色，故脉形累累如循丝之细，而面白脱色也。"（《伤寒论直解》）此三注不尽相同，可互参。

**脉还** 指断绝不续之脉逐渐还复。语见《伤寒论》第368条："下利后脉绝，手足厥冷，晬时脉还，手足温者生，脉不还者死。"下利后脉绝而不至，手足厥冷，为阳气暂时性暴脱，如24小时之后，脉逐渐还复，手足变温，乃生机未灭，阳气渐复，故主预后尚可。黄元御云："利后脉绝，手足厥冷，阳欲断矣。晬时脉还，手足温者，经阳来复，中气渐回，如此则生。"（《伤寒悬解》）汪苓友云："脉绝，手足冷，此下利之时已然。今云下利后，则下利已止矣。须待以周时，脉还，手足温，为阳气复，则生。"（《伤寒论辨证广注》）钱天来云："夫寒邪下利而六脉已绝，万无更生之理。而仲景犹云周时脉还，手足温者生，何也？夫利有新久，若久利脉绝，而至手足厥冷，则阳气以渐而虚，直至山穷水尽，阳气磨灭殆尽，脉气方绝，岂有复还之时。惟暴注下泄忽得之，骤利而厥冷脉绝者，则真阳未至陡绝，一时为暴寒所中，致厥利脉伏，真阳未至陡绝，故阳气尚有还期。此条乃寒中厥阴，非久利也。故云晬时脉还，手足温者生。"（《伤寒溯源集》）黄氏、汪氏随文注解，其理可通，然不若钱氏之注从利有新久，辨析脉还之机，更具卓见。

**脉但浮**　脉象名。指脉搏轻取有余，按之不足，不兼其他脉象。多主太阳表证。语见《伤寒论》第37条："太阳病十日已去……脉但浮者，与麻黄汤。"及232条："脉但浮，无余证者，与麻黄汤。"此二条，一见于太阳病，一见于阳明中风，皆为十余日后，而现"但浮"之脉，此前者属太阳病日久，尚未传经，邪留表分，后者属邪气由里出表，来源虽异，转归则同，均属邪在太阳经表之证，故同用麻黄汤发汗逐邪。方有执云："脉但浮则邪还表，故与麻黄汤以发也。"（《伤寒论条辨》）程应旄云："脉但浮者，减去弦大之浮，不得汗之外，无余证也，故用麻黄独表之。"（《伤寒论后条辨》）汪苓友云："若脉但浮无余证者，谓脉不弦而但浮，且无短气胁痛等证，此邪气欲出还于表也，故与麻黄汤以汗之。"（《伤寒论辨证广注》）诸说均可参。参见"脉浮"。

**脉沉**　脉象名。指脉搏轻取不应，重按始得。在《伤寒论》中沉脉之主病有三：①阳虚阴盛，脉气鼓动乏力，陷而不举，故脉沉。此又可分为三种情况：一、见于第323条："少阴病，脉沉者，急温之，宜四逆汤。"乃少阴阳虚，阴寒内盛所致，故以四逆汤以回阳救逆。汪苓友云："少阴病，本脉微细，但欲寐，今者，轻取之，脉微不见，重取之，细脉几亡，伏匿而至于沉，此寒邪深中于里，殆将入脏，温之不容不及也。少迟，则恶寒身蜷，吐利躁烦，不得卧寐，手足逆冷，脉不至等死证立至矣，四逆汤之用，其可缓乎？"（《伤寒论辨证广注》）二、见于第301条："少阴病，始得之，反发热，脉沉者，麻黄附子细辛汤主之。"此属太少两感之证，发热为太阳受邪，脉沉为少阴阳虚，故用麻黄附子细辛汤温经发汗，表里双解。尤在泾云："此寒中少阴之经，而复外连太阳之证……少阴始得本无热，而外连太阳则发热，阳病脉当浮而仍紧，少阴则脉不浮而沉，故与附子、细辛，专温少阴之经，麻黄兼发太阳之表。"（《伤寒贯珠集》）程郊倩云："脉沉者，由其人肾经素寒，虽表中阳邪，而里阳不能协应，故沉而不能浮也。"（《伤寒论后条辨》）三、见于第92条："病发热头痛，脉反沉，若不差，身体疼痛，当救其里，宜四逆汤。"此条也为太阳少阴两感证，文中"若不差"系指服麻黄附子细辛汤后病不解，此乃少阴里阳虚弱所致，故应先服四逆汤以补少阴之阳。②少阴阳虚，寒湿凝滞，血脉涩滞，脉气鼓动无力，故脉沉。见于第305条："少阴病，身体痛，手足寒，骨节痛，脉沉者，附子汤主之。"钱天来云："脉沉而手足寒，则知寒邪过盛，阳气不流，营阴滞涩，故身体骨节皆痛耳……此皆沉脉之见证也，故谓之少阴病，而以附子汤主之，以温补其虚寒也。"（《伤寒溯源集》）③阳邪内郁，正邪搏结，气血困滞，故脉沉。见于第218条："伤寒四五日，脉沉而喘满，沉为在里，而反发其汗，津液越出，大便为难，表虚里实，久则谵语。"此为大便难而谵语、喘满，皆为阳明里实。热壅气滞不通之症，其脉沉，乃腑实不通，气机壅滞，血脉周流不利使然。舒驰远云："脉沉而喘满，则知阳明宿燥阻滞，浊气上干而然也，故曰沉者里，明非表也。"（《舒氏伤寒论集注》）除上述者外，第148条尚云："伤寒五六日，头汗出，微恶寒，手足冷，心下满，口不欲食，大便硬，脉细者，此为阳微结，必有表，复有里也。脉沉，亦在里也。"其间之脉沉，结合上文"脉细"及下文"脉虽沉紧，不得为少阴病"来看，当是沉兼细紧之脉。此系内有郁热，阳郁不达，气血运行不畅，脉道不利所致。

**脉沉而迟** 脉象名。即"脉沉迟"。指脉来迟滞，一息不足四至，轻取不应，按之始得。语见《伤寒论》第366条："下利，脉沉而迟，其人面少赤，身有微热，下利清谷者，必郁冒汗出解，病人必微厥。所以然者，其面戴阳，下虚故也。"此乃阴寒内盛，虚阳郁遏，脉气鼓动乏力，故脉沉而迟。黄元御云："下利而脉沉迟，阴盛之诊。脉法沉为在里，迟为在脏故也。"（《伤寒悬解》）

**脉沉而紧** 脉象名。即脉沉紧。指脉来紧张有力，轻取不应，重按始得。语见《伤寒论》第135条："伤寒六七日，结胸热实，脉沉而紧，心下痛，按之石硬者，大陷胸汤主之。"结胸病乃邪热与水饮结滞于里而成，水饮实邪内聚，其症疼痛难耐，故脉紧，邪在于里，故其脉沉。柯琴云："沉为在里，紧则为寒，此正水结胸胁之脉。"（《伤寒来苏集》）

**脉沉迟**　脉象名。指脉来轻取不应，重按始得，一息不足四至。亦作"脉沉而迟"。语见《伤寒论》第 62 条："发汗后，身疼痛，脉沉迟者，桂枝加芍药生姜各一两人参三两新加汤主之。"此由发汗太过，气血亏耗，脉道不充，鼓动乏力所致。成无己云："经曰：'其脉沉者，荣气微也。'又曰：'迟者，营血不足，血少故也。'"（《注解伤寒论》）方有执云："发汗后身疼痛，脉沉迟者，邪气骤去，血气暴虚也。"（《伤寒论条辨》）张璐云："此本桂枝证误用麻黄，反伤营血，阳气暴虚，故脉反沉迟而身痛也。此脉沉迟与尺迟大异，尺迟乃元气素虚，此六部皆迟为发汗新虚。"（《伤寒缵论》）舒驰远云："此证卫外之阳不足，暴发其汗，以重伤其阳，则经脉塞滞，故脉沉迟。"（《舒氏伤寒论集注》）诸注明白晓畅，可资参考。

**脉沉实**　脉象名。指脉来轻取不应，重按坚实有力。语见《伤寒论》第 394 条："伤寒差以后，更发热者，小柴胡汤主之。脉浮者，以汗解之，脉沉实者，以下解之。"此由伤寒瘥后，胃有积滞，故脉沉实。钱天来云："若脉沉实者，沉为在里，实则胃实，仍当用下法解之。但卫已虚，不宜用承气峻下，宜消息其虚实，或小承气，或调胃，或如搏棋子之法，随其轻重以为进止可也。"（《伤寒溯源集》）此注明白晓畅，颇合经旨，可参。

**脉沉弦**　脉象名。指脉来轻取不应，重按端直而长，如按琴弦。语见《伤寒论》第 365 条："下利，脉沉弦者，下重也。"此由厥阴病下利，阳复太过，湿热内结，里气壅滞所致。因厥阴木郁，故脉弦，病位在里，故脉沉。黄元御云："下利脉沉而弦者，是肝气之郁陷，必主下重。"（《伤寒说意》）沈目南云："脉沉弦者，厥阴邪盛，逼迫胃阳之气有降无升，所以下重。"（《伤寒六经辨证治法》）汪苓友云："此辨热利之脉也。脉沉弦者，沉主里，弦主急，故为里急后重，如滞下之症也。"（《伤寒论辨证广注》）三家之注各有特点，可互参。

**脉沉结**　脉象名。指脉来轻取不应，重按应指缓慢，时一止复来，止无定数。语见《伤寒论》第 125 条："太阳病，身黄，脉沉结，少腹硬，小便不利者，为无血也；小便自利，其人如狂者，血证谛也，抵当汤主之。"本条乃为论述蓄血证而设。身黄，少腹硬，小便自利。其人如狂，皆由血蓄下焦与邪热相搏所致。脉沉结者，沉主病在里，结乃内有瘀血，气血凝滞，运行不利所致。然湿热之证，也可见身黄、少腹硬、脉沉结之脉症。因湿热凝聚，肝胆疏滞不利则发黄，下焦气滞，故少腹硬。湿热结聚于内，三焦气机不利，则气血运行不畅而脉沉结。然此二证之辨证要点，在于小便利否及有无神志症状。小便不利而无发狂者属湿热，小便利而如狂者为蓄血。综合观之，"脉沉结"既可由瘀热搏结下焦而来，亦可由湿热结聚于内所致。尤在泾云："身黄，脉沉结，少腹硬，水病血病皆得有之，但审其小便不利者，知水与热蓄，为无血而有水，五苓散证也。若小便自利，其人如狂者，乃热与血结，为无水而有血，抵当汤证也。"（《伤寒贯珠集》）高学山云："热极似冷，其气反沉，血滞不行，其机如结。此固热结、血结之脉，然而沉又为水之象，结为冷之征，水与冷搏，非寒湿之脉乎？"（《伤寒尚论辨似》）汪苓友云："脉沉为里证。结者，脉来缓，时一止复来之名。脉缓为湿，所以里湿之脉，当见沉结。"（《伤寒论辨证广注》）钱天来云："沉为在里而主下焦，结为脉来动而中止，气血凝滞，不相接续之脉也。"（《伤寒溯源集》）四家之注，各有所长，互参自明。

**脉沉紧** 脉象名。指脉来轻取不应，重按应指紧张有力。亦作"脉沉而紧"。《伤寒论》中，"脉沉而紧"有以下三种情况：①太阳误治，中阳虚损，阴寒入里，故脉沉紧。语见第 140 条："太阳病下之……脉沉紧者，必欲呕。"此乃太阳表病误下，损伤中阳之气，表寒内入，寒饮内停所致。吴谦云："脉沉紧，寒邪入里之脉，欲呕，胃阳格拒之征。有表误下，邪陷在胃，法当从阳明治也。"（《医宗金鉴》）②伤寒误治，损伤中阳，水停心下，上凌心胸，故脉沉紧。语见第 67 条："伤寒若吐若下后，心下逆满，气上冲胸，起则头眩，脉沉紧，发汗则动经，身为振振摇者，茯苓桂枝白术甘草汤主之。"伤寒误用吐下，损伤脾胃，中气一虚，转输失职，则水饮停蓄中焦，致水气上逆，凌于心下，故致诸证丛生。其脉沉紧者，沉主里主水，紧主寒，沉紧之脉正水气内停为患之征。程应旄云："心阳虚而水寒胜，则脉沉紧。"（《伤寒论后条辨》）③邪传少阳，其脉不浮而沉，少阳脉弦，甚者似紧，故脉沉而紧。语见第 266 条："本太阳病，不解，转入少阳者，胁下硬满，干呕不能食，往来寒热，尚未吐下，脉沉紧者，与小柴胡汤。"此症见往来寒热，胁下硬满，干呕不能食，又曰"转入少阳"，且治以小柴胡汤，显系少阳病无疑。其"脉沉紧"者，因邪离太阳之表，其脉不浮，相对之下，亦可谓之沉；紧非少阳主脉，然弦之甚者则类紧，故合称脉"沉而紧"。徐灵胎云："此为传经之邪也。以上皆少阳本证。未经吐下，不经误治也。少阳已渐入里，故不浮而沉，紧则弦之甚者，亦少阳本脉。"（《伤寒论类方》）汪苓友云："少阳之脉当弦，曰沉紧者，邪将传里。陈亮斯云：'邪入胆腑，故脉沉紧而不弦。'此是少阳经与腑齐病也。"

（《伤寒论辨证广注》）参见"脉沉而紧"。

**脉沉滑**　脉象名。指脉搏轻取不应，重按往来流利，应指圆滑，如珠走盘。语见《伤寒论》第140条："太阳病，下之……脉沉滑者，协热利。"沉主里病，滑为阳脉而主里热，邪热随误下之势，内陷于里，逼迫水谷下奔，故"脉沉滑"而协热利。钱天来云："沉为在里，沉主下焦；滑为阳动，滑主里实。误下里虚，热邪陷入，虚热相协，中气失守，水谷下趋，随其误下之势，必为协热下利也。"（《伤寒溯源集》）沈明宗云："沉为在里，滑脉为阳，乃风邪陷于肠胃，逼迫水谷下奔，故协热利。"（《伤寒六经辨证治法》）二注可参。

**脉沉微**　脉象名。指脉来轻取不应，重按极细极软，若有若无。由真阳衰微，鼓动乏力所致。语见《伤寒论》第61条："下之后，复发汗，昼日烦躁不得眠，夜而安静，不呕不渴，无表证，脉沉微，身无大热者，干姜附子汤主之。"此由下后复汗，重伤阳气，阳衰阴盛，故脉来沉微。成无己云："无表证而脉沉微，知阳气大虚，阴寒气胜，与干姜附子汤退阴复阳。"（《注解伤寒论》）方有执云："脉沉微，身无大热，则阳大虚不足，以胜阴为谛矣。"（《伤寒论条辨》）钱天来云："沉则阴寒在里，微为阳气大虚，故当以干姜附子为温经回阳之治也。"（《伤寒溯源集》）诸注义同，可资参考。

**脉证**　指脉象及症状。语见《伤寒论》第16条："观其脉证，知犯何逆，随证治之。"

**脉即出**　脉象用语。指沉微断绝之脉在服药后即缓缓而出，亦作"脉即来"。语出《伤寒论》第317、370条通脉四逆汤方后注"分温再服，其脉即出者愈"。此二条均系少阴、厥阴阳气大衰、阴寒极盛，症见下利清谷，里寒外热，汗出而厥，服通脉四逆汤后，阴破阳回，脉气复续，故"脉即出"。喻昌云："前条之脉暴出者死，此条云脉即出者愈，其辨最细，盖暴出则脉已离根，即出则阳已返舍，系其外反发热，反不恶寒，真阳尚在躯壳，然必通其脉而脉即出，始为休征。"（《尚论篇》）高学山云："此条为有阳而格之在上在外，即出者，因通之而即通，如出亡返国之象，故愈。"（《伤寒尚论辨似》）可参。

**脉即来**　脉象用语。同"脉即出"。语见《伤寒论》第390条通脉四逆加猪胆汗汤之方后注："分温再服，其脉即来。"参见"脉即出"。

**脉迟**　脉象名。指脉来迟滞，一息不足四至。《伤寒论》中，脉迟主要见于以下四种情况：①寒凝脉道，阳气不利，脉行滞缓，故脉迟而无力。

此见于第 195 条："阳明病，脉迟，食难用饱，饱则微烦头眩，必小便难，此欲作谷瘅。"此由中阳不足，寒湿内阻所致。一见于第 333 条："伤寒脉迟，六七日，而反与黄芩汤彻其热，脉迟为寒，今与黄芩汤复除其热，腹中应冷，当不能食。"此系中阳衰败，鼓动乏力所致。②实热内壅，腑气不通，脉道郁滞，故脉迟而有力。语见第 208 条："阳明病，脉迟，虽汗出，不恶寒者，其身必重，短气，腹满而喘，有潮热者，此外欲解，可攻里也。"此脉迟与汗出不恶寒、身重、短气、腹满而喘、潮热等症并见，又曰"阳明病"，显系阳明腑实证无疑。由于实热壅滞于里，腑气不得通降，阻滞周身之气机，脉道因之不利，脉来因之迟滞，故见"脉迟"。尤在泾云："以腹满便闭，里气不行，故脉为之濡滞不利，非可比于迟则为寒之例也。"（《伤寒贯珠集》）③热入血室，气血搏结，脉道阻滞，故脉迟而有力。语见第 143 条："妇人中风，发热恶寒，经水适来，得之七八日，热除而脉迟身凉，胸胁下满，如结胸状，谵语者，此为热入血室也，当刺期门。"此乃热邪内陷，入于血室，血热相结，瘀滞不行，故脉来迟滞。柯韵伯曰："迟为在脏，必其经水适来时，风寒外来，内热乘肝，月事未尽之余，其血必结，当刺其募以泻其结……"（《伤寒来苏集》）④阳明兼太阳表虚，脉来迟缓，乃中风缓脉之变。语见第 234 条："阳明病，脉迟，汗出多，微恶寒者，表未解也，可发汗，宜桂枝汤。"本条虽以"阳明病"冠首，实则为太阳表虚证初传阳明，而以太阳证候为主，本条脉迟，非必一息三至，而是形容脉搏较为缓慢，与脉缓同类乃风寒袭表，营卫不调，汗出肌疏之象。钱天来云："邪在太阳，则以浮缓为中风，阳明已在肌肉之分，与太阳稍异，故不曰缓而曰迟。所谓迟者，非寒迟之脉，乃缓脉之变称也。"（《伤寒溯源集》）

**脉迟浮弱** 脉象名。指脉搏细软无力，一息不足四至，轻取即得。语见《伤寒论》第 98 条："得病六七日，脉迟浮弱，恶风寒，手足温，医二三下之，不能食而胁下满痛……与柴胡汤，后必下重。"此乃脾阳素虚，感受风寒，邪犯太阴，表受风寒，脉即浮，脾阳不足，鼓动乏力故迟弱。程应旄云："脉迟浮弱，浮为在表，迟则为寒，即在阳明已为表热里寒之诊。况更加以弱脉之虚证，恶风寒而不发热。只此一脉一证征之，其为阳气怯懦可知。"（《伤寒论后条辨》）

**脉实** 脉象名。指三部脉长大而坚实，举按皆有力。《素问·玉机真脏论》云："脉实病在中。"邪盛阳明，正气不衰，邪正相搏，脉道充盈，故脉实。语见《伤寒论》第 240 条："病人烦热，汗出则解，又如疟状，日晡所发热者，属阳明也。脉实者，宜下之……下之与大承气汤。"尤在泾云：

"烦热，热而烦也，是为在里。里则虽汗出不当解，而反解者，知表犹有邪也。如疟者，寒热往来，如疟之状，是为在表。表则日晡所不当发热，而反发热者，知里亦成实也。是为表里错杂之候，故必审其脉之浮沉，定其邪之所在，而后从而治之。若脉实者，知气居于里，故可下之，使从里出。"(《伤寒贯珠集》)钱潢云："若按其脉而实大有力者，为邪在阳明之里而胃实，宜攻下之。"(《伤寒溯源集》)二注义同，可参。

**脉弦**　脉象名。指脉搏端直而长，如按琴弦。《素问·玉机真脏论》云："端直以长，故曰弦。"《伤寒论》中，脉弦主病有二：①邪陷少阳，肝胆气郁，故脉弦。此见于第140条："太阳病下之……脉弦者，必两胁拘急。"此太阳误下，邪气内陷少阳所致。成无己云："脉弦则太阳之邪传于少阳，经曰：尺寸俱弦者，少阳受病也。"(《注解伤寒论》)钱天来云："弦为东方木气，肝胆之病脉也。下后而见弦脉，则知邪犯少阳之经矣。"(《伤寒溯源集》)又见于第142条："太阳与少阳并病，头项强痛，或眩冒，时如结胸，心下痞硬者，当刺大椎第一间、肺俞、肝俞，慎不可发汗，发汗则谵语，脉弦。五日谵语不止，当刺期门。"此病初在太阳少阳二经，误用发汗之法，徒伤津液，使少阳木火更炽，木盛侮土，火热乘胃，故发谵语。此时脉见弦象，弦为少阳主脉，尽管数日谵语不止，仍责风木之火炽盛，故刺肝之募期门穴，以泻木火。成无己云："少阳之邪，因干于胃，土为木刑，必发谵语，脉弦。"(《注解伤寒论》)②阳明燥热危候，脉弦主津液尚存，生机未竭。语见第212条："伤寒，若吐若下后，不解，不大便五六日，上至十余日，日晡所发潮热，不恶寒，独语如见鬼状。若剧者，发则不识人，循衣摸床，惕而不安，微喘直视，脉弦者生，涩者死。"本条症见不大便数日或十数日，日晡潮热、不恶寒而谵语，甚则循衣摸床、微喘直视，显系阳明燥热亢极所致。此时，若脉弦长有力，是病虽重而其人禀赋较厚，津液尚未全竭，胃气尚有生机，可作急下存阴之图，或有生还之望。汪苓友云："以上见证，莫非阳亢阴绝，孤阴无依而扰乱之象……脉弦者，为阴虽绝，犹带长养，故可生。"(《伤寒论辨证广注》)

**脉弦迟**　脉象名。指脉搏端直以长，挺然有力，脉来一息不足四至。语见《伤寒论》第324条："少阴病，饮食入口则吐，心中温温欲吐，复不能吐，始得之，手足寒，脉弦迟者，此胸中实，不可下也，当吐之。"此由痰食阻遏胸中，阳气郁闭，布达不利，故脉来弦迟。钱天来云："弦则为实，迟则为寒。脉弦而迟者，为寒邪实于胸中。"(《伤寒溯源集》)黄元御云："手足寒者，阳郁不能回达也，阳衰湿旺，是以脉迟。土涵木郁，是以

脉弦，此胸中邪实，不可下也。腐败壅塞，法当吐之。"（《伤寒悬解》）

**脉弦细** 脉象名。指脉搏端直以长，状如细线而稍软。语见《伤寒论》第 265 条："伤寒，脉弦细，头痛发热者，属少阳。"病在少阳，气血不足，脉道不充故脉细，肝胆气郁，布达不利故脉弦。柯琴云："弦为春脉，细则少阳初出之象也。但见头痛发热，而不见太阳脉证，则弦细之脉断属少阳。"（《伤寒来苏集》）

**脉弦浮大** 脉象名。指脉搏端直而长，脉形阔大，轻取即得。语见《伤寒论》第 231 条："阳明中风，脉弦浮大而短气，腹都满，胁下及心痛，久按之气不通，鼻干，不得汗，嗜卧，一身及目悉黄，小便难，有潮热，时时哕，耳前后肿。"此名为阳明中风，实则三阳合病。太阳脉浮，阳明脉大，少阳脉弦，病涉三阳之经，故其脉弦浮大。喻昌云："太阳证既未罢，而少阳证亦兼见，是阳明所主之位，前后皆邪，而本经之弥满流连，更不待言矣。盖阳明脉本大，兼以少阳之弦，太阳之浮，则阳明之大，正未易衰也。"（《尚论篇》）

**脉细** 脉象名。指脉细如线，按之应指明显。语见《伤寒论》第 148 条："伤寒五六日，头汗出，微恶寒，手足冷，心下满，口不欲食，大便硬，脉细者，此为阳微结，必有表，复有里也。"结合下文"脉沉亦在里也""脉虽沉紧不得为少阴病"之语观之，此"脉细"应是兼沉紧而言，乃沉细而紧之脉。乃邪入少阳，正气不足，阳气郁闭，气血不畅所致。

**脉细沉数** 脉象名。指脉搏细软，来去薄疾，重按无力而散。语见《伤寒论》第 285 条："少阴病，脉细沉数，病为在里，不可发汗。"本条只云其脉，未述见证，故注家见解不一。有人认为是少阴热化证，脉沉主里，细为阴虚，数为有热。如沈尧封即云："脉细属阴虚，沉为在里，数则为热，此阴虚而热邪入里也。"（《伤寒论读》）而有的医家则认为是少阴寒化证，脉沉细中见数，而数而无力，沉为在里，细为鼓动无力，数乃虚阳浮躁，治当驱寒回阳。如薛慎庵云："人知数为热，不知沉细中见数为寒甚，真阴寒证，脉常有一息七八至者，尽概述此一数字中，但按之无力而散耳，宜深察也。"（引《伤寒论后条辨》）也有的医家则认为不必辨其阴虚阳虚，脉沉细数总属里虚之证，与表证无涉，故不可发汗。如程郊倩云："何谓之里，少阴病脉沉是也，毋论沉细、沉数，俱是脏阴受邪，与表阳是无相干，法当固密肾根为主，其不可发汗，从脉上断，非从证上断。"（《伤寒论后条辨》）三说以后者最为公允。

**脉细欲绝** 脉象名。指脉搏细小无力，往来不继，有即将断绝之势。

语见《伤寒论》第 351 条："手足厥寒，脉细欲绝者，当归四逆汤主之。"此由血虚寒凝所致。因血虚则脉道不充而细，寒凝则血流不畅而欲绝。再与手足厥寒之证互参，则血虚寒凝无疑。尤在泾云："脉细欲绝者，血虚不能温于四末，并不能荣于脉中也。故欲续其脉，必益其血，欲益其血，必温其经。"(《伤寒贯珠集》)

**脉细数** 脉象名。指脉搏细直如线而软，来去薄疾，一息六至。语见《伤寒论》第 140 条："太阳病下之……脉细数者，头痛未止。"此因太阳误下，伤及正气，故脉细，表热未罢，故脉数。成无己云："下后邪气传里，则头痛未止。脉细数为邪未传里而伤气也。细为气少，数为在表，故头痛未止。"(《注解伤寒论》) 尤在泾云："脉细为气少，数为阳脉，气不足而阳有余，乃邪盛于上也。故头痛未止。"(《伤寒贯珠集》)

**脉甚微** 脉象名。即脉微较重。语见《伤寒论》第 160 条："伤寒吐下后，发汗，虚烦，脉甚微，八九日心下痞硬，胁下痛，气上冲咽喉，眩冒，经脉动惕者，久而成痿。"此因伤寒误用吐下之后，又复发汗，阴阳俱伤，表里大虚，脉道不充，推动无力，故脉甚微。沈明宗云："此吐下后复汗，气虚邪实也。吐下伤阴，复汗伤阳，表里皆虚，邪陷则发虚烦，亏损津液气血，故脉甚微。"(《伤寒六经辨证治法》)

**脉促** 脉象名。一指脉来急促或短促。钱潢云："脉促者，非脉来数，时一止复来之促也。即急促亦可谓之促也。"(《伤寒溯源集》) 徐大椿云："促为数意。"(《伤寒论类方》) 极是。此类促脉，在《伤寒论》中主病有二：①表邪内陷，正气起与邪争，故脉来急促。一见于第 140 条："太阳病下之，其脉促，不结胸者，此为欲解也。"促为阳脉，下后脉促，显示阳气向上向外，有抗邪外出之机，故为欲解。成无己云："其脉促者，为阳盛，下后脉促，阳胜阴也，故不作结胸，为欲解。"(《注解伤寒论》) 一见于第 21 条："太阳病，下之后，脉促胸满者，桂枝去芍药汤主之。"此条脉促，与 140 条同中有异，相同者均为正气抗邪之征，但不同者，此条乃下后阳气虚伤较重，虽欲抗邪而力不能胜，故以桂枝去芍药汤去阴通阳。钱天来云："同一脉促，以胸满而知其为下后阳虚，表邪入客于胸中……故仍用桂枝去芍药汤以散阳邪。"(《伤寒溯源集》) 一见于第 34 条："太阳病，桂枝证，医反下之，利遂不止，脉促者，表未解也。"本条亦属太阳误下，邪气入里化热。邪热下迫大肠，则下利不止，如脉见急促之象，则系其人阳气盛，虽为误下所伤，但仍有抗邪外达之势，且表邪亦未尽陷于里。钱天来云："促为阳盛，下利则不应促，以阳邪炽盛，故脉加急促，足以知其邪尚在表而未解也。"(《伤寒溯源集》)②阳虚阴盛,虚阳搏阴,故脉来急促。见于第 349 条:"伤寒脉促,手足厥逆,可灸之。"此条促脉与手足厥逆并见,并用灸法治之,当属阳虚阴盛之证。汪苓友云:"此条乃厥阴中寒,阴极脉促,宜灸之证……阴寒之极,迫其阳气欲脱,脉亦见促。况外证又手足厥逆,此时即用汤药,恐亦无济,可急灸之以助阳气。"(《伤寒论辨证广注》)二指脉来数而中止。语见《辨脉法》第 6 条:"脉来缓,时一止复来者,名曰结。脉来数,时一止复来者,名曰促。脉阳盛则促,阴盛则结。"此类促脉乃阳盛阴虚,阳气有余,又因阴虚而不与阳相续,故脉来数而时见一止。成无己云:"时有一止者,阴阳之气不相续也。阳行也速,阴行也缓……数以候阳,若阳气胜,而阴不能相续,则脉来数而一止。"(《注解伤寒论》)

**脉洪大** 脉象名。指脉来宽阔而大,应指滔滔,如洪水汹涌而来盛去衰。在《伤寒论》中,脉洪大其机理有二:①见于第 25 条:"服桂枝汤,大汗出,脉洪大者,与桂枝汤如前法。"此由药后大汗而邪不解,正气尚盛,借药力鼓动抗邪于外、气血汹涌所致。②见于第 26 条:"服桂枝汤,大汗出后,大烦渴不解,脉洪大者,白虎加人参汤主之。"此因太阳之邪陷于阳明,里热蒸腾,鼓动气血涌盛所致。成无己云:"大汗出,脉洪大而不渴,邪气犹在表也,可更与桂枝汤。若大汗出,脉洪大,而烦渴不解者,表里有热,不可更与桂枝汤,可与白虎加人参汤,生津止渴,和表散热。"(《注解伤寒论》)

**脉结代** 脉象名。结脉指脉来缓而中止、时有中止而复来;代脉指脉来动而中止,不能自还,因而复动。此处结代脉并称,乃指脉来有中止,节律不齐。此由气血亏虚,心脉失养,脉气不续所致。语见《伤寒论》第 177 条:"伤寒脉结代,心动悸,炙甘草汤主之。"成无己云:"结代之脉,动而中止,能自还者,名曰结;不能自还者,名曰代。由血气虚衰,不能相续也。"(《注解伤寒论》)柯琴云:"心不主脉,失其常度,故结代也。结与代皆为阴脉,伤寒有此,所谓阳证见阴脉者死矣。不忍坐视,姑制炙甘草汤,以欲挽回于已去之候耳。"(《伤寒来苏集》)二注可参。

**脉绝** 脉象名。指脉象沉伏不见,触摸不到。语见《伤寒论》第 368 条:"下利后脉绝,手足厥冷,晬时脉还,手足温者生,脉不还者死。"此由厥阴中寒,阴寒暴盛,阳气不支而下利,利甚则津液过度丧失,阳气一时脱绝,故脉沉伏不见,是谓"脉绝"。若周时后肢温脉还,为阳气尚有来复之机,故主生;反之,为阳已磨灭,则为死候。黄元御云:"利后脉绝,手足厥冷，阳欲断矣。"（《伤寒悬解》）尤在泾云："下利后脉绝，手足厥冷者，阴先竭而阳后绝也。"（《伤寒贯珠集》）钱天来云："夫寒邪下利而六脉已绝，手足厥冷，万无更生之理，而仲景犹云周时脉还，手足温者生，何也？夫利有新久，若久利脉绝，而至手足厥冷，则阳气以渐而虚，直至山穷水尽，阳气磨灭殆尽，脉气方绝，岂有复还之时，惟暴注下泄，忽得之骤利，而厥冷脉绝者，则真阳未至陡绝，一时为暴寒所中，致厥利脉伏，真阳未致陡绝，故阳气尚有还期。此条乃寒中厥阴，非久利也。故云晬时脉还，手足温者生，若脉不见还，则孤阳已绝而死也。"（《伤寒溯源集》）三注义同，尤以钱氏之说为上。

**脉紧**　脉象名。指脉来紧急，应指紧张有力，状如转索，左右无常。《伤寒论》中脉紧之机有二：①寒邪搏阳，脉道收引，故脉紧。此见于第140条："太阳病下之……脉紧者，必咽痛。"第287条："少阴病，脉紧，至七八日，自下利，脉暴微，手足反温，脉紧反去者，为欲解也。"第361条："下利脉数，有微热汗出，今自愈，设复紧，为未解。"此三条，皆由寒邪内入，客于少阴、厥阴之位，里寒内盛，脉道收引所致，故除"脉紧"之外，尚伴有咽痛、下利等症。②湿热内郁，胃阳复胜，邪正剧争，故脉紧。此见于第192条："阳明病，初欲食，小便反不利，大便自调，其人骨节痛，翕翕如有热状，奄然发狂，濈然汗出而解者，此水不胜谷气，与汗共并，脉紧则愈。"此证系阳明感受风邪，又因水湿停留，郁于表分，故有欲食，小便不利，大便自调，骨节疼痛，翕翕如有热状之见症。其"奄然发狂"者，乃因患者胃气尚强，腑中亦无燥结，正气抗邪，正邪交争剧烈，心神一时为之扰乱所致。而脉紧者，则为正气振奋，祛邪有力之反映。

**脉病**　即诊察疾病之意。语见《伤寒论·辨脉法》第15条："问曰：脉病，欲知愈未愈者，何以别之……"

**脉病人不病**　指五脏之真脏脉见而人身自觉无病。此属脏腑生长之气已衰，易致卒然跌仆，不省人事而死，《伤寒论》称之为"行尸"。语见《伤寒论·平脉法》第19条："脉病人不病，名曰行尸，以无王气，卒眩仆，不识人者，短命则死。"详见"行尸"条。

**脉浮**　脉象名。指脉搏轻取即得，举之有余，按之不足。在《伤寒论》中，脉浮见于以下几种情况：（1）外邪袭表，正气趋表抗邪，故脉浮，主病在太阳。如第1条："太阳之为病，脉浮，头项强痛而恶寒。"第116条："脉浮，宜以汗解。"第394条："脉浮者，以汗解之。"由于太阳病有中风、伤寒、温病之分，又有兼里、兼他经之异，故此类"脉浮"又可作如下区分：①汗下之后，表证未解。见于第 45 条："太阳病，先发汗不解，而复下之，脉浮者不愈。浮为在外，而反下之，故令不愈。今脉浮，故在外，当须解外则愈，宜桂枝汤。"②寒邪束表，太阳表实。见于第 51 条："脉浮者，病在表，可发汗，宜麻黄汤。"第 170 条："伤寒脉浮，发热无汗，其表不解，不可与白虎汤。"③温病初起，邪在卫分。见于第 113 条："形作伤寒，其脉不弦紧而弱，弱者必渴，被火，必谵语。弱者发热脉浮，解之当汗出愈。"此"脉浮"实则为浮弱之脉。④太阳蓄水，其表不解。见于第 71 条："太阳病，发汗后，大汗出，胃中干，烦躁不得眠，欲得饮水者，少少与饮之，令胃气和则愈。若脉浮，小便不利，微热，消渴者，五苓散主之。"⑤阴阳俱虚，复感外邪。见于第 29 条："伤寒，脉浮，自汗出，小便数，心烦，微恶寒，脚挛急，反与桂枝欲攻其表，此误也。"⑥太阴里虚，外兼太阳。见于第 276 条："太阴病，脉浮者，可发汗，宜桂枝汤。"（2）里热蒸腾，气血迫涌于外，故脉浮。此又有两种类型：①阳明热盛，气血两燔。见于第 227 条："脉浮，发热，口干鼻燥，能食者则衄。"②阳明津伤，水热互结。见于第 223 条："若脉浮，发热，渴欲饮水，小便不利者，猪苓汤主之。"（3）正气祛邪外出，邪气退出于表，故脉浮。语见第 116 条："微数之脉，慎不可灸。因火为邪，则为烦逆……欲自解者，必当先烦，烦乃有汗而解。何以知之？脉浮，故知汗出解。"

**脉浮大**　脉象名。指脉来其形阔大，按之盈指，轻取即得。《伤寒论》中之脉浮大有二：①见于第 132 条："结胸证，其脉浮大者，不可下，下之则死。"此浮大脉是大而无力，因邪气内陷于胸而表未全解，故其脉浮，邪陷而里未尽实，且邪气伤正，正气不足，故脉大而虚。方有执云："浮为在表，大则为虚，浮虚相搏，由表犹未尽入，而里未全实可知。"（《伤寒论条辨》）②见于第 268 条："三阳合病，脉浮大，上关上，但欲眠睡，目合则汗。"此病涉三阳之经，太阳之邪未罢则脉浮，邪入阳明，邪气盛实则脉大，此脉必大而有力。吴谦云："脉浮而大，太阳、阳明脉也。浮属表，大属里，今太阳脉浮之表未解，而心下反硬，阳明之里又急，权乎汗下可也。"（《医宗金鉴》）

**脉浮而动数**　脉象名。指脉来躁动急速，一息六至，轻取即得。语见《伤寒论》第 134 条："太阳病，脉浮而动数，浮则为风，数则为热，动则为痛，数则为虚。头痛发热，微盗汗出，而反恶寒者，表未解也。"此由风邪袭表，郁而化热，欲传里所致。程应旄云："病在太阳，其脉自浮，乃兼见动数脉，阳气盛实在表可知。浮则为风，在肌是邪未解也；数则为热，动则为痛，几乎有邪热内击之象。然热未成实，故数脉仍从浮虚上见，非内实之数也。虽为热为痛，似兼里证，而头痛发热汗出反恶寒者，表证全存也。"（《伤寒论后条辨》）

**脉浮而芤** 脉象名。指脉搏轻取浮大，重按中空，如按葱管。语见《伤寒论》第246条："脉浮而芤，浮为阳，芤为阴，浮芤相搏，胃气生热，其阳则绝。"浮脉属阳主阳热浮盛于外，芤脉为阴，主阴液不足于内，二脉相合，乃阳盛灼阴，津血亏耗之象。尤在泾云："脉浮为盛于外，脉芤为歉于内，浮为阳，谓阳独盛也，芤为阴，谓阴不足也。浮芤相搏，阳有余而阴不足也。胃液枯竭，内虚生热，虽有阳气，无与为偶……故曰其阳则绝。"（《伤寒贯珠集》）

**脉浮而迟** 脉象名。指脉来一息不足四至，轻取即得，重按无力。由阴寒内盛，虚阳外越所致。语见《伤寒论》第225条："脉浮而迟，表热里寒，下利清谷者，四逆汤主之。"脉迟与下利清谷并见，为阴寒内盛无疑，兼浮非为有表，乃已虚之阳为阴寒所逼，浮越于表，故曰表热里寒，治宜四逆汤。吴谦云："阳明病，脉浮而迟，浮主表热，迟主里寒，今其证下利清谷，则为里寒太甚，法当温之，宜四逆汤主之。"（《伤寒贯珠集》）

**脉浮而紧** 脉象名。指脉来紧急有力，轻取即得。又名"脉浮紧"。此浮而紧之脉在《伤寒论》中主病有二。①见于151、189条，乃寒邪束表，卫闭营郁，脉道收引，气血外趋所致；②见于第189、201条，乃邪实于里，热蒸于外所致。

**脉浮而缓** 脉象名。即"脉浮缓"。指脉来缓怠，轻取即得，按之无力。语见《伤寒论》第187、278条："伤寒，脉浮而缓，手足自温者，系在太阴。"（278）此由邪伤于表，袭于太阴所致。因太阴为湿土之脏，其脉缓，复加表邪，气血外趋，是以兼浮。喻嘉言云："脉浮而缓，本为表证，然无发热恶寒外候，而手足自温者，是邪已去表而入里，其脉之浮缓，又是邪在太阴，以脾脉主缓故也。"（《尚论篇》）

**脉浮而数** 脉象名。指脉来一息五六至，轻取即得，按之无力。语见《伤寒论》第52条："脉浮而数者，可发汗，宜麻黄汤。"此由风寒束表，卫闭营郁，气血趋表抗邪，故脉浮。邪郁有化热入里之势，血流加快，故脉数。因邪未离表，且化热为甚，故仍可用麻黄汤发表透邪。文中云"可发汗""宜麻黄汤"而不云"主之"，其意深焉。汪苓友云："太阳无汗证具，即见脉浮而数者，亦可发汗，盖数为郁热已甚，乃太阳病欲传里之时也。以其尚有浮脉，邪未离表，乘其未传，犹为可发汗之时，故亦云宜麻

黄汤也。"(《伤寒论辨证广注》)

**脉浮细** 脉象名。指脉搏和缓无力,轻取即得。语见《伤寒论》第37条:"太阳病,十日已去,脉浮细而嗜卧者,外已解也。"结合上下文来看,此乃表邪已去,正气渐复所致。方有执云:"脉浮细而嗜卧者,大邪已退,血气乍虚而肢体倦怠也。"(《伤寒论条辨》)

**脉浮紧** 脉象名。指脉来绷急,应指紧张有力,轻取即得。亦作"脉浮紧"。《伤寒论》中,脉浮紧多由太阳病寒邪束表,卫闭营郁,脉道收引,气血外趋所致,症见发热恶寒、无汗、身疼痛、治宜发汗解表,用麻黄汤。语见第16、46、47、50、55条。若外有表寒,内有郁热,症见发热恶寒、身疼痛、不汗出而烦躁者,治宜外散风寒,内清郁热,用大青龙汤见第38条。

**脉浮弱** 脉象名。指脉来缓而细弱无力,轻取即得。与"脉浮紧"相对,亦作"阳浮而阴弱"。语见《伤寒论》第42条:"太阳病,外证未解,脉浮弱者,当以汗解,宜桂枝汤。"此因风邪袭表、卫气不固、营阴外泄,故脉浮弱。张锡驹云:"邪入肌腠,则肌中之血气受伤,故脉浮弱也。宜桂枝汤资助肌腠之血气为汗而解也。"(《伤寒论直解》)成无己云:"脉浮弱者,荣弱卫强也。"(《注解伤寒论》)方有执云:"浮弱即阳浮而阴弱。"(《伤寒论条辨》)可参。

**脉浮虚** 脉象名。指脉来柔弱怠缓,轻取即得,按之空虚。表邪不去,里实未甚,故脉浮虚。症见烦热,如疟状。治宜发汗解肌,宜桂枝汤。语见《伤寒论》第240条。成无己云:"其脉浮虚者,是热未入腑,犹在表也。"(《注解伤寒论》)

**脉浮虚而涩** 脉象名。指脉搏浮大而软,按之无力,往来艰涩。语见《伤寒论》第174条:"伤寒八九日,风湿相搏,身体疼烦,不能自转侧,不呕不渴,脉浮虚而涩者,桂枝附子汤主之。"此由风邪在表,卫阳不固,寒湿郁滞,脉道不利所致。钱天来云:"脉浮虚而涩者,浮则为风,浮而按之无力,即所谓浮则为虚也。寒邪在营,血脉不得流利则涩。湿流关节,气血不快于流行亦涩。正风寒湿三气所著之脉,名为湿痹者是也。"(《伤寒溯源集》)

**脉浮滑** 脉象名。指脉搏往来流利,应指圆滑,轻取即得。《伤寒论》中"脉浮滑"主病有三:①见于第138条:"小结胸病,正在心下,按之则痛,脉浮滑者,小陷胸汤主之。"此由痰热互结心下所致;②见于第176条:"伤寒脉浮滑,此以表有热,里有寒,白虎汤主之。"此乃阳明无形之热蒸腾于内，气血趋表，奔流涌盛所致；③见于第 140 条："太阳病下之……脉浮滑者，必下血。"此乃伤寒误下，邪气化热入里，灼伤阴络所致。

**脉浮缓** 脉象名。指脉搏柔弱怠缓，轻取即得。亦作"脉浮而缓"，语见《伤寒论》第 39 条："伤寒脉浮缓，身不疼，但重，乍有轻时，无少阴证者，大青龙汤发之。"大青龙汤证乃表有风寒，内有郁热之证。此浮为表邪未罢，风寒外来所致，缓乃由浮紧而渐变为缓，系风寒化热之象。尤在泾云："伤寒脉浮缓者，脉紧去而成缓，为寒欲变热之证。经曰：脉缓者多热是也。"（《伤寒贯珠集》）此说平正公允，较他注为优。

**脉浮数** 脉象名。指脉来薄疾，一息超过四五至，轻取即得。一说义同脉浮紧，亦作"脉浮而数"。《伤寒论》中，此脉主病有三：①风寒束表，卫闭营郁，气血趋表抗邪，故脉浮数。语见第 49 条："脉浮数者，法当汗出而愈。"②表邪入里，水蓄膀胱，故脉浮数。语见第 72 条："发汗已，脉浮数，烦渴者，五苓散主之。"③热盛于里，蒸腾于外，故脉浮数。语见第 257 条："病人无表里证，发热七八日，虽脉浮数者，可下之。"

**脉涩** 脉象名。指脉搏往来艰涩，迟滞不畅，如轻刀刮竹之状。语见《伤寒论》第 48 条："二阳并病……若发汗不彻，不足言，阳气怫郁不得越，当汗不汗，其人躁烦……何以知汗出不彻，以脉涩故知也。"此由发汗不彻，邪气怫郁在表，脉气亦因之流行不畅，往来艰涩所致。顾尚之云："短气脉涩多属于虚，若外因短气必气粗，是汗出不彻，邪气壅促胸中不能布息之短气，非过汗阳气虚乏不足续息之短气也。外因脉涩必有力，是汗出不彻，邪气阻滞荣卫不能流通之脉涩，非过汗伤液，液少不滋脉道之脉涩也。"（《伤寒杂病论会通》）汪苓友云："夫汗出不彻，营气不得条达则脉涩。"（《伤寒论辨证广注》）此二说对"脉涩"之机理论述合理，可参。

**脉调和** 脉象名。指病脉与病证相符。语见《伤寒论》第 105 条："伤寒十三日，过经谵语者，以有热也。当以汤下之，若小便利者，大便当硬，而反下利，脉调和者，知医以丸药下之，非其治也。"此本证属阳明腑实，脉调和，指仍为沉实或实大之脉。此乃因误用丸药攻下，燥实不能尽去，里实仍在，故脉亦呈沉实、实大之象。汪琥云："若其人不因误下而自利者，其脉当微而手足见厥，此为内虚，不可下也。今脉反和，反和者，言其脉与阳明腑证不相背之意……此为内实。"（《伤寒论辨证广注》）

**脉弱** 脉象名。指脉搏细软而沉，柔弱无力。《伤寒论》中，脉弱之主病有四：①体质素弱，脾胃虚损。语见第 280 条："太阴为病脉弱，其人续自便利，设当行大黄、芍药者，宜减之，以其人胃气弱，易动故也。"营行脉中，卫行脉外，营卫之气，皆禀自中州。今脾胃虚弱，化源不足，血脉不充，鼓动乏力，是以脉弱。张隐庵云："太阴为病，脉弱，其人续自便利，乃太阴阴湿为病，土气内虚，不得阳明中见之化。"（《伤寒论集注》）②阳气虚衰，阴寒内盛。语见第377条："呕而脉弱，小便复利，身有微热，见厥者难治，四逆汤主之。"本条证，厥冷、微热、小便利而呕又主以四逆汤，显系寒逆于上，阳虚于下，阴盛于内，阳浮于外，由于正虚阳弱，故而脉见弱象。尤在泾云："脉弱便利而厥，为内虚且寒之候，则呕非火邪，乃是阴气之上逆，热非寒邪，乃是阳气之外越矣。"（《伤寒贯珠集》）③厥阴阳复，邪衰阴消。语见第360条："下利，有微热汗而渴，脉弱者，今自愈。"本条下利，乃厥阴虚寒之证，微热而渴，为阴退阳复之兆，而脉弱则示邪热已衰，故云"脉弱者今自愈"。程郊倩云："缘厥阴下利为阴寒胜，微热而渴则阳热复也。脉弱知邪已退而经气虚耳，故今自愈。"（《伤寒论后条辨》）④表邪化热入里，脉象由紧软缓，是谓脉弱。语见第251条："得病二三日，脉弱，无太阳柴胡证，烦躁，心下硬，至四五日，虽能食，以小承气汤少少与，微和之。"此条，烦躁，心下硬，而又无太阳及少阳之证，显系病入阳明。此之脉弱，乃脉象由表脉之浮紧，随邪气化热入里之势而转为缓，即不浮紧有力之意，非弱而无力之脉。汪苓友云："脉弱者，谓无浮紧等在表之脉也。"（《伤寒论辨证广注》）

**脉萦萦如蜘蛛丝** 脉象形态用语。萦萦，纤细貌。萦萦如蜘蛛丝，指脉象纤细而微弱欲绝，主阳气衰亡。语见《伤寒论·辨脉法》第5条："脉萦萦如蜘蛛丝者，阳气衰也。"方有执云："萦萦如蜘蛛丝者，牵惹旁旋，微细欲绝之状。"（《伤寒论条辨》）张隐庵云："脉萦萦然如蜘蛛之丝，细而极微，难以把握，故曰阳气衰也。"（《伤寒论集注》）成无己云："萦萦，滞也，若萦萦惹惹之不利。如蜘蛛丝者，至细也。微为阳微，细为阳衰。《脉要》曰：微为气痞，是未至于衰。《内经》曰：细则气少，以至细为阳衰宜矣。"（《注解伤寒论》）三氏之注对脉形之解释及对其主病机理的阐述简洁可参。

**脉盛身寒得之伤寒** 指脉象盛而有力，身体恶寒者，其病系伤于寒邪所致。语见《伤寒论·伤寒例》第29条："脉盛身寒，得之伤寒；脉虚身热，得之伤暑。"寒邪侵袭卫表，阳气起与邪争，卫阳被遏不布于表则恶寒，脉道拘急，营阴郁滞，邪正相争激烈，则脉来盛而有力。

**脉虚** 脉象名。指脉来细弱，举之无力，按之空虚。为津伤血虚，脉道不充所致。语见《伤寒论》第 347 条："伤寒五六日，不结胸，腹濡，脉虚复厥者，不可下。此亡血，下之死。"伤寒五六日，一般为邪传入里，化热成实之期，此条证，五六日不结胸而腹部柔软，可知里无实邪，脉象虚弱，反映出正虚本质，由此可知病人之厥乃血虚所致，故云"此亡血"。为何不断为气虚而断为血虚？主要是依据腹濡一证，因气虚不运多生胀满，今腹濡，所以知其非气虚所致。陈修园云："伤寒五六日，六经已周也，不伤于气，而伤于血，故不结胸，则腹不硬而软濡。脉乃血脉，血虚则脉亦虚，阴血虚于内，不能与阳气相接于外，故手足复厥者，慎不可下，此厥不为热深，而为亡血。"（《伤寒论浅注》）

**脉虚身热得之伤暑**　指脉来虚弱无力，而身体发热不恶寒者，病得之伤于暑邪。语见《伤寒论·伤寒例》第 29 条："脉盛身寒，得之伤寒；脉虚身热，得之伤暑。"暑邪伤人，最易伤阴耗气，气血不足，所以脉来虚弱无力。暑为热，中于肌表，与正相争，故身热。

**脉累累如循长竿**　脉象形态用语。形容脉沉迟中有坚涩结滞之象。主阴气偏胜。语见《伤寒论·辨脉法》第 5 条："脉累累如循长竿者，名曰阴结也。"成无己注云："累累如循长竿者，连连而强直也。为阳气郁结于内，不与阳气合杂也。"（《注解伤寒论》）张隐庵云："脉累累如循长竿之节，弦坚而涩，不能上达于阳，故名曰阴结。"（《伤寒论集注》）二说明白简洁，可供参考。参见"阴结"条。

**脉续浮**　脉象名。指阳明中风脉弦浮大之脉，十日以后弦大不见，惟浮脉仍在。语见《伤寒论》第 231 条："阳明中风，脉弦浮大而短气，腹都满，胁下及心痛，久按之气不通，鼻干，不得汗，嗜卧，一身及目悉黄，小便难，有潮热，时时哕，耳前后肿。刺之小瘥，外不解，病过十余日，脉续浮者，与小柴胡汤。"此条虽曰阳明中风，但从症状分析，实乃太阳、少阳、阳明三阳合病，故脉弦浮大。十日之后，经治疗，阳热宣泄，余邪趋于外解，故弦大去而但浮。用小柴胡汤和解少阳者，意在使枢机一转，表里之邪尽从外解也。程应旄云："脉续浮者，尚按弦大之浮，热未能尽去也，故用小柴胡汤双解之。"（《伤寒论后条辨》）

**脉绵绵如泻漆之绝**　脉象形态用语。绵绵，连绵柔软貌。如泻漆之绝，指脉象如倾漆欲尽之状。前大而后小，主血虚。语见《伤寒论·辨脉法》第 5 条："脉绵绵如泻漆之绝者，亡其血也。"张隐庵云："脉绵绵如泻漆之绝，头大而末小，此阳气外越，阴血内虚，不和于阳，故曰亡其血也。"（《伤寒论集注》）此说可供参考。

**脉短** 脉象名。指脉来首尾俱短，不及本位，两头缩缩，仅见关部。见于《伤寒论》第211条："发汗多，若重发汗者，亡其阳，谵语。脉短者死，脉自和者不死。"汗为阳气蒸化阴津所生，汗出过多，不仅亡阳，亦且亡阴，阴阳俱损，正气衰微，故"脉短"。柯韵伯云："亡阳即津液越出之互辞，心之液为阳之汗。脉者，血之腑也。心主血脉，汗多则津液脱，营血虚，故脉短是营卫不行，脏腑不通，故死。"（《伤寒来苏集》）山田正珍云："短乃微弱，为亡阳之诊。"（《伤寒论集成》）钱天来云："脉者，气之先，血之腑也。脉之动，阳气鼓之也。阳亡阴竭，故脉短促而死。但言亡其阳而不及阴者，重阳气也。"（《伤寒溯源集》）对本条脉短之机理，柯氏认为乃津亏血虚，山田正珍认为乃亡阳所致，而钱氏则云是阳亡阴竭之征。三氏之说，以钱氏为优。

**脉滑** 脉象名。指脉搏往来流利，应指圆滑，替替然如珠应指。语见《伤寒论》第350条："伤寒，脉滑而厥者，里有热，白虎汤主之。"此由热盛阳郁，气实血涌，往来流利，故脉滑。尤在泾云："脉微而厥者，阴邪所中，寒在里也，脉滑而厥者，阳邪所伤，热在里也。阳热在里，阴气被格，阳反在内，阴反在外。设身热不除，则其厥不已，故主白虎汤，以清里而除热也。"（《伤寒贯珠集》）钱天来云："滑者，动数流利之象，无沉细微涩之形，故为阳脉。滑主痰食，又主胃实，乃伤寒郁热之邪在里，阻绝阳气，不得畅达于四肢而厥，所谓厥深热亦深也。"（《伤寒溯源集》）二说可参。

**脉滑而疾** 脉象名。指脉搏应指滑利，往来疾速，如珠应指。里热炽盛，大实大坚未成，故脉滑而疾。语见《伤寒论》第214条："阳明病，谵语，发潮热，脉滑而疾者，小承气汤主之。"成无己云："若脉滑疾，为里热未实，则未可下，与小承气汤和之。"（《注解伤寒论》）程应旄云："滑疾虽阳盛之诊，然流利不定，终未为实，主以小承气汤，尚在试法之列。"（《伤寒论后条辨》）

**脉滑而数** 脉象名。指脉搏应指圆滑流利，往来急速，一息六至。宿食内结，胃热燥实，血流薄疾，故见此脉。语见《伤寒论》第256条："阳明少阳合病，必下利……脉滑而数者，有宿食也，当下之，宜大承气汤。"方有执云："滑主食、数主热，宿食可知也。"（《伤寒论条辨》）沈明宗云："所以脉滑而数者，乃外邪与宿食搏聚于胃，即阳明湿热气盛，反壅少阳之气不伸，当下阳明之实，而解少阳之围。"（《伤寒六经辨证治法》）

**脉缓** 脉象名。指脉搏柔弱松弛，来去怠缓，与紧脉相对。语见《伤寒论》第2条："太阳病，发热汗出，恶风，脉缓者，名为中风。"此乃太阳中风，汗出营弱，脉道松弛，故脉缓。汪琥云："脉缓当作脉浮缓看，浮是太阳病脉，虚是中风脉。"（《伤寒论辨证广注》）钱天来云："缓者紧之对称，非迟缓之谓也。风为阳邪，非劲急之性，故其脉缓也。"（《伤寒溯源集》）方有执云："缓即下文阳浮阴弱之谓。风性柔和，所以然也。"（《伤寒论条辨》）诸家多从风性疏泄来注释缓脉，实则当以汗出营弱，脉道松弛释之更为合理。

　　**脉微**　脉象名。指脉搏极细极弱，似有似无，按之欲绝。《伤寒论》中，"脉微"主要由阳气虚衰，鼓动乏力所致，但亦有因于阴阳俱虚，阳虚不能推动，阴亏脉道不充所致者。其阳虚者，见于以下数条：①见于第286条："少阴病，脉微，不可发汗，亡阳故也。"此由少阴阳衰所致。钱天来云："微者，细小软弱，似有若无之称也。脉微则阳气大虚，卫阳衰弱，故不可发汗以竭其阳，以汗虽阴液，为阳气所蒸而为汗，汗泄则阳气亦泄矣。今阳气已虚，故曰亡阳故也。"（《伤寒溯源集》）②见于第315条："少阴病，下利，脉微者，与白通汤。"此由少阴阴盛阳衰，戴阳于上所致。成无己云："少阴病，下利，脉微，为寒极阴盛，与白通汤复阳散寒。"（《注解伤寒论》）③见于第338条："伤寒，脉微而厥，至七八日肤冷，其人躁无暂安时者，此为脏厥。"此由真阳极虚，脏气垂绝所致。喻嘉言云："脏厥者，正指肾而言也……曰脉微而厥，则阳气衰微可知。"（《伤寒尚论篇全书》）④见于第343条："伤寒六七日，脉微，手足厥冷，烦躁，灸厥阴，厥不还者，死。"此由厥阴阴盛阳衰所致。汪苓友云："此条乃寒厥之死证。寒中厥阴，所忌者厥，所喜者热。伤寒脉微，手足厥冷，至四五日，阳回当热。今者六七日而阳不回，反加烦躁……乃脏中真阳欲脱，而神气为之浮越。"（《伤寒论辨证广注》）其阴阳俱虚者，见于以下诸条：①见于第23条："太阳病，得之八九日……脉微而恶寒者，此阴阳俱虚，不可更发汗、更下、更吐也。"此由太阳病失治误治，损伤人体阴阳之气所致。尤在泾云："脉微而恶寒者，此阴阳俱虚，当与温养，如新加汤之例，而发汗吐下，均在所禁矣。"（《伤寒贯珠集》）②见于第385条："恶寒脉微而复利，利止亡血也，四逆加人参汤主之。"此本为霍乱病，恶寒脉微而复利，为阳虚阴盛，已属阳衰危重之证，今下利自止，然恶寒脉微之证仍在，是阳气衰微，津液内竭，无物可下，故以四逆加人参汤回阳救逆，益气生津。成无己云："恶寒脉微而利者，阳虚阴盛也。利止则津液内竭，故云亡血……与四逆汤温经助阳，加人参生津液益血。"（《注解伤寒论》）

**脉微而沉** 脉象名。指脉搏似有似无，轻取不应，按之不起。语见《伤寒论》第124条："太阳病，六七日表证仍在，脉微而沉，反不结胸，其人发狂者，以热在下焦，少腹当硬满，小便自利者，下血乃愈。"此乃血热瘀结，蓄积下焦，气血阻滞，脉道不利，故脉微而沉。

**脉微细** 脉象名。指脉来如丝之应指，按之欲绝，似有似无。语见《伤寒论》第60条："下之后，复发汗，必振寒，脉微细，所以然者，此内外俱虚故也。"第281条："少阴之为病，脉微细，但欲寐也。"此二条之脉微细，皆由阴阳俱虚所致，阳气衰微，鼓动无力即脉微，阴血不足，脉道不充即脉细。张隐庵云："脉微者，神气微也，细者，精气虚也。此少阴水火为病而见于脉也。"（《伤寒论集注》）尤在泾云："脉微为阳气虚，细为阴血少。既下复汗，身振寒而脉微细者，阴阳并伤，而内外俱虚也。"（《伤寒贯珠集》）

**脉微细沉** 脉象名。即"脉微细"。指脉来细而无力，若有若无。语见《伤寒论》第300条："少阴病，脉微细沉，但欲寐，汗出不烦，自欲吐。至五六日，自利，复烦躁不得卧寐者，死。"此由邪入少阴，阳气衰微，鼓动无力，阴血不足，脉道不充，故脉微细沉。沈明宗云："脉微沉细，但欲卧，少阴阳虚脉证，护卫之阳将欲离散，故汗出而不烦。"（《伤寒六经辨证治法》）

**脉微浮** 脉象名。指脉搏由沉微逐渐呈现浮象。语见《伤寒论》第327条："厥阴中风，脉微浮为欲愈，不浮为未愈。"厥阴本为阴盛阳衰之证，本脉为沉微无力，若阴邪渐衰，阳气渐复，则脉变浮象，故主欲愈。成无己云："经曰：阴病见阳脉者生。浮者，阳也。厥阴中风，脉微浮，为邪气还表向汗之时，故云欲愈。"（《注解伤寒论》）柯韵伯云："微浮，是阴出之阳，亦阴病见阳脉也。"（《伤寒来苏集》）二注平允可参。

**脉微涩** 脉象名。指脉搏细软无力，往来涩滞，亦作"脉反微涩"。在《伤寒论》中，脉微涩主病有二：①见于第325条："少阴病下利，脉微涩，呕而汗出，必数更衣，反少者，当温其上，灸之。"此因阳虚气陷，津亏血少所致。②见于第384条："伤寒，其脉微涩者，本是霍乱，今是伤寒，却四五日，至阴经上，转入阴必利。本呕下利者，不可治也。"此由霍乱吐利，气津大伤，血流不畅所致。综其二者，均系阳虚阴弱，推动乏力，脉道不充而来。成无己云："脉微亡阳，涩为亡血，下利呕而汗出，亡阳亡血也。"（《注解伤寒论》）沈明宗云："微为阳微，涩为阴弱，而下利脉见微涩，乃阴阳不足，而受寒邪。"（《伤寒六经辨证治法》）钱天来云："其脉

微涩者，阳气大衰则微，阴血凝涩则涩。微涩之脉，阴阳两伤残矣。"（《伤寒溯源集》）

**脉微弱**　脉象名。指浮紧之脉微微变为缓弱。一说指脉搏极细极软，似有似无，沉而无力。此脉在《伤寒论》中主病有三：①语见第 27 条："太阳病，发热恶寒，热多寒少，脉微弱者，此无阳也，不可发汗，宜桂枝二越婢一汤。"此由太阳病，表证渐罢，邪郁有化热入里之势使然。②语见第 38 条："太阳中风，脉浮紧……大青龙汤主之。若脉微弱，汗出恶风者，不可服之，服之则厥逆，筋惕肉瞤，此为逆也。"此由太阳中风，表里俱虚，卫外不固所致。③语见第 139 条："太阳病，二三日，不能卧，但欲起，心下必结，脉微弱者，此本有寒分也。反下之，若利止，必作结胸。"此由寒邪化热入里，正气不趋肌表所致。

**脉微弱数**　脉象名。指脉来一息六至，按之细软无力。与"脉大"相对言。语见《伤寒论》第 365 条："下利，脉沉弦者，下重也；脉大者，为未止，脉微弱数者，为欲自止，虽发热，不死。"厥阴下利，邪衰阳复，邪衰则脉微而弱，阳复则脉数。成无己云："脉微弱数者，邪气微而阳气复，为欲自止，虽发热止由阳胜，非大逆也。"（《注解伤寒论》）钱天来云："若脉微弱，则阳气虽弱，而寒邪已衰，数则阳气渐复，故为欲自止也。然脉微弱则阳气已虚，脉数则热气必盛而发热矣。"（《伤寒溯源集》）

**脉微欲绝**　脉象名。指脉搏极细极软，似有似无，往来不继，即将断绝。其机理为阳气虚衰，无力鼓动血脉所致。在《伤寒论》中，"脉微欲绝"主病有三：①主少阴病，里寒外热。症见下利清谷，手足厥逆，身反不恶寒，面色赤等，见于第 317 条；②主霍乱吐利，亡阳，里寒外热。症见小便利而大汗出，下利清谷，见于第 389 条；③主霍乱吐利，阳亡阴竭。症见吐已下断，汗出而厥，四肢拘急不解，见于第 390 条。吴谦云："脉微欲绝者，是外之阳虚，不能固护，内之阴寒，独盛于中，内真寒而外假热也。"（《医宗金鉴》）

**脉微续**　指脉象由无脉而逐渐出现。语见《伤寒论》第 315 条："少阴病，下利，脉微者，与白通汤。利不止，厥逆无脉，干呕烦者，白通加猪胆汁汤主之。服汤脉暴出者死，微续者生。"少阴病下利甚，阳亡阴竭，故厥逆无脉。今脉象缓缓重现是阴液未竭，阳气渐复的好现象。但如果是服药后脉搏突然出现且浮或大，便是阴液枯竭，阳气外越的凶象，预后不良。尤在泾说："脉暴出者死，是无根之阳发露无遗；微续者生，是被抑之阳来复有渐。"（《伤寒贯珠集》）

**脉微缓** 脉象名。指脉搏微呈和缓之势，与浮紧之脉相对。此处之微为稍微之微，非微脉之微。语见《伤寒论》第23条："太阳病，得之八九日，如疟状，发热恶寒，热多寒少，其人不呕，清便欲自可，一日二三度发，脉微缓者，为欲愈也。"此因太阳表病，已经数日，邪气渐退，正气来复，表里气和，故脉微缓。高学山云："脉微缓者，邪去而血气安定不应，故知欲愈。"（《伤寒尚论辨似》）钱天来云："脉又微缓，微者，非微细之微，言较前略感和缓也。以脉缓，故知邪气将解而欲愈也。何也？寒邪未解之脉当浮紧，或阴阳俱紧，风邪未解之脉当浮缓，今不浮不紧而渐觉和缓，故为欲愈也。"（《伤寒溯源集》）

**脉数** 脉象名。指脉来急促，一息四五至以上。《伤寒论》中脉数见于以下三种情况：①邪热内蕴阳明，搏于血分，脉行加速，故脉数。语见第257条："病人无表里证，发热七八日，虽脉浮数者，可下之，假令已下，脉数不解，合热则消谷善饥，至六七日，不大便者，有瘀血，宜抵当汤。"及第258条："若脉数不解而下不止，必协热便脓血也。"此二条之脉数，系一源而两歧，均由发热七八日，脉浮数者经下后而来。此症见脉浮数，发热七八日，又云可下，是为阳明里热炽盛，蒸腾于外所致。下后脉数不解，消谷善饥而不大便，乃热与瘀血相搏，而非燥屎不通，因消谷善饥系腑中无燥屎阻塞之明证，故以抵当汤破瘀泄热。若脉数不解而下利不止，则系热邪向下，灼伤阴络，迫血下行，血热相蒸，腐败为脓血。吴谦云："假令已下，脉不浮而数不解，是表热去，里热未去也。至六七日又不大便，若不能消谷善饥，是胃热实也，以大承气汤下之。今既能消谷善饥，是胃合热，故屎虽硬色必黑，乃有瘀血热结之不大便也。宜用抵当汤下之。若脉数不解，而下利不止，又当随其下血与不下血而异治之。倘血分之热邪不除，必协热而便脓血也。"（《医宗金鉴》）②厥阴阳复，热迫气血，故脉数。此见于第361条："下利脉数，有微热汗出，今自愈，设复紧，为未解。"又见于第332条："后三日脉之而脉数，其热不罢者，此为热气有余，必发痈脓也。"及第367条："下利脉数而渴者，今自愈，设不差，必清脓血，以有热故也。"此三条，皆属厥阴阳复之证，脉数同属阳复化热，热迫血行而来，然有程度之不同。其阳复不过者，伴微热汗出口渴，为自愈之兆；其阳复太过者，发热较甚，又有腐败气血而为痈脓及热伤阴络为便脓血之异。舒驰远云："厥阴下利，阳复则愈已。阳复亦必有所征验。微热而渴，征于热矣；脉数而渴，征于脉矣。故二者皆令自愈。但微热者，不必脉数；脉数者，不必有热。此邪去阳复而无偏胜也。若微热而兼脉数，则阳过亢矣，为不可愈，又在言外。合而观之，其理自现。设不瘥，而微热者，言微热不除，则阳有余，必伤阴而便脓血，故曰以有热故也。"（《舒氏伤寒论集注》）③胃中虚冷，虚阳浮动，故脉数而无力。语见第122条："病人脉数，数为热，当消谷引食，而反吐者，此以发汗，令阳气微，膈气虚，脉乃数也。"张隐庵云："病人脉数为热，热当消谷引食，而反吐者，此以发汗令表阳气微，膈内气虚而脉数，数则为虚矣，故数为客热。非太阳之正气，不能消谷也。夫客热内乘，则真阳不足，胃中正气虚冷，故吐也。"（《伤寒论集注》）

**脉数急**　脉象名。指脉来急速，一息超过四五至。与"脉若静"相对。语见《伤寒论》第4条："伤寒一日，太阳受之，脉若静者，为不传。颇欲吐，若躁烦，脉数急者，为传也。"此条之脉数急，与颇欲吐、躁烦并见，乃外邪入里化热，蒸迫气血，流动加速所致。方有执云："数，五六至以上也，其主热。急，躁疾也。欲传而进可知也。"（《伤寒论条辨》）

**脉蔼蔼如车盖**　脉象形态用语。形容脉象浮数中而有上壅之象。主阳气偏亢。语见《伤寒论·辨脉法》第5条："脉蔼蔼如车盖者，名曰阳结也。"成无己注云："蔼蔼如车盖者，大而厌厌聂聂也。为阳气郁结于外，不与阴气和杂也。"（《注解伤寒论》）张隐庵云："脉蔼蔼如车盖者，柔软摇荡，虚浮于上，不能内归于阴，故名曰阳结也。"（《伤寒论集注》）二注明白易懂，可与"阳结"条互参。

**脉暴出**　脉象名。指断绝之脉陡然涌出，浮大躁动。语见《伤寒论》第315条："少阴病，下利，脉微者，与白通汤。利不止，厥逆无脉，干呕烦者，白通加猪胆汁汤主之。服汤，脉暴出者死，微续者生。"下利至于脉微，乃阴阳俱虚之兆，伴见厥逆无脉，干呕而烦，则有阴阳离决之势。此时治之以白通加猪胆汁汤，若服汤后脉微续者，乃阴阳之气渐复。反之，如脉暴出，则属阴液枯竭。虚阳无依而暴脱于外，阴阳离决，故为死候。成无己云："服汤脉暴出者，正气因发泄而脱也，故死。"（《注解伤寒论》）方有执云："暴出，烛欲尽而炎烈也。"（《伤寒论条辨》）钱天来云："服汤后，其脉忽暴出者，是将绝之阳得热药之助，勉强回焰，一照而息，故死。"（《伤寒溯源集》）诸说可参。

**脉暴微**　指脉搏由紧张有力突然变为微弱无力。语见《伤寒论》第287条："少阴病，脉紧，至七八日，自下利，脉暴微，手足反温，脉紧反去者，为欲解也。虽烦，下利必自愈。"此处脉紧而暴微，乃阳气来复，阴寒消退之兆，故主易愈。成无己云："脉暴微者，寒气得泄也……知阳气复，寒气去，故为欲愈。"（《注解伤寒论》）汪琥云："少阴病脉紧者，寒邪盛也，至七八日失治，自下利，宜乎病加而寒将入脏矣。及诊其脉乃暴微，则其微非亡阳之微，实阳气回而脉微也。"（《中寒论辨证广注》）可参。

**脉瞥瞥如羹上肥** 脉象形态用语。瞥瞥，轻浮貌。羹上肥，即飘浮在汤上的油脂。见《辨脉法》："脉瞥瞥如羹上肥者，阳气衰也。"此形容脉象轻浮无根，难以寻按，主阳气衰微。张隐庵注云："脉瞥瞥如羹上之肥，浮泛于上，难以寻按，故曰阳气微也。"（《伤寒论集注》）

**胎胪药录** 古医书名。当属汉以前医籍，今已佚。据书名推测，其内容当论妇、儿科及药学方面的知识。《伤寒论·序》："撰用《素问》《九卷》《八十一难》《阴阳大论》《胎胪药录》……"山田正珍："《太平御览》七百二十三引张仲景序曰：卫汛好医术，少师仲景，有才识，撰《四逆三部厥经》及《妇人胎藏经》《小儿颅囟方》三卷。由此考之，所谓胎胪，乃妇人、小儿之义已。"（《伤寒论集成》）

**独语如见鬼状** 症状名。指自言自语，神识昏冒，若有所见。为阳明属实重证的临床表现之一，多由胃热扰心所致。语见《伤寒论》第212条："伤寒，若吐若下后，不解，不大便五六日，上至十余日，日晡所发潮热，不恶寒，独语如见鬼状。若剧者，发则不识人，循衣摸床，惕而不安……大承气汤主之。"此条日晡潮热，不大便，不恶寒，均为阳明腑实之症。阳明热炽，心神被扰，故妄言妄语，若有所见，声音高亢，时作惊呼，谓之"独语如见鬼状"。以大承气汤泻热荡实，燥热得下，其证自解。汪琥云："独语者，谵语也。《字释》云：'病人自言，谵。'则是。独语如见鬼状，乃阳明腑实，而妄见妄闻，病剧则不识人。"（《伤寒论辨证广注》）钱天来云："独语，谵言妄语也。如见鬼状，邪热炽盛，不得下泄，浊邪上迫，目眊神昏而妄见也。"（《伤寒溯源集》）尤在泾云："热气熏心，则独语如见鬼状。盖神藏于心，而阴阳之络通于心也。"（《伤寒贯珠集》）诸家所论极是，可供参考。

**急下** 下法之一。指用峻猛的大承气汤紧急通泻腑热、釜底抽薪以保存津液的治疗方法。主要用于阳明腑实、燥热亢盛、阴液大伤或有阴液迅速耗伤之趋势的证情，或少阴热化、阴液损耗而复转阳明而形成的阳明腑实证。如第252条所述伤寒六七日，目中不了了，睛不和，无表里证，大便难、身微热者；第253条所述阳明病发热汗多者，急下之，宜大承气汤以及第254条所述发汗不解、腹满痛者，属阳明病三急下证。而第320条少阴病二三日，口燥咽干者；第321条少阴病，自利清水，色纯青，心下必痛，口干燥者以及第 322 条少阴病六七日，腹胀不大便者则属于少阴病三急下证。童养学："凡言急下，急温者，盖病势已迫，将有变也。非若常病可缓。如少阴属肾水，若口燥咽干而渴，乃热邪内炎，肾水将绝，故当急下，以救将绝之水。阳明病，腹胀硬痛不大便，土胜水也，当急下之。阳明属土，汗多热盛，恐胃汁干，急下以存津液。腹满痛为土实，急当下之。热病目不明，热不止者死。目睛不明，肾水已竭，不能照物则危矣，急须下之。"（《伤寒六书辨要析疑》）

**急温**　温法之一。指紧急用四逆汤之类回阳救逆的方法温阳散寒，以防出现阴盛阳脱的治疗方法。《伤寒论》第 323 条："少阴病，脉沉者，急温之，宜四逆汤。"沈金鳌："脏有寒，则寒之蓄于内者甚深，脉沉为在里，亦知其内寒已甚，阳和之气欲绝，膈上有寒饮，则阴寒气固结不散，皆用温法，所谓救急之方也。"（《伤寒论纲目》）

**将息**　指将养休息。《伤寒论》中指服药后的护理、调摄方法。如《伤寒论》葛根汤方后注云："余如桂枝法将息及禁忌。"对"将息"之注释，以日人伊藤馨之说最确，他在《伤寒论文字考续》中云："论中将息字，注者释行止，是不知字义耳。凡言将息者，皆谓摄养也……将息字训行止，实不刊之定说也。何者？若余如桂枝法将息及禁忌，是桂枝法中之事，则将息，亦为其法中之事可知也。然而桂枝汤后，独载禁忌，而不言摄养，至桂枝加葛根汤方后，始有将息之文，其理殆塞。然则将息是非摄养，无辨而可知。古人之文，自有详略。详言则曰，余如桂枝法将息及禁忌。将者，指若不汗，更服依前法，又不汗，后服小促其间，半日许令三服尽，及病证犹在者，更作服，若不汗者，乃服至二三剂。息者，指一服汗出病瘥，停后服，不必尽剂。略言则但曰，余如桂枝法。而将息及禁忌亦该其中耳。发汗尤重将息，将不足则病不愈，过则生异变；息亦然，过则病不愈，不及则危难。此治术之尤重者。"此说可参。

**疮痈**　病证名。疮是疮疡的总称，痈是发生于皮肉之间的急性化脓性疾患，其特点是局部光软无头，红肿疼痛，欲辨有脓无脓，将手轻掩于痈肿上，有热感者有脓，无热感者无脓。本病见于《金匮要略·疮痈肠痈浸淫病脉证并治第十八》："诸浮数脉，应当发热，而反淅沥恶寒，若有痛处，当法其痈。"《金匮要略》只论述了痈，故本节仅叙述痈。痈多由于外感六淫，过食膏粱厚味，内郁湿热火毒，或外来伤害，感受毒气引起，使营卫不和，邪热壅聚，经络壅遏不通，气血凝滞而成。症见痈肿初起，患处皮肉之间突然肿胀，表皮掀红，灼热疼痛，伴有恶寒发热，脉浮数。治宜清热解毒，行瘀活血。

**疮家** 指久患疮疡之人。久患疮疡者脓血外溢不断，阴血不足，在患表证时，一般不宜用辛温发汗之法。《伤寒论》第 85 条："疮家，虽身疼痛，不可发汗，汗出则痉。"汗出阴血更虚，不能濡养筋脉，故痉。

**差迟** 判断病情预后用语。差，即瘥，病愈意。指病情向愈的时间较晚。语见《伤寒论·辨脉法》第 28 条："脉浮而迟，面热赤而战惕者，六七日当汗出而解；反发热者，差迟。"本条脉浮主病在肌表；脉迟主里阳素虚。面热赤，是病邪怫郁于肌表之间；战惕，是正邪相争之象。病因表病里虚，所以迁延至六七日之久，正气渐盛，力能抗邪，正胜邪却，则作汗而解。若六七日不作汗解而反发热，是因阳气虽得一时振奋而终因虚阳未复，不能蒸动津液化汗外出，故而病程更为延长。成无己云："反发热者，为里虚津液不多，不能作汗，既不汗，邪无从出，是以差迟。"（《注解伤寒论》）可参。

**逆** 病理机转用语。指五行之中一气有余，克伐其生我之气，与顺相对。语见《伤寒论·平脉法》第 11 条："问曰：脉有相乘，有纵有横，有逆有顺，何谓也？师曰……水行乘金，火行乘土，名曰逆。"金生水为水之母，木生火为火之母，今水、火气盛，反克其母，有忤逆之势，故曰逆。成无己云："水为金子，火为木子，子行乘母，其气逆也。"（《注解伤寒论》）张隐庵云："水行乘金，火行乘木，生我者而我反乘之，名曰逆也。"（《伤寒论集注》）二注皆可参。

**洁** 即清邪中于上焦。语见《伤寒论·辨脉法》第 29 条："清邪中上，名曰洁也。"清邪指雾露之邪，其无形而属阳。上焦亦属阳，清邪伤于上焦，以阳邪伤阳位，故曰"洁"。参见"清邪中上"条。

**洒淅恶寒** 症状名。形容恶寒之状如冷水洒身。语见《伤寒论·辨脉法》第 3 条："问曰：病有洒淅恶寒，而复发热者何？答曰：阴脉不足，阳往乘之；阳脉不足，阴往乘之……"此条洒淅恶寒，并见发热，与外感表病相似而实不同，其病理机转，是因患者本身生理功能失常，阴阳偏虚，而又彼此相乘。阳虚而阴气乘之，则为洒淅恶寒。阴虚而阳气从之，故复发热。成无己云："一阴一阳谓之道，偏阴偏阳之疾，阴偏不足，则阳得而从之，阳偏不足，则阴得而乘之。阳不足，则阴气上入阳中，为恶寒者，阴胜则寒矣；阴不足，阳气下陷于阴中，为发热者，阳胜则热矣。"（《注解伤寒论》）吴谦云："此以寸尺发明阴阳相乘之脉也。若脉紧无汗，洒淅恶寒发热者，是伤寒也。脉缓有汗，洒淅恶寒发热者，是中风也。今寸脉微，洒淅恶寒者，是阳不足，阴气上乘于阳中也。尺脉弱，发热者，是阴不足，阳气下陷于阴中也。此内伤不足，阴阳相乘有休止之恶寒发热，非外感有余，风寒中伤营卫无休止之恶寒发热。"（《医宗金鉴》）二说简明可从。

**浊邪中下**　浊邪，指水湿之邪。浊邪中下即水湿之邪伤及下焦。语见《伤寒论·辨脉法》第29条："寸口脉阴阳俱紧者，法当清邪中于上焦，浊邪中于下焦。清邪中上，名曰洁也。浊邪中下，名曰浑也……浊邪中下，阴气为栗，足膝逆冷，便溺妄出……"《易经》曰："水流湿，火就燥。"邪气各从其类而伤人。浊邪，指水湿有形之邪，其性属阴，下焦亦属阴，浊邪从其类而中于下焦，是阴邪中于阴位，故名之曰浑、曰浊。其症见身体寒栗、足膝逆冷，便溺妄出。

**浑**　即浊邪中于下焦。语见《伤寒论·辨脉法》第29条："浊邪中下，名曰浑也。"浊邪指水湿之邪，其有形而属阴，下焦亦属阴，浊邪中于下焦，以阴邪伤阴位，故曰"浑"。参见"浊邪中下"条。

**津液**　指人体内液状营养物质。由水谷精微通过脾胃的吸收运化，肺的宣发肃降，以及三焦的气化作用变化而成。行于脉内，则为血液的主要成分，行于脉外，则布散周身，营养五脏六腑，四肢百骸。其浊者，变为汗尿，排出体外。津和液常并称，但其分布、性质、功能又各不相同。

**津液内竭**　病机名。指体内津液亏耗。语见《伤寒论》第233条："阳明病，自汗出，若发汗，小便自利者，此为津液内竭，虽硬不可攻之，当须自欲大便，宜蜜煎导而通之。"阳明病，本多汗，若又发汗，必致津液损伤，况病者小便自利，津液偏渗于前，因而胃肠干燥，无以滋润，故称"津液内竭"。柯琴云："本自汗，更发汗，则上焦之液已外竭，小便自利，则下焦之液又内竭，胃中津液两竭，大便之硬可知。"（《伤寒论浅注》）汪苓友云："内指肠胃而言，汗泄于外，溺去于下，皆内耗其津液，故云竭也。"（《伤寒论辨证广注》）二氏均阐明了汗、尿致津液缺乏的病机，可参。

**津液自和**　指津液自行恢复正常。语见《伤寒论》第49条："脉浮数者，法当汗出而愈。若下之，身重心悸者，不可发汗，当自汗出乃解，所以然者，尺中脉微，此里虚，须表里实，津液自和，便自汗出愈。"本条太阳表证误下，损伤正气，是以"身重、心悸"之症见，即后文"里虚"之意。"里虚"者不可发汗，以防更伤其正。须待正气复常，津液充足，则自然祛邪外出而汗解。此"津液自和"，一是强调人身有自行调节，恢复津液之常的可能性；一是示人以当津液不足而里虚之时，当行补虚扶正之法。成无己云："然以津液不足，则不可发汗，须里气实，津液足，便自汗出愈。"(《注解伤寒论》)方有执云："虚以亡津液言，须表里实，以待津液回，邪还表言也。"(《伤寒论条辨》)吴谦云："平则和，和则阳津阴液自相合谐，所以便自汗出而愈也。"(《订正伤寒论注》)是从前意言。而沈明宗云："盖伤寒之邪，来如风雨，若不药而待津液之气自和，则邪入于里，顷成败证矣。此仲景意欲先用建中和营卫而补正，不祛邪而邪自去。谓须表里实，津液自和，非不服药也。"(《伤寒六经辨证治法》)则是从后者言。两说皆有其理，可互为补充。

**恍惚心乱** 症状名。指神志不定，惑乱迷离，心中烦乱，难以自持。语见《伤寒论》第 88 条："汗家重发汗，必恍惚心乱，小便已阴疼，与禹余粮丸。"平素多汗之人，多为阳虚气弱，卫外不固，阴液外泄之体。"汗家"误用汗法，犯"虚虚之戒"，可引起损阳伤阴、阴阳两虚的不良后果。其阴阳双方，心失所养，心神浮越，不能任物，故恍惚心乱。钱天来云："恍惚者，心神摇荡，而不能自持。心乱者，神虚气乱，而不能自主也。"(《伤寒溯源集》)对此证之内涵解释颇为得体。程郊倩云："心主血，汗者心之液，平素多汗之家，心虚血少可知。重发其汗，遂至心失所主，神恍惚而多忡憧之象，此之谓乱。"(《伤寒论后条辨》)陈修园曰："平素患汗病之人，名曰汗家。心主血，汗为心液，患此病之人，其心虚血少可知，若重发其汗，则心主之神气无所依，必恍惚心乱。"(《伤寒论浅注》)二氏对本证之病机的解释也能切中肯綮，可供参考。

**举措** 即举动，采取措施。语见《伤寒论·伤寒例》第 21 条："夫智者之举措也，常审以慎。"

**客气上逆** 指胃中虚气上逆。一说指邪气上逆。见于《伤寒论》第 158 条："伤寒中风，医反下之，其人下利日数十行，谷不化，腹中雷鸣，心下痞硬而满，干呕，心烦不得安……此非结热，但以胃中虚，客气上逆，故使硬也，甘草泻心汤主之。"此条表证误用下法，虚其肠胃，脾胃不和，气机痞塞，阳陷阴凝，升降失序，故在上见干呕心烦不得安，在下见其人下利日数十行，谷不化，腹中雷鸣。"胃中虚，客气上逆"，是对心下痞硬而满及其他见症之病机的概括。"客气上逆"应是指胃气虚弱，气逆不降而言。对此，注家见解不尽一致。有以胃虚阴气上逆解者。如钱天来云："客气者，非外入之邪也，乃胃阳已虚，下焦之阴气上逆，以非本经之气，故为客气。客气上逆，致成痞硬。"(《伤寒溯源集》)有以胃虚内陷之邪气上逆解者。如汪苓友云："但以胃中虚，内陷之邪气上逆，客邪之气聚，亦能使心下硬也。"(《伤寒论辨证广注》)吴谦云："此痞非热结，亦非寒结，乃乘误下中虚，而邪气上逆。"（《订正伤寒论注》）有以胃虚水谷停滞释之者。如山田正珍云："客气，乃上文谷不化之气，所以谓之客气者，以其客滞之气也。"（《伤寒论集成》）诸说以钱氏之说为优。

**客气动膈**　指表邪入里，内陷胸膈。语见《伤寒论》第221、134条。第134条云："太阳病，脉浮而动数……头痛发热，微盗汗出……医反下之，动数变迟，膈内拒痛，胃中空虚，客气动膈，短气躁烦，心中懊憹，阳气内陷，心下因硬，则为结胸，大陷胸汤主之。"此当表邪有入里化热之势时，误用下法，邪气乘误下之虚，内陷胸膈之间，故云"客气动膈"。成无己云："客气者，外邪乘胃中空虚入里，结于胸膈，膈中拒痛者，客气动膈也。"（《注解伤寒论》）张隐庵云："邪正之气并陷于内，故动数之脉变为迟矣。下之邪逆于内，故膈内拒痛，而胃中空虚，客邪乘虚动膈，故短气躁烦。"（《伤寒论集注》）皆阐述了外邪乘虚内陷胸膈之机，可参。第221条云："阳明病，脉浮而紧，咽燥口苦，腹满而喘，发热汗出……若下之，则胃中空虚，客气动膈，心中懊憹，舌上胎者，栀子豉汤主之。"此本阳明热证，误用攻下，下后胃中空虚，邪热乘虚内陷，郁于胸膈之间，故云"胃中空虚，客气动膈"。成无己云："若下之，里热虽去，则胃中空虚，表中客邪之气，乘虚陷于上焦，烦动于膈，使心中懊憹而不了了也。"（《注解伤寒论》）钱天来云："胃中真阳，因误下之损而空虚也，真气空虚，则陷入之客气，扰动胸膈，而膻中呼吸之气，有所隔碍，故短促不伸。"（《伤寒溯源集》）二氏之说皆可参。

**客热**　指假热，一说指邪热。语见《伤寒论》第122条："病人脉数，数为热，当消谷饮食，而反吐者，此以发汗，令阳气微，膈气虚，脉乃数也。数为客热，不能消谷，以胃中虚冷，故吐也。"从文中"此以发汗，令阳气微，膈气虚，脉乃数""以胃中虚冷，故吐也"来看此乃误汗或过汗，使胃阳受伤，胃中虚阳躁动而见"脉数"。胃阳不足，和降失职，故见"呕吐"。因而此"客热"乃指假热而言。尤在泾云："浮热不能消谷，为虚冷之气逼而上浮，如客之寄，不久即散，故曰客热。是虽脉数如热，而实为胃中虚冷，不可更以寒药益其疾也。"（《伤寒贯珠集》）钱天来云："所谓阳者，胃脘之阳也，若胃脘之阳气盛，则能消谷引食矣。然此数非胃中之热气盛而数也，乃误汗之后，阳气衰微，膈气空虚，其外越之虚阳所致也。以其非胃脘之真阳，故为客热。"（《伤寒溯源集》）二氏以"假热"释客热，于理为通。但也有以邪气解之者，如方有执即云："客热以邪气言。"（《伤寒论条辨》）此说似不及前说。

**语言难出** 症状名。指神志不清，说话困难。语见《伤寒论》第6条："风温为病，脉阴阳俱浮，自汗出，身重，多眠睡，鼻息必鼾，语言难出。"风温属热盛津伤之证，邪热充斥于表里之位，热扰心神。心主言，舌乃心之苗，心神受扰，则"语言难出"。尤在泾云："多眠睡者，热甚而神昏也，鼻息鼾，语言难出者，风温上壅，凑于肺也。"（《伤寒贯珠集》）方有执云："身重多眠睡，鼻息必鼾，语言难出者，风壅则气昏，热甚则气郁也。"（《伤寒论条辨》）钱天来云："其语言难出者，非舌强，失音，喑哑之病，乃神昏不语也。"（《伤寒溯源集》）诸家见解不尽一致，其间以钱说为优。

**扁鹊** 人名。战国时期杰出的医学家。原名秦越人，又号卢医。渤海郡郑人（今河北省任丘县）。生活于公元前五世纪左右。据《史记·扁鹊仓公列传》载，曾受禁方于长桑君，曾游历列国，治病多奇数，名闻天下。过邯郸闻贵妇人，即为带下医；过洛阳，闻周爱老人，即为耳目痹医；入咸阳，闻秦人爱小儿，即小儿医。《列传》载有为赵简子、虢太子、齐桓侯诊治疾病的传奇事迹。其诊治疾病，最重脉象神色，且以腠理、血脉、肠胃、骨髓先后为序。治病之法，有针刺、砭石、药剂等。有弟子二人，一名子阳，一名子豹。秦太医令李醯自知医术不及扁鹊而妒，使人刺杀之。《汉书·艺文志》载有《扁鹊内经》《扁鹊外经》十二卷，不传。

**神丹** 药品名。是一种发汗剂。语见《伤寒论·伤寒例》第20、21条："夫如是，神丹安可以误发，甘遂何可以妄攻……""执迷用意者，乃云神丹甘遂合而饮之，且解其表，又除其理，言巧似是，其理实违"。

**神农** 人名。传说中之古帝王。相传为原始农业和医药的发明者。始教人以木制耒，耜耕作而使农业兴盛，曾尝百草，宣药疗疾，以救夭伤之命。语见《伤寒论·序》："上古有神农、黄帝、岐伯、伯高……"

**神明消灭** 神明指精神、思想。神明消灭即死亡。《伤寒论·序》："厥身已毙，神明消灭，变为异物。"

**既吐且利** 病证名。即"吐利"。语见《伤寒论》第389条："既吐且利，小便复利而大汗出，下利清谷，内寒外热，脉微欲绝者，四逆汤主之。"此病为霍乱，由清浊相干，升降失序而成。成无己云："三焦者，水谷之道路。邪在上焦，则吐而不利；邪在下焦，则利而不吐；邪在中焦，则既吐且利，以饮食不节，寒热不调，清浊相干，阴阳乖隔，遂成霍乱。轻者止曰吐利，重者挥霍撩乱，名曰霍乱。"（《注解伤寒论》）张令韶曰："霍者，忽也。谓邪气忽然而至，防备不及，正气为之仓忙错乱也。胃居中土，为万物之所归，故必伤胃，邪气与水谷之气，交乱于中，上呕吐而下利也。吐利交作，正邪分争，是名霍乱。"（《伤寒论直解》）二说对病机注释颇详，可参。详见"吐利"。

**昼日**　即白天。语见《伤寒论》第61条："下之后，复发汗，昼日烦躁不得眠，夜而安静……"

**昼日烦躁不得眠**　指白日心烦不安，躁扰不宁，不能入寐。语见《伤寒论》第61条："下之后，复发汗，昼日烦躁不得眠，夜而安静，不呕不渴，无表证，脉沉微，身无大热者，干姜附子汤主之。"本条证由于先下后汗，而阳气重伤，阳虚则阴盛，阴来迫阳，故而烦躁不安。之所以"昼日烦躁不得眠，夜而安静"，是因虚阳被阴寒所迫，欲争无力，欲罢不甘，阳旺于昼，虚阳得天阳之助，能与阴争，故昼日烦躁不得眠；入夜则阳气衰，而阴气盛，无力与阴争，故夜而安静。成无己曰："下之虚其里，汗之虚其表，既下又汗，则表里俱虚。阳王于昼，阳欲复，虚不胜邪，正邪交争，故昼日烦躁不得眠；夜阴王，阳虚不能与之争，是夜则安静……"（《注解伤寒论》）此说平允可参。

**屎脓**　症状名。指大便排下脓血。语见《伤寒论·辨脉法》第19条："少阴脉弦而浮，才见，此为调脉，故称如经也。若反滑而数者，故知当屎脓也。"少阴脉，以略见弦而浮为常，若脉见滑数，是邪热内郁而下陷之象，故可有灼伤肠络之机，而见下利便脓血之证。成无己云："浮为肺脉，弦为肝脉，少阴脉弦而浮，为子母相生，故云调脉。若滑而数者，则客热在下焦，使血流腐而为脓，故屎脓也。"（《注解伤寒论》）周澄之云："若下利而少阴脉反滑而数者，是邪热内郁而下陷，水竭火燔，其后必当屎脓，即便血之类也。"二注对本条屎脓之病机论述明白畅晓。

**除中**　病证名。指胃气败绝，而反能食的反常病证。语见《伤寒论》第332、333条。"伤寒始发热六日，厥反九日而利，凡厥利者，当不能食，今反能食者，恐为除中……""伤寒脉迟，六七日，而反与黄芩汤彻其热，脉迟为寒，今与黄芩汤复除其热，腹中应冷，当不能食，今反能食，此名除中，必死。"此二条，皆属胃气将绝，而反引食自救，故为"除中"。此乃回光返照之象，故预后不良。成无己曰："除，去也；中，胃气也。言邪气太甚，除去胃气，胃欲引食自救，故暴能食，此欲胜也。"（《注解伤寒论》）柯韵伯云："除中者，胃阳不支，假谷气以自救，凡人将死而反强食者是也。"（《伤寒论注》）钱天来云："谓之除中者，胃中之阳气，净尽无遗，犹扫除之意。胃气一绝，则生气尽矣。故曰必死。"（《伤寒溯源集》）诸注明白公允，足资参考。

**柔汗** 症状名。一云为冷汗，一云为柔软而黏腻之汗。语见《伤寒论·辨脉法》第24条："环口黧黑，柔汗发黄者，此为脾绝也。"成无己云："柔为阴，柔汗，冷汗也。脾胃为津液之本，阳气之宗，柔汗发黄者，脾绝而阳脱，真色见也。"（《注解伤寒论》）张令韶云："柔汗者，柔软而腻，脾之真液。黄者脾之色，真液泄而真色见，故为脾绝也。"（《伤寒论直解》）二说均有其理。参见"脾绝"条。

**柔痓** 病证名。痓病之一。又称"柔痉"。以身热汗出，颈项强急，头摇口噤，手足抽搐，角弓反张为主证，主要由感受外邪所致。语见《伤寒论》第131条："结胸者，项亦强，如柔痓状，下之则和，宜大陷胸丸。"汪苓友云："愚按痓有刚柔二证，皆颈项强急。今则结胸证如其状，故曰亦也。或问，项强何以不云如刚痓？余谷云：刚痓无汗，柔痓有汗。结胸证既项强矣，若不云如柔痓，恐医人误以为太阳经风寒之邪未解，反疑其当用发汗之药，殊不知项虽强，表证已解，里证甚急，治法宜下。曰柔痓状者，盖言有汗而非外邪之项强也。"（《伤寒论辨证广注》）汪氏之说颇可参。

**结** 脉象名。指脉象缓而中止，呈不规则间歇。主阴盛气结。语见《伤寒论》第178条："脉按之来缓，时一止复来者，名曰结。又脉来动而中止，更来小数，中有还者反动，名曰结，阴也。"又见于《伤寒论·辨脉法》第6条："脉来缓，时一止复来者，名曰结……阴盛则结。"此二条对结脉之象与属性，论述颇详。成无己云："脉一息四至曰平，一息三至曰迟，小快于迟为缓，一息六至曰数。时有一止者，阴阳之气不得相续也。阳行也速，阴行也缓。缓以候阴，若阴气胜，而阳不能接续，则脉来缓而时一止。"钱天来云："结者，邪结也。脉来停止暂歇之名，犹绳之有结也。凡物之贯于上者，遇结必碍，虽流走之甚者，亦必少有逗留，乃得过也。此因气虚血涩，邪气间隔于经脉之间耳。虚衰则气力短浅，间隔则经络阻碍，故不得快于流行而止歇也。动而中止者，非辨脉法中阴阳相搏之动也。谓缓脉正动之时，忽然中止，若有所遇而不得动也。更来小数者，言止后更勉强作小数。小数者，郁而复伸之象也。小数之中，有脉还而反动者，名曰结阴。何以谓之结阴？辨脉法云：脉来缓，时一止复来者，名曰结脉；脉来数，时一止复来者，名曰促脉。阳盛则促，阴盛则结，此皆病脉。以此观之，则此条乃脉缓中止，为阴盛之结，故谓之结阴也。"（《伤寒溯源集》）参考二氏之注，对结脉之形态与机转自会有清楚了解。

**结热** 病证名。指实热内结。语见《伤寒论》第158条："……医见心下痞，谓病不尽，复下之，其痞益甚，此非结热，但以胃中虚，客气上逆，故使硬也。"

**结胸** 病证名。指心下痛，按之硬满为主要临床表现的病证。其主要病机为外邪内陷、入于胸膈，与有形之邪（如水饮、痰涎）相结所致。依其寒热可分为热实结胸与寒实结胸二大种类型。而热实结胸依其邪气种类、邪结轻重以及病势缓急又可分为小结胸、大结胸，大结胸又包括大结胸丸证与大陷胸汤证。其临床表现、病机特点以及治疗方法各详见寒实结胸、小结胸、大陷胸丸证、大陷胸汤证等条。朱肱："伤寒本无结胸，应身热下之早，热气乘虚而入，痞结不散，便成结胸。其证心下紧满，按之不硬而痛，项强如柔痉状。其脉寸口浮，关尺皆沉或紧，名曰结胸也。治结胸，大率当下。然脉浮与大，皆不可下，下之则死，尚宜发汗也。两晋崔行动云：'伤寒结胸欲绝，心膈高起，手不得近，用大陷胸汤。皆不瘥者，此是下后虚，逆气已不理，而毒复上攻，气毒相搏，结于胸中，当用枳实理中丸，先理其气，次疗诸疾。古今用之如神，应手而愈。然结胸有三种，有大结胸，有小结胸，有水结在胸胁间，亦名结胸。又有寒热二证，有热实结胸，有寒实结胸。近世结胸，多行金针丸，用硫黄、阳起石者。若寒实结胸，行之或有瘥者；若热实结胸，行之必死也。"（《类证活人书》）

**绕脐痛** 症状名。指脐周腹部疼痛。《伤寒论》第 239 条："病人不大便五六日，绕脐痛，烦躁，发作有时者，此有燥屎，故使不大便也。"此由燥屎与邪热结于阳明胃肠所致。程应旄："但使绕脐痛，则知肠胃干，屎无去路，故滞涩在一处而作痛。"（《伤寒论后条辨》）

# 十　画

**素问** 著作名。即《黄帝内经素问》。是我国现存最早的医学典籍，反映了我国春秋战国时期及其以前时期的医学思想和医学成就。该书为中医基本理论奠定了基础，创立了中医理论体系。一般认为该书成书年代在春秋战国时期，至两汉又略有增损改易。全书共 24 卷、81 篇。内容十分丰富，详细论述了人体生理、病理、诊法、辨证、治疗、预防、养生等内容，突出地反映了阴阳五行的自然哲学思想、强调了人与自然密切相关的天人相应观念和人体内部高度统一的整体观念。本书是我国优秀文化遗产的重要组成部分，在中国医学史上有着极其重要的地位。张仲景在撰写《伤寒杂病论》时，曾以此书为重要的参考书，所以此书是《伤寒论》重要的知识来源之一。《伤寒论·自序》："乃勤求古训、博采众方,撰用《素问》《九卷》……并《平脉辨证》,为《伤寒杂病论》合十六卷。"

**振栗** 症状名。指身体恶寒而振振然抖动。即"寒战"。此症多由正邪激烈抗争所致。《伤寒论》第 94 条:"太阳病未解,脉阴阳俱停,必先振栗汗出而解。"是由太阳病表气郁结日久、郁极欲伸、正邪交争所致。第 110 条:"太阳病……十余日,振栗自下利者,此为欲解也。"此亦太阳病迁延十余日,火邪渐衰,津液得复,正邪相争,故振栗下利而解。振栗是热病欲愈时正邪相争之反应,下利或汗出是邪气外出的道路。

**振振欲擗地** 症状名。指身体颤抖,站立不稳,有时时欲倒仆于地的趋势。《伤寒论》第 82 条:"太阳病发汗,汗出不解,其人仍发热,心下悸,头眩,身𥆧动,振振欲擗地者,真武汤主之。"此由阳虚不能温煦柔养筋脉、肌肉受水寒之邪浸渍所致。治之宜温阳化气利水。吴谦:"振振欲擗者,耸动不已,不能兴起,欲坠于地,阳虚气力不能支也。"(《订正伤寒论注》)

**振寒** 症状名。指身体恶寒、振振然抖动。亦即"振栗",后世又称"寒战"。但一般而言,振栗重在抖动,恶寒不甚突出;振寒则是振与寒俱甚。《伤寒论》第 60 条:"下之后,复发汗,必振寒,脉微细。所以然者,以内外俱虚故也。"此由内外阳气俱虚,不能温煦御寒所致。沈明宗:"误下伤胃而表邪未尽,复汗伤阳,病虽去而表里气血皆虚,故振寒而脉微细。窃拟桂枝加芍药生姜人参新加汤救逆为是。"(《伤寒六经辨证治法》)

**损谷** 即控制、减少进食量。《伤寒论》第 398 条:"病人脉已解,而日暮微烦。以病新差,人强与谷,脾胃气尚弱,不能消谷,故令微烦,损谷则愈。"热病新瘥,脾胃运化功能尚未完全恢复,此时若勉强进食,稍过量即可能由饮食不消而导致心膈间烦闷,此时无须药治,但节减其食量,或暂时稍饿,一般便可烦除人安。

**桼桼** 形容汗出量少而但觉身体潮湿。《伤寒论》第 12 条:"温覆令一时许,遍身桼桼微似有汗者益佳。"汗出桼桼则邪气易去而正气不伤,故是汗出得度。若如水流漓,邪反不易透出,正气反而受伤,是发汗所忌。钱潢:"桼桼,身热汗欲出貌,气蒸肤润之情状也。微似有汗,言汗微而似有,似有而实微也。"(《伤寒溯源集》)

**热入血室** 病证名。指妇人感受风寒邪气后,邪气化热内陷血室所形成的病证,其临床表现为发热恶寒等表证消退,继之出现胸胁下满如结胸状、谵语、脉迟或仍有发热恶寒、发作有时等全身症状。《伤寒论》第 143

条："妇人中风，发热恶寒，经水适来，得之七八日，热除而脉迟身凉，胸胁下满如结胸状，谵语者，此为热入血室也。当刺期门，随其实而取之。"热入血室，故刺肝经之募穴期门，以疏枢机并泻实邪。第144条："妇人中风，七八日续得寒热，发作有时，经水适断者，此为热入血室。其血必结，故使如疟状，发作有时，小柴胡汤主之。"小柴胡和解枢机，外可解半表半里之邪热，枢机得利，血室之热可随之而散。此证以表证为主，血室里证不甚突出。第145条："妇人伤寒，发热，经水适来，昼日明了，暮则谵语如见鬼状者，此为热入血室。无犯胃气及上二焦，必自愈。"血室居下焦，治宜用泻下焦血室邪热之法，可刺期门，或小柴胡加丹皮、赤芍之属。不应坐以待其自愈。

**热上冲胸** 症状名。指自觉有一股热气从腹中上冲胸膈。语见《伤寒论》第392条，由邪热未尽、精气未复、虚火上逆所致，是阴阳易病的一个主要表现。成无己：热上冲胸乃"感动之毒，所易之气，熏蒸于上也"。（《注解伤寒论》）

**热少微厥** 症状名。指厥热互见但肢厥与发热俱较轻微。《伤寒论》第339条："伤寒，热少微厥，指头寒，嘿嘿不欲食，烦躁。数日小便利，色白者，此热除也。"由于邪热较轻，郁伏不甚，故热少厥微。方有执："热少厥微，邪浅也，所以手足不冷而但指头寒。"（《伤寒论条辨》）

**热气** 指阳热之气。《伤寒论》第332条："后三日脉之而脉数，其热不罢者，此为热气有余，必发痈脓也。"

**热在皮肤** 症状名。指患者体表发热而内有真寒，是真寒假热的一种症状。见于《伤寒论》第11条："病人身大热，反欲得衣者，热在皮肤，寒在骨髓也。"此大热为真寒假热，即阴寒凝滞于内，虚阳浮越于外。治宜四逆汤，回阳救逆。

**热在膀胱** 指邪热入结于膀胱。《伤寒论》第293条："少阴病八九日，一身手足尽热者，以热在膀胱，必便血也。"少阴病阴盛阳虚，至八九日阳气来复，若阳复太过，则脏病还腑，热转膀胱，其表现可能是尿血。

**热多** 《伤寒论》第386条："霍乱，头痛发热，身疼痛，热多欲饮水者，五苓散主之。"此热多与寒多相对而言，指病证性质偏于阳热。尤怡："霍乱……而有热多寒多之分，以中焦为阴阳之交，故或从阳而多热，或从阴而多寒也。热多则渴欲饮水，故与五苓散去水而泄热。寒多则不能胜水而不欲饮，故以理中汤燠土以胜水。"（《伤寒贯珠集》）

**热多寒少** 症状名。热指发热，寒指恶寒。热多寒少即发热重而恶寒轻。《伤寒论》第 23 条："太阳病，得之八九日，如疟状，发热恶寒，热多寒少，其人不呕，清便欲自可，一日二三度发。脉微缓者，为欲愈也。"第 27 条："太阳病，发热恶寒，热多寒少。脉微弱者，此无阳也，不可发汗。"热多寒少在此皆是太阳病表郁日久，正气祛邪外出，邪微正胜，故热多寒少。朱肱："太阳病热多寒少有三证：有热多寒少而不呕，清便自可者，有热多寒少而脉微弱者，有热多寒少而尺迟者，其用药皆不同也。太阳病，八九日如疟状，热多寒少，不呕，清便自可，宜桂枝麻黄各半汤。热多寒少而脉都大微弱者，无阳也，不可发汗，宜桂枝二越婢一汤主之。热多寒少而尺中迟者，血少也，先以小建中加黄芪以养其血。尺尚迟，再作一剂，然后晬时用小柴胡汤、桂枝二越婢一汤辈小剂随证治之。"(《类证活人书》)

**热色** 指赤色。见《伤寒论》第 23 条桂枝麻黄各半汤证。其证由于太阳病日久不解，阳气怫郁不得泄越，故面色潮红，伴见发热恶寒、热多寒少，一日二三度发、身痒等症，治宜麻桂各半汤小发其汗。

**热汤** 指开水或热水。语见《伤寒论》第 166 条。

**热利** 指下利病证之属于实热性质者。《伤寒论》第 371 条："热利下重者，白头翁汤主之。"此利属痢疾，古称"滞下"，故有下重（即腹中急迫而肛门坠重），此为肝热下迫大肠、气滞壅塞、其秽恶之物欲出而不得所致。其"热"表现在发热、口渴欲饮水、舌红、苔黄以及脉数、下脓血等，即下面第 373 条所言"以有热故也"。治之宜白头翁汤清热燥湿，凉肝解毒。尤怡："下利有阴阳之分。先发热而后下利者，传经之热邪内陷，此为热利，必有内烦，脉数等症。不发热而下利者，直中之阴邪下注，此为寒利，必有厥冷、脉微等症。"(《伤寒贯珠集》)

**热证** 指具备阳热性质和反映阳热病变的症状。《伤寒论》第 141 条："寒实结胸、无热证者，与三物白散。"热证一般包括口渴、发热、不恶寒、便结、脉数等症状。

**热实** 指病证属热属实。《伤寒论》第 135 条："伤寒六七日，结胸热实、脉沉而紧，心下痛，按之石硬者，大陷胸汤主之。"大陷胸汤所主之结胸证乃水热互结，依八纲辨证，属热实之证。喻嘉言："此条热实二字，形容结胸之状甚明，见邪热填实于胸间，不散漫也。"(《尚论篇》)

**热除** 指发热已退或热邪消除。《伤寒论》第 143 条："妇人中风，发热恶寒，经水适来，得之七八日，热除而脉迟身凉，胸胁下满如结胸状，谵语者，此为热入血室也。"表热内陷，与血相结于血室，深伏不出，故身热消退。《伤寒论》第 339 条："伤寒热少厥微指头寒，嘿嘿不欲食，烦躁。

数日，小便利，色白者，此热除也。"此为厥阴郁热已去，故言"热除"。

**热结在里** 病机。指邪热滞结于身体内部。《伤寒论》第136条："伤寒十余日，热结在里，复往来寒热者，与大柴胡汤。"此邪热入结于少阳、下聚结于阳明所形成的大柴胡汤证。第168条："伤寒若吐、若下后，七八日不解，热结在里，表里俱热，时时恶风，大渴，舌上干燥而烦，欲饮水数升者，白虎加人参汤主之。"此邪热结于阳明，虽汗出而不散，故用白虎剂辛寒清热。

**热结膀胱** 病理机转名。有二解，一说指邪热与瘀血搏于下焦，一说指邪热与瘀血搏于太阳之腑膀胱。语出《伤寒论》第106条："太阳病不解，热结膀胱，其人如狂，血自下，下者愈。"注家对"热结膀胱"的解释，主要分歧在于具体部位的理解，而对于邪热与瘀血相搏之机转的理解则无二致。认为热邪与瘀血搏于膀胱者，以吴谦、黄元御为代表。吴氏云："太阳病不解，当传阳明，若不传阳明而邪热随经瘀于膀胱荣分，则其人如狂。"（《订正伤寒论注》）黄氏云："太阳病，表证不解，经热内蒸，而结于膀胱。膀胱者，太阳之腑，水腑不清，膀胱素有湿热，一因表郁腑热内发，故表热随经而深结也。"（《伤寒论悬解》）认为热邪与瘀血搏于下焦者，以尤在泾为代表，其云："以下三条，并太阳传本，热邪入血，血蓄下焦之证。与太阳传本，热与水结，烦渴小便不利之证，正相对照，所谓热邪传本者，有水结、血结之不同也。"（《伤寒贯珠集》）除上述两种观点外，还有的医家以更广的范围来描述邪结的病位。如方有执云："热结膀胱，即下条太阳随经瘀热在里之互辞。"（《伤寒论条辨》）张隐庵云："太阳病不解，应传阳明，太阳之邪合阳明之热，从胸而下，谓之热结膀胱。"（《伤寒论集注》）另外，近来有人提出，此邪热与瘀血搏结之位应在手太阳膀胱之腑小肠。以上诸说，以"邪结下焦"为上，因膀胱与小肠皆位于下焦，而"瘀热在里"又过于笼统故也。

**热越** 指身体里面的邪热发越于外，一般是随汗出而越出体外。《伤寒论》第236条："阳明病，发热汗出者，此为热越，不能发黄也。"邪热随汗液而发越于外，故不致发黄。

**恶风** 症状名。自觉遇风吹时身体发冷，无风吹时身体发冷感觉减轻。一般认为此属恶寒之轻者，往往与恶寒同时存在。恶风多属肌表不固所致，其症多见于太阳中风表虚证，亦可见于其他病证。《伤寒论》中其症主要有五种证型：①风邪袭表、肌腠疏松、卫阳不固、不胜外界风寒。此症见于太阳中风表虚证，伴有发热汗出、头痛、鼻鸣干呕、脉浮缓等。治之宜桂枝汤解肌祛风、调和营卫。②中风表虚证并兼见表阳虚。伴有漏汗不止、小便难、四肢拘急不舒难以屈伸等症，治宜桂枝加附子汤扶阳解表、调和营卫、温经固表。（第 20 条）③伤寒表实证，风寒束表、卫阳郁闭而不伸，亦可在恶寒同时伴见恶风，如第 35 条："太阳病，身疼腰痛，骨节疼痛，恶风，无汗而喘者，麻黄汤主之。"第 31 条："太阳病，项背强几几，无汗恶风，葛根汤主之。"治宜发汗散寒、宣通卫阳。④三阳合病，其有邪气在表，故卫阳不伸，而见恶风，但同时有身热、颈项强、胁下满、手足温而渴。此证三阳俱病，但少阳病证为主，其治从少阳，用小柴胡汤。待枢机运转，表里之邪皆可解除。（第 99 条）⑤阳明热证，由于汗出过多，气随汗泄，故肌肤疏松，亦可见轻度恶风，且发生时伴口渴喜饮、大热、汗大出，舌上干燥而烦（第 168 条），治之宜清热益气生津，用白虎加人参汤。⑥风寒湿邪在表，搏结不散，且深入骨节，卫气受困，可见恶风，同时有骨节烦疼、掣痛不得屈伸、近之则痛剧、汗出短气、小便不利、或身微肿，治宜温散寒湿，用甘草附子汤（第 175 条）。成无己："伤寒恶风，何以明之？《黄帝针经》曰：'卫气者，所以温分肉，充皮肤，肥腠理，司开阖者也。'风邪中于卫也，则必恶风，何也？以风则伤卫，寒则伤荣，为风邪所中于分肉不温而热矣，皮毛不充而缓矣。腠理失其肥，则疏而不密；开合失其司，则泄而不固，是以恶风也。是恶风、恶寒二者，皆为表证，其恶风则比之恶寒而轻也。恶寒者，啬啬然憎寒也，虽不当风而自然寒也。恶风者，谓常居密室之内，帏帐之内，则舒缓而无所谓也。一或风扇，一或当风，淅淅然而恶者，此为恶风者也。恶寒则有属于阳者，属于阴者，及其恶风者，悉属于阳，非若恶寒之有阴阳也。亡阳之证，并无恶风者以此也。恶风虽悉在表，而发散又自不同，若无汗而恶者，则为伤寒，则发其汗。若汗出而恶风者，则为中风，当解其肌，里证虽具而恶风未罢者，又当先解其外也。又有发汗多亡阳，与其风湿皆有恶风之证，盖以发汗多，漏不止，则亡阳，外不因是以恶风也。必以桂枝加附子汤温其经而固其卫。风湿相搏，骨节疼烦，湿胜自汗而腠理不密，是以恶风也，必以甘草附子汤散其湿而实其卫。由是观之，恶风属乎卫者，可知也。"（《伤寒明理论·卷一》）

**恶风寒**　症状名。意义与"恶风""恶寒"略同。《伤寒论》第 98 条："得病六七日，脉迟浮弱，恶风寒，手足温，医二三下之，不能食而胁下满痛，面目及身黄……"此症在此是由风寒之邪在太阳之表所致。

**恶物**　指肠道中的腐秽垢物。燥屎经大猪胆汁导之后所出之物便是腐秽形态，故称。见《伤寒论》第233条。

**恶热**　症状名。自觉身热无奈、难以忍受，因而意欲避热就凉。此症是阳明热证的特异性症状。《伤寒论》第182条："阳明病外证云何？答曰：身热，汗自出，不恶寒，反恶热也。"此症的出现乃由阳明热盛所致。方有执："恶热，里热甚也。"（《伤寒论条辨》）

**恶寒**　症状名。指自觉怕冷、无风寒而自觉身冷、虽得衣被而不减。其发生机理主要由于阳气不能温煦身体所致，而阳不温煦的机理又或由于阳虚，或由于阳郁不布，故《伤寒论》中主要有二种类型：（1）阳虚：①少阴寒化证，阴盛阳衰，故恶寒，伴见下利清谷、蜷卧四逆、烦躁或但欲眠、肤冷汗出、脉微而细等症，治宜四逆辈回阳救逆。（第288、289、295、298等条）②表阳虚。如第155条所述之附子泻心汤证，虽有热痞之里症，但又见恶寒汗出表症，是为表寒里热，用附子温经，故恶寒汗出可止，用大黄黄连泻心汤泻热，故热痞可消。③阴阳两虚。如第68条所述之芍药甘草附子汤证的恶寒即属此种情况。④表里阴阳皆虚。如第23条："脉微而恶寒者，此阴阳俱虚，不可更发汗、更下、更吐也。"（2）阳郁：①太阳病，无论太阳中风表虚证，还是太阳伤寒表实证，皆可见恶寒。太阳主要统摄营卫，外邪袭表，卫气郁遏，则必恶寒，所以恶寒是太阳病的特征之一。②阳明病，外邪被感，阳气乍郁，亦可见恶寒。但阳明病之恶寒程度轻、时间短、只发生在病证初起之时，很快便会转为"恶寒自罢、即自汗出而恶热"（第183条）。成无己："伤寒恶寒，何以明之？恶寒者，风寒客于荣卫之中也。惟其风寒中于荣卫，则洒淅然恶寒也。惟其荣卫之中，受风寒者则啬啬然不欲舒，其恶寒者非寒热之寒也，又非恶风也，且恶风者，见风至则恶矣，得以居密室之内，帏帐之中则坦然自舒也。至于恶寒者，则不待风而寒是虽身大热而不欲去衣者是也。寒热之热谓寒热更作，热至则寒无矣。其恶寒虽发热而不欲去衣也，甚则至于向火被复而犹不能遏其寒也。所以然者，由阴气上入阳中，或阳微，成风虚相搏之所致也。恶寒一切属表，虽里证悉具而微寒者亦是表未解也。犹当先解其外矣。不恶寒为外解，乃可攻里。"（《伤寒明理论·卷一》）

**恶露不尽**　症状名。产后恶露持续20天以上仍淋漓不尽或突然大量出血，伴有色、质、气味异常或下腹疼痛者称为恶露不尽，又称"恶露不绝""血露不尽""恶露不止"。恶露指胎儿娩出后，胞宫内遗留的余血、浊液，初为暗红色，继而淡红，末为黄、白色，一般在产后三周左右排干净。本证发生机制，主要为冲任失固，气血运行失常。本证主要为瘀阻里实恶露不尽。见于《金匮要略·妇人产后病脉证并治第二十一》："产后七八日，无太阳证，少腹坚痛，此恶露不尽，不大便，烦躁发热，切脉微实，再倍发热……宜大承气汤。"治宜破血通瘀。

**桂枝下咽阳盛则毙** 指阳热内盛之证服用桂枝汤等辛温发汗药后，会造成不良后果。语见《伤寒论·伤寒例》第 20 条："况桂枝下咽，阳盛则毙；承气入胃，阴盛以亡。死生之要，在乎须臾，视身之尽，不暇计日。"伤寒病表寒郁久化热，阴液被灼，而见大热大渴口干舌燥等证，这就是阳盛，阳盛之治疗方法应该急下实热，以救阴液，如果误用桂枝汤之类的辛温之剂发汗，必致劫夺津液，狂躁痉厥，变证蜂起，预后不良。故云"桂枝下咽，阳盛则毙"。赵嗣真曰："表之真阳先虚，故阴邪乘阳而盛实，表受邪者，阳虚也，脉浮紧者，阴邪盛于外也，是谓阳虚阴盛，所以用桂枝辛甘之温剂，汗之则阴邪消，温之则真阴长，使邪去正安，故愈。又若里之真阴先虚，故阴邪入而盛实，里受邪者，阴虚也，脉沉实者，阳邪盛于内也。是谓阴虚阳盛，所以用承气酸苦之寒剂，下之则阳邪消，寒之则真阴长，使邪去正安，故愈。如其不然，阳盛而用桂枝，下咽即毙，阴盛而用承气，入胃即亡，是皆盛盛虚虚，而致邪使正也。"（录自《张卿子伤寒论》）王安道云："所谓阳盛即毙者，是言表证已罢，而里证即全，可攻而不可汗……"（《医经溯洄集》）二注皆能阐发经旨，可参。

**桂枝法** 指《伤寒论》第 12 条桂枝汤方后注所述桂枝汤的煎服法及饮食禁忌。如第 31 条：葛根汤"温服一升，覆取微似汗。余如桂枝法将息及禁忌。诸汤皆仿此"。

**索饼** 即面条。《伤寒论》第 332 条："食以索饼，不发热者，知胃气尚在，必愈。"丹波元简："案方云，索当作素，谓以素常所食之饼饵饲之。一说，无肉曰素。志聪云，索饼，麦饼也。此说非也。刘熙《释名》云：'饼，并也。溲面使合并也。'蒸饼、汤饼、蝎饼、髓饼、金饼、索饼之属，皆随形而名之。《绌素杂记》云：凡以面为食具，皆谓之饼。清来集之《倚湖樵书》云：今俗以麦面之线索而长者曰面，其圆块而匾者，曰饼。考之古人，则皆谓饼也。汉·张仲景《伤寒论》云：食以索饼。饼而云索，乃面耳。此汉人以面为饼之一证也。知是钱氏为条子面者，确有依据也。"（《伤寒论辑义》）

**唇口青** 症状名。指口唇周围出现青色或青深紫色或青淡色而言。唇口青可见于脏气垂绝之证，也可见于气血瘀滞或痰浊阻肺。主要分为以下两类，①内闭外脱唇口青。出自《金匮要略·脏腑经络先后病脉证第一》：

"寸脉沉大而滑，沉则为实，滑则为气，实气相搏，血气入脏即死，入腑即愈，此为卒厥，何谓也？师曰：唇口青，深冷，为入脏即死，如身和，汗自出，为入腑即愈。"②瘀血内阻唇口青。出自《金匮要略·惊悸吐衄下血胸满瘀血病脉证治第十六》："病人胸满，唇痿舌青，口燥，但与漱水不欲咽，无寒热，脉微大来迟，腹不满，其人言我满，为瘀血。"此外，还有痰浊阻肺唇口青。

**顿服**　服药方法的一种。即将所煎得的药液一次饮尽，而不分成数份隔时服药。《伤寒论》中用这种顿服法的方剂有调胃承气汤、干姜附子汤、桂枝甘草汤、大陷胸汤、瓜蒂散、桂枝麻黄各半汤等。顿服是为了使药力集中，力专势猛，攻邪者去之速且彻底，扶正者正气易于恢复。

**柴胡汤**　方剂名。即小柴胡汤。语见《伤寒论》第97条："服柴胡汤已，渴者属阳明，以法治之。"与第98条："本渴饮水而呕者，柴胡汤不中与也。"等条。详见小柴胡汤。

**柴胡汤证**　病证名。即小柴胡汤所主治的病证。又作柴胡证。语出《伤寒论》第149条："伤寒五六日，呕而发热者，柴胡汤证具。"与第123条："但欲呕，胸中痛，微溏者，此非柴胡汤证。"详见小柴胡汤证。

**柴胡证**　病证名。指小柴胡汤所主治的病证。语见《伤寒论》第101条："伤寒中风，有柴胡证，但见一证便是，不必悉具。"与第149条："医以他药下之，柴胡证仍在者，复与柴胡汤。"详见"小柴胡汤证"。

**柴胡法**　指小柴胡汤配伍及随证加减之法度。语见《伤寒论》第146条柴胡桂枝汤方后注："复如柴胡法，今用人参，作半剂。"

**眩冒**　症状名。指头目眩晕昏冒，眼前发黑。语见《伤寒论》第142、160条。《伤寒论》中"眩冒"之病机有二：①少阳邪热，上干头目。见第142条："太阳与少阳并病，头项强痛，或眩冒，时如结胸……"钱天来注云："眩冒，少阳肝胆病也。足少阳之脉，起于目锐眦；足厥阴之脉，上入颃颡，连目系，热邪在少阳，肝胆脏腑相连，热邪在络，上侵目系，故眩冒也。"《伤寒溯源集》可参。②阳虚水泛，冲气上逆，阻遏清阳。见第160条："伤寒吐下后，发汗，虚烦，脉甚微，八九日心下痞硬，胁下痛，气上冲咽喉，眩冒，经脉动惕者，久而成痿。"尤在泾云："眩冒者，邪气搏饮，内聚而上逆也。"（《伤寒贯珠集》）王肯堂云："伤寒有起则头眩，与眩冒者，皆汗吐下后所致，是知其阳虚也。故《针经》曰：上虚则眩，下虚则厥。"（《伤寒准绳》）可参。参见头眩、目眩、冒、眩等条。

**钱匕**　汉代量取散剂的器具，以五铢钱抄取药散，以不撒落为度。一钱匕约折合市制五至六分，折合公制 1.5～1.8g。《伤寒论》中用钱匕为服取单位的方剂有瓜蒂散、白散、十枣汤、大陷胸丸等。孙思邈云："钱匕者，以大钱上全抄之，若云半钱匕者，则是一钱抄取一边尔。并用五铢钱也。"（《千金要方》）可供参考。

**乘脏** 病理机转用语。指病邪侵犯于五脏。语见《伤寒论·平脉法》第 44 条："问曰：何以知乘腑，何以知乘脏？师曰：诸阳浮数为乘腑，诸阴迟涩为乘脏也。"脏为阴，藏精气而不泻，病邪侵犯五脏，多从阴化寒，或为不足之疾。迟涩脉，为不足之阴脉，故迟涩诸阴脉，多反映病入于脏。所以说"诸阴迟涩为乘脏"。但此不过言其大概，不可拘泥。成无己云："脏，阴也，阴脉见者为乘脏也。"（《注解伤寒论》）吴谦云："此条发明阴阳相乘，各从其类之诊。腑，阳也，浮数，阳也；脏，阴也，迟涩，阴也。阳乘阳，阴乘阴，腑邪乘脏；脏邪乘腑，各以脉证错综参之。可类推矣。"（《医宗金鉴》）成氏之注简洁明了，而吴注"各以脉证错综参之"之论，更能发明经旨，启迪后学。均可参。

**乘腑** 病理机转用语。指病邪侵犯于腑。语见《伤寒论·平脉法》第 44 条："问曰：何以知乘腑？何以知乘脏？师曰：诸阳浮数为乘腑，诸阴迟涩为乘脏也。"腑为阳，传化物而不藏，病入于腑，多从阳化热，或为有余之疾，浮数诸阳脉，为阳病之脉，故浮数之脉多反映病入于腑。但此不过言其大概，不可过于拘泥。成无己云："腑，阳也，阳脉冗者为乘腑也。"（《注解伤寒论》）吴谦云："此条发明阴阳相乘，各从其类之诊。腑，阳也，浮数，阳也；脏，阴也，迟涩，阴也。阳乘阳，阴乘阴，腑邪乘脏，脏邪乘腑，各以脉证错综参之，可类推矣。"（《医宗金鉴》）成氏之注简明扼要，而吴氏之"各以脉证错综参之"，更能彰明经义，均可参。

**倚息** 症状名。指喘息不能平卧。需倚床呼吸，是呼吸困难的症状之一，多伴有咳嗽、喘息、短气等呼吸道症状。主要分为以下两类，①支饮倚息。由于水饮上迫于肺，阻碍肺气的宣发肃降而导致。出自《金匮要略·痰饮咳嗽病脉证并治第十二》："咳逆倚息，短气不得卧，其形如肿，谓之支饮。"临床治法当以"温药和之"。②转胞倚息。即小便不利，脐下急痛。由于水气不得行于下，则浊阴逆而上冲，肺失宣降而呼吸迫促。出自《金匮要略·妇人杂病脉证并治第二十二》："妇人病饮食如故，烦热不得卧，而反倚息者，何也？师曰：此名转胞，不得溺也，以胞系了戾，故致此病，但利小便则愈，宜肾气丸主之。"治宜温肾利水，小便通利，则倚息自止。

**臭食**　指腐败变质，有难闻气味的食物。亦作"臭恶"。语见《伤寒论》乌梅丸方后注："禁生冷、滑物、臭食等。"为乌梅丸及其他诸方剂之饮食禁忌。参"臭恶"。

**臭恶**　指有特异气味及不良气味的食品。语见《伤寒论》桂枝汤方后注："禁生冷、粘滑、肉面、五辛、酒酪、臭恶等物。"为桂枝汤及其他诸方的饮食禁忌。参见"臭食"。

**息高**　症状名。指呼吸表浅，喘促息短。语见《伤寒论》第299条："少阴病，六七日，息高者，死。"息高是呼吸表浅，不能下达胸腹，呈吸气少，呼气多的一种症状。肺主呼气，肾主纳气，少阴病六七日之后，而见此症，是肾气绝于下，肺气脱于上，上下离绝之象，故主死候。成无己云："肾为生气之源，呼吸之门，少阴病六七日，不愈而息高者，生气断绝也。"（《注解伤寒论》）柯韵伯云："气息者，乃肾间动气，脏腑之本，经脉之根，呼吸之带，三焦生气之原也。息高者，但出心与肺，不能入肝与肾，生气已绝于内。"（《伤寒论注》）张锡驹云："一呼一吸为一息，呼出心与肺，吸入肾与肝。息高者，少阴肾气绝于下，止呼出而不能吸入，生气上脱，有出无入，故死。"（《伤寒论直解》）诸说对其病机解释颇详，可参。

**衄**　病证名。指鼻、齿龈、皮肤等不因外伤而出血，在《伤寒论》中，多指鼻中出血。见于《伤寒论》第46、47、55、56、111、202、227等条。其病机为阳热伤于阳络，使血液不循常道，上出清窍所致。具体又可分为三种情况：①太阳病，日久失汗，阳气怫郁过甚，伤及阳络，或服药后，郁阳借辛温发散之力伤及阳络而致衄。此时邪多随衄而解，俗称"红汗"。见于第47条："太阳病，脉浮紧，发热，身无汗，自衄者愈。"第46条："太阳病，脉浮紧，无汗发热，身疼痛，八九日不解，表证仍在，此当发其汗。服药已微除，其人发烦、目瞑，剧者必衄，衄乃解。所以然者，阳气重故也。麻黄汤主之。"第56条："伤寒，不大便六七日，头痛有热者，与承气汤；其小便清者，知不在里，仍在表也，当须发汗。若头痛者，必衄，宜桂枝汤。"另有衄后而表不解者，宜发汗解表，用麻黄汤，此见于第55条"伤寒，脉浮紧，不发汗，因致衄者，麻黄汤主之。"对此注家多有心得。如黄元御云："伤寒皮毛外闭，卫郁莫泄，经脉郁隆，而旁无近窍，热必上寻出路，发于鼻孔，卫气升腾，卫逼营血随而上逆，是为衄证。衄则卫泄病除，亦同汗解。"（《伤寒说意》）徐大椿云："热甚动血，血由肺之清道而出，与汗从皮毛而泄同，故热邪亦解。俗语所云红汗也。"（《伤寒论类方》）张景岳云："由此观之，则有因衄而愈者，以经通而邪散也。有治衄仍当发散者，以邪之将解未解而因散其邪也。"（《伤寒典》）诸说平允可参。②阳明病热迫血分，血热妄行，灼伤阳络而致衄。见于第202条："阳明病，口燥，但欲漱水，不欲咽者，此必衄。"第227条："脉浮发热，口干鼻燥，能食者则衄。"柯韵伯注云："阳明经起于鼻，系于口齿，阳明病，则津液不足，故口干鼻燥，阳盛则阳络伤，故上盛而为衄也……不欲漱水之病情，知热不在气分，而在血分矣。"（《伤寒来苏集》）成无己云："阳明之脉起于鼻，络于口，阳明里热则渴欲饮水，此口燥，但欲漱水不欲咽者，是热在经，而里无热也。阳明气血俱多，经中热甚，迫血妄行，必作衄也。"（《注解伤寒论》）喻嘉言云："阳明病口燥，但欲漱水不欲咽，知邪入血分。阳明之脉起于鼻，故知血得热而妄行，必由鼻而出也。"（《尚论篇》）③太阳中风，误以火劫迫汗，火热上熏，灼伤阳络，可见衄血，此详见"欲衄"条。

**衄家**　指鼻中经常出血之人。为麻黄汤禁忌之一。语出《伤寒论》第86条："衄家不可发汗，汗出必额上陷，脉急紧，直视不能眴，不得眠。"对于何谓衄家及其不可发汗之机，注家解释较详。如陈修园云："凡素患衄血之人，名曰衄家，三阳之经血俱虚，故不可发汗，汗出则必亡其阴。"（《伤寒论浅注》）山田正珍谓："平素善衄之人，头中之阳已属不足，故发其汗，则头中之阳大虚，生变逆如是矣。"（《伤寒论集成》）二家一从血虚立论，一从阳虚作解，不尽一致。而喻嘉言则云："汗为血液，衄血之人，清阳之气素伤、更发其汗，则额上必陷，乃上焦精竭之应也。"此说考虑到久衄阳气阴精俱虚两个方面，较为周全。

**胸下**　人体解剖部位名。指胸膈下之脘腹部。见"胸下结硬"。

**胸下结硬**　病证名。指胃脘部痞结胀硬。语见《伤寒论》第273条："太阴之为病，腹满而吐，食不下，自利益甚，时腹自痛，若下之，必胸下结硬。"太阴病，为脾阳不足，寒湿内盛，故有腹满而吐，食不下，自利，腹痛等症。治宜温运中阳，禁用下法。若误用攻下，则中阳更虚，寒湿不运，升降不行，浊阴之邪停聚于中，而见"胸下结硬"。喻嘉言云："吐而食不下，则邪迫于上，利甚而腹痛，则邪迫于下，上下交乱，胃中气虚，此但可行温散，设不知而误下之，其在下之邪可去，而在上之邪陷矣。故胸中结硬，与结胸之变颇同，胃中津液上结，胸中阳气不布，卒难开也。"（《尚论篇》）程应旄云："曰胸下，阴邪结于阴分，异于结胸之在胸，而且按痛矣。曰结硬，无阳以化气，则为坚阴，并与痞之濡而实异。彼皆阳从上陷而阻留，此独阴从下逆而不归，寒热大别。"（《伤寒论后条辨》）钱天来云："胸下者，心胸之下，胃脘之间也。以阴寒硬结于胃脘之中，故谓之胸下结硬，言与结胸不同也。结胸以太阳误下，阳邪陷入阳位，故结于胸。此以太阴误下，胃阳空虚，阴邪结于胸下之胃中，故云结硬于胸下。"（《伤寒溯源集》）诸说可互参。

**胸上** 人体解剖部位名。又作"胸中"。指膈肌以上的胸腔部位。见"胸上有寒"。

**胸上有寒** 病机名。即"胸有寒"，指寒饮聚于胸膈。语见《伤寒论》第 396 条："大病差后，喜唾，久不了了，胸上有寒，当以丸药温之，宜理中丸。"肺居胸中，为贮痰之器；脾主运化，为生痰之源，肺脾虚寒，水津不能温化，凝结而为痰饮涎沫，聚于胸膈，故为"胸上有寒"。方有执云："寒以痰言，痰，内证也。内者为虚，故曰寒也。"（《伤寒论条辨》）丹波元坚云："胸上，诸注多作胃上，然他无此称。愚意喜唾，不了了，是胸上有寒所致，而胸寒必生于胃寒，故用理中温胃，以达上焦也。膈上有寒饮，用四逆。《金匮》肺中冷多涎唾，用甘草干姜汤，并是一理。《金匮》又曰：上焦有寒，其口多涎。"（《伤寒论述义》）

**胸中** 人体解剖部位名。又作"胸上"。指膈肌以上的胸腔部位。例如《伤寒论》第 355 条："病人手足厥冷，脉乍紧者，邪结在胸中。心下满而烦，饥不能食者，病在胸中，当须吐之，宜瓜蒂散。"又指自胃脘上至胸膈的部位，如第 173 条："伤寒，胸中有热，胃中有邪气，腹中痛，欲呕吐者，黄连汤主之。"

**胸中有热** 病理机转名。指无形邪热侵扰胸膈。语见《伤寒论》第 173 条："伤寒，胸中有热，胃中有邪气，腹中痛，欲呕吐者，黄连汤主之。"本条所云"胸中"与"胃中"，乃是指上下部位而言，所谓"胸中有热"，是指邪偏于上，包括胃脘，上至胸膈。成无己云："此伤寒邪气传里，而为上热下寒也。胃中有邪气，使阴阳不交。阴不得升，而独治于下，为下寒腹中痛；阳不得降，而独治于上，为胸中热欲呕吐，与黄连汤升降阴阳之气。"（《注解伤寒论》）程知曰："阴邪在腹，则阳不得入而和阴为腹痛，阳邪在上，则阴不得入而和阳为呕吐。"（《伤寒经注》）二说均可参。

**胸中冷** 症状名。指上焦和胃中虚冷而言，既指病机，复言症状。胸中冷一症仅见于《金匮要略·呕吐哕下利病证治第十七》："寸口脉微而数，微则无气，无气则营虚，营虚则血不足，血不足则胸中冷。"此条载呕吐胃反之中，并与胃反气血俱虚有关，而气血俱虚又责于胃中虚寒。临床可见呕吐清冷，不能消谷，脉微而数等，治宜温养胃气为主，不可滥用攻伐。

**胸中实** 病证名。指痰食之邪阻滞胸膈。语见《伤寒论》第 324 条："少阴病，饮食入口则吐，心中温温欲吐，复不能吐，始得之，手足寒，脉弦迟者，此胸中实，不可下也，当吐之。"本条之证，初起即见手足冷而脉象弦迟，则非少阴虚寒之象。乃因痰食之邪阻滞胸中，胸中阳气被实邪所阻，不得布达，而正气又有祛邪上越之势使然。诸证之作，皆由于痰食等有形之邪，阻滞胸膈而成，故云"胸中实"。方有执注云："少阴之脉，络心，注胸中。实，谓痰壅而上寒也。"（《伤寒论条辨》）沈明宗云："若热邪与素积痰饮搏结于胸，为胸中实。"（《伤寒六经辨证治法》）二氏均明确阐述了"胸中实"之意，可参。

**胸中烦** 症状名。即胸烦。语见《伤寒论》第 96 条："……或胸中烦而不呕，或渴，或腹中痛，或胁下痞硬，或心下悸，小便不利，或不渴，身有微热，或咳者，小柴胡汤主之。"此证为小柴胡汤证之或见证，乃因邪犯少阳，郁扰胸膈而成，治宜小柴胡汤去半夏人参加栝蒌实。钱天来云："伤寒郁热之邪，及中风之阳邪在胸，皆可发烦。邪在少阳可烦，太阳之邪在胸亦烦，以热邪搏聚于胸中而烦闷，不宜补气。"（《伤寒溯源集》）尤在泾云："胸中烦而不呕者，邪聚于膈而不上逆也，热聚则不得以甘补，不逆则不必以辛散，故去人参、半夏，而加栝蒌实之寒，以除热而荡实也。"（《伤寒贯珠集》）二说对本症之病机及治法论述较为精当。

**胸中窒** 症状名。指胸中窒塞不畅之感。语见《伤寒论》第 77 条："发汗，若下之，而烦热，胸中窒者，栀子豉汤主之。"此"胸中窒"一症的产生，乃因汗下之后，表邪化热入里，无形邪热郁结胸膈，壅滞气机，升降不利而成。方有执云："窒者，邪热壅滞而窒塞，未至于痛，而比痛较轻也。"（《伤寒论条辨》）王肯堂云："阳受气于胸中，发汗若下，使阳气不足，邪热客于胸中，结而不散，故烦热而胸中窒塞。"（《伤寒准绳》）张锡驹云："窒，窒碍而不通也。热不为汗下而解，故烦热。热不解而留于胸中，故窒塞而不通也。亦宜栀子豉汤升降上下。"（《伤寒论集注》）诸说对病证及机理之解释公允可参。

**胸中痞硬** 症状名。指胸中痞闷硬满，自觉有物堵塞。语见《伤寒论》第 166 条："病如桂枝证，头不痛，项不强，寸脉微浮，胸中痞硬，气上冲喉咽，不得息者，此为胸有寒也。当吐之，宜瓜蒂散。"此"胸中痞硬"之作，乃因痰涎。宿食等实邪，壅滞膈上，阻塞气机所致。成无己云："胸中痞硬，气上冲咽喉不得息，知寒邪客于胸中而不在表也。"（《注解伤寒论》）方有执云："胸中痞硬，痰涎塞膈也。"（《伤寒论条辨》）吴谦云："胸中痞硬……是邪入里未深，而在胸中，必胸中素有寒饮之所致也。寒饮在胸，不在肌肤，解肌之法无可用也……惟有高者越之一法，使胸中寒饮一涌而出，故宜吐之以瓜蒂散也。"（《订正伤寒论注》）诸家之注乎方可参。

**胸中痛**　症状名。指胸部疼痛。语见《伤寒论》第123条："太阳病，过经十余日，心下温温欲吐，而胸中痛，大便反溏，腹微满，郁郁微烦，先此时自极吐下者，与调胃承气汤。"此证因太阳病时日已久，有化热入里之势，复因吐下之伤，邪气乘虚内馅，腹微满，郁郁微烦，温温欲吐，乃热邪郁于胃肠所致。而胸中痛，则由吐时气逆，复加邪热扰胸所致。方有执云："胸中痛，邪在膈也。"（《伤寒论条辨》）汪琥云："胸中痛者，膈以内实也。胸痛当责邪热结于胃中。"（《伤寒论辨证广注》）认为胸痛为邪在胸膈胃脘所致。而柯韵伯则谓："腹中不痛而胸中痛，是上焦因极吐而伤矣。"（《伤寒论注》）认为胸痛由吐时伤及胸中之气而成。程应旄则云："胸中痛者，从前津液被伤。欲吐则气逆并及之，故痛。着一'而'字，则知痛从欲呕时见，不尔亦不痛。凡此之故，缘胃有邪畜而胃之上口被浊熏也。"（《伤寒论后条辨》）则认为乃因胃有邪热上熏而气逆所致。诸说可互补。

**胸中满**　症状名。即胸中满闷不舒。亦称"胸满"。语见《伤寒论》第264条："少阳中风，两耳无所闻，目赤，胸中满而烦者，不可吐下。"本条之证，乃风邪侵袭少阳，风邪与少阳相火相煽，上干清窍则目赤耳聋，走窜经脉，经气不利故胸中满而兼烦。吴谦云："少阳之脉，起目锐眦，从耳后入耳中，其支者，会缺盆，下胸中，循胁。表邪传其经，故目赤耳聋，胸中满而烦也。然此乃少阳半表半里之胸满而烦，非太阳证见之邪陷胸满而烦者比，故不可吐下。"（《伤寒论注》）黄元御云："少阳脉循胸膈而下两胁，经气壅阻，肺胃不降，是以胸中烦满。"（《伤寒悬解》）二说皆阐明了少阳经气不利所致胸中满的病机，可参。参见"胸满"。

**胸有寒**　病理机转名。指痰饮涎沫，停聚胸膈。语见《伤寒论》第166条："病如桂枝证，头不痛，项不强，寸脉微浮，胸中痞硬，气上冲咽喉不得息者，此为胸有寒也，当吐之，宜瓜蒂散。"本条见症，有恶寒、发热、汗出等类桂枝证，又有胸中痞硬，气上冲咽喉不得息之症，综合分析，乃因痰饮食邪停滞胸膈，阻碍气机，影响卫气之宣发布达，且痰随气逆而成。因诸症皆由痰邪停滞胸膈而起，故云"胸有寒"。但此"寒"，非指寒邪，乃"寒饮"之代称。对此注家注释颇详。如尤在泾即云:"此痰饮类伤寒证。寒为寒饮,非寒邪也。"(《伤寒贯珠集》)喻嘉言亦云:"寒者,痰也。痰饮内动,身必有汗,加以发热恶寒,全似中风,而头不痛,项不强。此非外入之风,乃内蕴之痰,窒塞胸间,宜用瓜蒂散,以涌出其痰也。"(《尚论篇》)然注家中亦有以素有痰饮,复感风寒释之者。如汪苓友即云:"胸中寒者,乃风寒之邪,蕴蓄于膈间也。仲景法当吐之,宜瓜蒂散,以吐胸中之邪……《条辨》以胸有寒为痰亦通,盖胸有风寒,则其人平素饮食之积,必郁而成热,变而为痰,所以瓜蒂散,亦涌痰热之药也。"(《伤寒论辨证广注》)两说皆通。

**胸胁** 人体解剖部位名。即前胸和两腋下肋骨部位的统称。如《伤寒论》第 136 条:"但结胸,无大热者,此为水结在胸胁也。"

**胸胁下满** 症状名。指胸胁下痞闷硬满。语见《伤寒论》第 143 条:"妇人中风,发热恶寒,经水适来,得之七八日,热除而脉迟,身凉,胸胁下满,如结胸状,谵语者,此为热入血室也。当刺期门,随其实而取之。"此证妇人中风,适值经水来潮,邪气乘血室空虚之机而内陷,邪热与血相结,肝为藏血之脏,因血室瘀滞,致胸胁经脉不利,所以胸胁下满,状如结胸。成无己谓:"胸胁下满,如结胸状,谵语者,热入血室而里实。"(《注解伤寒论》)程郊倩云:"妇人中风,发热恶寒,自是表证,无关于里。乃经水适来,且七八日之久,于是血室空虚,阳热之表邪,乘虚而内据之……经停邪结,是以胸胁满如结胸状。"(《伤寒论后条辨》)陈修园谓:"惟冲任、厥阴俱循胸胁间,故胸胁下满如结胸状。"(《伤寒论浅注》)诸说可供参考。

**胸胁苦满** 症状名。指病人以胸胁部满闷不舒为苦。语见《伤寒论》第 96 条:"伤寒五六日,中风,往来寒热,胸胁苦满,嘿嘿不欲饮食,心烦喜呕……"少阳之经,下胸中贯膈,络肝属胆,循胁里,正当胸胁之分,邪郁少阳,经气不利,故见"胸胁苦满"之证。成无己云:"邪在表,则心腹不满,邪在里,则心腹胀满。今止言胸胁苦满,知邪气在表里之间,未至于心腹满,言胸胁苦满,知邪气在表里也。"(《注解伤寒论》)方有执云:"胸胁苦满者,少阳之脉循胸络胁,邪凑其经,伏饮搏聚也。"(《伤寒论条辨》)黄元御云:"少阳之经自头走足,由胸胁而下行,表里壅塞不得下行,经气盘郁,故胸胁苦满。"(《伤寒说意》)诸注对本证病机从不同角度进行分析,可参。

**胸胁烦满** 症状名。指胸胁烦闷胀满。语见《伤寒论》第 339 条:"伤寒热少厥微，指头寒，嘿嘿不欲食，烦躁。数日，小便利，色白者，此热除也，欲得食，其病为愈。若厥而呕，胸胁烦满者，其后必便血。"此条本为热厥轻证，乃肝胆有热，枢机不利，气机郁滞，胃气不苏使然，故始见指头寒，嘿嘿不欲食，烦躁不安等症状。数日后，阳郁转甚，病势转重，肝胆经气不利，故有"胸胁烦满"之症见。"厥而呕"为气郁至甚，胃气上逆之象。热伤下焦血络，故可见"便血"。对此条之病机，有从厥阴肝热释之者，如成无己即云："厥阴之脉，挟胃贯膈，布胸胁，厥而呕，胸胁烦满者，传邪之热，甚于里也。厥阴肝主血，后数日，热不去，又不得外泄，迫血下行，必致便血。"（《注解伤寒论》）有从少阳热郁作解者，如万密斋云："厥而呕，胸胁烦满者……大柴胡汤证也。"（《万氏家传伤寒摘锦》）有以少阳厥阴相合作解者，如王肯堂云："厥而呕，胸胁烦满者，少阳证也。少阳与厥阴为表里，邪干其腑，故呕而胸胁烦满也。"（《伤寒准绳》）三种观点，皆有其理，然以王氏之说更为得体。

**胸胁满**　症状名。指自觉胸胁间痞闷不舒，如有物堵塞之状。语见《伤寒论》第104、229条。第104条云："伤寒十三日不解，胸胁满而呕，日晡所发潮热，已而微利。此本柴胡证，下之以不得利，今反利者，知医以丸药下之，此非其治也。潮热者，实也。先宜服小柴胡汤以解外，后以柴胡加芒硝汤主之。"第229条云："阳明病，发潮热，大便溏，小便自可，胸胁满不去者，与小柴胡汤。"此二条，皆为少阳阳明之并病，由于邪郁少阳，枢机不和，经气不利，故见"胸胁满"，所以二条证均以小柴胡汤主之。钱潢注云："胸胁满者，邪在少阳之经也。少阳之脉循胁里，其支者合缺盆，下胸中，胸胁之满未去，其邪犹在半表半里之间，故为少阳阳明。"（《伤寒溯源集》）舒诏云："阳明病……兼见胸胁满者，是胃中留饮旁流入胁也，虽属少阳阳明，不宜解表。"（《舒氏伤寒集注》）二氏一云"邪犹在半表半里之间"，一云"胃中留饮旁流入胁"，以钱说为优。

**胸胁满微结**　症状名。指自觉胸胁胀满，并稍有结硬不适之感。语见《伤寒论》第147条："伤寒五六日，已发汗而复下之，胸胁满微结，小便不利，渴而不呕，但头汗出，往来寒热，心烦者，此为未解也，柴胡桂枝干姜汤主之。"柴胡证一般为胸胁满而不结，呕而不渴，小便自可。今胸胁满微结，与渴而不呕，小便不利并见，知非纯属少阳，而是病有兼挟。从小便不利等证分析，当是兼有水饮内停。盖少阳分司手足二经，胆与三焦并属之。当胆火内郁，枢机不利，疏泄失职时，则三焦决渎失职，水饮停蓄不行。水饮结于少阳之经，故胸"胁满微结"。而余证也皆枢机不利，水饮停蓄不化所致。对此舒驰远、唐容川注释较详。如舒驰远云："胸胁满，小便不利，渴而不呕，往来寒热，心烦者，非误下误汗之变证，皆五六日前少阳之本证也。所谓微结者，乃为胸中之阳不治，而饮邪上逆也。"（《伤寒论集注》）唐容川云："已发汗，则阳气外泄矣，又复下之，则阳气下陷，水饮内动，逆于胸胁，故胁满微结，小便不利……"（《伤寒论浅注补正》）除此之外，注家还有以邪陷少阳而邪结较轻释之者。如钱天来即云："今已发汗而复下之，致胸胁满而微结，是必汗不彻而表邪未尽，因下早而外邪内陷也。胸胁满者，邪入少阳也。少阳之脉下颈合缺盆，下胸中，循胁里故也。微者，邪之所结者小，不似结胸之大且甚也。"（《伤寒溯源集》）山田正珍亦云："胸胁满微结，即是胸胁苦满。所谓郁结之结，病人自觉者已，非医之所按而得也。"（《伤寒论集成》）二种观点以前说为上。

**胸烦** 症状名。指胸中烦扰不宁。亦作"胸中烦"。语见《伤寒论》第153条："太阳病，医发汗，遂发热恶寒，因复下之，心下痞，表里俱虚，阴阳气并竭，无阳则阴独，复加烧针，因胸烦，面色青黄，肤瞤者，难治。"此由汗下后正气受伤，复加烧针，火热内攻，胸中心神被扰，故见此症。成无己注云："又加烧针，虚不胜火，火气内攻，致胸烦也。"（《注解伤寒论》）钱天来云："因汗下两误，表里俱虚矣……医又不知而复加烧针以逼其汗，火气外入而内攻，虚阳浮散而欲绝，故胸烦也。"（《伤寒溯源集》）二氏之注，阐明正虚复受热扰之机，可参。

**胸满** 症状名。指自觉胸中有堵塞感，满闷不舒。亦作"胸中满"。见于《伤寒论》第21、36、37、107、310等条。其病机有五：①风寒外来，肺失宣降，故"胸满"。见于《伤寒论》第36条："太阳与阳明合病，喘而胸满者，不可下，宜麻黄汤。"钱天来云："胸满者，太阳表邪未解，将入里而犹未入也。"（《伤寒溯源集》）吴谦云："太阳阳明合病，不利不呕者，是里气实不受邪也。若喘而胸满，是表邪盛，气壅于胸肺间也……以麻黄汤发表通肺，喘满自愈矣。"（《订正伤寒论注》）②太阳病误下，损伤胸阳，阴气弥漫，故"胸满"。见于《伤寒论》第21条："太阳病下之后，脉促胸满者，桂枝去芍药汤主之。"成无己云："此下后脉促而复胸满，则不得为欲解。由下后阳虚，表邪渐入，而客于胸中也。"（《注解伤寒论》）陈修园云："太阳之气，由胸而出入。若太阳病误下之后，阳衰不能出入于外内，以致外内之气不相交接……气滞于胸而满者，桂枝去芍药汤主之。"（《伤寒论浅注》）③表邪内传少阳，枢机不利，气机壅滞，故胸满。见于《伤寒论》第37条："太阳病，十日已去……设胸满胁痛者，与小柴胡汤。"

尤在泾谓："太阳病，至十余日之久……而胸满胁痛者，邪已入少阳，为未解也，则当与小柴胡汤。"（《伤寒贯珠集》）张隐庵云："设胸满胁痛者，太少未尽之邪，从胸胁而外达，宜与小柴胡汤。"（《伤寒论集注》）④伤寒误下，邪气内陷，结于胸胁，枢机不利，故"胸满"。见于《伤寒论》第107条："伤寒八九日，下之，胸满烦惊，小便不利，谵语，一身尽重，不可转侧者，柴胡加龙骨牡蛎汤主之。"成无己注云："伤寒八九日，邪气已成热，而复传阳经之时，下之虚其里而热不除，胸满而烦者，阳热客于胸中也。"（《注解伤寒论》）吴谦曰："伤寒八九日，邪不解，表不尽，不可下也。若下之，其邪乘虚内陷……胸满者，热入于胸，气壅塞也。"（《订正伤寒论注》）⑤少阴虚火，循经上炎，经气壅滞，故"胸满"。见于《伤寒论》第310条："少阴病，下利，咽痛，胸满，心烦，猪肤汤主之。"汪苓友注云："此条少阴病，亦自三阳经传来者，热邪传人少阴，少阴之经气虚，故下利。其咽痛、胸满、心烦者，以其经之脉循喉咙，其支者从肺出络心，注胸中，《尚论篇》云：少阴邪热，充斥上下中间，无所不到故也。"（《伤寒溯源集》）

**脏结** 病证名。指脏虚阳衰，阴寒凝结的病证。语出《伤寒论》第128、129、130、167条。"脏结"的病机是脏气大虚，阴寒凝结于脏所致，性质属阴、属虚、属寒，与结胸之属阳、属热、属实者相反。由于邪结在脏，胃腑无病，故饮食如故。但阴寒凝结于脏后，中焦虚寒，阳气衰微，不能运化水谷，故时时下利，所谓"脏结无阳证"（第130条），正是说明"脏结"没有发热头痛、身痛、口渴等阳性症状，为"纯阴无阳"之候。《伤寒论》对"脏厥"有论无方，仅言"不可攻也"，可急进大剂复阳胜阴之药，使阳回阴消。柯韵伯建议用理中、四逆汤之类方药，可供参考。

**脏厥** 病证名。指内脏阳气极虚引起的四肢厥冷证。语出《伤寒论》第338条："伤寒脉微而厥，至七八日肤冷，其人躁无暂安时者，此为脏厥。""脏厥"的病机为真阳大虚，脏气垂绝，阳气不达四肢。特征是脉微而厥、肤冷、躁无暂安时。总为脏气虚寒，真阳欲绝之危候，治宜回阳救逆，可用四逆合吴茱萸汤，更灸关元、气海等穴。喻嘉言说："脏厥者，正指肾而言……惟肤冷而躁无暂安时，乃为脏厥，脏厥用四逆及灸法，其厥不回者死。"（《尚论篇》）

**脏腑** 五脏六腑等人体内脏的总称。《伤寒论》第97条："脏腑相连，其痛必下。"详见下条。

**脏腑相连** 指人体脏腑是互相关联的。语出《伤寒论》第97条："脏腑相连，其痛必下，邪高痛下，故使呕也，小柴胡汤主之。"此处特指肝胆，胆附肝上，互为表里，故曰"相连"。吴谦："少阳胆与厥阴肝相为表里，故曰脏腑相连也。"（《订正伤寒论注》）一说脏指脾，腑指胆；脾为土，胆属木；邪入少阳而木气盛，故乘犯脾土而为腹痛，故称"邪高痛下"。

**脏寒** 指脾胃虚寒。语见《伤寒论》第 338 条："蛔厥者，其人当吐蛔。令病者静，而复时烦者，此为脏寒。"脾胃虚寒，肠道寄生之蛔虫不安，避寒就温，上入其膈，故患者时烦、吐蛔。治之当温下清上，用乌梅丸。又第 277 条："自利不渴者，属太阴，以其脏有寒故也，当温之，宜服四逆辈。"亦即脾胃虚寒。其症见自利不渴，且腹满而吐，时腹自痛，食不下等太阴症状，当用理中汤温之。

**脐下悸** 症状名。指脐下跳动不宁，为奔豚病发作的前驱症状。语见《伤寒论》第 65 条："发汗后，其人脐下悸者，欲作奔豚，茯苓桂枝甘草大枣汤主之。"此因发汗后，心阳虚损，不能制水于下，肾水蠢蠢欲动，故"脐下悸"。成无己云："汗者心之液，发汗后脐下悸者，心气虚而肾气发动也。"（《注解伤寒论》）方有执云："脐下悸者，肾乘心，汗后液虚，欲上凌心而克之，故动惕于脐下也。"（《伤寒论条辨》）钱天来云："悸者，筑筑然惕动，状若心惊而恍惚跳跃也。误汗之后阳气已虚，下焦阴寒之气，欲作奔豚而气先上逆，故从脐下忽筑筑然而悸动也。"（《伤寒溯源集》）诸家皆阐明了汗后心阳不足，肾水欲上凌之机，平允可参。

**脐上筑** 症状名。指脐上跳动不宁，如有物捣筑。语见《伤寒论》第 386 条理中丸方后注："若脐上筑者，肾气动也，去术加桂四两。"对此症状之病机，诸家见解非一。如尤在泾云："脐上筑者，脐上筑筑然跳动，肾气上而之脾也。"（《伤寒贯珠集》）认为属肾气上冲；黄元御云："水盛土湿，木郁风动，则脐上振惊，筑筑不宁。"（《伤寒悬解》）认为属肝郁为患。作者认为，此实乃脾阳不足，寒湿内盛，致脾阳虚而及于肾阳，肾阳不足而水寒之气上冲，故见"脐下悸"。故仲景自云"肾气动"也。去白术加桂枝者，是去白术之壅滞，用桂枝以温阳利水。

**留神** 留心、注意、重视、学习。《伤寒论·序》："怪当今居世之士，曾不留神医药，精究方术。"

**高章相搏名曰纲** 卫气充盛称作高，荣气充盛叫作章。荣卫俱有余，称作高章相搏。名曰纲之"纲"，应作刚，即刚强之意。语见《伤寒论·平脉法》第 22 条："寸口卫气盛名曰高，荣气盛名曰章，高章相搏名曰纲。"对于"纲"之理解，诸家意见不尽一致。张隐庵云："高章相搏名曰纲者，荣卫气盛，总持一身之大纲也。"（《伤寒论集注》）认为荣卫气盛是总持一身的大纲。吴谦云："高章相合名曰纲。纲者，荣卫俱有余，有总揽之意也。"（《医宗金鉴》）又认为是包容荣卫俱盛而总言。黄坤载云："高章相合名曰纲，是诸阳脉之首领也。"（《伤寒悬解》）则认为此纲乃阳脉总纲之意。联系下文"卫气弱名曰慄，荣气弱名曰卑，慄卑相搏名曰损；卫气和名曰缓，荣气和名曰迟，迟缓相搏名曰沉"来看，实际上是分别描述了荣卫和平、有余、不足的三种情况。纲同"刚"，乃刚强有余之意。此正如张令韶所云："纲宜作刚，谓刚强也。言荣卫之气有余，则气血为之太刚而强也。"（《伤寒论直解》）

**病形** 指疾病表现于外的征象。语出《伤寒论》第 30、282 条。"病形象桂枝，因加附子参其间。"（第 30 条）"若小便色白者，少阴病形悉具。"（第 282 条）

**病证** 疾病的症状。语出《伤寒论》第 12、48 条。"服一剂尽，病证犹在者，更作服。"（第 12 条）"若太阳病证不罢者，不可下，下之为逆。"（第 48 条）

**病脉** 指患病时所呈现的脉象，即异于正常的脉象。语见《伤寒论·辨脉法》第 6 条："脉阳盛则促，阴盛则结，此皆病脉。"

**病辄改易** 指脉象因病而改变。语见《伤寒论·辨脉法》第 1 条："察色观脉，大小不同，一时之间，变无经常，尺寸参差，或短或长。上下乘错，或存或亡。变辄改易，进退低昂。"人之未病之时，其阴阳和平，脉亦呈和缓舒徐，不浮不沉、不快不慢之平脉。而患病之后，阴阳有偏盛，五脏不相合，脉也会出现往来或快或慢，脉位或浮或沉，脉势或强或弱，脉形或滑或弦、或细或洪之变易，此即"病辄改易，进退低昂"。

**病脓** 病证名。指已成脓之痈。语出《伤寒论》第 376、332 条，前者单指胃痈而言，后者赅指全身之痈而言。第 376 条云："呕家，有痈脓者，不可治呕，脓尽自愈。"此乃肺胃热毒内蕴，腐败营血，内生痈肿，其呕是机体驱除痈脓的反映，故云"不可治呕，脓尽自愈"。汪苓友云："或问，胃脘痈，于何得之，余答云：始由风寒之邪蕴于经络，继则入于胃腑，变而为热，热甚则气瘀血积而为痈。痈者，壅也。言热毒壅聚而成脓也。"（《伤寒论辨证广注》）尤在泾云："痈脓者，伤寒热聚于胃口而不行，则生肿痈，而脓从呕出，痈不已则呕不止，是因痈脓而呕，故不可概以止呕之药治之，脓尽痈已，则呕自止，此胃痈杂病，当隶阳明，不当入厥阴也。"（《伤寒贯珠集》）二说对本条病机论述颇详，可参。第 332 条云："……后三日脉之而脉数，其热不罢者，此为热气有余，必发痈脓也。"此为厥阴病阳复太过，热盛肉腐，故而有痈脓之作。此痈脓之发，可发于内，也可发于外。方有执云："数以候热。痈脓者，厥阴主血，血热持久则壅郁，壅郁则腐化，故可必也。"（《伤寒论条辨》）沈目南云："若后三日脉之而数，其厥虽愈，乃热不罢，本经风热有余，热必循经上冲于喉，而发喉痹，谓发痈脓也。"（《伤寒六经辨证治法》）柯韵伯云："若续三日而脉数，可知热之不止，是热气有余，必有痈脓之患。便脓血，是阳邪下注于阴窍；发痈脓，是阳邪外溢于形身，俗所云伤寒留毒者是也。"（《伤寒来苏集》）诸家对本条病机解释详明，可参。

**痂癞**　病证名。指皮肤溃烂结痂之疠风病。又称大风、癞病、麻风。因体虚感受暴疠风毒，可接触传染，内侵血脉而成。初起患处麻木不仁，次成红斑，继则肿溃无脓，久之可蔓延全身肌肤，出现眉落、目损、鼻崩、唇裂、足底穿等重症。语见《伤寒论·平脉法》第 27 条："脉浮而大，浮为风虚，大为气强，风气相搏，必成隐疹，身体为痒，痒者名泄风，久久为痂癞。"本条指出，正气虚邪风外袭是痂癞病之病因。张隐庵云："风为阳邪，外干皮肤，故名泄风；久久则入于皮肤肌腠，而入于经脉，故为痂癞。痂癞者，疠风也。"（《伤寒论集注》）黄坤载云："《素问·风论》：风气与太阳俱入，行诸脉俞，散于分肉之间，与卫气相干，其道不利，故使肌肉愤膜而有疡，卫气有所凝而不行，故其肉有不仁也。癞者，营气热腐，其气不清，故使鼻柱坏而色败，皮肤疡溃，风寒客于脉而不去，名曰癞风。"（《伤寒悬解》）二氏之注对痂癞之症状病机之注释，平允可参。

**效象形容**　指模仿脉搏的不同形态，用取类比象的方法加以形容，使人易于掌握理解。语见《伤寒论·平脉法》第 1 条："随时动作，效象形容，春弦秋浮，冬沉夏洪……"

**竞逐**　竞相追逐。《伤寒论·序》："怪当今趋世之士……但竞逐荣势，企踵权豪。"

**畜血**　病证名。指瘀血郁积于内的病证。语出《伤寒论》第 237 条："阳明证，其人喜忘者，必有蓄血。所以然者，本有久瘀血，故令喜忘，屎虽硬，大便反易，其色必黑者，宜抵当汤下之。"此证由阳明邪热与宿有之瘀血相互搏结而成，以喜忘、屎虽硬，大便反易而色黑为特点，治宜破血逐瘀而清热，用抵当汤。后人将此条证名为"阳明蓄血"，而将太阳病之抵当汤、抵当丸、桃核承气汤证名为"太阳蓄血"，可详参此二条。

**烦**　①症状名。指自觉心中发烦，精神不安，多与躁并见。三阴三阳病证中皆可出现。一般而言，三阳经不经汗下而烦者，其证多虚。三阴病则主要由于阴虚阳亢，或阳复太过所致，其证多虚。陈尧道云："烦者，心不安而扰，心胸愠怒，如有所触，外不现形，为热尚轻。"……凡不经汗下而烦躁者，为实。汗下后烦躁为虚。内热曰烦，谓心中郁烦也。由热为有根之火，故但烦不躁为可治。外热曰躁，谓气外热躁也。外热为无根之火，故但躁不烦为不可治。参见心烦、胸烦、烦躁、虚烦。②为副词，表示程度较重，可译为"剧""甚"等，如"身体疼烦"。

**烦乱** 症状名。指心中烦扰不宁。语见《伤寒论》第30条："……厥逆，咽中干，烦躁，阳明内结，谵语烦乱，更饮甘草干姜汤……"此条乃因阳虚外感，误汗伤津，余邪化热，阳明内结，故而见"烦乱"及谵语之证。

**烦逆** 病证名。指热郁而火气上逆。语见《伤寒论》第116条："微数之脉，慎不可灸，因火为邪，则为烦逆……"微数之脉，主阴虚火旺，治宜养阴清热，若误用火灸，不仅不能疗疾，而反伤阴助热，火邪内迫，与虚热相搏，其热更甚，火热上冲而扰心，心神不宁而烦，故称"烦逆"。成无己云："微数之脉，则为热也。灸则除寒，不能散热，是慎不可灸也。若反灸之，热因火则甚，遂为烦逆。"（《注解伤寒论》）汪苓友云："虚邪可灸，虚热慎不可灸，若反灸之，则热因火入，相搏为邪，上攻则为烦为逆。"（《伤寒论辨证广注》）尤在泾云："脉微数者，虚而有热，是不可以火攻，而反灸之，热得火气，相合为邪，则为烦逆。烦逆者，内烦而火逆也。"（《伤寒贯珠集》）诸家注释大致相同，可互参。

**烦热** 症状名。指发热而胸中烦扰。一说指发热较甚。语见《伤寒论》第77、240条。二条之病机不同。第77条云："发汗，若下之，而烦热，胸中窒者，栀子豉汤主之。"此条之"烦热"，乃因汗下之后，邪热内陷，无形热邪郁于胸膈而成。程郊倩云："烦热两字互言，烦在内，热在外也。火郁于胸，乘其虚而客之。凡氤氲布气于胸中者，皆火为之，而无复津液为之枯，液不得布，遂有窒痛等证。"（《伤寒论后条辨》）第240条云："病人烦热，汗出则解，又如疟状，日晡所发热者，属阳明也。"本条之"烦热"，乃指表热而言，故云"汗出则解"。张璐云："烦热为郁闷不安，火热不得发越之象，不经汗吐下而烦者，为太阳表证。经曰：病人烦热，汗出则解。"（《伤寒绪论》）李千古云："烦热者，其热为所烦而发也。与发热少异，发热有在表在里之殊，而烦热则单在表也，宜大汗之。"（《李千古伤寒论》）以上诸家之说，对77、240条之烦热的解释较为妥帖，可供参考。对于"烦热"阐述分析较详者，当属成无己。其在《伤寒明理论》中云："伤寒烦热，何以明之？烦者，热也，与发热若同而异也。发热者，佛佛然发于肌表，有时而已者是也。烦者为烦而热，无时而歇者是也。二者均是表热，而烦热为热所烦，非若发热而时发时止也，故谓之烦热。经曰：'病人烦热，汗出则解'……即此观之，烦为表热明矣。"

**烦惊** 症状名。指心中烦扰，惊惕不安。一说指惊惕至甚之状。语见《伤寒论》第 107 条："伤寒八九日，下之，胸满烦惊，小便不利，谵语，一身尽重，不可转侧者，柴胡加龙骨牡蛎汤主之。"此条证伤寒八九日，正值化热入里之期，误用攻下，虚其正气，使病邪内陷，弥漫全身，形成表里俱病，虚实互见之证。而"烦惊"之作，乃因正气受伤，邪陷少阳，少阳相火上炎，加之胃热上蒸，心气被扰，神明不安，故见心烦惊惕之证。成无己云："伤寒八九日，邪气已成热，而复传阳经之时，下之虚其里而热不除。胸满而烦者，阳热客于胸中也。惊者，心恶热而神不守也……"（《注解伤寒论》）方有执云："下后里虚，外热入里挟饮而上搏于膈，所以烦也。惊属心，心藏神而居膈，正虚邪胜，所以不宁也。"（《伤寒论条辨》）钱天来云："烦者，热邪在膈而烦闷也，惊者，邪气犯肝，肝主惊骇也。"（《伤寒溯源集》）舒诏云："烦惊者，邪饮扰乱而生烦，阳虚气怯而多惊也。"（《舒氏伤寒集注》）山田正珍云："烦惊、心烦，与烦渴、烦痛之烦同，甚之之词，非惊外别有心烦也。如烦劳、烦苦，可以见矣。"（《伤寒论集成》）诸家对"烦惊"含义的理解有不同之处，对"烦惊"的病机之解释也不尽一致，可互相参考。

**烦渴** 症状名。指心烦口渴。一说指口渴至甚。语见《伤寒论》第 72 条："发汗已，脉浮数，烦渴者，五苓散主之。"此证经发汗后，仍见脉浮数，是表证未解之故，汗后烦渴，乃膀胱气化不利，水津不布，气液不能蒸腾于上之故。对此注家多以"心烦口渴"释之。如方有执云："浮数烦，与上同，而此多渴，渴者，亡津液而内燥，里证也，以证有里而人燥渴，故用四苓以滋之。以表在而脉浮数，故凭一桂以和之。"（《伤寒论条辨》）吴谦云："表邪未解，则阳气盛于外，而津液亦走于外，下焦蓄水，则升腾之气液失常，是以胃中燥而烦渴。"（《伤寒论辑义》）但山田正珍认为，此"烦渴"乃渴之甚之意。其云："烦渴，谓渴之甚也。烦字，有主用，有兼用，如烦，心烦，胸烦，内烦，微烦，皆主烦言之。若夫烦躁、烦渴、烦痛、烦热、烦惊、烦满，皆不以烦为主，盖所兼及客证已。判为二证，非也。故烦字在句首者，皆带说之词而轻，其在句尾者，皆主用之证而重。"

（《伤寒论集成》）二说皆可通。

**烦躁**　症状名。指心中烦乱不安，手足扰动不宁。烦与躁本属二证，其中烦为自觉症状，如心烦、胸烦、虚烦、微烦等皆属于烦；躁为他觉症状，如不烦而躁、手足躁扰、躁不得卧等皆属于躁。由于烦与躁常相兼出现，故而常并称。"烦躁"在《伤寒论》中出现频次较多，其病机可归纳为以下七种情况：（1）阳明热盛，扰动心神，故烦躁。此又可分为两种情况：①燥屎内结，浊邪扰心。多伴见不大便、心下硬、绕脐痛、小便利等，如239条："病人不大便五六日，绕脐痛，烦躁，发作有时者，此有燥屎，故使不大便也。"第251条："得病二三日，脉弱，无太阳柴胡证，烦躁，心下硬，至四五日，虽能食，以小承气汤少少与，微和之，令小安。"②阳明被火，里热愈炽，热扰心神。见于第221条："阳明病，脉浮而紧，咽燥口苦，腹满而喘，发热汗出，不恶寒反恶热……若加温针，必怵惕，烦躁不得眠。"（2）外邪束表，里热郁遏，不得宣泄，故烦躁。见于第38条："太阳中风，脉浮紧，发热恶寒身疼痛，不汗出而烦躁者，大青龙汤主之。"（3）心阳伤动，神失煦养，失于潜敛，故烦躁，此又可分为四种情况。①火逆下之，烧针劫汗，心阳被伤。见于第118条："火逆下之，因烧针烦躁者，桂枝甘草龙骨牡蛎汤主之。"②阳虚伤寒，误汗损伤心阳。见于第29条："伤寒脉浮，自汗出，小便数，心烦，微恶寒，脚挛急，反与桂枝，欲攻其表，此误也。得之便厥，咽中干，烦躁吐逆者，作甘草干姜汤与之，以复其阳。"③下后复汗，阳气亏虚，昼日阳盛之时，虚阳乘之拒阴，故昼日烦躁不得眠。见于第61条："下之后，复发汗，昼日烦躁不得眠，夜而安静，不呕不渴，无表证，脉沉微，身无大热者，干姜附子汤主之。"④发汗若下之，病仍不解，阴阳俱损，水火不济，故烦躁。见于第69条："发汗，若下之，病仍不解，烦躁者，茯苓四逆汤主之。"（4）汗出太过，耗伤津液，胃气不和，故烦躁。见于第71条："太阳病，发汗后，大汗出，胃中干，烦躁不得眠，欲得饮水者，少少与饮之，令胃气和则愈。"（5）阴盛阳微，虚阳上扰，故烦躁。见于第300条："少阴病，脉微细沉，但欲卧，汗出不烦，自欲吐，至五六日，自利，复烦躁不得卧寐者，死。"与第343条："伤寒六七日，脉微，手足厥冷，烦躁，灸厥阴，厥不还者，死。"（6）邪盛正衰，真气散乱，神不守舍，故烦躁。见于第133条："结胸证悉具，烦躁者，亦死。"（7）阳郁求伸，祛邪外出，邪正相争，故烦躁。见于第339条："伤寒热少微厥，指头寒。嘿嘿不欲食，烦躁，数日，小便利，色白者，此热除也。"注家对烦躁的分析，互有发明，谨录数说，以供参考。

朱肱云："伤寒烦躁，太阳与少阴经为多。阳明经或因不大便，中有燥屎，故烦躁耳。大抵阴气少，阳气盛，则热而烦，故太阳经伤风多烦而躁也。阳虚阴盛，亦发烦躁，阳气弱为阴所乘而躁，故少阴病亦烦躁。学者当以外证与脉别之。"(《类证活人书》) 成无己云："伤寒烦躁，何以明之？烦为扰扰而烦，躁为愤躁之躁。合而言之，烦躁为热也。析而分之，烦也，躁也，有阴阳之别焉。烦，阳也；躁，阴也。烦为热之轻者，躁为热之甚者。经有烦疼、烦满、烦渴、虚烦，皆以烦为热也。有不烦而躁者，为怫怫然便作躁闷，此为阴盛隔阳也。虽大躁欲于泥水中卧，但饮水不得入口者是矣。所谓烦躁者，谓先烦渐至躁也。所谓躁烦者，谓先发躁而迤逦复烦者也。烦躁之由，又为不同，有邪气在表而烦躁者，有邪气在里而烦躁者，有因火劫而烦躁者，有阳虚而烦躁者，有阴盛而烦躁者，皆不同也。"(《伤寒明理论》) 舒驰远云："或曰阳烦，阴躁，又曰烦出于心，躁出于肾，其实不然。烦者未有不躁，躁者未有不烦，烦躁皆同，外证不同也。盖少阴亡阳之烦躁属阴，其证头眩目瞑，声低息短，少气懒言，身重恶寒，法主真武汤，以其回阳而烦躁止。阳明热越之烦躁属阳，其证张目不眠，声音响亮，口臭气粗，身轻恶热，法主白虎汤，以撤其热而烦躁止。故凡阴阳之辨，皆从外证辨之。不谙阴阳之理者，但曰烦为心烦不安，躁乃躁渴不宁，嗟夫，不安，不宁，其去几何？非从外证，茫无确辨，实难凭也。"(《舒氏伤寒集注》)

**烦躁欲死** 症状名。指病人烦扰躁动，辗转反侧，痛苦不堪，难以耐受。语见《伤寒论》第309条："少阴病，吐利，手足逆冷，烦躁欲死者，吴茱萸汤主之。"少阴病，阴盛阳虚，寒浊横阻，阴阳不交，正邪相争剧烈，故"烦躁欲死"。成无己云："烦躁欲死者，阳气内争，与吴茱萸汤，助阳散寒。"(《注解伤寒论》) 认为乃阳气与阴寒相争所致。张璐云："吐利厥冷至于烦躁欲死，肝肾之阴气上逆，将成危候。"(《伤寒缵论》) 认为乃肝肾阴寒上逆使然。汪苓友云："经中之寒邪，与阳气相争，阳将耗散，故烦躁欲死。"(《伤寒论辨证广注》) 认为乃阳气耗散所致。张隐庵云："烦躁欲死者，少阴神机挟寒邪而逆于经脉，心脉不能下交于肾则烦，肾脉不能上通于心则躁。上下经脉之气不交，故烦躁欲死。"(《伤寒论集注》) 张锡驹云："少阴病吐利，则中土虚矣……不能交媾水火，故烦躁，水自水，火自火，阴阳欲合而不得，故烦躁欲死也。"(《伤寒论直解》) 则认为属于心肾水火不交之证。沈明宗云："肝为将军之官，是被肾阴逼迫，则阳神飞越，躁急不宁，此乃阳欲上脱，阴欲下脱，故烦躁欲死。"(《伤寒六经辨证治法》）则认为属于阴阳将欲离决之证。黄元御云："若少阴病上吐下利，手足厥冷，烦躁欲死者，是阳虚土败，脾陷胃逆，神气离根，扰乱不宁。"（《伤寒说意》）又认为乃阳虚土败，神气离根所致。诸家从不同侧面阐述了此证之病机，可互为补充。

**酒客** 指嗜酒之人。长期嗜酒之人，多内蕴湿热，因此不宜服辛甘之药，因辛能助热，甘能助湿故也。语见《伤寒论》第17条："若酒客病，不可与桂枝汤，得之则呕，以酒客不喜甘故也。"吴谦云："酒客，谓好饮之人也。"（《医宗金鉴》）魏念庭云："酒家曲蘖之毒，积为淫湿，自壅盛于内，辛甘两有不宜。"（《伤寒论本义》）可参。

**酒客病** 病证名。语见《伤寒论》第17条："若酒客病，不可与桂枝汤，得之则呕，以酒客不喜甘故也。"对"酒客病"，注家有两解：①为嗜酒之人病太阳中风。如尤在泾云："饮酒之人，甘味积中，而热气时上，故虽有桂枝证，不得服桂枝汤。"（《伤寒贯珠集》）魏念庭云："此条乃申明太阳中风病，桂枝汤有用之而不效，则未尝细察其人，平日畜有湿热之故也。酒家曲蘖之毒，积为淫湿，自壅盛于内，辛甘两有不宜。病虽中风，应与桂枝，其如湿热先拒而不受于胸膈之间矣。仲景发明酒客不喜甘之理，正所以善桂枝汤之用也。"（《伤寒论本义》）②为过饮而生湿热蕴郁之病。如吴谦云："酒客病，谓过饮而病也。其病之状，头痛、发热、汗出、呕吐，乃湿热熏蒸使然，非风邪也。若误与桂枝汤，服之则呕，以酒客不喜甘故也。"（《医宗金鉴》）张锡驹云："经云：饮酒者，卫气先行皮肤，先充经络。若酒客病，则病邪亦随卫气而入于皮肤经络之间矣。故不可与桂枝汤，以病不在肌腠之内也。"（《伤寒论直解》）二说均有其理，但以前说为优。

**消谷** 指消化食物。语见《伤寒论》第398条："病人脉已解，而日暮微烦，以病新差，人强与谷，脾胃气尚弱，不能消谷，故令微烦。"

**消谷引食** 症状名。指食欲亢进，食下不久，即感饥饿。义同"消谷善饥"。语见《伤寒论》第122条："病人脉数，数为热，当消谷引食……"数脉主热，胃热炽盛，消化力强，故有"消谷引食"之症。汪苓友云："胃气热，当消谷饮食。引，进也。"（《伤寒论辨证广注》）钱天来云："若胃脘之阳气盛，则能消谷引食。"（《伤寒溯源集》）二氏之论平允可参。

**消谷喜饥** 症状名。指食欲亢进，进食倍于平常而仍易饥饿。亦作"消谷引食"。见于《伤寒论》257条："病人无表里证，发热七八日，虽脉浮数者，可下之。假令已下，脉数不解，合热则消谷喜饥……"此乃阳明蓄血，腑无燥屎，胃热而肠无阻滞，故消谷喜饥。汪苓友云："夫人胃中有真火，则能消化水谷，今则复合邪热，故不惟有消谷，而且喜饥。喜之为言，易也。"（《伤寒论辨证广注》）钱天来云："若苟邪热在胃，则热伤气分，非惟客热不能杀谷，且有潮热，谵语，腹满，烦躁之症矣。岂能消谷善饥耶。或邪不在胃，但虚无热，则当胃气平和，亦不至消谷善饥，此因热在血分，虽不在胃，而人之营卫气血两相交互，环注于一身内外者也。虽以空虚无邪之胃，而胃中虚阳，与血分热邪并合，则能消谷喜饥，故曰合热则消谷喜饥。"（《伤寒论直解》）二说阐明了胃热消谷之理，可参。

**消息** 犹言斟酌，寓有灵活变通，随证选药之意。语见《伤寒论》第387条："吐利止而身痛不休者，当消息和解其外，宜桂枝汤小和之。"刘完素云："消息，谓损益多少也。"（《伤寒直格》）方有执云："消息，犹言斟酌也。"（《伤寒论条辨》）张璐云："消息和解其外，言当辨外邪之微甚，制汤剂之大小也。"（《伤寒缵论》）三氏之注颇得仲景之旨，可参。而钱天来更能一隅三反，阐明其未尽之意，其云："所以吐利止后身痛不休，或阳气虚损，营血不行，乃阴寒所致，可用四逆者。或病后新虚，气血未和，而可用如人参新加汤之类者。或果有表邪未解，虽属寒邪，病后不宜更汗，舍麻黄而用桂枝汤和表者。各当以脉证审辨可耳。但其辨甚微，非浅事也。故曰消息二字最妙，果能如此，方为活法也。"（《伤寒溯源集》）

**消渴** 症状名。指口渴大量饮水而渴不解。与杂病中多饮、多尿的消渴病有异。语见《伤寒论》第71、326条。其病机有二：①外邪入里，水蓄膀胱，气化不行，津液不能上承，故消渴。见于第71条："太阳病，发汗后，大汗出，胃中干，烦躁不得眠，欲得饮水者，少少与饮之，令胃气和则愈。若脉浮，小便不利，微热消渴者，五苓散主之。"方有执云："消，言饮水多而小便又不利，则其水有似乎内自消也。渴，言能饮且能多也。"（《伤寒论条辨》）吴谦云："经曰：膀胱者，津液之腑，气化则能出矣。今邪热熏灼，燥其现有之津；饮水不化，绝其未生之液。津液匮耗，求水自救，所以入水即消，渴而不止邪。用五苓散，以其能外解表热，内输水腑，则气化津生，热渴止而小便利矣。"（《订正伤寒论述》）二氏对本条症状病机之论述，颇能得仲景之旨，可参。②病入厥阴，木火燔炽，消烁津液，肝胃阴伤，故消渴。见于第326条："厥阴之为病，消渴，气上撞心，心中疼热，饥而不欲食，食则吐蛔，下之利不止。"成无己云："邪自太阳传至太阴，则腹满而嗌干，未成渴也。邪至少阴者，口燥舌干而渴，未成消也。至厥阴成消渴者，热甚能消水故也。饮水多而小便少，谓之消渴。"（《注解

上编 浮浸家诸被 十画 269

伤寒论》）尤怡云："厥阴为阴之尽，而风木之气，又足以生阳火而烁津液。津虚火实，脏燥无液，求救于水，则为消渴。消渴者，水不足以制热，而反为热所消也。"（《伤寒贯珠集》）二氏对厥阴消渴之病机的论述也较为公允，可参。

**浮华** 虚浮不实的荣华。《伤寒论·序》："趋世之士，驰竞浮华。"

**浸淫疮** 病证名。浸淫疮是一种皮肤病，为顽固的小粟疮，起病范围小，先痒后痛，分泌黄汁浸渍皮肤，逐渐蔓延便于全身。本病见于《金匮要略·疮痈肠痈浸淫病脉证并治第十八》："浸淫疮，黄连粉主之。"浸淫疮是由于心火脾湿，凝滞不散，湿热火毒内盛，复感风邪，郁于肌肤而成。治宜清热泻火，燥湿解毒。

**家技** 指祖传的医疗技术。语见《伤寒论·序》："各承家技，始终顺旧。"

**诸紧为寒** 脉象用语。指寸口脉来紧急有力，多主寒邪为患。语见《伤寒论·平脉法》第42条："寸口……诸紧为寒……"脉来绷急，状如牵绳转索，名之曰紧。紧脉多因寒邪侵袭人体，阻碍阳气，以致脉道紧张拘急所致。故云"诸紧为寒"。成无己注云："紧为阴盛，故为寒。"（《注解伤寒论》）张仲景自云："假令亡汗若吐，以肺里寒，故令脉紧也；假令咳者，坐饮冷水，故令脉紧也；假令下利，以胃虚冷，故令脉紧也。"（《平脉法》）可帮助理解。

**诸弱发热** 脉象用语。指寸口脉极软而沉细者，主阴虚发热之病。语见《伤寒论·平脉法》第42条："寸口……诸弱发热……"脉来沉细而极软，名曰弱，其机理为阴血不足，脉道不充所致，阴虚不能恋阳，阳气外浮，故见发热，所以文中云"诸弱发热"。成无己云："弱为阴虚，虚则发热。"（《注解伤寒论》）可参。

**诸微亡阳** 脉象用语。指寸口脉凡见微脉者，主阳气虚衰。语见《伤寒论·平脉法》第42条："寸口诸微亡阳……"脉象小而无力，板细极软，按之欲绝，若有若无，名曰微。其机理乃阳衰气微，无力鼓动所致，故呈此象。所以云"诸微亡阳"。

**诸濡亡血** 脉象用语。指寸口脉呈浮而细软之象者，主阴血虚少。语见《伤寒论·平脉法》第42条："寸口……诸濡亡血……"浮而细软无力之脉，称为濡脉，其机理为阴血虚少，不充于脉所致，故云"诸濡亡血"。成无己注云："浮而无力，名濡，为营血少。"（《注解伤寒论》）可参。

**被下** 误治之一。指误用下法治疗。语出《伤寒论》第6条："风温为病……若被下者，小便不利，直视失溲。"风温本属热盛伤津之证，宜用甘寒之剂清热养阴救治，切忌苦寒攻下。医者不察，复用下法，夺其津液。化源缺乏，则小便短少而不利；阴精不能上荣于目，加之热扰神明，故而两目直视，转动不灵，二便失去约束而自遗。由于下法属误治，而小便不利，直视失溲皆因误下而起，故称"被下"。

**被火**　误治之一。指误用灸、熏、熨、温针等火法治疗，语见《伤寒论》第6、113、200条。此三条之本病，一为风温，一为温病，一为阳明病，虽为病不一，然皆属热盛之患，复加火法，必助热伤津，从而导致惊痫、瘛疭、身黄、谵语等症状的出现。尤怡曰"被火，如温针、灼艾之属"，张锡驹曰"被火者，以热攻热……或灸，或熏，皆是被火"，即大致概括了"被火"所包含的内容，而程应旄曰"被火者，火盛重壮其火"，钱天来曰"温邪得火，邪热愈炽"，则说明了"被火"的危害及机转。

**能食**　症状名。指饮食尚可，或饮食量多，语见《伤寒论》第190、215、332等条。张仲景在辨证时，常将能食作为鉴别某些疾患的依据之一，从《伤寒论》条文中看，能食之病机有三：①胃阳素旺，或胃气来复，受纳腐熟功能正常。如第190条："阳明病，若能食，名中风。"②阳明热证尚未化燥成实而阻滞气机下行。如第215条："阳明病，谵语，有潮热，反不能食，胃中必有燥屎五六枚也；若能食者，但硬耳。"③胃气垂绝，引食自救，主除中危候。如332条："凡厥利者，当不能食，今反能食者，恐为除中。"第333条："脉迟为寒，今与黄芩汤复除其热，腹中应冷，当不能食，今反能食，此名除中，必死。"

# 十一画

**理中**　方名，即理中丸。语出《伤寒论》159条："医以理中与之，利益甚。"详见"理中丸"条。

**捻衣摸床**　症状名。指病人在意识不清的情况下，两手不自主地捻搓衣角，抚摸床沿。亦作循衣摸床。语见《伤寒论》第111条："太阳病中风，以火劫发汗，邪风被火热，血气流溢，失其常度，两阳相熏灼，其身发黄……甚者至哕，手足躁扰，捻衣摸床……"其机理为风为阳邪，火亦为阳邪，太阳中风误火，风火相煽，热势炽盛，伤津耗液，热极津枯，阴不敛阳，元神浮越，阴阳将欲离决，故见是证。参见"循衣摸床"。

**黄耳杯**　汉代饮器名。杯同杯，即有黄色鼎耳之饮食器皿。语见《伤寒论》第 63 条麻黄杏仁甘草石膏汤之方后注："温服一升，本云黄耳杯。"《易·鼎》："鼎，黄耳金铉，利贞。"《汉书·桓宽·盐铁论》："今富者，银口黄耳，金罍玉锤。"汪苓友云："（黄耳杯）相系置水器也。"（《伤寒论辨证广注》）可参。

**黄汗**　症状名。黄汗是指汗出沾衣而色黄如柏汁的症状。主要分为以下三种证型。①历节湿热黄汗。历节病，因肝肾虚弱，又汗出入水，寒湿乘虚内侵，郁为湿热，伤及血脉，浸淫筋骨，流入关节，气血运行不畅，故历节痛黄汗出。②营卫郁遏黄汗。人体汗出后入水中浴，水入汗孔，侵入肌肉经脉，阻碍营卫的运行，可出现黄汗。③湿热蕴积黄汗。外感湿热之邪，或因内湿日久，郁而化热，湿热蕴积，熏蒸脾胃，可见汗出而黄，发热，身微肿，胁痛，纳呆，口苦，溲赤，舌苔黄腻，脉弦滑等。治宜清热利湿，或补益肝肾，调和营卫，调和脾胃。

**黄帝**　人名。传说为中原各族人民的始祖。相传为少典之子；姓公孙，居轩辕之丘，本为轩辕氏部落首领，故号轩辕氏。又居姬水，因改姓姬。国于有熊，故亦称有熊氏。其部落原定居于西北高原一带，后在板泉（今河北涿鹿东南）打败炎帝，旋又在涿鹿之野击杀蚩尤，遂被推为部落联盟的首领，诸侯尊为天子，以代神农氏，史称黄帝。其时创造发明甚多，如宫室、舟车、养蚕、医药、历法、音律等，相传皆始于此时，故后世医籍，多托名黄帝以广其说。《伤寒论·序》中云："上古有神农、黄帝、岐伯、伯高、雷公、少俞、少师、仲文……"亦将其尊为古时著名医家。

**黄帝兴四方之问**　指《素问·异法方宜论》一文中，黄帝曾就东西南北中五方风土习惯不同与岐伯展开讨论。语见《伤寒论·伤寒例》第 10 条："又土地温凉，高下不同，物性刚柔，餐居亦异，是故黄帝兴四方之间，岐伯举四治之能，以训后贤，开其未悟者，临病之工，宜须两审也。"本条意在重申《素问·异法方宜论》关于治病应因时、因地、因人而异的原则。必须根据四方风土的燥湿温凉、居处高下，物性刚柔，以及生活习惯等方面情况，再结合病情然后作出适当的治疗，才能提高疗效。成无己曰："东方地气温，南方地气热，西方地气凉，北方地气寒。西北方高，东南方下，是土地温凉高下不同也。东方安居食鱼，西方陵居华食，南方湿处而嗜酸，北方野处而食乳，是食居之异也。东方治宜砭石，西方治宜毒药，南方治宜温针，北方治宜灸焫，是四方医治不同也。医之治病，当审其土地所宜。"（《注解伤寒论》）此注可参。

**黄疸**　病证名。黄疸以身黄、目黄、小便黄为主症，其中目睛黄染尤为主要。本证在《伤寒论》《金匮要略》中均有记载，如《金匮要略·黄疸病脉证并治第十五》："寒热不食，食即头眩，心胸不安，久久发黄"，并提出"茵陈蒿汤主之"。黄疸病的原因有内外两个方面。内因多为脾胃虚寒，内伤不足有关，外因多由感受外邪，饮食不节，嗜酒过度所致。黄疸的病机为湿阻中焦，脾胃升降功能失常，影响肝胆的疏泄，导致胆液不循常道，溢于肌肤而发生。黄疸的分类为阳黄或阴黄。（1）阳黄。①湿热兼表。症见身目发黄，小便不利，发疹作痒，发热恶寒，无汗或汗出不彻，面目肢体浮肿，胸中烦闷，喘咳，脉浮，苔白或薄黄。治宜解表散邪，清热除湿。麻黄连轺赤小豆汤是治疗这一病证的主方。②热重于湿。其症见身黄如橘子色，小便不利，无汗或但头汗出，身无汗，剂颈而还，渴饮水浆，腹微满等，发黄前常出现心中懊侬。治宜清热利湿，佐以泻下。方以茵陈蒿汤为主。③湿重于热。症见身目色黄，但不如热重者鲜明，头身困重，胸脘痞满，食欲减退，恶心呕吐，腹胀便溏，小便短黄，或形寒发热，舌苔厚腻微黄，脉濡缓或弦滑。治宜利湿化浊，方用茵陈五苓散。（2）阴黄。①脾虚寒湿。《伤寒论》第259条："伤寒发汗已，身目为黄。所以然者，以寒湿在里不解故也。以为不可下也，于寒湿中求之。"此发黄是由寒湿中阻、肝胆失于疏泄、胆汁外溢所致。后世主张用理中汤，四逆汤加茵陈，以温中化湿。②脾虚血亏。症见面目及肌肤发黄，黄色较淡，小便黄，肢软乏力，心悸气短，纳呆便溏，舌淡苔薄，脉濡细。治宜健脾温中，补养气血，方用小建中汤。③肾虚夹瘀。治宜补肾、消瘀。方用硝石矾石散。

**梧桐子** 即梧桐树之籽，用作丸药剂量单位。梧桐子直径约5~7mm，重约0.3~0.4g。如麻子仁丸，"密和丸，如梧桐子大，饮服十丸"。乌梅丸，"丸如梧桐子大。先食饮十丸，日三服，稍加至二十丸"。孙思邈云："如梧桐子者，以一大豆准之。一方寸匕散，以蜜和，得如梧桐子，十丸为定。"（《备急千金要方》）吴谦亦云："丸散云刀圭者，十分方寸匕，准如梧桐子大也。"（《订正伤寒论注》）二说可作参考。

**救里** 治法名。指急温里寒。语出《伤寒论》第91条："伤寒，医下之，续得下利清谷不止，身疼痛者，急当救里……救里，宜四逆汤。"本条伤寒误下，症见下利清谷，身体疼痛，形成太阳表证不解，又兼少阴阳虚的表里同病之证。此时，虽有表证之不解，但人身根本之阳气已伤。如不立即温阳祛寒，阳气将进一步耗竭。若拘泥先表后里之法，则表未解而阳已脱，故而应以急温里寒，回阳救逆为要。之所以名"救里"者，乃强调其不可暂缓之意。方有执注云："救，护也，利甚身疼痛，而急当救护其里者，下后里虚为重也。"（《伤寒论条辨》）喻嘉言谓："阳微阴盛，凶危立至，当救其在里之微阳，俾利与痛而俱止……救里与攻里天渊，若攻里必须先表后里，必无倒行逆施之法。惟在里之阴寒极盛，恐阳气暴脱，不得不急救其里。"（《尚论篇》）二说平允可参。

**救表** 治法名。指急解表邪。语见《伤寒论》第91条："伤寒，医下之，续得下利清谷不止，身疼痛者，急当救里；后身疼痛，清便自调者，急当救表。救里，宜四逆汤；救表，宜桂枝汤。"此条急当救里之由已详"救里"条，待清便自调后，又云"急当救表"的原因是考虑到里阳初复，如不及时解表，则有邪气复陷之机，易再次招致传变。方有执谓："急当护其表者，不令重虚之表又易得重伤也。"尤在泾谓："……服后清便自调，里气已固，而身痛不除，则又以甘辛发散为急，不然，表之邪又将入里而增患矣！"二说均可参。至于用桂枝汤而不用麻黄汤救表，是因里阳初复，不耐峻汗，桂枝汤内可调和脾胃以和中，外可调和营卫以祛邪，一功二用，于证颇为合拍。

**啬啬恶寒** 症状名。畏缩怕冷之貌。语出《伤寒论》第12条："太阳中风……啬啬恶寒，淅淅恶风，翕翕发热，鼻鸣干呕者，桂枝汤主之。"方有执谓："啬啬，言恶寒出于内气馁，不足以耽当其渗逼，而恶之甚之意。"（《伤寒论条辨》）钱天来谓："啬啬，犹言飕飕，如风寒之逼也。"二说可作参考。

**殒没** 即死亡之意。语见《伤寒论·伤寒例》第20条："……医术浅狭，懵然不知病源，为治乃误，使病者殒没……"

**虚烦** 病证名。指由误治正虚，无形邪热郁于胸膈所致之心烦。语出《伤寒论》第76、160、375条。第76条云："发汗吐下后，虚烦不得眠，若剧者，必反复颠倒，心中懊恼，栀子豉汤主之。"第375条云："下利后更烦，按之心下濡者，为虚烦也。宜栀子豉汤。"第160条云："伤寒吐下后，发汗，虚烦，脉甚微……"此三条之"虚烦"或见于汗吐下后，或见于下利之后，由正气亏虚，无形邪热乘虚内陷，留扰胸膈，郁而不伸所致，故以栀子豉汤清宣郁热。对于"虚烦"之概念与机理，注家见解不尽相同。有认为虚烦乃汗吐下后正气受伤，邪热内扰所致者，故虚乃正气之虚。如成无己云："发汗吐下后，邪热乘虚客于胸中。谓之虚烦者，热也，胸中烦热郁闷，不得发散者是也。"（《注解伤寒论》）尤在泾云："吐下复汗，津液迭伤，邪气陷入，则为虚烦。虚烦者，正不足而邪扰之为烦，心不宁也。"（《伤寒贯珠集》）有认为虚烦乃与有形之实热对举而言，故虚非指正虚，乃空虚之谓。如柯韵伯即云："要知阳明虚烦，对胃家实热而言，是空虚之虚，不是虚弱之虚。"（《伤寒来苏集》）有的则认为既有正气之虚，又属无形邪热，虚乃包括正虚与内无实邪二者而言。如沈明宗即云："汗吐下而伤胸胃之气，无形之邪内陷，扰乱于胸而无痰饮搏结，故为虚烦。"（《伤寒六经辨证治法》）以上三种意见，以最后一种最为妥帖。

**虚家** 病人体质状况的术语。指平素身体虚弱之人，亦作"虚弱家"。语出《伤寒论》第330条："诸四逆厥者，不可下之，虚家亦然。"汪苓友云："虚家亦然者，言人于未病之前，气血本虚家。"（《伤寒论辨证广注》）沈明宗云："虚家乃脾肾阳虚，阴寒四布，法当救阳为务，而攻则非即胃阳下脱，便是除中主死，故俱严戒。"（《伤寒六经辨证治法》）二说一从气血虚释之，一从脾肾阳虚立论，均有道理，但以前说为上。

**虚弱家** 即虚家。语见"去桂加白术汤"方后注。"附子三枚，恐多也，虚弱家及产妇，宜减服之。"详见虚家。

**虚羸少气** 症状名。指身体虚弱消瘦，气短不足以息。语出《伤寒论》第397条："伤寒解后，虚羸少气，气逆欲吐，竹叶石膏汤主之。"本证见于"伤寒解后"，亦即热病后期，大病虽解，但气液两伤，津伤不足以滋润形体，故见消瘦虚弱；气伤不足以息，故见少气。由于余热未净而内扰，胃失和降，故伴见气逆欲吐，治宜清虚热，益气津，用竹叶石膏汤。张令韶谓："伤寒解后，血气虚少，不能充肌肉渗皮肤，故形体虚羸而消瘦也。少气者，中气虚也。"（《伤寒论直解》）方有执谓："羸，病而瘦也。少气，谓短气不足以息也。"（《伤寒论条辨》）汪苓友云："伤寒本是热病，热邪所耗，则精液消烁，元气亏损，故其人必虚羸少气。"（《伤寒论辨证广注》）三者对其症状、病机解释颇详，可参。

**眼中生花** 症状名。指视物不清。又称"目昏"。语出《伤寒论》第392条："伤寒阴阳易之为病，其人身体重，少气，少腹里急，或引阴中拘挛，热上冲胸，头重不欲举，眼中生花，膝胫拘急者，烧裈散主之。"由于对"阴阳易"一病的理解不同，故对此症状病机的解释亦不尽一致。一云易即交易之义、大病新瘥，即行交媾，男病传女，女病传男，交易相染，"眼中生花"乃感染毒邪，所易之气，乘房事后阴精损耗，目睛失养之际，熏蒸于上所致；一云易为变易之义，即"女劳复"，"眼中生花"乃大病新瘥，余热未尽，阴气未复，复加妄犯房事，损伤精血，虚火上冲所致。二说虽不同，但此症状之出现，属阴精不足，不能上荣，复加热扰则无二致。张锡驹云"精不灌目，故眼中生花"（《伤寒论直解》），尤在泾云"眼中生花，则热气熏蒸，而且上涌清阳"（《伤寒贯珠集》）之注，可作参考。

**晚发**　病证名。指续发之病。语见《伤寒论·辨脉法》第 31 条："脉阴阳俱紧，至于吐利，其脉独不解，紧去人安，此为欲解。若脉迟至六七日，不欲食，此为晚发，水停故也，为未解。"本条脉阴阳俱紧，吐利，为里寒偏盛之证。若脉象由紧转迟，至六七日而不欲食，是吐利之后，脾胃阳气大虚，不能散布少津，而为续发之寒饮病。因此寒饮病乃因寒盛吐利之后所致，故称"晚发"。成无己注云："若脉迟至六七日，不欲食者，为吐利后，脾胃大虚。《内经》曰：饮入于胃，游溢精气，上输于脾，脾气散精，上归于肺，通调水道，下输膀胱，水精四布，五经并行。脾胃气强，则能输散水饮之气；若脾胃气虚，则水饮内停也。所谓晚发者，后来之疾也。"（《注解伤寒论》）张令韶云："若紧虽去而复迟，此寒虽去，而中土虚不能制水，故至六七日不欲食，谓之晚发。晚者，后也。以少阴之寒发在先，而少阴之水发在后，水停于中故也。"（《伤寒论直解》）二注均可供参考。

**跌阳**　诊脉部位之一，位于足背冲阳穴处，故又名冲阳脉，属胫前动脉浮露于足背的分支。其位属足阳明胃经，仲景诊跌阳脉主要用于判断胃气的盛衰及诊察脾胃的病变。语出《伤寒论·序》："人迎，跌阳，三部不参，动数发息，不满五十。"王肯堂云："跌阳脉，一名会元，一名冲阳，在脚背上，去陷谷三寸脉动处，乃足阳明胃经之动脉也。胃者，水谷之海，五脏六腑之长。若胃气已惫，水谷不进，谷神已去；脏腑无所禀受，其脉不动而死焉。故必诊跌阳脉以察胃气焉。"此注较清楚地阐述了跌阳脉的位置及诊察跌阳脉的意义，可供参考。

**跌阳脉大而紧**　脉象用语。指足阳明胃经跌阳穴处之动脉脉形阔大，有紧急之象。主中阳不足，阴寒内盛之下利。语见《伤寒论·平脉法》第 30 条："跌阳脉大而紧者，当即下利，为难治。"跌阳以候脾胃之气，脉大为中土阳气不足而外散，紧主阴寒内盛，中阳虚阴寒盛，运化不行，水谷下趋，故下利。《内经》云："大则病进。"大脉与紧脉并见，邪势盛而正气虚，故难治。成无己云："大为虚，紧为寒，胃中虚寒，当即下利。下利脉当微小，反紧者，邪盛也，故云难治。"（《注解伤寒论》）张令韶云："跌阳者，胃脉也。胃脉当迟缓，今反大而紧者，大为虚，紧为寒，虚寒下陷，当即下利，阴寒盛而土气败，故为难治。"（《伤寒论直解》）

**跌阳脉不出**　脉象用语。指足阳明胃经跌阳穴处之动脉一时不见。主脾气虚衰，不能升降。语见《伤寒论·平脉法》第 40 条："跌阳脉不出，脾不上下，身冷肤硬。"趺阳以候脾胃之气，其脉不出，乃脾气虚衰，无力鼓动脉行之故。脾气虚衰，不能消化水谷，升清降浊，是谓"脾不上下"。脾气既衰，水谷精微不行，则荣卫无所禀，气不煦而血不濡，是以身冷肤硬。成无己云："脾胃为荣卫之根，脾能上下，则水谷消磨，荣卫之气得以行。脾气虚衰不能上下，则荣卫之气不得通荣于外，故趺阳脉不出。身冷者，卫气不温也；肤硬者，荣血不濡也。"（《注解伤寒论》）黄坤载云："趺阳脉不出，胃气虚败，则脾不运行，中脘滞塞，不能上下升降，故身冷肤硬。以阳虚不能外达，无以温分肉而柔肌肤也。"（《伤寒悬解》）二注明白晓畅，可互参。

**趺阳脉伏而涩** 脉象用语。指足阳明胃经趺阳穴处之动脉沉伏不起，往来艰涩。主脾胃阴阳虚弱，升降紊乱。语见《伤寒论·平脉法》第27条："趺阳脉伏而涩，伏则吐逆，水谷不化，涩则食不得入，名曰关格。"趺阳脉以候脾胃之气，以舒缓平和为常，今反见伏涩之脉，伏乃阳气不足，无力鼓动，涩乃阴津不足，无以充填，脾胃阴阳两虚，运化腐熟失职，升降为之不利，故有吐逆、水谷不化、食不得入等症出现。成无己云："伏则胃气伏而不宣，中焦关格，正气壅塞，故吐逆而水谷不化；涩则脾气涩而不布，邪气拒于上焦，故食不得入。"（《注解伤寒论》）张令韶云："趺阳者，土也。土不宣通，谓之顽土，今伏而不宣，则中焦不运，不能消磨水谷而吐逆也。涩而不通，则上焦不纳而食不得入也。"（《伤寒论直解》）

**趺阳脉沉而数** 脉象用语。指足阳明胃经趺阳穴处之动脉轻取不应，按之始见，且一息超过五六至。主胃有实热。语见《伤寒论·平脉法》第34条："趺阳脉沉而数，沉为实，数消谷。"趺阳之脉以候脾胃之气，当以和缓柔和为顺，今沉而数，且云沉为实，是指脉来沉数有力。此乃胃有实热之邪，故见"消谷善饥"之症。成无己云："沉为实者，沉主里也，数消谷者，数主热也。"（《注解伤寒论》）吴谦云："胃脉沉而数，沉主里，数主热，沉数为里实数，则能消谷。"（《医宗金鉴》）张令韶云："脉沉而数，沉则土气实，数则热消谷，火土之气旺，柔和之气少也。"（《伤寒论直解》）三注义同，可参。

**趺阳脉迟而缓** 脉象用语。指足阳明胃经趺阳穴处之动脉脉来和缓不数。为脾胃功能正常之征。语见《伤寒论·辨脉法》第21条："趺阳脉迟而缓，胃气如经也。"趺阳为胃脉，迟即不数之意，缓乃脉来和缓，此为胃气正常的脉象。吴谦云："趺阳胃脉，迟而和缓，是胃气不病，如经脉也。"（《医宗金鉴》）黄坤载云："趺阳脉迟而缓，是胃如常也。"（《伤寒悬解》）

**跌阳脉紧而浮** 脉象用语。指足阳明胃经跌阳穴处之动脉，轻取即得，按之不足，且呈紧急之象。主中阳不足，寒邪内生。语见《伤寒论·平脉法》第32条："跌阳脉紧而浮，浮为气，紧为寒，浮为腹满，紧为绞痛，浮紧相搏，肠鸣而转，转即气动，膈气乃下。"跌阳以候胃脉。跌阳脉浮，乃浮而无力，此主胃阳不足，紧主寒，跌阳脉紧，主虚寒内生。中阳不足，运化迟缓则腹满，虚寒内生，无阳以温则绞痛。中阳不足与虚寒相搏则肠鸣而转气，膈气下趋。成无己云："浮为胃气虚，紧为脾中寒；胃虚则满，脾寒则痛；虚寒相搏，肠鸣而转，转则膈中之气，因而下泄也。"（《注解伤寒论》）张令韶云："跌阳脉紧而浮，乃阴寒气盛，而阳气外越也。故浮为气，紧为寒，浮为腹满者，气外出而中土虚满也。紧为绞痛者，邪正相攻而阴气盛也。浮紧之气两相搏击，则从脾胃而溜于大肠，故肠鸣而转……"（《伤寒论直解》）二注皆可参。

**跌阳脉浮** 脉象用语。指足阳明胃经跌阳穴处之动脉轻取即得，重按不应而无力。主脾胃气虚。语见《伤寒论·辨脉法》第26条："跌阳脉浮，浮则为虚，浮虚相搏，则令气饲，言胃气虚竭也。"跌阳以候脾胃之气，其脉浮而无力，乃气虚外散所致。脾胃气虚，升降不利，故虚气上逆而为气饲（即噎塞感）。周扬俊云："跌阳……主脾胃也……胃气虚寒则为饲。"（《伤寒论三注》）王肯堂云："饲即东垣书所载咽喉噎塞，口开目瞪之证，然无声也。"（《伤寒准绳》）周澄之云："是时也，跌阳脉必浮，浮则内虚也。内之津液愈虚，而气愈上涌，故令气饲。浮则伤胃，浮极故胃气虚竭也，此寒变也。"（《辨脉法篇章句》）三注可互参。

**跌阳脉浮而芤** 脉象用语。指足阳明胃经跌阳穴处之动脉轻按即得，重按中空而无力。主脾胃气虚，化源不足，荣卫耗伤。语见《伤寒论·平脉法》第35条："跌阳脉浮而芤，浮者卫气虚，芤者荣气伤，其身体瘦，肌肉甲错。浮芤相搏，宗气衰微，四属断绝。"跌阳脉以候脾胃之气，今脉来浮大中空而芤，则中土虚弱无疑。荣卫之气，皆源于中土之化，今脾胃不足，化源不充，卫虚不能固密而气散故浮，荣虚不能充填而中空故芤。荣卫之气伤，不能充养机体，则身体瘦弱，肌肤甲错。脾胃气衰，荣卫不足，不能上资于宗气，充养四肢，故"宗气衰微，四属断绝"。成无己云："经曰：'卫气盛名曰高，高者暴狂而肥；荣气盛名曰章，章者暴泽而光。'其身体瘦而不肥者，卫气衰也；肌肉甲错而不泽者，荣气伤也。宗气者，三焦归气也，四属者，皮肉脂髓也。荣卫衰伤，则宗气亦微，四属失所滋养，致断绝矣。"（《注解伤寒论》）张隐庵云："此言中土内虚，不能上循宗气，外行四属也……跌阳脉浮者，卫气虚不归于中土也；跌阳脉芤者，荣气伤而不归于中土也。中土主荣卫阴阳之气，循行于身体之肌肉，今脉浮芤，故其身体瘦，瘦者卫气不充也，肌肉甲错，甲错者，荣气不充也。浮芤相搏，中土内盛，不能上行而循宗气，故宗气衰微，不能外达而行四肢，故四属断绝。"（《伤寒论集注》）二氏之注，皆浅显易懂，大意皆同，唯对四属之理解有异，可互参。

**跌阳脉滑而紧** 脉象用语。指足阳明胃经跌阳穴处之动脉脉来流利，应指流利，且呈紧急之象，主脾有寒而胃有热，邪气盛实。语见《伤寒论·平脉法》第 35 条："跌阳脉滑而紧，滑者胃气实，紧者脾气强，持实击强，痛还自伤，以手把刃，坐作疮也。"跌阳以候脾胃之气，胃为阳，滑为阳脉主热，跌阳脉滑为胃有热；脾为阴，紧为紧脉而主寒，跌阳脉紧为脾有寒，胃热脾寒，邪气盛实，两相搏击，故云"痛还自伤"。成无己云："跌阳之脉以候脾胃，滑则谷气实，是为胃实，紧则阴气胜，是为脾强，以脾胃一实一强而相搏击，故令痛也。若一强一弱相搏，则不能作痛，此脾胃两各强实相击，则脏腑自伤而痛，譬如以手把刃而成疮。"（《注解伤寒论》）张令韶云："跌阳者，胃脉也。土气柔和，脉当迟缓，今反滑而紧。滑为阳，故滑则胃气实，紧为阴，故紧为脾气强，持胃气之实，击脾气之强，两实相击，太刚则折，故痛还自伤，犹自贻其害也。以手把刃，坐作疮者，犹以操刀而自割也。"（《伤寒论直解》）二注可参。

**跌阳脉微而紧** 脉象用语。指足阳明胃经跌阳穴处之动脉脉来有紧张之象，然按之又微弱无力。主中土阳虚寒盛。语见《伤寒论·平脉法》第 72 条："跌阳脉微而紧，紧则为寒，微则为虚，微紧相搏，则为短气。"跌阳以候脾胃之气，微为中阳不足，鼓动乏力，紧为虚寒内生，故脉呈紧急之象。中土虚寒，化源不足，不能为宗气之资，故短气。成无己云："中虚且寒，气自短也。"（《注解伤寒论》）张隐庵云："此言中土虚寒，不能上合于肺，以司呼吸，则为短气也。跌阳者，阳明之胃脉也。以寒邪而病阳明，故紧则为寒，中土虚而脉微，故微则为虚。既虚且寒，则阳明中土之气不能上合于肺以司呼吸，故微紧相搏，则为短气。"（《伤寒论集注》）黄坤载云："跌阳脉微而紧，紧则为胃气之寒，微则为胃气之虚，微坚相合，虚而且寒，浊阴凝塞，清阳不升，则为短气。"（《伤寒悬解》）

**唾脓血** 症状名。指脓血经口吐出，亦作"吐脓血"。语见《伤寒论》第 357 条："伤寒六七日，大下后，寸脉沉而迟，手足厥逆，下部脉不至，喉咽不利，唾脓血，泄利不止者，为难治，麻黄升麻汤主之。"本条唾脓血之症的出现，乃因伤寒下后，阴阳两伤，寒热错杂。阳伤而脾寒气陷，故有泄利不止的下寒证，阴伤而肺热阳郁，痹阻咽喉，灼伤肺络，故有喉咽不利，唾脓血之上热证。治宜发越郁阳，清上温下，用麻黄升麻汤。成无己谓："大下之后，下焦气虚，阳邪内陷……在厥阴随经射肺，因亡津液，遂成肺痿，咽喉不利，而唾脓血也。"（《注解伤寒论》）喻嘉言谓："咽喉不利，唾脓血，又阳邪搏阴上逆之征验。"（《尚论篇》）沈目南云："邪冲于上，则咽喉不利，痹着喉间营血，故唾脓血，乃发喉痹之谓也。"（《伤寒六经辨证治法》）注家虽理解不尽一致，但对阳邪上冲，痹阻咽喉之机则同，可互相参考。

**啜**　即大口喝、饮。语见"麻黄汤"方后注："覆取微似汗，不须啜粥。"

**铜器**　器物名。即以铜制作的器皿。语见"蜜煎导"方后注："右一味，于铜器内，微火煎，当须凝如饴状，搅之勿令焦著。"

**铢**　古代重量单位名。汉制以十黍为一铢，六铢为一分，四分为一两，即一铢为一两的二十四分之一，按近人考证汉之一两约合15.6g计，一铢约重0.65g。以铢计量之方剂在《伤寒论》中有五苓散、桂枝麻黄各半汤、桂枝二麻黄一汤、桂枝二越婢一汤、麻黄升麻汤等。

**欲吐**　症状名。即"欲呕吐"，指自觉有呕恶感，欲吐而吐不出，欲罢而又难止。语见《伤寒论》第4、300、397等条，归纳其病机有三：①表邪入里，胃气上逆，如第4条："伤寒一日，太阳受之，脉若静者，为不传；颇欲吐，若躁烦，脉数急者，为传也。"②少阴病阴寒内盛，阳气上脱，阴邪上逆，如第300条："少阴病，脉微细沉，但欲卧，汗出不烦。自欲吐，至五六日自利，复烦躁不得卧寐者，死。"③伤寒病后，津少气虚，余热未清，胃气上逆，如第397条："伤寒解后，虚羸少气，气逆欲吐，竹叶石膏汤主之。"参见"欲呕吐""欲呕"条。

**欲吐不吐**　症状名。指恶心欲吐，而又无物吐出。语出《伤寒论》第282条："少阴病，欲吐不吐，心烦，但欲寐，五六日自利而渴者，属少阴也。"此由少阴阳虚寒盛，肾阳虚衰，浊阴上逆，影响胃之和降，故欲吐，胃中无物，故无物吐出。汪琥注："少阴经脉贯膈，循喉咙，欲吐不吐者，寒中其经，肾火虚，不能纳气，以故冲逆于咽膈之间，欲作吐也。"（《伤寒论辨证广注》）钱潢云："欲吐不吐者。少阴真火衰微，寒在下焦，阴气上逆，寒邪犯胃，胃寒故也。"尤怡云："此少阴自受寒邪之证，不从阳经来也，寒初到经，欲受不可，欲却不能，故欲吐不吐。"其间汪琥从肾虚不纳气释之，钱潢从阴气上逆释之，尤怡则从正邪相争作解，均有一定道理，可供参考。

**欲呕** 症状名。即"欲呕吐"。指自觉有呕恶之感，欲呕吐而吐不出，欲罢而不能止。见于《伤寒论》第123、140条，其病机有二：①误用吐下，邪热内陷，胃失和降。语见第123条："太阳病，过经十余日，心下温温欲吐，而胸中痛，大便反溏，腹微满，郁郁微烦，先此时自极吐下者，与调胃承气汤。若不尔者，不可与。但欲呕、胸中痛、微溏者，此非柴胡汤证，以呕，故知极吐下也。"本条中欲呕、胸中痛、大便微溏、腹微满、郁郁微烦等症，属于误用吐下，邪热内陷，化燥成实，郁阻胃肠，胃失和降，且吐下药之作用未除所致。此时，欲去胃肠燥热，不宜使用峻猛攻下之剂，只宜用调胃承气汤泻热润燥和胃。②误用吐下，伤及中阳，寒饮上逆。语见第140条："太阳病下之……脉沉紧者，必欲呕。"此太阳误下之变症，脉沉乃因误下损伤阳气，阳虚邪陷，病位在里，气虚鼓动乏力，紧主阳虚寒饮内停，中阳不足，寒饮上逆，故欲呕。

**欲呕吐** 症状名。指自觉有呕恶感，欲吐不吐，欲罢不止。亦作"欲吐""欲呕"，又称"恶心"。巢元方"心里澹澹然欲吐，名为恶心也"（《诸病源候论》），与张景岳"凡恶心呕吐，口必流涎，咽之不下，愈咽愈恶而呕吐继之。亦有不呕吐而时见恶心者。然此虽曰恶心，而实胃口之病，非心病也"，对此症状的解释颇详，可参。"欲呕吐"一语，见《伤寒论》第173条："伤寒，胸中有热，胃中有邪气，腹中痛，欲呕吐者，黄连汤主之。"此条中"欲呕吐"的原因，乃因寒邪在下，热邪在上，胃失和降使然。成无己谓："胃中有邪气，使阴阳不交……阳不得降而独治于上，为胸中热欲呕吐，与黄连汤升降阴阳之气。"（《注解伤寒论》）柯韵伯云："胃中寒邪阻隔，胸中之热不得降，故上炎作呕。"二说均可参。参见"欲吐""欲呕"条。

**欲作奔豚** 症状名。指脐下筑筑跳动，有奔冲上逆之势。心在上主火，肾在下主水，心阳能镇摄肾水而不致泛滥，若发汗损伤心阳，则可能导致下焦水气发动，脐下筑筑是其征兆，此时有演变为奔豚的趋势，故名曰"欲作奔豚"。《伤寒论》"发汗后，其人脐下悸者，欲作奔豚，茯苓桂枝甘草大枣汤主之"。（第65条）

**欲饮水** 症状名。指口中干渴而欲喝水。语见《伤寒论》第74、109、168、170、141、222、223、373、384、329等条。此症状之病机可归纳为以下八种：①太阳蓄水，气化不利，津不上承。如第74条，太阳中风，六七日不解，伴见发热、心烦，有表里证，水入则吐。治宜化气行水解表，用五苓散。②阳明热盛，耗气伤津，饮水自滋。如等168、170、222条，伴见表里俱热，恶风或背微恶寒、大渴，舌上干燥而烦，脉浮。治宜清热生津，用白虎加人参汤。③阳明热证误下，津液受伤，热与水结，蓄于下焦，气不化津。如第223条，阳明热证误下后，症见脉浮发热，渴欲饮水，小便不利，治宜清热利水，育阴润燥，用猪苓汤。④厥阴热利，湿热内蕴，灼伤津液。如第373条，下利而欲饮水，伴见下重，治宜清热燥湿，凉血解毒，用白头翁汤。⑤表证失汗，冷水噀灌之后，其热被劫，水热之邪郁闭，湿重热轻，故见意欲饮水而不渴。如141条，伴见心烦，肉上粟起，治宜解表清热，利水除烦，用文蛤散。⑥霍乱病邪在阳分，里气不和，内杂水湿，清浊失利，水津不布，症见头痛发热，身疼痛，热多欲饮水，治宜外疏内利，用五苓散。⑦肝邪犯肺，水津不布，金为木火燔灼。如第109条，症见发热，啬啬恶寒，大渴欲饮水，腹满，自汗出，治宜刺期门以泄肝邪。⑧厥阴寒证，阳复阴退，饮水自滋，及太阳汗后，胃中津液不足，饮水自滋。如第329条"厥阴病，渴欲饮水，少少与之愈"，第71条"太阳病，发汗后，大汗出，胃中干，烦躁不得眠，欲得饮水者，少少与饮之，令胃气和则愈"。

**欲食冷食**　症状名。指想吃温度较低的食物。语见《伤寒论》第120条："太阳病，当恶寒发热，今自汗出，反不恶寒发热，关上脉细数者，以医吐之过也……三四日吐之者，不喜糜粥，欲食冷食，朝食暮吐……"此乃误用吐法，胃气损伤较重，因胃阳虚躁，故欲食冷食。然冷食入胃，胃中愈加虚冷，不能消谷而致食物停滞，久之必逆而吐之，所以伴有"朝食暮吐"之证。本证论中未列方药，后人主张用小半夏汤或小半夏加茯苓汤之类，可以取效。钱潢云："三四日则邪已深入，较前已不同矣，若误吐之。损胃尤甚，胃中虚冷，状如阳明中寒，不能食，故不喜糜粥也，及胃阳虚躁，故反欲食冷食……"此说公允可参。

**欲衄**　症状名。指鼻中之血将出而未出。语见《伤寒论》第111条："太阳病中风，以火劫发汗，邪风被火热，血气流溢，失其常度，两阳相熏灼，其身发黄。阳盛则欲衄，阴虚小便难，阴阳俱虚竭，身体则枯燥。"其病机为太阳中风，误用火劫发汗，风火相煽，热势炽盛，动其气血，气受热灼则动荡，血被热扰则流溢，当热灼阳络而未伤之际，则有"欲衄"之症状的出现。此时病人往往自觉心烦，目中发花，鼻腔壅热。方有执"欲衄，待衄未衄之时"与程应旄"风热搏于经为阳盛，阳热逼血上壅则欲衄"

之注，可供参考。

**欲解时** 指邪气可能得解的时间。《伤寒论》六经病各有欲解时一条，每经各以三个时辰为欲解时：太阳病已至未（上午九时至下午三时）；阳明为申酉戌（下午三时至晚间九时）；少阳病为寅卯辰（凌晨三时至上午九时）；太阴病为亥子丑（晚间九时至凌晨三时）；少阴病为子丑寅（晚间十一时至清晨五时）；厥阴病为丑寅卯（凌晨一时至上午七时）。"欲解时"是张仲景根据天人相应的整体观对人体生物节律的初步认识，及对正邪斗争相互关系在病愈时间上的大体推断，其临床意义可能有三个方面：①邪轻病不重的患者，在本经欲解时内，正气得天地阴阳气的滋助，病邪有不药而愈的可能；②患者虽已服用对证的方药，但病邪未能解除，待到本经欲解时，由于得到自然界阴阳气运动的滋助，药力得到充分发挥，就能祛邪外出而病愈；③用药后，邪气虽已渐解，但仍遗留一些不适之感，可在欲解时彻底清除。对于六经各自为病欲解时的机理，诸家见解非一，通常认为，已至未正值正午前后，为一天中阳气最隆盛之时，此间人体的阳气随自然界的阳气而盛于外，有助于驱散表邪，故为太阳病欲解时；申酉戌三个时辰，为金气旺盛之时，阳明属燥金，人体阳明之气与自然界之金气皆旺于此时，故而有利于阳明病解，是以为阳明病欲解时；寅卯辰，为日出阳升之时，少阳属木，其气通于春，春建于寅，是阳气升发之始。少阳病为枢机不运，胆火内郁之证，此时乘自然界阳气之升，被郁的胆火容易舒发，则枢机自能运转，三焦得以通畅，故为少阳病欲解时；亥子丑三时，正值夜半前后，为阴极阳还之时，太阴病为脾虚中寒证，得此时自然界阴消阳长，阳从内生之助，有利于消除中寒，故为太阴病欲解时。子丑寅三时，较之太阴病欲解时只迟一个时辰，这是阳气生还而又渐长的时间，少阴病为心肾阳衰之病，有利于消除阴寒，故为少阴病欲解时；丑寅卯三时，较少阳阳升之寅时只提前一个时辰，厥阴中见少阳，与少阳相为表里，厥阴病为阴寒盛极，阴尽阳生之证，此时厥阴得少阳阳升之气相助，有利于厥阴病解，故为厥阴病欲解时。另外，三阳病解，各有三时，互不重复，三阴病解，只有五时，太阴与少阴同子丑，少阴与厥阴同丑寅，注家于此，多从阳行速，阴行缓，阳道常饶，阴道常乏作解。如方有执即谓："阳行健，其道长，故不相及；阴行钝，其道促，故皆相蹑也。"对于"欲解时"的临床意义，因尚缺乏验证，故尚需进一步探讨。

**脚挛急** 症状名。脚，汉时指小腿而言，脚挛急，即两小腿拘急挛曲，难以伸直。语出《伤寒论》第29条："伤寒脉浮，自汗出，小便数，心烦，微恶寒，脚挛急，反与桂枝汤欲攻其表，此误也。"此条所述，乃阴阳两虚之证，与太阳病发汗太过之桂枝加附子汤证症状及病机有相似之处，唯有轻重程度之不同。"脚挛急"一症的原因，系阴液不足，失于濡养之象。张锡驹云："肾气微，少精血，无以荣筋，故脚挛急也。"（《伤寒论直解》）成无己谓："心烦脚挛急者，阴气不足也。"平允可参。此外，注家中有以寒邪收引释之者，有解作太阳标热合少阴本热，热盛灼筋者，亦有认为属阳明血燥者，但皆不如张、成之说为优。

**麻沸汤**　溶剂名。指煮沸的水。语见《伤寒论》第 154、155 条。大黄黄连泻心汤方后注："以麻沸汤二升渍之，须臾，绞去滓，分温再服。""麻沸汤"，以其汤沸时，泛沫沸泡如麻而得名。此处用麻沸汤浸渍目的，在取其气而薄其味，让轻扬之气清淡泄热以除上焦之邪，而不在泻下里实，免致药过病所。附子泻心汤方后注：取三黄用麻沸汤二升渍之，绞去滓，附子另煮取汁，分温再服。道理相同。尤在泾曰："方以麻沸汤浸寒药，别煮附子取汁，则寒热异其气，生熟异其性，药虽同行，而功则各奏，乃先圣之妙用也。"（《伤寒贯珠集》）

**痓**　即痓病，现通作痉，参见"痓病"条。

**痓病**　病证名。又作"痓"，今通作痉。是一种以颈项腰背拘急为主要症状的疾病。语见《伤寒论·辨痓湿暍脉证》第 6 条："病身热足寒，颈项强急，恶寒，时头热，面赤，目脉赤，独头面摇，卒口噤，背反张者，痓病也。"本条论述了痓病的主要症状。痓病病因多端，本条所论，乃外感风寒，郁滞筋脉，化热伤津，筋脉失养所致。风寒郁于肌表，卫阳郁闭，营卫失和，则身热恶寒；郁滞经脉，气血不畅，筋脉失养，拘急挛缩，而颈项强急，卒口噤，背反张；邪郁化热而上壅，因而头部烘热，面目红赤；阳气上升而不下达，是以脚反冷。成无己注此条云："惟是太阳中风，重感寒湿，乃变为痓也。身热足寒者，寒湿伤下也。时头热面赤，目脉赤，风伤于上也。头摇者，风主动也。独头摇者，头为诸阳之会，风伤阳也。若纯伤风者，身亦为之动摇，手足为之搐搦，此皆内挟寒湿，故头摇也。口噤者，寒主急也；卒口噤者，不常禁也，有时而缓。若风寒相搏，则口噤而不时开，此皆加之风湿，故卒口噤也。足太阳之脉，起于目内眦，上额，交巅……风寒客于经中，则筋脉拘急，故颈项强急，背反张也。"（《注解伤寒论》）方有执云："此以痓之具证言，身热头热，面赤，目脉赤，阳邪发于阴也。足寒，阴邪逆于阴也。独头面摇者，风行阴而动于上也。卒，忽然也，噤，寒而口闭也，盖口者脾之窍，胃为脾之合，而脉挟口环唇，脾虚胃寒，故忽然唇口吻合，嗫急而饮食不通也。背反张者，太阳之脉挟背，故寒则筋急而拘挛，热则筋缓而纵驰也。"（《伤寒论条辨》）尤在泾云："痓病不离乎表，故身热恶寒，痓为风强病，而筋脉受之，故口嗫，头项强，背反张，脉强直。经云'诸暴强直，皆属于风'是也。头热足寒，面目赤，头动摇者，风为阳邪，其气上行而又主动也。"（《伤寒贯珠集》）诸家之注对此条的见解不尽一致，也均不够全面，但可以启迪读者思路，此外，痓病在《伤寒论》中可分为"刚痓"与"柔痓"两种类型。其区分标准在于汗之有无，无汗者为刚痓，有汗者为柔痓。可参见该条。

**盗汗出**　病证名。指入睡后汗出，醒后即止。语见《伤寒论》第 134、201 条。《伤寒论》中"盗汗出"一症，与后世所说"阴虚则盗汗"不同，其病机为入睡后卫气行阴，邪气化热随卫气行于里而外蒸使然，具体可分为太阳盗汗与阳明盗汗二种。太阳病盗汗出见于第 134 条："太阳病，脉浮而动数，浮则为风，数则为热，动则为痛，数则为虚，头痛发热，微盗汗出，而反恶寒者，表未解也。"此乃太阳病阳邪较盛，且有化热入里之势，寐则卫气行于阴，邪气随卫气入于里，蒸腾于内，加之卫行于里而表气不固，故见"盗汗出"。因此时阳邪虽盛但热势尚浅，故而虽有"盗汗"但程度不重，是以前加一"微"字，以示人与阳明之"盗汗出"不同。阳明病之盗汗出见于第 201 条："阳明病，脉浮而紧者，必潮热，发作有时，但浮者，必盗汗出。"此处之浮脉，非主表邪，而系里热外蒸，气血散漫之象，主阳明里热但尚未成实。入寐卫气行阴，里热得卫阳之助而益盛，蒸腾津液外泄，故见"盗汗出"。历代注家对伤寒盗汗，见解非一，仅录数家之注以供参考。成无己谓："伤寒盗汗，何以明之？盗汗者，谓睡而汗出者也……杂病盗汗，责其阴虚也。伤寒盗汗者，非若杂病之虚，是由邪气在半表半里使然也。何者？若邪气一切在表，干于卫则自汗出也，此则邪气侵行于里，外连于表，及睡则卫气行于里，乘表中阳气空虚，津液得泄，故但睡而汗出，觉则气散于表而汗止矣。经曰：微盗汗出，反恶寒者，表未解也。又阳明病，当作里实，而脉浮者，云必盗汗，是犹有表邪故也。又三阳合病，目合则汗。是知盗汗，为邪气在半表半里之间明矣。"（《伤寒明理论》）张璐云："脉但浮而盗汗出者，太阳风邪，将传少阳之经而未传也。经虽未传，而盗汗之证先见矣。盖少阳气血俱少，本不主汗，以其邪热中里，重蒸阳明，而阳明内膜自固，故不得出，乘目合时，腠气不适，内膜疏豁，则邪热得以透出。所以盗汗虽为少阳证，而实不外乎阳明也。"（《伤寒缵论》）钱潢云："盗汗，睡卧中之汗也。阳以外卫乎皮毛，阴以滋荣其血络。目闭则卫阳内入，无以外卫，荣虚不守，故阴液盗出。"（《伤寒溯源集》）秦之桢云："外感盗汗，是邪热在半表半里之间，故用大柴胡汤。然不独少阳一经有盗汗，三阳三阴，皆有盗汗也。三阳盗汗，皆邪热未尽，三阴盗汗，皆热伏血分，故盗汗之症，有热无寒者也。"尤在泾云："盖杂病盗汗，为热在脏；外感盗汗，为邪在经。"（《伤寒贯珠集》）

**望而知之**　指通过望诊来诊察疾病。语见《伤寒论·平脉法》第3条："问曰：上工望而知之，中工问而知之，下工脉而知之，愿闻其说。师曰：病家人请云，病人苦发热，身体疼，病人自卧，师到诊其脉，沉而迟者，知其差也。何以知之？若表有病者，脉当浮大，今脉反沉迟，故知愈也。假令病人云腹中卒痛，病人自坐，师到脉之，浮而大者，知其差也。何以知之？若里有病者，脉当沉而细，今脉浮大，故知愈也。"本条虽云望而知之为上工，问而知之为中工，脉而知之为下工，但从下文"师曰"之内容来看，实际是强调四诊合参的必要性。如病人苦发热、身体疼，是从问诊而知其表有邪也；病人自卧，是从望而知其不发烦躁；切其脉见沉而迟，为表证已去之脉也，于是知其病当愈。张令韶注云："神圣工巧，由望闻问切而得之，故愿闻其说。发热身疼，表病也；沉而迟，里脉也。以表病而得里脉，乃热除身凉之象也。故知当愈。腹内痛，里病也。浮而大，表脉也。以里病而得表脉，乃气机外达之候也。故知当愈。经云：知一为工，知二为上，知三为神。发热身疼腹痛，问而知之也。自卧自坐，望而知之也。沉迟浮大，脉而知之也。此虽切脉而知其当愈，然亦必兼望问而更精切也。"（《伤寒论直解》）此注阐明了本条强调四诊合参的含义，深得仲景之旨，可参。

**粘滑**　食物名。指黏腻不易消化能引起滑肠的食物。为桂枝汤等方饮食禁忌之一。语见桂枝汤方后注："禁生冷、粘滑……等物。"

**清邪中上**　清邪，指雾露之邪。清邪中上即雾露之邪中于上焦。语见《伤寒论·脉辨法》第27条："清邪中于上焦，浊邪中于下焦。清邪中上，名曰洁也……阳中于邪，必发热、头痛、项强、颈挛、腰痛、胫酸，所谓阳中雾露之气，故曰清邪中上。"《易经》云："水流湿，火就燥。"邪气各从其类而伤人，清邪，指雾露风寒之邪，其无形而属阳，上焦亦属阳，清邪从其类而中于上焦，是以阳邪中于阳位，故名之曰清、曰洁。其症见发热、头痛、项强、颈挛、腰痛、胫酸等。

**清血**　症状名。即大便下血，"清"同"圊"，又称"便血"。语见《伤寒论》第114条："太阳病，以火熏之，不得汗，其人必躁，到经不解，必清血，名为火邪。"此症状之出现，乃因太阳病，误用火熏，火邪下迫，损伤阴络，血出络外所致。方有执注云："清血，便血也。汗为血之液，血得热则行，火性大热，即不得汗，则血必横溢，阴盛者，所以下圊也。"（《伤寒论条辨》）尤在泾谓："火邪迫血，下走肠间，则必圊血。"（《伤寒贯珠集》）吴谦云："其火逆入阴中，伤及阴络，迫血下行，故必圊血也。"（《医宗金鉴》）诸注皆可参。

**清便自调** 即大便正常。《伤寒论》第91条："伤寒医下之，续得下利清谷不止，身疼痛者，急当救里，后身疼痛，清便自调者，急当救表。"脾胃阳虚，下利清谷；阳气回复，脾气健运，故大便转为正常。

**清便欲自可** 症状名。指大小便尚可如常。语见《伤寒论》第23条："太阳病，得之八九日，如疟状，发热恶寒，热多寒少，其人不呕，清便欲自可，一日二三度发，脉微缓者，为欲愈也。"此"清便欲自可"，注家多以为系表邪未入里之象。如张隐庵即云："清便欲自可者，不病阳明之气于内也。"（《伤寒论直解》）方有执亦云："不呕不渴，清便欲自可，出者未彻表，入亦未及里也。"（《伤寒论条辨》）另外，山田正珍将"欲自可"，解作"续自可"，认为此系指大便自始至终如常。其云："欲自可三字，《辨不可发汗病脉证并治法》作续自可，《脉经》亦然。宜从焉。可者，许可也。清便续自可者，其大便自初至今，不溏不硬，无复有可言之事也。"（《伤寒论集成》）此也可备一说。

**清脓血** 病证名。"清"同"圊"，即大便泄下脓血。亦作"便脓血"。语见《伤寒论》第363条与第367条。363条云："下利，寸脉反浮数，尺中自涩者，必清脓血。"此由厥阴下利，阳复太过所致。寸脉浮数，是寒邪化热，阳气来复之征，但尺部脉涩而不流利，表明下焦血分受伤，血行不畅，热蒸营血，腐化为脓，从而推断"必清脓血"。秦皇士云："寸脉主气，尺脉主血。今寸脉浮数，气中有热。尺中自涩，血分受伤，热胜于血，故必圊脓血。"（《伤寒大白》）周扬俊云："阴证阳脉，病家最幸。今云反浮脉，虽则下利，安知不转出阳分，有汗而解，然合尺中自涩观之，则精血受伤，正气难复，况阳邪正炽，势必下陷而内入伤阴，至圊血不已也。"（《伤寒论三注》）舒驰远云："关前为阳，寸脉浮数，阳盛可知；关后为阴，尺中自涩，阴亏可知。今以阳热有余，逼迫微阳，所以必圊脓血也。"（《再重订伤寒论集注》）367条云："下利，脉数而渴者，今自愈。设不差，必清脓血，以有热故也。"此条与上条见证不一，但病机则同。钱天来云："此承上文（360条）言下利而渴者，固不必治疗，当令其自愈矣。设病不瘥，必清脓血，清与下文圊字同义，即便脓血之痢也。其所以然者，前脉弱者，里无热邪，故可令自愈，此因脉数，有热在里故也。"（《伤寒溯源集》）尤在泾云："此亦阴邪下利而阳气已复之证，脉数而渴，与下利有微热而渴同义。然脉不弱而数，则阳之复者已过，阴寒虽解，热气旋增，将更伤阴而圊脓血也。"（《伤寒贯珠集》）汪苓友云："此条亦热利而变脓血之证。下利而渴者热也，脉数为热未解。曰自愈者，其脉必数中带虚，而其渴为未甚也。设脉数渴甚，为不差，必清脓血，以在里有郁热故也。"（《伤寒论辨证广注》）

**清浆水**　药名。是一种性凉善走，具有调中开胃助消化功效的液体。语见《伤寒论》第393条方后注："上三味，以清浆水七升，空煮取四升，内枳实，栀子，煮取二升，下豉，更煮五六沸，去滓，温分再服。""清浆水"究为何物？异说纷纭。王朴庄认为是酢浆；《千金翼方》认为是以酢浆煎药；徐灵胎说是久贮有酸味的米泔水；陈修园认为"淘米水，二三日外味酸者"。近人赵明文认为：仲景故乡河南南阳历来有制作"浆水"的风俗习惯：即用水微煮芹菜或白菜，加发面的酵头，置60℃以下温度24～48小时，待气味微酸后食用，民间常用此水加葱煮面条，俗称"浆水面"，夏秋季服此，善开胃，除烦，解渴，因说"清浆水"就是这种特殊饮料。〔赵明.《伤寒论》"清浆水"浅识〔J〕.河南中医,1987,（6）:14〕此说可信，录供参考。

**清酒**　药名。即陈米酒。用于炙甘草汤，当归四逆汤方中。其功用为通经脉，和气血，散寒凝。《周礼·天官·酒正》有"辨三酒之物，一曰事酒，二曰昔酒，三曰清酒"的记载。汉·郑玄注云："清酒，今中山冬酿接夏而成。"唐·贾公彦疏云："云清酒今中山冬酿夏接而成者，以昔酒为久，冬酿接者，明此，清酒久于昔酒，自然接夏也。"由是可知，汉时所谓清酒，是冬酿夏成，较为陈久而清纯的米酒。

**渍**　本意为浸、泡。在《伤寒论》中，一属药物炮制法之一。如乌梅丸中，以苦酒渍乌梅，取二物之酸味相得。陈修园云："方用乌梅，渍以苦酒，顺曲直作酸之本性。"（《长沙方歌括》）王晋三云："乌梅渍醋，益其酸，急泻厥阴，不欲其缓也。"（《绛雪园古方选注》）一属方剂煎服法之一。如大黄黄连泻心汤以麻沸汤渍大黄、黄连、黄芩；附子泻心汤以麻沸汤渍大黄、黄连、黄芩，皆取其味轻气薄，以清在上之邪热。徐灵胎云："此又法之最奇者，不取煎而取泡，欲其轻扬清淡，以清上焦之邪。"（《伤寒论类方》）舒驰远云："三黄略浸即绞去滓，但取轻清之气，以去上焦之热。"(《舒氏伤寒论集注》)一属描述病理机转用语,如"水渍入胃"。见于第 356 条:"伤寒厥而心下悸,宜先治水,当服茯苓甘草汤,却治其厥,不尔,水渍入胃,必作利也。"参见"水渍入胃"条。

**淋**　病证名。指小便急迫数少,淋漓不尽,尿道涩痛的病证。多由湿热结聚,流注膀胱,或阴液素亏,下焦蓄热而成。见"淋家"。

**淋家**　指患淋病之人。一说指久患淋病之人。语见《伤寒论》第 84 条:"淋家不可发汗,汗出必便血。"对"淋家"之解释及对其不可发汗之禁忌的理解,注家之见解大同小异。如张隐庵云:"淋家者,病五淋之人,膀胱之津液已虚,故不可发汗。"(《伤寒论直解》)程应旄云:"淋家,热畜膀胱,肾水必亏,更发汗以竭其津液,水腑告匮,徒逼血从小便而出也。"(《伤寒论后条辨》)成无己云:"膀胱里热则淋,反以汤药发汗,亡耗津液,增益客热,膀胱虚燥,必小便血。"以上诸家之说皆可参考。

**浙浙恶风**　症状名。指恶风如冷水洒身,不禁其寒之状。语出《伤寒论》第 12 条:"太阳中风,阳浮而阴弱,阳浮者,热自发,阴弱者,汗自出,啬啬恶寒,浙浙恶风,翕翕发热,鼻鸣干呕者,桂枝汤主之。"此条"浙浙恶风"症状的出现,乃因风邪外袭,卫外不固,营卫失和所致。成无己注云:"浙浙,洒浙也,恶风之貌也。卫虚则恶风,荣虚则恶寒,荣弱卫强,恶寒复恶风者,以自汗出,则皮肤缓,腠理疏,是亦恶风。"(《注解伤寒论》)方有执云:"浙浙,言恶风由外体疏,犹惊恨雨水,卒然淅沥其身,而恶之切之意。盖风动则寒生,寒生则肌栗,恶则皆恶,未有恶寒而不恶风,恶风而不恶寒者,所以皆互文而互言之,不偏此偏彼而言说也。"(《伤寒论条辨》)程应旄云:"浙浙恶风者,肌因风洒,疏难御也……啬啬,浙浙,翕翕字,俱从皮毛上形容,较之伤寒之见证,自有浮沉浅深之别。"(《伤寒论后条辨》)上述诸家之说均可参。

**惕而不安**　症状名。惕,惊恐动悸之意。惕而不安,指每遇小刺激,即惊悸不宁。见《伤寒论》第 212 条:"伤寒,若吐若下后,不解,不大便五六日,上至十余日,日晡所发潮热,不恶寒,独语如见鬼状。若剧者,发则不识人,循衣摸床,惕而不安,微喘直视……"这一症状的出现,乃因阳明热盛,热极津枯,正气大衰,神不守舍而成。吴谦注云:"循衣摸床,惊惕不安,微喘直视,见一切阳亏阴微,孤阳无依,神明扰乱之象。"(《医宗金鉴》)汪苓友注云:"惕而不安者,胃热冲膈,心神为之不宁也。"二说均可参。

**悸**　症状名。一指心慌心跳。如《伤寒论》第 264 条:"吐下则悸而惊。"参见"心悸""心动悸"条。一指心脏以外部位跳动。参见"心下悸""脐下悸"条。

**惊**　症状名。指心神不定，惊惕慌乱。语见《伤寒论》第119、264条。其病机有二：①见于第119条："太阳伤寒者，加温针，必惊也。"太阳伤寒，治宜辛温发汗，若用温针劫汗，不但不能解散表邪，反会损伤营血，耗散心气，致惊惕不安。成无己云："寒则伤荣，荣气微者，加烧针，则血留不行。惊者，温针损荣气而动心气。"（《注解伤寒论》）陈修园云："太阳伤寒者，若在经脉，当用针刺。若在表、在肌，则宜发汗、宜解肌，不宜针刺矣。若加温针，伤其经脉，则经脉之神气外浮，故必惊也。即《内经》所谓起居如惊，神气乃浮是也。"（《伤寒论浅注》）②见于第264条："少阳中风，两耳无所闻，目赤，胸中满而烦者，不可吐下，吐下则悸而惊。"此由少阳中风，误用吐下，耗伤气血，以致心失所养，心神无主，故惊惕不安。吴谦云："少阳半表半里之胸满而烦，非太阳证见之邪陷胸满者而烦者比，故不可吐下，吐下则虚其中，神志虚怯，则悸而惊也。"（《医宗金鉴》）尤在泾云："此少阳自中风邪之证，不从太阳传来者也。少阳之脉，起于目锐眦，其支从耳后入耳中，以下胸中。少阳受邪，壅热于经，故耳聋目赤，胸中满而烦也。是不在表，故不可吐，复不在里，故不可下。吐则伤阳，阳虚气弱则悸。下则伤阴，阴虚火动则惊。"（《伤寒贯珠集》）另可参见"烦惊""惊狂""惊痫"等条。

**惊狂**　症状名。指惊惕狂乱，精神失常。语见《伤寒论》第112条："伤寒，脉浮，医以火迫劫之，亡阳，必惊狂，卧起不安者，桂枝去芍药加蜀漆牡蛎龙骨救逆汤主之。"此证因伤寒邪气在表，误用火法迫劫，汗出过多，亡失心阳，使心神不得潜敛，则浮越于外；又因心胸阳气不足，水饮痰邪得而乘之，痰邪扰心，故惊狂乃作，并伴见卧起不安之症。钱天来注云："盖气即是火，火即是气，当火劫亡阳之候，下焦之虚阳失守，厥逆上奔，挟痰涎而骤升，遂使阳神飞越，痰气迷漫而惊狂不安也。"（《伤寒论辨证广注》）此说最能得仲景之旨。另外，还有单从心阳亡失，神气外浮释之者。如方有执即云："惊狂，起卧不安者，神者，阳之灵，阳亡则神散乱，所以动皆不安，阳主动也。"（《伤寒论条辨》）也有从火邪干心释之者。如张璐即云："火迫惊狂，起卧不安者，火邪干心，神明散乱也。"（《伤寒缵论》）然此二说皆不如钱潢之注全面。

**惊痫**　病证名。指以昏不识人，四肢抽搐，目睛直视为主要表现的病证。语出《伤寒论》第6条："风温……若被火者，微发黄色，剧则如惊痫，时瘛疭，若火熏之。"此因风温误火，两热相合，热盛动风，故见此症。吴谦注云："剧者热极生风，故如惊痫，时瘛疭也。"（《医宗金鉴》）即从热盛动风立论。而亦有注家从火劫亡阳立论者，如柯韵伯即云："受火气之重者，必亡阳而如惊痫状。"从伴随瘛疭之症看，应以吴谦之说为上。

**寅**　十二时辰之一。指凌晨 3 时至 5 时。《伤寒论》第 272 条："少阳病欲解时，从寅至辰上。"

**宿食**　病理产物名。指饮食糟粕停积阳明胃肠而不下行。一说为"胃家实"之互称。语见《伤寒论》第 241 条："大下后，六七日不大便，烦不解，腹满痛者，此有燥屎也。所以然者，本有宿食故也。"第 256 条："脉滑而数者，有宿食也。当下之，宜大承气汤。"第 393 条枳实栀子豉汤方后注："若有宿食者，内大黄如博棋子五六枚，服之愈。"综合三条来看，二条用大承气汤，一条用枳实栀子豉汤加大黄，宿食显系指糟粕停积胃肠而化热。方有执云："宿食，陈宿之积食也。食能生热，故云须去。"（《伤寒论条辨》）舒驰远云："所言宿食者，即胃实之互辞，乃正阳阳明之根因也。"（《舒氏伤寒集注》）二说可互参。

**弹丸**　用弹弓发射的丸状物。《伤寒论》中用以喻丸药的大小。语出大陷胸丸方后注："取如弹丸一枚。"其重约合 5~6g。丹波元坚云："唐本注云：方寸匕散为丸，如梧桐子得十六丸，如弹丸一枚……据此，弹丸大正准十六梧子。"（《伤寒论述义》）

**随经**　见"太阳随经"条。

**隐忍冀差**　指身患疾病之后，不求医治，忍耐隐瞒，希望能自行痊愈。语见《伤寒论·伤寒例》第 17 条："凡人有疾，不时即治，隐忍冀差，以成痼疾，小儿女子，益以滋甚。时气不和，便当早言，寻其邪由，及在腠理，以时治之，罕有不愈者。患人忍之，数日乃说，邪气入脏，则难可治。"本条指出，大凡身患疾病，皆应早作治疗，如不及早求医，而是忍耐、隐瞒，希望能侥幸自愈，往往因此而酿成顽固难治的疾患。尤其是小儿妇女，前者不会讲话，后者隐疾难言，更容易拖延不治，使病势发展增剧。如果是慢性病，不及时治疗，因其变化的速度较慢，尚无大害，倘若是感受了时令不正之气。其变化既速且多，所以一感到身体不适，即应早作治疗，以免病邪向里传变，酿成不可救治的危局。成无己云："凡觉不佳，急须求治，苟延时日，则邪气入深，难可复治。《千金》曰：'凡有少苦，似不如平常，即须早道，若隐忍不治，冀望自差，须臾之间，以成痼疾。'此之谓也。"（《注解伤寒论》）可参。

**隐疹**　病证名。指皮肤之红色丘疹。语见《伤寒论·平脉法》第27条："脉浮而大，浮为风虚，大为气强，风气相搏，必成隐疹，身体为痒。痒者为泄风，久久为痂癞。"脉浮而大，浮是卫气虚而感受风邪，大是邪气盛。卫气虚而风邪外袭，风气相搏于肌腠之间，故成隐疹之病。风邪外干而不得泄，故身体为痒。张隐庵云："浮大之脉，见于寸口，则为泄风痂癞，非必如上条之吐逆也。脉浮而大，即上文寸口脉浮而大也，上浮为虚者，正气虚也，此言浮为风虚者，气虚而风薄之也。上文大为实者，邪气实也。此言大为气强者，风邪在表，而气机强盛也。风气相搏于皮肤肌腠之间，故必成隐疹。而身体为痒，痒者阴也，风乃阳邪，外干皮腠，故名泄风。"（《伤寒论集注》）黄坤载云："脉浮而大，浮为风气之虚，风泄于外也，大为卫气之强，气闭于内也，外风与内气相搏，风外泄而气内闭，营郁不宣，必成隐疹。盖风性疏泄，而气性收敛，风欲泄而气闭之，泄之不透，则营郁而为热，血热外发，则为斑点，而不能透发，郁于皮腠之内，隐而不显，是为瘾疹之象。营郁卫闭，欲发不能，则身体为痒，痒者为泄风。"（《伤寒悬解》）二氏之注皆可供参考，然以黄氏之注更优。

**颈项强**　症状名。指颈项强急不舒，俯仰转侧不利。语见《伤寒论》第98、99、171条。颈项强是由太阳与少阳经脉之气不舒畅所致。项为太阳经脉所过，故太阳病多有头项强痛；如果不唯项强，而颈部同时也拘急不舒，是兼有少阳病变。故《伤寒论》上述三条皆与"胁下满痛"（第98条）或"胁下满"（第99条），"心下硬、头眩"并见。因少阳经脉行人身之侧，由头走颈，络胸胁而下。故少阳受邪，颈部两侧强急不舒。治疗是宣表气、和少阳，即太、少并治。如果三阳证见，身热恶风、颈项强、胁下满、手足温而渴，则用小柴胡汤和解少阳，枢机得利，表里之邪皆解。（第99条）如果邪偏于经，则刺大椎、肺俞以解太阳之邪，刺肝俞以解少阳之邪。（第171条）如果兼有脾虚湿壅，脉迟浮弱，不能食。胁下满痛、面目及身黄、小便难，则宜外解太少，而内温太阴，不可单纯治其经表阴邪。（第98条）

**绵裹**　煎药方法的一种。指用纱布将药物包裹后入煎。语出《伤寒论》第27条桂枝二越婢一汤方后注等处。《伤寒论》中注明"绵裹"入煎的矿石类药物有石膏、滑石、赤石脂、禹余粮等四种，以其质地坚硬，不捣碎，则有效成分不易较完全地煎出；而捣碎后若不"绵裹"，则煎煮过程中，药粉或易于浮于水面，或药碴易于混于药液中，不便澄清和滤出，故并用"碎、绵裹"方法。此外，如香豉入煎时也需要绵裹。

# 十二画

**越人**　医家名。即扁鹊，越人乃其字也。《伤寒论·序》："余每览越人入虢之诊，望齐侯之色，未尝不慨然叹其才秀也。"越人出生于战国时期，姓秦，渤海郡人，即现在鲁西北与冀东南一带，医术高明。因他医术闻名，《史记·扁鹊仓公列传》载有其为虢太子，赵简子，齐桓侯诊治疾病的传奇事迹。《汉书·艺文志》载有《扁鹊内经》《扁鹊外经》十二卷，不传。后人曾托名扁鹊述《难经》九卷传世。

**博棋子**　即围棋子。语见《伤寒论》第 393 条枳实栀子豉汤方后注："若有宿食者，内大黄如博棋子大五六枚，服之愈。"博棋子究有多少大？《千金方》羊脂煎方后云："大小如方寸匕。"又《服食门》："博棋子长二寸，方一寸。"仲景对瘥后劳复兼有宿食者，用大黄之意在荡涤肠胃，推陈致新，按现代剂量，约 10～12g 左右为宜。

**喜呕**　症状名。指时时呕恶。语见《伤寒论》第 96 条："伤寒五六日中风，往来寒热，胸胁苦满，嘿嘿不欲饮食，心烦喜呕……小柴胡汤主之。"此条"喜呕"是由少阳枢机不利，热郁胃逆所致。因胁下属半表半里，与胃相近，木火犯胃，必不欲饮食，且常常作呕，但这种"喜呕"并非单纯胃气逆病，而是少阳郁火波及于胃，郁而求神，往往时呕时止，呕吐物亦不多，或兼有苦味。若热郁于胸中而不及于胃，则胸中发烦而不呕。与太阳病的干呕，阳明病的呕吐各不相同。故"心烦喜呕"被称为少阳病四大证之一。治之宜用小柴胡汤和解少阳、降逆止呕。吴谦："邪欲入里，里气外拒，故呕，呕则木气舒，故喜之也。"（《订正伤寒论注·卷九》）参见"温温欲吐""呕吐"诸条。

**喜忘**　症状名。即健忘；后世又称"善忘""数忘""易忘"。语见《伤寒论》第 237 条："阳明证，其人喜忘者，必有蓄血，所以然者，本有久瘀血，故令喜忘。"阳明病本为热盛之证，宿有瘀血，宿瘀与邪热相合，遂使心神记性失常，所以健忘。程郊倩云："血蓄于下，则心窍易塞而识智昏，故应酬问答必失常也。"（《伤寒论后条辨》）

**喜唾**　症状名。指时时泛吐唾沫，久而难已。语见《伤寒论》第 396 条："大病差后，喜唾，久不了了，胸上有寒，当以丸药温之，宜理中丸。"喜唾的病机是脾虚失运，统摄无权，水气上泛。其人口必不渴，治宜健运中阳，使阳气得以展布。尤在泾曰："大病瘥后，胃阴虚者，津液不生，则

口干欲饮；胃阳弱者，津液不摄，则口不渴而喜唾，至久而尚不了了，则必以补益其虚，以温益其阳矣。"（《伤寒贯珠集》）

**煮**　煎法名。指将药物加水置火上加热烧开以取含有效成分的汤液。"煮"，《说文解字》以"烹"训"煮"；郑玄在《周礼·礼运》以"煮"训"烹"，则知"煮"与"烹"同义，都是将物加水置火上加热。如麻黄汤方后注云："以水九升，先煮麻黄，减二升，去上沫，内诸药，煮取二升半，去滓。"但煮药之火候，以桂枝汤方后所注的"微火"为宜，现在称"文火"。

**斯须**　指一会儿时间，表示时间短暂。语见《伤寒论》自序："相对斯须，便处汤药。"这两句是张仲景指责有的医生诊疗粗枝大叶，病情未询问清楚，即随便开列方药，是造成误诊的原因。

**期门**　穴位名。位于第六七肋间隙，距前中线3.5寸处。语见《伤寒论》第108、109、142、143、216条。分别主治肝邪乘脾，肝邪乘肺，太阳与少阳并病误治后，谵语不止，以及热入血室之谵语。"期门"为肝经之募穴，刺之能疏利肝胆，泻热除实，理气活血。

**朝食暮吐**　症状名。呕吐的一种，即指早晨吃下食物，晚上又吐出来。言进食一段时间以后复又吐出，并不拘于朝暮。语见《伤寒论》第120条："太阳病……三四日吐之者，不喜糜粥，欲食冷食，朝食暮吐，以医吐之所致也，此为小逆。"此条朝食暮吐是由病久邪深，正气已虚，胃中虚冷，不能受纳、腐熟水谷所致，所吐之物多不消化，与胃中有热的"食入即吐"不同。"朝食暮吐"为脾胃虚弱，治宜温脾暖胃。尤在泾曰："朝食暮吐，谷入于胃而运于脾，脾伤则不能磨，脾不磨则谷不化，而朝食者暮当下，暮食者朝当下，若谷不化，则不得化必反而上出。"（《伤寒贯珠集》）

**厥**　症状名。指手足逆冷。《伤寒论》见"厥"72次，主要论述的是手足逆冷。第337条曰："凡厥者，阴阳气不相顺接，便为厥，厥者，手足逆冷是也。"揭示了多种厥证的共同病理机转及症状特点，对于认识《伤寒论》所述的厥证具有普遍意义。具体分析全论各种厥证的发病原因，可分为八种：①阴寒独盛，阳气衰微，不能通达四肢，多伴下利清谷，小便色白，脉微欲绝，称为寒厥，治以四逆汤；②脏气虚寒，真阳欲绝，如"伤寒，脉微而厥，至七八日肤冷，其人躁无暂安时者，此为脏厥"（第338条）；③血虚寒凝，四末失养，如"手足厥寒，脉细欲绝者，当归四逆汤主之"（第351条）；④邪热亢盛，阳气被阻，不达四肢，所谓"热深厥亦深"之热厥（第335条），可用白虎汤；⑤水饮内停，阳气内郁不达，致出现

"厥而心下悸"者（第356条），宜服茯苓甘草汤；⑥痰阻胸膈，阻遏阳气，不达四肢之痰厥，当治以瓜蒂散（第355条）；⑦蛔动于中，阳气内阻，如"蛔上入其膈，故烦，须臾复止，得食而呕又烦者，蛔闻食臭出，其人常自吐蛔"（第338条）之蛔厥，见有肢厥为乌梅丸证；⑧肝之疏泄失职，阳郁不达四末的"四逆"（第318条）证，常称气厥，为四逆散证。《伤寒论》论述的手足厥冷的厥，和后人论述的昏不识人的厥，实为临床病证的两大类型。

**厥少热多**　症状。厥指手足冷，热指身体发热。厥少热多即手足厥冷的时间少而发热的时间多。语见《伤寒论》第341条："伤寒发热四日，厥反三日，复热四日，厥少热多者，其病当愈。"厥热胜复是邪正消长和阴阳盛衰的反映，厥多热少则病进，厥少热多为阳复胜阴，病变向愈，故"其病当愈"。吴谦曰："伤寒发热四日，厥亦四日，是相胜也。今厥反三日，复热四日，是热多厥少，阳胜阴退，故其病当愈也。"（《医宗金鉴》）

**厥阴**　经络名。指厥阴经。《伤寒论》第343条："伤寒六七日，脉微，手足厥冷，烦躁，灸厥阴，厥不还者死。"条文仅言"灸厥阴"，未言具体穴位，张令韶认为可灸厥阴经的"行间"和"章门"穴，"行间"位于足背第一趾蹼缘中点上0.5寸处，"章门"为脾之募穴，位于腹侧、腋中线第十一肋骨端稍下处，屈肘合腋时，当肘尖尽处是穴。伤寒六七天已过，正气当复，邪气当罢，却见脉微、烦躁，此乃阴邪肆逆，脏中真阳欲脱的危象，故急用灸法以复阳，此外当然还须大剂四逆加人参、附子等煎服。

**厥阴中风**　病证名。指厥阴经自受风邪所导致的病证。语见《伤寒论》第327条："厥阴中风，脉微浮为欲愈，不浮为未愈。"尤怡注："此厥阴经自受风邪之证，脉微为邪气少，浮为病在经，经病而邪少，故为欲愈。"（《伤寒贯珠集》）又黄元御认为此厥阴中风是太阳中风而传厥阴，"脉浮则阳复而陷升，故为欲愈也。"（《伤寒悬解》）

**厥阴病**　病名。即六经病之一，是伤寒六经病证正邪交争，进退消长所到达的最后阶段。《素问·至真要大论》曰："厥阴何也？岐伯曰：两阴交尽也。"因此"厥"有极的意思，一则"阴极阳衰"而出现阴阳离绝的死证，一则"阴极阳复"为阳气来复的机转。厥阴病的形成可由少阳、太阴或少阴传来，亦可因外邪直中而发病。厥阴病的证候主要可概括为以下三种类型：①上热下寒证，以消渴，气上撞心，心中疼热，饥而不欲食，食则吐蛔，下之利不止等为主要表现。为病入厥阴，肝失条达，木乘脾土，阴阳失调，寒热错杂所致。正如《诸病源候论》说："阴阳各趋其极，阳并于上则上热，阴并于下则下冷。"②厥热胜复证，常以手足厥逆和发热交替出现为主要表现。由于正邪相争，阴阳消长，互为胜复所致。可根据厥逆与发热时间的长短、程度的轻重，来判断病势的进退及预后。一般而言，厥多热少为病进，厥少热多为病退。③厥逆证，以四肢厥冷为主要特征。其基本病机在于阴阳气逆乱而不相顺接。如有阴寒内盛之寒厥证，热邪深伏之热厥证，寒热错杂之蛔厥证等。厥阴病的治疗，则应根据具体病情施以不同的治法。寒者宜温，热者宜清，而寒热错杂者，则当寒温并用兼而治之。

**厥利**　症状名。即四肢厥冷与下利并见。语见《伤寒论》第 332 条："伤寒始发热六日，厥反九日而利。凡厥利者，当不能食，今反能食者，恐为除中。"此"厥利"是阴盛阳衰，脾虚气陷所致。《伤寒论》未出治法，根据病机，当回阳救逆、用四逆汤之类的方剂治之。

**厥冷**　症状名。指手足逆冷。语见《伤寒论》第 340、343、354、355、362、388 条。"厥冷"的形成，系由"阴阳气不相顺接"，其病机有三：①阳虚阴盛，如"大汗，若大下利而厥冷者，四逆汤主之"（第 354 条），以汗、下后为多见；②痰涎阻滞阳气，如"病人手足厥冷，脉乍紧者，邪结在胸中，心下满而烦，饥不能食者，病在胸中，当须吐之，宜瓜蒂散"（第 355 条）；③阳脱致厥，如"下利后脉绝，手足厥冷，晬时脉还，手足温者生，脉不还者死"（第 368 条）。陈平伯说："阳气受于四肢，阴气受于五脏，阴阳之气相贯，如环无端，若寒厥则阳不与阴相顺接，热厥则阴不与阳相顺接。"

**厥脉动数**　脉象名。厥，其也。厥脉动数即指其人之脉来跳动突突而快，上下无头尾，主热邪为患。语见《伤寒论·伤寒例》第 25 条："凡得病厥脉动数，服汤药更迟，脉浮大减小，初躁后静，此皆愈证也。"动脉为阳，其脉形上下无头尾，如豆状，搏于寸关尺之一部；数脉为阳，其脉来速而过于常。动数之脉主阳热亢盛之证，服药后脉变迟脉，说明邪热已退；脉浮为邪在表，脉大为邪气盛，浮大之脉转为小脉，说明表邪已解，病邪已退；病人脉躁动不宁，为里热之象，脉静为其脉转和，主里热已清。以上三者，皆为病情好转之兆，故云"皆愈证也"。成无己云："动数之脉，邪在阳也，汤入而变迟者，阳邪愈也；浮大之脉，邪在表也，而复减小者，表邪散也；病初躁乱者，邪所烦也，汤入而安静者，药胜病也，是皆为愈证。"（《注解伤寒论》）此注平允可参。

**厥逆**　症状名。指手足逆冷。与"厥""四逆""厥冷"等意思相近。

"厥逆"的基本病机在于"阴阳气不相顺接"。《伤寒论》述"厥逆"发生的原因大致有以下几种：①太阳误汗亡阳，如"太阳中风，脉浮紧……不汗出而烦躁者，大青龙汤主之。若脉微弱，汗出恶风者，不可服之，服之则厥逆"（第38条）；②阴阳两虚之人患伤寒误与桂枝以至中阳虚不温四末，治用甘草干姜汤先复其阳。（第29条）③少阴病阳虚阴盛，见第344条："伤寒，发热。下利，厥逆，躁不得卧者，死。"第315、353条所述证候均属于此。

**暑病**　病证名。指冬日感受寒邪而不即时发病，寒毒藏于肌肤，与阳气相互搏结而生热，待夏日为暑热之气所诱发，以热邪内盛为特点的疾病，又称热病，属广义伤寒之一种。语见《伤寒论·伤寒例》第2条："中而即病者，名曰伤寒。不即病者，寒毒藏于肌肤之中，至春变为温病，至夏变为暑病。暑病者，热极重于温也。是以辛苦之人，春夏多温热病者，皆由冬时触寒所致，非时行之气也。"本条指出，冬季触冒寒邪，邪客皮肤，感而即病，伤及荣卫，恶寒发热头痛项强者，称为伤寒。其感而不即病者，寒毒内侵，留而不去，正阳之气不得宣发，以致寒毒郁结，伏藏于肌肤之间，至春季风邪引动，外内合邪，发为温病。而春季未病至夏季而发者，称为暑病。此系春时未再受邪气侵袭，故未发病，到了夏季因感受暑热之气，所以发为暑病。此种暑病，由于伏邪较久，再加新感郁蒸之气，两热相搏，较温病的邪热更重，所以说"热极重于温也"。由本条可知，《伤寒例》中所说的暑病，与后世之暑病的概念有别，不可混淆。庞安常云："君子善知摄生，当严寒之时，周密居室，而不犯寒毒。其有奔驰荷重劳力之人，皆辛苦之徒也。当阳气闭藏，反扰动之，令郁发腠理，津液强溃，为寒所搏，肤腠反密，寒毒与荣卫相浑，当是之时，勇者气行则已，怯者著而为病矣。其即时成病者，头痛身疼，肌肤热而恶寒，名曰伤寒。其不即时成病，则寒毒藏于肌肤之间，至春夏阳气发生，则寒毒与阳气相搏于荣卫之间，其患与冬时即病候无异，因春温气而变，名曰温病也；因夏暑气而变，名曰热病也；因八节虚风而变，名曰中风也；因暑湿而变，名曰湿病也；因气运风热相搏而变，名曰风温也。其病本因冬时中寒，随时有变病之形态尔，故大医通谓之伤寒焉。其暑病、湿温、风温死生不同，形状各异，治别有法。"（《伤寒总病论》）庞氏之注，根据《内经》"今夫热病者，皆伤寒之类也"，《难经》"伤寒有五，有中风、有伤寒、有湿温、有热病、有温病"的论述，不仅阐述了暑病的病因病机，也阐明了其与广义伤寒的关系，与温病、湿病、中风、狭义伤寒的区分，足资启迪思路，帮助我们加深对古人所谓暑病的理解。

**晬时** 即周时指一昼夜。语见《伤寒论》第 126 条抵当丸方后注"晬时当下血",及第 368 条:"下利后脉绝,手足厥冷,晬时脉还。"

**遗尿** 症状名。指小便不能随意控制而自遗。语见《伤寒论》第 219 条:"三阳合病,腹满身重,难以转侧,口不仁,面垢,谵语遗尿……若自汗出者,白虎汤主之。"热病过程中,遗尿与谵语并见,病机属热甚神昏,膀胱不约。此证以阳明邪热独重,故用白虎汤清泄阳明经热,待热退神清,遗尿自止。柯韵伯曰:"膀胱不约为遗溺。遗溺者,太阳本病也,虽三阳合病,而阳明证多,则当独取阳明矣。"(《伤寒来苏集》)

**蛔虫病** 病证名。蛔虫病是蛔虫寄生在人体所致的疾病。常见症状为脐腹阵痛,泛吐清涎,面部白斑,或面黄肌瘦,精神微弱,或有异嗜等。本证见于《金匮要略·趺蹶手指臂肿转筋阴狐疝蛔虫病脉证治第十九》:"蛔虫之为病,令人吐涎,心痛发作有时,毒药不止,甘草蜜粉汤主之。""蛔厥者,其人当吐蛔,今病者静,而复时烦者,此为脏寒。蛔上入其膈,故烦,须臾复止,得食而呕又烦者,蛔闻食臭出,其人常自吐蛔。蛔厥者,乌梅丸主之。"蛔虫病是由于误食沾有蛔虫卵的生冷蔬菜、瓜果或其他不洁食物引起。蛔虫腹痛多在脐周,时作时止,甚或吐虫,便虫。

**蛔厥** 病证名。指由于肠道内蛔虫窜扰所致的手足厥冷。语见《伤寒论》第 338 条:"蛔厥者,其人当吐蛔,今病者静,而复时烦者,此为脏寒。蛔上入其膈,故烦,须臾复止,得食而呕又烦者,蛔闻食臭出,其人常自吐蛔。蛔厥者,乌梅丸主之。"蛔厥的病机是蛔虫内扰,气血逆乱,流行不畅。胃肠有寒,不利蛔虫寄生,以致上下躁动不安。古人认为蛔得酸则静,得苦则安,得辛则止,乌梅丸正是苦辛酸合用的复方,共奏苦寒泻热、和肝安胃、扶阳散寒之功。

**喘** 症状名。指呼吸急促以呼吸急促,上下气不相接触,甚至张口抬肩,难以平卧为特征。语出《伤寒论》第 34、35、36、40、41、43、63、75、163、235 条,共有六种类型:①表寒外束,肺气不宣,多与发热恶寒、头身疼痛、无汗或胸满等症并见,治宜发汗解表、宣肺平喘,用麻黄汤。②外寒内饮,皮毛郁闭,水饮干肺,肺气不利,往往伴见干呕、发热而咳等症,治宜散寒蠲饮,用小青龙汤(第 40 条)。③邪热壅肺,气逆不降,多见汗出而喘,外无大热,治宜清热宣肺,一开一泄,地道得通,天气自降,用麻黄杏仁甘草石膏汤(第 63、163 条)。④外表营卫不和,内见肺气不利,与汗出恶风,脉缓等症并见,宜桂枝加厚朴杏子汤调和营卫、调气平喘（第 43 条）。⑤里热壅盛、腑气壅滞，气机不得通降，多与腹满便秘并见，治宜通下，腑实得下，气喘自平，用承气辈。⑥表邪外束、肠热上迫，肺气不利，见于太阳病，桂枝证，医反下之，表不解，利不止，汗出、脉促，治宜表里两解，清热止利，用葛根芩连汤（第 34 条）。秦之桢："喘者，促促气急……诸经皆令人喘，而肺胃二经者多。大抵喘而作嗽者，肺也；喘而呕恶者，胃也。《内经》论喘不一，皆杂证之条。若《伤寒论》惟曰有邪在表而喘，有邪在里而喘，有水气痰火而喘。"（《伤寒大白·卷二》）

**喘冒**　证候名。即气喘与头昏目眩并见。语出《伤寒论》第 242 条："病人小便不利，大便乍难乍易，时有微热，喘冒不能卧者，有燥屎也。"此处"喘冒"是由于燥热内结于下，浊热之气上冲肺气不降、清窍被熏所致。"喘"由腹满壅甚而气粗作喘。"冒"乃浊邪之气上干清窍（阳明之脉上头额）。故用通腑攻下的大承气汤治之，腑气既通，喘冒诸症自愈。钱天来曰："喘者，中满而气急也；冒者，热邪不得下泄也，气蒸而郁冒也，胃邪实满，喘冒不宁，故不得卧，《内经》所谓'胃不和则卧不安也'。"（《伤寒溯源集》）

**喘家**　指素患喘疾的病人。语出《伤寒论》第 18 条："喘家，作桂枝汤加厚朴、杏子佳。"本有气喘症状，又触冒风邪而病太阳中风，则患者既有喘息，又有发热头痛、汗出恶风，病属表里兼见，治当表里兼顾，故在解肌祛风中，配伍降气平喘的厚朴、杏仁。魏荔彤曰："凡病人素有喘证，每感外邪，势必作喘，谓之喘家，亦如酒家等有一定治法，不同泛常人一例也。"（《伤寒论本义》）

**喘满**　症状名。指喘息与腹部胀满并见。语见《伤寒论》第 210、218 条，病机有二：①热结于内，里气壅塞，肺失宣降所致者，如"伤寒四五日，脉沉而喘满，沉为在里，而反发其汗，津液越出，大便为难，表虚里实，久则谵语"（第 218 条），此喘满治疗宜通下结实，用承气汤。②阴精竭绝，阳无以附而上脱所致，如"实则谵语，虚则郑声。郑声者，重语也。直视谵语，喘满者死，下利者亦死"（第 210 条）。程郊倩曰："直视谵语，尚非死证，即带微喘，亦有脉弦者生一条。唯兼喘满，兼下利，则真气脱而难回矣。"（《伤寒论后条辨》）

**喉中水鸡声**　症状名。指喉间痰鸣声连连不绝，似小鸡的叫声，一般为痰阻气逆所致。见于"咳而上气，喉中水鸡声"（《金匮要略·肺痿肺痈咳嗽上气病脉证治第七》）。治宜散寒宣肺，降逆化痰，方用射干麻黄汤。

**喉咽不利** 症状名。指咽喉部或疼痛、或吞咽困难、或苦楚不舒的感觉。语见《伤寒论》第 357 条："伤寒六七日，大下后，寸脉沉而迟，手足厥逆，下部脉不至，喉咽不利，唾脓血，泄利不止者，为难治，麻黄升麻汤主之。"此条"喉咽不利"是伤寒误下后阳邪淫于上，痹阻咽喉所致。刘渡舟说："内陷之阳邪淫于上，则为咽喉不利，吐脓血；阳气内虚而不能主持于下，故见泄利不止；此时阴阳上下并受其病，而虚实寒热亦复混淆不清。若治其阴，必伤其阳；若补其虚，则又碍其实，因此成为难治之证。"（《伤寒论通俗讲话》）参见"咽痛""咽中痛"诸条。

**喉痹** 病证名。"痹"通"闭"，喉痹指热邪闭阻于咽喉而咽喉为之疼痛红肿的病证。《伤寒论》第 334 条："伤寒先厥后发热，下利必自止，而反汗出，咽中痛者，其喉为痹。""其喉为痹"，是阳热独亢，熏灼咽喉，故喉部痛而红肿。吴谦曰："若厥回利止，其热不退，而反汗出者，是厥阴病从阳化热，其邪上循本经之脉，故咽喉痛痹也。"（《医宗金鉴》）

**掣痛** 症状名。指伴有抽搐牵引感的疼痛。语见《伤寒论》第 175 条："风湿相搏，骨节疼烦，掣痛不得屈伸，近之则痛剧……甘草附子汤主之。"此掣痛在关节是由风湿留注关节，经络阻滞所致。寒性收引，湿性黏滞，寒湿相搏，则气血闭阻，筋脉拘挛，掣痛因作。故用甘草附子汤温经散寒，祛湿止痛。成无己曰："风则伤卫，湿流关节，风湿相搏，故骨节疼烦，掣痛不得屈伸，近之则痛剧也。"（《伤寒论注解》）

**短气** 症状名。指呼吸短促，不相接续。语见《伤寒论》第 48、134、152、175、208 条。短气主要是由于肺气不利所致，在《伤寒论》里有五种类型：①汗出不彻，胸中气壅，不能布息，如"其人短气但坐，以汗出不彻故也，更发汗则愈"（第 48 条）；发汗使未尽之邪从肌表而出，皮毛开泄，肺气通达；②阳明腑实，胃肠浊热上蒸，肺气不降，多伴潮热便秘等症，宜承气汤下之（第 208 条）；③水饮搏结胸膈，郁阻肺气，如"太阳中风……心下痞硬满，引胁下痛，干呕，短气，汗出不恶汗者，此表解里未和也，十枣汤主之"（第 152 条）；④风湿在里，气化失宣，如"风湿相搏，骨节疼烦，掣痛不得屈伸，近之则痛剧，汗出短气，小便不利，恶风不欲去衣，或身微肿者，甘草附子汤主之"（第 175 条）；⑤无形邪热与水饮结于胸膈、阻碍肺气所致，见于结胸病，伴有烦躁、膈内拒痛，心下硬等症，治宜大陷胸汤泻热逐水破结（第 134 条）。

**短期** 指病危之期。一说指死期。《伤寒论·序》："短期未知决诊，九候曾无仿佛。"

**稀糜** 即清稀的糜粥、烂粥。语见《伤寒论》第 166 条瓜蒂散方后注：
"瓜蒂一分，赤小豆一分……以香豉一合，用热汤七合，煮作稀糜。"吴谦
曰："煮作稀糜，言以汤七合，煮香豉如糜粥之烂也。方氏以稀糜另是稀
粥，大谬之极。"（《医宗金鉴》）

**筋惕肉瞤** 症状名。指筋肉抽搐跳动。语出《伤寒论》第 38 条："太
阳中风，脉浮紧，发热，恶寒，身疼痛，不汗出而烦躁者，大青龙汤主之。
若脉微弱，汗出恶风者，不可服之，服之则厥逆，筋惕肉瞤，此为逆也。"
此"筋惕肉瞤"是由亡阳脱液，筋肉失养所致。陈尧道："夫惕者，筋脉跳
动也；瞤者，肌肉蠕动也。此皆因发汗攻下太过，邪热未解，血虚气夺，筋
肉失其所养，故惕惕而跳动也。瞤动兼肢冷者，真武汤主之，轻者，茯苓桂
枝甘草白术汤。"（《伤寒辨证》）参"动经"条。

**焦骨伤筋** 病机名。指火邪内攻，灼伤阴血，筋骨失去濡养而受损。
语见《伤寒论》第 116 条："微数之脉，慎不可攻……火气虽微，内攻有
力，焦骨伤筋，血难复也。"此条"焦骨伤筋"的病机是火力进入素质阴虚
的病体，导致内热炽盛，消灼血液，筋骨失却濡养。由于火毒危害之烈，
即使投以滋养营血之品亦难恢复。程郊倩曰："艾火虽微，孤行无御，内攻
有力矣。无血可逼，燎原乃在筋骨，盖气主煦之，血主濡之，筋骨失其所
濡，而火到之处，其骨必焦，其筋必损，盖伤真阴者未有不流散于经脉者
也。"（《伤寒后条辨》）

**循衣摸床** 症状名，又作"捻衣摸床"。即患者两手不自觉地循衣被床
帐反复摸弄。语出《伤寒论》第 212 条："伤寒，若吐，若下后，不解，不
大便五六日，上至十余日，日晡所发潮热，不恶寒，独语如见鬼状。若剧
者，发则不识人，循衣摸床，惕而不安……大承气汤主之。""循衣摸床"
在这里由于热极津枯，阳亢阴绝；阳热偏胜，躁动于手。治宜攻下，用大
承气汤。吴谦："循衣摸床，危恶之候也……一以阳热之极为可攻，如阳明
里热成实，循衣摸床，脉滑者生，涩者死是也。"大抵此证，多生于汗、
吐、下后，阳气大虚，精神失守。经曰："四肢者，诸阳之本也。阳虚故四
肢扰乱失所倚也，以独参汤救之汗多者，以参芪汤；厥冷者，以参附汤治
之。愈者不少不可根谓阳极阴竭也。"（《医宗金鉴》）

**翕奄沉** 形容滑脉之用语。语见《伤寒论·平脉法》第 20 条："问曰：
翕奄沉，名曰滑，何谓也？师曰：沉为纯阴，翕为正阳，阴阳和合，故令
脉滑，关尺自平。"此条之意是脉体聚而忽沉，名叫滑脉，脉体之聚，为纯
阳之象，沉则为纯阴之象，聚而忽沉，则为阴阳和合之象，属正常之脉。

张隐庵云："翕，聚也；奄，忽也，翕奄沉者，脉体聚而忽沉，名曰滑也。"（《伤寒论集注》）黄坤载云："翕者，浮动之义，脉正浮动，忽然而沉，其名曰滑。沉为纯阴，翕为正阳，阳升于寸则为浮，阴降于尺则为沉，阴阳和合，故令或浮或沉而脉滑。如是者，关尺之脉，必自均平也。"（《伤寒悬解》）此二注均解释了"翕奄沉"而名"滑"的含意，可供参考。但对"阴阳和合"之解释不尽一致，且没有说明此滑脉实乃正常之脉象，是其欠缺不足之处。

　　**翕翕发热**　证候名。指肌肤轻微发热，犹如鸟的羽毛覆盖在身上。语见《伤寒论》第 12、28 条。何谓"翕翕"？方有执说："翕，火炙也，团而合也，言犹雌之伏卵，翕翕温热而不蒸蒸大热也。"（《伤寒条辨》）成无己曰："翕翕者，熇熇然而热也，若合羽所复，言热在表也。"（《注解伤寒论》）"翕翕发热"的病机是热势在表而轻浅者，必有恶寒或恶风，属桂枝汤证。论中 192 条："阳明病，初欲食，小便反不利，大便自调，其人骨节疼，翕翕如有热状。""翕翕如有热状"，与太阳证相似，但彼为水湿之邪郁滞关节肌表，必无恶寒，不难辨别。

　　**脾约**　病证名。指胃热约束脾的转输功能以致肠燥便秘。语出《伤寒论》第 179 条："……太阳阳明者，脾约是也。"当与第 247 条"……其脾为约，麻子仁丸主之"互参。脾约的病机可概括为"胃强脾弱"，即胃中有热，脾阴不足。程应旄曰："脾约者，小便数而大便难，肠胃素乘燥气也。"（《伤寒论后条辨》）钱天来曰："若发汗，若下，若利小便，亡津液而胃中干燥，大便难者，遂为脾约也。脾约以胃中之津液去，胃无津液，脾气无以转输，故为穷约，而不能舒展也，所以有和胃润燥之法。"（《伤寒溯源集》）

　　**脾胃气**　即脾胃之气。语见《伤寒论》第 397 条："病人脉已解，而日暮微烦，以病新差，人强与谷，脾胃气尚弱，不能消谷，故令微烦，损谷则愈。"此处脾胃气指脾的运化和胃的纳谷功能。病后脾胃气障碍、虚弱，理当节制饮食。如勉强进食，则脾胃不能受纳和消化，可引起轻微的心胃烦闷不适。此时无须用药，只须节制饮食，微烦即可自愈。王肯堂曰："凡新瘥后，只宜先进白稀粥汤，次进浓者，又次进糜粥，亦须少少与之，常令不足，不过尽意过食之也。其诸般肉食等物皆不可食。"（《伤寒准绳》）

　　**脾绝**　病证名。五脏绝证之一，其症环口黧黑，冷汗出而色黄。语见《伤寒论·辨脉法》第 24 条："环口黧黑，柔汗发黄者，此为脾绝也。"脾主口唇，黧黑乃肾之色，土败水反侮土，故环口黧黑。柔汗即冷汗，黄色为脾之色，脾之精气外溃，真脏色见，故色黄。此等症状，为脾气已败之象，故称"脾绝"。张令韶云："脾主四白，环口黧黑，土败而水侮也。柔汗者，柔软而腻，脾之真液，黄者脾之真色，真液泄而真色见，故为脾绝。"（《伤寒论直解》）其说平允可参。

**脾家实**　病理名。指脾阳恢复。语见《伤寒论》第278条："太阴当发身黄，若小便自利者，不能发黄。至七八日，虽暴烦下利日十余行，必自止，以脾家实，腐秽当去故也。"此条"脾家实"的病机是正复祛邪，脾阳恢复，运化正常，清阳得升，浊阴得降，原来滞留于肠中的腐秽物不得停留而向下排出，所以腐秽尽利自止。程郊倩曰："阴欲郁而阳必驱，至七八日，虽暴烦下利日十余行，必自止，所以然者，脉不沉且弱而浮缓，手足不冷而自温，阴得阳以周护，则不寒不虚，是为脾家实也。"（《伤寒后条辨》）

**痞**　痞塞不通之义。邪气结聚、气机痞塞不通的病证通称为痞，而由此而导致的痞塞不通感觉亦称为痞，《伤寒论》"紧反入里则作痞，按之自濡，但气痞耳"（第151条），前一"痞"字是症，后一"痞"字是病机。在《伤寒论》里，"痞"所指的病证主要是心下胃脘部位的阻塞不通。若为异物所填塞的感觉，如第151条"则作痞"以及第149条"但满而不痛者，此为痞"皆是，可以视为"心下痞"之简称（详见该条）。另外，《伤寒论》还有"心下痞硬""胸中痞硬""胁下痞硬"等，亦各详见该条。

**湿病**　病证名。指湿邪在肌肉关节，以发热身重，骨节疼烦为主症。本病见于《金匮要略·痉湿暍病脉证治第二》："湿家身烦疼，可与麻黄加术汤发其汗为宜，慎不可以火攻之。""风湿、脉浮、身重、汗出恶风者，防己黄芪汤主之。"本病多因感受湿邪所致，分为表实证、表虚证、风湿俱盛、表里阳虚和湿痹。（1）表实证。①寒湿在表。主症为发热恶寒，无汗，身体疼痛而兼有烦扰之象，身重而不能转侧，脉浮紧。治宜发汗解表，散寒祛湿，方用麻黄加术汤。②风湿在表。主症为一身尽疼，身痛轻掣，不可屈伸，发热朝轻暮重，微恶风寒，无汗，舌苔白腻，脉浮缓。治宜轻清宣化，解表祛湿，方用麻黄杏仁薏苡甘草汤。③寒湿在上。症见身疼发热，面黄而喘，但目不黄，头痛鼻塞而烦，自能饮食，腹中和无病，脉大。治宜通利肺气，宣泄上焦寒湿。（2）表虚证。①风湿表虚。症见身重，汗出恶风，或浮肿，腰以下肿甚，小便短少，舌淡苔白，脉浮。治宜益气除湿，方用防己黄芪汤。②风湿而表阳虚。症见身体疼烦，不能自转侧，汗出恶风，不呕不渴，或小便不利，舌质淡红，苔白润滑，脉浮虚而涩。治宜温经助阳，祛风化湿，方用桂枝附子汤。③寒湿而表阳虚。症见身体疼烦，不能自转侧，汗出恶风，不呕不渴，大便坚，小便自利，舌淡苔白润滑，脉浮虚而涩。治宜温经助阳，散寒祛湿，方用白术附子汤。（3）风湿俱盛，表里阳虚。症见骨节疼烦掣痛，屈伸不利，痛处拒按，汗出恶风，短气，小便不利，或身微肿，舌淡苔白润。治宜助阳祛风化湿，方用甘草附子汤。（4）湿痹。症见恶寒，发热，关节疼痛，烦扰不宁，小便不利，大便反快，脉沉细。治宜化气利水，解表祛湿，《金匮要略》中方用五苓散倍桂枝。

**湿家**　指久患湿病之人。语见《伤寒论·辨痉湿暍脉证》第9、10、11、13条。吴谦云："湿家，谓病湿之人。"（《医宗金鉴》）可参。

**湿痹**　病证名。指由于湿重而形成的痹证。语见《伤寒论·辨痉湿暍脉证》第8条："太阳病，关节疼痛而烦，脉沉细者，此为湿痹。湿痹之候，其人小便不利，大便反快，但当利其小便。"本条指出，湿痹的主要脉证，是关节疼痛而烦，小便不利，大便反快，脉沉而细。此乃里阳不足，脾运失健，里湿不化，内外合邪，留注关节，着而不行所致。而"但当利其小便"，提示湿痹治宜渗湿利水，其实，这不仅是治湿痹之法则，也是一切湿邪为病的治则。成无己云："《金匮要略》曰：'雾伤皮腠，湿流关节。'疼痛而烦者，湿气内流也。湿同水也，脉沉而细者，水性趣下也。痹，痛也，因其关节烦疼，而名曰湿痹……《内经》曰：'湿胜则濡泄。'小便不利，大便反快者，湿气内胜也。但当利其小便，以宣泄腹中湿气。古云，治湿之病，不利小便，非其治也。"（《注解伤寒论》）尤在泾曰："湿为六淫之一，故其感人，亦如风寒之在太阳，但风寒伤于肌腠，而湿则流入关节。风脉浮，寒脉紧，而湿脉则沉而细。湿性濡滞而气重着，故名湿痹。痹者，闭也。然中风者，必先有内风而后召外风，中湿者，亦必先有内湿而后感外湿。由其人平日土德不及，而湿动于中，是气化不速，而湿侵于外，外内合邪，为关节疼痛，为小便不利，大便反快。治之者，必先逐内湿而后可以除外湿，故当利其小便。"（《伤寒贯珠集》）二注意见相同，可参。

**温里**　治法名。温法的一种。指用温热药治里寒证的方法。语见《伤寒论》第372条："下利腹胀满，身体疼痛者，先温其里，乃攻其表，温里宜四逆汤，攻表宜桂枝汤。""里"相对"表"而言，指太少二阴、脾肾二脏。分标本缓急施治，是仲景一贯思想，今下利的里证与身体疼痛的表证同时存在，"先温其里"，自是一定准则。《金匮要略·脏腑经络先后病脉证》亦列此表里同病的治则，足见仲景对此重视之一斑。张景岳曰："此条言表里俱病而下利者，虽有表证，所急在里，盖里有不实，则表邪愈陷，即欲表之而中气无力亦不能散。"这就是"先温其里"的意义所在。

**温针** 指留针时在针柄上捻裹艾绒点燃加温的治疗方法。语见《伤寒论》第16、119、221、267条。"温针"，又称"温针灸""针柄灸"，具有温经通脉，行气活血的作用。适用于寒湿凝滞，气血痹阻之里寒证。太阳病表证误用温针，每成坏病，如："太阳病三日，已发汗，若吐，若下，若温针，仍不解者，此为坏病，桂枝不中与之也。"（第16条），从而谆谆告诫医生不可孟浪从事。王纶曰："近有为温针者，乃楚人法，针于穴，以香白芷作圆饼套针上，以艾蒸温之，经络受风寒致病者或有效，只是温经通气而已。"

**温疟** 病证名。指始伤于寒，又为寒邪所伤而致的一种疾患。以先热后寒，脉阴阳俱盛为特点。语见《伤寒论·伤寒例》第16条："若更感异气，变为他病者，当依后坏病证而治之。若脉阴阳俱盛，重感于寒者，变成温疟……"本条指出，温疟之证，其病因为冬伤于寒，复又为寒邪所伤而成。因其冬伤于寒而不即发，寒毒藏于肌肤，与阳气相搏而生热，复感寒邪，则外寒引动内热，于是寒热往来而成疟。因郁搏之热为本，新感之邪为标，故称"温疟"。其脉阴阳俱盛者，因温热盛于里，寒邪束于外也。成无己注："脉阴阳俱盛者，伤寒之脉也。《难经》曰：'伤寒之脉，阴阳俱盛而紧涩。'经曰：'脉盛身寒，得之伤寒。'则为前热未已，再感于寒，寒热相搏，变为温疟。"（《注解伤寒论》）成注颇合经旨，可资参考。

**温经** 治法名。温法的一种，指温通经脉，回复阳气的治法。语见《伤寒论》第30条："证象阳旦……病形象桂枝，因加附子参其间，增桂令汗出，附子温经，亡阳故也。"温经是温通经脉，回阳散寒。在此主要指温通少阴经脉。温通少阴经脉是附子之所长；此外，附子能走表温经止汗、行身体骨肉关节之气血，温经止痛等。《本草正义》："附子本是辛温大热，其性善走，故为通行十二经纯阳之要药，外则达皮毛而除表寒，里则达下元而温痼冷，彻内彻外，凡三焦经络，诸脏诸腑，果真有寒，无不可治。"

**温毒** 病证名。指冬伤于寒而不即发，寒毒藏于肌肤，与阳气相搏而生热，复又感温热之邪而诱发的一种以邪热烦盛为基本病理改变的病证。语见《伤寒论·伤寒例》第16条："若更感异气变为他病者，当依后坏病证治之……阳脉洪数，阴脉实大者，更遇温热，变为温毒，温毒为病最重也……以此冬伤于寒，发为温病，脉之变证，方治如说。"本条指出，温毒之作，乃因冬伤于寒，复又感受温热邪气所致。以其寒邪久郁而生内热，复加温热之邪外感，内外皆热，是以呈现洪数实大之脉。其证文中虽未论及，据后世医家之见，多有烦闷呕逆，面赤身赤，狂乱燥渴，咽喉肿烂，发斑神昏等症。故而仲景云："温毒为病最重也。"至于治法，应以大解热毒为主。成无己云："此前热未已，又感温热者也。阳主表，阴主里，洪数实大，皆热也，两热相合，变为温毒。以其表里俱热，故为病最重。"（《注解伤寒论》）此注浅显明了，可资参考。

**温疫** 病证名。在《伤寒论》中，指冬伤于寒而不即发，寒毒藏于肌肤，郁而生热，又受温邪侵袭而导致的，具有一定传染性的病证。语见《伤寒论·伤寒例》第 16 条："若更感异气变为他病者，当依后坏病证而治之……阳脉濡弱，阴脉弦紧者，更遇温气，变为温疫。以此冬伤于寒，发为温病，脉之变证，方治如说。"成无己注云："此前热未已又感温气者也，温热相合，变为温疫。"（《注解伤寒论》）可参。

**温病** 病证名。指冬季受寒邪侵袭而不发病，寒毒藏于肌肤之中，至春天发病，以发热、口渴、不恶寒为初期临床表现的疾病，属广义伤寒病之一。与后世之温病的概念有别。语见《伤寒论·伤寒例》第 2 条、第 6 条、第 16 条及《伤寒论》第 6 条。《伤寒例》第 2 条云："中而即病者，名曰伤寒。不即病者，寒毒藏于肌肤，至春变为温病……"第 6 条云："从立春节后，其中无暴大寒，又不冰雪，而有人壮热为病者，此属春时阳气，发于冬时伏寒，变为温病。"此二条指出，温病之发生，乃因冬季触冒寒邪，其感而不即病者，寒毒内侵，留而不去，正阳之气不得宣发，以致寒气与阳气相搏，伏藏于肌肤之中，至春季风邪引动，外内合邪，郁搏之热自内而外，于是发生温病。庞安常云："君子善知摄生，当严寒之时，周密居室，而不犯寒毒，其有奔驰荷重劳力之人，皆辛苦之徒也。当阳气闭藏，反扰动之，令郁发腠理，津液强渍，为寒所搏，肤腠反密，寒毒与荣卫相浑，当是之时，勇者气行则已，怯者着而为病，其即时成病者，头痛身疼，肌肤热而恶寒，名曰伤寒。其不即时成病，则寒毒藏于肌肤之间，至春夏阳气发生，则寒毒与阳气相搏于荣卫之间，其患与冬时即病候无异，因春温气而变，名曰温病也，因夏暑气而变，名曰热病也；因八节虚风而变，名曰中风也；因暑湿而变，名曰湿病也；因气运风热相搏而变，名曰风温也。其病本因冬时中寒，随时有变病之形态尔，故大医通谓之伤寒矣。"（《伤寒总病论》）庞注根据《内经》"今夫热病者，皆伤寒之类也"及《难经》"伤寒有五，有中风，有伤寒，有湿温，有热病，有温病"的理论，具体而较详细地论述了温病的病机与狭义伤寒、湿温、热病、中风的区别，以及与广义伤寒的关系，明了畅达，足以帮助对原文的理解。《伤寒论·伤寒例》第 16 条云："若更感异气变为他病者，当依后坏病证而治之。若脉阴阳俱盛，重感于寒者，变为温疟；阳脉浮滑，阴脉濡弱者，变为风温；阳脉洪数，阳脉实大者，遇温热，变为温毒；更遇于风，阳脉濡弱，阳脉弦紧者，更遇温气，变为温疫。以此冬伤于寒，发为温病，脉之变证，方治如说。"本条指出，冬伤于寒，遇春而发的温病，又有温疟、风温、温毒、温疫四种类型。这四种类型都是由于冬伤于寒，寒毒藏于肌肤，又加感受异气而成，也就是后世温病学中所述的新感引动伏邪的证候。《伤寒论》第6条云："太阳病，发热而渴，不恶寒者，为温病。"此条论述了温病初起之症状，以资与中风、伤寒作鉴别。

**温粉** 服发汗药后汗出过多时用于扑身止汗的一种粉剂。语见《伤寒论》第38条大青龙汤方后注，然《伤寒论》未言明是何物。古代所说的"粉"，即指米粉。古人有用米粉敷身以爽身止汗习惯，大青龙汤为发汗峻剂，大汗之后扑粉止汗，自是当然之理。又恐凉米粉冰敛余邪，特用炒米粉，此即"温粉"之义。日人山田正珍曰："温粉者，熬温之米粉也，同温针，温汤之温。"可见"温粉"乃为"白粉"炒温。考《肘后》《总病论》《活人书》各载"温粉方"，《肘后》《活人书》均以川芎、白芷、藁本为粉；《总病论》加零陵香；《孝慈备览》扑身止汗法，用麸皮糯米粉二合，牡蛎、龙骨各二两为末。温粉既为过汗者而用，则川芎、白芷等辛散药似欠妥，而以《孝慈备览》扑身止汗法为佳。

**温温欲吐** 症状名。指烦闷恶心、欲吐而又可不吐。语见《伤寒论》第123、324条。其病机有二：①邪热结于肠胃、蕴郁而不得泄越、邪热犯胃所致，其症见心下温温欲吐而胸中痛大便溏，腹微满，郁郁微烦，治宜泄热和胃，用调胃承气汤。（第123条）②痰涎壅滞胸膈，下干胃气所致，见于少阴病，饮食入口则吐，心中温温欲吐，复不能吐，始得之，手足寒，脉弦迟者。此胸中痰实有上越之势，治宜因势利导，用吐法。（第324条）汪琥："温温者，热气泛沃之状，欲吐而不能吐，则其为干呕可知矣。"（《伤寒论辨证广注》）

**渴** 症状名。指口干欲饮水。归纳起来不外三种：①津液不足，如邪热伤津、汗下伤津等都可导致口渴；②饮邪阻遏，津液不布，如水饮停蓄，脾虚水停，均可影响津液输布失常而致渴；③气化不利或阳虚不能蒸化津液，津液不能上腾以润于口舌，故渴。以六经分证，则六经病皆有渴证，而其中以阳明病之渴最多、最突出，故有"渴属阳明"之说，因为渴证总不离胃津不足。太阳病有温病之渴（第6、113条），为热伤津液所致；有蓄水之渴，为膀胱气化不利所致，当化气行水，用五苓散（第73、74、

156、244 条）；有心下有水气之渴，是饮邪阻碍、津液不布所致，见于小青龙汤证（第 40 条）；小青龙汤辛温散饮、故服之后饮邪散去，胃液一时不足，亦可导致口渴（第 41 条），那是饮邪散去的征象。结胸证有渴，是水热互结，热则伤津，水结则津液不布，这便是结胸证见渴的机理（第 137 条）。阳明病渴证较多，总由热盛津伤所致，见于白虎加人参汤者（第 169、170、222、224 条）为热盛津伤、气亦耗散，故用白虎加人参汤清热益气生津；见于猪苓汤者（第 223 条）为热盛阴伤而同时有水热互结，故用猪苓汤育阴清热利水。渴之见于少阳病者由两方面的机理导致：相火内郁、灼伤津液（第 96 条）或枢机不利、津液不布（第 147 条），一般这两方面的机理是同时存在的。太阴病之渴由于寒湿阻滞、脾不散津，治之宜理中汤加术以温中散寒、健脾利湿（第 386 条）；少阴病之渴既可见于寒化证，亦可见于热证，见于寒化证者为肾阳不足、津液不化所致（第 282 条），见于热化证者由于阴伤水热互结、津液不能升腾（第 319 条）；厥阴病阴退阳复、热重伤津可导致口渴（第 329 条），热证下利伤津亦可导致口渴（第 360、367 条）。参见大渴、烦渴、消渴、渴饮水浆、口干等条。

**渴饮水浆**　症状名。指口渴而欲得饮水，一说渴而欲饮水液包括瓜浆果汁。语见《伤寒论》第 236 条："但头汗出，身无汗，剂颈而还，小便不利，渴饮水浆者，此为瘀热在里，身必发黄，茵陈蒿汤主之。"此处"渴饮水浆"是由胃中热甚，津液损伤所致。治之宜清热利湿泄实、通腑，用茵陈蒿汤。成无己："渴饮水浆者，热甚于胃，津液内竭也。"（《注解伤寒论》）

**渴欲饮水，饮不能多**　症状名。指口渴思水，而又不能多饮。为里有热而热不甚之象。语见《伤寒论·伤寒例》第 23 条："凡得时气病，至五六日，而渴欲饮水，饮不能多，不当与也。何者？以腹中热尚少，不能消之，便更与人作病也……"时气病以温热证居多，五六日口渴欲饮水，是里热的征象。里热消耗津液，所以要求饮水，以增加津液，濡润脏腑。然饮而不能多，则为虽有里热，然非太甚之兆。此时应该斟酌胃气之强弱，里热之程度，适当少饮为上。否则，当里热尚未转盛之时，胃气虚弱之患者，如果饮水太多，往往不能输化，使水气停蓄不行，产生喘、咳、呕、哕等症。此即所谓"便更与人作病也"。成无己曰："热在上焦为消渴，言热消津液，而上焦干燥，则生渴也。大热则能消水，热少不能消之，若强饮，则停饮，变为诸病。"（《注解伤寒论》）可参。

**滑物**　指性状滑腻的食物，一说指性质滑利能滑肠通便致泻的食物。语见《伤寒论》第 338 条乌梅丸方后："禁生冷，滑物，臭食等。"

**溲** 见"失溲"条。

**溲便遗失** 症状名。指大小便失禁。其病机为肾气绝不能制约二阴，故溲便出而不知。《伤寒论·辨脉法》第 24 条："溲便遗失，狂言，目反直视者，此为肾绝也。"成无己云："肾司开合，禁固便溺，溲便遗失者，肾绝不能制约也。"（《注解伤寒论》）方有执云："肾司阖辟，阖辟废，故二便皆无禁约也。"（《伤寒论条辨》）二注平正公允。参见"肾绝"条。

**游魂** 比喻苟延残喘的、残留的生命。《伤寒论·序》："遇灾值祸，身居厄地。蒙蒙昧昧，蠢若游魂。"

**滋甚** 指病情发展加重。语见《伤寒论·伤寒例》第 17 条："凡人有疾，不时即治，隐忍冀差，以成痼疾，小儿女子，益以滋甚……"大凡身患疾病，应该早做治疗，若迁延时日，则小病也会因为失于治疗而成为大病。如有病而隐瞒不讲，或勉强忍耐，希望能侥幸获愈，其后果是严重的。往往因为日久失治，以致病邪日渐深痼，而成为难以治愈的沉疴痼疾。尤其是小儿和妇女，后果更为严重。因为小儿不会诉说病情，女子多经带胎产等暗疾，隐曲难言，因而拖延失治，致使病邪滋长蔓延，而使病证趋于严重。故云："小儿女子，益以滋甚。"成无己云："小儿气血未全，女子血室多病，凡所受邪，易于滋蔓。"（《注解伤寒论》）可参。

**慄卑相搏名曰损** 慄，为卫气弱，卑为荣气弱，荣卫气俱不足，名之曰损，损乃损伤之意。语见《伤寒论·平脉法》第 22 条："寸口……卫气弱名曰慄，荣气弱名曰卑，慄卑相搏名曰损。"张隐庵云："慄卑相搏名曰损者，荣卫气弱而减损于中也。"（《伤寒论集注》）吴谦云："脉随指无力上来，卫气弱也，谓之慄，脉随指无力下去，荣气弱也，谓之卑。慄者，恍惚也，卑者，缩下也，慄卑相合名曰损，损者，以荣卫俱不足，有消缩之意。"（《医宗金鉴》）二注义同，可供参考。

**慨然** 感慨貌。《伤寒论·序》："余每览越人入虢之诊，望齐侯之色，未尝不慨然叹其才秀也！"

**寒下** 证候名。指虚寒性质的下利。语见《伤寒论》第 359 条："伤寒本自寒下，医复吐下之，寒格更逆吐下，若食入口即吐，干姜黄芩黄连人参汤主之。"此处"寒下"的病机是脾阳素虚，脾气下陷，类似太阴腹满自利证。尤在泾曰："伤寒本自寒下，盖即太阴腹满自利之证。"（《伤寒贯珠集》）

**寒分** 指痰饮。语见《伤寒论》第 139 条："太阳病，二三日，不能卧，但欲起，心下必结，脉微弱者，此本有寒分也。"此条"寒分"作"寒邪"解，亦可作"痰水"解。即素体阳虚，心下本有寒痰水饮的患者，今因感受太阳病，表邪外迫，阳气不能温化，致心下结塞满闷，起卧不安，脉见微弱。条文未译治法，从证测方，当温化水饮，如苓桂术甘汤、桂枝去桂加茯苓白术汤之类。

**寒则伤荣**　语见《伤寒论·辨脉法》第 20 条："寸口脉浮而紧，浮则为风，紧则为寒。风则伤卫，寒则伤荣。荣卫俱病，骨节烦痛，当发其汗也。"本条中"寒则伤荣"与"风则伤卫""荣卫俱病"实为论述太阳伤寒表实证的病机，即风寒束表、卫阳被遏、营阴郁滞。《脉经》此条后载"麻黄汤主之"，可证。后人将太阳病桂枝证作风伤卫、麻黄汤证为寒伤营、大青龙汤证为风寒两伤营卫，是去仲景本旨已远。参见"风则伤卫""荣卫俱病"条。

**寒则牢坚**　指寒邪伤人，脉呈紧实有力之象。寒为阴邪，主收引，其伤人则脉道拘紧，故见此等脉象。语见《伤寒论·平脉法》第 1 条："风则浮虚，寒则牢坚……"

**寒多热少**　症状名。《伤寒论》第 342 条："伤寒厥四日，热反三日，复厥五日，其病为进；寒多热少，阳气退，故为进也。"此处"寒"指手足厥寒。寒多热少，乃阳气不振，阴邪复胜的表现，为病情趋向严重的反映。程郊倩曰："热多厥少，知为阳胜，阳胜病当愈；厥岁热少，知为阴胜，阴胜病日进……若不图之于早，坐令阴竭阳亡，其死必矣！"（《伤寒论后条辨》）

**寒饮**　病因名。指寒性水饮。语见《伤寒论》第 324 条："少阴病……若膈上有寒饮，干呕者，不可吐也，当温之，宜四逆汤。"此条"寒饮"的病机是下焦阳虚，不能运化，水饮停积上焦为患。《金匮要略·痰饮病》："病痰饮者，当以温药和之。"吴谦曰："若膈上有寒饮，但干呕有声而无物出，此为少阴虚寒之饮，非胸中寒实之饮也，故不可吐，惟急温之，宜四逆汤。"（《医宗金鉴》）

**寒疝**　病证名。一种阴寒性的腹中疼痛证。前人认为是寒气攻冲作痛，概称为寒疝。本病见于《金匮要略·腹满寒疝宿食病脉证治第十》："寒疝绕脐痛，若发则白汗出，手足厥冷，其脉沉弦者，大乌头煎主之。""寒疝腹中痛，及胁痛里急者，当归生姜羊肉汤主之。"寒疝的发生多与寒邪内侵，过食生冷，素体阳虚有关。本证主要分为实证和虚证。（1）实证。①寒盛于里。症见绕脐疼痛，发作有时，痛有休时，恶寒，不欲饮食，痛剧时出冷汗，手足厥冷，甚或唇青面白，脉沉弦或沉紧。方以乌头煎，破积散寒止痛。②表里俱寒。症见腹中疼痛，手足逆冷，冷甚则手足麻痹不仁，身体疼痛，或恶寒，头痛，舌质淡，苔白润，脉沉细。治宜解表散寒，温中止痛，方用乌头桂枝汤。（2）虚证。①血虚兼寒。症见寒疝腹中痛，及胁痛里急者，病轻势缓，舌淡苔白。治宜养血散寒，方以当归生姜羊肉汤。②脾胃虚寒，水湿内停。症见腹中疼痛，痛势较甚，喜温喜按，肠鸣辘辘，胸胁逆满，呕吐痰涎，或泄泻，畏寒肢冷，面色苍白，口淡不渴，舌苔白滑，脉细而迟。治宜散寒降逆，温中止痛，方以附子粳米汤。③脾胃阳衰，中焦寒盛。症见从腹至胸中剧烈疼痛，其痛上下走窜无定处，腹中寒气冲逆时，则腹皮突起，如头足样的块物上下攻冲作痛，且不可以手触近，呕吐，不能饮食，或腹满时减时增，舌质淡，苔白滑，脉沉迟。治宜温中散寒，大建中气，方以大建中汤。

**寒实结胸** 病证名。指寒邪与冷饮结聚于胸膈所形成的结胸病。《伤寒论》第141条："寒实结胸，无热证者，与三物白散。"其临床表现及治疗方法详见"白散证"条。

**寒热** 症状名。即恶寒发热。《伤寒论》第144条："妇人中风，七八日续得寒热，发作有时，经水适断者，此为热入血室。"此寒热发作有时，即寒热往来表现。

**寒格** 证候名。指上热下寒相互格拒。语见《伤寒论》第359条："伤寒本自寒下，医复吐下之，寒格更逆吐下，若食入口即吐，干姜黄芩黄连人参汤主之。""寒格"的病机是误用吐下，损伤脾阳，中焦阻滞，升降不利，而造成上热下寒，上下格拒。方有执："寒格，谓药寒致成格拒也。"（《伤寒论条辨》）秦皇士曰："因其人表热里寒下利，医又误认类热，复吐下之，则寒格而食入口即吐，故用参、姜温其寒，芩、连折其热。"此乃寒热互用，苦降辛开，清上温下之复方。

**寒栗而振** 症状名。指寒气内动，身冷恶寒而振颤抖动，不能自持。语见《伤寒论》第87条："亡血家，不可发汗，发汗则寒栗而振。"平素阴血素亏患者，再予发汗，则阴血与阳气更耗，荣阴伤而不濡筋脉，阳气损不能温煦固外，故出现寒栗而振。成无己曰："夺血者无汗，夺汗者无血，亡血发汗则阴阳俱虚，故寒栗而振摇。"（《注解伤寒论》）

**寒湿在里** 病机。指寒湿之邪壅滞于人体内部。《伤寒论》第259条："伤寒发汗已，身目为黄。所以然者，以寒湿在里不解故也。"寒湿壅滞于里，阻碍肝胆疏泄，胆汁外溢，故身目皆出现黄染。治之宜温化寒湿、疏利退黄。可用茵陈五苓散、茵陈术附汤。

**属脏** 论述病位用语。指病邪在里。语见《伤寒论·辨脉法》第23条："脉浮而大，心下反硬，有热属脏者，攻之，不令发汗。"此处脉浮而大，浮为阳盛，大为邪实，心下反硬而有热，为邪热在里结于心下。脏属里，故云"属脏"，其治当用治里之法。所谓"攻之"，应视心下结实程度而定，当包括清泄通里之法，并非专指攻下而言。成无己云："浮大之脉，当责邪在表，若心下反硬者，则热已甚而内结也。有热属脏者，为别无虚寒，而但见里热也。脏属阴，为悉在里，故可下之。攻之谓下之也。不可谓脉浮大更与发汗。《诸病源候论》曰："热毒气乘心，心下痞满，此为有实，宜速下之。"（《注解伤寒论》）林澜曰："腑与脏对举而言，见一为入里，一犹属表之意。"（《伤寒折衷》）二注可供参考。

**属腑**　叙述病位用语。语见《伤寒论·辨脉法》第 23 条："脉浮而大，心下反硬，有热属脏者，攻之，不令发汗。属腑者，不令溲数。溲数则大便硬。汗多则热愈，汗少则小便难。"本条"属腑"是与"属脏"对举而言，指病邪在表。"属腑者……"是呈脉浮而大之下，此浮为在表，大为邪盛，见有"心下反硬"为病在里，故云"属脏"；不见"心下反硬"等里证，自然为邪在表，故云"属腑"。"属脏"者当攻，不当汗；"属腑"者当汗而不当下，文中不载者，省文也。此从"汗多则热愈，汗少则便难"可推而知之。林澜云："腑与脏对举而言，见一为在里，一犹属表之义也。"（《伤寒折衷》）可供参考。参见"属脏"条。

**强人**　身体强壮、气血充实之人。《伤寒论》第 141 条方后注："强人半钱匕，羸者减之。"举凡峻药、有毒之味、攻击之剂，必须区分强人与羸者，增减用之。

**缓**　脉象名。一指脉来和缓舒徐，不数不动，不结不促，寸口尺中上下相等，为平人和缓之脉象。此见于《伤寒论·辨脉法》第 8 条："阳脉浮大而濡，阴脉浮大而濡，阴脉与阳脉相等者，名曰缓也。"浮大为阳，濡软为阴，阳脉浮大而濡，阴脉浮大而濡，当是阳中有阴，阴中有阳之象，而且阳脉之寸口，与阴脉之尺中上下同等，而无偏胜之势，故为阴阳平和，无偏无胜，是为平人之脉。周澄之云："缓脉只是长而濡，条畅而柔和也，今言阴阳同等，长意自在其中。浮言其气之畅也；大言其势之盛，起伏高下有力也；濡言其形体之和也。阴阳同等，彻上彻下，无有不调也。"（《辨脉法篇章句》）可谓极言平人脉象之要。一指脉来柔弱松弛，来去怠缓，与紧脉相对。多见于太阳中风证。乃因汗出营弱，脉道松弛使然。如《伤寒论》第 2 条："太阳病，发热汗出，恶风，脉缓者，名为中风。"方有执注云："缓即下文阳浮阴弱之谓，风性柔和，所以然也。"（《伤寒论条辨》）柯韵伯云："凡性散漫，脉应其象，故浮而缓。"（《伤寒论注》）钱潢云：

"缓者，紧之对称，非迟脉之谓也。风为阳邪，非劲急之性，故其脉缓也。"（《伤寒溯源集》）黄元御云："风性动荡，伤风则经气发泄，故脉缓。"（《伤寒悬解》）诸家从不同角度论述了缓脉的机转，可互参。

**缓迟相搏名曰沉**　卫气平和名曰缓，荣气平和名曰迟，缓乃寸口之脉浮而和缓，迟指寸口之脉沉而舒迟，缓迟相搏指脉不浮不沉，从容和缓，此乃常人健康之脉。名曰沉之沉，是指脉来不虚浮，非有病之沉脉可比。此主阴平阳秘之象。语见《伤寒论·平脉法》第22条："寸口……卫气和名曰缓，荣气和名曰迟，缓迟相搏名曰沉。"张令韶注云："卫气和名曰缓，缓者，舒也；荣气和名曰迟，迟者，徐也；荣卫俱和，名曰沉，沉者，沉实而不虚浮也。不刚不柔，中和之气也。"（《伤寒论直解》）黄坤载云："卫气和名曰缓，营气和名曰迟，缓迟者，是从容之谓，对紧数言也。缓迟相合名曰沉，人之元气宜秘不宜泄，泄则浮而秘则沉。《素问·生气通天论》：'阴阳之要，阳密乃固，阴平阳秘，精神乃治。'阳藏之机，全在乎土，土运则阴升而阳降也。缓迟者，土气之冲和，土和则中枢运转，阴常升而阳常降也。阳降则根深而不拔，是谓阳密，阳密则脉沉，是阳旺而脉沉，非阴盛而脉沉也。"（《伤寒悬解》）二注解释颇得经旨，可参。另外，《医宗金鉴》认为，此"沉"乃"强"之误，与本篇第23条："寸口脉缓而迟，缓则阳气长……迟则阴气盛……阴阳相抱，营卫俱行，刚柔相得，名曰强也。"此说也有一定道理。

# 十三画

**搏**　搏击、搏斗。语见《伤寒论》第97、175条。如"邪气因入，与正气相搏，结于胁下"（第97条），"风湿相搏，骨节疼烦，掣痛不得屈伸，近之则痛剧"（第175条）。

**蒙蒙昧昧**　即愚昧无知的意思。语见《伤寒论·序》："遇灾值祸，身居厄地，蒙蒙昧昧，蠢若游魂。"

**蒸蒸发热**　症状名。指发热如热气上蒸，从内腾达于外，热势较甚。语出《伤寒论》第248条："太阳病三日，发汗不解，蒸蒸发热者，属胃也，调胃承气汤主之。""蒸蒸发热"的病机是阳明胃热外达肌肤。其特点是如热熏蒸，近之则热，当伴有濈然汗出。治以调胃承气汤泻热和胃为主。程郊倩曰："第征其热如炊笼蒸蒸而盛，则知其汗必连绵濈濈而来，此即大便已硬之征，故曰属胃也。热聚于胃，而未见潮热谵语等症，主以调胃承

气汤者，于下法内从乎中治，以其为日未深故也。"（《伤寒论后条辨》）

**蒸蒸而振**　症状名。指发热的同时出现身体振栗发抖的现象，随见或伴见阵汗，世所称"战汗"。语出《伤寒论》第101、149条。"蒸蒸"，如蒸笼中炊气般的透发出热气，"振"是身体振战。"蒸蒸而振"的出现多是由于正气来复，奋起抗邪，邪正剧烈交争所致。其结果一般是正胜邪退、汗出而病解。《伤寒论》里所述皆少阳柴胡证误被攻下，正气受挫；在柴胡汤的作用下，正气得助、奋起拒邪，故得战汗而解。方有执："蒸蒸而振，作战汗也。必如此而后解者，以下里虚故也。"（《伤寒论条辨·卷一》）

**禁忌**　禁止，避忌。指在服药同时不得进食某些食物。后世亦称"忌口"。《伤寒论》第31条葛根汤方后注："余如桂枝法将息及禁忌。"

**酪**　食品名。指动物乳类及其制品。语见《伤寒论》第12条桂枝汤方后注："禁生冷、粘滑、肉面、五辛、酒酪、臭恶等物。"羊乳、牛乳等哺乳动物的奶及其制品，性黏腻，不利表邪的解散，故列为该方禁忌。

**雷公**　上古医家。《伤寒论·序》："上古有神农、黄帝、岐伯、伯高、雷公、少俞、少师、仲文。""雷公"传说是黄帝时期的名医。《内经》中有黄帝与雷公谈论医药、针灸的记述。后人也称《雷公炮炙论》的作者雷敩为"雷公"。

**睛不和**　症状名。即两目呆滞，眼珠转动不灵活，其义与"直视"同。语出《伤寒论》第252条："伤寒六七日，目中不了了，睛不和，无表里证，大便难，身微热者，此为实也，急下之，宜大承气汤。"睛不和的病机是热邪伏里，灼竭津液，目系失养。热邪伏里，五脏六腑之精气消耗殆尽，则精神不能上注于目，而见睛不和。邪热燔灼，燎原莫制，若不急下存津，则阴液消亡。吴谦曰："目中不了了而睛和者，阴证也；睛不和者，阳证也，此结热神昏之渐，危急之候，急以大承气下之，以全未竭之水可也。"（《医宗金鉴》）又汪琥认为："睛不和者，乃医者视病人之睛光，或昏暗，或散乱，是为不和，为阳明热邪亢盛，土来乘水，肾气将绝，瞳子不照物故也。"（《伤寒论辨证广注》）可参。

**嗜卧**　症状名。指病理性的困倦欲睡。一说指但欲卧床休息。语见《伤寒论》第37、231条。其病机有二：①见于外感病欲愈之时，邪去正疲，心神得安，故困倦欲睡，"太阳病，十日已去，脉浮细而嗜卧者，外已解也"（第37条）；②阳明里热炽盛，上蒸于心神识昏蒙，故困倦欲睡，"阳明中风，脉弦浮大，而短气，腹都满，胁下及心痛，久按之气不通，鼻干不得汗，嗜卧……"（第231条），这种"嗜卧"为昏昏欲睡状（有昏迷趋向），治之可先用刺法，使经热外泄；一般针刺合谷、曲池、风府，及"十宣"出血，再酌用小柴胡汤。参见"但欲寐""多睡眠"。

**暖水** 指温开水。语见《伤寒论》第71条五苓散方后注："右五味，捣为散，以白饮和服方寸匕，日三服，多饮暖水，汗出愈。"《外台秘要·温病门》作"多饮暖水，以助药势"。五苓散证多兼表邪，该方为外发表邪，内利蓄水之良剂，作散服，当多服暖水，才利于发微汗以祛邪。汪琥云："多服暖水，令汗出愈，此即桂枝汤方下，啜热稀粥一升余，以助药力之义。"（《伤寒论辨证广注》）

**稔** 《伤寒论·序》："建安纪年以来，犹未十稔，其死亡者，三分有二。""稔"的本义为庄稼成熟，古代谷一年一熟，故称"年"为"稔"。"犹未十稔"，即还不到十年的时间。

**微火** 即小火、文火。语见《伤寒论》第100、207、208条。其用微火煎药一般只是为了使饴糖或芒硝较快溶于药液，故不必大火煎之或久煎之，否则水液过多蒸发，药液浓度过高，反不利于有效药理成分的溶解。

**微发黄色** 症状名。指身目轻度黄染。《伤寒论》第6条：风温"若被火者，微发黄色，剧者如惊痫，时瘛疭。"风温病属阳热实证，治之宜以寒药，火攻反助其热，熏灼肝胆，胆汁外溢，故身目发黄。吴谦："若被火者，则以火益火而阳气熏灼，将欲发黄，故微发黄也。"（《订正伤寒论注》）一说此段应读为"若被火者，微（则）发黄色，剧者如惊痫，时瘛疭。"此言火逆变证之轻者则发黄，重者如惊痫，时作抽搐。方有执："微，言攻之微，则变亦微。发黄者，火热则土燥，故其色外夺也。"（《伤寒论条辨》）

**微似有汗** 症状名。亦作"微似汗"，指出汗少，仅周身絷絷微汗。语见《伤寒论》第12条桂枝汤方后注："温覆令一时许，遍身絷絷微似有汗者益佳，不可令如水流漓，病必不除。"桂枝汤解表中寓发汗之意，和营中有调卫之功，开中有合，散中有收，微发其汗，更有利于祛表邪，调荣卫。参见"微似汗"。

**微似汗** 症状名。指周身潮润，但汗出不多。语见《伤寒论》麻黄汤、桂枝加葛根汤、葛根汤、葛根加半夏汤、小柴胡汤、大青龙汤、桂枝加厚朴杏子汤、枳实栀子豉汤等方后注。服发汗药后，微似汗出则邪去而正气不伤，其病自解。如汗出如水淋漓，则真气疏泄殆甚，邪反得以逗留。

**微汗** 症状名。指轻微少量出汗。语见《伤寒论》第48、96条，如"二阳并病，太阳初得病时，发其汗，汗先出不彻，因转属阳明，续自微汗出，不恶寒"（第48条）。其病机是太阳邪罢，阳明里热外蒸，故微微汗出。第 96 条小柴胡汤方后的"温覆微汗愈",则是服小柴胡汤和解少阳之后，枢机运转，表里通和的迹象，故微汗出愈。

**微汗出** 症状名。指汗出量微少。此症在《伤寒论》多见于阳明病，由于里热熏蒸、迫津外出所致。如第 48 条："二阳并病，太阳初得病时，发其汗，汗先出不彻，因转属阳明，续自微汗出，不恶寒。"第 188 条："伤寒转系阳明者，其人濈然微汗出也。"第 200 条："阳明病被火。额上微汗出而小便不利者，必发黄。"参见"自汗出""汗出"。

**微呕** 症状名。指轻微的呕吐。语见《伤寒论》第 146 条："伤寒六七日，发热微恶寒，支节烦疼，微呕，心下支结，外证未去者，柴胡桂枝汤主之。"此处"微呕"是由少阳胆热犯胃所致。由于邪微病轻，故呕而不甚。"微呕"比心烦喜呕轻；"心下支结"比胸胁苦满轻。用柴胡桂枝汤取原方之半，双解太少两经之邪。程知曰："呕而支结，少阳证也；乃呕逆而微，但结于心下之偏旁，而不结于两胁之间，则少阳亦尚轻浅也。若此者，惟当以柴胡和解少阳，再加桂枝汤发散太阳，此不易之法也。"

**微利** 症状名。指轻微的腹泻。语见《伤寒论》第 40、104、106 条，病机有三：①柴胡证而以丸药攻之，药力留中，燥实未去，故见微利，"伤寒十三日，不解，胸胁满而呕，日晡所发潮热，已而微利，此本柴胡证，下之以不得利，今反利者，知医以丸药下之，此非其治也"（第 104 条），治之先以柴胡汤解外，后以柴胡加芒硝汤解外通里；②服泻下药后的反应，如 106 条桃核承气汤方后注：服药后"当微利"，因桃核承气汤方中有大黄、芒硝等滑肠通下药；③心下之水气下走肠道所致，见于小青龙汤证，如小青龙汤加减法："若微利，去麻黄，加荛花，如鸡子熬令赤色。"

**微沸** 煎法名。将药煎煮到微见沸腾，保持稍短的时间。语见《伤寒论》第 104 条柴胡加芒硝汤方后注："以水四升，煮取二升，去滓，内芒硝，更煮微沸，分温再服。"此处用微沸煎药法的目的是使芒硝充分溶解即可，毋庸久煎。

**微热** 症状名。即轻微发热，低热。语出《伤寒论》第 30、71、96、242、252、360、361、366 条。"微热亦属里热，微即幽微之微，隐邃而不大显之义，热微如无之谓也。"（《伤寒杂病辨证》）《伤寒论》的微热病机有五：①表证，如"微热消渴者，五苓散主之"（第 71 条），其"微热"实为表邪未解，小柴胡汤证的"身有微热"亦与表证不解有关；②邪热燥屎内结，如"大便乍难乍易，时有微热，喘冒不能卧者，有燥屎也，宜大承气汤"（第 242 条）；③阳气回复，如"下利脉数，有微热汗出，今自愈"

（第 361 条），为阴寒下利后的阳气未复之象；④阴盛格阳，如"身有微热，见厥者难治"（第 377 条），即为虚阳外越之候。

**微恶寒** 症状名。指轻微的恶寒。语见《伤寒论》第 29、146、148、234 条。"微恶寒"与恶寒病机略同，区别在于其程度较轻。在《伤寒论》里有三种情形：①太阳表邪未解，如"阳明病，脉迟，汗出多，微恶寒者，表未解也，可发汗，宜桂枝汤"（第 234 条）；②表阳虚弱，腠理不固，故微恶寒，如"伤寒，脉浮，自汗出，小便数，心烦微恶寒，脚挛急"（第 29 条）者是，此时治宜桂枝加附子汤以温经复阳；③邪入少阳，阳郁不伸，如"伤寒五六日，头汗出，微恶寒，手足冷，心下满，口不欲食，大便硬，脉细者，此为阳微结，必有表，复有里也"（第 148 条）。第 146 条柴胡桂枝汤证之微恶寒既与太阳表邪有关，也与少阳气郁不伸有关。

**微烦** 症状名。指轻度的烦闷。语出《伤寒论》第 80、147、195、203、250 条，归纳起来，有四种类型：①胸膈有热，如"伤寒，医以丸药大下之，身热不去，微烦者，栀子干姜汤主之"（第 80 条）；此热从身热不退而得；②邪热内扰，津伤胃燥，如"太阳病，若吐若下，若发汗后，微烦，小便数，大便因硬者，与小承气汤和之愈"（第 250 条），表证经汗吐下后，津液受损，表邪却不得外解而入里内扰致烦；③脾胃气滞，如"阳明病，脉迟，食难用饱，饱则微烦头眩"（第 195 条），此烦由"饱"而致，乃胃寒气滞，脾运不健，勉强进食，则阻滞中州，水谷郁蒸而烦；④药力与病交争，如柴胡桂枝干姜汤"初服微烦，复服，汗出便愈"（第 147 条）者是。

**微厥** 症状名。在《伤寒论》中，其用义有两种：①四肢手足轻微凉冷，亦即手足厥冷之轻者。如第 366 条："下利，脉沉而迟，其人面少赤，身有微热，下利清谷者，必郁冒汗出而解，病人必微厥。"此条微厥亦由阴盛阳衰，阳不达于四肢末端所致，治疗当温阳退阴。②脉微而手足厥冷，即脉微而厥。如第 105 条："若自下利者，脉当微厥。"由阳虚阳盛所致。亦有人认为微厥是指脉象而言，如尤怡："脉微厥，脉乍不至也。"

**微喘** 症状名。即轻微的气喘。语出《伤寒论》第 41、43、111、189、212、362 条，归纳起来"微喘"有五种证型：①表邪未解，肺气不降，外证营卫不和，治宜桂枝加厚朴杏子汤，解肌发汗，降气定喘（第 43 条）；②表有寒邪，里有水饮，肺气受阻，治宜小青龙汤散寒蠲饮（第 41 条）；③腑气不能通降，热邪壅肺，治当通腑泄热，用承气辈（第 111、189 条）；④热极津枯，阴不敛阳，气不归根所致（第 212 条）；⑤阳气不复，肾气下绝，虚阳上脱，如"下利手足厥冷，无脉者，灸之。不温，若脉不还，反微喘者死"（第362条）。"微喘"，一般无自觉症状，只有在正气受挫后才有感觉，这就提示医者要善于四诊合参，认真观察。

**微寒** 症状名。指脉微而恶寒。语见《伤寒论》第22条："若微寒者，桂枝去芍药加附子汤主之。"本论承桂枝去芍药汤证而来，若心胸阳气损伤较重，脉见微弱，身体恶寒，则宜在桂枝去芍药汤的基础上，更加附子回阳。一说将微寒理解为病变性质，而不作症状表现看待，亦通。微寒也就是此脉促胸满偏于虚寒，其表现可兼见脉微弱、恶寒明显、自汗、面白、口淡舌淡等，治之但于原方加附子足矣。若不是"微寒"，而为寒盛，则宜四逆之辈。陈修园说："若脉不见促而见微，身复恶寒者，为阳虚已极，桂枝去芍药方中加附子汤主之，恐桂、姜之力微，必助之附子而后可。"（《伤寒论浅注》）

**微数之脉** 脉象名。指脉象微而数。语见《伤寒论》第116条："微数之脉，慎不可灸。因火为邪，则为烦逆。"脉微为虚，脉数为热，微数并见，乃阴虚火旺，显然禁用火灸。误灸则伤阴助热，可致烦闷吐逆。成无己曰："微数之脉，则为热也，灸则除寒，不能散热，是慎不可灸也。"（《注解伤寒论》）

**微溏** 症状名。"大便微溏"的缩写，即大便稍显溏薄。语出《伤寒论》第30、81、123条，其病机有三：①由攻下药物的作用所致，如"以承气汤微溏，则止其谵语，故知病可愈。"（第30条）这是服泻下剂的效果。②患者脾胃素虚不能运化、水液下走肠道，故平时大便不实，如"凡用栀子汤，病人旧微溏者，不可与服之。"（第81条）③误治之后损伤脾胃所致，如"但欲呕，胸中痛，微溏者，此非柴胡汤证，以呕，故知极吐下也。"（第123条）

**腠理** 指皮肤肌肉、脏腑的纹理。张仲景自注："腠者，是三焦通会元真之处，为气血所注；理者，是皮肤脏腑之文理也。"《伤寒论》第97条："血弱气尽，腠理开，邪气因入，与正气相搏，结于胁下。"腠理既是气血流行和内脏正气通会处，一旦气血虚弱，腠理就成为外邪侵袭的门户。故仲景曰："不遗形体有衰，病则无由入其腠理。"（《金匮要略·脏腑经络先后病脉证第一》）

**腰痛** 症状名。即腰部疼痛。语见《伤寒论》第35条："太阳病，头痛发热，身疼腰痛，骨节疼痛，恶风，无汗而喘者，麻黄汤主之。"此处"腰痛"的病机是寒邪侵犯太阳经脉，腰部经络循行受阻，其与肾阴或肾阳亏损（腰为肾之外候）的虚劳腰痛不同，故不投补肾强腰剂，而以解散表邪的麻黄汤、亦治本之法也。

**腹大满不通**　症状名。指腹部胀满显著，大便不通。语见《伤寒论》第208条："阳明病脉迟，虽汗出不恶寒者，其身必重，短气，腹满而喘，有潮热者，此外欲解，可攻里也……若腹大满不通者，可与小承气汤微和胃气，勿令至大泄下。""腹大满不通"由肠道实热壅滞不通所致，本可峻攻，但脉迟、无潮热，知肠内糟粕初结而未甚，只宜和下。程郊倩曰："盖脉迟则行迟，入里颇艰，虽腹大满不通，只可用小承气汤，勿令大泄下，总因一迟字，遂斟酌如此，观'迟'字下'虽'字可见。然脉迟亦有邪聚热结，腹满胃实，阻住经隧而成者，不可不知。"（《伤寒论后条辨》）

**腹中**　泛指整个腹部之里，包括腹内各脏器。语见《伤寒论》第48、173、209条，其具体部位各有不同，一指上腹部和大腹部。如："伤寒胸中有热，胃中有邪气，腹中痛，欲呕吐者，黄连汤主之。"（第173条）这里的"腹中痛"是上腹和大腹部疼痛，由胃中热邪以及肠中寒气所致。治之当寒温并用，清上温下，用黄连汤。一指胃肠道。如："汤入腹中，转矢气者，此有燥屎也。"（第209条）一漫指腹中，部位并不确定，如："其人躁烦，不知痛处，乍在腹中，乍在四肢，按之不可得。"（第48条）

**腹中饥**　症状名。指腹中有饥饿感。语见《伤寒论》第120条："太阳病……一二日吐之者，腹中饥，口不能食。"此"腹中饥，口不能食"是由吐后脾胃受伤所致。参见"饥而不欲食""饥不能食"条。

**腹中刺痛**　症状名。指腹内有针刺样疼痛。主要分为以下两类。①气血不足腹中刺痛。出自《金匮要略·妇人产后病脉证并治第二十一》："《千金》内补当归建中汤：治妇人产后虚赢不足，腹中刺痛不止。"临床可伴少腹苦急，纳差，短气，身疲。治宜养血和营，益气健脾，缓急止痛。《千金》以当归建中汤为代表方。②气血瘀滞腹中刺痛。出自《金匮要略·妇人杂病脉证并治第二十二》："夫人六十二种风，及腹中血气刺痛，红蓝花酒主之。"本证治宜理气活血，以红蓝花酒为代表方。

**腹中转气**　症状名。指腹中肠道里秽气转动，一般是患者的自觉症状，每每伴有肠鸣和放屁，语见《伤寒论》第214条："阳明病……因与承气汤一升，腹中转气者，更服一升，若不转气者，勿更与之。"此处"腹中转气"的是服小承气汤药后肠中燥屎移动，浊气下趋的表现。仲景以服泻药后有否转气作为肠中有无燥屎的辨证依据，简便易行。这种试探性诊断措施至今仍有实用价值。

**腹中转失气** 症状名。即腹中转气。语见《伤寒论》第 209 条："若大不便六七日，恐有燥屎，欲知之法，少与小承气，汤入腹中，转失气者，此有燥屎也，乃可攻之。"此处"腹中转失气"的病机是肠内燥屎已成，服小承气后，由于病重药轻，燥屎未动而浊气先行的肠中屎气下趋现象。服小承气汤后腹中转失气是燥屎已成的确据。成无己说："如有燥屎，小承气汤药势缓，不能宣泄，必转气下失。若不转失气，是胃中无燥屎，但肠间少硬耳。"(《注解伤寒论》) 参见"腹中转气"。

**腹中急痛** 症状名。指腹中拘急，收引疼痛。语见《伤寒论》第 100 条："伤寒阳脉涩，阴脉弦，法当腹中急痛，先与小建中汤；不差者，小柴胡汤主之。"此条腹中急痛是由脾虚肝侮，气机滞涩所致，故宜小建中汤建中气，补脾胃，脾健则肝和，其痛自止。但若"腹中急痛"的病机偏重肝旺而不在脾虚，则小建中汤补脾有余而疏泄不足，服而无效。宜用小柴胡汤疏肝兼理脾 (宜去黄芩并加芍药，增强缓急止痛之效)。钱潢："太阴脾土，为肝邪所犯，故腹中急痛也。"(《伤寒溯源集》)

**腹中绞痛** 症状名。指腹内剧烈疼痛，拘急不得转侧。本证主要为寒凝厥阴腹中绞痛。见于《金匮要略·腹满寒疝宿食病脉证治第十》："乌头汤：治寒疝腹中绞痛，贼风入攻五脏，拘急不得转侧。"治宜温散寒邪。其外，还有石淋腹中绞痛。

**腹中痛** 症状名。指脐腹或大腹疼痛，亦作"腹痛""腹中痛"。在《伤寒论》中凡 9 次出现，概括起来有六种类型：①肝胆气郁，横逆犯脾，如少阳病在寒热往来，胸胁苦满，心烦喜呕的同时，可出现腹中痛 (第 96 条)，治疗宜和解少阳，缓急止痛，用小柴胡汤去黄芩加芍药。②胃热肠寒，升降失常，如"伤寒胸中有热，胃中有邪气"，可出现"腹中痛，欲呕吐"(第 173 条)，即由胃中寒邪内攻，阴阳升降失其常度所致，治宜清上温下，和胃降逆，用黄连汤。③肝气郁结，阳郁于里，见于四逆散证，往往四肢逆冷与腹中痛并见 (第 318 条)，治宜四逆散加附子一枚疏肝和胃、发越郁火。④阳虚中寒，寒凝气滞，如"伤寒四五日，腹中痛，若转气下趋少腹者，此欲自利也"(第 358 条)。⑤汗出阴伤，脉络失养，故腹中痛 (第 279 条)。⑥霍乱病脾胃虚寒、清浊相干所致，治宜理中丸加人参温中散寒 (第 386 条)。参见"腹痛""腹满痛"等条。

**腹中雷鸣** 症状名。即腹中漉漉鸣响。语见《伤寒论》第 157、158 条。腹中雷鸣是脾胃虚弱，运化失职，水气下走肠间所致。若心下痞硬，干噫食臭，胁下有水气，腹中雷鸣，下利者，为寒热错杂，脾胃升降失常，且兼水饮食滞，用生姜泻心汤和胃降逆、散水消痞。若下利日数十行，谷不化，腹中雷鸣，心下痞硬而满，干呕心烦不得安者，为寒热错杂、升降失常、胃气甚虚，用甘草泻心汤和胃补中、消痞止利。陈修园曰："腹中雷鸣下利者，水谷不消，糟粕未成而遽下，逆其势则不平，所谓物不得其平则鸣者是也。"（《伤寒论浅注》）

**腹如肿状** 症状名。指腹皮紧张拘急，按之濡软如肿之形状。主要分为两大类。①肠痈热毒腹如肿状。出自《金匮要略·疮痈肠痈浸淫病脉证并治第十八》："肠痈之为病，其身甲错，腹皮急，按之濡，如肿状，腹无积聚，身无热，脉数，此为肠内有痈脓，薏苡附子败酱散主之。"治宜通阳散结，排脓消痈，清热解毒。②女劳疸病腹如肿状。指腹部胀满似腹内有水，女劳疸，脾肾两败腹如肿状。《金匮要略·黄疸病脉证并治第十五》："额上黑，微汗出，手足热，薄暮即发，膀胱急，小便自利，名曰女劳疸，腹如水状不治。"治宜温肾健脾，以右归丸和理中汤为代表方。③肠痈热瘀少腹肿痞。《金匮要略·疮痈肠痈浸淫病脉证并治第十八》："肠痈者，少腹肿痞，按之即痛如淋，小便自调，时时发热，自汗出，复恶寒。"病因热毒内聚，营血郁结肠中所致。治宜清热解毒，活血消瘀，以大黄牡丹汤为代表方。

**腹胀满** 症状名。指腹部膨满胀膜，语出《伤寒论》第66、249、372条。《伤寒论》所述的"腹胀满"，均见于汗、吐、下后，有三种类型：①脾虚气滞所致腹胀满，如"发汗后，腹胀满者，厚朴生姜半夏甘草人参汤主之"（第66条）。此汗后脾阳受伤，气滞于腹，壅而作满，按之必濡而不硬，温熨揉按便觉舒适。②邪热内聚，化燥成实，腑气壅滞所致，如"伤寒，吐后腹胀满者，与调胃承气汤"（第249条）。③脾肾阳衰，运化不及所致，如"下利腹胀满，身体疼痛者，先温其里……宜四逆汤"（第372条）。

**腹重** 症状名。指腹部有沉重感，甚则可出现腹中重坠，小腹外形膨大，不能久坐久立。主要为寒湿下注腹重。出自《金匮要略·五脏风寒积聚病脉证并治第十一》："肾着之病，其人身体重，腰中冷，如坐水中，形如水状，反不渴，小便自利，饮食如故，病属下焦，身劳汗出，衣里冷湿，久久得之，腰以下冷痛，腹重如带五千钱，干姜苓术汤主之。"治宜温中散寒，健脾利水。此外，还有中气下陷腹重和冲任虚损腹重。

**腹都满** 症状名。指全腹部胀满，范围广泛。语出《伤寒论》第231条，为阳明中风，腑热郁闭，气机不利，故全腹皆满。钱潢："腹满，阳明里证也；腹都满，言遍腹皆满也。"（《伤寒溯源集·卷六》）

**腹减**　指腹满减轻或消失。《伤寒论》第236条："茵陈蒿汤，分三服。小便当利，尿如皂荚汁状，色正赤。一宿腹减，黄从小便去也。"湿热实邪从大小便泄出，故腹减。

**腹痛**　症状名。指大腹或脐腹疼痛。语见《伤寒论》第173、307、316、317等条。《伤寒论》所论"腹痛"的种类很多，有"腹中痛""腹满时痛""腹中急痛""腹满痛"等，论病机亦有寒热虚实之不同，其属虚寒者，多为寒凝血气所致，其属热者多为热邪与实邪阻结不通所致，各详见该条。"腹痛"在《伤寒论》里多指寒证，方有执曰："腹痛，寒伤胃也。"（《伤寒论条辨》）故治疗宜用温法，可用理中汤、通脉四逆汤、真武汤之类，各随具体病证选用。

**腹微满**　症状名。指腹部有轻度胀满感觉，即腹满、腹胀满之轻者。语出《伤寒论》第123、238、260条，其病机有三：①热邪郁聚于腹中所致，如"太阳病，过经十余日，心下温温欲吐，而胸中痛，大便反溏，腹微满，郁郁微烦，先此时自极吐下者，与调胃承气汤"（第123条）；②脾虚不运所致如"阳明病……腹微满，初头硬，后必溏，不可攻之"（第238条）；③湿热郁积于里，腑气壅滞，如"伤寒七八日，身黄如橘子色，小便不利，腹微满者，茵陈蒿汤主之"（第260条）。参见"腹满""腹胀满"条。

**腹满**　症状名。即腹部（主要指大腹）满张不舒、且常伴有外观的膨满。腹满在《伤寒论》出现16次，共有六种类型：①热壅腹满，如第79条之"伤寒下后，心烦腹满，卧起不安者"，当用栀子厚朴汤清热除烦消满，第221、189条阳明热盛、壅于腹中所致腹满，可用白虎汤类方清热，热清而腹满即消；②腑实不通之腹满，其以小承气汤证及大承气汤证、茵陈蒿汤证为突出，治之则通腑降气；③肝邪乘脾、木郁土壅所致腹满，如第108条所述"伤寒腹满……此肝乘脾也"是；④胃脾虚寒、运化不及、寒凝湿阻所致脾满，如第195条和第273条所论腹满者皆是，治之宜用温法；⑤胃气衰竭、气机升降不利所致腹满，如第232条"若不尿、腹满加哕者，不治"者是；⑥霍乱病清浊相干、升降失常、气机因之不通之腹满，如第386条所述者是，其治用理中汤去术加附子以温阳散寒。总之，腹满或虚或实、或寒或热，虚寒者腹满时减，实热者腹满不减，或减不足言，各宜分别而治之。参见"腹胀满"条。陈尧道："腹满者，腹中胀满也。腹满不减者为实，腹满时减者为虚；以手按之坚硬而痛、不可按者为实，可按可揉而软者为虚。凡腹满时减复如故，此虚寒从下上也，理中汤加厚朴、木香主之。凡腹满属太阴、呕吐食不下，宜理中汤加藿香、厚朴、陈皮、半夏之类。病人自言腹满，他人按之不满，此属阴证，切不可攻，攻之必死，宜四逆汤温之。"(《伤寒辨证·卷二》)

**腹满时痛** 症状名。指腹中胀满，且有时疼痛。语见《伤寒论》第279条："本太阳病，医反下之，因尔腹满时痛者，属太阴也，桂枝加芍药汤主之。""腹满时痛"的病机是误下邪陷，脾虚气滞，气血凝滞于腹内肠外的脉络，引起腹部胀满，且有时疼痛。治宜以桂枝汤倍芍药通阳益脾，养血通络。张隐庵曰："本太阳病，医反下之，因尔腹满时痛者，乃太阳之邪入于地土而脾络不通，故宜桂枝加芍药汤主之。此即小建中汤治腹中急痛之义也。"(《伤寒论集注》) 太阴病亦有腹满、时腹自痛，但其症必伴见吐利等症，其治必用温中之法。

**腹满痛** 症状名。即腹部胀满疼痛。语见《伤寒论》第241、254条。此二条腹满痛的机理是燥屎阻滞，气机窒塞。241条虽经大下，而又"六七日不大便"，则六七日所食之物，又成为宿食阻滞肠道、腑气不通，故腹满且痛，治宜攻下，使"通则不痛"。254条发汗不解，津已外夺，又见腹满痛，则阳邪盛实而弥漫，唯急下之，才免热毒熏蒸，阻截病势发展。程郊倩曰："发汗不解，津液已经外夺，腹满痛者，胃热遂尔迅攻，邪阳盛实而弥漫，不急下之，热毒里蒸，糜烂速及肠胃矣，阴虚不任阳填也。"(《伤寒论后条辨》) 腹满痛是腹满而痛持续不减，其证属实，不若腹满时减、腹痛时作，参见"腹满时痛"条。

**腹濡** 即腹部按之柔软。语见《伤寒论》第347条："伤寒五六日，不结胸，腹濡。"腹濡在此处是与腹硬相对提出的，用以说明不见"结胸"之"心下硬满而痛"或"从心下至少腹硬满而痛"的征象，具有鉴别诊断意义。如果邪结成实，其腹必硬。张隐庵："腹濡者，阳气从胸入腹，不结胸，故腹亦濡软也。"(《伤寒论集注·卷四》)

**解外** 治法名。外，相对里之脏腑言，解外也就是解散身体外部病邪的治疗方法。语出《伤寒论》第44、45条和第104条。其一种意思是指用桂枝汤的治法，治疗中风表虚证，解除肌表外邪，如"欲解外者，宜桂枝汤"(第44条)；"今脉浮，故在外，当须解外则愈，宜桂枝汤"(第45条)；另一种意思是指用小柴胡汤解除少阳经表之邪，如"潮热者，实也。先宜服小柴胡汤以解外，后以柴胡加芒硝汤主之"(第104条)。此一解外是相对芒硝通里泄热而言。参见"解表""发汗"等条。

**解肌** 治法名。指解散肌表邪气的治法，特指用桂枝汤调和营卫、解太阳肌表风邪的治疗方法。语见《伤寒论》第 16 条："桂枝本为解肌，若其人脉浮紧，发热汗不出者，不可与之也。常须识此，勿令误也。"尤在泾："解肌者，解散肌表之邪，与麻黄之发汗不同，故唯中风发热，脉浮缓自汗出者为宜。"(《伤寒贯珠集·卷一》)

**解表** 治法名。指通过发汗的方法以祛除表邪的治疗方法。语见《伤寒论》第 164 条，指用桂枝汤治疗太阳中风表虚证，解除肌表的风邪。此外，如用麻黄汤、葛根汤、大青龙汤、小青龙汤治疗太阳本证或太阳兼证，都是解表法的应用，只不过《伤寒论》未言"解表"。方有执："解，犹解渴、解急之类是也。解表与发表不同，伤寒病初之表当发，故用麻黄汤，此以汗后之表当解，故曰宜桂枝汤。"(《伤寒论条辨·卷二》) 参见"解肌""解外""发汗"等条。

**痹** 病证名。多指身体气血经脉为风寒湿等病邪闭阻所导致的身体肌肉、骨节疼痛或伴拘挛的病证。如《伤寒论》去桂加白术汤方后注"初一服，其人身如痹"，身如痹即是指身体疼痛如痹证之表现（第 174 条）；又"脉浮，宜以汗解，用火灸之，邪无从出，因火而盛，病从腰以下必重而痹，名火逆也"（第 116 条）。亦是指腰胯以下至于膝、踝痹阻疼痛，此乃表证误用火攻，阳热壅遏于上，不达于下，下部无阳以温，气血闭阻所致。参见"喉痹"条。

**痼疾** 指顽固不愈，难以治疗的久病。语见《伤寒论·伤寒例》第 17 条："凡人有疾，不时即治，隐忍冀差，以成痼疾⋯⋯"

**瘛疭** 症状名。"瘛"又作"瘈"，瘛疭指手足抽搐痉挛。语见《伤寒论》第 6 条："太阳病⋯⋯若被火者，微发黄色，剧则如惊痫，时瘛疭。""瘈"，收缩也，与拘挛、拘急之义相近，即筋脉拘急而缩；"疭"，指舒伸，筋脉弛缓而伸，瘛疭也就是手足伸缩交替，抽动不已。在这里是由热邪伤津，筋脉失养所致。本证属虚实夹杂，可用大定风珠、三甲复脉汤之类化裁治之。钱天来曰："温病得火，内外充斥，浸淫于脏腑肌肉筋骨之间，所以时瘛疭也。"(《伤寒溯源集》)

**痿** 病证名。指两足痿软不能行走的病证。语见《伤寒论》第 160 条："伤寒吐下后发汗⋯⋯经脉动惕者，久而成痿。"此条"痿"是由气阴两亏、筋脉肌肉失养所致。此系汗吐下的误治变证，与杂病中的湿热痿不同。湿热痿以清热燥湿为主，三妙丸为其常用方。本条痿原著未出方药，但既从汗吐下后所致，当以十全大补汤之类双补气血为宜。尤在泾云："经脉者，所以纲维一身者也，今既失浸润于前，又不能长养于后，必将筋膜干急而

挛，或枢折胫纵而不任地……故曰久成痿。"（《伤寒论注解》）

**瘀血**　病因名。指瘀阻不行的血液。语见《伤寒论》第 237、257 条。《伤寒论》中"瘀血"产生的病机包括太阳邪热随经入腑与血相结，而致瘀血、热结阳明、伤及营血所致瘀血，以及素体所存在的瘀血，如"本有久瘀血，故令喜忘，屎虽硬，大便反易，其色必黑者，抵当汤主之"（第 237 条）。"瘀血"的临床特点是小便自利，大便黑而易解，触诊时下腹部膨满，有抵抗感，或其人喜忘，脉沉结，或身发黄等，治疗时要应用活血或破血之法，如桃核承气汤、抵当汤、抵当丸等为主治方剂。丹波元坚："瘀血者，血失常度，瘀蓄下焦是也。《说文》曰：瘀，积血也，从病，于声。然瘀血之瘀，与瘀热之瘀，恐同其义。盖仲景书，或有难从《说文》者，如痛痛之类。盖邪热郁血中，则相搏为瘀。"（《伤寒论述义·卷四》）

**瘀热**　证因名。指郁滞于身体内部的邪热。语出《伤寒论》第 124、236、262 条。瘀热形成的病机有二：①外邪侵入下焦，郁而化热，与血相搏而成。如："太阳病六七日，表证仍在，脉微而沉，反不结胸，其人发狂者，以热在下焦，少腹当硬满，小便自利者，下血乃愈，所以然者，以太阳随经，瘀热在里故也。"（第 124 条）特征是小便不利，少腹急结，且因瘀血与热邪扰乱心神，可见如狂或发狂，触诊时少腹两侧有压迫性疼痛，常有索条物触及。此瘀热当由下逐出之，同时使用活血或破瘀之法。②湿与热搏，蕴结不解，郁伏于里，如"伤寒，瘀热在里，身必黄，麻黄连轺赤小豆汤主之"（第 262 条）。第 236 条所述瘀热亦属这种性质。这种瘀热由于是与湿相结，故治之宜清热利湿，麻黄连轺赤小豆汤清热利湿兼开表解郁，茵陈蒿汤清利湿热兼通腑泄瘀。

**痰饮**　病证名。指体内水液输布失常，停积于某些部位的一类病证。痰，古作淡，形容水的淡荡流动；饮，水也。《金匮要略》首创痰饮病名，予以专篇论述，其有广义与狭义之分，广义的痰饮指诸饮的总称，狭义的痰饮是诸饮的一个类型，由于水饮停积的部位不同，分为痰饮、悬饮、溢饮、支饮四类。饮证的成因为感受寒湿，饮食不当，或劳欲所伤，以致脾肺肾三脏气化功能失调，水谷不得化为精微输布周身，津液停积，生成痰饮。主要分类如下。（1）痰饮。①脾阳虚弱。症见胸胁支满，心下痞闷，脘部有振水音，脘腹喜温畏冷，背寒冷如掌大，呕吐清水痰涎，水入即吐，口渴不欲饮，心悸气短，头晕目眩，食少，大便或溏，形体素盛今瘦，舌苔白滑，脉弦细而滑。治宜温脾化饮，方用苓桂术甘汤。②饮留胃肠。症见心下坚满或痛，自利，利后反快，虽利心下续坚满，或水走肠间，腹满，便秘，口舌干燥，舌苔腻、色白或黄。治宜攻下逐饮，方用甘遂半夏汤、己椒苈黄丸。（2）悬饮。症见咳逆倚息，气短不得卧，其形如肿之支饮证，更见咳烦，胸中痛者。治宜攻逐水饮，方用十枣汤。（3）溢饮。症见身体疼痛而沉重，甚则肢体浮肿，恶寒无汗，口不渴，或有咳喘，痰多白沫，干呕，胸闷，舌苔白，脉弦紧。治宜发表化饮，方用小青龙汤。（4）支饮。①寒饮留肺。症见咳逆喘满不得卧，久咳致喘，其形如肿，浮肿多见于面部，痰沫多而色白。往往历年不愈，遇寒即发，发则寒热，背痛腰疼。治宜温肺化饮，方用小青龙汤。②脾肾阳虚。症见喘促动则更甚，气短，或咳而气怯，痰多，食少，胸闷，怯寒肢冷，神疲，小腹拘急不仁，脐下悸动，小便不利，足跗浮肿，或吐涎沫而头目昏眩，舌苔白润或灰腻，舌质胖大，脉沉细兼滑。治宜温补脾肾，以化水饮，方用金匮肾气丸。

**新差**　差音搓，痊愈的意思。新差即疾病初愈。《伤寒论》第 398 条："病人脉已解，而日暮微烦。以病新差，人强与谷，脾胃气尚弱，不能消谷，故令微烦，损谷则愈。"大病方愈，脾胃功能尚弱，消化力差，此时应节制饮食，不可勉强进食，否则不能消化，而生郁热，可生微烦。

**阙庭**　阙，两眉之间处；庭，指前额。语见《伤寒论·序》："明堂阙庭，尽不见察。"《灵枢·五阅五使》："五官已辨，阙庭必张。"阙庭望诊，是古代医生望诊的重要内容。

**数则热烦**　指数脉多主热证。语见《伤寒论·平脉法》第 1 条："数则热烦。"因数脉多为热迫血行加速所致，故脉见数，多反映病邪属热。成无己注云："数为阳邪气胜，阳胜则热烦焉。"平允可参。

**数者南方火**　指数脉多由心火内盛所致。语见《伤寒论·平脉法》15 条："肺者，金也，名太阴，其脉毛浮也。肺病自得此脉，若得缓迟者皆愈。若得数者则剧。何以知之？数者南方火，火克西方金，法当痈肿，为难治也。"本条指出，肺病得本脏之毛浮脉，或得母脏之缓迟脉为向愈之候，若得数脉则为病情恶化之兆。因数脉为南方心火盛之反映，火盛则克金，故预后不良。成无己云："数者，心之脉，心克肺，为火金相刑，故剧。肺主皮毛，数则为热，热客皮肤，留而不去，则为痈疡。"（《注解伤寒论》）张令韶云："数为心脉，心火克金，谓之贼邪。经云：'诸痛痒疮，皆属心火。'又云：'热胜则肿。'火烁金销，故难治也。"（《伤寒论直解》）二注明畅通顺，可参。

**煎**　①指将水烧沸。第 313 条："以水一升，煎七沸，内散两方寸匕，更煮三沸，下火，令小冷，少少咽之。"以将水烧沸，然后以沸水煮药。②

加热熔炼。第 233 条：纳食蜜"于铜器内，微火煎，当须凝如饴状，搅之勿令焦著，欲可丸"。

**溏泄** 症状名。指泻下一般清稀或垢秽的粪便。此外，尚有"鹜溏"，又称"鸭溏"，指泻下的大便水分相杂，色青黑如鸭粪。便肠垢：指泻下肠中的黏液垢腻。本节合并讨论。本证主要分为 6 类。①脾胃虚弱溏泄。由于脾胃虚弱，运化无权，水液偏走肠道。见于《伤寒论》第 251 条："若不大便六七日，小便少者，虽不受食，但初头硬，后必溏，未定成硬，攻之必溏，须小便利，屎定硬，乃可攻之，宜大承气汤。"本证治宜益气健脾利湿，方选参苓白术散。②中焦虚寒溏泄。平素胃阳不足，复感寒邪，中焦阳虚。语见《伤寒论》第 190、191 条。其病多为阳气素虚，脾胃功能衰弱，或寒邪直中阳明，胃阳被伤，不能腐熟水谷所致。"阳明病，若能食，名中风；若不能食，名中寒。"（第 190 条）"阳明病，若中寒者，不能食，小便不利，手足濈然汗出。此欲作固瘕，必大便初硬后溏，所以然者，以胃中冷，水谷不别故也。"（第 191 条）治宜温中健脾，方选理中汤。③脾肾阳虚溏泄。由于肾阳亏虚，不能温暖脾土，则腐熟和运化功能减退。临床尚有手足逆冷，舌淡苔白等。治宜益气健脾利湿，方用参苓白术散。④大肠虚寒溏泄。多因素体阳虚，或过食生冷，或久痢不愈过用寒凉，或久病伤阳，致阳气虚衰。⑤阳明病溏泄。太阳病误用下法，损伤津液，胃燥化热，热邪入胃，下迫大肠。语见《伤寒论》第 123 条："太阳病，过经十余日，心下温温欲吐，而胸中痛，大便反溏，腹微满，郁郁微烦，先此时自极吐下者，与调胃承气汤。若不尔者，不可与。但欲呕、胸中痛、微溏者，此非柴胡汤证，以呕，故知极吐下也。"本条中欲呕、胸中痛、大便微溏、腹微满、郁郁微烦等症，属于误用吐下，邪热内陷，化燥成实，郁阻胃肠，胃失和降，且吐下药之作用未除所致。⑥二阳合病溏泄。因邪热初传阳明，大肠传导失职，故见溏泄。见于《伤寒论》："阳明病，发潮热，大便溏，小便自可，胸胁满不去者，与小柴胡汤。"（第 229 条）本证为阳明少阳合病，但以少阳病为重，治宜和解少阳。

**窥管** "以管窥天"的节略，喻诊视、观察、看法狭隘、片面。只见局部，不识整体。语见《伤寒论》自序："所谓窥管而已。"管，竹管；窥，从孔隙里看。《汉书·东方朔传》："以管窥天，以蠡测海。"

# 十四画

**熬**　炮制方法。指炒干。语出《伤寒论》十枣汤、抵当丸、三物白散等方后注。"熬"，《说文解字》云："干煎也。"《广韵》以"熬"训"炒"。《伤寒论》注明"熬"的药物有杏仁、芫花、水蛭、商陆根。还对熬的程度作出要求，如白粉"熬香"，瓜蒂"熬黄"，巴豆"熬黑"，芫花"熬令赤色"。在现代汉语中，"熬"与煮、烹同义，此乃古今字义之分别。《宣明论》云："仲景云：炒作'熬'，下凡言'熬'者，皆干炒也。"

**蜷卧**　症状名。指身体四肢屈曲而卧，多伴有畏寒身冷表现。《伤寒论》第288条："少阴病，下利，若利自止，恶寒而蜷卧，手足温者，可治。"蜷卧主阳衰阴盛、寒气内盛肢体不能温煦所致。治之多宜温阳驱寒。张璐："蜷卧者，身蜷而手足不伸也。凡人冬日独宿寝，则蜷曲不伸；天气稍暖，则手足舒畅，安有蜷卧之理。故一见蜷卧，即病阴寒可知。"（《伤寒绪论》）

**熏**　治法名。指利用药物燃烧的烟或蒸气进行治疗。语见《伤寒论》第6、48、114条。《伤寒论》提到"熏"多指误治，每致生变，如"若火熏之，一逆尚引日，再逆促命期"（第6条）；"太阳病，以火熏之，不得汗，其人必躁"（第114条）。方有执："熏，亦劫汗法。盖当时庸俗用之。烧坑铺陈，洒水取气，卧病人以熏蒸之之类是也。"（《伤寒论条辨》）

**熏灼**　病机名。指风火相煽，阳热燔灼。语见《伤寒论》第111条："太阳病中风，以火劫发汗……两阳相熏灼，其身发黄。"

**鼻干**　症状名。指鼻腔干燥，亦作"鼻燥"。语见《伤寒论》第231条："阳明中风……胁下及心痛，久按之气不通，鼻干不得汗。""鼻干"的病机是阳明邪热郁闭，上犯鼻窍。盖"肺气通于鼻"，外感热邪，肺气窒塞，亦每见鼻干、咳嗽、鼻塞等症。

**鼻鸣**　症状名。指鼻中窒塞，气息不利而发出的鸣响。语出《伤寒论》第12条："太阳中风……啬啬恶寒，淅淅恶风，翕翕发热，鼻鸣干呕者，桂枝汤主之。""鼻鸣"的病机是风邪外袭皮毛荣卫，上干鼻窍，气息不利。方有执曰："鼻鸣者，气息不利也……盖阳主气而上升，气通息于鼻，阳热壅甚，故鼻窒塞而息鸣。"（《伤寒论条辨》）

**鼻息必鼾**　症状名。指鼻息不利而发生鼾声。语出《伤寒论》第6条："风温为病，脉阴阳俱浮，自汗出，身重，多眠睡，鼻息必鼾，语言难出。"

此处"鼻息必鼾"是由热壅于肺，肺气不利痰热交阻所致。

**鼻燥** 症状名。即鼻孔干燥。语见《伤寒论》第 227 条："脉浮发热，口干，鼻燥，能食者，则衄。"鼻燥与发热、口干并见，是阳明气分热盛、邪热随经上扰所致。治之当清降燥热，否则邪热有内迫营血，出现鼻衄之势，故"鼻燥"又是鼻衄的先兆。

**膈下** 指横膈以下部位。语见《伤寒论》第 141 条三物白散方后注："病在膈上必吐，在膈下必利。"本条"病在膈下"，寒实邪气可随白散泻下之峻而下利。"必利"，是对三物白散服后效果的评估。仲景唯恐利之太过，提出"利过不止，进冷粥一杯"，以保胃存津液。

**膈上** 指胸膈部位。语见《伤寒论》第 141、324 条。141 条之寒结实胸证，病机属胸中水寒结实，邪结于膈上，可得吐而出，三物白散中有巴豆，主破坚积，开胸痹，善催吐，故曰"病在膈上必吐"，后人凡用催吐剂，都以实邪在"膈上"为用药准则，亦《内经》"其高者，因而越之"之旨。324 条之"膈上有寒饮，干呕者"，为何"不可吐"？此因不是胸中寒实之邪，面是水饮停积，故本《金匮要略·痰饮咳嗽病脉证并治第十二》篇"病痰饮者，当以温药和之"之旨，用四逆汤温里，使离照当空，阴霾自散。

**膈内拒痛** 症状名。指胸膈部疼痛拒按。语见《伤寒论》第 134 条："太阳病，医反下之，动数变迟，膈内拒痛，胃中空虚，客气动膈。"膈内，指胸腹腔交界处。"膈内拒痛"是水热互结于胸膈、阻滞不通所致。治之宜用大陷胸汤泻热逐水破结。方有执曰："膈，心胸之间也；拒，格拒也。言邪气入膈，膈气与邪气，相隔拒而为痛也。"（《伤寒论条辨》）

**膈气** 指膈间正气，一说指上焦阳气。《伤寒论》第 122 条："病人脉数，数为热，当消谷引食，而反吐者，此以发汗，令阳气微，膈气虚，脉乃数也。"汗多损伤上焦膈间阳气，阴寒逼迫虚阳，虚阳势不能敌，其表现于脉，则可见数之象。钱天来曰："若胃脘之阳气盛，则能消谷引食矣！然此数，非胃中之热气盛而数也，乃误汗之后，阳气衰微，膈间空虚，其外越之虚阳所致也。"（《伤寒溯源集》）

**膀胱** 为六腑之一，太阳之腑。语见《伤寒论》第 106、293、340 条。膀胱又称净腑、水腑，位于小腹，与肾相表里。其主要功能是藏津液、气化。《素问·灵兰秘典论》曰："膀胱者，州都之官，津液藏焉，气化则能出矣。"但在《伤寒论》中"膀胱"所代表的范围并不局限于此。如第 106 条"太阳病不解，热结膀胱"指太阳表邪不解，循经入里化热，热与血结，血蓄下焦。可见此条膀胱的含义还涉及到了小肠及胞宫等。第 340 条 "此冷结膀胱关元也" 指病变部位在脐下。丹波元坚："膀胱，犹言下焦，盖于胃中有燥屎同例，不必深讲。"（《伤寒论述义》）

**腐秽** 病理产物。《伤寒论》第 278 条："伤寒脉浮而缓，手足自温者，系在太阴……至七八日，虽暴烦下利，日十余行，必自止，以脾家实，腐秽当去故也。" 这里的腐秽指肠道中的宿食、糟粕等剩余物和代谢产物。太阴病本脾家寒湿为病，脾气虚寒，以致肠道中秽物运行无力。今暴烦下利，正为脾阳来复、正气祛邪外出的反映，为太阴病欲愈之机转。程郊倩曰："阳道实，阴道虚，阴行阳道，岂肯容邪久住，此则腐秽当去故耳。"（《伤寒论后条辨》）

**漏下** 病证名。指不在经期，阴道淋漓不断地下血。其基本病理是冲任不固，可因血热、气虚、血瘀等多种原因引起。语见《伤寒论·辨脉法》第 10 条："寒虚相搏，此名为革。妇人则半产、漏下。"

**漏刻周旋** 指营卫流行有一定之规，按照一定的漏刻时间而周行全身。语见《伤寒论·平脉法》第 1 条："荣卫流行，不失衡铨……出入升降，漏刻周旋，水下百刻，一周循环，当复寸口，虚实见焉。" 人身经脉，计长十六丈二尺，人一呼脉行三寸，一吸脉行三寸，一呼一吸为一息，一息之间，脉行六寸。古代计时以漏水为标，一日一夜漏下百刻，水下一刻，人呼一百三十五息，计脉行八丈一尺，一昼夜漏下百刻，人呼一万三千五百息，脉行八百十丈，而营卫循行人身经脉五十度，是为一大周，若失此长度，即为太过或不及，所以从寸口的脉搏，能测知机体的虚实和疾病的虚实。黄坤载云："营卫之流行，有一定之度数，无铢两分寸之差，其出入升降，应乎漏刻，以为周旋，漏水下百刻，乃日之一周一日之中，自寅至丑，脉气循行五十周，共计八百一十丈，明日寅时初刻，复出于寸口，谓之一大周，脉之虚实大小，俱见于此，其间变化之相乘，阴阳之相干，可得而言也。"

# 十五画

**横** 病理名。指逆次反克。语见《伤寒论》第 109 条："伤寒发热，啬啬恶寒，大渴欲饮水，其腹必满。自汗出，小便利，其病欲解。此肝乘肺也，名曰横。" 在《伤寒论》里，"纵" 指五行顺次相克，"横" 指五行逆次反克。如肝木盛极，不受肺金所克，反而克肺，所谓 "木刑金" 之证，即属逆次反克名曰"横"。

**横夭**　指夭折而死。语见《伤寒论·序》："感往昔之沦丧，伤横夭之莫救。""横"，不测，意外。"夭"，夭折，早死。横夭在此指因病而未尽天年而死。

**震栗**　惊恐、颤抖的意思。语见《伤寒论·序》："患及祸至，而方震栗。"此谓不惜性命之人平时不注意保身长全，一旦患病，身体垮了，却才震惊恐慌。

**暴热**　症状名。即突然发热。语见《伤寒论》第332条："伤寒始发热六日，厥反九日而利，凡厥利者，当不能食，今反能食者，恐为除中。食以索饼，不发热者，知胃气尚在，必愈，恐暴热未出而复去也。"此处暴热的病机是胃阳将绝，阳气外浮。患者进食索饼之后，不发热或仅有微热者，为胃气尚在；食后暴热者，为阳浮外脱，胃阳将绝的"除中"证。魏念庭曰："食索饼以试之，若发热者，何以知其胃气亡，则此热乃暴来出而复去之热也。即如脉暴出者，知其必死之义也。"（《伤寒论本义》）

**暴烦**　症状名。指突然发生心烦不安。语出《伤寒论》第278条："太阴病……至七八日，虽暴烦下利，日十余行，必自止，以脾家实，腐秽当去故也。"太阴下利有无暴烦现象，是判断病情向愈或加重的指征，太阴病至七八日，暴烦下利日十余行，为脾阳回复，自动祛邪外出表现，不烦而下利十余行，为阴寒内盛，病情发展的标志。当然，还须结合其他症状判断；若暴烦伴见手足温暖，精神慧爽，苔腻渐化等寒湿渐退征象，才是下利自止的确据。这种预后判断，揭示医生在诊治过程中须善于观察，认真分析。

**噎**　症状名。指咽喉有异物阻塞感。语出《伤寒论》第40条："伤寒表不解，心下有水气，干呕，发热而咳，或渴，或利，或噎，或小便不利，少腹满，或喘者，小青龙汤主之。"水留心下，阳气被水气所阻，肺胃通道不利，故噎。治之当温散水气。用小青龙汤减麻黄之辛散，加附子以散寒水。

**嘿嘿不欲饮食**　症状名。神情低落、沉默懒言、不欲进饮食。《伤寒论》第96、97条。"嘿嘿不欲饮食"的病机是邪入少阳，枢机不利，胆气抑郁不伸，而同时又有胆热犯胃，胃气失和的病变。其症多与往来寒热、胸胁苦满、心烦喜呕、口苦、咽干等症伴随出现，宜用小柴胡汤主治之。张锡驹："嘿嘿者，默然无言。心主之神机不能外出，而阳明之胃络不和，故默默不欲饮食也。"（《伤寒论直解·卷三》）

**嘬**　治法名。指用口喷水于患者体表以退其热的一种疗法。语见《伤寒论》第 141 条："病在阳，应以汗解之，反以冷水噀之，若灌之，其热被劫不得去，弥更益烦……服文蛤散。"太阳表热证应用发汗法退热，"反以冷水噀之"，则邪热被水郁遏不得解除，反更烦扰不安，是为误治。文蛤散正为误治而设。

**膝胫拘急**　症状名。指膝和小腿发生挛急。语见《伤寒论》第 392 条："伤寒阴阳易之为病，其人身体重，少气，少腹里急，或引阴中拘挛，热上冲胸，头重不欲举，眼中生花，膝胫拘急者烧裈散主之。""胫"，指小腿，在《伤寒论》中，脚与胫同义，如《说文解字》："脚，胫也。"段玉裁注："膝下踝上曰胫，胫之言茎也，如茎之载物。"此处"膝胫拘急"是由津液亏耗，筋失濡养所致。成无己："膝胫拘急，阴气极也。"（《注解伤寒论》）

**潮热**　症状名。即定时发热，如潮水之汛定时而至。潮热在《伤寒论》凡 12 见，皆与阳明邪热有关；由于阳明之气旺于申酉戌时，故潮热也多出现在这期间，《伤寒论》称为："日晡所发潮热。"其治疗宜清泻或通下阳明邪热，其见于水热结胸者，用大陷胸汤泻热逐水破结（第 137 条）；其与少阳同病而以少阳病变为主者，用小柴胡汤，如"阳明病，发潮热，大便溏，小便自可，胸胁满不去者，与小柴胡汤"（第 229 条）；或先以小柴胡汤以解外，后用柴胡加芒硝汤外和少阳，内泻阳明（第 104 条）；其属阳明中风，症见脉弦浮大而短气、腹都满、胁下及心痛、久按之气不通者，可先用刺法以泻热，继以小柴胡汤和之（第 231 条）。

**潦水**　溶剂名。指天然雨水。语出《伤寒论》第 262 条麻黄连轺赤小豆汤方后注："上八味，以潦水一斗，先煮麻黄再沸，去上沫，内诸药，煮取三升，去滓，分温三服，半日服尽。""潦水"，李时珍云："降注雨水为之潦，又淫雨为潦。"韩退之诗云："潢潦无根源，朝满夕已除。"《伤寒论浅注补正》云："妙在潦水是云雨既解之水，用以解水火之蒸郁。"邹澍曰："暴雨骤降，未归洼下，漫流地面者，名曰潦水……麻黄连轺赤小豆汤用之，取其湿热不久注于上，黄即愈也。"（《本经疏证》）括而言之，潦水刚自天降，无根，味薄而纯，不助湿气，更有助药力而除湿热在里之发黄。

**濈然汗出**　症状名。指阵阵多汗。语见《伤寒论》第 192、216、230条。"濈然"，连绵不断意，即汗出不止。"濈然汗出"的病机是邪正交争，正能胜邪。因阳明为多气、多血、多津、多热之腑，热恋阳明阶段，邪正俱实，两两相争时，正胜热减则汗少，邪胜热加则汗多。"濈然汗出"可使热邪得以外泄，柯韵伯称此汗"多有波浪动摇"之状，更具体而形象地反映了出汗的动态变化。正是由于适当数量的汗出，使病情获得缓解，故曰：

"濈然汗出而解"（第 192、230 条）、"濈然汗出而愈"（第 216 条）。

**懊憹** 症状名。指胸膈间自觉嘈杂烧灼感，闷乱无奈，其势较重。语见《伤寒论》第 76、134、199、221、231、238 条。"懊憹"是散漫无形的热邪扰于胸膈所致，在《伤寒论》中有四种类型：①误下邪热内扰胸膈，如"发汗吐下后，虚烦不得眠，若剧者，必反复颠倒，心中懊憹，栀子豉汤主之"（第 76 条）；②湿热郁蒸，如"阳明病，无汗，小便不利，心中懊憹者，身必发黄"（第 199 条），此为发黄先兆；③水热互结，邪热内扰，如"心中懊憹，阳气内陷，心下因硬，则为结胸"（第 134 条）；④下后燥屎未去，积滞内阻，邪热上扰，如"阳明病，下之，心中懊憹而烦"（第 238条），可用承气汤下之。"懊憹"，丹波元简认为即后世所谓"嘈杂"。汪必昌曰："懊憹之状，心下如火烧不宁，得吐则止。"（《医阶辨证》）

**额上生汗** 症状名。即额上出汗。语见《伤寒论》第 219 条："三阳合病……发汗则谵语，下之则额上生汗，手足逆冷。""额上生汗"的病机为阴竭于下，阳无所附而上越，从汗下前的"腹满身重，难以转侧，口不仁，面垢，谵语遗尿"诸证看，所谓"三阳合病"，其热皆属于胃，当从阳明主治，以白虎汤为妥。汗、下显然是促使气阴重伤，阴液重损，"额上生汗"正是误下后必然出现的阴竭于下，阳无所附的变局。吴谦曰："从阳明之里下之，则阴益伤而阳无依则散，故额汗肢冷也。要当审其未经汗下，而身热汗自出者，始为阳明之证，宜主以白虎汤，大清胃热，急救津液，以存其阴可也。"（《医宗金鉴》）

**额上陷脉急紧** 证候名。指额上脉急紧弦劲。语见《伤寒论》第 86条："衄家不可发汗，汗出，必额上陷脉急紧，直视不能眴。""额上陷脉急紧"句，历来解释分歧，句读亦不统一。如《伤寒论辑义》《伤寒论译释》《伤寒论语译》均句读为"汗出必额上陷，脉急紧"。然"陷脉"二字不应分读。《素问·生气通天论》有"陷脉为瘘"句；《灵枢·九针十二原》说："针陷脉则邪气出"；《金匮玉函经》作"必额上促急而紧"；《外台》作"额上脉急而紧"，都说明"陷""脉"二字不应分开。额上陷脉指额头两侧陷处之脉。"衄家"阴血本虚，复加误汗，阴液更伤，肝血不足以濡养，故额上陷脉紧急，直视不能眴。

**额上微汗出** 症状名。指仅额上见少量汗出，周身无汗。语见《伤寒论》第 200 条："阳明病被火，额上微汗出而小便不利者，必发黄。""额上微汗出"的病机是温邪误火，湿热郁蒸上腾。柯韵伯认为"额为心部，额上微汗，心液竭矣"。此说不符合实际，且与治法相矛盾。程郊倩云："被火则土遭火逼，气蒸而炎上益甚，汗仅微见于额上，津液被束，无复外布与下渗矣。湿热交蒸，必发黄。"（《伤寒论后条辨》）此说溯诸理论可证，验之实践可信。

**谵语** 症状名。指患者神志不清，妄言乱语。谵语在《伤寒论》中凡34见，归纳起来，共有六种基本类型：①各种原因所致阳明腑实、燥热亢盛、与燥屎搏结于肠，浊热上攻于心，故见谵语，多伴见身热、潮热、腹满、便燥结等腑实之症，此种谵语在调胃承气汤证、大承气证和小承气汤证俱有见到。②阳明热证过程中热扰心神所致谵语，伴见阳明外热之症而无腑实现象，其治疗当用白虎汤辛寒清热。③热入血室，血热上扰神明，此多见于妇人伤寒或中风。"妇人伤寒，发热，经水适来，昼日明了，暮则谵语如见鬼状"，或妇人中风，经水适来，得之七八日，热除而脉迟身凉，胸胁下满如结胸状。或阳明病，邪热侵入血室。治疗宜泻肝清热。④肝木亢盛，木横克土，宜刺期门以泻肝。⑤伤寒误下，邪气内陷，少阳枢机不利，相火上炎，心神被扰，伴见胸满、烦惊、小便不利、一身尽重，不可转侧，治疗宜用柴胡加龙牡汤和解泻热、重镇安神。⑥过汗亡阳，心气散乱，神明无主，故谵语。（第61条）

**熨** 治法名。指将药物炒热，或把砖瓦烧热用布包温熨身体某一部位以祛寒。语出《伤寒论》第110条："太阳病二日，反躁，凡熨其背，而大汗出……""熨"法多用于驱散寒邪，其临床应用，源远流长。《内经·血气形志篇》有"形苦志乐，病生于筋，治之以熨引"之说，并有"桂心渍酒，以熨寒痹"的记载；《千金》有熨背散；后世有盐熨治关节酸痛；酒熨治气滞不舒的胸腹胀满；葱熨治小便不通；姜熨治呕吐腹泻；韭菜熨治跌打后肿胀；酒糟熨治四肢酸痛；麦麸熨治食积胃痛；吴茱萸熨治吐泻腹痛、疝气癥瘕；艾、葱熨治子宫虚冷之痛经等，这是《伤寒论》的发展，疗效亦历历可记，可以参考。但本条病机内热，误用熨背取汗，以致津伤热盛、躁烦、谵语等接踵而至，属于误治。

# 十六画以上

**霍乱** 病证名。是以卒然发作，上吐下泻为主要临床表现的病证，属伤寒类证之一。语见《伤寒论》第383、384、386条。"霍乱"，挥霍撩乱之意。因其"挥霍"于顷刻之间以致吐利交作之"撩乱"而得名。病因是食下生冷毒腐之鱼鲜，或感受寒邪、暑湿、疫疠等不正之气。发病常伴见头痛、发热、恶寒、身疼等症，而与伤寒相类似。成无己曰："邪在上焦，则吐而不利；邪在下焦，则利而不吐；邪在中焦，则既吐且利。以饮食不节，寒热不调，清浊相干，阴阳乖隔，遂成霍乱。"（《伤寒论注解》）

**噫气** 症状名。又称"嗳气"，指胃中之气上逆而自口中冒出，微有声响。语见《伤寒论》161 条："伤寒发汗，若吐若下，解后，心下痞硬，噫气不除者，旋覆代赭汤主之。""噫气"的病机是脾胃不和，痰饮停聚，胃虚不能和降浊气上逆，伴见心下痞硬等症状。生姜泻心汤证见有干噫食臭，是噫气而有腐食之气味。彼系胃虚气滞，寒热互结，故治以补中和胃，宣散水气之法。此乃胃虚挟饮，肝气犯胃，治以旋覆代赭汤镇肝和胃，化痰降逆。楼全善认为旋覆代赭汤即生姜泻心汤变法。张璐曰："汗吐下而后表解，则中气必虚，虚则浊气不降，而痰饮上逆，故作痞硬，逆气上逆，而正气不续，故噫气不除。"

**默默** 默默者，无声也；默默，经常抑郁不舒、默默少语也。其机制常与肝胆气滞相关，且多热郁于内。语出《伤寒论》第 96 条："伤寒五六日，中风，往来寒热，胸胁苦满，默默不欲饮食，心烦喜呕。"兼见口苦咽干、目眩耳聋、脉弦等。治宜和解少阳，方用小柴胡汤。又见《金匮要略·百合狐惑阴阳毒病脉证治第三》："百合病者，百脉一宗，悉致其病也。意欲食复不能食，常默默，欲卧不能卧，欲行不能行，饮食或有美时，或有不用闻食臭时，如寒无寒，如热无热，口苦，小便赤。诸药不能治，得药则剧吐利，如有神灵者，而身形如和，其脉微数。"治宜清热养阴，镇静安神，方用百合地黄汤。"狐惑之为病，状如伤寒，默默欲眠，目不得闭，卧起不安，蚀于喉为惑，蚀于阴为狐，不欲饮食，恶闻食臭，其面目乍赤、乍黑、乍白，蚀于上部则声喝。"治宜清化湿热，调健中焦。方用甘草泻心汤。

**辨证论治** 又称"辨证施治"。是中医临床根据具体病情对疾病病因病机进行辨析，由此确定证的诊断，并制定出相应的治疗措施的过程。辨证是论治的基础，论治是辨证的落实，也是检验辨证正确与否的唯一标准。辨证论治是中医的特色之一。一般认为，《伤寒论》确立了辨证论治的原则和典范。辨证论治与辨病论治有所区别。这区别即在于证与病是不同的。病是指由某种病因导致的、由若干阶段组成的、具有特定病变的全过程；而证则是病在某一时间里的和在某一条件下的片段表现。在祖国医学临床中，辨证论治是较辨病论治更为常用和更为实用的方法。

**辨证施治** 同"辨证论治"，详见上条。

**戴阳**　证候名。指寒盛于下，逼迫虚阳上越所致面部潮红的阴盛阳越证。语出《伤寒论》第366条："下利，脉沉而迟，其人面少赤，身有微热，下利清谷者……其面戴阳，下虚故也。""戴阳"的病机是阴盛阳虚，虚阳上越的假热证，与格阳证同为阳气浮越证。阳越于上者称"戴阳"，越于外者称"格阳"。"戴阳"的治疗，第314、315条均议用"白通汤主之"，可以参考。黄元御说："其面之少赤，是谓戴阳。戴阳者，阳根微弱，而下虚故也。"(《伤寒悬解》)

**糜粥**　指将米煮致熟烂而成的稀粥。语见《伤寒论》第120、152条。《伤寒论》之用"糜粥"，旨在养胃气，如十枣汤方后云："得快下利后，糜粥自养。"方有执曰："糜粥，取糜烂过熟，易化而有能补之意。"(《伤寒论条辨》)

**燥屎**　指肠中宿食存积受热煎熬而形成异常干硬的粪块。语见《伤寒论》第209、215、217、238、239、241、242、374条。"燥屎"常寄留于肠道弯曲折叠狭窄之处，大小多少不等，顽固难下。有时虽经腹泻，亦不下行。其形成多由阳明燥热与宿食糟粕相结所致，故为使用承气汤攻下热实的辨证依据之一。《伤寒论》或以谵语潮热辨燥屎，如"汗出谵语者，以有燥屎在胃中"(第217条)；或以绕脐痛、烦躁辨燥屎，如"病人不大便五六日，绕脐痛，烦躁，发作有时者，此有燥屎，故使不大便也"(第239条)；或以二便、喘冒辨燥屎，如"病人小便不利，大便乍难乍易，时有微热，喘冒不得卧者，有燥屎也"(第242条)。在治法上，则先与小承气汤作试探性治疗，以转气者为有燥屎，足见仲景对燥屎辨证的重视。

**濡**　形容词，同"软"。语出《伤寒论》第151、154条。"濡"，柔软的意思。《难经·二十四难》："骨肉不相亲，即肉濡而却。""濡脉"又称软脉。151条"按之自濡"、154条的"按之濡"，都指痞结的部位按之柔软，有别于结胸证的心下满而痛，按之石硬。这正是无形邪结"痞"症的特征。钱天来曰：心下痞"按之濡，乃无形之邪热也；热虽无形，然非苦寒以泄之，不能去也，故以此汤主之"。(《伤寒溯源集》)

**擘**　药炮制法。指剖开、分开。语出《伤寒论》第12条桂枝汤方后注："大枣12枚，擘。""擘"，即剥成小块入煎。近人杨永良氏称："擘之大枣，味浓而枣肉则淡，不擘之大枣则枣色浓而汤味差，一般煎剂均去滓，故不擘大枣汤药内的所含药效则差，不能达到预计目的。"〔杨永良.仲景用药法则的初步探讨[J].江苏中医,1965,(1):1-5.〕

**憒然**　昏蒙不清貌。语见《伤寒论·伤寒例》第20条："此阴阳虚实之交错，其候至微，发汗吐下之相反，其祸至速，而医术浅狭，懵然不知病源，为治乃误，使病者殒没……"此条指出，阴阳虚实，错综复杂的变化，在证候表现上是十分微妙的。发汗吐下等治疗方法，使用失当，其灾祸立起，而医术浅薄，知识狭窄之人，昏蒙不清，不明疾病的根源，以致治疗错误，使病者死亡。这就是所谓"懵然不知病源，为治乃误，使病者殒没"。

**羸人** 指体质素虚的人。语见《伤寒论》第141、152条方后注。十枣汤方后注："强人服一钱匕，羸人服半钱。"三物白散方后注："强人半钱匕，羸者减之。"《内经》云："能毒者以厚药，不胜毒者以薄药。"《伤寒论》继承这一思想，在对症下药的同时，因人制宜的提出"浮动服药"法，按体质强弱，年龄老幼的不同耐药程度，分别在剂量上权宜增减。余如："太阴病，脉弱，其人续自便利，设当行大黄、芍药者，宜减之，以其人胃气弱，易动故也。"（第280条）同是浮动服药法的运用。余如瓜蒂散、白散、乌梅丸等峻烈药的服法，同样是因病因人服药。

**躁** 症状名。指肢体躁动，坐卧不宁。语出《伤寒论》第110、111、114、221、298、338、344条。归纳起来，约有三种类型：①邪热在表，当汗不汗，阳气内郁不得外散所致，如"太阳病二日，反躁"（第110条）；"太阳病，以火熏之，不得汗，其人必躁"（第114条）。②误汗津伤，如"若发汗则躁"（第221条），此"躁"即由阳明误汗，津液更伤，促成腑实而躁。③阴盛阳虚，如298条之"不烦而躁"、338条之"躁无暂安时"、344条之"躁不得卧"，均阴盛阳微之候，只是程度不一而已。

**躁烦** 症状名。指手足躁动不宁、心中烦乱不安而以躁动为主者，见于《伤寒论》第4、48、110、134、269、290条，归纳起来，约有四种情况：①水热互结胸膈、热扰心神所致，见于热实结胸证，伴见膈内拒痛、短气、心下硬等症（第134条），治之用大陷胸汤泻热逐水破结。②阳热内盛、热扰心神所致，其病机与第一种证情相同，但并不与水饮互结，如第4条："伤寒一日，太阳受之，脉若静者，为不传；颇欲吐，若躁烦，脉数急，为传也。"以及第110条："反熨其背而大汗出，大热入胃，胃中水竭，躁烦，必发谵语。"③阴寒独盛，阳气衰微。特征是出现于吐利后，伴四肢厥逆，如"少阴病，吐利，躁烦四逆者，死"（第296条）。④表气闭塞、阳气郁遏，故躁烦。如第48条："阳气怫郁不得越，当汗不汗，其人躁烦。"参见"烦躁""烦""躁"等条。

# 下　编

## 一、人物类

### 三　画

**大塚敬节**　日本近现代古方派代表医家。曾师从汤本求真，始终坚持在临床上从事诊疗和研究。其有关《伤寒论》的研究论文与资料均收录于《大塚敬节著作集·考证篇》。

**万全**（1567～1619）　字密斋。明代湖北罗田县人。隆庆、万历间诸生。其祖父万杏坡、父万筐，均以医知名。万全潜心于家学，通晓各科，尤擅治小儿诸病，为明代著名医家。万全推崇宋代名医钱乙，故力主"肝常有余，脾常不足"之论，于调补脾胃多有心得。其所处之方大都简便实用，药物之外兼施推拿等法，故临证多获佳效。生平著述甚富，主要有《养生四要》《保命歌诀》《广嗣纪要》《万氏女科》《片玉心书》《育婴秘诀》《幼科发挥》《片玉痘疹》《痘疹心法》《痘疹碎金赋》《格致要论》；在仲景学术的研究中，著有《伤寒摘锦》，重点选摘了仲景《伤寒论》中有关六经脉证治法，并记述了伤寒两感、差后劳复、阴阳易、痉湿暍、霍乱等脉证治法，兼述温病、时行疫病，以使后学者能握其大要，并有别于温热、时行的不同辨证论治。

**万友生**（1917～2003）　江西省新建县人。早年就读于江西国医专修院。主要从事中医教育和科学研究，其对伤寒学说造诣尤深。他认为研究伤寒学说应在《伤寒论》基础上，上溯《内经》等经典，下穷历代以至现代寒温各家学说，以继承发扬仲圣把外感伤寒（温病）和内伤杂病合论的寒温外内统一的思想、精神。而不应局守《伤寒论》为满足，自我限制其发展。为此，他在主持江西中医学院（今江西中医药大学）伤寒温病和热病教研组的教学以及江西省中医药研究所的科研工作中，极力倡导寒温统一和内外统一。曾先后编著伤寒、温病和热病教材多种，并公开出版了他的《伤寒知要》（扼要阐述了三阳三阴病的表里寒热虚实证治及其临床应用经方的经验。并以厥阴病为突破口，在寒温合看厥阴病中，力求解决这一"千古疑案"问题，而开拓了寒温统一的思路）、《寒温统一论》（以《伤寒论》和《温病条辨》为主，兼采上自内、难两经，下及历代尤其是明清时期各家寒温学说，取其主要原文，以表里寒热虚实为纲，六经、三焦和卫气营血为目，具体地论述了寒温统一的理法方药，使之相得益彰，建立了一套比较完整的外感热病辨证论治体系）和《热病学》（以《寒温统一论》为基础，对外感、内伤热病诸证治，一律按证候、病机、治法、方药、析疑五项作简明扼要的论述，并附列了大量古今医案以验证之，使之落到实处，以期更好地指导临床，在寒温统一的基础上进一步追求内外统一，为建立热病学科体系作出了重要贡献）三部代表作。他所负责的国家科委"七五"攻关中医急症研究项目中的"应用寒温统一热病理论指导治疗急症的临床研究"课题，经过五年的艰苦努力，取得的成果获得了中国中医药文化博览会的"神农杯"优秀奖和国家中医药管理局的科技进步三等奖以及江西省的科技进步二等奖。

**山田正珍** 字宗俊，号图南。日本考证学派著名医家。著有《伤寒集成》。重视汉学之文理，故在注解《伤寒论》上颇重文法和文字考证。首先，在考证原文方面，以宋本《伤寒论》为蓝本，并参考其他版本，遇有不同之处，则辑优而从，并注明理由；其次对于多义字，则据理以定其义，且对于难释之字词，不附和古人，而根据实际情况保留疑点。山田氏重视文学训诂，以考证法治学伤寒，对伤寒学有重要的贡献。

**山胁东洋** 日本医家。著有《脏志》，并参与了明版《外台秘要方》的校刻。在荷兰解剖图谱的启示下，开始进行解剖，观察内在脏腑以解决其在读《内经》之后对脏腑的形态、结构以及中医传统用药理论产生的疑问。

**川越正淑** 日本医家。著有《伤寒用药研究》，阐明《伤寒论》用药味之体用，不少处见解独到。

**川越衡山** 日本医家。著有《伤寒论脉证式》《伤寒论药品体用》。曾随中西深斋学习古方派医学，而后离师门研究《伤寒论》约50年而自成一家。在理论研究方面，认为最关键的是脉证。脉有形与势，证有奇有正；不辨形势、奇正，则脉证不足为治疗之依据。故诊治疾病，务必要辨明脉之形势及证之奇正，而辨脉证又首当重其虚实阴阳；脉有分寸高低之异，证有轻重缓急之别，当须明察。且将《伤寒论》中方按三阴三阳加以分类。

**马宗素**　金代（一说元代）平阳（今山西临汾）人。精于医术，其学私淑名医刘完素（一说即为完素门生）。于伤寒热病颇有研究，谓热病乃伤寒之一种，用药喜寒凉，忌温热。著有《伤寒医鉴》（一作《刘河间伤寒医鉴》）一卷，后编入《河间六书》，刊印于世。又重编刘完素所撰《（新刊）图解素问要旨论》，今存清抄本。另与程德斋合撰《伤寒钤法》，刻行于世。

# 四　画

**王一仁**（1898～1971）　近代医家。浙江新安县人。早年毕业于上海中医专门学校，曾任上海中医学会秘书长，参与创办中国医学院，主编《上海中医杂志》及杭州《医药卫生月刊》多年。中年不幸患精神分裂症而殁。著有《内经读本》《难经读本》《金匮读本》《伤寒读本》等书。

**王子接**　字晋三。清代医家。长洲（今江苏苏州市）人。据魏荔彤序，王氏以通儒学而深研医理，四处游历行医，活人不计其数，业医近五十年，深思力学，得之有素，而于仲景之书，钻研尤深。于清·雍正辛亥年（1731）春著成《绛雪园古方选注》三卷，其中第一卷对仲景方的方义注释甚精。王氏的弟子叶桂（天士）是温病学派的重要代表人物。

**王丙**　字绳孙（一作绳林），号朴庄。清代医家。江苏吴县人。自幼聪敏，善读书，博学多闻，为贡生。精于医学，尤精于《伤寒》，著书凡10余种，皆苦心研探、洞精物理之作。其著作有《校正王朴庄伤寒论注》《伤寒论附余》《伤寒序例新注》《读伤寒论心法》以及《脉诀引方论正》《考正古今权量说》《回澜说》《时节气候决病法》等。（根据《清史稿·王丙传》《吴县志》《苏州府志》《吴医汇讲》等。）其伤寒方面的著述能悟仲景之旨、所论简要精详，每有独到之处。

**王廷钰**　字西岑。清代云南金齿人。世业医，有旧藏医书数十种，曾任宁津县事。赴京应试时，日与知医者谈论医道。谓"北人多遵河间，少师仲景。不知河间心法，一时之治术也，仲景论说，医学之准绳也"。遂将《伤寒论》原论衍为歌诀，编为《读伤寒论歌》（1886年），择医书中常见字注音训义。撰医论十八篇，汇为《医学心得》，谓治火证当分有余、不足，"不可纯用辛热以助火，不可久服寒凉以灭火"。又论"气府"（肠系膜）即三焦等。另辑《外感伤寒证提纲》《诸痛证提纲》《喉症类集》《生产妙诀十六歌》《儿科痘证歌》，又采张善吾《时疫白喉捷要》，总为《正谊堂医书》九种。

**王华文** 清医家。字云溪。直隶河间（今河北）人。因父病时疾，误治几殆，遂发愤攻岐黄之术，研精殚思，尽通其理，尤精于伤寒、瘟疫两家，呼吸之间，转危为安，百不失一。每逢盛暑，疵疠流行，镇上烟户数万家，求之者众，竭日力不能给，且里门不便乘车，而茅槽尤多秽气，或虑传染，劝之毋往，华文毅然任之，卒亦无患。有极贫者予之药，兼助以钱，日久将药肆折本而罢，店易主，遂大盛，以其辨药精而炮制当也。瘟疫中有阴症误服药，或濒于死，华文皆救活也。辑有《伤寒节录》一书，节取《伤寒论》条文，选辑先哲论说，旁推交通，将传变之消息，脉气之形状，以及外症之异同，施治之巧妙，详疏而类陈之。道光九年（1829）其子官湖南司马时刊行。

**王好古**（约生于 1200～1264） 字进之，号海藏。金元间赵州（今河北赵县）人。性识明敏，早以通经举进士，晚时独喜言医，官本州教授。曾与李杲东垣同游张元素洁古之门，因年辈较晚，其后复从学于东垣，尽得其传。精研极思轩岐以来诸家书，驰骋上下数千载间，如指诸掌，终成大家。生平著述甚富。撰有《医垒元戎》十二卷、《阴证略例》一卷、《汤液本草》三卷、《此事难知》二卷、《癍疹论》一卷、《伊尹汤液广为大法》四卷，今存。另撰《活人节要歌括》《光明论》《标本论》《小儿吊论》《仲景详辨》《伤寒辨惑论》《医家大法》等，均已亡佚。

**王肯堂**（1549～1613） 字宇泰、损仲，号损庵，自号念西居士。明代金坛（今江苏金坛县）人。南京刑部右侍郎王樵之子。肯堂自幼习儒，雅工书法，兼及医理，万历十七年（1598）举进士，选庶吉士，授翰林院检讨，因博学多闻，声著馆阁。万历二十年（1592）倭寇犯朝鲜，肯堂上疏，愿假御史衔，练兵海上，抗御倭寇，言不见纳，引疾归里。肯堂年 17 岁时，因母病，锐意习医，渐精其术。辞官后遂穷心医道。家居 14 年，乡曲有抱沉疴者，求无不应，生活甚众，暇则以著述自娱。万历丙午年（1606），吏部侍郎杨时乔力荐之，补南京行人司副，以福建参政致仕。万历癸丑年（1613）卒，年 65 岁。著有《六科证治准绳》（又名《六科准绳》）四十四卷，内有《杂病证治准绳》八卷、《杂病证治类方准绳》八卷、《伤寒证治准绳》八卷、《疡医证治准绳》六卷、《女科证治准绳》五卷、《幼科证治准绳》九卷。尚著有《医论》三卷、《医辨》三卷、《医镜》四卷、《灵兰要览》二卷、《损庵经验方》一卷、《胤产全书》四卷及《郁冈斋医学笔尘》（系钱季寅将王氏所著《郁冈斋医学笔尘》中有关医药论述选辑而成）等。另辑有《古今医统正脉全书》（又作《古今医统》，刊行于

1601），集有自《内经》起，至明代止各朝较有代表性的医学著作四十四种，为现存古医籍中影响较大的丛书之一。弟子高果哉、浦天球等，传其医术。

**王秉钧**　字和安。近代医家。河北郧西人。30年代曾悬壶天津，著有《伤寒论新注》《金匮要略新注》。王氏认为中医重气化，西医重形质，然而气化即形质之气化，形质即气化之形质，形上形下，为物不二。《伤寒论》一书，集医学大成而造其极，惟当时自然现象概无专书，生理名词多有未备，故书中精义微言，似偏重气化而略于形质。究之气化，各有实物。故王氏研究《伤寒杂病论》，主张"各依气化所指，解以生理解剖学之实质，证以物理化学之实理"。

**王祖光**　清代江苏青浦（今上海市青浦县）人。著有《伤寒类经》一册，今存稿本。

**王梦祖**　清代陕西蒲城县人。先生硕学名儒，于书无所不读，尤笃嗜医家之书，凡仓公、越人所论撰、王冰、滑寿等所笺注，摩不精究，而独于张仲景《伤寒论》之致意焉。他历经近五十年的潜心钻研，参考《内经》《难经》《伤寒论》等百余种医籍，于乾隆己未年（1799）著成《伤寒撮要》四卷，方不泥古，惟证是察；治不执一，惟理是断，举仲景为宗，"诚以伤寒者，医之大纲也"。临证实践，以术活人，凡数十年不倦，为蒲城名医。是书亦对仲景学术的研究有较大补益。

**王橘泉**　清代医家。乾隆时举孝廉。精于医，于仲景书独具慧眼，治病有着手成春之妙，乡人称道弗绝。至晚年因虑其子孙或不能传其业，读仲景书而不能得其门，乃于诊疗之余，本其平生临床治学心得，口述《伤寒证治条例》，由其子王凤楼笔录成书，留为传家秘本。

**王邈达**（1878~1968）　一名若国，字益叟，号覆船山农。浙江嵊县人。幼习经史，后弃儒从医，悬壶故里。后至沪、杭行医，有盛名。曾与史沛棠合办六通中医疗养院。新中国成立后，任浙江省中医药研究所顾问。1953年上书卫生部，提出振兴中医事业之建议，并将医书千余册献给国家。深究《伤寒论》，每有独到见解，提出太阳经主人身之营卫，有经营于内、护卫于外之义。博采众方，务求实效，临诊用方，不拘古今，民间单方，择善而从，晚年致力于著述。撰有评校高学山《伤寒尚论辨似》及《金匮注》等。另著有《伤寒六经释义》《伤寒论讲义》。

**木村博昭**　日本汉医家。奉《伤寒论》为圭臬，悬壶京都，临床多获奇验。尝于日本皇汉医道讲习所讲授《伤寒论》，著有《伤寒论讲义》。

**尤在泾** 见尤怡条。

**尤怡**（1650～1749） 字在泾（一作在京），号拙吾，又号饮鹤山人。清代江苏吴县人。家贫而好学，工诗善书，性格沉静，淡于名利。曾鬻字于佛寺。与同郡顾秀野（嗣立）、沈归愚（德潜）等为挚友。怡少时学医于名医倓。倓素负盛名，门生甚众，晚年得怡，甚喜。谓其妻曰："吾今得一人，胜得千万人矣！"怡既得师传，悬壶于世，治病多奇中，名噪于时。晚年医术益精，隐居花溪，以著书自得。推崇张仲景，精研《伤寒论》《金匮要略》，颇有造诣。著《伤寒贯珠集》八卷，其于病机进退深浅，各有法以为辨，使读者先得其法，乃能用其方；其分证明析，于少阴、厥阴之温清两法，尤予世人以启发，故后世以《贯珠集》与柯琴《来苏集》并重。又据平素研读《金匮要略》之心得及临证经验等，撰《金匮心典》三卷、《金匮翼》八卷、《医学读书记》二卷、《静香楼医案》一卷，均刊行于世。

**车宗辂** 字质中。清代医家。浙江会稽县人。曾学医于德清县沈月光先生，并得其传伤寒秘本。乾隆四十五年（1780）与山阴县胡宪丰（字骏宁）合著成《伤寒第一书》四卷。车氏治伤寒论证用药，迥异于人，奇效无匹。

**戈颂平** 字直哉。清代山东泰州人。幼习举业。因家中亲人患病，误治，失治而殇者数人。后发愤读书，研精医理，学有本源，于古来之医籍无不通览，尤服膺仲景《伤寒论》。逐字逐句，推理穷原，历二十余载，著《仲景伤寒指归》《金匮指归》，以为初学之津梁。且用仲景之法亲验于临床，屡试屡效后，乃敢广与人服之，遵经方制度行之垂老，百鲜一失。故认为诸家之书虽汗牛充栋，皆不如《伤寒杂病论》之十六卷也。他尝谓"庸医杀人，不必方证相反，即药不及病，已足毙人命"。故生平疗疾率用重剂猛攻，他医为之咋舌，而厉疾沉疴往往立愈。另著有《素问指归》八十一篇，《神农本草经指归》五卷。

**戈维城** 字存橘。明代江苏吴县人。生平未详。对仲景学术有一定研究。所著《伤寒补天石》一书统论四时外感及诸病，论述较有条理。尤其记载了前人从未提到的"黄耳伤寒""赤膈伤寒"等病证，并在治疗方法上选收了一些民间有效的草药方，如黄耳伤寒用马蹄金等药，在临床上至今都有一定的参考价值。说明戈氏对仲景学术的研究已不局限于前人，而是求理求实，结合于临床实践。既尊旨于张仲景，又求证于仲景之后的医家，故在研究上博采众长，而有自己所得。

**中川修亭** 日本古方派医家。著述有《伤寒发微》《伤寒全论》《医道》《本邦医家古籍考》《长沙微旨》等，此外，中川氏整理其师吉益南涯的学说，编纂成《成绩录》和《险症百问》。

**中西惟忠**　日本汉方医家。著有《伤寒之研究》。

**中西深斋**　（1725～1803）字文甫，中西惟忠之子，日本江户时代医家。著有《伤寒论辨正》《伤寒名数解》。这两部书被日本汉医界称为《伤寒论》的经纬之作。中西氏对伤寒各条文逐一解说，包括辨证分析、判明真伪、考证文义、推求大旨等，其学术观点颇有新意。

**内藤希哲**　（1701～1735）　日本汉医家。信州松木人。少学医于其乡清水先生，专攻《伤寒论》，比至成诵，颇通大义。而后读伤寒家诸注解书则有疑惑。于是上溯《内》《难》，反复研读。始知魏晋以降，为医者渐失经旨；学仲景者亦不能尽其道。为医不深究仲景著作，则天下汗牛充栋之医书，皆能迷惑。内藤希哲认为仲景书支离缺裂，前后错乱，彼此杂糅，后世不得其主体而明其本旨。因此奋然用功，以修仲景之道为事，将《伤寒论》《金匮要略》《玉函经》三书合参，分类条次，正其错杂，更采诸家注说，间附己意，著成《金匮五函经类编》。书成无资付梓。遂又解往日之疑惑，重编全书，名之曰《医经解惑论》。然未及卒业而病殁，年仅三十有五。后书由其弟子刊刻于世。

**丹波元坚**　（1795～1857）　日本汉方医家。生于医学世家，早承家学。医学水平高超，汉学造诣较深，且治学严谨，对我国古典医籍的考证、注释较为详明。对《伤寒论》颇有研究，凡义理之聚讼难决，及治术之同异得失，必征之古人，验之病者。著有《素问绍识》《伤寒论述义》《金匮玉函要略述义》《伤寒广要》《药治通义》《杂病广要》等书。

**丹波元简**　（1755～1810）　日本汉方医家。著有《伤寒论辑义》《金匮要略辑义》等书。丹波氏精通汉学，博览古医术，对仲景之学尤为用心，他认为："《伤寒论》一部，全是性命之书，其所关系大矣。故读此书者，涤尽胸中所见，宜于阴阳表里虚实寒热之分，发汗吐下攻补和温之别，而痛下功夫"。可谓得《伤寒论》未宣之奥；对仲景《伤寒杂病论·序》有详细的讲解，使学习者对《伤寒论》首先有了一个明确的认识；在六经实质问题上，提出"六经八纲"说。然而此说虽有助于区分六经病，但如果与实际相联系，则显然失于机械，甚至概念错误。

**文通**　字通正，号梦香。清代医家。长白（今吉林长白县）人，属满族正白旗。好读书穷理，致力于医学三十余年，对《伤寒论》研究较深，道光甲午年（1834）著成《百一三方解》三卷，欲畅明《伤寒论》之理，使读者读之能得其纲要。

**方有执**（1525～1593）　字中行（一作仲行）。明代安徽歙县人。因其前后两妻及子女五人患病而亡，自己客游染疫，身几毙而获愈。于是留心医术，搜遗遍求古方，竟卓然成家。其学宗汉代张仲景，长于伤寒证治研究。方氏谓《伤寒论》代远年湮，晋朝·王叔和已改动原文，及成无己所注，又多所窜乱，医者或以为不全之书而置之不习，或沿袭二家之说，弥失其真。故不惮险遥，多方博访，广益见闻，虑积长久，考订移整，推求仲景原意，著成《伤寒论条辨》八卷（后附《本草钞》《或问》《痉书》各一卷）。是书草于明·万历壬午年（1582），成于万历己丑年（1589）。倩书誊脱，校讨点画，反复修改，力楷托梓，又经数年，终于万历二十一年癸巳年（1593）定稿镂板，至万历二十七年己亥年（1599）刻成。方氏是倡导错简，重订伤寒的代表人物，其后如喻嘉言、吴仪洛、程应旄、周扬俊、黄元御、章虚谷等伤寒名家，均受到其思想影响，形成《伤寒论》研究史上有名的错简重订学派。

# 五　画

**左季云**　近代医家。四川江北人。精于伤寒之学，认为《伤寒论》专论六气之邪，而后人误为专论伤寒，无惑乎恒多窒塞不通。读是书者，非苦辞旨古奥，即罣系统混淆，遂使至要之心传不能轩露人寰。于是述仲景心法，宗洞溪方式，博引时贤诸案、名医杰作，准古酌今汇合一编，参以新式标题，时阅廿载，稿凡五易，于1927年著成《伤寒论类方汇参》。

**卢之颐**（约1598～1664）　字子繇。明末医家。浙江钱塘县（今杭州市）人。其父卢复为当地名医。卢子繇幼年木讷，外若不慧，至10岁仍未显出聪颖才华。9岁依父禅坐，拜闻谷、憨山二僧为师。弱冠习医，对《伤寒论》注释每有高见，陡出解悟，惊座夺席。临证善疗奇证，投剂多奏奇效。卢氏多才多艺，兼通《周易》，博览古文词，诸同人往往叹服。尝上疏陈述国事，而不能为当政者采纳听取，于是断绝出仕之想，而求著书立言以期不朽。卢氏性情严格耿直，见人有过则面折之，俟其改过，即欢然如故。卢氏后来双目失明，自言"丘明盲而著书，予著书而得盲"。由此可见其人于学问之功夫。在《伤寒论》研究方面，卢氏亦表现出性格严直的特点，力图将《伤寒论》诸家注释中的违悖经旨的地方辨析纠正。所著《伤寒论疏钞金錍》充分显示出这一特点。此外卢氏还著有《金匮要略摸象》

《本草乘雅半偈》《学古诊则》《痎疟论疏》《难经论疏》等书，其中部分未传于世。

**卢云乘**（约1665~约1739） 字鹤轩，号在田。清代徽州黟县（今安徽黟县）人，祖籍湖广汉阳。为清朝康乾间医家。通儒，捐职翰林院四译生，尤精于医，对灵素、本草、伤寒造诣颇深，年少即负医名。雍正元年开选医科考试，卢氏由县而府而司三试擢第一，授湖广通省医学教授，掌本省普济堂医务。认为伤寒一证关于生死，不可不辨疑而自误，乃认真研读伤寒论，惜其书因年深日久而散佚，虽经叔和编次而缺略手经，而后人不察。其实人伤于寒，上下表里无所不至，焉有足经受病，手经无病之理。遂欲重著伤寒新书，以手六经证治补遗于叔和所编论中，又恐后人疑惑，故以临床经验阐发之，乃著有在《伤寒医验》六卷。另有《医学体用》等书，因兵燹板毁而罕见。

**叶桂**（1667~1746） 字天士，号香岩，晚号上津老人。江苏吴县人，居上津桥。其祖父叶时，父叶朝采皆以儿科知名。桂12岁从父习医，14岁父殁，遂师事父之门生朱某。朱某以得于师者授之，桂闻言即解，识见每出师上。此后，闻某医善治某证，即往执弟子礼。至18岁，凡更十七师，先后得王子接、周扬俊等名医指授，于家传儿科外，兼通各科，遂悬壶于世。其诊疾能深明病源，立方不拘成法，投药则奇效，名满天下，为众医之冠。其论病每有卓见。尝谓："药之寒温，视疾之凉热。自刘河间以暑火立论，专用寒凉；李东垣论脾胃之火，必务温养，习用参、附；丹溪创阴虚火动之论，又偏于寒凉。嗣是，宗丹溪者多寒凉，宗东垣者多温养。近世医者茫无定识，假兼备以幸中，借和平以藏拙，甚至朝用一方，晚易一剂，无有成见。盖病有见证，有变证，有特证，必灼见其初、终、转、变，胸有成竹，而后施之以方。否则以药治病，实以人试药也！"闻者皆以为至论。叶桂声名既盛，以医致富。性好嬉戏，懒出户庭，人病濒危，亟请，亦时有不赴者，故世有非论。然凡赴者辄奏奇效，谤议不能掩其名。年80岁卒。临终诫其子曰："医可为而不可。必天资敏悟，读万卷书，而后可借术以济世。不然，鲜有不杀人者，是以药饵为刀刃也。吾死，子孙慎毋轻言医。"其生平无暇著述，世传之书大多出自后人、门生之手。其所述《医效秘传》一书，立论说理，明确清晰，着墨不多，而与经旨无不吻合，能予人以规矩准绳，于平易近情中自具法度。特别是采取阴阳、表里、寒热、虚实的对比写法，随时强调四诊八纲作用，突出辨证论治，概括而能说明关键，指出分析要点，处处体现了作者在理论和临床上精辟见解与丰富的经验。并从中体现了他继承《内经》经旨，在仲景《伤寒论》基础上，创立了温热学说，丰富了热性病的诊断和治疗内容，说明叶氏对外感热病的认识已不局限于伤寒证，一般外感热性病病证也已提纲挈领地反映于其中了。

**史大受** 字春亭。清代江苏吴县人。行医二十余年，遍访高明，深研医书，谓医家须有三多（读书多、议论多、临证多），始为良医。以"名医杀人无怨，归之于命数，庸医偶获一效，奉之如神灵"，为其时通病。见医书繁简杂出，乃辑《史氏实法》八卷。此书就历代名家辨证论治之得心应手、经验有实效者，删繁补简，以为宗法，今存《史氏实法寒科》（又名《寒科实法》）、《史氏实法妇科》各一卷。光绪九年（1883）朱廷嘉又补入幼科五卷，仍以《史氏实法》名书。

**史以甲** 字子仁。清代江苏江都县人。隐居不仕，以医知名，少时从名医袁秦邮学，得其《脉诀》，潜心究极，遂通奥玄，决病死生。辑有《伤寒正宗》八卷，刊于康熙十七年（1678）。是书取诸贤之论，辨其阴阳，审其变证，察其标本，知其内伤，凡为方二百有奇，采方论二十二家，其意备，其旨精，亦可谓"功不止一时一方，而在天下后世矣"。

**冉雪峰**（1877～1963）　生于四川省黛溪县。卫生部中医研究院学术委员会主任、全国政协第二、三届委员，是全国著名老中医。他六世医传，自幼习文学医，19岁乡试，在慈父严师冉作辑的教导下不入仕途，学文在于奠定医学基础，专心致志于祖国医药学，在中医药学术上有深湛的造诣。1911年参加辛亥革命武昌起义，化名冉剑虹，时任湖北省新闻社社长，兼武昌起义指挥机关军务处秘书长，曾亲自带兵去黎元洪府中将其抓获。辛亥革命失败后，从此不问政事，专心研究祖国医药学。1918年，全国鼠疫大流行，在实践中总结出治疗鼠疫的"太素清燥救肺汤"和"急救通窍凉血汤"等有效方药。此外，在白喉、天花、麻疹、霍乱等方面均有专论或专著付梓，在中医药防治急性传染病方面贡献卓著，悬壶汉口，活人甚众，声名大噪，武汉三镇一带，几乎家喻户晓。他还热爱祖国医学的教育事业，曾独资创办"湖北中医专门学校"，并任校长，桃李满天下。1938年，抗日战争时期，他放弃收入丰厚的门诊，组织"湖北省中医战地后方服务团"，捐出多年来的积蓄，为抗日战士和难民免费治病，后避难于四川省万县董家岩乡。在这期间，著有《国防中药学》《大同药物学》《大同方剂学》《大同生理学》《辨证中风问题之解决》等。他历来主张不同学科之间的相互交流和渗透，"大同"二字蕴含着中西医结合的含义，作为一个传统老中医，曾亲手制备人体骨骼标本，并绘制了数百幅人体解剖学彩图（见《大同生理学》原稿），这种勇于革新，学而不倦的精神是值得后人学习的。新中国成立初期，他任四川重庆中医进修学校校长，从事中青年中医的培训提高工作，教学成绩显著，编有《内经讲义》《伤寒论讲义》等著作，受到广大学员的欢迎和尊重。1955 年，卫生部中医研究院成立，他调该院工作，任中医研究院学术委员主任。新中国成立十年大庆时，以《八法效方举隅》一书向党献礼，这本书是新中国成立以来中医研究八法的第一部专著。1960 年，撰成《冉雪峰医案》。80 岁高龄时开始纂写《冉注伤寒论》，这部书总结了冉先生 60 多年的临床经验，与仲景学说一脉相承，在理论与实践方面均有所发展。例如对《伤寒论》的释名，认为六淫之邪中伤太阳寒水，所引起的一系列病变的讨论，故名《伤寒论》，是发前人所未发，对于理解和掌握《伤寒论》全书的内容，有很大的启迪作用。这是一部珍贵的中医文献。此书经其子冉小峰、冉先德整理，中华人民共和国卫生部部长钱信忠作序，国家科委科技研究成果管理办公室王建勋同志撰写前言，由科学技术文献出版社 1982 年出版。

**包识生**（1862 ~ 1874）　字一虚。近代医家。福建上杭县人。包氏出生于世医之家，读书敏求，其术甚精，胜于父辈。少年时饮誉乡里，后乃悬壶上海，声名日噪。包氏毕生致力于中医药事业，不遗余力，除了应诊、著述以外，还曾与李书平、余伯陶、于泽周等沪上名医创办"中华医药联合会""神州医学会"等机构。中医专门学校成立之后，包氏又出任教授，传道课徒。包氏还曾创办时疫诊疗所和精华制药厂。在理论研究方面，包氏也有较多成就，对《伤寒论》阐发较多，著有《伤寒论章节》《伤寒表》《伤寒方法》《伤寒论讲义》《伤寒方讲义》各一卷，合为《包氏医宗》，还有《包氏医案》等书，俱行于世。包氏还编辑过《神州医药学报》。包氏学崇仲景，尚经方，自幼即学《伤寒论》，钻研有年，深得长沙奥旨。其治学态度严谨，主张维护《伤寒》原貌。他认为《伤寒》原本节节相应，井然有序，条文之间均寓有深意，不应任意取舍更改。只有逐条细勘，句句研读，方能明其大旨。而历代伤寒学家，论争不息，各立门户，其词益繁，其理益晦，以致后学难明源流。这种观点是很正确的。

**包诚**（1800 ~ 1871）　清代医家。字兴言。安吴（今安徽泾县）人。受业于张宛邻、私淑黄元御。于伤寒一书，尤为致力，采用分经审证的方法进行研究，以表格形式分析黄元御《伤寒悬解》中六经各类病证，撰成《伤寒审证表》，钩玄提要，证候毕呈。并致力于阐明药性制化之理，尝就其师节录刘若金所辑《本草述录》一书，以十二经络为经，以十剂为纬，分类表解药性，编成《十剂表》。另著《广生编》，系张曜孙《产孕集》之补遗。

**冯瑞銮** 近代医家。广东南海人。生平未详。曾执教于广东中医药专门学校。1931 年 3 月与广东陈任枚等以教育界代表身份出席南京中央国医馆成立大会。编著有《伤寒学讲义》，刊于广东中医药专门学校讲义之合刊本中。

**永富独啸庵**（1732～1766） 日本医家。曾入山胁东洋门下，学习汉方医学和解剖学，后受山胁东洋之命，随奥村良筑学习吐法，成为继奥村良筑之后，运用吐法的名家。著有《吐方考》《囊语》《慢游杂记》等。

# 六 画

**吉益南涯**（1750～1813） 日本医家。著有《方机》《医范》《气血水药微》《伤寒论精义》《方庸》《方议辨》《观症辨疑》等。受其父之教诲，深得古方派医学之熏陶。主张张仲景医方的灵活运用。43 岁时，开始倡导"气血水"说，并据此解释《伤寒论》。此外，他认为毒本无形，必乘有形之物方为其证，乘气为气证，乘血为血证，乘水为水证，且将药物也分成气、血、水 3 类，分述其功能及临床应用要领。其门人将其理论及经验进行整理，著成《成绩录》《险症百问》《续医断》《伤寒论章句》《续建殊录》《金匮要略精义》等。

**成无己**（约 1066～1156?） 宋金时聊摄（今山东省聊城）人；由于后来聊摄并于金，故又称金人。海陵王正隆元年（1156），寿九十余尚在世。成氏生于医学世家，性识明敏，记问赅博，术业精通，且擅于临床。其友王鼎说："目击公治病，百无一失。"著有《注解伤寒论》《伤寒明理论》和《药方论》，合称"成注伤寒三种"。成氏对《伤寒论》的注解耗用了他长达四十余年的时间，直至他 80 岁时，方才脱稿竟功。成无己是历史上对《伤寒论》进行全面注解的第一人。正是因为他首先对《伤寒论》进行了注解，使之获得理论上的说明，这才使得它的实用价值得以为广大的医学家所重视和接受。自此之后，《伤寒论》的研究便蔚然成风。成氏的这种开先河的功绩是不可磨灭的。

**吕震名**（1797～1852） 字建勋，号榡村。清代医家。先世自徽迁杭，遂为浙江杭州人。世业儒。道光五年（1825）举人，曾湖北荆门州判，旋弃官归里，寓居苏州。生平酷嗜医书，临证问切精审，诊疗多宗《内经》《伤寒论》等古法而辄有奇效。究心仲景书二十余年，将其引而不发，言下跃如之旨，一一拈出，撰成《伤寒寻源》三集。吕氏研究伤寒，颇具卓见，认为伤寒不尽属寒因，若风、若湿、若温、若热，皆统辖于伤寒之内。《伤寒论》实为羽翼《内经》之书，不止为伤寒立法。因不论伤寒、杂证，均以六经辨证为要。又著《内经要论》，未见传世。

**朱志成** 近代女中医师。著有《伤寒概要》，刊于1934年上海仓氏主编的《中医各科问答丛书》内。

**朱奉议** 即朱肱。

**朱肱**（1050~1125） 字翼中，号大隐翁，又号无求子，世称"朱奉议"。北宋吴兴归安（今浙江省归安县）人。出身儒门世家。元祐三年（1088）进士，职授雄州防御推官知邓州录事参军。崇宁元年（1102），上疏历数尚书右仆射曾布之过，言不见纳，归隐于杭州大隐坊。肱素喜论医，尤深于伤寒。潜心于《伤寒论》二十年（1089~1108），撰《伤寒百问》六卷，类聚伤寒条文，设问答百题。政和元年（1111）重加校证，增补至二十卷，张蒇作序，更名《南阳活人书》，进表此书于朝。时值宋廷大兴医学，求深于此道者为官师，乃起肱为医学博士。五年（1115），因书苏轼诗，贬于连州。六年（1116），以朝奉郎提点洞霄宫，著书、酿酒，侨居西湖上。时《南阳活人书》印行于京师、京都、湖南、福建等五处，各本刻误者颇多，且证与方分为数卷，仓卒难检。肱乃重为参详，改动一百余处，于政和八年（1118）命工匠于杭州大隐坊镂板，重刊于世。朱肱与成无己一样，均为历史上注解《伤寒论》的最早人物。其治病先须识经络及识脉辨证等学术思想，对后世伤寒学之研究产生过深刻影响。

**任应秋**（1914~1984） 字鸿滨。四川江津县人。出生于"世代书香"之家。幼年丧父。4岁开蒙，塾师授以《十三经》，皆能成诵。稍长，就读于江津国学专修馆，得经学大师廖季平指授，经学之外，兼及训诂、考据、诗文诸学。年17岁，遵祖父命，从刘有余先生学医。苦读医典之余，设立"济世诊脉所"，义务为乡邻疗疾。三年后技成，悬壶问世。嗣后，遍游沪上及湘水间，力求深造。1936年入上海"中国医学院"学习，同时，问业于丁仲英、谢利恒、曹颖甫、蒋文芳、郭柏良、陆渊雷、夏应堂等前辈名医，于医理、临床均大有进益。1937年抗日战争爆发，先生辍学归蜀，悬壶于乡，求治者门庭若市，声望隆盛。40年代中期，出任《华西医药杂志》主任编辑。嗣后，主要致力于中医基础理论研究及古典医籍整理。新中国成立后，先生受到国家重视，1952 年出任重庆市中医学校教务主任，开始中医教学生涯。1957 年，应聘任北京中医学院教授，历任学院科研办公室主任、院务委员会委员、医古文、医学史、各家学说教研室主任、中医系主任等职。还先后出任全国政协委员、农工民主党中央委员、国家科委中医专业组委员、国务院学位委员会中医评议组召集人、卫生部学术委员会委员、卫生部《中华人民共和国药典》编辑委员会委员兼中医组组长、中华全国中医学会副会长、中医研究学术委员会委员、《医学百科全书·中医基础理论分卷》主编等职。1980 年，先生以著名中医学家身份，随首批中医教育界赴日本讲学团出国讲学，受到日本医学界高度重视和隆重欢迎。先生毕生致力于中医事业，于中医基础理论、医史研究、临床研究、中医教育多有贡献，尤以整理研究古典医籍冠冕当代。其晚年座右铭曰："一息尚存，此志不容稍懈。"先生闳于着述，主要著作有《中国医学史略》《通俗中国医学史讲话》《内科治疗学》《病机临证分析》《中医病理学概说》《中医药理学》《金匮要略语释》《濒湖脉学白话解》《重订中医脉学十讲》《内经十讲》《五运六气》《中暑》《阴阳五行》《祖国医学整体观》《中医舌诊》《点校医学启源》《新辑宋本伤寒论》《中医各家学说》（第一、二、三版）。在《伤寒论》的研究上亦贡献卓著。撰有《伤寒论语释》《伤寒论证治类诠》等。

**任越安** 一作越安。清代浙江绍兴府山阴县人。以医济世，凡遇奇证，应手霍然。乾隆（1736～1795）年间名医。精研《伤寒论》，以柯韵伯《伤寒论翼》传刻广而文字讹误较多，因细加校正，去繁从简，辑《伤寒法祖》二卷，今存。又集《发藻堂纂辑灵素类言》三卷，今存抄本。子任雨辰、孙任沨波皆以医名，人推为"三世良医"。

**庆云阁** 见庆恕条。

**庆恕**（1840～1919） 字云阁。清代医家。辽宁抚顺人。少业儒，37 岁中进士，曾任部曹、甘肃太守等职。因母病几为庸医所误，27 岁学医，先读平常医书数种，涉猎十年。后得徐灵胎、陈修园、黄元御等人著作，见诸公皆远宗轩岐，近法仲景，始知《内经》《伤寒》《金匮》，乃万世医学之祖。经二十年之研究，博采各书之纯粹，撰成《医学摘粹》，包括《伤寒十六证类方》《伤寒证辨》《四诊要诀》《杂证要法》《本草类要》《伤寒证方歌括》，《杂病证方歌括》共七种。庆氏擅长临床，《医学摘粹·序三》："一时彼都人士，同方求诊者，接踵其门，投以刀圭，无不立瘥。"民国改元，寓居沈阳，任中国医学研究所名誉所长，从事讲学与临床。

**刘世祯**（1867～1943）　字崑湘。近代医家。湖南浏阳人。弱冠笃好医籍，师事同邑名医蔺斗杓，得授医经及名家著述。行医五十余年，精于伤寒，善用经方治内、外、妇、儿各科病证。与友刘瑞瀜合撰《伤寒杂病论义疏》。祯另著有《医理探源》。

**刘亚农**（约1887～1950）　字幼雪。清末福建侯官（今福州市）人。年少治经，有声里党。年19岁患肺痨，病废5年。乃于病中潜心研读脉学医理，由中而西历五载，悟医学贵在探本究治，兼习静坐以自起沉疴。既入政界犹手不释卷，常为上峰、僚属治奇病疗痼疾。丁丑年50岁，在北京悬壶十三年，曾任北京中医各报编辑。民国初年，倡设全国中亚医学会，并上书当局，创办医校，编订教材，立意改革医学教育。刘氏认为《内经》《金匮》《伤寒》等书，为不朽学说，垂为法典，治学应以规矩求变通，治病当因人、因时、因地制宜。赞赏明清以来诸名医，诊断不离古法，汤液多所发明。著有《二十世纪伤寒论》《古今药物别名考》《标病歌括、五炎证治合编》《霍乱痢疾合编》《湿温轨范》《肺病学》《胃病学》《亚农医案》《医师宝籍》等书。

**刘守真**　见刘完素条。

**刘完素**（约1120～1200）　字守真，号河间居士，又号通玄处士、宗真子、高尚先生。金代河间（今河北省河间县）人。少时聪敏，博学多识。无意于仕途，章宗皇帝三聘而不起。一身耽嗜医书，于《黄帝内经》，尤刻意研究，深探奥旨，阐发火热病机，有独到见解。其治火热之证，主张用凉剂，以降心火、益肾水为主，临证多有奇验，医名震于四方，为"河间学派"之开山。另对伤寒学说、运气学说亦很有研究，重视运气与人之关系。治病反对套用古方，提倡随病立方。著述甚丰，计有《宣明论方》《素问玄机原病式》《运气要旨论》《素问药注》《三消论》《保童秘要》《图解素问要旨论》《治病心印》《十八剂》《伤寒直格》《伤寒标本心法》等。但其中某些书是否为刘氏所作尚有争议。弟子有穆子昭、荆山浮屠、马宗素、刘荣甫等。再传弟子有刘吉甫、潘阳坡等，私淑者则更多，形成医学史上所称的"河间学派"。

**刘纯**　一作刘醇。字宗厚。元明间吴陵人。明初徙居陕西咸宁。纯博览群书，工文辞、喜吟咏。其父刘叔渊（号橘泉）受医术于名医朱震亨。纯初从父学，继师事同邑良医冯庭干、许宗鲁、邱克容，得众家之长，深明医理。著有《医经小学》五卷、《伤寒治例》一卷、《杂病治例》一卷。又增补徐用诚《医学折衷》、辑《玉机微义》五十卷，均刊刻于世。还著有

《伤寒秘要》一卷。在仲景之学的研究上颇深。如所著《伤寒治例》中，辨伤寒，自发热始，至循衣摸床，其病八十七条，后有温疟等八条，每条皆有治法。如发热病，其治则曰解表、曰发汗、曰解肌、曰和营卫之类。其例则曰随经、曰随病、曰随时、曰变例、曰禁例、曰针例，其法详审精密；于仲景原论之外，而能杂以后贤方治。故有人赞曰：治伤寒者，循此而行。如射而中，猎而获，可以起死回生。可见他在当时研究仲景之学是有着较大成绩，对后世的影响也自不待言了。

**刘渡舟**（1917～2001）　辽宁营口人。北京中医药大学终身教授、伤寒论专业博士生导师。16 岁正式拜师学医，先后受业于名医王志远、谢泗泉。1950 年进入卫生部中医进修学校深造，毕业后在北京从事中医临床工作。1956 年调北京中医学院，从事《伤寒论》教学及研究。曾任中国中医药学会常务理事及仲景学说专业委员会主任委员、国务院学位评议组成员等职。著有《伤寒论通俗讲话》《伤寒论十四讲》《伤寒论诠解》《金匮要略诠解》《伤寒挈要》《新编伤寒类方》《肝病证治》《肝胆源流论》等著作及数十篇关于《伤寒论》的论文。承担了卫生部下达的"《伤寒论》校注及语译"古籍整理工作，《伤寒论校注》已由人民卫生出版社出版。从事中医教学及临床五十余年，在长期的理论研究和临床实践中，逐步形成了独特的学术思想和医疗风格。在《伤寒论》方面，刘渡舟认为《伤寒论》六经辨证有脏腑经络的实质基础，六经的实质为经络、脏腑、气化的统一体。《伤寒论》是主论外感风寒为病、兼论内伤杂病的辨证论治专著，故而六经辨证可以适用于各种外感及杂病的辨治。他曾提出阳明热证与阳明经证、阳明腑证的区别，得到同道认同；后又提出"苓芍术甘汤"的新观点。在病理分析方面，比较重视《伤寒论》水郁、火郁、气郁。水气上冲、少阳枢机不利的病变。在临床上擅用六经辨证、擅用经方，并创制了以经方为基本方的诸多临床效方，其中以用于治疗肝病的柴胡剂最为突出。此外，他对《伤寒论》苓桂剂无论在理论上还是使用方面都有较大发展。他还在中日《伤寒论》学术交流方面作出了许多贡献，曾多次赴日本讲学，参加中日《伤寒论》学术交流会，其《伤寒论通俗讲话》《伤寒论十四讲》已翻译成日文在日本出版。

**关耀南**（1875～1908）　字道吾。清末江西清江人。光绪（1875～1908）年间名医。精于伤寒证治，于《伤寒论》多有研究。以为临证应先明主证，参以兼证，再参脉候。又宜以脉合证，以证合脉，以期明辨脉证，按法处方。因条列《伤寒论》各篇所载，类而录之，成《澄园医类》十五卷（1886）。其中《伤寒论类证》十卷，类证二百九十七目。另撰《伤寒类脉》三卷、《伤寒类方》两卷。

**米伯让**（1919～2000） 陕西泾阳县人。曾任陕西省中医药研究院研究员、主任医师，兼任陕西中医学会副会长、国家科委中医中药组成员等职。米氏自幼习医，1939年在西安、泾阳应诊行医，1942年拜师于中医学家黄竹斋先生，1943年经国家考试，获中医师证书。1954年被聘到西北医学院（现陕西中医学院）工作。临证五十余年，擅长中医内科、妇科及针灸，对中医伤寒、温病学说的研究有独到之处。擅治水、热、血所致之病，提出治疗臌胀病之有效方法为"三攻一补法"。在诊治克山病、钩端螺旋体病、流行性出血热，以及大骨节病、肝病、肾病、再生障碍性贫血、输尿管迂曲等传染病、疑难重病等方面，积累了丰富的经验，且能取得显著疗效。著有《中医对钩端螺旋体病的认识和防治》《中医对流行性出血热的认识和防治》《中医对克山病的认识和防治》《气功疗养汇编》等数十种书；校订重印白云阁藏本木刻版《伤寒杂病论》、黄竹斋撰《伤寒杂病论会通》《难经会通》等9种书；并先后发表论文40余篇。

**江尔逊**（1917～1999） 四川省夹江县人。因禀赋薄弱，自幼多疫，15岁时乃弃读学医，受业于蜀中名医陈鼎三（四川乐山市人）先生，其后又先后从师于全国著名中医陈逊斋先生及针灸专家承淡安先生，对中医经典及内、妇、儿科与针灸学，颇得其传。临证五十余年，针灸与药治兼擅，尤以善用经方救治疑难重证著称，对伤寒坏证、逆证、风痱、蛔厥、水气、黄疸、眩晕、喘咳以及肝病、肾病、心痛、胃痛等，具有独到见解，且疗效卓著。其治学方法与临证思维，概括起来，一是扎根临床，远绍经典，参验先贤，融汇贯通，频添新意；二是突出主证，重视复方，方证相对，圆机活法，讲求疗效。主编《桂枝汤类方证应用研究》，点校先师陈鼎三先生遗著《医学探源》（均由四川科技出版社出版）。发表论文、医案、医话六十余篇。曾任四川省人大代表、四川省仲景学说专业委员会委员、《四川中医》杂志编委、光明中医函授大学顾问等职。

**汤本求真** 日本古方派医家。著有《临床汉方医学解说》《皇汉医学》。早年从事西医治疗，后受和田启十郎的影响，开始研究汉方医学，立志要在西方文化一统天下的日本社会重新复兴汉方医学。

**许宏**（约1341～1421） 字宗道。明代医家。明初建安（今福建建瓯）人。许氏自幼习儒而精于医，据建安县志记，许宏医术高超，"奇证异疾，医之辄效"。又工诗文，写山水花卉，皆臻其妙。卒年八十一。所著

《通元录》行于世。此外，许氏以成无己《注解伤寒论》为依据，对《伤寒论》一百一十三方进行注释，编成《金镜内台方义》，是一本研究伤寒论方的专著。晚年，收采前贤医著及本草汤液的有效验方，编成《湖海奇方》一书，内容简明，便于病家自检。

**许叔微**（1080～1154）　字知可。真州白沙（今江苏省仪征县）人。南宋兴王子（即1132）53岁时中进士。少孤力学，于书无所不读，11岁时，因父母遭时疾，相继卒，痛无良医而致力于方术。刻意方书，誓欲"以救物为心"，许氏认为："医之道大矣，可以养生，可以全身，可以尽年，可以利天下。"建炎初，张遇破真州，已而疾疫大作。知可遍历里门，视病与药，十活八九。仕至徽州、杭州教官，迁京秩，至翰林集贤院学士，会秦桧当国主和议，疾朝士异己者，乃谢病而归。许氏为人诊病，不问贫富，不计报酬，医术高明，活人无数。"余既以救物为心，予而不求其根，则是方也，焉得不与众共之。"显示了他高尚的医德，为时人称颂。晚年，又将"漫集已试之方及所得新意"著书以传世，其著作有：《许叔微伤寒论著三种》（是书即《伤寒百证歌》五卷、《伤寒发微论》一卷，《伤寒九十论》一卷之合刊本），《类证普济本事方》十卷、《类证普济本事方后集》十卷，《伤寒治法八十一篇》二卷，佚。《仲景脉法三十六图》，佚。《翼伤寒论》二卷，佚（也有认为《翼伤寒论》即《发微论》）。在伤寒理论研究上，许氏有如下贡献：①按症类证研究，他的《伤寒百证歌》，就是按症类证研究和运用《伤寒论》最早的专著。许氏将《伤寒论》原书中主要症状，归纳分类，编成歌诀，便于学者掌握要点。②主伤寒"三纲鼎立"说，在晋代王叔和唐代孙思邈风伤卫、寒伤荣、风寒伤营卫的基础上，提出了"三纲鼎立"说，见于《伤寒百证歌》第二证，伤寒病证总证歌"一则桂枝二麻黄，三则青龙如鼎立"。③内脉外形，即脉症互参，内外详察，才能得出正确辨证。④以八纲为辨证纲领，他在《伤寒百证歌》中概括了表虚表实、里虚里实、表热里寒……真热假寒的辨证施治规律，系统地总结了中医八纲辨证，后世的发展基本没有超越它的范围。

**许知可**　见许叔微条。

**许学士**　见许叔微条。

**孙服民**　湖北武昌人。平素嗜好中医。1923年，奉节冉雪峰先生在武昌创办湖北中医专门学校，他追随冉氏门下，习医数年，亲聆指教，获益匪浅。有心仲景之学，遂将冉氏平日答语及自己心悟记录成册，撰《伤寒论问答》一卷、《金匮要略问答》一卷，刊行于世。

**孙鼎宜**　清末医家。湖南湘潭人。少业儒，1899 年，因父病误治而发愤习医。专宗仲景之书，上稽《内经》《难经》，下逮隋唐以来医籍。每遇一证，必溯其源而折衷焉，施人辄愈，医名渐著。1905 年留学日本，参知西法。晚年任教于湖南国医专科学校。撰有《伤寒杂病论章句》《伤寒杂病论读本》《难经章句》《明堂孔穴针灸治要》《脉经钞》《医学三言》，合刊成《孙氏医学丛书》。

# 七　画

**麦乃求**（1814～1875）　字务耘，号飞驼山人。清代医家。岭南香山（今广东中山）人。少为诸生，喜读古书，邃于医术，而尤沉潜于《内经》、仲景之文。于各家之异同，无不畅通厥旨，处方辨证，其效如神，有叶天士之遗风。尝谓医理莫精于仲景，医法莫细于《伤寒》，遂索隐钩玄，参考折衷，积数十年之功，撰成《伤寒法眼》两卷（1875 年），释长沙之微意，补前人之未言，凡五易稿而成，以毕生之精力萃于是矣。麦氏亦认为《素》《灵》为仲景之体，仲景乃《素》《灵》之用，无仲景不能用《素》《灵》，舍《素》《灵》无以通仲景，二者相资，斯为医门正法眼藏。故仲景学术的研究，其不失大家之一。

**严宫方**　字则庵。安徽桐城人。清代医家。上自《素问》，下及张仲景、刘河间、李东垣、朱丹溪诸家之书，无不研习。荣卫虚实，辨析毫芒，善治奇病。采诸书有关伤寒论述，编为歌诀，撰成《伤寒捷诀》。其孙为之注释，以明分证立法之旨。

**严器之**　宋代人。里居未详，以医为业，自幼及老，耽味仲景之书五十余年。与聊摄名医成无己相友善，尝为成氏《注解伤寒论》作序。对成氏治学甚为敬佩。在序言中指出："邂逅聊摄成公，议论该博，术业精通，而有家学，注成伤寒十卷，出以示仆，其三百九十七法之内，分析异同，彰明隐奥，调陈脉理，区别阴阳，使表里以昭然，俾汗下而灼见；百一十二方之后，通明名号之由，彰显药性之主，十剂轻重之攸分，七精制用之斯见，别气味之所宜，明补泻之所适，又皆引内经，旁牵众说，方法之辨，莫不允当，实前贤所未言，后学所未识，是得仲景之深意者也。"其对成氏之赞以及为之作序，说明他在当时亦是研究仲景之学的名家从而为成无己所尊重。若严氏在仲景之学的研究上无造诣可言，对成氏的评述亦难如此精辟。更不可能为成氏后期著作《伤寒明理论》再序。正因为他对仲景学术的研究颇深，故亦有人将《伤寒明理论》指为严氏所作，是说存疑待考。

**杜雨茂**（1934～2003）　陕西省城固县人，教授。曾任全国中医药成人教育学会名誉理事长、中国中医药学会陕西分会副会长、中国中医药学会仲景学说专业委员会委员、陕西中医学院副院长等职。著有《伤寒论辨证表解》《金匮要略阐释》《伤寒论研究文献摘要》等，并参加编著中医高等院校统编教材第二版《中医务家学说讲义》、第四版《伤寒论选读》及《中医简明辞典》、《中医大辞典·外科五官科分册》、《中国医学百科全书·中医外科学》，在《伤寒论》的治学方面，杜雨茂教授自1959年即担任该课的教学工作，创提纲表解式与临床实例相结合的教学方法，深受欢迎。先后发表《伤寒论六经本义》《伤寒论教学方法浅谈》《伤寒论理法方药在临床上的应用》《附子复方的临床应用》及《伤寒释疑》等学术论文70余篇。对《伤寒论》六经的实质的见解有独到之处，他认为："伤寒论的六经，是以祖国医学整体观为前提，以阴阳学说为核心，以人体六经所分属的经络、脏腑、气血营卫为基础，以八纲作为归纳证候和分析病情的主导思想，并将病因学说、八法论治等有机地结合起来，成为理法方药一线贯连的辨证论治的纲领体系。"并提出学用伤寒"举纲、深究、致用、推广"的八字要领，尤其是在如何运用经方治今病方面，总结出四点精粹：①据证定经，分经论治，病与文符，照用不疑；②抓住主证，辨别对照；③紧扣病机，详辨异同；④师其法而不泥其法，用其方而不拘其方。杜教授非常崇尚理论联系实际，他在临床中也是这样身体力行的，如以真武汤、小柴胡汤合五苓散、桃核承气汤等加减化裁而成的肾衰Ⅰ、Ⅱ、Ⅲ号复方治疗肾衰竭，以茵陈蒿汤化裁而成的"肝泰乐"治疗乙型肝炎，运用仲景重视阳气的理论研制成中药复方柔脉冲剂治疗动脉硬化等。

**杉原德行**　日本汉方医家。著有《伤寒论篇》，中译本名为《伤寒论新解》。

**李中梓**（1588～1655）　字士材，号念莪，又号尽凡居士。明清间华亭（今上海市松江县）人。明代兵部主事李尚衮之子。自少博学，后因多病，究心医术，于古代医典及金元四大家诸书多有心得，受张仲景、张元素学说影响尤深，常与王肯堂、施笠泽、秦昌遇、喻嘉言等名医交往。从医五十年，临证每获奇效，求治者甚众。如金坛王肯堂素以医术著称，年老患脾泄，延中梓诊视。中梓曰："公体肥多痰，愈补愈滞，法宜用迅利药涤之。"乃用巴豆霜，下痰数升而愈；鲁王患疾，时方盛暑，寝门重闭，床施毡帷，悬貂帐，身覆貂被三重，犹呼冷。中梓视之，曰："此伏热也。古人有冷水灌顶法，今姑为变通。"用石膏三斤煎饮，作三次服。一服去貂被，再服去貂帐，三剂则毡帷尽去，遍体流汗而愈。医技如此，可见一斑。然其素自矜贵，非富贵家不能延致。年68岁卒。生平著述甚丰，今存者有《内经知要》二卷、《医宗必读》十卷、《诊家正眼》二卷、《本草通玄》二卷、《伤寒括要》二卷、《寿世青编》二卷、《病机沙篆》二卷、《镌补雷公炮制药性解》六卷，及《李中梓医案》（收入李延昰《脉诀汇辨》中）等。中梓不欲医世其家，故其侄李延昰未得亲传，而自学成为名医。《本草汇》作者郭佩兰，从李氏学医多年。士材之学，尝一传于沈朗仲，再传于马元仪，三传于尤在泾，后世称之为"李士材学派"。

**李克绍**（1910～1996）　　山东牟平县人。山东中医学院教授，河南南阳张仲景国医大学名誉教授，中国中医药学会仲景学说专业委员会顾问。其传略已收入《中国当代名人录》。他认为《伤寒论》是一部朴实无华的著作，不要把它讲得玄妙难测。他研究《伤寒论》，有其独特的逻辑思维方法。举例说，过去都认为伤寒传经的先后次序，是根据《素问·热论》："一日巨阳受之，二日阳明受之，三日少阳受之……"而来的，但他认为《热论》的几日受之，是指受邪后各经的发病之日，而不是受邪于前一经，如果受之是受邪于前一经的话，那么一日巨阳受之，是受之于哪一经呢？又如"伤寒二三日，阳明少阳证不见者，为不传也"，如果传是指传经，那么不传了，为什么又能五六日呕而发热者属少阳，七八日大便硬者属阳明呢？又如太阴大实痛，注家都讲作实在阳明，但他认为，实在阳明其人还能续自便利吗？"少阴病，始得之，反发热"，有解为太少两感的，他认为，如果兼感太阳，发热就属当然，不能称"反"。著有《伤寒解惑论》《伤寒论语释》《伤寒串讲》《伤寒百问》，以及有关《伤寒论》和《金匮要略》方面的重要论文二十余篇。

**李培生**（1914～2009）　　字佐辅。湖北汉阳县人。湖北中医药大学教授。世以医为业。1920～1930年（汉阳）私塾学堂学习并随父习医，1931～1933年曾在上海恽铁樵中医函授学校中医专业专科、湖北中医进修学校（湖北中医学院前身）学习，后在湖北中医学院（现湖北中医药大学）伤寒教研室担任教师。长期从事教学、医疗和科研工作，涉及中医经典理论及其应用，与中医内科、妇科、儿科等诸多领域。尤精通于《伤寒论》之理论与临床研究。提出《伤寒论》的主要贡献在于把外感疾病错综复杂的证候及其演变加以总结，从而构成完整的六经辨证体系。其不仅为诊治外感疾病提供了辨证纲领和治疗方法，而且也给中医临床各科提供了辨证和治疗的一般规律，由此扩大了《伤寒论》方的现代临床运用范围。毕生致力于《伤寒论》理法方药的多方位探究。善用经方，师古不泥；注重时方，运用自如。创制有"疏肝利胆汤""温涩固宫汤"等许多验方，均为经方结合时方变化而来，于内科肝胆疾病及妇科出血性病证等有良好疗效。目前对《伤寒论》方临床应用，肝胆、脾胃、肿瘤等疾病辨治有较大关注。出版专著 2 部，主编教材 5 部，在国内发表论文 60 余篇。主要著作有《柯氏伤寒论翼笺正》、《柯氏伤寒附翼笺正》、全国西医学习中医教材《伤寒论》、全国高等中医药院校试用教材《伤寒论选读》、全国高等中医药院校教材《伤寒论讲义》、全国高等中医药院校函授教材《伤寒论讲义》、全国高等中医药院校《教学参考丛书·伤寒论》等。

**杨士瀛**　字登父（一作登甫），号仁斋。宋末著名医学家，约生活于公元十三世纪。怀安（今福州市西北）人。杨氏生于世医之家，自幼立志学医，钻研《内经》《难经》《伤寒论》等古医籍及其他名医著作，并结合自己的临床经验，融会贯通，是一位具有多学科临床经验的医学家。其学术经验为金、元、明、清许多医家所推崇，对后世医学发展有较大影响。对仲景学说也有深刻造诣。杨氏生平著述较多，主要有《伤寒类书活人总括》《仁斋直指方论》《医学真经》《察脉总括》《仁斋直指小儿方论》《脉诀》《医学真经》等，其中部分已佚。

**杨希闵**　字铁佣，号卧云居士。清代江西新城（今黎川）人。寄寓建昌府（今江西南城等县），咸丰、同治（1851～1874）年间名医。对中医学研究颇深，尤嗜仲景之学。撰《伤寒论解略》，将《伤寒论》及各家注本合辑为一书，又将黄坤载、柯韵伯、徐灵胎、尤在泾等十余家注解伤寒经方者以方分类，解释方义，便于提纲挈领。撰《伤寒论百十三方解略》六卷（1852 年），又依此例作《金匮百七十五方解略》，以证多或不详悉，则方义亦混，故于解释方义之外，兼释病证。又撰有《盰客医谈》四卷，亦存于世。

**吴人驹**　字灵稚，号非白。清代医家。安徽歙县人。27 岁时开始学医，拜同邑余子敬为师。其人自云："性嗜懒而笔且钝，不好名誉，以著述为赘疣。"后至老年，在人们的劝勉下，撰成《医宗承启》六卷，对《伤寒论》注释比较明晰，发挥较多。

**吴仪洛**（约 1704～1766）　字遵程。清代医家。浙江海盐县人。年轻时曾习举业。其家藏书极多，凡有益于民用者，购之尤亟，所藏医书多海内希见之本。早年即旁览医籍，又曾至四明，读范氏"天一阁"藏书，博学多闻。读医书遇有会意，辄觉神情开涤，数十年精勤不倦，日臻深功。

在《伤寒论》研究方面也有所得，曾著《伤寒分经》十卷，行于世。吴氏对王叔和、林亿、成无己多有微词，而推崇方有执和喻嘉言。尝谓："医林著作林立，其能发挥《素问》之蕴奥者首推王氏，而能发挥仲景之蕴奥者则首推喻氏。"不过，吴氏在《伤寒》研究方面并无创新。吴氏还著有《本草从新》《成方切用》等书行世。另有《四诊须详》《女科宜今》《杂证条律》等书。吴氏的著作一般较切实用，故往往流传较广。

**吴考槃**（1903~1993）　江苏海门人。1923年毕业于海门中兴医学校；1933年至1952年间曾任海门保神医学校校长兼教师。为南京中医学院教授。毕生从事中医教育事业和中医经典著作的研究工作，颇著声誉。著有《伤寒论百家注》《金匮要略五十家注》《本经集义》《难经集义》《灵素辑释》《麻黄汤五十六方释义》等。对《伤寒论》有较深刻的研究。（《名老中医之路》第二册）

**吴贞**　字坤安。清代浙江归安县人。少时多病，遂究心医学，以求卫生之道。于医书无所不读，上至《伤寒论》《金匮要略》，下至王肯堂《六科准绳》、喻昌《尚论篇》、叶桂《临证指南医案》，以及金元四大家之论，无不淹贯。曾得叶天士、薛生白亲授伤寒秘旨。行医三十年，凡遇感证，在经治经，在脏治脏，在腑治腑，无论虚实，数剂而愈，务求保存病者元气。著有《伤寒指掌》四卷，刊行于世。

**吴钧**　字友石。清代浙江归安县人。邑名医吴贞之弟。钧亦知医学，对于类伤寒证的种类、病因、范围的辨析与论治，在前人的基础之上，兼及伤寒、温病学说，曾作了较为系统的研讨。尝与兄共撰《伤寒指掌》《类伤寒辨》二书。

**吴绶**　明代医家。浙江钱塘县（今杭州市）人。吴氏出生于世医之家，幼承庭训，学习中医。不幸早年父亲逝世，学业遂荒。迨到年长始学《内经》《伤寒论》，茫然不知所云，乃遍访求师、勤苦读书，坚持三十年，颇有所得；后奉诏至京师入太医院，官至太医院院判。年老以疾告归。吴氏临症技术高超，尝遇一名叫冯英的伤寒患者，诸医皆议用承气汤攻下，而吴绶视之曰："将战汗也。非下症也，当俟之。"顷刻，果得战汗而解。吴氏精于伤寒之学，参考古今伤寒诸书，著成《伤寒蕴要全书》，流传于世。在伤寒研究方面，吴氏强调五运六气学说的意义，强调认识经络生理病理的重要性。

**吴谦**（1689~1748）　字六吉。清代安徽歙县人。以诸生肄业于太医院。官至太医院院判，供奉内庭，屡被恩赏。乾隆间（1739~1742），皇帝敕编医书，太医院使钱斗保奏请发内府藏书，并征集天下家藏秘籍及世传良方，分门聚类，删其驳杂，采其精粹，发其余蕴，补其未备，编书两部：其一小而约，以便初学；其一大而博，以为学成参考。后改议专编一书，期以速成。命吴谦与同官（清时太医院院判设两名）刘裕铎为总修官，于各类医书，"酌古以准今，芟繁而摘要"大行编修。书成，"钦定嘉名《医宗金鉴》""书凡九十卷，类分十一科"而置《伤寒论》为各科之首。《伤寒论》乃吴谦亲自修订。盖吴氏以为，古医书有法无方，惟《伤寒论》《金匮要略》法方兼备。两书义理渊深，方法微奥，旧注随文附会，难以传信，乃逐条注释，订正讹误，撰成《订正伤寒论注》十七卷、《订正金匮要略》八卷，先于各书颁行，以利天下时用。此书曾作为太医院教本，后世流传甚广，影响亦极其深远。

**吴蓬莱** 清代医家。古濮（今河南濮阳）人。精伤寒学，深究柯韵伯《伤寒论翼》《伤寒附翼》。诊治伤寒有效而声名远噪，从学者数十人。又据柯氏两书作歌诀为《仲景存真集》两卷，成书于同治甲子年（1864），刊刻于世。

**何世亿**（1752～1806） 字元长，一作元常，号澹安。清代医家。青浦（今上海市）人。晚年迁居福泉山重固镇，自号福泉山人。何氏生于医学世家，初嗜书画篆刻，后承家学业医。究心《灵》《素》之术，考张、刘、李、朱四家之说。诊病不问贵贱，务得其致病之由，所治皆应手而愈。尤精于望闻之法，决生死无不验，处方好参错今古，不专一家。善治伤寒，著有《伤寒辨类》。《重固（一作古）三何医案》上卷即收载治验。另有《治病要言》《簳山草堂医案》《何元长先生医案》《福泉山房医案》。

**何渊**（1372～1432） 字彦澄（一作彦徵）。明初江苏镇江府丹徒县人。系何氏自南宋以来的第六世医家。渊博通经史，学有渊源，洞彻医理，辨证入微。永乐（1403～1423）时，征入太医院，官至院使。时仁宗在东宫，礼遇极隆，呼其字而不称其名。仁宗登极后，屡欲官之，辄不受，乃忧以太常寺正卿禄，赏赐甚多。至需诊病，仁宗多用亲札。渊先后积存"御札"三十一纸，自庆千载之遇，装潢成册。其在太医院二十余年，上自公卿贵人，下至平民百姓，不择高下，皆走其门求治，治则奇效，为医中术高而有德者。著有《伤寒海底眼》二卷，今存。另撰《内外证治大全》四十八卷，已佚。其父禄元，字天祐，曾拜朱丹溪弟子戴元礼为师，尽得其奥，凡遇奇症，投剂立效。裔孙何应壁，亦以医名。

**余无言**（1900～1963） 原名余愚，字择明。江苏阜宁县人。少年时随父余奉仙攻读岐黄，18 岁开始应诊。青年时期去上海从俞凤宾博士等学习西医，1929 年到上海定居。曾与张赞臣合组诊所，并共同创办《世界医报》。30 年代中期，被推选为旧中央国医馆名誉理事兼编审委员，受聘任教于上海中国医学院、中国医学专修馆、苏州国医研究院、新中国医学院等单位，并于 1938 年创办上海中医专科学校，自任教务长。由于长期从事教育，以改进中医为夙志，为中医界培养了大批后继人才。1956 年应聘赴京，先后在中国中医研究院和北京中医学院工作，曾主持中国中医研究院编审工作。临证擅长内、外科，疏方熔经方、时方于一炉。在学术理论方面，赞同中西医融会贯通，提倡"中医科学化，西医中国化"。尤精于仲景学说，主张以科学方法整理诠注《伤寒论》和《金匮要略》，撰有《伤寒论新义》《金匮要略新义》《湿温伤寒病篇》《斑疹伤寒病篇》《翼经经验录》等。

**余远** 字无度。清代医家。锡山（今江苏省无锡市）人。著有《伤寒直指》二卷。

**汪必昌** 字燕亭。清代安徽新安人。御前太医。对医学造诣颇深，尤潜心于仲景学术。著有《医阶辨证》一卷，《聊复集》五卷。在《伤寒三说辩》中，以仲景为宗，而力排王叔和强分集证之谬等。自序曰：是书之名曰辩，何以曰辩？辩其理之不正，辩其见之不经，辩其论之似是而非，辩其言之误世，辩世人不知之而信从，故曰辩也。其说虽有过辞之语，而研究仲景学术是有启迪作用的。

**汪纯粹** 字春圃。清代安徽新安县人。初习举业，为诸生。久困棘闱，自愤不得以文售于时，遂肆力攻医，精其术。雍正癸丑年（1733）夏，疫疠时行，纯粹所至，沉疴辄起。遇贫病不能具药饵者，赠其资，予以汤剂，全活无算，颂其德者遍里闾。著有《孝慈备览伤寒编》四卷，分阴阳，别脏腑，明六经，定五略，详切问，考汤头，论有本源，语无枝叶，"辨俗师所未辨，发古人所未发"，对仲景之学的研究有一定的贡献。

**汪宪奎** 字秋浦。清代江苏吴县（今江苏省吴县）人，生平不详。撰有《伤寒论类方增注》。现有近代传抄本，藏上海图书馆。

**汪莲石** 清代医家。婺源（今江西省婺源县人）。自号"天都弃叟"。晚年悬壶于沪北。年 20 岁时因病延医不愈，遂发愤学医。初读《脉诀》《汤头歌诀》《临证指南医案》《温病条辨》等书。后学《内经》《伤寒》《金匮》《本经》。认为伤寒注家虽多，然各有所偏，莫衷一是，惟喻昌、舒诏能辨叔和伪撰。临证善用经方，处方又多用萸附。尽数十年心得，著

《伤寒论汇注精华》九卷。其弟子有恽树钰、程门雪等。

**汪琥**　字苓友，号青谿子。清代长洲（今江苏吴县）人。先习儒，后改业医。博览前人有关伤寒著述，对《伤寒论》研究造诣甚深。康熙年间从友人处得武陵（今湖南常德）陈亮斯所著《伤寒论注》草稿，谓此书"极为入理，惜其书不全"，乃于康熙十五年至十九年（1676～1680）间专志著述，撰成《伤寒论辨证广注》十四卷。遵《素问》"热病者，皆伤寒之类也"之论，以邪之传经者为热病，直中者为寒证，二者不宜混淆，故首取《伤寒论》热病条文，逐条广参各家论说予以辨注，颇多创见。对不少伤寒名著、名家亦有所评论。又撰《中寒论辨证广注》三卷，按前书体例逐条注说《伤寒论》属真寒证之条文，附于前书之末刊行。另著《痘疹广金镜录》三卷、《养生君主编》三卷、《增补成氏明理论》、《医意不执方》等，后两书已佚。

**沈又彭**　清代医家。浙江嘉善县人。据《嘉善县志》记载，沈氏少习举业，兼通星占、风水之术，尤精于医学。30岁时，以国子生三赴省闱，三次失意，遂闭门专攻医书。苦读十载，其技始成，治病辄效。沈氏医德高尚，诊治不计利、不居功。对于家贫的患者还施之以药，或留治于家，病愈始遣归，人们皆赞誉之。有邻人之子患重疾，濒危，而家贫母老，沈氏尽力救疗。正在这个时刻杭州盐商以重金相聘，而沈氏恻然曰："富者不得我，转聘他医，可活也。此子非我不活，忍以区区长物而令人死且绝乎？"遂辞不应聘，而邻人之子得以痊愈。沈氏著有《医经读》《伤寒卒病论读》《女科辑要》等书，行于世。又有《治杂病读》《证治心编》《治哮证读》《女科读》等书，然今已不见。

**沈元凯**　号少微山人。清代人。生平里居未详。著有《伤寒大成》一书，今存抄本。

**沈月光**　清代医家。浙江德清人。据胡宪丰云，沈氏修身养性，学道深山，独得仲景真传。仲景《伤寒论》原为"九州之全书"，后火劫散佚，而世之所传皆不全，独沈氏得到全本《伤寒》。传之于龚藩臣，龚藩臣熟读精研，遵法施治，起死人而肉白骨，数十年中全活无算，当时慕名愿学者不可胜数，龚氏一概拒绝，声言苟非其人，即万金不与易焉，而后来将此本传给车宗辂（质中），后者与胡宪丰在其基础下编·人物类著成《伤寒第一书》，行于世。

**沈凤辉**（？～1801）　清代医家。江苏嘉定人。少攻举业，后承家学攻岐黄之术，对《伤寒论》潜心研究数年，而体会颇深，撰《伤寒谱》八卷，全面反映其所悟所得。

**沈灵犀**　生平里居未详。曾著《伤寒摘要》《读金匮要略大意》二书，均见于泉唐《沈氏医书九种》。

**沈明宗**　字目南，号秋湄。清代槜李（今浙江嘉兴县）人。少攻举子业，旋及潜心禅宗，旁通医典。为清初名医石楷之高弟。少失偶，不复娶。客游燕都，后至邗江（今属江苏），姻缘缔合，遂止禅心，专攻医术，颇有声名，抱病求治者踵接。暇则与其弟子专论医宗，凡二十余年，精研仲景之学，于《伤寒论》注家中，推崇方有执、喻嘉言。著有《伤寒六经辨证治法》八卷，体例从喻嘉言氏，而突出六经主病，颇多创见。又撰有《伤寒六经纂注》二十四卷、《金匮要略编注》（又名《张仲景金匮要略》）二十四卷、《虚劳内伤》二卷、《温热病论》二卷、《妇科附翼》一卷、《客窗偶谈》一卷，刊行于世。

**沈金鳌**（1717~1776）　字芊绿，号汲门，又号再平，晚号尊生老人。清代江苏无锡县人。廪贡生。早岁习儒，博通经史，善工诗文，及医卜之术。年近四十，屡试京兆不售，叹曰："昔人云不为良相，当为良医，余将以技济人也。"遂潜心医学。曾得名医孙庆曾之传，凡男、妇、大、小，为脉为证，皆得之亲授。遍览《灵》《素》及仲景以下诸名家医著，历四十年而不辍，故深通医理，治病无不奏效。例如周夕俊患肝疾，医者误以湿热治之，咽干舌缩，齿腭皆黑，胸膈如火，日夜不寐，自分必死，举家遑然。金鳌力排众议，投以平肝清火之剂，诸证皆平，得以痊愈。著有《脉象统类》一卷、《诸病主脉诗》一卷、《杂病源流犀烛》三十卷、《伤寒论纲目》十六卷、《妇科玉尺》六卷、《幼科释谜》六卷、《要药分剂》十卷、共七种计七十卷，总名曰《沈氏尊生书》（1773年）。刊刻于乾隆四十九年（1784），今存于世。

**宋云公**　金代河南河内县人。素喜医学，撰有《伤寒类证》三卷，书成于大定癸未年（1163）。宋氏自称"于常山医流张道人处秘受《通玄类证》，乃仲景之针法也。彼得之异人，而世未有的本"据此而撰是书。将张仲景397法，分证50门，共484法，用表格的形式列述了伤寒诸证及其兼证证治，并指明当用何方治疗。对于后学者能达到以纲带目的效果，对仲景学术的研究有一定的启迪作用。

**张长沙**　即张机。相传张机曾任汉长沙太守，故后人往往称张长沙。见"张机"条。

**张介宾**（1563~1640）　字会卿，号景岳，别号通一子。祖籍四川绵竹。明初以军功授绍兴卫指挥，始迁山阴。其父为定西侯幕客。介宾素性端静，年十三随父至京师，从名医金英（字梦石）学医，尽得其传。年四十从戎幕府，曾抵河北、山东，还出榆关，履碣石，经凤城，渡鸭绿，居数年无所就，乃旧乡里，肆力于医。遍访名医之书，医名日进，声名日彰。其于医，效法于李东垣、薛立斋，喜用熟地，有"张熟地"之称。为明季医界中"补土学派"的代表人物之一，介宾尝慨世医茫无定见，多勉力为杂应之术，处方则"假备以幸中，借和平以藏拙"。故其临证，必沉思病源，虽单方重剂，莫不应于霍乱。一时谒者盈门，沿边大帅，皆遣金币致之。介宾博学多识，凡韬略、相术、星纬、堪舆、律吕无有不通，而于医道最精。对《内经》研究尤有盛名。尝历三十年，编《类经》三十二卷，其将《内经》分门别类，详加注释，多所发表，为后世医家所推崇，另撰有《类经图翼》《类经附翼》《伤寒典》《质疑录》《杂证谟》《传忠录》《本草正》《外科钤》《脉神章》《古方八阵》《新方八阵》《慈幼新书》《痘疹诠》《小儿则》《妇人规》《宜麟策》等，大都收于《景岳全书》，刊行于世。

**张机**（约150~219） 字仲景。后汉南郡涅阳（今河南南阳县。一云今邓县穰东镇）人，自幼耽嗜医学，从同郡名医张伯祖学习，术业大进，时人多所称誉。何颙赞道："仲景之术，精于伯祖，起病之验，虽鬼神莫能知之，真一世之神医也。"东汉末年，连年混战，灾荒不断，疫病流行，据张仲景《伤寒杂病论》自序言，张氏宗族素多，向余二百，因疫疾死亡者三分有二，而其中百分之七十是因患伤寒而死。张机感往昔之沦丧、伤横夭之莫救，乃勤求古训、博采众方、撰用群书，撰成《伤寒杂病论》十六卷。对后世医学的发展产生了极其深远的影响。据《医林别传》：张机在汉灵帝时，举孝廉，官至长沙太守。后在京师为名医，于当时为上手。以宗族二百余口，多患伤寒而卒，乃著论二十二篇，证外合三百九十七法，一百一十三方。其文辞简古奥雅，古今治伤寒者，未有能出其外者。其书为诸方之祖。时人以为扁鹊、仓公无以加之，故后世称为"医圣"。关于张机尚有一些传说。据《甲乙经·序》：张机一日入桐柏山觅药草，遇一病人求诊。仲景曰：子之腕有兽脉，何也？其人以实俱对，乃峄山穴中老猿也。仲景出囊中丸药遗之，一服辄愈。明日，其人肩一巨木至，曰：此万年桐也，聊以相报。仲景砍为二琴，一曰古猿，一曰万年。仲景曾见侍中王仲宣，时年二十余，仲景对仲宣说，君有病，四十当眉落，眉落半年而死，令服五石汤，可免，仲宣嫌其言忤，受汤勿服。居三日，见仲宣谓曰：服汤否？仲宣答已服。仲景说，色候固非服汤之诊，君何轻命也？仲宣犹不言。后二十年果眉落，后一百八十七日而死，终如其言。后世医家推崇仲景，尊称为"医圣"，或称医中之"亚圣"。据载，仲景著作除《伤寒杂病论》外，还有《脉经》《五脏论》《口齿论》《疗黄经》《评病要方》《广伊尹汤液》《张仲景方》《金石制药法》等书。

**张仲景**　见张机条。

**张寿甫**　见张锡纯条。

**张志聪**（1644～1722）　字隐庵。清代医家。浙江钱塘县人。自称为东汉名医张仲景之后裔，其十一世祖游宦钱塘，遂定居于此，志聪幼年失怙，乃弃儒习医，从当时的伤寒大家张遂辰学习，得其传授；博览群书，对《内经》《伤寒论》的研究颇深，有其独特的贡献。当时有名医卢之颐以禅理参证医理，治疗每获奇效，名动一时；张隐庵继之而起，名与相埒。张氏构"侣山堂"，招同学友生及诸门子弟数十人，讲论医学，共探医理。当时学医者，大都投奔张、卢两家，盛极一时。张氏一生著述颇多，有《素问集注》《灵枢集注》《伤寒论宗印》《伤寒论集注》《金匮要略集注》《本草崇原》《侣山堂类辨》《针灸秘传》，其中《针灸秘传》一书已佚。张氏门生甚众，以高士栻最为有名。在《伤寒论》研究方面，张志聪继承其师张遂辰的观点，主张维护旧论，提倡用气化学说解释并研究六经及六经病证，是"六经气化说"的主要倡导者之一，对后世医家的影响颇大。参见"伤寒论集注""伤寒论宗印"。

**张泰恒**　清代人，生平里居未详。著有《伤寒类证解惑》四卷。现存有清光绪十三年丁亥（1887）至光绪十五年己丑（1889）邓州张炳义刻本。

**张倬**　字飞畴。清代长州（今浙江吴县）人。名医张璐次子。倬绍承父学，嗜好岐黄，亦以医名。曾与其兄张登参订父著《伤寒缵论》《伤寒绪论》（1667年）。张璐《张氏医通》书稿亡佚目科一卷，倬为之辑成《目科治例》，以补其阙。尝谓"医道难，而伤寒为最难，伤寒而挟杂病者尤难。"又以古来伤寒合病并病，止言六经兼证，而不及杂病，是以自撰《伤寒兼证析义》一卷，书分中风、虚劳等十七种杂症，设问答以剖析之。末附十二经、八脉、五运六气、方宜诸源以发明之。此书与张璐《伤寒缵论》《伤寒绪论》《诊宗三昧》，张登之《伤寒舌鉴》，合称为《伤寒大成》，后收辑于《张氏医通》，刊刻于世。

**张景岳**　见张介宾条。

**张遂辰**（约1589～1668）　字卿子，号相期，又号西农老人。明末清初医家。原籍安徽歙县人，随父迁居钱塘（今浙江杭州）。少颖异，于书无所不窥，善为诗。早年以国子生游金陵，才名鹊起，见赏于董其昌诸公。自少羸弱，久医未效，乃自检方书，自疗获愈。明末潜名里巷，业医自给，有起死回生之誉，人争迎而致之，其悬壶处，人呼"张卿子巷"。塘栖一妇人，患伤寒十日，热不得汗，医以大黄下之，主人惧，延遂辰。遂辰曰："舌黑而润，不渴，此附子证也。不汗者，气弱耳，非参芪助之不可。"一剂汗出而愈。如此奇案者不胜枚举。遂辰学宗《伤寒论》，对成无己《注解伤寒论》颇为称道，尝以此书为蓝本，博采各家，结合己意，撰《张卿子伤寒论》七卷，刊刻于世。尚撰有《张卿子经验方》传世。弟子有张志聪、张开之、张亮辰等，皆以医名。

**张锡纯**（1860～1933）　字寿甫。清末至民国年间医家。河北盐山人。幼习举子业，后改学中医。30 岁后又参研西医。1918 年在沈阳创办立达中医院，并任院长。1928 年后定居天津，曾主办国医函授学校。主张以中医为体，取西医之长，补中医之短，倡导"衷中参西"。并尝试中西药并用，认为以西药治病之标，以中药治病之本，则奏效必捷。常将中医脏象学说与西医解剖生理互证，力图沟通中西。医术精湛，疗效卓著。其平生治学及临证心得，汇为《医学衷中参西录》三十卷行世，其第七期《伤寒论讲义》为函授教材。其学术思想及著作颇有影响，然其汇通中西医理之论述，亦或有牵强附会之处。

**张璧**　号云岐子。金代易州（今河北易县）人，名医张元素之子。璧绍传父业，名著当时。撰《云岐子保命集类要》（简称《云岐子保命集》、又称《伤寒保命集》），论述伤寒六经病证、杂症，及伤寒主方、变方适应证等。又撰《云岐子七表八里九道脉论并治法》（简称《云岐子脉法》）、《云岐子论经络随补泻法》（又名《洁古云岐针法》）。上三书后人编入《济生拔粹》，刊行于世。另撰《医学新说》《叔和百问》《脉谈》，今存。

**张璐**（1617～1700）　字路玉，号石顽。明清间江苏长洲县人。明按察使张少峰之孙。璐颖敏好学，博通经史，因久困场屋，弃儒习医。自《内经》《伤寒》至薛己、张介宾诸名医之书，无不披览，立论严实，不立新异。甲申年（1644）世乱，璐陷居于洞庭山，著书自娱。离乡十六年，辑医书一帙，书成而归故里，故名之曰《医归》。诸同人促之付梓，璐自思尚有未惬者，仅将其中《伤寒缵论》《伤寒绪论》先付刻行，说明他对仲景之学研究有得。康熙初，前明儒士多移志于医，谈医者比户皆是，医风大振。至康熙中叶，风气渐衰，璐深以为忧，乃取《医归》残稿，从头检点。

命次子张倬补其《目科治例》、三子张以柔补其《痘疹心传》，重成完璧，易名《医通》（即《张氏医通》）。书未付梓而璐殁。康熙四十四年（1705），皇帝南巡至吴，张以柔持父书进呈，奉旨交御前儒医张睿查看。四十七年（1708）奉旨发同德堂，另为装订备览。璐著述甚富，今存者除《张氏医通》《伤寒缵论》《伤寒绪论》外，尚有《千金方衍义》《本经逢原》《诊宗三昧》等。璐研究《伤寒论》历三十年，其治伤寒的特点是法宗方喻，博览群书，广采众长。仅《伤寒缵论》《伤寒绪论》二书所采用的诸家之著，竟达七十余种。在《伤寒论》的编次上，基本沿袭喻昌，所不同的是本书删去了汗、吐、下"可不可"诸篇，将"脉法""伤寒例"移至书末。同时增设了"察色""辨舌"两篇，给《伤寒论》补进了望诊的内容，这无疑是对《伤寒论》的一大贡献。此外，还增补了论中一百个症状的鉴别分析，从证的角度进行了分析、归纳。所以璐对《伤寒论》的编次、注释，虽多是折衷诸家之说，也难免有谬误之处，但其能从条文编次、症状、色、舌等多方面去探讨《伤寒论》，并补之于前贤所未备，语言朴素无华，通俗易懂，为后世研究《伤寒论》又辟蹊径。

**陆彦功**　明代安徽歙县人。世以医鸣，至彦功声名益著，遐尔求治者甚众。朝廷闻而征之，授太医院医官，辞归。晚年著《伤寒类证便览》十卷。序曰："《伤寒类证》仲理黄先生所编也，然其方法悉遵仲景，其分门析类，素者已便于检阅也。吾先君常欲梓行，未果。仆自早岁，沉潜是书已有年矣。但病其中小有缺疑，于是附会众说，及补遗经验药方，亦不敢妄加己意，故名曰《伤寒类证便览》。"可见他在仲景学术的研究上，既深入而又严谨。

**陆渊雷**（1894～1955）　字彭年。江苏川沙县人。自幼聪慧，入乡塾读书，发奋自励，为师长所称许。1906年就读于松江中学。1912年考入省立第一师范，从朴学大师姚孟醺习经学、小学，兼涉诸子百家、历史、地理、物理、书法、天算之学，于医道尤致力焉。自1914年始，先后任教于武昌高等师范学院、省立师范学院、国学专修馆、暨南大学、上海持志大学、上海正风文学院。教学之暇，遍览中医名著，渐萌弃教从医之志。1925年恽铁樵创办医学函授学校，渊雷致函恽氏，奉上学费拜其为师。恽氏退其学费聘之为家庭教师，并邀协办函校。1928年渊雷任教于上海中医专门学校、上海中国医学院。次年，与徐衡之、章次公创办上海国医学院，聘章太炎任校长，渊雷自任教务长。1932年，应各地学者之请，主办"遥从部"，以函授形式教授学员，姜春华、岳美中、樊天徒、范行准、谢仲墨、唐丽敏、赵锡宽等皆为陆氏"遥从"弟子。1934 年，创办《中医新生命》杂志，共出三十余期，对促进中医学术交流贡献颇大，后一·二八战争停刊。新中国成立后，陆氏历任全国人大代表、上海市中医学会主任委员、上海市卫生局中医顾问，对发展中医学事业多有贡献。晚年笃信佛教，对其医学思想产生一定的不良影响，1955 年 6 月 1 日病逝，享年 61 岁。著有《金匮要略今释》《生理补证》《病理补证》《诊断治疗》《陆氏论医集》《中医生理术语解》《中医病理术语解》《流行病须知》《伤寒论概要》《脉学新论》《舌诊要旨》《伤寒论今释》等书。对仲景学术的研究甚为精要。在他的《伤寒论今释》中综前人注疏，参日人学说，对《伤寒论》用较浅显的理论予以分析、归纳和诠释，选注精要切当，对仲景原著中的某些条文，试图用近代医学理论加以融会，虽有失之片面及不足之处，但在当时可以说对仲景之学的研究迈进了十分可喜的一步。

**陆懋修** 字九芝。清代江苏元和县人，镇江府训导陆嵩之子。早年习儒，以恩贡生候选直隶州州判。七试省闱不得志，遂专力于医。于《内经》《伤寒论》诸书，研习尤深。曾寓居吴江县黎里镇，求医就诊者无虚日。咸丰年间（1851～1861）避乱于上海，名著一时。年 69 岁卒。著有《世补斋医书》《世补斋医书续集》《随笔所到》等书，均存于世。其子润庠，同治十三年状元。（见《中医人名辞典》）

**陈无咎**（1883～1948） 原名易简，又名谆白，字茂弘，号壶叟，又号无垢居士，自署黄溪。浙江义乌县人。早年习儒，清末补诸生第一，又举省试高第，后入两浙高级师范深造，兼习法科，旁涉哲学、解剖、生理、病理、心理、物理、化学诸新学，善诗词、工书法。无咎自幼丧父，奉母命习医。1925 年，召集南北名医，创"汉医学院"于沪上，培养中医人才。1929 年国民党政府发布处置中医学校命令，无咎撰文申明捍卫祖国医学。治学主张洞古今传变，集中西之大成。著述必本其心得，抒发真知灼见，反对猎祭余唾，道听途说。陈氏著述甚丰，有《黄溪医垒丛书》百余万言，厘为五辑。其中有《伤寒说蜕》，反映陈氏在《伤寒论》方面的成就。

**陈长卿** 字养晦。明代楚黄人。生平不详。著有《伤寒五法》（又名《窥垣秘术》）五卷。陈氏将前人对于伤寒病证的治法归纳为发表、解肌、和解、攻里、救里五法，书中结合伤寒脉证详论五法，理论联系实践，有其独到的见解。但亦有不足之处，论两感等证，多有偏颇。至其用药，擅将仲景之方乱增药味。有如桂枝汤则加防风、羌活、白术、黄芩；麻黄汤则加羌活、陈皮、细辛、苏叶、川芎、豆豉、生姜、葱头；大青龙汤则加芍药、陈皮、黄芩；白虎汤则加麦门冬、黄芩、葛根、橘红；承气汤不分大、小、调胃，总用大黄、枳实、厚朴、甘草、去芒硝，加白芍药、柴胡、猪苓、黄芩；十枣汤则加陈皮、茯苓、半夏、干姜等等。药不分经，动辄增补，实有损仲景之本旨，后学者当引以为戒。

**陈文治** 字国章，号岳溪。明代浙江秀水人。曾任闽（今福建）、蓟（今河北）都护。尝自学钻研医籍，并曾亲治其部曲之疾，颇获效验，遂精其术。深探岐黄之奥，考讹订误，编撰内外诸科医书百余卷，计有《广嗣全诀》十二卷（1591年），其中十一、十二两卷合为《痘疹真诀》、《诸证提纲》十卷（1612年）、《疡科选粹》八卷（1628年）、《伤寒集验》（1633年）等流传于世。所述皆宗《内经》及金元诸家，持论、立法、选方亦多稳妥，其中以《广嗣全诀》及《疡科选粹》影响较大。尚有《春田一览》《济阴举要》《重光要诀》《习医轨范》等，均佚。

**陈达夫**（1905～1979） 四川著名中医眼科专家，著有《中医眼科六经法要》一书。陈氏在祖传"循经辨证"经验的基础上，经过长期潜心研究与实践探索，将伤寒六经分证理论与眼病具体特点结合起来，提出了眼科六经辨证的理论和方法。临证擅用经方。他认为，仲景之方，立法谨严，组合精当，力专效宏，虽本为伤寒杂病而设，却同样可用于各种眼病。《中医眼科六经法要》六经篇所列86节证候举要中，选用经方及其加减者竟占一半。其中如葶苈大枣泻肺汤之治气轮肿胀，炙甘草汤加柴胡治视物易色，旋覆代赭汤加减治视物颠倒、视正反斜等，均具特色。（黄煌：《中医临床传统流派》）

**陈尧道** 字素中。清代陕西三原县人。诸生。其少员异质，励精学古，出其绪余，旁通于医，上溯轩岐，下迄来兹，无论《内》《难》《伤寒》《金匮》《甲乙》诸经以及华佗、河间、东垣、丹溪诸集，靡不抉微搜奥；即近代吴郡之《医案》、会稽之《类经》、云间之《微论》、三山之《救正》之类，亦莫不洛诵澜翻之。手续《伤寒辨证》一书，折衷诸家，参伍众论，弥缝其阙失，而匡救其不逮，析疑订讹，纲提胪列，览者较若列眉，旷然发蒙。所以康世利民，非徒以其文已也。是书汇宋元以降诸家之说，而以王履、刘完素二家为宗，补其所未备，衍其所未畅，以明辨阴阳二经为治伤寒之要。于伤寒坏病，阐述尤多。条分缕析，使读者一目了然，随证施治，可无歧惑，此能窥长沙之奥，而为王、刘二家之功臣。其性方正纯谨，癸甲之际，中原鼎沸，先生立广济于市，一意济世活人为事。制方奇效。远近来者满户，实有东垣、丹溪之遗风焉。另著有《痘疹辨证》二卷，对医世亦有一定影响。

**陈亦人**（1924～2004）　江苏省沭阳县人。曾任南京中医药大学教授、博士研究生导师、江苏省仲景学说研究会主任委员、中国中医药学会仲景学说专业委员会委员。陈氏毕生致力于《伤寒论》辨证施治规律的研究，擅治疑难杂病，屡起沉疴，学验俱丰。早在50年代就负责主编了《伤寒论译释》，被誉为当代最佳参考书，影响深远。参编《伤寒论选读》《伤寒论讲义》等教材和《伤寒论》参考用书，发表论文60余篇，认为《伤寒论》非外感专著，而是伤寒杂病合论，其间并不单是六经辨证，而且贯穿着八纲辨证、脏腑辨证等内容，六经和八纲各有侧重，应密切结合，不可偏废，从而得出了"六经钤百病"的结论，深得同道赞许。

**陈伯坛**（1863－1938）　号英畦。近代医家。广东新会人。生于清季，举孝廉后，即绝意仕进。博览经史，精《周易》，尤笃好医学，于历代医书无所不窥，穷流竟源，融会贯通。对于张仲景著作钻研尤深且精，数十年而不辍，尝曰："余读仲景书几乎揽卷死活过去。"其始行医于广州，继而悬壶于香港，晚年创办伯坛中医专科学校，招收弟子，传授医学。著有《读过伤寒论》《读过金匮要略》及《麻痘蠡言》诸书。陈氏在《伤寒论》研究方面的特点参见"读过伤寒论"条。

**陈拔群**　近代医家。1931年在槟城（马来西亚槟榔屿）设涵煦庐诊所，1937年初负籍回国，入上海新中国医学院研究院。同年底东渡日本留学。陈氏深信中国药物疗病多有特效，认为仲景医学在当今尚有特殊价值。他在临床遇奇难病证时，多用仲景方法而效如桴鼓。主张中西医相互研究、取长补短。著有《伤寒新释》《槟城涵煦庐医话》。此外尚有《伤寒方义》一书，《伤寒新释》例言中提及，然读者未见。

**陈金声**　字子和。清末江苏泰县人。生平未详。他著有《伤寒金匮辨论》四卷，分水知县吴同甲序其书曰："采诸家说，其要以能述古切理，治人中病为主。"是书又分作《伤寒辨注》《金匮辨注》。亦见他精医而尤嗜仲景之学。

**陈念祖**（约1766～1833）　字修园，又字良有，号慎修。清代福建长乐县人。父早卒。幼年孤贫，治举子业，并承祖习医，推崇仲景之学。早年肄业于福州鳌峰书院。乾隆五十一年（1786）补诸生。此后师事泉州名医蔡宗玉，尽得师传。乾隆五十七年（1792）中举人，寓居京师。时刑部郎伊朝栋患中风病，不省人事，手足偏废，汤米不入口者十余日，都门名医，咸云不治。念祖为其诊视，以二大剂起之，名噪一时，求治者日盈其门。次年，某权贵强令念祖就馆于其家，辞不就，托病归乡。乾隆五十九年（1794），授威县知县，公余则为人治病。嘉庆六年（1801），奉命察灾于恒山，时温疟流行，误治于庸医者甚多。念祖于公余诊治，又精选验方108首，编《时方歌括》一书，广布于世，活人无算。嘉庆二十四年（1819），因年老乞休，讲医学于嵩山井上草堂，从学者甚众。凡来请业者，必先授以自著《伤寒论浅注》《金匮要略浅注》二书。道光十三年卒，享年68岁。念祖生平勤于著述，且大多语言浅近，便于初学，故流传甚广。除上述三书外，尚有《长沙方歌括》《金匮方歌括》《伤寒真方歌括》《伤寒医诀串解》《神农本草经读》《医学三字经》《医学实在易》《医学从众录》《女科要旨》《时方妙用》《新方八阵砭》《难经浅说》《伤寒医方集注》《十药神书注解》《灵素节要浅注》等，均刊刻于世。后世有合刊《陈修园医书十六种》《陈修园医书》二十一种、六十种、七十种、七十二种等多种刊本，系其他医家著作，书肆合刊之丛书。于陈元豹、陈元犀，孙陈心典、陈心兰，均承家学，尝参与整理修园医著。弟子有周易图、黄奕润、何鹤龄、薛步云、林士壅、程绍书、陈鉴川等人。

**陈法昂** 字肇庵。浙江绍兴人。精伤寒证治。以歌赋概述伤寒证治及方药。撰有《伤寒心法大成》四卷。刊刻于世。

**陈治** 字山农，又作三农。清代江苏娄县璜溪人。诸生。善诗，喜丹青，兼善医术。生平好游，足迹遍天下。耿精忠闻其名，致书币相召，坚却之。晚年隐居乡僻。对仲景之学颇有研究，在所著《伤寒近编前集》中说："仲景著《伤寒论》，后如成无己之详注，方有执之条辨，铅椠不一，代有其人，而学之者，如入万花谷中，莫不惊心艳目而企羡之。然究不知何所适从而取舍也，因曰：书有成规，地有异宜，辞贵切而不浮，理贵确而有当，燕赵鲁卫之邦，近西北者，土敦而风烈人多刚竞，宜宗仲景法以治之，则得心而应手。吴楚闽粤之方，近东南者，土润风和，人多柔弱，宜宗节庵法以治之，则病瘳而易起。"指出学习仲景之法要因时、因地、因人而宜，不可胶柱僵化，否则亦失仲景旨意。

**陈绍勋** 近代医家。曾在江北县鱼咀镇医学传习所任教，著《增订条注伤寒心法》（1932），此书系陈氏廿余年讲授之第一种教科书。

**陈修园** 见陈念祖条。

**陈恭溥**（约1777~?） 号退翁。清代医家。侯官（今福建闽侯）人。少习举子业，好博览医书。其父授以成无己《注解伤寒论》，又读后世各家注解。曾北游湖海间，见闻益广，归而以岐黄之术著称。其治病用药，一宗仲景之法，以数十年心得，撰《伤寒论章句》四卷（1851）。依伤寒六经章句，详加注解，浅显易明，又著有《伤寒论方解》两卷，今存咸丰元年合刊本。

**陈辂**　字朴生。清代江苏仪征县人。江西布政使陈嘉树之子。辂早年习儒，道光二十四年（1844）中举人。索性淡泊，不务声华，肆力于经传，尤癖嗜医学，博览张志聪、高士宗、陈修园、黄元御诸家之书，尽通其枢要。行医十余年，活人甚众，年三十九而卒。素对仲景学术有较深研究，著有《伤寒明理论赘语》，惜未见流传。

**陈裕**　清代人。生平里居未详。曾著《伤寒句解释意》一书，现存清乾隆前抄本。

**陈慎吾**（1897～1972）　福建闽侯人。早年自学中医，后拜朱壶山老大夫为师，专攻仲景学说。1938年任教于北平国医学院。1940年后改为在家授徒。后就职于中国中医研究院，与李振三、赵惕蒙专攻肝病。1956年调北京中医学院任伤寒教研组组长、院务委员会委员。在此期间，曾开办私立汇通中医讲习所，前后十余年，共培养学生千余人。临床悉遵仲景大法，除治外感病及杂病外，对肝胆病和脾胃病尤有较好疗效。

# 八　画

**范中林**　四川现代名医。多年来潜心于《伤寒论》的研究，善用经方，尤以舌诊见长。在掌握六经辨证规律、治疗若干外感病和内伤杂病方面积累了不少经验，特别是对于许多虚寒证、疑难病的疗效尤为显著。1984年由整理小组编写了《范中林六要辨证医案选》，选编了范氏应用六经辨证诊疗的69个病例，其中有以麻黄汤治三年低热的太阳证发热案、有以四逆汤治愈严重前列腺炎的少阴证淋病案，还有以理中汤辈治愈功能性子宫出血并发失血性贫血案。范氏用药悉本《伤寒论》，组方严谨，以味精量重为特点。（黄煌：《中医临床传统流派》）

**林亿**　北宋医家。里居未详。精医理，尤长于校勘学。嘉祐二年（1057）政府设立校正医书局，命掌禹锡、林亿、高保衡、孙兆等校订医书。历十余年，完成《素问》《灵枢》《难经》《伤寒论》《金匮要略》《脉经》《诸病源候论》《千金要方》《千金翼方》《外台秘要》等古医籍之校勘，刊布于世。其校《素问》，采数十家之长，端本寻友，溯流讨源，改错六千余字，增注两千余条。所以，中医古籍之传播，尤其经典之著的流传，幸得林氏等校勘刊布，否则，中医的经典著作及诸多的中医古籍便有亡佚绝世的可能。故林亿等之功亦与经典之存一样不朽于世。

**林玉友**　字渠清。清代福建侯官县人。生平未详。编有《本草辑要》六卷，刊于道光辛卯年（1831）。是书一名《伤寒方论辑要》，后附《寸耕堂医案》。

**林澜**（1627～1691）　字观子。明清间浙江杭州人。崇祯（1628～1644）末年，以成童冠博士弟子员。明亡，弃举业，遍读家藏诸书，好星相、堪舆之学，兼精医理。康熙三十年卒，年65岁。著有《伤寒折衷》二十卷。自序云："仆以昔岁久淹疾困，始从事于医藉，尤嗜仲景此书，晨夕所研，盖不能已者二十六七年矣。"他的刻苦钻研，使之在仲景学术的研究上有一定的贡献。故后人赞曰："观子之成是编也，将使凡具心目之士，无不有以登长沙之阃域，抉《玉函》之精蕴，其博采乎群言也，虽一得之微，亦佐发明，是书出而举伤寒之诸书可废，则其有裨后学，垂惠方来之功何伟与！"虽有过言之辞，然对仲景之学的研究确有一定的帮助。另著有《灵素合钞》十五卷，亦反映他对医学的锐意研精。

**欧阳锜**（1923～1997）　湖南省衡南县人。曾任湖南省中医药研究所研究员、湖南省中医学会副会长。欧阳氏15岁随其伯父欧阳履钦学中医，22岁参加中医师考试合格。1953年任衡南县中医院院长，后担任湖南省中医药研究所所长。精通中医理论，酷嗜仲景学说，在诊治慢性胆囊炎、胆石症、咽喉炎、慢性风湿病、乳腺增生病等方面积累了丰富的临床经验。著有《伤寒金匮浅释》《中医病理概说》《中医内科证治概要》《证治概要》《杂病原旨》等书，发表论文多篇。

**罗东生**　近代医家。著有《伤寒捷径》。

**周扬俊**　字禹载。清初江苏吴县人。少习举业，屡试不售。年近四十，弃儒习医。初读王叔和、成无己、李东垣诸家之书，参考有年，仍觉茫然。后读喻昌《尚论篇》，遂豁然有悟。康熙辛亥年（1671）至京师，受业于北海林氏之门，医道大进，王公贵人争延致之。著有《温热暑疫全书》四卷、《金匮玉函经二注》二十二卷、《十药神书注》一卷，并著有《伤寒论三注》十六卷。此书对六经病的编次，基本仿效方有执和喻昌，所不同者，一是在具体条文的排列上稍有更移。如"太阳之为病，脉浮、头项强痛而恶寒"条，方喻均依叔和之旧，列为太阳篇首条，本书则将"病有发热恶寒者，发于阳也；无热恶寒者，发于阴也"置于首条，并把此条作为六经辨证的总纲。二是本书在每经篇首均论述该经环周之理，从而为其立说打下基础，且在篇目的编次上，均将六经主证与变证、坏证、杂证分箱论注，严格区别，给人以条分缕析之感。故周氏治伤寒，志宗仲景，推崇方有执和喻嘉言，但又能突破方、喻之藩篱，扬其长而避其短，补其缺点，可见他对仲景之学颇有研究，其著述对学习和研究《伤寒论》有一定的参考价值。

**周岐隐**　字利川。号穄翁。浙江鄞县人。工诗词，通医学。新中国成立后任职于浙江中医研究所。精于伤寒之学。曾取刘昆湘得自江西张隐君，复经刘仲迈取林亿本校雠之《古本伤寒杂病论》与当时流通本比类参互，录其佚文及订误诸条，刊为《伤寒汲古》三卷（1932年），其书据谓录佚文165条，订误79条，佚方88首，实为托古之伪作，其方亦可供伤寒学者之参考。另著有《伤寒心解》十卷（附伤寒图表）、《温病条辨歌括选要》（1963年）等。

**周学海**（1856～1906）　字澄之。清代安徽建德县人，两广督抚周馥之子。早年习儒，光绪十八年（1892）中三甲第三十九名进士。初授内阁中书，官至浙江侯补道。潜心医学，博览众书，不取依托附会之说，于医理尤有心得。服膺张璐、叶桂二名医，论治每取璐说。故其学与之相近。宦游江淮间，时为人疗疾，遇疑难症屡见奇效。曾刊刻古书十二种，所据多宋、元秘本，校刊精审，世称善本。一生著书甚多，刊刻于世的有《脉义简摩》《脉简补义》《诊家直诀》《辨脉平脉章句》《读医随笔》《形色外诊简摩》《内经评文》《评注史载之方》《叶氏幼科要略注》等，可见在中医诊断上造诣精深，对于《伤寒论》的研究也殊多见解，所撰《伤寒补例》论点明确，论述简要，切于实用，且多有发挥，颇能给人以启发，被后人奉为学习和研究《伤寒论》较有价值的参考书。如周氏认为，既是伤于寒者不该包括在杂病内。凡是伤于寒而得之者，皆可谓伤寒，伤寒可因四时气候变化，而有挟湿、挟燥、挟风之异，还可因本体的阴阳、虚实而不同，治疗是否得当而可出现种种复杂证。故治伤寒之学不能专读伤寒一书，拘于一书，论伤寒不能仅据于六经证治。据此，周氏将"伤寒例"中"即病为伤寒，伏气变为温病"的理论，通过对伤寒、温病、疟、痢等病证分析，结合个人临证心得，予以阐发。提出伤寒辨证应分为：①伤寒初起本证治法；②伤寒初起兼证治法；③伤寒日久化寒并误治化寒证治；④伤寒日久化热并误治化热证治。此外，霍乱、风湿、食复等均以杂证附之。这样就打破了六经辨证之框框，为外感热病的临床辨证开辟了新的途径。周氏还指出"伤寒重病多是下焦伏寒"，因为伤寒大多伤于下焦膝胫，邪伏于下焦，久而上越，过膝入腹，阳不得安窟，乃始发病，下焦阳气与新感相搏而使之然。故诊伤寒需先察其下焦元气虚实。虚而寒者为真阳不足，温而兼补之，实而寒者则重温搜，可见周氏对伤寒的病因、诊断、治疗都有着独到的见解。

**庞安时**（1042～1099）　字安常。北宋蕲水（今湖北省浠水县）人。幼聪慧，过目辄记。其父为世医，授以《脉诀》，安时曰："是不足也。"乃取《内经》《难经》读之，未久，通其说，时出新意，辨诘不为屈。年未冠病聩，遂专力于医学，尤精于《伤寒论》。医书之外，凡经传百家，涉及医道者，无不通览。后悬壶于世，治病十愈八九。凡踵门求诊者，为辟邸舍之，亲视馈粥药物，必令痊愈而后遣；其不可为者，必实告之，不复为治。生平活人甚众，医名震于宇内。从不计利，病家持金帛来谢者，不尽取也。但酷爱佳书古画，得之喜不自胜。苏轼、黄庭坚、张耒等名士与安常均交往甚厚。安时年58岁患病，门人请自视脉，笑曰："吾察之审矣，且出入息亦脉也。今胃气已绝，死矣！"遂摒却药饵，后数日，与客坐谈而卒。著有《伤寒总病论》六卷，今存。尚著《难经辨》《主对集》《本草补遗》等书，惜已亡佚。有弟子数十人，以张扩、李百全、胡道士等为优。庞安时是历史上研究《伤寒论》的最早注家之一，尝谓仲景之书乃日用之书，故摘其大要，论其精妙，补其未备，结合己见，前后历经三十余年，写下《伤寒总病论》，为后世仲景学说的理论研究与临床运用作出了积极贡献。

**庞润田**　字霖甫，又字作云。清代山东招远人。诸生，亦知医学，以采药治病为生。撰《证治集解》（1891年），今存其中《伤寒捷解》两卷。首论审证、脉法、察色、舌苔、宜禁、不治诸证，次列伤寒诸证。又有《运气要略》一种。均存。

**郑玉坛**　字彤园。清代湖南长沙人。生平未详。撰有《郑氏彤园医书四种》刊于嘉庆丙辰年（1796）。此书包括《伤寒杂病心法集解》四卷、《幼科心法集解》四卷、《彤园妇科》六卷、《外科图形脉证》四卷（附《医方便考》两卷）。采辑诸家可互相发明者，附录于《医宗金鉴》原条文下，间附己见，指其切要，或附图绘。

**郑寿全**　字钦安。清代四川邛州人。早年从双流县刘芷塘习医，深明医理，踵门求治者应接不暇。临证善用桂、附热药，时称"火神派"之首领。遵仲景之学，颇有研究心得。著有《医理真传》四卷、《伤寒恒解》十卷、《医法圆通》四卷，皆是研究仲景之学的较好参考书。

**承淡安**（1899～1957）　针灸学家。原名澹盦。江苏江阴人。世业医。

幼随父学针灸及儿科。精通内、儿科，尤擅针灸。从事医疗、教学工作之外，博览医籍，参考诸多注家，撰成《伤寒论新注》，发挥经旨，义明词显；并于汤药之后，附以针灸治疗。整理针灸学文献，造诣颇深，主要著作有《中国针灸治疗学》《经穴图解》《校注十四经发挥》《中国针灸学》《针灸精华》。另译日本医学著作《针灸真髓》《经络治疗讲话》《经络之研究》等，对普及和促进针灸学的发展和培育中医人才，作出了贡献。

**孟承意**　清代医家。河南人。对古典医籍如《灵》《素》研究颇深，于《伤寒论》研究尤精，著有《伤寒点精》。

# 九　画

**赵开美**（1563～1624）　明官吏，又名琦美，字仲朗，号元度、清常道人。江苏常熟虞山人。历官刑部贵州司郎中，授奉政大夫。博闻强记，与其父皆好藏书，家有藏书室"脉望馆"。每有善本，则其父作序而子刻之，以资实用。赵氏以校刻仲景书等而著称，万历二十三年（1595），虞山疫疠流行，家中多人染疾，后得沈南昉诊治获愈。沈氏之术，皆本仲景书，即成无己注本《伤寒论》，因向其索取刊行。后又刻《金匮要略》、宋本《伤寒论》及《伤寒类证》，合为《仲景全书》。此外校刻有《丹溪手镜》二卷，赵氏精于校雠，每校刻必字为之正，句为之离，补其脱略，订其舛错，使后学者获益匪浅。尚辑《集注伤寒论》十卷，是书所采，成氏注解之外，凡二十又二家，互为参订，辑注颇为详博。其中沈亮辰、王文禄、唐不岩、张卿子诸家注说，多为近代已佚之作，对仲景学术的发掘、继承做出了一定的贡献。

**赵清理**（1922～2007）　河南郑州市人。曾任张仲景国医大学校长、教授等职。因受家学熏陶耳闻目染，而有志于医，遂助祖父、父亲祖业"万寿堂"药铺，侍诊左右，研习中医。22岁即悬壶乡里。其后深造于河南省中医进修学校及北京中医学院，深得任应秋、秦伯未、陈慎吾几位师长之传。曾任河南中医学院中医系主任、附属医院内科主任等职。治学之道，贵能溯源探流。常奉仲景之旨为圭臬，且多斟酌于李东垣、张景岳、绮石、叶天士之间，而对东垣著作之研究尤为如意。医教研之余，即伏案读撰，曾参加编写全国中医药高等院校教材《内经学》《中医各家学说及医案选》，并自编30万字的《中医各家学说》作为河南中医学院教材，在《河南省名老中医经验汇编》中任副组长，临证验案节录而著《临证心得选》。诸种刊物发表论文 30 余篇。

**胡正心**　字无所。明代四川新都县人。生平未详。曾与胡正言合辑《简易备验方》十六卷，又名《万病验方》，书中集录中风、伤寒、瘟疫、暑证等 59 类包括各科病证的单方验方，简便实用，对临床实践有一定的影响。他还刻有《十竹斋刊袖珍本医书十三种》，亦刊于世。

**胡希恕**（1899～1984）　沈阳市人。1958 年受聘于北京中医学院，任中医内科副教授、附属医院学术委员会顾问。胡氏对仲景学说研讨较深，著有《伤寒论解说》《金匮要略解说》《经方理论与实践》《经方实践录》等书。日本汉方医学界赞誉胡氏是"中国具有独特理论体系的著名的《伤寒论》研究者和经方家"。胡氏强调辨证施治是《伤寒论》的精髓，认为"在《伤寒论》中，既有对疾病辨证施治的一般规律，又有对疾病辨证施治具体实施的适用方法"。他认为六经八纲是辨证施治的一般规律，方证是在辨六经八纲一般规律指导下的具体运用。他曾说："方证是辨证的尖端"，"中医治病有无疗效，其主要关键就在于方证辨得是否正确。"（黄煌《中医临床传统流派》）

**胡宪丰**　字骏宁。清代医家。浙江人。曾与车宗辂合作编著《伤寒第一书》。

**胡嗣超**　字鹤生。清代医家。江苏武进县人。讲求岐黄三十年。探源《内经》，研究《伤寒论》本篇，正书名，定经次，九易其稿，纂成《伤寒杂病论》十六卷，刊于道光丁未年（1847），列辨感论，诊要论及经症汤方歌诀，并阐以己见。

**柯雪帆**（1927～2009）　江苏常熟人。1944 年从师学医，1962 年毕业于上海中医学院，师承金寿山。1981 年、1983 年两次赴日本讲学，接受日本神奈川县知事的感谢状。1987 年晋升为教授，中国中医药学会仲景学说专业委员会委员、上海市中医药学会副理事长兼内科分会主任委员、上海中医学院伤寒论教研室主任、上海市中医药研究院仲景学说研究室主任。临床善用仲景方，著有《医林掇英》一书，为应用仲景方治疗疑难病证的记录，已译成日文，在日本发表；以仲景辨证论治精神为指导，主编《中医辨证学》，为我国第一本辨证专著，已译成日文，在日本出版；在第一届全国仲景学说讨论会上首次论证《伤寒论》与《金匮要略》方剂的剂量，1两＝15.625g，1升＝200ml。从事中日医学交流二十余年，多次与日本汉方医学家讨论合病、并病理论，讲述仲景方治疗少阴病的经验，在日本《汉方の临牀》《中医临牀》杂志发表论文 30 余篇。从事《伤寒论》教学二十余年，培养硕士研究生多名，主张通读《伤寒论》原文，认为宗林亿校正的原文编次最具丰富的辨证论治精神。研制电子计算机辅助伤寒论教学程序，并在教学中具体使用。长期从事《伤寒论》研究工作，提出阴阳胜复是《伤寒论》的理论基础。探讨仲景平脉辨证大法，归纳为一证多脉分析法、脉似证异对比法、证歧脉同辨异法与危重证候关键脉象提示法等四种具体方法。阐明张仲景辨证论治中治疗大法的原则性，具体治法的灵活性，药物剂量的复杂性以及制剂与给药途径的多样性。研究仲景腹诊，列有专门课题，得到国家自然科学基金的资助。为现代《伤寒论》研究方面卓有成就的医学家之一。

**柯琴**（约 1662 ~ 1735） 字韵伯，号似峰。清代浙江慈溪文亭（今属余姚县）人。好学博闻，能文工诗，同辈皆以大器期之。矢志于岐黄之学，通悟其理。尝挟技游于京师，无所遇而归。途经吴门，值叶桂行医享盛名。乃慨然叹曰："斯道之行，亦由运会乎？"后迁居虞山（今江苏省常熟县西北），初未以医鸣，当时亦少有人知，而其所著医书及整理注释之典籍，在其身后流传甚广。柯氏对《内经》《伤寒》均有深刻研究，曾撰《内经合譬》，惜已亡佚。他对仲景书的钻研，更是不遗余力，贡献特大。所著《伤寒论注》四卷、《伤寒论翼》二卷、《伤寒附翼》二卷，合称《伤寒来苏集》，刊行于世。该书引用《内经》理论，悟仲景之旨，辟诸家之谬，议脉论证，阐隐发微，多有精辟处。且行文明快畅达，朗朗上口，堪称历代研究注疏《伤寒论》之上乘佳作，自来脍炙人口，为后学所乐诵。另今四川省图书馆藏有抄本《医方论》三卷，书题柯琴撰，真伪待考。

**柯韵伯** 见柯琴条。

**俞长荣**（1919 ~ 2003） 福建省永泰县人。祖辈五代行医，幼承庭训，13 岁起随父习医，25 岁独立应诊。1957 年调入福建省中医研究所工作。先后任《福建中医药》主编、福建中医学院院长、中华全国中医学会常务理事等职，主要著作有《伤寒论汇要分析》《伤寒医诀串解校注》《俞长荣医案》《中医辨证论治与唯物辩证法》等书及学术论文 60 多篇。

**俞根初** 名肇源。清代医家。浙江山阴（今绍兴县）陶里人。俞出身世医之家，自幼耳濡目染，兼之生性慧悟，勤奋肯学，弱冠即通《内经》《难经》《伤寒论》，尤于伤寒一门之研究更见功力。俞治伤寒病，每能应手凑效，屡起重笃，其立方不出辛散、透发、和解、凉泻、温补五法，凡预言某日愈，十有九验。就诊者奉之若神明，男女老少皆称之为"俞三先生"，于乾隆、嘉庆时名噪杭绍。俞氏行医四十余年，毕生诊务繁忙，无多著作行世。惟于诊余之暇，将其心得所悟，记录成篇，名曰《通俗伤寒论》三卷，乾隆四十一年（1776），何秀山为之作序。

**姜国伊**　字尹人。清末四川郫县人。精于医学，著书甚富。曾辑有《神农本经》《本经经释》《经说》《内经脉学部位考》《实风虚风图》《目方》《婴儿》《经验方》《脉经真本》等书，在仲景学术的研究上，又著有《伤寒方经解》。诸书均刊于世，对中医学的发扬光大起了一定的促进作用。

**姜春华**（1908～1992）　字实秋。江苏南通人。自幼从父习医，18 岁到沪悬壶，复从陆渊雷游，30 年代即蜚声医林。历任中华全国中医学会常委理事、上海分会名誉理事长。先生学识渊博，敢于创新，对《伤寒论》颇有研究，曾发表《张仲景著作考略》《伤寒论非王叔和所编次商榷》《伤寒论六经若干问题》《千古疑案话厥阴》《我对伤寒论难解条文的看法》《张仲景活血化瘀的辨证施治及其方剂的活用举例》《唐以前伤寒、温病、时行异同略述》《伤寒本义》等论文，还著有《伤寒论识义》专书问世。先生在阐明伤寒的本义、六经意义的基础上，主张类方研究与类证研究相结合，类方研究是综合法，类证研究是分析法，前者是由方求证，后者是循证识方，二者结合则仲景方证自能了如指掌。认为伤寒六经虽不必统百病，但其中辨证论治的精神法则却可应用于百病，并非伤寒方只治伤寒，也非古方不通用于今日，只在如何理解六经中的辨证精神，以及方剂组合的主要作用，则多病可用一方，一病也可用多方，先生深悟仲景之心法。先生还在长期的临床医疗实践中，创建了截断扭转的新学说，提出了多项式的辨病与辨证相结合，疑难杂病选用综合调节，活血化瘀重在辨证配伍等学术观点，在中医治疗学上树立了新的里程碑。早年著有《中医基础学》《中医病理学总论》《中医诊断学》，新中国成立后，著有《中医治疗法则概论》《肾的研究》《活血化瘀研究》《姜春华论医集》《历代中医学家评析》等 10 余种书，先后发表论文 200 多篇。

**洪子云**（1916～1986）　湖北鄂城人。历任湖北中医学院附属医院副院长、湖北中医学院副院长、教授、全国中医学会常务理事、湖北省中医学会理事长、省人大常务委员等职。洪氏从医五十余年，学识渊博，经验丰富，临床疗效显著，在省内享有较高声誉。早年秉承家学，通伤寒而谙温病。就职中医学院后，长期从事《伤寒论》教学研究工作，对《伤寒论》研究造诣颇深。1963 年参与审定全国中医学院试用教材《伤寒论讲义》（1964 年版），先后主编本院的《伤寒论讲义》《伤寒论教学参考资料》。在学术上，他融会伤寒温病学，主张寒温贯一，认为治伤寒温病之学，当先读《伤寒》，以明外感热病之源；次学温病，以知其流。读《伤寒论》当分作三步：①熟读背诵，领会大体精神，以成无己《注解伤寒论》为主要参考书，不求其多，但求其熟。②精读柯、尤、钱三家的三《集》，《医宗金鉴·订正仲景全书》、《伤寒辑义》以及二张（隐庵、令韶）、陈修园之诠释，并浏览其余，以广见识。③理论联系实际，既要善于汲取原著精微及各家注述之长，更应大胆独立思考，不拘于条文字句，能动地认识疾病发生、演变及诊疗规律。据实践所得，加以整理提高，形成自己的学术见解。

**恽树珏**（1878~1935） 字铁樵。近代江苏武进县孟河人。幼年父母相继病故，刻苦自励，奋志读书。13岁就读于族人家塾，遍读儒家经典。26岁考入南洋公学，毕业后任教于长沙某校。宣统三年（1911）赴上海，任商务印书馆编译，所译英文小说盛行于世。民国初，主编《小说月报》及《小说海》，享誉于时。恽氏体弱多病，就诊于中、西医，均未奏效，遂致力于医学。研究历代医书之外，又先后问业于汪莲石、丁甘仁诸名医，多有体会。丁甘仁门生王某患伤寒，濒危，恽氏随甘仁往探。入门，闻哭声，丁视之叹惜不已。恽氏曰："是可活也！"投药竟愈。甘仁曰："君十年后必享大名。"后果如其言。1916年，恽氏长子殇于白喉病，悲恸之余，攻医益勤。1920年，辞主编之职，悬壶问世，因疗效卓著，声望鹊起。1925年，有志改革中医，遂创办"铁樵中医函授学校"，授业弟子达六百余人。恽氏贯通中医典籍，于伤寒、温病证治尤有研究。又留心西洋医学，主张中西医汇通，各取所长。余岩（云岫）曾作《素灵商兑》，以西医诋毁中医，恽氏乃撰《群经见智录》，据理驳斥。尝谓："天下同归而殊途，一智而百虑。西洋科学以日新为贵，未必为一定法；中国旧说本经验而立，未必无可通之道。"其著述甚富，大多刊印于世，今有《药庵医学丛书》二十二种及《铁樵函授医学讲义》二十种存世。在研究仲景之学上，著有《伤寒论研究》，用中西汇通的观点，阐析伤寒六经、伤寒提纲、伤寒和其他一些病证的用药，伤寒病型与传经以及治法等多方面的内容，并附有他多年的临床治验，对后学者研究仲景学术有很大的指导作用。在他著的《伤寒论辑义按》中亦将其个人的读书临证体会写成按语附于条文之后，且联系西医的生理、病理知识，以期将中医学理论上升到新的高度，虽有牵强附会处，确是一位很有影响的改进中医论者。

**恽铁樵** 见恽树珏条。

**祝味菊**（1884~1951） 别号傲霜轩主。浙江绍兴人。世业医。从刘雨笙等研读医经，又就读于军医学校两年，乃随日本教师石田东渡扶桑。

1917 年移居上海，与神州国医学会及医界老友襄办景和医科大学，并执教于上海中国医学院，任上海新中国医学院研究院院长。其治首重阳气，临证好用温热重剂。倡以八纲论杂病，以五段论伤寒。且谓体力重于病邪，阳气重于阴血，阳气宜充而不宜僭逆，故温阳必佐潜阳。其有关伤寒之病理观及邪正、阴阳见解，与世颇不相同。重视中西医合作，尝谓"术无中西，真理是尚"，故能学贯中西。1931 年，与弟子罗济安等著《祝氏医学丛书》，包括《伤寒新义》《伤寒方解》《病理发挥》《诊断提纲》四种。1944年又与弟子质疑问难，成《伤寒质难》六卷。

# 十　画

**秦又安**　近代医家。著有《伤寒论校勘记》。

**秦之帧**　字皇士，一字思炬（一作垣）。清代云间（今上海市松江县）人。早负宿慧，习儒者之学，贯通百家。因存心济世，究心医术，求治于门者屡常满。晚年秦氏闭门谢客，以数十年之经历，神合百世之上，立意著书。皇士曰："医，济人也。济人而不能疗一时之病，余心歉然；济人而不能疗天下后世人之病，余心亦歉然。宁以求名，宁以市利哉！"是以汇集群书，融贯外感之原委，神明其用药之精微，补先辈所未定，辨前注所偶讹，著成《伤寒大白》四卷、《女科切要》二卷，刊刻于世。又曾整理伯祖秦昌遇《症因脉治》一书，今存。

**秦皇士**　见秦之帧条。

**袁家玑**（1913～1991）　贵州贵阳市人。中医世家出身。18 岁攻读于北京华北国医学院，师承北京名医施今墨，毕业后返筑，从医近六十年，擅治内、妇、儿科疾病，青年即蜚声医林，为贵阳四大名医之一。治学严谨，造诣颇深，医术精湛，医德高尚。袁氏崇尚仲景之说，广览诸家著述、眉批心得甚多，主张精读伤寒，旁及医经，深刻领会，联系临床，取其精华，删节存疑不切实际之条文，以方类证，编次伤寒论条文，以便学习致用，力主多临床、重实效。审疾问病，尤重辨证论治，善用仲景方术，兼采各家所长，立方遣药，不图矜奇，精炼灵活，疗效卓著。1965 年袁氏组建了贵阳中医学院，1974 年与湖北中医学院洪子云、李培生教授共同主办了全国伤寒师资进修班，先后在贵阳国医馆、中医进修学校、西学中班、研究生班、全国伤寒师资进修班及省外讲授《伤寒论》，曾任贵阳中医学院院长、全国中医学会理事及贵州分会理事长等职。主要撰有《医林拔萃》

《伤寒论讲义》《当代名医临证精华·冠心病专辑》《中医内科学》《贵州民间药草》《对厥阴病的认识》《谈炙甘草汤治疗脉结代心动悸》《学习伤寒论的体会》等多种书籍与论文。并多次审订全国高等中医院校教材《伤寒论选读》《中医内科学》《中医症状鉴别诊断学》《伤寒论症状鉴别纲要》《内经阐释》等医籍。

**聂惠民**（1935～） 女，北京人。1962 年毕业于北京中医学院中医系。历任北京中医药大学教授、伤寒教研室主任、《实用中医内科杂志》编委等职。聂氏从事中医教学、临床、科研工作 30 余年。临床上擅用经方治疗内、妇、儿科多种疾病，尤以治脾胃病、咳喘病、肝病为特长。推崇《伤寒论》之"麻桂""柴桂"合方论治的方法，常采取合方论治，遣方用药，独具特点。其治学严谨，持之以恒，锲而不舍，深入钻研经典著作，长期致力于《伤寒论》研究。主张研究《伤寒论》必须坚持理论与实践相结合的原则，伤寒与临证要经过反复验证体会，方能探知真谛，而发挥理论指导实践的重要作用。研究中还应注意"上要溯源，下要探流"的方法。同时对《伤寒论》进行了类方、类证、类脉的综合研究。编著有《伤寒论析义》《伤寒挈要》《伤寒论选读》《伤寒论教学丛书》《伤寒论白话文》《内经病证辨析》《经方汇注》《伤寒与临证》等书，并参加协编高等院校《伤寒论》教材及《中医证候鉴别诊断学》。

**夏洪生**（1939～） 吉林怀德人。教授。1963 年毕业于长春中医学院。曾为伤寒学科研究生导师、全国仲景学说专业委员会委员、吉林省仲景学说专业委员会主任委员、长春仲景学说专业委员会主任委员、全国著名伤寒学家。从事《伤寒论》教学、科研和临床近 30 年，治学严谨，诲人不倦，有较深的理论造诣，在教学和临床研究方面均有建树。60 年代提出《伤寒论》归类教学法和《伤寒论》教学的课堂设计，受到好评。80 年代突出仲景学术思想和辨证思路方法的研究，主张理论联系实际。1985 年举办全国《伤寒论》师资进修班，为培养高层次人才做出贡献。临床确定急性热病的辨治规律和现代研究方向，进行科学研究和培养研究生，主持研究中医电脑辅助教学系统，具有国内先进水平。对《伤寒论》的研究具有一定深度，发表近百篇有关治疗法则、时间医学、神志病、气味学说、气机升降学说、湿证等学术论文，其中《略论伤寒论特定部位的辨证》一文，被译成日文在日本发表；三万余字的《近代伤寒论研究概况和设想》发表以后，在国内引起较大反响。主要著作有：《伤寒论讲义》《伤寒论析要》《伤寒论纲要》《伤寒论训解》《伤寒明理论串解》《温病析要》《温病名著

训解》《中医临证指南》《中医证候诊断治疗学》《北方医话》《心病辨治》
《吉林医案医话选评》《吉林验方秘方选编》《乡村医生考试多选题解》《乡
村医生考试多选题解 400 例》和函授教材《中药学》《中医内科学》《中医
妇科学》《中医儿科学》以及 21 部乡村医生函授教材等。

**顾观光**　字尚，又字漱泉，号武陵山人。清末江苏金山县人。早年习
儒，为太学生，承世业为医，金山钱氏多藏书，观光常借而读之，博通经、
传、史、子、百家，尤究极天文历算。又博览古医籍，尝搜采散见各书中
之《本草经》佚文，辑《神农本草经》三卷，刊刻于世。对仲景之学亦多
有研究，撰有《伤寒杂病论集》一书，刊入《武陵山人遗书》。据《清史
稿·艺文志》载，顾观光尚有《伤寒论补注》一卷，待考。

**顾沧筹**　清代人。生平里居未详。曾校订《伤寒三书合璧》六卷，存
于世。

**钱天来**　见钱潢条。

**钱闻礼**　南宋人。生平居里未详。绍兴中（1131 ~ 1162）任建宁府
（今福建建瓯）通判。平素好医方，通医术，精于伤寒。著有《伤寒百证
歌》三卷，刊行于世。

**钱谅臣**　字逸宜。清代浙江嘉善县人。生平未详。撰有《伤寒析疑》
四卷，刊于嘉庆二十一年（1816）。

**钱潢**　字天来。清代虞山（今江苏省常熟县城西）人。以医世其家。
知非之岁，忽犯伤寒，将成不起，续得痛痹，几殒其躯，得治复生。乃立
志习医，发誓"必治疗千人，方为满意"。既而思之，恐愿大难盈，无如阐
发先圣精微，务使流通远播，俾业医者，临证可以辨疑，处方得其精当。
庶可以全天地之大德，拯生民之危殆。遂发箧陈书，奋志苦读，昼夜揣摩，
寒暑无间。精研《内经》《伤寒论》，造诣甚深。先撰《素问注》廿篇，惜
已亡佚；复撰《重编张仲量伤寒证治发明溯源集》（简称《伤寒溯源集》）
十卷，刊行于世。钱潢是《伤寒论》辨证论治研究派的代表人物之一，其
主张以法作《伤寒论》分类的纲领，即对六经证中的每一经病变，皆从正
治法和变治法两方面探讨，此对帮助学者知常达变，抓住要领颇有裨益，
同时也为《伤寒论》研究开辟了新的途径。

**徐大椿**（1694 ~ 1771）　又名大业，字灵胎，晚号洄溪老人。清代江
苏吴江县松陵镇人。祖父徐轨，为翰林院检讨，曾纂修《明史》。父徐养
浩，精水利之学，曾聘修《吴中水利志》。大椿自幼习儒，旁及诸子百家，
凡星经、地志、九宫、音律、技击，无不探究，尤嗜《易经》与黄老之学。

年弱冠，补邑诸生。旋改习武，精于技击及枪棍之法，可举三百斤之巨石。年近三十，因家人多病而致于医学，攻研《本草》《内经》《难经》《伤寒》《千金》《外台》及历代名医之书。久之，妙悟医理，遂悬壶于世。其临证洞明医源，用药精审，虽至重至危之疾，每能手到病除，为世医所叹服。乾隆二十五年（1760），文华殿大学士蒋溥患疾，皇帝诏访海内名医，大司寇秦公首荐大椿。帝召之入都，大椿诊毕奏曰："疾不可治。"帝嘉其朴诚，欲留京师效力，乞归田里。后十年，帝以中贵人有疾，再召入都，时大椿已七十七岁，自知体衰，未必生还，乃率其子徐爔而行，果至都三日而卒。帝惋惜之，赐以帑金，命爔扶枢以归。大椿平生著书甚丰，尤注重阐发经典医著，撰有《难经经释》二卷、《神农本草经百种录》二卷、《医贯》二卷、《医学源流论》二卷、《伤寒类方》一卷、《兰台轨范》八卷、《慎疾刍言》一卷、《内经要略》一卷、《脉诀启悟》二卷（附《经络诊视图》）、《药性切用》六卷、《伤寒约编》六卷（附《舌鉴图》）、《杂病证治》九卷、《女科指要》六卷（附《女科治验》）等。今存。医书之外，尚著有《道德经注释》《阴符经注释》《乐府传声》《洄溪道情》等，亦为世所称。咸丰五年（1855），王大雄得徐氏门人金复村所传《洄溪医案》一卷，编注梓行。后世刊有《徐氏医书六种》《徐灵胎医略六书》《徐氏医书八种》《徐氏医学十六种》等诸种丛书本。但有认为，其中部分书籍并非徐氏原著，乃系后人伪入而成。

**徐赤** 字五成。清代江苏吴县人。精于医学，尤重仲景学术。著有《伤寒论集注》十卷、《伤寒论集注外篇》四卷。选取成无己、庞安时、方有执、喻嘉言、柯韵伯、魏荔彤等诸家学说，并结合个人见解以诠解《伤寒论》原文。在补篇中论述伤寒部分病证和一些杂病，并附妇人伤寒、小儿伤寒、春温等。对六经分证，表里阴阳，条分缕析，论述精辟。薛雪序曰："吾友徐君五成，多学博闻，才兼众艺，乐善好生，思有以振之，爰取长沙之微言妙论，条疏节解，更与吴子申培参互而成之。"文中之论，多有见解，开启后学，确是一部研究仲景学术思想的较好的参考书。

**徐灵胎** 见徐大椿条。

**徐忠可** 即徐彬。

**徐定超** 清代人。少时多病，喜阅方书。认为医以卫生命，起沉疴，自天子王侯以下，一遇疾病，无不惟医是赖。故欧美各国之医士，精心研究，日新月异而岁不同，期于穷极性命之微而后已。日本之人亦兼采中西，蒸蒸日上。指出我国之医，始于《灵》《素》，下逮和、缓、卢扁之流，代有发明，未尝失坠。然书阙有间，其存者惟仲景《伤寒论》《杂病论》为最著。叹宋元以下，儒者视为薄技，习此者鲜，降玉今日，而陵夷极矣。故不读仲景之书者，不足以明伤寒之理，并不足以得温热之情。在博览群书中，认为独《伤寒论》一书，反复绅绎，咀嚼之不能尽其味，枕葄之不能探其幽也。壬寅之岁奉命为大学堂招考生徒，讲授《内经》，编写《伤寒讲义》为仲景学术的发展做了较大努力。

**徐荣斋**（1911～1982）　浙江绍兴人。浙江中医学院教授、《浙江中医学院学报》编辑部主任。医学得自师传，尝问业于曹炳章先生。毕生精研《内经》《伤寒论》等经典著作，颇有心得。对古典医著的探索与研究，其实际做法有四：①守约以自固。研究学问，先约后博，循序渐进。②互勘以求证。经文与经文，经文与注文，此注家与彼注家，互相对照，辨别异同。③比类而索义理。研读古医书，既要理明心得，又要纵横联贯。④汇参而见源流。汇参有"综合汇参"与"分类汇参"；通过汇参（即汇集有相类似或相同专科性质的书籍）再来寻出古医学派之源流。著述甚丰，1955年重订俞根初《通俗伤寒论》，杭州新医书局出版，上海卫生出版社重印。并撰有《内经精要》《妇科知要》等。

**徐彬**　字忠可。清代医家。秀水（今浙江嘉兴）人。因父死而转习岐黄。师从李士材、喻嘉言，得其指授。于仲景伤寒之学研究尤深。临证主张四诊合参，于望诊中尤重察目。亦熟谙景岳学说，且能与仲景之论融会贯通。因喻嘉言《尚论篇》略于方论，乃选录其论证大意，分注于《伤寒论》一百一十三方之下，并发挥己意，以析仲景立方深义，著成《伤寒一百十三方发明》，还撰有《伤寒图论》《金匮要略论注》《注许氏伤寒百证歌》等书。

**高学山**　字汉峙。清初医家。会稽（今浙江绍兴）人。精研仲景之学，擅长伤寒杂病，于仲景之旨颇多发明。认为喻嘉言《尚论篇》辨论伤寒，多有似是而非，未尽恰当之处，遂作《伤寒尚论辨似》，反复详辨。还著有《金匮要略注》（后改名《高注金匮要略》）。

**高保衡**　北宋医家。里居未详。精通医理，深明病机，熟谙方药。熙宁间（1068～1085）任朝奉郎国子博士，太子右赞善大夫，神宗时建"校正医书局"，保衡因校正《黄帝内经素问》《伤寒论》《金匮要略方论》《脉经》等书有功，诏赐绯鱼，加封上骑都尉，为继承发掘古代医药遗产，促进中医学的发展以及仲景学术的深入研究作出了一定的贡献。

**高愈明**　字骏轩。清末医家。盖平县人。性慧敏，通艺术，不学而能。

每制一物，往往出人意表。少年专攻医学，从《内经》《伤寒论》诸书悟入，终日不语言，至废寝忘食，人目目之为"书愚"。学成，悬壶城市，乡里造门问病者踵相接。著有《伤寒论溯源评解》《神农本草经大观注解》《脉理溯源》《六淫溯源》《温病溯源》《温疹溯源答问》《鼠疫答问》《秋疫答问》《时灾预言》《咳症论》《头痛分类》等书。曾设办自立医学校，以传岐黄之学。

**郭子光**（1932～） 四川重庆市荣昌县人。教授。自幼秉承家学，矢志岐黄，为谋求深造，1958年结业于西南军政委员会卫生部中医进修学校专修班，1956年考入成都中医学院医学系中医专业本科，毕业留校从事中医内科、伤寒论、各家学说的教学和医疗、科研工作迄今。曾在国内外刊物上发表学术论文近百篇，编著或主编《伤寒论汤证新编》《中医康复学》《中医各家学说》《日本汉方医学精华》及《现代中医治疗学》等8种专著出版，多次应日本、韩国医界邀请东渡讲学、交流获得好评。参加或组织过多次国际国内传统医学的研讨与交流。其学术观点强调继承的基础上着重发展，提出"病理反应层次"学说解释伤寒六经方证的形成与传变，获得同仁认同。鉴于伤寒六经是仲景在1700余年前，疾病过程完全处于自然状态下的观察与总结，而今的学术环境变了，疾病谱变了，仲景当年描述的六经传变、转归，有的已不复存在了，而仲景方证的应用范围则大大地扩展了，因此提出创立"六经辨证新体系"，为伤寒学说发展的战略目标。其在临床上擅长内科诸病，尤其对心血管、血液疾病有研究，对各家学说的探索与应用也颇下工夫，还积极开拓了中医养生、康复学术领域，对中医学术之发展竭尽心力。

**郭雍**（约1104～1187） 字子和，号白云先生。宋代河南洛阳人。太中大夫郭忠孝之子。雍早习举业，深究《易》理，兼经医学。淡于荣利。初隐居峡州（今湖北宜昌），继放浪于长扬山谷。乾道（1165～1173）年间，以峡守任清臣湖北帅张孝祥荐于朝，旌召不起，赐号冲晦处士。孝宗（1163～1189）深知其贤，每对辅臣称道之，又特命所在州郡岁时致礼存问，更封颐正先生，令部使者，遣官就问，雍所欲言，备录缴进。至晚年，笃好仲景之书，研究日深，淳熙八年（1181）编撰成《伤寒补亡论》，凡二十卷。庆元元年（1195），朱熹为之作序，刻行于世。兄子言，幼多病，喜医方，遍访名医，曾与常器之、康醇道交往，遂悟师氏之学，亦得仲景之论。

**唐宗海**（约1862～1918） 字容川。清末四川彭县人。自幼习儒。光绪十五年（1889）中三甲第三十五名进士，授礼部主事。宗海少年时，因父多病，遂留心医学，博览《内经》《伤寒》及后世诸名医著作，久而通悟医理，擅治内科杂证，于血证治疗尤有心悟。以医名世，尝游京、沪、粤等地，见识广博。治学倡言"损益乎古今"，"参酌乎中外，以求尽美尽善之医学"。主张"不存疆域异同之见，但求折衷归于一是"，为我国早期持中西医学汇通思想之著名医家。著有《血证论》《中西汇通医经精义》《本草问答》《伤寒论浅注补正》《金匮要略浅注补正》（上五书总名《中西汇通医书五种》），及《医学一见能》等，刊刻于世。子祖鉴（字镜民），兼通医理，曾校刊《医易通论》；长孙重鼎，晚年亦业医。另有弟子数十人。

**唐容川** 见唐宗海条。

**陶节庵** 见陶华条。

**陶华**（1368~1445） 字尚文，号节庵道人。明代医家。浙江余杭人。陶氏自幼习儒，旁通百氏。据说他曾遇良师，授以秘藏医籍，研读之后，遂精于医。陶氏临证精于切脉，随证制方，不拘原法，每遇奇疾，巧施方法，每能应手而愈。据《杭州府志》记载："一人患病周食羊肉。涉水，结于胸中，其门人请曰，此病下之不能，吐之不出，当用何法？陶曰宜食砒一钱。门人未之信也，乃以他药试之。百计不效，卒依华言，一服而吐，遂愈。"陶氏曾悬壶于杭州，治伤寒证常一剂而愈。有记载云他非重金聘请不到，故有"陶一帖"之称，系医中之贫者。永乐间（1403~1424）征为医学训科，宣德间（1426~1435）致仕。其著作有《伤寒六书》（即《伤寒琐言》《陶氏家秘》《明理续论》《杀车槌法》《一提金启蒙》《证脉截江网》各一卷）、《伤寒全生集》（一名《伤寒活人指掌全生集》）。此外，据《浙江通志》《余杭县志》《医藏书目》以及《明史·艺文志》《医学入门·历代医学姓氏》《中医图书联合目录》等记载，陶氏著作尚有《伤寒治例点金》二卷、《伤寒治例直指》二卷及《伤寒直格标本论》一卷、《伤寒段段锦》但均已佚。陶华在《伤寒论》研究方面的独特之处是发挥较多，而于仲景本论发明较少。可以说他是学仲景而出于仲景，是攻伤寒而不是局限于治《伤寒论》。

**陶锡恩** 字汉云。清代江苏铜山县人。三世业医，至锡恩益精，善治伤寒。中年，专治小儿科，遇危证以古方化裁，应手奏效，与同邑名医余鹤龄相埒。光绪（1875~1908）初，观察使谭钧培设医药局，延锡恩主诊，贫病者多所全活，年50岁卒。著有《伤寒汇篇》一书，未见刊行。

**陶憺庵** 清代人。生平里居未详。著有《伤寒源流》六卷，现存有清·

康熙三十六年丁丑（1697）杨家修等校刊本。

# 十一画

**黄元御** 字坤载，号研农，别号玉楸子。清代著名医家。山东昌邑人。黄氏幼年聪明过人，15岁即为诸生（秀才）。年30岁，患目疾，因庸医误药而损左目，发愤曰："不能为良相济世，亦当为良医治人。"遂发奋学医。黄氏精研中医典籍二十余年，对《素问》《灵枢》《难经》《伤寒论》《金匮玉函经》等古典医籍皆有注释，凡数十万言。理论上尤受张介宾影响，治病偏主温补。黄氏读过《伤寒论》后，整整用了三年时间，阅读了伤寒之书数十百种，博搜笺注，深入剖析，冰释旧疑，拓开新义，最终撰成《伤寒悬解》，清·冯承熙盛赞曰："奥析无人，妙烛幽隐，自越人，仲景而后，罕有其伦。"黄氏之作，现存的尚有《四圣心源》《四圣悬枢》《素灵微蕴》《长沙药解》《玉楸药解》《金匮悬解》《伤寒说意》，连同《伤寒悬解》称为《黄氏医书八种》，最早刊于乾隆年间。作者的晚年三部医著《素问悬解》《灵枢悬解》以及《难经悬解》称为《黄氏医书三种》刊于1872～1880年，1990年7月人民卫生出版社收载了上述两部丛书的书目，并进行点校，称为《黄元御医书十一种》分为上、中、下三册出版。

**黄竹斋**（1886～1960） 原名黄谦，字吉人，又名维翰，字竹斋，晚号中南山人，又号中诚子。陕西西安人。博学多才，通经史、天算、地舆、历法、兵、农、医、药、理、化、儒、释、道、典、哲学等，尤精于岐黄之术。于中医古籍多有研究，曾发愿收罗仲景遗书，贡献医林，不辞劳苦，四方奔走，每发现仲景佚文必追踪至底。于1934年经宁波名医家周岐隐先生介绍得识桂林罗哲初先生，授其师左修之得仲景四十六世孙张绍祖所授家藏仲景《伤寒杂病论》第十二稿，后加校勘注释而编著《伤寒杂病论会通》。其临床经验丰富，尤擅针灸，治病以强刺激为主，针药并用，独具特色。其性情豪爽，生活俭仆，而治学严谨，言出必行，行之必果，每写一著作，必限期完成。不慕名利，素甘淡泊，而忧国忧民之心不让时贤。在国弱民贫之旧中国，面对列强并吞之势，为维护民族尊严，黄氏慨然以昌明国学为己任，联合陕西诸学者创办日新学社，继之创办国学讲习馆，以图学术救国。新中国成立后，曾任中国中医研究院西苑医院针灸科主任、卫生部针灸学术委员会委员等职。毕生著作甚丰，约50余种，其中《伤寒杂病论集注》《难经会通》《伤寒杂病论会通》《针灸经穴歌赋读本》《针灸经穴图考》《医事丛刊》等书，均刊行于世。

**黄钰** 清代医家。四川璧山县人。生平未详。著有《伤寒辨证集解》《本经便读》《经方歌括》《脉法歌括》等书。

**梅国强**（1939～） 湖北黄陂县人。1964年毕业于湖北中医学院，并留校任教至今，1987年晋升为教授。1991年经湖北省教委批准，《伤寒》为省重点学科，梅氏为该学科带头人。兼任湖北省中医学会秘书长等职。长期从事《伤寒论》教学、研究。治学注重理论与实践结合。故教学之余，恒积极参加临床工作，对心血管疾病、消化系统疾病研究较深。其学术思想概要为：①治外感热病，须重视存津液；②首创少阳腑证新说及手足少阳同病说；③擅长心血管疾病及消化系统疾病的辨证论治；④遣方用药必辨标本缓急；⑤拓展经方运用途径，其具体方法为：突出主证，参以病机；谨守病机，不拘证候，根据经脉，参以病位；根据部位，参以病机；酌古斟今，灵活变通；厘定证候，重新认识；复用经方，便是新法。曾主编、副主编全国高等中医院校函授教材《伤寒论讲义》《中医多选题库·伤寒》等六种，均已出版。撰写学术论文二十余篇。已通过省级鉴定的科研课题有：《血虚寒凝证的实验研究》《心下痞辨证及其客观化研究》，均达到国内首创水平。

**曹家达**（1867～1938） 字颖甫，又字尹孚，号鹏南，晚号拙巢。江苏江阴人。早年习儒，兼及诗文，光绪乙未年（1895）就学于南菁书院，有"诗文大家"之誉。光绪壬寅年（1902）中举人。光绪甲辰年（1904）废科举，乃致力于医，对《伤寒》《金匮》尤有研究。1927年悬壶于世，凡他医所谓不治之症，着手则愈。临证悉依仲景心法，为近代"经方派"典型医家。其性格耿直笃厚，不肯下人，有"曹聱"之称。治病于富者时或不肯，于贫者则必应，且助以药。孟河丁泽周创办"中医专门学校"于上海，曹氏曾应聘任教。"九·一八"事变爆发，即返归故里。江阴城破，日寇入室，曹氏斥敌，壮烈殉国。著有《伤寒发微》《金匮发微》《曹颖甫医案》《丁甘仁先生作古纪念录》《经方实验录》（门人姜佐景辑录）等，均刊于世。其门人许半龙、陆渊雷、章次公、秦伯未等，皆成一代名医。

**曹颖甫** 即曹家达。

**常德** 字仲明。金代饶阳（河北省饶阳县）人，一作镇阳人。早年习文，精通《诗经》。曾任真定（今河北正定）府学教授。兴定中（1217～1222）从名医张从正习医，常随张氏论医于隐水。曾参与整理《儒门事亲》。自撰《伤寒心镜》（一名《张子和心镜别集》）一卷，共七篇，今存。

又撷张子和遗意，编《治法心要》一卷（即邵氏刻本《儒门事亲》第十三卷），刊行于世。

**章太炎**　字枚叔，名炳麟。中国近代史上具有影响力的民主革命家、思想家和医学家。浙江余杭人。出生于书香门第，具有良好的传统文化教育背景，因此对中医药学和中国传统文化有系统深刻的研究。民国初期曾任中医学院院长、上海国医学院院长、苏州国医院院长等职。在临床上较多应用张仲景之法，同时撰写了丰富的医药学论著，均收录在《章太炎全集》中。

**章虚谷**　见章楠条。

**章楠**　字虚谷。清代浙江会稽县人。少羸多病，嗜岐黄之学，而尤殚力于仲景之书，参儒释之理，潜心研究，溯流穷源，凡三十余年。后又游历广东、河北、苏州等地，遇同业绩学者莫不趋访就正，遂精医术。既明于医经原旨，则见诸家偏伤流弊之害，冀有以补救，遂著《医门棒喝》四卷（1825年），包括六气阴阳论、太极五行发挥等三十余篇医论，杂论医理、诊法及内儿各科病证治法，并附医案。其推崇名医叶天士、薛生白，于温病之辨证论治颇有发挥。对刘河间、李东垣、朱震亨、张景岳等说，则善于撷取精粹，且能提出中肯之评论。尚鉴于《伤寒论》辞简义深，理法微妙，读者难以领会，及参考明代方有执《伤寒论条辨》予以重编，以风伤卫、寒伤营、风寒两伤营卫为纲，阐述各经病证，撰《伤寒论本旨》九卷（1835年）。又注解《叶天士温热论》，作为外感温病治法；注释《温热条辨》（旧题薛雪撰），作为暑病主治法，以补《伤寒论》之不足。另有《医门棒喝》《伤寒论本旨》两书之合刊本，总名曰《医门棒喝》。其经医论（即《医门棒喝》）为初集，《伤寒论本旨》为二集，故《伤寒论本旨》，又有《医门棒喝二集》之称。

**谌玮**　字五璋，号修瑕。清代医家。上元（今江苏省江宁县）人。少习举子业，通经史，认为能济世利民者莫大乎医。于是揣摩《灵》《素》，博览群书。认为《灵》《素》以外，反渊深为浅显，归浩博于简要者，无如《伤寒论》，《伤寒论》外无医书。但历来诠注《伤寒论》者多有讹谬，致令本旨淆晦、治病茫无所据。谌氏认为《伤寒论》立言大意，欲使人海症必明病由，方药必明大法。不主张繁琐曲僻，以免贻误后人。著《伤寒论正误集注大全》10卷。

**屠人杰**　字俊夫。清代医家。浙江嘉善县人。平生尤慕仲景一书，曾问业于青浦何铁山，甚受何氏器重。然未及数月，何氏去世。再访洞庭周宸仪，却未能深究仲景书，怅然归里。屠氏目睹当世时医乐趋便易之门，置《伤寒论》于高阁，医学废弛、弃本崇末；临证处方，随意拼凑，以冀幸获。虽忙忙临证，愦愦终身，而不知成败原由，徒自昧也。屠氏深恶《陶氏六书》剽窃南阳余唾、聋聋后学，于是积数十年功夫，撰著《伤寒经解》10 卷，欲指明是非，表彰仲景。

# 十二画以上

**葛雍** 字仲穆，号华盖山樵。临川人。元代医家。生平不详。《四库全书提要》曰：金·刘完素《伤寒直格》，卷首"题为临川葛雍编"。一说"临川葛雍仲穆校刊之"。此说明葛雍对刘完素的《伤寒直格》作了整理，确属无疑。

**韩祗和** 北宋淇川人。据元代戴良久《九灵山房集》中将韩祗和与王叔和、成无己、庞安常、朱肱、许叔微等人齐名，可知其为当时名医。于《伤寒论》研究颇深。撰有《伤寒微旨论》一书，成于元祐丙寅年（1086）。原书早已失传，仅散见于《永乐大典》中，清人由此辑出，复成完帙，重刊于世，流传至今，对后世影响甚大。书凡两卷，十五篇。卷上，分伤寒源、伤寒平脉、辨脉、阴阳盛虚、治病随证加减药、用药逆等八篇。卷下，分总汗下、辨汗下药力轻重、温中、大小便等七篇。书中亦间附方论。全书着重论述了辨脉、辨汗下、温中等诊治大法，旨在发明仲景未尽之意，突出阐发了《伤寒论》辨证论治思想的精髓，而且善于以《内经》旨意解释《伤寒论》，溯本求源，着意疏释，故王好古的《阴证略例》中多引有韩氏之论，对后世《伤寒论》的理论与临床结合研究有着一定的启迪作用。

**喻昌**（1585～1564） 字嘉言。清代医家。江西南昌府新建（今南昌市新建县）人。因新建古称西昌，故晚年又自号西昌老人。喻氏自幼天资聪颖，生性洒脱，喜好游历。成年后习儒，攻举子业，精力过人，博览群书，自命不凡。虽才高志远，但仕途上并不得意。崇祯年间，他以副榜贡生入京就读，在京三年，郁郁不得志，只好扫兴而归。不久，即削发为僧，遁入空门。出家期间，苦读《内经》《伤寒论》《本草纲目》等历代中医名著，为以后成为一代名医，打下了坚实的理论基础。后又出禅攻医，往来于南昌、靖安一带，较多的时间是在靖安，足迹遍历赣、浙、苏、皖，公元 1644 年，应钱谦益先生之邀，终于结庐定居于江苏常熟县城北门外的虞山脚下。喻氏所到之处，皆以善医闻名。喻氏治病不分贫富；审证用药反复推论，医术高超，医德高尚，深为当时同道敬佩。顺治年间，清朝也下诏征聘，但他早已绝意仕途，力辞不就。晚年的喻嘉言，不满足于其显赫的临诊医名，他说："吾执方以疗人，功在一时；吾著书以教人，功在万里。"为此，著书立说，广带生徒，先后撰写和刊出了《寓意草》《尚论篇》和《医门法律》三部书，这三部书集中地体现了喻氏的学术思想，也确立了他在中国医学史上的地位。此外，喻氏还著有《尚论后篇》《喻选古方试验》。在《伤寒论》研究史上，喻氏被认为是错简重订派的主要代表人物；喻氏认为《伤寒论》为四时感证诊治全书，提倡伤寒太阳病三纲说，发展了方有执的认识；对《伤寒论》重加编次，这些皆是喻氏在《伤寒论》研究方面的主要工作。其弟子徐彬、陈骧等均以医知名。喻氏生平善弈，据《常熟县志》记载：公元1664（清·康熙甲辰年），80岁高龄的喻嘉言与围棋国手李兆远对弈，时达三昼夜，局终收子时，溘然逝世。

**程文囿** 字观泉，号杏轩。清代医家。安徽歙县人。生活于乾隆、嘉庆年间（1736~1820）。少业儒，长习方书，遂精于医学。以医书浩繁，学者苦难遍阅，乃积数十年之力，上自《灵枢》《素问》，下至历代名家，采书三百余种，综贯众说，去芜存菁，分类汇编而成《医述》十六卷，包括《医学溯源》《伤寒提钩》《伤寒析疑》《杂证汇参》《女科原旨》《幼科集要》《痘疹精华》《方药备考》。尚有《程杏轩医案》三集，录所治疑难病证之验案，对真寒假热、实证类虚、阴极似阳等证，辨析尤为精当。治学能融贯诸家之长，遣药立方灵活多变。

**程知** 字扶生。清代医家。海阳（今广东潮安）人。少习孔孟儒学，壮而攻医，有活人济世之志。喜读《伤寒论》，极其推崇，尊之为《伤寒经》。能明仲景之书而又虑世人不能明仲景之书，达仲景之法，于是对仲景《伤寒论》进行别类编次，以喻氏《尚论篇》为基础，撰成《伤寒经注》13卷。程氏还著有《医经理解》九卷，俱行于世。

**奥田谦藏** 日本汉方医家。著有《伤寒论梗概》（中译本名《伤寒论阶梯》）、《皇汉医学要方解说》等。

**舒诏** 字驰远，号慎斋学人。清代医家。江西进贤县人。早年习举子业，由监生考授州判。少喜读书，并好医方，但每苦于医书难通，后获交于喻嘉言的弟子、南昌罗子尚，时罗子尚年将八旬，自知时光甚短，欲将喻昌所传尽传于人。见舒氏"颖敏而坚锐"，遂将所获传授舒氏，舒氏读后，术业大进，治疗每有良效。著有《再重订伤寒集注》《尚论翼》《辨脉篇》《女科要诀》《痘疹真诠》以及《摘录瘟疫论》等书。舒氏在《伤寒论》研究方面推崇喻嘉言，主张错简重订。治学精益求精，坚持不懈，其《伤寒集注》一书成书以后，作过两次删补订正，精神十分可贵。

**童养学** 字壮吾。明末福建闽县人。生卒不详。早年习举子业，曾任邵武县儒学训导，亦好医学。于《伤寒论》有所研究。著有《伤寒六书纂要辨疑》四卷、《伤寒活人指掌补注辨疑》三卷、《图注八十一难经定本》二卷，刊刻于世。

**强健** 原名行健，字顺之，号易窗。清代江苏上海县（今上海市）人。工书画，精于医。师从李用粹之子李揆文，推崇朱震享之说。对《伤寒论》颇有研究。认为前人对于《伤寒论》注疏搜罗殆遍，但未能直指其中是非。主张读仲景书，当心仲景之心，既要循理推求病情传变，所患之经，又要随机活变治法方药。著有《伤寒直指》16卷。

**蔡宗玉** 字象贞，号茗庄。清代江西龙泉县人。恩贡生。其祖、父皆以名儒习医学，所收医书甚富。宗玉博览家藏，研究有年，精通其奥。曾集诸家之说，编《医书汇参辑成》二十四卷，刊于嘉庆十二年（1807）。是书宗《内经》之旨，遵仲景之学，于各证之下，分别何脉、何方，使阅者依病审脉，依脉辨证，依证寻方定药，颇为实用。金溪进士蔡上翔为之作序。

**廖云溪** 清代四川中江县人。以医为业，精其术。编有《医学五则》，包括《医门初步》《药性简要》《汤头歌诀》《切总伤寒》《增补脉诀》各一卷。刊于世，对中医学术的发展有一定的影响。

**熊寿试** 清代医家。出生于书香之家，有感于"不为良相必为良医"之说，从郑素圃学医，功成，为人诊病，疗效奇妙。对《伤寒论》研究颇多，撰《伤寒论集注》四卷，于乾隆五十年（1785）刻行于世。

**熊曼琪**（1938～） 女，湖南长沙人。广州中医药大学教授、博士生导师。1962年广州中医学院医疗专业毕业后，留校任教，并从师著名中医学家刘赤选教授。历任伤寒论教研室副主任、主任。中国中医药学会仲景学说专业委员会副主任委员、糖尿病专业委员会副主任委员、广东省中医医疗事故技术鉴定委员会委员。长期从事中医古典名著《伤寒论》的教学和研究，有较深造诣。讲授内容精要，深入浅出，重点突出，说理透彻，颇受学生欢迎。临床经验丰富，长于运用《伤寒论》的理论指导临床，并能融会前人各种辨证方法精华，擅长诊治消渴病、胃肠病及风湿病等。主编《临症实用伤寒学》等6部著作。参加编写高等中医院校教材、教学参考书等七部书籍。

**熊寥笙**（1905～） 四川省巴东县人。现为重庆市中医研究所研究员。熊氏弱冠学医于同乡马祖培先生，曾悬壶渝州，并遥从陈无咎先生主办的丹溪学社学习，私淑陈师之门。1949年参加西南卫生部工作，1954年调任重庆市卫生局中医科科长，1964年调市中医研究所工作。著有《伤寒名案选新注》《伤寒点睛》《金匮启蒙》《中医难症论治》《金匮名案选新注》及《常用中草药七百味歌括》等书。对中医理论与实践均有深入研究，刻苦钻研《伤寒论》，长于治疗伤寒、温病及内科各种疑难病证。师古而不泥古，活用仲景辨证论治心法，多以经方化裁运用治病，取得满意疗效。（《名医名方录》）

**缪存济** 字慕松。明代医家。苏郡长洲（今江苏苏州）人。缪氏妙龄习举子业，后以体多疾病，遂从叔父学医，遍阅古今诸科方略，渐通其术，对于伤寒一科尤精。曾博采古贤已试之成法并自己之体会，撮其枢要，撰集成《伤寒撮要》一书，凡四卷，存于世。

**缪遵义** 字方彦，又字宜亭，号松心居士。清代江苏吴县人。缪曰藻之子。遵义早年习儒，乾隆二年（1737）举进士，官知县。后因母患异疾，弃官学医，母病得瘳，医道亦大行，就诊者填街塞巷，遵义皆为治之，无倦容。临证立方多出人意表，医者亦不能解，然服之辄效。及徐论其故，闻者皆惊服。年八十四卒。著有《伤寒方集注》一卷，《温热朗照》八卷、《缪氏医案》一卷。

**镏洪** 号瑞泉野叟。金代都梁（今江苏盱眙）人。生平未详。推崇名医刘完素，尝敷演刘氏之说。所编《伤寒心要》约成书于1234年。所论伤寒，大体以热病为主，所用方药也多系寒凉之剂。尤其对双解散、小柴胡汤、凉膈散的运用更为灵活纯熟。如书中指出："夫伤寒者，前三日在表当汗，可用双解散，连进数服必愈。""若不解者，病已传变，后三日在里，法当下，殊不知下之太早则表乘入里，逐成结胸、虚痞、懊侬、斑疹、发汗之证，轻者必危，危者必死，但当以平和之药，宜散其表和解其里，病势或有汗而未愈，或无汗而愈，当用小柴胡、凉膈、天水三药合而服之。"并认为"双解、凉膈、白虎、泻心、此理伤寒之妙剂"。由此可见，作者的理论所依，方药所用，均是宗刘完素之学的。虽然他以热病论伤寒确有所偏，但作为研究伤寒火逆变证，还是有一定参考价值的。

**潘澄濂**（1910～） 浙江省温州市人。早年毕业于上海中医专门学校。曾任上海中医学院、上海中国医学院伤寒、温病学教授。1956年负责筹建浙江省中医药研究所，历任副所长、所长，浙江中医学院副院长。潘氏一贯主张破经方、时方间的鸿沟，融中西医于一炉。40 年代著有《伤寒论新解》《金匮新解》。

**薛承基**　字公望，号性天。清代医家。江苏吴县人。据地方志载，承基乃薛生白族孙。出生于世医之家，其父薛景福以医术知名。承基继承父业，亦精于医。著有《拟张令韶伤寒直解辨证歌》以及《伤寒经证附余》，由此可见，薛氏在《伤寒论》研究方面颇有留心。

**戴旭斋**（约 1830 ~ ?）　清代医家。江右临川（今属江西）人。少时博览经书。以时艺之学无补于世，乃取古方书精心研习，同治（1862 ~ 1874）年间流寓湖北蕲春茅山镇，行医而兼著书。有《伤寒正解》四卷（1871）。熊煜奎称此书"章法文法之妙，引人易入。非但可以亦医学之简易，并可以广医学之流传"。又善画，尤长水墨大笔，苍劲古朴。

**戴耀埕**（约 1841 ~ ?）　字式尹，号旭斋。清代临川（今江西省临川县）人。少聪颖。其祖父柳桥先生业儒而兼学医术。旭斋曾任湖北蕲州茅山山巡之职，公余博览群书，对《伤寒论》深为佩服。惜原文沦失，虽经叔和及喻昌、柯琴先后参订，仍不免疏漏、谬误。于是校正整理，既不随意亦不诡俗，摒除两歧，理求一是，历时八年，著成《伤寒正解》4 卷。

**魏念庭**　见魏荔彤条。

**魏荔彤**　字念庭，号怀舫。清代医家。直隶柏乡（今河北柏乡）人。魏氏自幼爱读医书，善于将诸书内容联系起来，互相阐明，探讨奥旨。他往往用仲景所言，来解《内经》不明之处，又用《内经》所讲道理，解释《伤寒论》中不明之处，多有心得。直到甲午年（1714）魏荔彤利用工作之余开始研读《周易》，久而久之，魏氏便以读《易》之心思识解读其《伤寒论》《金匮要略》诸篇。宇栉句比，条分缕析，分章别段，五明参证，而后认识到"仲景之书真与《易》无二义也"。《周易·系辞》云："君子居则观其象而玩其辞，动则观其变而玩其占。是以自天祐之，吉无不利。"魏氏认为研究《伤寒论》也是如此。医理与易理无不相合。以此理研究《伤寒论》"必晓然大白矣"。所以，他自幼至老，研究《伤寒论》几十年，终于豁然明悟。著成《注释伤寒论义大全》或称《伤寒论本义》（或称《伤寒论注疏》）（康熙辛丑年刊行）。魏氏的著作还有《素问注疏》二十四卷、《灵枢注疏》九卷、《金匮要略本义》三卷，皆多有发明，《医宗金鉴》多引其说。曹禾称赞魏氏"实士大夫攻医之佼佼者"。

# 二、著作类

（注：本类词目凡词头出现"伤寒""伤寒论"者，紧接"伤寒"或"伤寒论"后面第一字计算笔画）

**伤寒论** 著作名。东汉张机撰。约成书于公元210年。作者有感于伤寒一病发病率高、病死率也高，乃勤求古训、博采众方、撰用群书，撰成《伤寒杂病论》16卷。由于此时正值三国时期，封建割据，战争频繁，以致原书散佚不全。后经晋·太医令王叔和搜采整理其中的伤寒部分，名曰《伤寒论》。自此以后，又经东晋、南北朝分裂对立的局面，该书时隐时现。至唐·孙思邈撰《千金要方》时，对《伤寒论》少数有所征引，而未得见全书。到了晚年孙思邈撰《千金翼方》时，得见全书，乃收编入卷九、卷十，现在称"唐版本"。到了宋治平年间，国家设立校正医书局，《伤寒论》经高保衡、孙奇、林亿等加以校正，这就是现在一般所言《伤寒论》的基本面貌。全书共10卷。第一卷为辨脉法和平脉法；第二卷为伤寒例、痉湿暍脉证并治，辨太阳病脉证并治上；第三卷辨太阳病脉证并治中；第四卷辨太阳病脉证并治下；第五卷辨阳明病脉证并治、辨少阳病脉证并治；第六卷辨太阴病脉证并治、辨少阴病脉证并治、辨厥阴病脉证并治；第七卷辨霍乱病脉证并治、辨阴阳易差后病脉证并治；辨不可发汗病脉证并治、辨可发汗病脉证并治；第八卷辨发汗后脉证并治、辨不可吐病脉证并治、辨可吐病脉证并治；第九卷辨不可下病脉证并治、辨可下病脉证并治；第十卷辨发汗吐下后病脉证并治。全书共22篇、113方。后世有医家提出《伤寒论》内容应该是从太阳病始至劳复病止。如辨脉法、平脉法、伤寒例及诸可与不可篇皆叔和从《伤寒论》中采摭编成。所以现在有不少版本就没有这些内容。《伤寒论》发展和完善了六经辨证体系、将理法方药有机地结合成一体，树立了辨证论治的原则和典范。对中医的基础理论及临床医学产生了深远的影响，受到历代医家的推崇。本书主要以六经病辨证为纲领，以简洁的条文全面系统地论述伤寒的辨证及治疗。在论述中注重对疾病现象的描述，对病机等基本理论往往从略。本书的方剂结构严谨，用药精炼，疗效确切，直到今天仍为临床医生所常用；后世有不少方剂皆是由此演生出来，故又称为"医方之祖"。《伤寒论》是中医的四大经典著作之一，历来皆是中医的必读之书。现本书有明·万历二十七年（1599）海虞赵开美复刻的宋版本，以及金·成无己著《注解伤寒论》本，以及明《医统正脉》本等多种版本。

# 一　画

**伤寒一百十三方发明**　著作名。又名《伤寒方论》。清·徐彬撰。成书于1667年。全书约2万字，为1卷。作者推崇喻嘉言《尚论篇》，但认为喻氏书略于方论，遂专辑方论，选录《尚论篇》中论证大意，分注于《伤寒论》一百一十三方之下，方解部分发挥己见以阐析仲景立方深意，并可从方论中体会辨证选方的精义。本书侧重在方，强调方中分两至为紧要，因古今轻重不同，故别附"合药分剂则式"一条，以便稽考。本书是一部学习研究《伤寒论》方的参考读物。此书于1667年刊印，1696年平安城书林博古堂刻印《伤寒尚论篇全书》，附录4卷，其中包括本书1卷。

**伤寒一览方**　著作名。元·吴光霁撰。丹波元胤《医籍考》按：是书皇朝正和中僧性全所著《万安方》多为引用。或称吴月潭，然其历履未详。《医学源流》亦谓虽有板刻以行，未能详其年代出处。考正和元年即元仁宗皇庆纪元也，然则吴月潭当是金元人。

# 二　画

**二十世纪伤寒论**　著作名。刘亚农著。成书于1933年。全书约8万字共1册，内容分为6卷。卷首列有陈宝琛序及著者自序。卷一为导言与病理篇，阐述六经病理，涉及六气五行脏腑病因；卷二为六经诊断篇，言六经标本症候等，卷三为平脉篇，专述脉理；卷四分四篇分述温病、湿温，脑膜炎治法及痧痘麻疹癍瘄瘄猩红热之鉴别及治法；卷五述药物分类；卷六介绍静坐疗病法。卷末附录门人刘煜所辑"幼雪师努力国医学之经过"。作者认为伤寒论精义繁多，为医宗之基础，但非呆板不易之法，其所列症状，至今尚可适用，惟其所列之汤液，则应结合天时、地域、人事而变通取舍。强调研究仲景著作，要结合《内经》察四时、辨五方，审形气诸要旨，对伤寒论中的汤液学说，引而伸之，增而益之，并搜索近代名家著作适于时用者，衷集成书。

**伤寒十六证类方**　著作名。清·庆云阁撰。成书于1895年。全书共2卷，约2万字。作者认为《伤寒论》为医林之至宝，无法不备，无病不疗。

但注《伤寒论》者纷纷聚讼，互相牴牾；而《伤寒论》本身也被任意颠倒篇章次第，致令读者心迷目眩，莫得适从。在众书之中，唯徐大椿《伤寒类方》精简可取。然其不足之处在于按方分证，对于表里寒热虚实并未细分。作者留心《伤寒论》十余年，朝夕揣摩，颇有心得，独创一法，即将所有病证分为十六类，各将相应的方剂条列于对应的证下，这就是"十六证类方"。本书首列"伤寒证六经提纲"，仿照黄元御《伤寒悬解》方法，将六经纲领分清，并简释病机，使读者知道某经应现某证，某证应用某方，一目了然。次列十六证类方，十六证为表寒证、表热证、表虚证、表实证、里寒证、里热证、里虚证、里实证、表寒里热证、表热里寒证、表虚里实证、表实里虚证、表里俱寒证，表里俱热证、表里俱虚证、表里俱实证。不属十六证范畴者列入杂治方。本书按证类方，一类之中，先论证，后列方，并节录黄元御《伤寒悬解》之方解，务求明白简当。不过书中归类，尚有欠妥之处。本书包含在《医学摘粹》中，1896 年初刊于北京，1897 年再版于甘肃。近有彭静山点校，上海科技出版社 1983 年出版。

**伤寒论十四讲** 著作名。刘渡舟编著。天津科学技术出版社 1982 年 10 月出版。全书共 9.6 万字。作者编著此书的目的在于使读者能从理论上获得启迪，并在临床上有所借鉴。全书分为十四讲，专题讲述了《伤寒论》里的十四个问题，这些问题既有其自身的系统性，而彼此之间也有内在联系，而不是孤立存在的。第一讲阐述了《伤寒论》的历史沿革和编著者对六经辨证的认识，以帮助读者正确理解《伤寒论》的内涵；第二讲论述了《伤寒论》条文排列的有机联系及其意义，剖析了《伤寒论》的辨证思想和方法；第三讲是讲六经为病提纲证的意义，其与八纲辨证的关系；第四讲介绍《伤寒论》的气化学说，以传统的医理分析六经、六气阴阳变化的规律。以上四讲为本书的总论，它起到指导阅读各论的作用。各论即第五讲至第十三讲。各论采用以方带证的归类方法，把太阳病、阳明病、少阳病、太阴病、少阴病和厥阴病的主要方证进行了归纳阐述，这包括桂枝汤类方证、麻黄汤类方证、苓桂剂类方证、白虎汤类方证、承气汤类方证、柴胡汤类方证、理中汤类方证、四逆汤类方证以及寒热并用类方证。其中还补充了不少后世医家所论述的方证及临床验案，以满足读者临床所需。最后一讲是作者使用经方的心得体会，也是对上述各论简明扼要的总结。该书是作者数十年精研《伤寒论》的成绩及体会的总结，是作者治《伤寒论》的代表著作，文字精炼，内容丰富。其中对《伤寒论》原文排列组合意义的阐发精彩纷呈，填补了《伤寒论》学在这一方面的不足。在第十四讲里关于使用经方的关键在于抓主证问题的论述极有见地，对临床工作大有指导意义。在各论对各类方证的论述中介绍了自己的临床经验和验方，如第七讲对于苓桂剂的论述、对于作者用苓桂剂治疗心脏病经验的介绍，第十讲对于柴胡剂的论述、对于作者用柴胡剂治疗肝病经验以及柴胡解毒汤、柴胡三石解毒汤、柴胡鳖甲汤、柴胡茵陈蒿汤等验方的介绍，皆有相当的实用价值。

**伤寒十劝**　著作名。宋·李子建撰。李氏因父祖死于伤寒，乃取仲景所著深绎熟玩，八年之后，始大通悟；阴阳经络，病证药性，俱了解于胸中。以其亲历，认为伤寒本无恶证，其恶证皆是妄投药剂所致。有感于此，乃撼流俗多误有害于命者，略闻其说，而成此书。原书已佚。但其内容可以见后世伤寒著作之中。

**伤寒九十论**　著作名。宋·许叔微撰。成书于1132年。全书2.7万字。书凡1卷。该书集伤寒证治病案九十例，运用《内经》《伤寒论》的理论，并结合自己的临床体会，对所录病案加以讨论，故名《伤寒九十论》。其在编次与学术上有这样一些特点：①以证名篇，紧密结合临床。其将自己平生所诊治的伤寒病证精选为九十例，每例病案均以《伤寒论》之主要病证作为篇名，而后说明其证治原委及治疗后的成功经验。在阐述各个病案证治的同时，也结合仲景原文进行了探讨。②师古不泥，随证论治。许氏极为推崇《伤寒论》辨证立法之精神，仲景所立施治原则便是他临证取法的准则。但能尊古不泥，善于化裁，灵活变通。如其治疗妇人热入血室、神昏谵语，先化其涎，后除其热，急以一呷散投之，次以柴胡加生地黄除其热的方法，就充分体现了这一特点。③经方运用，注重药性。如其谓芍药的赤白有补泻之别，肉桂、桂枝性有厚薄之异等，表明临证治病，当掌握药性，认真辨别，选择使用，方为得当。本书实属一部古方实验录，于仲景方的临床研究甚有参考价值。但尚不能全面反映许氏治疗上的成就与对伤寒学研究的整个学术思想，欲知许氏全貌，尚须参阅《伤寒发微论》《伤寒百证歌》等著作。此书有宋刻本、元刻本，但元明以来，几经失传，直到清代，复见宋元残本，才又重刊；1955年商务印书馆重加校勘，印行于世。现北京图书馆藏有元刻本；上海图书馆藏有清·咸丰三年癸丑（1853）刻本；北京图书馆、湖北省图书馆等藏有琳琅秘室丛书本；沈阳医学院图书馆、湖南省中山图书馆等藏有清·光绪二十五年己亥（1899）成都崇文斋刻本。参伤寒百证歌、伤寒发微论条。

# 三　画

**伤寒三书合璧**　著作名。清·顾沧筹校订。全书凡6卷，刊于清·乾隆五十二年（1787）。本书包括明·申斗垣撰《伤寒舌辨》二卷、明·陶华撰《伤寒琐言》二卷以及清·王子接撰《伤寒方法》二卷。现存乾隆五十二年刊本。以上三书各详见该条。

**伤寒三注**　著作名。清·周扬俊（禹载）撰，刘宏壁删补，李毓芳增补。李毓芳于友人处得读刘廷实所集《伤寒论三注》，认为医者若能勤披熟玩，则属阴属阳与在经在腑，了如指掌。由于原版散佚，无从购求，于是重新刻印，并增张诞《伤寒舌鉴》附后，又附《伤寒医方歌诀》一卷为十七卷，公诸海内。内容详见《伤寒论三注》及《伤寒舌鉴》二条。本书有雍正元年（1723）刊本、乾隆五十年（1785）二南堂刊本以及光绪十六年庚寅（1890）李氏重刻本（前两种版本无《伤寒舌鉴》）。

**伤寒论三注**　著作名。清·周扬俊撰。全书16卷，约成于康熙十六年（1676）。作者认为仲景《伤寒论》为王叔和编次，风寒混淆，经腑杂乱，大概读之，既难分晓，细心体之，复无浅深。成无己随文顺释，方有执、喻嘉言依旧相蒙，理蕴纵有发挥，层次终难考究。于是对原文条分缕析，翻前移后，删去假托之言，厘定六经之例，以求读者有章序可循。作者推崇方、喻，认为《条辨》析理明切，《尚论》精思爽豁，当然其中亦有短长，于是以二本为基础，取长舍短，并出己见以补其未备，《三注》由此得名。第一卷太阳上篇风伤卫之证。第二卷太阳中篇寒伤营之证。第三卷太阳下篇营卫俱伤之证。第四卷阳明上篇经证；阳明中篇太阳、少阳、正阳阳明三证和禁下证；阳明下篇坏证法治。第五卷少阳上篇经证；少阳下篇坏证法治。第八卷太阴上篇传经证；太阴中篇脏寒证；太阴下篇坏证法治。第七卷少阴上篇传经证；少阴中篇中寒证；少阴下篇坏证法治。第八卷厥阴上篇传经证；厥阴中篇中寒证；厥阴下篇坏证法治。第九卷火劫病。第十卷脏结结胸痞病篇。第十一卷合病并病篇。第十二卷痉湿暍病篇。第十三卷痰饮宿食病篇。第十四卷动气霍乱、差后劳复、阴阳易病篇。第十五卷春温夏热病篇。第十六卷脉法篇。本书在编排上将伤寒与内伤杂病及类伤寒证区分开来，别编于后，使读者不但伤寒易明，且使杂证无混，这是十分可取的。对《伤寒论》的注释多有人所未发之处。又本书对温热暑证备采诸方，并集治验，有益于临床。本书现有版本较多，如康熙二十三年

（1683）刻本，乾隆四十五年（1780）松心堂刊本、光绪十三年（1887）渔古山房藏版本以及宣统二年庚戌（1910）扫叶山房石印本等。

**伤寒三种**　著作名。明·胡正心纂集。本书包括《伤寒五法》《伤寒秘要》以及《伤寒金镜》三书的内容，各详见该条。本书现有十竹斋刊袖珍医书本。

**伤寒三说辩**　著作名。清·汪必昌撰。成书于嘉庆乙亥年（1815）。作者对历代《伤寒论》注释细加研究，认为其中有不少理不正、见不经、立论似是而非者，必得辨析之，因而作本书。作者以仲景本论为宗，而力排王叔和强分集证之谬，辨驳刘完素、王安道之误。本书仅一卷，其内容为辨立法考、三阴论辩、三病说辩等。体例是先列偏误之原文，继之加以辨析和批驳。本书现有清·嘉庆二十一年（1816）刻本。

**伤寒大白**　著作名。清·秦之桢撰。成书于1714年。全书17.5万字。书凡4卷。卷前为总论，列伤寒热病总论、验舌色论、验口唇论、验二便论、辨脉论等二十八论。卷次之内，以恶寒、发热、寒热、身痛等七证，分第一卷；以似疟、潮热、烦躁、谵语等十六证分第二卷；以无汗、自汗、头汗、盗汗等十六证分第三卷；以下利、小便不利、大便秘结、合病、并病、坏证等十六证分第四卷。逐一阐释。其编次注释有如下特点：①按证归类，重编伤寒。秦氏将《伤寒论》各主要证候等，按证归纳一起，每个证下，罗列原文，且以自己多年临证所得，对各病证之原委、虚实之变证、攻补之施治，及前注偶讹等内容，详加论述，探其奥旨，阐发精微。②伤寒辨证，注重舌脉。正如他在《总论》中说："伤寒表里轻重，验舌亦得大半。""伤寒，证有表里阴阳四大关节，脉有浮沉迟数四大分别。"六经病证，辨舌参脉，验明何证，确立诊断，此乃伤寒辨证论治之大关键。③寒邪伤阳，传经病热。其谓《素问·热论》所谓巨阳受之、少阳受之诸证，"此言三阳经表证未入于里，故可发汗而已者"。所谓太阴受之，少阴受之诸证，"此言阳邪传于三阴经而不愈者"。"按此乃是伤寒传经之阳证，非言寒中三阴不发热之纯阴证也。仲景于是补《内经》之缺，作《伤寒论》，阐发寒邪能伤阳经，而为传经热病"。扩大了《伤寒论》的临床运用范围。④地有南北，方有宜忌。如谓"麻桂二汤，乃是北方治方，江浙东南，即冬月亦不宜用"。但仲景清里方法，例如"立五苓散清太阳里热，立白虎汤以清阳明里热，立黄芩汤以清少阳里热，若热结大肠，下证悉具者，有大承气汤下之"等，南北用法则相同。⑤文字简明，通俗易懂。不失"大白"之旨。此书在秦皇士生前即已刻板。此书有清·其顺堂陈氏刻本及清·博古堂刊本等版本；后人民卫生出版社有印行。现北京图书馆、中国中医科学院图书馆等藏有清·康熙五十三年甲午（1714）其顺堂陈氏刊本；上海图书馆藏有清·康熙五十三年甲午（1714）博古堂刻本（即其顺堂板）。

**伤寒大成**　著作名。清·张璐（路玉）所撰《伤寒缵论》《伤寒绪论》《诊宗三昧》，张登（张璐长子）所撰《伤寒舌鉴》以及张倬（张登之弟）所撰《伤寒兼证析义》的合刊本。除《诊宗三昧》外，其余四种各详见该条。伤寒大成现有清·康熙六年丁未（1667）金阊书业堂刊本。

**伤寒大乘**　著作名。清·沈元凯撰。作者认为张仲景《伤寒论》详于六经伤寒，而略于霍乱、温、暑诸病，于是考究仲景遗文，将霍乱、温、暑、痉、湿五种病证的条文收集成束，以类相从，附以后人的论述以及自己的见解，而成此书。其内容依次为杂证、霍乱、论望、论切、辨证、治禁、传经论点、入腑证治、变证、诸宜诸禁等。其体例是先列概论，后列仲景原文，继则加以注解或发挥补充。本书现有沈氏（1820年）稿本，藏中国中医科学院图书馆。

**伤寒广要**　著作名。日·丹波元坚编著。成书于1825年。全书约12万字，共12卷。列有纲领、诊察、辨证、太阳病、少阳病、阳明病、太阴病、少阴病、厥阴病、兼变诸证、余证、别证、妇儿、杂载等十四篇。作者深患伤寒之难疗，认为虽有仲景圣法，然经旨渊奥，非易领会；而历代注释，杂糅多歧，难得抉择。遂就晋唐以至明清之书，律之经旨，掇其精英，搜罗名言，间附评语，而成此书。盖所引用，凡百五十余家，以录其广经旨之要，故名《广要》。本书自诊候平证，以至饮食将养之法，莫不赅载，并增补了部分温病内容和有效时方。所选诸论，以类相从，分隶各门，注明出处。该书资料丰富，辑录精当，惬于经旨，切于日用。此书1827年初刊，1884年杨守敬购得原版辑印，后人民卫生出版社印行。

**伤寒之研究**　著作名。日·中西惟忠编著。全书约7万字，共5卷。设题名辨、寒五名、疼痛二道、挈因命证、脏腑三焦等42篇，叙述作者对《伤寒论》的研究心得。其特点有三：①阐发仲景规则：认为仲景建规则，统邪以寒，分为五名；统脉证于阴阳，各分为三；次其浅深缓急，以示转机；阴阳以辨内外，风寒以析轻重；三阴三阳，为其治法之纲；且其制方，既稽于古，能辨其所以然，因其方法，或加或减，极尽变化，致其妙用。故医之于务，惟仲景之规则是审。②详辨脉证阴阳：本书列举脉候和19证，详加辨析，分别阴阳。指出寒热为阴阳之分，故察证之务，当始于寒热。③力主恪守经方：认为仲景极经方之变化，非肤浅之识所能窥测。假令能知各药之功，却难识配伍之情，也难施用。且术之为治，不在于每证加减，而在于察机处方，故当恪守经方，不可随意变化。此书有 1936 年世界书局铅印本，后人民卫生出版社印行。

**伤寒论之研究**　著作名。伍律宁著。成书于 1941 年，共有 30 万余字。全书分为上、中、下三卷。每卷之中又分若干组，将内容相关的条文归成一组，进行综合分析、解释、阐发，对有争议的难点，综观古今，详加阐述，并结合现代医学观点，对有关的中医概念、中医的病名、症状加以比较解释，融会贯通，在每组阐述之后，又另加附说，或引注家之观点，或陈现代医学之观点，或阐发自己的见解，进一步补充说明，同时指出伤寒文中传误之处，并加以改正。

# 四　画

**王氏家宝伤寒证治条例**　著作名。王橘泉辑。全书约 10 万字，分上下二册。上册列有徐世昌序，少少泉序。其主要内容有伤寒禁忌、伤后差后调燮、伤寒望闻问切诸种诊法及辨证方法、张仲景治伤寒诸法。最后是诸种病证的辨证论治，包括正伤寒 16 种、类伤寒 8 种、传变诸症（如发热、恶寒、头痛等）90 余种、妇人伤寒、产后伤寒等。本书对伤寒学里一些常见的问题进行了讨论，提出了个人的见解，如伤寒杂病脉不相同、伤寒六经传变不拘次第、伤寒取证不取脉、三阴病亦可用汗、三阴病传经直中不同等。本书对李东垣所谓"东南无伤寒"的说法提出了批评，对古今药味分两轻重作了比较和折算。本书为著者晚年总结平生临床经验之口述，由其子笔录整理而成。

**云岐子保命集论类要**　著作名。又称《伤寒保命集》《保命伤寒集》。元·张璧撰。刊行于 1308 年。全书 5.2 万字。书分上下两卷。上卷，辨三部九候之脉，伤寒温病、刺结胸、痞气、头痛及桂枝汤、麻黄汤、葛根汤、大小青龙汤、大小柴胡汤、三承气汤、大小陷胸汤、泻心汤、抵当汤、栀子豉汤等汤方及证候。下卷，论瘥后劳复、水渴、阴阳厥、发黄、结胸、妇人伤寒胎产杂证及小儿伤寒、中风、癍疹等证，逐一发明。其编次发挥有如下特点：①以方类证，重编伤寒。其以方作为归纳条文的依据，把仲景《伤寒论》方，分为桂枝汤、麻黄汤、柴胡汤等十四类（证）。每类之下，先定主方，再将论中有关主方证治列于项下，后附同类方或加减方，逐一阐释。这种从立法处方角度研究《伤寒论》的方法，对后世产生过深刻影响。如清代柯韵伯、徐大椿等伤寒名家，均是采用以方类证为主对《伤寒论》进行探讨，其中以徐大椿尤为突出。②以证归类，诠解六经。其另一方面，亦采取以证归类的形式，即将伤寒证及有关杂症各以类从的归纳一起，分门别类的予以诠释，以发仲景未尽之义。③辨证重经，推崇运气。他对伤寒六经的辨证和对六经义理的阐发，十分重视经络和五运六气学说，认为六经发病与疾病传变等，皆与此有密切关系。④博采众方，羽翼伤寒。其收集了汉代以后不少治疗伤寒、温病及某些杂病的名方，以补仲景之未备。本书不足之处在于引用仲景原文大多支离破碎，面目非旧。其注释亦嫌过于肤浅。此书在张氏生前未曾梓版。张氏逝世后多年，方由元代医家杜思敬收辑于《济生拔粹》丛书中，刊行于世。此书有元至大元年戊申（1308）刊本，明·钱氏重刻本等版本。现北京图书馆藏有《济生拔粹》影印丛书集成初编本及《四库全书》本等版本；中国科学院图书馆藏有明·宣德间钱氏重刻本。

**伤寒五法** 著作名。明·陈长卿撰，成书年代无考。崇祯四年（1631）陈养晦得其书，为之诠次，参以旧闻，编辑成帙，付之剞劂。故后世有谓本书乃陈养晦所著。本书共5卷，将治疗伤寒方法归纳为发表、解肌、和解、攻下、救里五法。第一卷从五法总论起至五法问答，设计问答五十三条；第二卷为五法主证及五法杂论；第三卷为五法例及五法方药；第四卷纂仲景《伤寒论》欲愈及伤寒死证，并述陶节庵六经用药法；第五卷则为"续补伤寒赋"。本书在《伤寒论》研究方面能通其变而治其常，洞悉仲景之微，从浩瀚古说中由博返约，发诸家之所未尽。然而也有不足处，正如汪琥所言，该书用药擅将仲景之方乱增药味，药不分经，动辄增补，多有不恰当处。如桂枝汤加防风、羌活、白术、黄芩；麻黄汤加羌活、陈皮、细辛、苏叶、川芎、豆豉、生姜、葱头；大青龙汤加芍药、陈皮、黄芩；白虎汤则加麦冬、黄芩、葛根、橘红。承气汤不分大、小、调胃，总用大黄、枳实、厚朴、甘草，去芒硝，加白芍药、柴胡、猪苓、黄芩；大陷胸汤则加枳实、甘草、柴胡、半夏、桔梗、大枣，小陷胸则加枳实、桔梗、甘草、柴胡、贝母、黄芩、干姜；五苓散则加葛根、苏叶、栀子、甘草；猪苓汤则加柴胡、栀子；栀子豉汤则加枳壳、桔梗、干姜、麦门冬、柴胡；十枣汤则加陈皮、茯苓、半夏、干姜等。不过，对《伤寒论》方进行必要的加减变化也是实际所需，本书在这方面可能给读者某些借鉴。

**太阳寒水病方说** 著作名。清·陆懋修（九芝）撰。约成书于1866年。由于太阳乃寒水之经，故作者称太阳寒水病。此书则论其病其方。作者认为，太阳主表，为心肺之阳，统一身之营卫，实寒水之所司。风中之为中风，寒伤之为伤寒，脉证各不相同，而以脉浮缓浮紧及有汗无汗为辨。其书阐明太阳病以发汗为出路，又以利水为去路。发汗法当视患者有汗无汗，汗出而不喘满者用桂枝，喘满而不汗出者用麻黄，喘而烦躁者用石膏；利水以小便不利为辨，渴欲饮水，小便不利为水逆者用五苓散；非蓄水而蓄血则又以小便自利为辨，而蓄血则用桃核承气汤，前方用桂枝是通里仍兼解表，后方是攻里仍兼解表。现有本书抄本存世。

**切总伤寒**　著作名。清·廖云溪撰。作者将其师汪百川所述《伤寒四字经》一书加以补订，附入诸方，又摘取《伤寒说约歌括》内容，细为编排，于道光二十四年（1844）而撰辑成此书。其内容包括伤寒四字经（概括论述伤寒病因病机、脉证、治法）、伤寒传变、病证歌诀、附方、伤寒说约歌括等，主要是以歌诀形式述伤寒证治。本书现有同治十年（1871）会元堂刊本、光绪三年（1877）兴发堂新刻本、成都三府1915年刻本。《医学五则》含本书内容。

**中寒论辨证广注**　著作名。清·汪琥撰。成书于1686年。全书5.1万字。书凡3卷。上卷，辨太阳、阳明病脉证并治；中卷，辨太阴、少阴、厥阴病脉证并治；下卷，附后贤治中寒方论变法。其注释发挥有如下特点：①病有中寒，证分六经。《伤寒论》一书，病有阴阳表里寒热虚实之异，然"因仲景当日不明阴阳虚实寒热，而总为之伤寒"，致使"酷好仲景而不知变通"者，用药寒热混淆，屡屡致败。殷思于此，汪氏"于仲景书中，摘其所谓真阴虚寒之证"，按六经分证立篇，逐条辨解，每方注明，以发明仲景奥旨。②伤寒直中，病为真寒。其谓仲景论伤寒，传经病热，谓之"伤寒"；直中为寒，则是"中寒"。"病伤寒者，十居其九；病中寒者，十居其一"。寒邪直中之原因，乃中寒之人，三焦火衰，元气大虚，又受外来风寒之邪所致，故曰"伤寒直中为寒证"，即上所述之所谓"真阴虚寒"，其治则与伤寒热病不同。③中寒分经脏，治法有温热。他在《辨中寒为真寒论》中说："中寒之证，仲景立法，中经者皆主温散，间有中脏者，亦主热发。所以诸汤中，附子生用者极多，而炮者甚少。"但若"胃气大虚，无热可发者，法当温补；更有里寒虽极，肠胃中实者，又宜温中消导"，而不可滥用补药。是书不足之处在于将仲景所论之里虚寒证，均以"伤寒直中之寒证"为解，而置疾病传变规律于不顾。此书有清·平阳季东壁刻本及上海卫生出版社影印本；后上海科学技术出版社据上海卫生出版社影印本重印发行。现中国中医科学院图书馆、上海图书馆、南京图书馆藏有清·康熙间

（1680～1686）平阳季子东壁刻本（附于《伤寒论辨证广注》后）。参伤寒论辨证广注条。

**伤寒论手册** 著作名。张启基、王辉武编。全书 21 万字。作者认为《伤寒论》文学古奥，理义精深，详此略彼，前后参差，再加上后世数百家智仁各见的注本，给学习和运用带来许多不方便和困难。有鉴于此，作者将《伤寒论》原文逐句分类归纳，注以病机、释义和条文号，而成本书。全书共分十章，分别为原文、类病证、类症状、类脉、类八纲气血、类法、类方、类药、伤寒论历代书目和难字（词）音义。原文以 1956 年重庆人民出版社出版的新辑宋本《伤寒论》为蓝本；类证以下各章诸字词皆以简明语言明其病机或予以注释，而以病机为主。在类法一章中附列尤在泾《伤寒贯珠集》诸篇方法。本书还备有《伤寒论》方剂索引，以便读者检阅。在类方一章附有《伤寒论》诸种煎药制药法集汇。在类药一章则以图表形式汇列各类在《伤寒论》出现的次数、出现的方剂，所用剂量。本书为学习利用《伤寒论》的一本较好的工具书。1984 年由科学技术文献出版社重庆分类出版。

**伤寒手援** 著作名。清·施端教撰，成书于康熙丁未年（1667）。全书凡 2 卷。作者终生研究伤寒，博览群书，撷其精理，折衷群言，而成本书。其书以《内经素问·热论》一篇冠首，即述仲景，广泛采撷成无己、朱肱、黄仲理、庞安时、李东垣、朱丹溪、王海藏、王履、罗天益、戴元礼、吴绶、陶华等人著作中的精要之论，其中对于刘河间热病治法犹深切明著，不使稍有遗义；复旁征曲引，大畅厥旨。本书现有清·康熙丁未（1667）自序刊本（上卷残）。

**长沙方歌括** 著作名。清·陈修园撰。成书于 1808 年。全书 6.9 万字。书凡 6 卷。卷一，列医病顺其自然说、征引三条、考二章、劝读十则、太阳方；卷二、卷三，太阳方；卷四，太阳方、阳明方；卷五，阳病方、少阳方、少阴方；卷六，厥阴方、霍乱方、阴阳易差后劳复方。末附方药离合论、古方加减论、方剂古今论、古今方剂大小论、煎药法论、服药法论等六篇。书称《长沙方歌括》者，以《伤寒论》本仲景所著，而相传仲景曾为长沙太守，故《伤寒论》方以《长沙方》名之。陈氏对仲景一百一十三方极为推崇，尝谓仲景制方"当日必非泛泛而求，大抵入手功夫，即以伊圣之方为据，有此病必用此方，用此方必用此药。其义精，其法严，毫厘千里之判，无不了然于心，而后从心变化而不穷"。"其药品察五运六气而取其长，其分量因生克制化而神其妙用，宜汤、宜散、宜丸，一剂分三服、两服、顿服、停后服、温服、少冷服、少少咽之，服后啜粥、多饮水、暖水之类，而且久煮、微煮、分合煮、去滓再煮、渍取清汁，或用水、或用酒，及浆水、潦水、甘澜水，麻沸水之不同，宋元后诸书多略之，而不知古圣之心法在此"。(《长沙方歌括·小引》)是以本书将《伤寒论》所有方药的内容，包括方剂组合、配伍原则、主治病证、药物分量、煎煮方法，服药宜忌等，用诗歌的形式表达出来。其编次特点，是以经类方，即某经病方各以类从地归于某经项下，如桂枝汤、麻黄汤列于太阳病方，大承气汤、小承气汤归于阳明病方等。每方之下，又列有其适应证，继列原方剂量及煎服宜忌，再附歌括。每首歌括后，陈修园又命其长子陈蔚另加细注，详为说明。如此既简明扼要，便于记诵，又可以帮助读者临床时掌握使用。此书有清·天禄阁刊本及《陈修园医书》诸种本。后商务印书馆、上海科学技术出版社有印行。现中国中医科学院图书馆藏有清·嘉庆十三年戊辰(1808)天禄阁刊本，首都图书馆、浙江省图书馆等藏有南雅堂家刻本。

**长沙论伤寒十释**　著作名。金·吕复撰。其书已佚。据《九夷山房集·沧洲翁传》：吕复曰，近人徐止善，作《伤寒补亡》，恐与先哲之意不合。余因窃举大要，以补成氏之未备。知医君子，或有所取也。

**长沙药解**　著作名。清·黄元御著，成书于清·乾隆十八年(1753)。本书是作者阐释仲景常用药物的一部药物学著作，书中取仲景《伤寒》及《金匮》两书常用药物162种，细述其性味功效、归经及运用。每药在运用部分列述《伤寒》《金匮》含有该味药物的主要方剂，并述其主治病证以及该药在其中的主要功效。黄氏之论往往远考《神农本草经》，又兼论前人之得失，简明精当，条分缕析，对仲景药法多有发明和发展。本书现有道光十二年阳湖张琦刻本、咸丰十一年长沙徐受衡福州刻本、同治七年江夏彭器之成都刻本、同治八年长沙黄济于重庆刻本、光绪二十年上海图书集成印书局排印本等，1990年人民卫生出版社出版《黄元御医书十一种》含有此书。

**伤寒片玉集**　著作名。又名《伤寒论片玉》。卢昶撰。元好问《卢太医墓志》曰其书三卷。陈自明曰：政和间，朱奉议肱为《活人书》，后有钱倅李氏，剿窃作歌，目之曰《类证活人书》。卢氏集数篇，名《伤寒论片玉》，皆语词鄙俚，言不尽意，要之不可为法，是以识者皆不观览。(《管见良方》)

**伤寒论今释**　著作名。陆渊雷撰。成书于1930年。全书约35万字，分8卷。该书从太阳篇始，至厥阴篇终，逐条注释，其特点有四：①以西注释，力图汇通。陆氏采用西医理论，融合中医学术，参以己见，诠释《伤寒论》。主张理论当从西医之病名，治疗当宗仲景之审证，力图在理论上与西医沟通，自成一家之言。书曰《今释》，意在"取古书之事实，释以科学之理解"。②证候方药，详注细释。作者认为《伤寒论》精粹在于证候方药，统观仲景书，但教人某证用某方。故本书对有论有方条文，详加注释，繁征博引。③直陈己见，观点明确。认为原著有论无方诸条，多芜杂不足取，且辞气参错，不出一人。不赞同以经注经，批评旧注援《素问》为释者，回曲穿凿，捉襟见肘，甚无谓矣；但求贯通之书，不顾临床事实。指出太阴当属杂病，不属伤寒。厥阴病者，明是杂凑成篇，太阴少阴之外，更无厥阴。④选百家注，皆取精要。本书引用中日古今医书约百家，尤重柯琴、吴谦诸注，皆取精要之论，不特有裨实用，亦可触发巧思。由于作者思想方法局限，掌握西医知识有限，其注释难免有不足之处。此书有上海国医学院 1931 年铅印本，后人民卫生出版社有印行。

**伤寒分经** 著作名。清·吴仪洛（遵程）编订。成书于乾隆丙戌年（1766）。全书共 10 卷。作者认为仲景《伤寒论》为众法之宗、群方之祖，但王叔和编述欠当，妄入序例，谬戾滋多；林亿、成无己校注多差，将叔和之词混编入仲景之书。只是到了方有执《伤寒条辨》、喻嘉言《尚论篇》才澄清是非。喻氏之书先删序例，振其大纲，次详其节目，将三百九十七法分隶于大纲之下，极得分经之妙。作者对此推崇备至，故取喻氏《尚论篇》进行重订和补注，而成本书，名曰《伤寒分经》。其书从第一卷至第四卷论述六经病变，计太阳三篇、阳明三篇、太阴一篇、少阴二篇、厥阴一篇。第五卷论春温，第六卷论夏热。第七八两卷论脉法。第九十两卷则有诸方一篇、补卒病论一篇、秋燥一篇，总计一十九篇。本书在形式上是于条文中略衬细注，以联贯上下文并疏明之，务使经义了然。而内容上除承袭喻嘉言外，并无太多发明，缺乏创新。

**伤寒分类集成** 著作名。清·沈灵犀辑。约成书于光绪元年（1875）。全书 3 卷，第一卷论述《内经》《伤寒》六经形证，《伤寒论》六经脉证、可汗证、不可汗证、可吐证、不可吐证。第二卷论述可下证、不可下证、可清证、可温补证、杂法类及别证变证类（如脏结、除中、食积等）。本书分类比较清晰。现有光绪元年《泉唐沈氏医书九种》稿本。

**伤寒六书** 著作名。明·陶华撰。成书于 1445 年。全书 7 万字。书凡6 卷。该书以陶氏所撰之六种伤寒著作汇集而成，合为六卷，分为六书，故名《伤寒六书》。卷一曰陶氏家秘，先伤寒论，次伤寒秘要脉诀指诀、浮脉形法主病等二十二论，继述有关伤寒的七十余种病证，以及风温、湿温、风湿、温毒、中厥等证治。卷二曰明理续论，谓"成无己《明理论》，止五十证，辨究详明，惜其未备。于是乃集所见所闻，比类附例，斟酌而损益之"。即在成氏《伤寒明理论》基础上，由五十论增至八十五论，于伤寒形证予以辨析。卷三曰伤寒琐言，乃陶氏研习《伤寒论》之心得，载辨张仲景伤寒论、治伤寒用药大略、伤寒言症不言病、厥分阴阳辨等一十五篇，"文虽鄙俚，然言简意到"。卷四曰杀车槌方，列劫病法、制药法、解药法于前，载秘验方三十七首于后，药证相印，经方时方，融冶一炉，发明颇多。卷五曰一提金启蒙，分述六经见证法、辨证法、诊脉法、用药法及脉要贯珠数等，以为学习伤寒启蒙之用。卷六曰证脉截江网，立伤寒标本论法、伤寒用药法则、伤寒统论受病之法、论伤寒难拘日数辨等一十六篇。是书言必遵仲景，强调临床实用。对伤寒六经证治与杂病证治，探微索隐，反复详明。其辨阴阳有经，表里有症，虚实有脉，制方有法，活泼玲珑。其诊病问疾，善用浮、中、沉三脉查辨阴阳表里，寒热虚实，循此而立法处方用药。另书中所载经验良方，汇注了陶氏心血，具有实际参考价值。又从学术的继承与发展而论，此书受朱肱《活人书》影响颇为深刻。但辞句多有重复，并有辨证欠明、方药杂乱之弊。后世徐春甫、汪琥、王宇泰等均就此提出异议。此书有明·李存济刻本及《医统正脉》本等版本；民国间上海千顷堂书局、上海中医书局有印行。现北京图书馆藏有明《古今医统正脉全书》本、明·万历四十年壬子（1612）李存济刻本；中国医学科学院图书馆藏有明代武林何景道刻本；中国中医科学院图书馆藏有清·道光十三年癸巳（1833）文发堂刻本。

**伤寒六书纂要辨疑** 著作名。明·童养学（壮吾）纂辑。全书共4卷，约5万字，初刻于明·崇祯五年（1632）。童氏认为，仲景之书传世已久，遗佚颇多；而叔和之诠次未免穿凿，成无己的注释也未作正讹。后有陶节庵的《伤寒六书》辨阴阳有径，表里有症，虚实有脉，临床制方服药有法，井井乎有条。且辨叔和之谬，正无己之讹，是补仲景书之未备，是众书中之较为重要者。但陶氏之书互相重复太多，"见之《琐言》者，复见之《家秘》，见之《续言》，见之《截江》，见之《提金》，见之《槌法》"，这是由于陶氏之书非成于一时，要而未集，辨而未明。及见刘中吾所集陶氏之书，觉得甚得简要，值得借鉴。不过其书犹有不足处，如沿用《六书》节目，缺战汗条，痞结证，舛误较多等。所以童养学在刘氏所集的基础上，再为纂辨，去其繁芜，补其缺略，剖其正讹，而成为本书，清·福州赵有光刻行。本书第一卷及第二卷相当于本书的总论，其内容包括张仲景《伤寒论》辨、伤寒诊法、六经病临床表现特征及用药法、合病、并病、传经、两感、伤寒相关症及类似症、伤寒标本论、伤寒用药法则及妇人伤寒等。第三卷论述了伤寒常见的 70 个症状如头痛、发热、恶寒、战汗，还论述了几种相关的外感病证如湿温、风湿等。第四卷在论述了 4 种伤寒类似症之后，重点介绍了"秘用三十七方"及"伤寒劫病十三法"。劫病法是指敷、熏、灌等方法，用于伤寒发狂、吐衄、腰痛、无脉、昏厥等症，其法多就地取材、简便易行，一般不用药物。秘用三十七方代表着治伤寒的 37 法，每方详述主症、方剂组成及剂量、加减法，煎服法，其方往往是对《伤寒论》方的化裁，如升麻发表汤即麻黄汤加减，疏邪实表汤即桂枝汤加减，柴葛解肌汤即葛根汤加减等。37 方之后又续补小柴胡汤、人参败毒散等 7 方，并论述了制药法，煎药法及解药法等一般指导性问题。本书实用性较强。

**六经说** 著作名。清·赵双修撰。约成书于清·光绪二十八年（1902）。全书 1 卷，分别论述六经、伤寒标本、类伤寒、伤寒治例、伤寒传经、六经发病、六经病纲要以及六经证等。此书为赵双修所辑《赵双修医书十四种》之一，有光绪二十八年抄本。

**六经病解** 著作名。清·徐灵胎撰。约成书于 1764 年。全书 2.6 万字。书不分卷，而按六经次第，分为太阳病解、阳明病解、少阳病解、太阴病解、少阴病解、厥阴病解、风寒异同、温热暑疫、湿燥番痧、六经地面、伤寒总论等十一篇，凡一百零四条。该书在编次体例上，大多承袭柯琴韵伯《伤寒论翼》之章法，只在篇目上略有更移。其学术思想亦受柯氏影响。主张为六经正义，谓《伤寒》六经与《内经》六经不同，前者是经界之经，后者是经络之经。谓"仲景六经，各有地面，以地理喻，六经犹列国也"。因此他把人体划分为"腰以上为三阳地面""腰以下为三阴地面"，分属六经，重蹈柯氏六经经界学说之覆辙，阐明仲景六经不能以经络来概括之理。并明确指出："仲景书只宗阴阳大法，不拘阴阳之经络也。夫阴阳数之可千，推之可万。"由此观之，则伤寒杂病，咸归六经之节制，六经可为百病立法。从而扩大了《伤寒论》临床的运用范围。但其完全否认六经经络的存在，似与仲景原文不合。本书是否徐氏原著，后世大多持有异议。因此书重点突出六经病解及明辨六经传变证治，是与徐氏《伤寒类方》所谓六经病证"无一定之次序"之说自相矛盾；书中内容，绝大部分脱胎于柯氏《伤寒论翼》，亦恐非徐氏所能为之。此书有清·上海书局石印本等版本。现首都图书馆、中国中医科学院图书馆、上海图书馆等藏有清·光绪三十三年丁未（1907）上海六艺书局石印《徐灵胎医学全书十六种》本。参伤寒类方条。

**伤寒论六经病证治撮要**　著作名。张世浚、谢立业编著。1985 年陕西科学技术出版社出版，共 12 万字。正如编著者在前言中所言，本书是他们多年从事《伤寒论》学习、临床和教学的体会。全书共七章，第一章绪论，第二章至第七章依次为太阳病证治、阳明病证治、少阳病证治、太阳病证治、少阴病证治和厥阴病证治，书后附方剂索引，以便参阅。在写作方式上，本书打破了原文编次，分经类证，以证统篇，层次分明，条理井然。如太阳病证治一章分概述、正治法、变治法、误治变证治法。将正治法又分表证、里证，其中表证又有表虚证、表实证之分。对每一个具体的证又从病因、主证、主脉、病理、治法、方剂，现代临床应用，医案举例等方面分别加以描述，证后列有原文，条理连贯，便于教学参考和临症效用。作者取此书名，目的就是要求读者正确理解《伤寒论》六经的意义，它不同于针灸家所讲的六经，不是单纯指经络而言，不是指循经选穴而言，《伤寒论》六经是概括了人体脏腑经络气血的生理功能和病理变化，根据人体的抗病力的强弱，病势的进退缓急等因素，将外感疾病演变过程中所表现的各种证候进行分析、综合、归纳，从而确定病变的部位，证候的特点，寒热趋向，邪正消长，所损脏腑等，作为辨证纲领和诊断依据，是理法方药完整的辨证论治体系，因而有较大的临床价值和方法论意义。

**六经伤寒辨证**　著作名。清·蔡宗玉编著。陈修园修订，林昌彝补方，成书于 1873 年。共 4 卷。该书重在辨证，以脉辨证，以证检方是其编写原则。书中对《伤寒论》中的症状一一辨析，尤精于症与症、方与方之细微差异的考辨。所述病证从发热恶寒起至寒少热多止共八十余则，后附诊脉变通说等十一则杂说。每一病证除了列述有关原文以外，还详述其病因、病理、辨证以及治法。四卷以外有附方四卷，汇集治疗感证的各类方剂。本书现存主要版本有清·同治十二年癸酉（1873）刻本。

**伤寒六经辨证治法**　著作名。清·沈明宗撰。成书于 1693 年。全书 9 万字。书凡 8 卷。该书自重编伤寒大意，太阳篇证治大意起，至瘥后劳复、阴阳易病终，逐条顺释。其编次注释有如下特点：①追随错简，重编伤寒。其谓《伤寒论》书，"因晋时王叔和编次不明，俾读者如入晦途"，"即宋·成无己顺文注释，欠表明白。惟明代方有执《条辨》、喻嘉言《尚论篇》，勘破叔和之谬，后学始有所赖"。故执错简之论，对《伤寒论》原文重新编次。其于"六经篇目，并合过经诸名，仍步嘉言之旧。惟以正汗吐下，次之于前；误治变端，次之于后；风寒两伤，误治诸证，逐段拈出"。而于嘉言忽略处，如六经篇目、合并过经不解、劳复阴阳易病等，则"另列篇名"。②以经辨证，随文注释。沈氏重视以经辨证，即突出六经主病及辨证治法，并将这一思想贯穿到对条文的排列、注释之中，且在各卷篇首概要内详加辨明，使人得其要领。③推崇运气，凿分三纲。他在学术上推崇五运六气学说，并将此与方有执、喻嘉言所倡导的"三纲鼎立"说前后联系。如其在《自序》中曰："惟仰观天之六气，俯察地之五运，正则为发生，邪则为病生，故以五运六气为民生疾病之本，问答脏腑经络诸病，以成《灵》《素》之书；张仲景继风伤卫、寒伤营为《伤寒论》。"有鉴于此，沈氏不惟于太阳一经分出"风伤卫、寒伤营、风寒两伤营卫诸证"，即于六经，亦以五运六气、三纲鼎立为依托，对仲景条文，予以阐发。④伤寒非寒，广赅六淫。其谓《伤寒论》所论外感，不仅仅指寒邪，而是包括六淫之邪。指出《伤寒论》"括燥湿于寒伤营，春夏温热该于风伤卫"。"若以风伤卫篇，推治三时感冒，表里虚实之病，靡不神效"。扩大了《伤寒论》方的临床应用范围。此书有清·嘉庆刻本、清·世德堂刻本及《中国医学大成》本等版本；后上海卫生出版社、科技出版社有印行。现上海图书馆藏有清·嘉庆十四年（1809）刻本，中国中医科学院图书馆藏有清·世德堂刻本，北京图书馆、中国中医科学院图书馆等藏有《中国医学大成》（丛书类）刻本。

**伤寒六经辨证歌括** 著作名。清·吴楚撰。吴氏推崇陈修园《伤寒论浅注》，根据陈氏注述提其纲要编成歌括，于光绪八年（1882）撰成本书，其内容依次为辨太阳、阳明、少阳、太阴、少阴、厥阴，附阴阳易瘥后劳复及瘥后调养诸篇，歌诀之外另有注文。现有抄本。

**伤寒六辨** 著作名。清·王苍撰。成书于乾隆庚辰年（1760）。作者认为从来注家多未探得仲景真谛，谬误甚多，辨之不可胜辨。于是窃取其义，分为六条，是为"六辨"；辨症、辨经、辨主治、辨汗后吐后下后温针后、辨合病并病、辨复病易病。现有乾隆间刊本。

**伤寒方论** 著作名。①清·徐彬（忠可）撰，即《伤寒一百十三方发明》，详见该条。②清代不写撰著人。本书为清代精抄本，扉页题"汪午桥秘藏方书"，字迹工整清晰，系中国中医科学院图书馆所藏孤本。本书为研究《伤寒论》方剂的专著。书中将《伤寒论》一百十三方分为五个部分，和剂（如桂枝汤及一些桂枝汤加减方；小柴胡汤；半夏、生姜、甘草泻心汤等）、汗剂（如麻黄汤，麻黄附子细辛汤等）、温剂（如四逆汤、白通汤、附子汤等）、吐剂（如栀子豉汤、瓜蒂散等）、下剂（如大小承气汤、大小陷胸汤等）纵横交错，前后对照，逐条论述，每多发微。每方约从主证、主脉、功用、禁忌、配伍特点、随证加减等方面入手，简明扼要，评判得当，很值得今人临证处方用药或研究《伤寒论》方剂时借鉴。

**伤寒论方运用法**　著作名。张志民编著、周庚生整理。1984年浙江科学技术出版社出版。全书共15.7万字。作者有感于《伤寒论》方的具体运用方法，难于掌握，特致力搜集，归纳历代运用《伤寒论》方医案之精髓，整理升华，编成此书。书中介绍《伤寒论》方运用规律与方法。在每个方剂下，重点分析方证的病机，对方药作用及配伍意义、后世方的衍生发展、前人注解的错误、方证的八属性及临床证候、适用病证、方药加减、类证鉴别等内容均有较详论述；方末附有临床医案，以供验证。临床验案记录完整，易于读者理解证情变化与用药之关系。正如书名所示，本书写作上采取"以方归类"的方式，全书分十二篇，分别阐述了桂枝、麻黄、柴胡、栀子豉、泻心、白虎、理中、真武、四逆、五苓、杂方等十二类方剂。

**伤寒论方医案选编**　著作名。高德编著。湖南科学技术出版社1981年出版。全书共20.7万字。作者为了能从临床实践的角度证实《伤寒论》理论的指导作用和《伤寒论》方剂的现代临床价值，使读者能够比较全面地了解《伤寒论》理、法、方、药在近代及当今的运用，为临床运用古方提供楷模和借鉴，遂选择使用《伤寒论》104首方剂的各类医案590则，进行整理、分析和归类，而编纂成此书。作者将《伤寒论》方分为辛温解表方、清热方、清利湿热方、通里攻下方、和解少阳类方、温补方、补阴及阴阳两补方、寒热并用调理方、利水与化饮方、攻逐瘀血方以及其他共11类，每一类下罗列相应的医案。本书在编写上体现了如下特点：①医案按方归类，一方治验多种病证者，一般是将依照《伤寒论》理法运用的案例列于前。每一种病证尽量避免重复病案，而对该方所治病证种类则不加限制。②医案病证名称主要采用中医证名；凡能明确西医病名者，均予标明。③对所选医案在力求保留原作面貌的缘由下，用一定格式加以整理，药物用量均按公制折算；非病案内容一律割爱。④医案来源按方类依次列出，以便读者与原作核对。

**伤寒方证识**　著作名。裴慎编著。1987年甘肃科学技术出版社出版。全书共24万字。作者在前言中说：学习《伤寒论》主要是学习它严谨的辨证思想、精审的施治措施，如能初步掌握每证的主方，每方的主证，然后学习《伤寒论》全书，自有事半功倍之效。这正是编著者撰写此书的目的。

本书共分八章，首章概述仲景的学术思想及伤寒与六经的辨证。第二章至第七章，分述六经的主方及类从方。有关六经的杂治方，同归于第八章中，书后附方剂索引，以便查阅。本书有如下特点值得读者学习时注意：①以方归类，识方识证。如太阳病主方及类从方有桂枝汤、桂枝汤类方、麻黄汤、麻黄汤类方、葛根汤、葛根汤类方、栀子豉汤、栀子豉汤类方、五苓散、五苓散类方，桂枝汤类方又包括桂枝加葛根汤，桂枝加厚朴杏子汤等十八个类方。识方即对方剂组合的认识。识方必先识药，对每味药品，首引《神农本草经》，次及后世各家的卓越见解，并附现代药理报道，内容丰富，参照方便。识证，即对本方所列各证候的认识，如书中列桂枝汤主治证一览表，主次分明，并有文字说明，使读者一目了然。②识证识方，旨在指导临床。故书中抄录古今医案中，有关本方之验案，既为疗效佐证，也可作临床指南。③引证博雅，每多发微。书中所引，纵及上下，横串百家，并附现代研究成果，如书中的药量考证，列宋·林亿三分之一折算法，明·李时珍十分之一折算法等，共十法。因此说，本书对进一步研究《伤寒论》很有补益。

**伤寒论方证研究** 著作名。王永谦等编著。全书共23.9万字。作者鉴于中医对《伤寒论》方证的研究不及理论研究的状况，查阅了国内外有关期刊杂志140余种，1600余篇文献资料，从中选出报道资料较多的30个主要方证，进行整理，编为是本。本书对《伤寒论》中报道较多的桂枝汤等30个主要方证分别按原文、病理机制、方剂组成及方义、药理研究、临床应用等五个部分进行阐述。原文部分，引用有关方证的主要条文。病理机制部分首先以中医理论释述主要证候病机，然后运用现代医学有关理论知识阐述对方证的认识；组成及方义部分，方剂的组成、药物用量，均与《伤寒论》原书相同；药理研究部分，主要是综述各方主药和复方的现代药理研究概况；临床应用部分，基本上按内、外、妇、儿、五官各科分类，抑或按各生理病理系统和诊断分类。本书资料充实、分析合理，可为中医教学、科研和临床参考。1984年由辽宁科学技术出版社出版。

**伤寒方法** 著作名。清·王子接著、顾沧筹校，约成书于1732年。全书分上下二卷，其内容与王氏所著《伤寒古方通》大致相同，唯个别汤方及其注文稍异。其书篇幅亦缺十枣汤方解、牡蛎泽泻散以下内容，本书现有清·乾隆间俞氏刊本，现藏中华医学会上海分会。现上海中医药大学图书馆有1979年抄本。

**伤寒论方法正传** 著作名。又名《发明伤寒论方法正传》。清·程绳玉撰。据《中华古文献大辞典·医药卷》：本书凡6卷。作者推崇柯琴《伤寒论翼》，对其论述多所采纳，兼取诸家之长，对《伤寒论》条分缕析，详加注释，而成此书，其成书时代为康熙五十年（1711）。本书基本内容：第一卷论太阳中风、太阳伤寒、过经不解及坏病；第二卷论阳明病；第三卷论少阳病、合病、并病；第四卷论太阴病；第五卷论少阴病；第六卷论厥阴病、瘥后劳复及阴阳易病。每病先录原文，后加注释，论述较精。每一方证多有方论、方解及加减法。现有康熙五十年觉后堂刻本。

**伤寒方经解**　著作名。清·姜国伊编著。成书于1882年，现存主要版本有清·光绪八年壬午（1882）新刻本、李澄校本（1887），又见于《姜氏医学丛书五种》，全书不分卷。姜氏认为运用《伤寒论》方，须先知其方义，若不知方解，往往致以经方杀人，因此编著《伤寒方经解》。所谓经解，姜氏认为仲景自序明言撰用《胎胪药录》，而该书为神农氏所作，故以《神农本草经》为经，来阐发《伤寒论》中方义。其解释方义，多先述每药之药性，药性论点先采用《神农本草经》所说，认为"神农仲师有心心相印之妙，有运用变化之神。"

**伤寒方集注**　著作名。清·缪遵义辑，门人鼎象黄录。成书于1792年，稿本，有朱笔批校。书中有鼎象黄作的跋文和凡例，鼎氏称缪氏原书稿共计60卷，计5000余条，鼎氏恐后学因全书浩繁，难以尽读，而束之高阁，因此取其中方论各条，编成《伤寒方集注》。编排次序全部依仲景原文，先条辨，后方论，每方条下采录古今名人注释，共约三十余家，再参以缪氏的观点而成此书。

**伤寒方解**　著作名。祝味菊著。成书于1931年。全书约8万字，不分卷。本书于方剂之排列及所引条文，悉遵赵开美本。因著者认为霍乱、阴阳易、瘥后劳复诸方与伤寒六经无关，故于伤寒论原本的113方，本书仅录105方。对于方中药物之诠释，皆依据《本经》及近世药理研究而说明之。但本书重在方剂的整体，而不单纯于药，强调只要方证相合，则不问其病之原因如何，皆一例治之。在此前提下，又十分重视各方主药的性能功效。作者认为桂枝汤应当是以芍药为本方之主药。并重申仲景大法，全在审视病理与自然疗能之趋势是否相合而已。本书宜与祝氏《伤寒新义》一书合参。

**伤寒论方解**　著作名。中国医学科学院江苏分院中医研究所编著。全书约15万字，将《伤寒论》112方分为桂枝汤类、麻黄汤类、柴胡汤类、栀子豉汤类、泻心汤类、白虎汤类、承气汤类、四逆汤类、理中汤类、真武汤类、五苓散类、杂方等十二类。每首方剂计分药物组成、调剂用法、原书指证、前贤阐发、拟用剂量、适应证候、禁忌证候、补充讲解八项叙述。前三项均按原著抄录，间或引用《金匮要略》原文。拟用剂量系根据江浙通用成人剂量订立。适应证候叙述详细具体，便于掌握。禁忌证候是参考原著及前辈经验写成。补充讲解阐发药物功效，论证方剂作用，说明该方主治，或对前贤某些说法加以剖析、辨正。书末附录对伤寒论用药意义的探讨，阐述仲景用药法度，配伍规律。本书诠释《伤寒论》方，引述前人较好的方解，结合现代临床使用经验，介绍具体，论述简要，条理比较清晰。1959年由江苏人民出版社出版，本书经正误补漏后，于1978年再版，作者署名为江苏省中医研究所。

**伤寒方翼**　著作名。清·柯琴疏注。成书于1669年。全书共1册，不分卷。卷首有叶桂序。本书以经统方，分太阳、阳明、少阳、太阴、少阴、厥阴方论各一篇，最后附六经方余论。每篇各以总论概括其要，再于各方之后疏解方义及辨证论治法则，对于前人错误见解，如麻桂治衄、五苓散治消渴等则予以驳正。作者在六经方余论一篇里，指出麻黄升麻汤、枳实栀子豉汤、牡蛎泽泻散在组方风格及应用指征方面与仲景不大相符，可能由叔和错列。作者认为对仲景书、仲景方应当活看，更应当辨证应用。叶序称本书注疏透彻译明，精而不乱。本书可视为以经类方的代表作。上海图书馆藏有抄本。

**订正仲景伤寒论释义**　著作名。又名《订正医圣全集》，亦名《保寿经名医必读》。清·李缵文撰。不分卷。伤寒学方面的内容仅为其中一部分，逐一论述太阳、阳明、少阳、三阴六经病证，以及合病、并病、瘥后劳复阴阳易、坏病证治。其他内容则包括内、外、妇、儿等科病证。本书现有光绪十四年（1888）苏州李氏自刊本以及宣统元年（1909）上海文瑞楼刊本。

**订正伤寒论注**　著作名。清·吴谦撰。成书于1739年。全书分17卷，约32万字。该书自六经、合病、并病始，至平脉、辨脉法终，逐条顺释。其编次注释有这样一些特点：①追随错简，重订伤寒。其根据方有执所持错简论之观点，谓"《伤寒论》其书世远，词奥难明，且多编次传写错讹"。故采取"正其错讹、删其驳杂、补其阙漏、发其余蕴"之方法，对《伤寒论》予以"改、补、删、移"，重新订正。②伤寒分经，突出"三纲"。其于"《伤寒》分经，依方有执《条辨》而次序先后，则更为变通"。但于"三纲鼎立"一事，悉宗方氏，将太阳篇分为风伤卫、寒伤营、风寒两伤营卫三篇。谓"大纲三法，用之得当，其邪立解；用违其法，变病百出。缘风为百病之长，故以风中卫列为上篇，寒伤荣与风寒两伤，列于中、下二篇。其条目俱详于本篇之下，俾读者开卷了然，有所遵循也"。③博采群书，参合印证。其博集成无己、方有执、喻嘉言、柯韵伯等清以前二十余医家之说，"汰其重复，删其冗沓，取其精确，实有发明者，集注于右"，并结合自己的临床经验，对仲景原文逐一注释阐发，互相参合印证。④伤寒温病，辨其异同。他说伤寒与温病属"同乎一类之病"。"盖伤寒因伤时令之寒而得名也，温病、热病亦随时而易其名耳"。伤寒、温病，病因不同，证亦各异，然"其温热治法，同于六经"，即可参考六经辨治。⑤酌古准今，求其实用。其一切考订、注释，皆能凭据古义而能得其变通，参酌时宜而必求其验证，深与临床实际切合。⑥语言朴实，通俗易懂。此书为清·乾隆间由当时政府组织编纂的医学丛书《医宗金鉴》中之第一部著作，在吴氏生前即已梓版流传。此书有清·武英殿刊本及清·江西书局刊本等版本（见《医宗金鉴》，丛书类）；后人民卫生出版社有印行。现中国中医科学院图书馆藏有清·乾隆七年壬戌（1742）武英殿刻本，清·乾隆五十九年甲寅（1794）吴经元堂重刻本，以及清·宝仁堂刻本、清·善成堂刻本、清·光绪九年癸未（1883）扫叶山房刻本等版本。

**伤寒心法大成**　著作名。明·龚太宇著，陈法昂参订。龚氏摘群贤之奥旨，出一己之心思，历五十年而成《伤寒心法大成》。陈氏对该书甚为推崇，认为它"词约而赅，理精而备"，对伤寒变症辨析甚精，乃重为订正，于康熙四十三年（1704）付之剞劂，以佳同好。全书共4卷，第一卷为伤寒概论，其内容为脉法、用药大法、病脉互见论等，约二十余则。第二卷至第四卷为伤寒各论，其内容包括伤寒诸种病证的病因病机及其治法，共计约一百九十余则。既论伤寒本证、变证，亦涉及伤寒类证及夹杂症。其语言形式多为歌诀，以便记诵。现本书有清·康熙四十三年（1704）天盖楼藏板刊本以及清抄本（封面题龚太宇五十年集成），典藏北京大学图书馆。

**伤寒心法要诀**　著作名。清·吴谦撰。成书于1742年。全书3卷，5.5万字。卷一，论伤寒传经从阳化热从阴化寒原委、六经各病脉证、阴阳表里、阳毒、阴毒诸证等，凡三十五篇；卷二，列表热里热阴热阳热、恶寒背恶寒、恶风、头痛等四十九证，分述各脉证及诊治要点；卷三，继列伤寒五证、同伤寒十二证及易愈生证、难治死证等一十九证，辨类似，别异同，断死生，探隐索微，反复阐释。末附汇方及双解散完素解利初法、河间解利后法，"俾后之学者，知所变通"。本书以仲景学说为宗旨，以前贤诸家为羽翼，从临床实际角度出发，重点探讨了《伤寒论》有关伤寒传变、伤寒脉证、伤寒治法等问题。其在编次注释上的突出特点，就是对每个问题，能撮其要旨，先列歌诀，次列注释，使读者便于熟读默记，融会贯通，然后再玩味全书，则易读易解，有会心之乐，而无望洋之叹。故对学习、研究或临床运用《伤寒论》者，颇有参考价值。此书为清·乾隆间由政府组织编纂的医学丛书《医宗金鉴》中的一部著作，在吴谦生前即已梓版流传。此书有清·武英殿刊本及清·江西书局刊本等版本（见《医宗金鉴》，丛书类）；后人民卫生出版社有印行。现中国中医科学院图书馆藏有清·乾隆壬戌（1742）武英殿刻本，清·乾隆五十九年甲寅（1794）呈经元堂重刻本，及清·光绪九年癸未（1883）扫叶山房刻本等版本。参"订正伤寒论注"条。

**伤寒心要** 著作名。金·镏洪撰。约成书于 1234 年。全书 4 千余字。书凡 1 卷。首列伤寒心要论，次列双解散、防风通圣散、小柴胡汤、凉膈散等三十方及新增病后四方，末则列伤寒心要余论。是书专为伤寒而设，但在学术上，则多从河间"火热"立论。阐释伤寒六经生理病理，注重五运六气的变化影响。全书内容大体以论热病为主，所用方药，亦多系寒凉之剂。即使是伤寒表证，亦主张施用寒凉。如其在《伤寒心要论》中说："夫伤寒者，前三日在表当汗，可用双解散，连进数剂必愈。"若病不解，病已传变，治则主用平和之药，如小柴胡、凉膈、天水之类。谓"双解、凉膈、白虎、泻心，此理伤寒之妙剂"。本书在编写上的一个突出特点，是在卷首与卷尾能用简洁的文字，阐明伤寒六经病证辨治心要，卷中则以较多篇幅论述伤寒热病证治方药，以证类方，以方类证等等，参杂其间，较为扼要明了。然镏氏概将伤寒作热病论治，则似乎有些偏颇。此书在金代，尚未见刊行记载。此书有《古今医统正脉全书》本。清·京师医局本，及刘河间伤寒三六书诸本。现北京图书馆藏有明·万历二十九年辛丑（1601）吴勉学校刻《古今医统正脉全书》本；上海图书馆藏有清·光绪三十三年丁未（1907）京师医局刻民国十二年（1923）补刻《医统正脉》本；北京图书馆、南京图书馆等藏有清·宣统元年己酉（1909）上海千顷堂书局石印河间六书单行本。参"伤寒直格""伤寒标本心法类萃"条。

**伤寒心悟** 著作名。程昭寰主编。1989 年学苑出版社出版。全书共 45 万字。作者编写此书，目的在于从内、难出发，以穷仲景学术之流，对历代医家争论较多的问题，发表己见。本书分上下两篇：上篇总论，就仲景生平、《伤寒论》的历史沿革、伤寒流派、《伤寒论》的哲学思想、《伤寒论》的传变理论等重要问题，进行了详尽的阐述，并阐发了学习和研究《伤寒论》的具体方法。下篇各论，对《伤寒论》各篇条文逐一进行阐述，在《伤寒论》各篇之首有"概说"，篇尾有"小结"，力求阐述仲景各篇原文的精髓和脉络，起到提纲挈领的作用。对每一具体条文，均按提要，词解、心悟等栏目编写，尤着重于心悟的论述，博采众长，发挥己见，又不失仲景之原意。使读者既明章法，又能活用。方证之后，附古今案例，并加按说明，供临证参考。本书有三个特点供读者借鉴：①全面详尽、通俗易懂。宏观上抓住重点、归纳总结，对《伤寒论》的历史沿革、流派、哲学思想、传变理论、辨证论治以及学习和研究《伤寒论》的方法等重要方面，进行了较全面而详尽的阐述；在微观上突出特点、细辨缕析，对《伤寒论》条文及前贤诸说，师古而不泥古，力求写出新意。②善解疑义，剖析真髓。如本书认为：厥阴病的本质是指外感热性病中邪传厥阴，经脏俱病，其病机特点是寒热错杂，厥热胜复，并对麻黄升麻汤证作了详细的分析，附有治验。③注重实用。所以本书既是一部学习《伤寒论》的参考书，又是一部临床实用的工具书。

**伤寒心镜**　著作名。金·常德撰。约成书于 1217 年。全书仅 1200 余字。书凡 1 卷，分 7 篇。议论伤寒双解散、发汗、攻里、攻里发表、寻衣撮空何脏所主、传寒只传足经不传手经，及亢则害、承乃制诸事。是书受张子和思想影响，而推崇河间"火热"学说。凡言伤寒证治，多从热病治用寒凉立论。如论发表，谓"世人只知桂枝、麻黄发汗，独不知凉药能汗，大有尽善者，热药汗不出者反益病，凉药发之，百无一损"。论攻里，谓"攻里之药，当用寒凉，世人畏之，是不知药；随病而俱出，何曾留于中乎？"论攻里发表，谓"虽严凝盛寒之际，若合攻里，不可畏天寒而不用寒药"；"虽流金灼石，炎热盛暑，全用发表之药，不可畏暑而不用热药"。说明表里之病，治宜寒凉为主，然疾病万千，复杂多变，如盛暑亦有感寒者，则治法亦当有所变通。有关伤寒只传足经不传手经，世说纷纭，莫衷一是。常氏观点："伤寒只传足六经，仲景本论无说，古今亦无言者。惟庞安常谓主生，故太阳水传足太阴土，土传足少阴水，水传足厥阴木，为贼邪，盖牵强穿凿。"其以《素问·阴阳离合论》等理论为依据，指出"伤寒始因中风得之于阴，是以正传足经者，阴中之阳，阳中之阴也。又以六气考之，厥阴为初之气，少阴为二之气，太阴为三之气，少阳为四之气，阳明为五之气，太阳为终之气，此顺也。逆而言之，正与此合。缘伤寒为病逆，而非顺也。"有一定的见解。是书不足之处是字数太少，于医之奥理，未能充分阐发。此书在金代未有刊行记载。此书有《医统正脉》本；刘河间三六书诸本。现北京图书馆等藏有明·万历二十九年辛丑（1601）吴勉学校刻《古今医统正脉全书》本，上海图书馆藏有清·光绪三十三年丁未（1907）京师医局刻民国十二年（1923）补刻医统正脉的单行本；中国中医科学院图书馆等藏有清·宣统元年己酉（1909）上海千顷堂书局石印河间六书单行本。参"伤寒直格""伤寒标本心法类萃"条。

**伤寒书**　著作名。明·方广撰。其书已佚。据周斯《伤寒正宗·序》"方约之著《伤寒书》，先儒称为集大成"，则此书或为集注性质者。

**伤寒书稿**　著作名。清·不著撰人。其书不分卷，内容分别为杂病赋、伤寒六经传变歌、活人指掌、证治总略歌、伤寒四证相类诀、并病合病辨论等。现有清初稿本。

# 五　画

**伤寒玉鉴新书**　著作名。宋·平尧卿撰。陈振孙曰：《伤寒证类要略》二卷，《玉鉴新书》二卷，汴人平尧卿撰，专为伤寒而作，皆仲景之旧也，亦别未有发明。已佚。

**伤寒正医录**　著作名。清·邵成严（庸济）撰辑。全书共10卷，成书于乾隆甲子年。作者比较推崇成无己、王肯堂、方有执、喻嘉言等人的注解，但感叹当时之医人，习其书者甚少，不少人不能研读《伤寒论》，以打下坚实的基本功，因而极忧《伤寒论》将"日湮一日而渐灭无传"。于是邵氏广泛阅读，熟玩经文，对各名家注释则选录汇于一体，其中晦者显之，拖沓者节之，零散者连属条畅之，间附邵氏自己的认识，而成此书。其第一卷为脉证条辨，第二卷至第八卷为六经病脉证并治，第九卷至第十卷则论述与伤寒相关的病证，本书现有乾隆九年（1744）三当轩初刻本（残存卷一及七至十）。

**伤寒正宗**　著作名。清·史以甲撰。约成书于1678年。全书共8卷。作者推崇成无己之注解和喻昌《尚论篇》，认为《伤寒例》乃王叔和所作。在本书中汇集众说，并以意疏之。为了羽翼仲景，又搜集诸家方剂方论，编入书中。在编排中，作者鉴于一证往往兼见于数经，而不能统之于一经，于是不以六经分证，而以证为纲进行叙述。在补充的方论之中，或取李东垣甘温补法，或取朱丹溪寒凉清泻之法，兼收并蓄，惟效方妙法是取。本书现有清·康熙间官刻本。

**伤寒论正误集注大全**　著作名。清·谌玮撰。成书于 1814 年。全书约 15 万字，共 10 卷，分为孝、悌、忠、信、礼、义、廉、耻 8 集。卷首列有熊一潇等人序。八集的主要内容分别为：孝集列仲景自序、张仲景灵异记，著者自序及跋、经气辨等，悌至廉集从辨脉法起至辨汗、吐、下止；耻集为伤寒论正误。本书对伤寒论的诠释既不废前贤之寸瑜尺锦，又改正讹误，以《内经》本论证之。文字简切，不作僻语迂论，曲解以误后人。以综其要领，期于实用为著书宗旨。末集伤寒论正误以为程郊倩《伤寒论后条辨》一书，继方有执、喻嘉言之后，颇有阐发，然其中似是而非之处，莫能明辨。故著者逐一加以辨析正误，计有 150 条，而类于一册。本书强调读仲景书应当全面学习，不可阅首置尾。只有掌握整体，才能洞彻源流。

**正理伤寒论**　著作名。著者及成书年代无考。据丹波元胤《中国医籍考》云，是书诸家簿录失载，唯王冰《素问》次问及成无己《伤寒论》注解引之。

**伤寒正解**　著作名。清·戴耀墀著。成书于 1871 年。全书约 8 万字，分为 4 卷。卷一列有黄式度等人序及作者自序，书末有江修业、周效濂跋。本书以六经表里寒热诸证分篇，计有太阳表证、太阳表里证、太阳里证、阳明表证、阳明里证、太阳阳明证、少阳证、合病、并病、太阴证、少阴寒证、厥阴热证、厥阴寒证等 16 篇。每篇首列各经病证定脉定证，并以证类方，将 113 方各归其部。所集前人注解，多纂其要点，或取其是而正其非，或易其文而存其意，于喻昌、柯琴之言，尤多采摭。著者认为世之治《伤寒》者，往往有二弊：一则随文敷衍、不审所由，以致彼此矛盾；一则故意翻新，自谓独见，以致背理强作。著者认为伤寒之学，全在辨明六经；六经不明，临证茫然。故他用八年功夫，将仲景书加以校正，分篇立论，明其大纲，详其细目。为突出六经的系统性，除合病、并病逐一提出，附于三阴经后以外，其余名目多端，皆散在于六经篇中。《伤寒例》及阴阳易、瘥后劳复等内容一概删去。本书有同治十年刊本，现藏上海第二医科大学医学图书情报中心，上海中医药大学图书馆有 1964 年蓝晒本。

**伤寒论古方今临床**　著作名。浙江医科大学第一期西学中提高班编著，浙江科学技术出版社 1983 年 2 月出版，全书共 16.8 万字。编著者鉴于对《伤寒论》的研究虽然不下数百家，但往往是注释者多，结合临床实用者少，故整理了一部分古今医籍、报道资料以及浙江省 120 位中医师之临床经验，选择《伤寒论》有代表性的 41 首方剂，汇集其临床运用，加以方论和按语，编成此书。编著者在书中着重说明《伤寒论》方的实用价值，详细介绍其临床运用，以便读者将《伤寒论》与临床有机地结合起来。在内容上，本书每首方剂都分临床应用、原书指征及方剂组成、方论、按语等项进行论述。原书指征部分将《伤寒论》中阐述该方方证的所有条文汇集一起；方论部分则是对方剂组成意义、特点、作用的论述，其中选择性地列述了古今名医方论；临床运用部分则备举古今名家使用该方的典型医案，其中对某些使用该方有较好疗效的现代医学疾病也有提示；每一方剂的医案一般都不下10余则，且皆注明出处。在按语部分则对本单元内容进行总结，并说明该方的现代药理作用，小结其主治证候、简述部分方剂之重要加减法、调剂特征、主要禁忌证、现代主治疾病及其疗效。本书对每首方剂中各药的临床使用参考剂量也作了提示，但为保存古籍原貌，对其中剂量不作更改。书后附有中医病证及西医病名索引，以便读者检阅。本书对于临床使用《伤寒论》方有较大意义，也有助于对《伤寒论》的理解；而且由于其中汇集了大量古今《伤寒论》方医案，因此也不失为较好的资料汇编。

**伤寒古方通** 著作名。清·王晋三撰。成书于1732年。本书即《绛雪园古方选注》第一部分，所不同处在于本书卷首只有钱于贤序文一篇。王氏认为仲景《伤寒论》是辨六经为病，非辨风寒也。其方亦以上下表里寒热为治，非专治伤寒也。故将《伤寒论》113方分为和剂、寒剂、温剂、汗剂、吐剂、下剂六大类，再对各方之立方精义标而书之，言词明晰，切于实用。

**古方通今** 著作名。清·丁福保撰。书刊于宣统元年（1909）。全书不分卷，选取《伤寒论》《金匮要略》等古方约二百首，以便临床选用。其体例是依方名、主治、组成药物、剂量、煎服方法等次序列述，文字尚称简明扼要。有一定临床实用价值。本书现有宣统元年（1909）上海文明书局刊本，1912年上海文明书局铅印本及1914年上海医学书局铅印本。

**古本伤寒六经分证表** 著作名。周岐隐编著。成书于1956年，全书共有3万字。该表系以林亿本为主体，而以长沙、桂林两本，互相参照对比。本表的内容，是用索引和提要异文校勘三种形式结合起来的，每一经条文提要均分门别类，列成一览表。如太阳病，分为本病、合病、外感病、坏病。以本病而言又有表里瘥后余邪劳复。其表证又有中风、伤寒之不同，余经依次类推。分证表还以几种不同的符号，分别表示桂林、长沙本原本的异同，优缺点及通行本的佚方佚文、错文错简。概言之，本表的内容，钩玄提要，异文错简。一目了然，实为学习伤寒论的重要参考资料。本书1956 年由上海中医书局出版。

**古本康平伤寒论** 著作名。东汉·张机原著，日本大塚敬节校注。据云此书原为唐卷子本之旧，约在大宝以前抑或天平以后东传日本，叶橘泉谓"殆系叔和撰次之真本"。叶氏以及陆渊雷、大塚敬节等人竟谓此本有不少地方胜于宋本《伤寒论》。陆渊雷还说："伤寒论传世诸本，以予所见所闻，当以康平本为最善尔。"据叶橘泉序，康平本中间有嵌注，有旁书，又有缺字以□示之；又"太阳病"之为"太阳病"，"四逆汤"之为"回逆汤"，"真武汤"之为"玄武汤"等，均可为自来注家怀疑莫决之答案；又仲景自序前后文气之不同，注家颇有疑非一人之手笔者，但不能决其疑，读是本，始知自序原文至"若能寻余所集，思过半矣"为止，"天布五行，以运万类"云云，为叔和之附注。大塚敬节说，本书犹有晋代之遗型。不过范行准对本书是否为古本旧貌提出了五点置疑：①《伤寒论》注解始于金人成聊摄，北宋以前未闻《伤寒论》有旁注者，而此书之成在日康平三年，适当中国北宋嘉祐五年（1060），其中有注与旁注，实属可疑；②历代目录书皆云《伤寒论》若干卷，而此书独不分卷帙；③日本诸目录书未载此书；④日本医家中西惟忠曾对《伤寒论》一书析出孰为原文，孰为后人窜改以及注文，但未闻其据康平本者，此书或属好事者据中西惟忠之说托为康平本；此本没有多少胜于赵本之处，与《千金》《外台》等书的《伤寒论》部分更不相侔，这说明此本可能是从宋本出而非唐以前原文。除此之外，范氏仍然肯定其书有实用价值，如《伤寒论》中吾人有所疑之处，此本大多析出为注文，为旁注，怡然顺理，涣然冰释等。本书现有 1947 年上海千顷堂书局铅印本、1947 年苏州友助医学社铅印本。

**伤寒节录** 著作名。清·王华文编著，约成书于 1829 年。不分卷。王氏曾患时疫，几经误治，遂发奋习医，精于岐黄，熟谙伤寒，并用伤寒法辨治瘟疫，每获良效，在诊疗之余暇，手书《伤寒节录》一书，荟萃先哲论列伤寒诸说，书中详论伤寒传变、脉法、外症之异同施治等，强调按症求方，由伤寒而辨明杂症的治疗。现存主要版本有沈阳达三松崔氏刻本（1829 年）。

**伤寒论本义** 著作名。全称《注释伤寒论本义大全》，又作《伤寒论注疏》。清·魏荔彤撰，成书于清·康熙辛丑年（1721）季夏。全书共 18 卷，另有"卷之首""卷之末"两部分。卷之首内容包括序例（成注）、辨脉、平脉、方氏图并说、闵氏传经论、闵氏六经七日病愈篇，并附张景岳的论述。卷一至卷七为三阳病篇内容，卷八至卷十二分别为合病、并病、坏病、疾病过经不解病总论等。卷十三至卷十八为三阴病及瘥后劳复、阴阳易、霍乱等内容，卷之末辨汗、吐、下法之可与不可。本书对《伤寒论》的注解发挥，总以阴阳虚实寒热表里为纲，也极重视气机升降。在本书《再题跋》中，魏氏指出《伤寒论》之本义体现在：①表里之义。六经以三阳为表、三阴为里；三阳之中太阳为表、阳明为里、少阳为半表半里。三阴中太阴为表、厥阴为半表半里、少阴为里。六经与脏腑为表里，六经为表、络属之脏腑为里。②升降之义。"人之一身，胸膈居上，心居中之上，腹居中之下，少腹更在下"。根据邪之所在，上则越之，上之中则泻之，中之下则下之，下则攻而除之。仲景正是据此立法遣方，因势利导，逐邪安正。③寒热虚实之义。寒热虚实，有常有变，治疗时应当无妨于正、无助乎邪；辨明阴阳寒热，寒热虚实并行。寒热虚实表里阴阳正是后之所谓"八纲"，用这样一些纲领来分析理解《伤寒论》，确有抓住要领、纲举目张的效果。

**伤寒论本旨**　著作名。清·章楠撰。成书于 1835 年。全书共 9 卷，14.53 万字。开卷自申义起至医本于易论止，论伤寒大意、辨伤寒与温病、谵语、阴阳表里等。卷二至卷五，循六经次第，辨六经证治、合病并病、汗吐下误治诸证。卷六至卷七，论温热暑病源流及证治。卷八，论脉证合参，脱绝脉证。卷九，则依据条文顺序，列汇方集解。其编次、注释有这样一些特点：①追随错简，重编伤寒。其根据方有执所著之《伤寒论条辨》，削去"伤寒例"，以风伤卫、寒伤营、风寒两伤营卫论太阳病。但其编次又有自己的特点，如其将六经本证与变证、误治坏病严格区别，列六经正治法于前，而将误治证和变证，另立篇目述之于后。此皆与《条辨》不同处。再如对条文的排列，其亦有异于方氏。如"辨脉""平脉"诸条，方氏仅易其篇名而另立之，章氏则选择其中有关伤寒病证及辨阴阳虚实诸理的内容，分别植入六经篇中，而把其中与《内经》《难经》中有关相类似的条文则削而不录。②以经释经，注解伤寒。正如其乡友荣禄大夫工部右侍郎吴永和在《伤寒论本旨活人新书·序》所说："此书一循《灵》《素》《难经》义理，详细解释其中疑义。有历来纷争惑众者，有注说舛谬悖理者，或据《本经》，或援《灵》《素》，证明义理而辨定之。盖以经释经，则非臆见所可议，经理明，争端自息也。"③伤寒温病、鉴别异同。章氏受叶天士、薛生白温热论思想影响较大，故是书对温病、湿温等病均有详细论述，且附录了叶天士之《温热证治》、薛生白之《湿热条辨》，并从病因、病机及证治诸方面对伤寒与温病作了鉴别。④六经为纲，广赅万病。其在《申义》

中说："此论以六经为纲，以统万病，不独伤寒一端。"并谓"仲景所重在六经，六经方可统万病"。六经可以赅百病，六经方非专治外感，亦可治内伤杂症及其他疾病，扩大了《伤寒论》的临床运用范围。⑤六经辨证，注重六气。章氏认为，天之六气，自然之理。六气失和，人体失调，则六气必相兼而病入。六气之中，"惟风能变化，故为百病之长，所以仲景首举中风、伤寒以统论，而温、暑、湿、燥带表而已"。因仲景所重在六经，是"六气虽各有不同，而六经之部位则同"。"是故明一气之病，即明六气之病，明六气之病，即明各气杂合之病，而仲景之论，即为治万病之法也。"充分强调了六气在六经辨证中的作用。因是书编注，"寻绎其脉络，而为次序，间采诸说，辨别义理，证其讹谬，以期合乎意指，故名之曰《伤寒论本旨》"。此书有清·称山书屋刻本，清·聚文堂刻本及清·蠡城三友益斋石印本等版本。现中国科学院图书馆藏有清·道光十五年乙未（1835）称山书屋刻本。

**本草思辨录**　著作名。清·周岩著。人民卫生出版社1960年1月重印。全书共11.4万字。著者觉察到古来注仲景书者甚众，但对于方解大都不甚精确澄彻；认为读仲景之书当先辨本草，若不先辨本草，那就犹比欲航海却断港绝潢。著者还认为辨本草的重要性绝不亚于辨证，临床上方之不效由于不识证者半，由于不识药者亦半；证识矣而药不当，非仅不效，而且还可能贻害。正是出于这样的认识，便将自己多年积累起来的辨药方面的知识，编著成书，前后共历时六载乃克成功。全书共分4卷，共载常用药物128种，按李时珍《本草纲目》编次排列辨析，其中主要是仲景书所用药物，而且对每一味药物的性能和在临证中的应用又主要是根据《伤寒论》和《金匮要略》的应用情况加以解说、推理、论证。同时也博引历代名家之注解详加阐述，内容十分丰富，议论也颇恰当。凡有异议处，作者都一一加以分析评说，提出自己的见解，如关于石膏是否可以发表、桂枝的利小便作用等问题，都提出了个人的见解。本书是研究《伤寒论》方药的一部较好的参考书，不仅有助于读者更好地掌握这些药物的性能与运用，也有利于读者更加深刻地理解《伤寒论》以及《金匮要略》的用药法度。

**伤寒归**　著作名。清·谢景泽撰，凡3卷，书成于乾隆己巳年（1749）。本书为集注体性质，作者博采群言，而成一集，后又删繁存要，补缺正偏，遂成本书。书名《伤寒归》，取意于集前哲之所长，归为全璧也。现有乾隆间抄本。

**伤寒论归真**　著作名。又名《仲景归真》。详见该条。

**伤寒田歌活人指掌** 著作名。元·吴恕（蒙斋）撰。又名《伤寒活人指掌》，亦名《类编伤寒活人书括指掌图论》。全书共 5 卷，成于元至元三年（1337），由贾度、尚从善为之序而刊行之。吴氏在自序中说，伤寒之为病，表里隐显，阴阳交互，疑似之间，千万之隔，其可畏者尤甚于杂病也。仲景《伤寒论》可为万世医宗，而后世方书叠出，散漫深严，无阶可进，故在宋·李知先（双钟处士）《活人书括》的基础上，取张仲景、朱奉议等书之精华，设若干图表，以趋简易，述伤寒及诸变症证治，而成是书。第一卷为伤寒总论歌括及运气图；第二三两卷为伤寒问答，主要内容为伤寒常见症候的证治，兼涉伤寒别名及伤寒死证等内容。第四五两卷为伤寒常用方剂以及方论。其书列以八韵赋，述传变之缓急，中则隐括仲景三百九十七法，又述后代效验方法，横竖界为八十九图，有一定参考价值。后其门人熊宗立为之续补，重编为十卷本，名曰《类编伤寒活人书括指掌图论》。汪苓友说其书不过以《活人书》中方论补仲景之未备。第十卷为熊宗立续编，乃四时伤寒杂证通用之方，继之以小儿、妇人伤寒方。其书于张仲景、朱奉议二家之外并无发明，只是为了便于读者记习。本书现有明·万历二十八年（1600）闽乔山堂刘龙田刊本，明·万历四十三年（1615）刊本，明末致和堂刻本，清初清苑王轩重刻本等多种版本。

**史氏实法寒科** 著作名。清·史大受撰。约成书于清·乾隆四十六年（1781）。本书为集注性著作。史氏有感于《伤寒论》注解之书虽多，但众说纷纭、法杂理乱，于是参阅诸家，择其中精当之论汇集一册，而成此书。本书不分卷，分别论述素问热论六经、六经注、表里寒湿、热病、冬温、时疫以及伤寒常见症状如发热、恶寒、头痛、烦躁、厥等。后附温疫解后用药论。本书简明扼要，有一定参考意义。现有清·乾隆四十六年史氏手抄本。

**冉注伤寒论** 著作名。冉雪峰遗著，科学技术文献出版社 1982 年出版。全书共 51 万字。作者在 80 岁高龄时开始编写此书，虽然日以继夜地工作，但编至第 283 条时，溘然长逝，终于未能完成全书，实属遗憾。为如实反映原著风格，整理者未加修润和续补，出版了这部并不完整的珍贵著作。本书吸取历代名家注解《伤寒论》之精华，结合作者自己 60 年临床经验及治学心得，对《伤寒论》作了逐条的阐释，其中表达了作者不少的独特见解。作者原定分下编·人物类概要、中编本论、下编附篇写作。现出版的书下编·人物类完整，包括序论、释名及概要三部分。概要的内容有考传、析义、辨序、辨例、辨脉、平脉、辨痉湿暍、霍乱、瘥后劳复、辨篇次分合、辨诸家注疏以及编纂意义和要求。中篇是逐条注释原文，但只止于辨少阴病脉证并治之第283条；下编未完成。本书旁征博引了古今诸家学说，但与其他集注、集义、汇纂、合纂不同，而重在总求归结。作者认为，《伤寒论》经过历代贤哲的钻研，靡幽不触，应有尽有，"即使我辈学者别有会心，把他撰写出来，亦不过于各注中，再多此一注，无大裨益"。惟有荟萃群言，网罗百家，集古今之知以为知，合群贤之长以为长，便是较好的方法。作者很推崇日人丹波元坚的话："竭一人之心力智巧，孰与假数百年间数十贤之所竭心力智巧以为吾有？"故在著述时采取各注之精华以为借鉴，去取偏矫，力避牵附；凡所征引，皆署原名。然后直述自己的见解。本书在六经诸篇前，各加提要总按一篇，揭其精蕴，昭其综概。在各单元之后，列述复习题，以提示要点，引导读者学习。

**白话本伤寒论** 著作名。台湾朱三和教授编著。全书共约10万字。作者采用繁体竖排的方式将《伤寒论》原文逐篇逐条进行释义、解词。在释义注解中根据作者对《伤寒论》的理解加以阐述，与其他版本注解释义大同小异，没有根本原则性区别。本书对于初学《伤寒论》者会有一定帮助。本书1972年由台湾武陵出版社出版。

**伤寒用药研究** 著作名。又名《伤寒药品体用》。日本医家川越正淑著。全书分上、下两卷，共约1.6万字。上卷论理，下卷说药，所及药物为《伤寒论》所用药物70味。作者认为，以往凡说药品，唯驱广远，而不知约，论其主治亦多弥纷。因而指出，"药品不可不约以疗其疾病，主治不可不统以取其要。此余之所著《伤寒用药研究》也。"本书简明扼要，较切实用。此书在中国初版于1936年，后人民卫生出版社有印行，为《皇汉医学丛书》之一。

**伤寒句解释义** 著作名。清·陈裕辑注。成书于清·康熙六十一年（1722）。全书分为12卷。为集注性质。间在按语、概述中表述己见，或在注文中陈述自己的观点，但总以集注为主，其所选多为名家注释，如魏荔彤、程应旄，黄元御等人的注文。第一卷和卷首部分为概述部分，选择方有执"阴阳表里图"，闵芝庆"传经论""内景赋"以及"辨脉""平脉"等内容；第二卷至第十一卷为《伤寒论》六经病脉证并治诸篇注释；第十二卷为与伤寒有关的诸种病证如霍乱、阴阳易、差后劳复等及其治法。本书现有清·康熙六十一年陈裕抄本。

**伤寒外传** 著作名。日·橘春辉著。成书于1796年。全书共有3万字。该书分为上、中、下3卷，上卷详尽阐述了伤寒论中所及之元气、阴阳、神、血、精、营卫是何物质，有何作用，何谓三阴三阳，阳有余而阴不足，解释了中风、伤寒、正邪、表里、温病、经络、三焦、脉、血室等；中卷则阐述了五脏六腑及耳鼻目五官的概念，并阐述了恶寒、发热、头痛、下利、结胸、痞、脏结、手足厥冷等症状之病因病机；下卷则阐述了针灸的刺法，烧针熏治及灌水的具体方法以及它的疗效作用。篇中还论述了辨平脉、四诊以及伤寒的编次，并举太阳篇为例，举一反三，示读者学伤寒当先晓编次，以便掌握伤寒论的辨治精华（辨治规律）。篇中详细解释了伤寒论的文例，并举了与某汤、可与某汤、某汤主之、宜某汤等之间的细微差别，并解释了本文的助词、虚词在文中的意义，以便读者更好地理解，通读原文。篇末总结了伤寒论常用的药物的性味、归经、功用及在伤寒论中的药理作用。

**包氏医宗** 著作名。近代医家包识生（一虚）撰著，包括《伤寒方法》《伤寒表》《伤寒论章节》《伤寒论讲义》以及《伤寒方讲义》各1卷。各详见该条。

**伤寒论汇注精华** 著作名。汪莲石编。成节于1920年。全书共6册，依据张仲景《伤寒论》篇次，自辨太阳病脉证篇至辨霍乱脉证并治，分为9卷。卷首有恽毓龄序与著者自序，并专篇论述著者学医原因，注《伤寒论》之动机，提出"伤寒""中风"之"伤""中"二字俱作"感"字解。此外还录有张隐庵序例，节录喻昌"尚论伤寒论大意"，陈修园序与伤寒读法以及舒诏"六经定法"等内容。卷末有恽铁樵等人的跋文。本书对《伤寒论》条文的注释有这样几个特点：①采撷前人注说达数十家，而以陈修园、喻嘉言、张令韶、张志聪、舒驰远的见解为多。②对于疑难问题的解释，每每独取舒氏之说。赞同舒氏关于《伤寒论》中混入有叔和伪撰之言的观点，但对舒氏多用参芪的治疗颇有微词。③其他注家观点，凡有可取处，悉以汇辑。④各家注释未尽之处，则补入自己的意见。本书选论精确、明白晓畅，参考价值较高。

**汉方简义** 著作名。王邈达著。成书于1955年。全书共有7.8万字。该书凡例，既名汉方简义，故先列方而后叙病，至说义理处，则先释病而后释方，是本仲景因病立方之旨；释病则依据高汉琦先生所著之《伤寒论尚辨》似以为言，故立方先后亦依《尚论篇》为次序；释方则本邹润安先生所著之《本经疏证》以立说。故于113方，所用药品之性味及主治大法，先立一表以便与本经相印证。该书篇首载有伤寒药品性味及主治大法略表，篇末附有汉方用药分量举一以例其余。本书以简单之辞，简要之旨，释明张仲景113方之精意，书中分析药物作用、如何而合成方剂、如何而合于病证、药物加减及用药分量的轻重，都有一定规范。书中阐明了一方可治数病、数病同用一方之理。以便后学者见方可识病，见病即可处方。

**永嘉先生伤寒论讲义**　著作名。清·徐定超撰。成书于光绪三十二年（1906）。作者认为《伤寒论》读之可以明伤寒之理并得温热之情。《伤寒论》之"伤寒"乃五种伤寒之通称。光绪壬寅年（1902）朝廷锐意兴学，兼及医科，有关方面在大学堂招考生徒，命作者为教习，编《伤寒讲义》，而成此书。其书参考诸家伤寒之注而取其长，其有疑义之未惬者，则附己意以推阐之。本书为讲义，无多创新。现有光绪三十二年（1906）刊本。

**发明张仲景伤寒论方法正传**　著作名。清·程绥绳撰，书凡6卷，成于康熙辛卯年（1711）。作者持错简重订之论，推崇柯氏韵伯。将《伤寒例》削去，重编三百九十七法，先列原文，以详其义蕴，次列原方，以释其精微。凡韵伯之所已言者，无不着明于各条之中，即韵伯之所未言者，无不推广其意，而发明于各条之下。至于太阳之风寒两途，阳明之里实证，少阴之阴邪阳邪、水火二气，与厥阴之热厥寒厥，虽自为立论，而实体韵伯之苦心，以继仲景之统绪。现有清抄本。

**伤寒发微**　著作名。近代医家曹家达撰，成书于1931年。后人将此书与曹氏所著《金匮发微》合刊出版，名曰《曹氏伤寒金匮发微合刊》，详见该条。

**伤寒发微论**　著作名。即《张仲景注解伤寒发微论》，详见该条。

# 六　画

**再重订伤寒集注**　著作名。清·舒诏撰。本书始成于乾隆己未年（1739），刻于庚午年（1750），名《伤寒集注》。梓行以后，随着阅历增多，识见趋于精确，于是又对原刻本进行删补，在初版10年后第二次刻版。又过10年，学历更多，阅见更广，知识与年俱进，于是又取第二版再加订定，在乾隆庚寅年（1770）第三次刻版印行，故名《再重订伤寒集注》。舒氏认为仲景《伤寒论》为医家要典，以往注释不下数十家，大都得失相参。唯有喻嘉言条析博辨，议论超群。但喻氏《尚论》遗义不少，所以舒氏参考众家注释，依据临床证治所见，阐发自己的见解，以为喻氏之补充，而成为《伤寒集注》。经过再重订的《集注》共10卷。其书采用喻氏著作之篇目及其次序，博采众说，注释仲景原文奥义。其内容有几方面特点：①推崇喻嘉言，主张错简重订，唱和"三纲鼎立"的观点。②精选各家之说，纂其要点，或加损益，或加修正，使读者能掌握精要。③喻氏《尚论》只讨论397法，而未及于113方，后人惜其方论未备。喻氏的弟子徐忠可对仲景方虽有发明，但选择未精，语焉不详。故本书扩充徐氏之意，博采诸家方论，以明其立方之旨、命名之义，并将药性逐一讲明，对药理及其使用宜忌皆讲述清楚。所有这些内容皆写在相应的《伤寒论》原文之下。④是书为初学者撰，不尚辞藻。⑤对于重点的内容皆以各种形式的强调符号标出。

**百一三方解**　著作名。清·文通（梦香）撰。成书于清·道光十四年（1834）。本书旨在阐释《伤寒论》113方的结构、功效及其主证的病机。作者在本书采用以经类方（证）和三焦分证相结合的方法进行分析阐释，对方剂则以主药进行归类，以十二经及上中下三焦分主十二方证，提纲挈领，重点突出，义理分明。全书分为上中下3卷，上卷论桂枝、麻黄、黄连、石膏诸汤证，为上焦病证；中卷论柴胡、当归、栀子、干姜诸汤证，为中焦病证；下卷则述大黄、茯苓、附子、吴萸诸汤证，是为下焦病证。每证详细阐释，不少地方还附有作者自己的治验以为印证。本书末尾还附有陈修园的《长沙方歌括》的相应方歌。现有手订原稿及清·道光十八年（1838）长白文氏家刻本。

**伤寒论百十三方解略**　著作名。清·杨希闵撰集。作者仿徐大椿《伤寒类方》之体例，将《伤寒论》方以类相从、汇集名家方论为之注释，于咸丰二年（1852）撰成本书。全书6卷，约3万字。依次列述桂枝汤、麻黄汤、葛根汤、柴胡汤、白虎汤、理中汤、四逆汤、承气汤、泻心汤、五苓散、栀子豉汤、炙甘草汤、甘草汤各类方剂，最后是杂方类。方论多取自黄元御、柯韵伯、徐大椿等名家注释之精华，酌附己见。本书现有咸丰二年（1852）杨氏手抄本，藏中国医学科学院图书馆。1961年中国中医科学院图书馆据此本重抄本。

**百大名家合注伤寒论**　著作名。吴考槃编次，约成书于1924年。全书共16卷，始于太阳篇，终于厥阴篇，将脉法、序例、痉湿暍、霍乱、劳复、可汗等篇章排除于仲景原文之外。先列仲师原文，再将各注家议论精妥者，附录于后，故名曰《百大名家合注伤寒论》。在个别原文之下，吴氏也时而略加评论，但为数不多。该书是一部学习《伤寒论》不可多得的合注书。

**伤寒百问**　著作名。①见"类证活人书"条。②李克绍、徐国仟编著，成书于1985年。全书约4万字，设101问。作者从《伤寒论》读者的提问中，搜集有价值者百余题，予以解答，故名之曰《伤寒百问》。内容包括伤寒概念、六经证候、类证鉴别、脉象、治法、原文解析等，并简介宋元明清主要注家的著作及特点。本书设问中肯，解答要言不繁，立论允当，辨谬有据，确有解疑答难之用。1985 年由山东科学技术出版社出版。

**伤寒百问歌**　著作名。宋·钱闻礼撰。约成书于 1162 年。全书 5.3 万字。书凡 4 卷。卷之一，列乾道时良医汤尹才《伤寒解惑论》并序，辨伤寒或两证相近而用药不同者，或汗下失度而辨证不明者，及冷厥热厥之异宜、阴毒阳毒之异候、举凡错综互见、未易概举者之证治等事。卷二至卷四，为钱氏原著。卷之二，论太阳、阳明、少阳、太阴、少阴、厥阴、表证、里证、伤风、伤寒等二十八证。卷之三，论热病、中暑、温病、温疫、温毒、痰疾、结胸等三十八证。卷之四，论呕逆、吐、咳嗽、咽喉痛、吐血、腹痛、烦躁、妇人伤寒、小儿伤寒、小儿疮疹等二十七证。全书根据《伤寒论》原文，提出九十三个与临证辨证关系较为密切的问题，就六经证候、类证鉴别、症状、治法等诸方面进行阐述。并对每个问题，撮其精要，概括为纲领性的歌词，以便记诵。对歌词中比较难解之处，还引用了前人的注解加以论述。是书在内容上，兼伤寒与温病、类证共论，使经方与时方并存，这对《伤寒论》的临床运用是一个扩充。另编写上采用以证归类且约之为歌括的形式，亦起到了执简驭繁的作用。这本书的不足之处在于对某些证候、传变、用药等问题的阐释还比较肤浅，缺乏一定的深度。此书未及问世，钱氏却已逝世。其后多年，方见市肆刊书，然节略舛讹。儒者曹仲立目击斯弊，遂取而精刻之，而附有龙溪隐士汤尹才《伤寒解惑论》一卷（成书于乾道九年癸巳即 1173）。此书有元刊本、明·雷杏泉刻本等版本，后人民卫生出版社有印行。现上海图书馆藏有元至大二年己酉（1309）刊本；北京汤溪范氏栖芬室藏有明·万历泉雷杏泉刻本；中国中医科学院图书馆、湖北省图书馆等藏有 1912 年武昌医馆据元·曹氏刻本重刊本（首行作《类证增注伤寒百问歌》）。

**伤寒百证歌**　著作名。宋·许叔微撰。又名《拟伤寒歌》《伤寒歌》《张仲景注解伤寒百证歌》。全书共 5 卷。成书于 1132 年。作者认为，论伤寒而不读仲景书，那就好比治儒学而不知有孔子六经。所以作者以仲景《伤寒论》为蓝本，选取其中证候等内容 100 例，编成七言歌赋进行归纳和阐发，以便后学易于记忆、易于把握关键。同时又引据《内经》《难经》《千金要方》《外台秘要》《诸病源候论》《活人书》等古典医籍以及华佗、宋迪、孙兆、孙尚、孙用和及王实诸之论与方解注释和补充，内容十分丰富。分而详言之，本书在内容上可分为五个方面：①总论脉证、病证、五脏死绝、死脉、死候等歌计5，如第1~2证，第98~100证。②各论病证，有中风、伤寒、中暍、三种湿病（湿温、中湿、风湿）、五种温病（温病、温疟、风温、温疫、温毒）、类似伤寒证（食积、虚烦、寒痰、脚气）、痉病、狐惑、百合、阳毒、疫气、阴阳易、妇人伤寒、热入血室、差后病等，歌计17，如第13~14证，第22~30证，第92~97证。③各论病机，有表证、里证、表里寒热、表里虚实、急救表里、无表里证、表里水证、表里证俱见、三阴三阳传入、阴阳两感歌计17，如第3~12证，第15~21证。④各论症状，有发热、潮热、往来寒热、汗之而热不退、下之而仍发热、恶寒、背恶寒、厥证、结胸、痞证、发黄、发狂、发斑、发喘、发渴等，歌计53，如第39~91证。⑤总论治法，有可汗不可汗，可下不可下，可吐不可吐等，歌计8，如31~38证。其版本有：元刻本、明刻本、清·咸丰（1852）藏修书屋刊本、清·汀州张氏校刊本、述古堂从钞本、十万卷楼丛节本、翠琅玕馆丛书本、藏候堂丛书本、铁琴铜剑楼影抄本、清·光绪（1889）上海江左书林石印本，1956年商务馆《许叔微伤寒论著三种》本等。

**伤寒百证歌注** 著作名。即《增订伤寒百证歌注》，详见该条。

**伤寒论百题问答** 著作名。江西中医学院第一届西医学习中医班编著。全书共8万字。本书主要内容是学生在学习《伤寒论》这部经典著作过程中，遇到的一些难以理解的问题归纳成题分为总论和各论两部分。其中总论部分17题，各论太阳病32题，阳明病12题，少阳病8题，太阴病8题，少阴病13题，厥阴病9题加之治疗厥阴病有哪些禁忌总共为百题问答。由于学员经过了一年多的中医理论的学习，初步掌握了一定的中医理论知识，并参阅了参考材料，既有分工，又有合作撰写而成。并经过内科教研组及省中医药研究所有关中医前辈审稿出版。因此本书文字通俗易懂，内容也比较全面，对于初学者有一定的帮助。本书1962年由江西印刷公司印刷出版。

**伤寒论百题解** 著作名。周石卿等编著，1985年福建科学技术出版社出版。全书约5.8万字。本书针对伤寒论教学过程中，经常遇见的疑难问题，或者是必须掌握的问题，逐一进行解答。问题涉及面较广，以详实的资料为基础，对许多问题进行了中肯的说明。如认为："伤寒六经是临床实际证候综合起来的六个病变阶段。"提出了伤寒论腹诊的内容和临床意义等。全书提出有关问题110个，采取一问一答通俗易懂的方式阐明了自己的观点。

**伤寒论百题解答**　著作名。陆巨卿编著。全书约7万字，分为太阳篇、阳明篇、少阳篇、太阴篇、少阴篇、厥阴篇六章，设有100问。内容包括伤寒概念、六经证候、类证鉴别、类方辨析、治法宜忌等问题讨论。该书以六经辨证为纲，着重横向联系，立足临床实际，深入浅出，剖析疑难。本书1986年由云南科学技术出版社出版。

**成本伤寒论**　著作名。即成无己注解伤寒论，是《伤寒论》现存的较早版本之一，刻于公元1144年。成注本有明·嘉靖间汪济川校刊本及明·徐熔校刊的"医统正脉本"（或简称"医统本"）二书内容基本相同，为十卷二十二篇。《伤寒论》现流行的另一版本"赵刻本"一般认为较"成注本"为优。详见"注解伤寒论"条。

**回澜说**　著作名。清·王丙撰，陆懋修校。全书1卷。王氏接受其先祖的观点，认为王叔和《伤寒例》极有价值，他说："昔先祖尝论《伤寒》，以序例为主，入《千金翼》之定本为宗，而痛惩方中行喻嘉言之波说。"由于方喻之流毒甚广，遗祸匪浅，于是作此书以驳正之，欲去嘉言之毒，障百川而东之，回狂澜于既倒，故名其书《回澜说》。本书盛赞《伤寒例》之价值，赞王叔和之功绩，极力驳斥方喻"贬王""削例"之非，编次之乱和三纲之偏。其中对程郊倩之《后条辨》以及柯韵伯的观点也有微词，而对皇甫谧、孙思邈则多有褒扬。本书再次宣扬了作者《伤寒论》之伤寒乃广义伤寒的观点，他说："仲景之论为即病之伤寒设，为不即病而变为热病之伤寒者设，为伏寒而又感于非时暴寒者之伤寒而设也。"书中间有陆氏案语。本书收入《世补斋医书续集》中，有宣统二年（1910）陆润庠家刻本，1912年至1914年江东书局石印本以及1934年上海中医书局铅印本。

**伤寒舌鉴**　著作名。清·张登撰。成于清·康熙七年（1668）。张氏自序说，仲景书只载舌白、苔滑，《伤寒金镜录》则集36图，《观舌心法》则增广为137图，但其中错误繁芜有之，于是"取《观舌心法》，正其错误，削其繁芜，汰其无预于伤寒者，而参入家大人治案所纪及己所亲历，共得120图，命曰《伤寒舌鉴》"。其书一卷，备列伤寒观舌之法，分白苔、黄苔、黑苔、灰苔、红色、紫色、霉酱色、蓝色8种，末附妊娠伤寒舌。每大类各有总论，并细述各舌象的诊断意义及治疗方法。本书对伤寒舌诊有很大发展。现有版本甚多，如光绪十一年（1885）《张氏医通》本、《四库全书》本、1954年上海锦章书局石印本、1958年上海卫生出版社铅印本。

**伤寒伐洗十二稿**　著作名。清·钱座书撰。成书于康熙庚寅年

（1710）。钱座书认为仲景书本无不明，但无真知灼见者而议论之，遂使错误愈多。于是潜心体认、极力讲求凡三十年，原本仲景，参酌于完素、东垣、丹溪而汇纂之，而成此书，为三卷，名曰《伤寒伐洗》。博采群书，归于一类，间抒独得，自成一家，明而且晰，约而能赅。现本书存抄本。

**仲景三部九候诊法**　著作名。廖平辑撰。全书 1 卷，收采《伤寒》《金匮要略》及《千金方》等书中有关脉法的内容，分类注述。其内容则有阴阳总类、单阴单阳、三部、少阴脉、趺阳脉、辨脉、平脉、千金脉证、寸口脉、太阳脉证等。本书现有 1913 至 1923 年成都成古书局刊本。

**仲景内科学**　著作名。张谷才编著。全书共 24.1 万字。作者通过对《伤寒论》和《金匮要略》的研究，认为《伤寒论》中有用脏腑辨证者，在《金匮要略》中有用六经辨证者，两书互相结合，互补应用。因此不应该将两书分开，应该合为一书，故改编了《仲景内科学》一书。本书将两书的原文，根据疾病分类，分为伤寒、湿病类、时病类、心病类、肝胆病类、脾胃病类、肾膀胱病类、血证类、经络类、外科病类、妇人妊娠类、妇人产后类、妇人杂病十四类。在各类病证中，一般是从疾病的证候属性而分类。而将结胸、心下痞、蓄血、心烦、咽痛等证候分属各类疾病中。另外根据两书的方剂主治，补充了头痛、眩晕、胃脘痛、瘀血、失眠、噎膈、反胃、腰痛、便秘等病。本书原文是以《金匮要略》原文为基础，选用《伤寒论》中部分原文。每条原文的编写为校勘、词解、提要、释义、应用五项，原文前有疾病的概说，原文后有证治小结，说明病因病机，症状分型，治疗方法及方剂等。本书在保持了《金匮要略》原书的基础上，充实了《伤寒论》的证治方药，尤其在应用部分，根据原方的主治，结合临床实用，参考现代报道，重点介绍了方剂的主治范围，适应证，加减方法，突出实用。其内容比较丰富，是学习和运用经方治疗内科及妇科疾病的参考书，为整理提高研究《伤寒论》与《金匮要略》开辟了又一新的途径。本书 1990 年由上海中医学院（现上海中医药大学）出版社出版。

**仲景方与临床**　著作名。陈伯涛著，陈克敏编。本书是作者从医 50 年来对仲景学说研究心得与临床经验的总结。全书共 3 章，第一章《伤寒论》概要，介绍仲景学说的基本内容、理论价值和实践意义。第二章《伤寒论》古方今用和第三章《金匮要略》方的临床应用，均为作者对仲景学说运用的经验体会，体现了作者在仲景学说研究方面理论与实践相结合的造诣，是中医工作者和中医院校学生学习仲景方的一本较好的参考书。本书 1991年 8 月由中国医药科技出版社出版。

**仲景归真**　著作名。又名《伤寒论归真》。清·陈焕堂撰，王贤佐注，成于清·道光二十九年（1849）。陈氏生平笃信仲景之书，熟读精思，多有得心应手之处。感既往伤寒注释讹谬不少而欲正之，于是"取仲景之法，荟萃成书"。全书共 7 卷。第一卷为伤寒醒俗，析时医不用仲景方药之因，第二、三卷为伤寒觉悟，辨驳陶华、景岳等治伤寒方法之谬。第四、五卷为伤寒引正，后附初学入门二十六诀，述伤寒治法及伤寒六经证治，并有歌括以便记诵。第六、七卷为伤寒问方知症歌诀。本书现有清·光绪三十二年（1907）四美堂刻本。

**仲景存真集**　著作名。清·吴蓬莱编著，成书于 1864 年。全书分上、下卷。吴氏认为张仲景《伤寒论》经后世校注后，多有失仲景原意，编次益乱，唯柯韵伯的注释精当，深得仲景原意。作者又有感于初学医者每因古书古奥，难以记忆，因远崇仲景之说，近体韵伯之注，理求精当，不参己意，意在存真，因名其书为《仲景存真集》。全书以歌赋形式编成，以利于后学者诵记。上卷为伤寒总义与六经方歌，如伤寒论翼俚言、六经方总论歌、诸方歌等；下卷为主病、运气、方脉等杂论，如火犯阳经血上溢歌、九道脉主病总论、辨医治病偏正顺其自然说等。本书比较通俗易懂，但内容亦稍见繁杂。现存主要版本有合州文星堂刻本（1882），以及宣统三年（1911）刻本和 1931 年上海锦章图书局石印本。

**仲景全书**　著作名。①张仲景《伤寒论》、成无己《注解伤寒论》、宋云公《伤寒类证》和张仲景《金匮要略方论》的合刻本。现有明·万历二十七年（1599）海虞赵开美刻本。②张卿子《集注伤寒论》、张仲景《金匮要略方论》和宋云公《伤寒类证》的合刊本。现有日本宽文八年（1668）秋田屋总兵卫刊本，日本宝历六年（1756）京师出云寺和泉等翻刻本。③张卿子《集注伤寒论》、张仲景《金匮要略方论》、宋云公《伤寒类证》、曹乐斋《运气掌诀录》、成无己《伤寒明理论》的合刊本。现有清·光绪二十一年（1894）成都邓氏崇文斋刊本，民国十八年（1929）上海受古书店石印本。以上诸书各详见该条。

**仲景治法研究**　著作名。王贵森、朱国庆著，1989 年由温州市中医学会印发，内部交流。王、朱业医 30 余年，喜读仲景之书，偶有所得，即悉心撰文，30 余年中，共成文达 40 余篇。其中自 80 年代初起，研究以仲景治法为重点，广泛探讨仲景有关脏腑病理病证的治疗方法。本书即是其中 28 篇论文的汇编。书中先论《伤寒论》与《金匮要略》总的治则，继述五脏不同治法，再论常用的诸种治法，如除热十二法、祛寒七法、理气六法、理虚廿二法、止血六法、固涩六法、治瘀八法、治水十二法。最后一章则论述数种常见病证的辨治方法，其中包括治痹六法、治喘八法、治胸痹五法、治腹满六法、治腹痛八法、治痞八法、治呕十二法、妇人病理血八法、治下利八法以及治厥六法。本书在论述诸法时，上溯内难，本于仲景，旁参诸家，而不是局限于《伤寒》《金匮》，就事论事，因而其深度和广度都有充分体现，是学习仲景治法的一本较好的参考书，对于临床学习使用仲景治法也具有一定指导意义。

**仲景伤寒论疏钞金锌** 著作名。即《伤寒论疏钞金锌》。详见该条。

**伊尹汤液仲景广为大法** 著作名。元·王好古撰。约成于端平甲午年（1234）。作者认为伊尹汤液人莫之能知。仲景论文汤液十卷，人亦未之能见。于是纂此书，集散见者归于一体。其书四卷，先以论轩岐七方十剂，其次论炎帝之四气七情，总之以仲景经络标本，补之以和、扁之以虚实部分，悉归之大易生化之源。因脉定证，因证制方；图景显设，内外详备。（王好古自序）今其书存稿本。

**伤寒论后条辨** 著作名。清·程应旄编著，又名《伤寒论后条辨直解》，约成书于1670年，现存主要版本有式好堂刊本（1671）、博古堂刻本（1704）、文明刊阁刊本（1744）、美锦堂刊本（约清·康熙十）。全书共15卷，凡6集。伤寒论自序、辨伤寒论五篇医论、王叔和序例贬伪等为礼集，不入卷；卷一至卷三辨脉法、平脉法、辨痉、湿、暍脉证篇为乐集；卷四至卷五辨太阳病为射集；卷六辨太阳病；卷七至卷八辨阳明病为御集；卷九至卷十二辨少阳病、太阴病、少阴病、厥阴病为书集；卷十三至卷十五辨霍乱病、阴阳易病、瘥后劳复病、汗吐下可不可、一百一十三方目及一百一十三方为数集；后附有王叔和编次、方有执编次、喻嘉言编次。程氏推崇方有执错简重订说，亦认为《伤寒论》非限于伤寒病，而是一部理法方药俱全的著作，不仅可辨伤寒，而且可辨杂病。但程应旄编次又不同于方有执、喻嘉言两家，基本保留王叔和编次内容，注释方面多博引经言，但注中闲话太多，引言较赘，是其一弊。

**伤寒全书** 著作名。即成无己《注解伤寒论》《伤寒明理论》张仲景《金匮要略》和朱肱《增注类证活人书》的合刻本。诸著作各详见该条。《伤寒全书》现有明·刻竹纸本及明·步月楼刊本。

**伤寒会要** 著作名。元·李杲撰。其书已佚。据元好问《序》：其书30余万言。推明仲景，朱奉议、张元素以来备矣。见证得药，见药识证，以类相从，指掌皆在仓猝之间，虽使粗工用之，荡然如载司南以适四方，而无问津之惑，其用心博矣。

**伤寒会通**　著作名。明·沈贞撰。其书已佚。据《昆山县志》：沈氏因世人患伤寒难治，故取仲景《伤寒论》为主，取李浩《伤寒或问》、郭雍《伤寒补亡》，由汉迄今，凡论伤寒者，集而为专书，名曰《伤寒会通》。吴下诸医，谓其补仲景之未备。

**伤寒合璧**　著作名。清·姚鉴撰。书凡2卷，上卷列诸类伤寒证，辨其似；下卷列四时之邪，穷其变。其中率取陶节庵以下诸家之说以发明之。作者说，仲景之书如日，陶华以下诸书如月。月固受日之明以为明，然无月则昼夜不能继照，是月又济日之明之穷者也。故其书名曰《伤寒合璧》。其书已佚。

**伤寒论杂抄**　著作名。著者佚名。成书于1908年，抄本。全书包含仲淳寒科时地议并六经治法、三阳治法、三阴治法总要、伤寒辨证法、太阳经及少阳经、少阴经辨证脉法等内容。书中认为汉代至清代，时已变迁，风气已变，人的体质也改变了，加之南北地域有别，故仲景之意可师，其用药又当加减，如三阳治法多用羌活汤为基本方化裁。

**伤寒杂病心法集解**　著作名。清·郑玉坛编著，成书于1795年。全书共4卷。卷一、二论伤寒，含三阳伤寒篇、三阴伤寒篇、伤寒辨证篇等，对伤寒两感、各种病、症论述颇详。卷三、四论杂病，含真中风门、肿胀门等，共计五十八门，三百九十七法。本书将伤寒杂病汇为一书，意在遵仲景之原旨。这种编著法也符合临床实际使用情况。见于《郑氏彤园医书四种》，清·光绪二十五年己亥（1899）星沙述古书局木活字本。

**伤寒杂病论**　著作名。①张仲景撰，见《伤寒杂病论》。②清·胡嗣超（鹤生）撰。凡16卷，成书于道光丙午年（1846）。作者感谬妄之相沿，伤沦胥之莫挽，乃探源《素》《难》，研究本篇，正书名，定经次，九易稿而成此书。第一卷至第三卷载辨惑论三十则，以及诊要论、经症汤方歌诀，为作者所撰。其后第四卷至第十六卷为伤寒六经病证，霍乱脉证篇以及诸方、平脉法，乃仲景原文。现有道光二十七年（1847）海隐书屋刊本。

**伤寒杂病论义疏**　著作名。刘世桢述义，刘瑞瀜疏释。成书于1934年。全书约49万字，共16卷。列平脉法，伤寒例，辨温、暑、热、湿、燥、太阳、阳明、少阳、太阴、少阴、厥阴、霍乱、痉阴阳易差，不可发汗，可发汗，发汗后，不可吐，不可下，可下，发汗吐下后等病脉证并治二十二篇。根据刘世桢氏自称，因母丧，于江西某山谷中遇"张老"，授以古本《伤寒杂病论》，与世传本不同，遂阐述师传及个人所体会的本义，并由刘瑞瀹疏通引证。补充发挥，从而撰成此书。由于所谓张老所传古本《伤寒论》无从稽实，一般以为殊难确信。又如书中注明"通行本佚"的某些条文，其学术观点与仲景学说亦欠协调，故本书的实际价值，尚需进一步研究。此书1934年由长沙商务印书馆出版。

**伤寒杂病论方法** 著作名。又作《仲景全书方法》。清·包育华撰。全书1卷，将《伤寒论》《金匮要略》方合计255首归纳整理、注释阐述。每方皆述其组成、剂量、煎法。现有光绪二十八年（1902）刻本以及1936年《包初桃医书》铅印本。

**伤寒杂病论会通** 著作名。黄竹斋编著。成书于1948年，全书约50余万言，正文分列16卷。卷首列赵惕庵序、周岐隐题辞、伤寒杂病论刊本序、伤寒杂病论左盛德原序、左修之先生像传、祝告医圣文、医圣张仲景传、凡例、通论及三阳三阴提纲。该书以桂林罗哲初所传张仲景第十二稿《伤寒杂病论》16卷为蓝本，"参考宋·林亿校刊世所通行本之《伤寒论》《金匮要略》，及近时湖南列昆湘得于江西之古本《伤寒杂病论》，涪陵刘镕经所印明时得于垫江孙思邈校定之古本《伤寒杂病论》，正其舛讹，补其脱阙。论文与通行本相同者，则采辑成无己、赵以德以下元明清数十家之注以释之；论文为通行本所无者，则节录刘昆湘所撰义疏以解之；为湘古本所无者，乃抒鄙言以阐发其义。"（引自《凡例》）该书"采集中外二百余医家和医著注释之精华，汇众流而为海，合百虑为一致，条分缕析，折衷至当，务期无疑不释，无义不晰……在该书按语中，贯穿古今，独述心得，尤其是所撰'三阳三阴提纲'，发前人所未发，阐'三阳三阴铃百病'之微旨，具有相当高的学术价值。"（引自《伤寒杂病论会通》校点说明）其名"会通"者，据门人米伯让解释："先师……谓仲景之书多次增删变动，隐现分合，佚文散失不断发现，故本《周易·系辞》谓'圣人有以见天下之动，而观其会通'之义定名。"该书问世乃自印200部，流传不广，1982年陕西中医药研究院据米伯让先生所存一部校正重印。

**伤寒杂病论读本** 著作名。清·孙鼎宜编著。成书于1917年。全书约5万字，分3卷，161目。卷一列伤寒，卷二列杂病，卷三列妇人病、平脉法、辨证法、伤寒杂病论序。孙氏撰成《伤寒杂病论章句》，以授学者，然而嫌繁重，不便于读。于是专录经文，略标章旨，以为此书。该书以便于阅读为目的，每条原文之后，以小字标出提要，让人一目了然。本书包含在《孙氏医学丛书》中，为第七册，1932年，中华书局印行。参见"伤寒杂病论章句"条。

**伤寒杂病论章句**　著作名。清·孙鼎宜编著。成书于1906年。全书约58万字，分16卷，198目。首列伤寒，次列杂病、平脉法、辨证法、类方、救急、食忌、仲景序注、王熙伤寒序例驳正、伤寒删存、仲景逸文等。孙氏对《伤寒杂病论》章疏节解，各加注释，钩玄提要，说明大义。并参校《脉经》《千金》《外台》，补充缺脱经文，删去重复词句，力合《伤寒论》《金匮要略》为一部，欲复仲景书之原貌。在内容上，本书伤寒与杂病共论，相互发明。此书包含在《孙氏医学丛书》中，为一至六册。1932年中华书局印行。

**伤寒杂病论集**　著作名。清·顾观光（尚之）撰。约成书于光绪十年（1884）。本书以宋本《伤寒论》《金匮要略》为底本，汇集前贤注释，参以己见，对仲景《伤寒杂病论》进行细致的注解。本书现有《武陵山人遗书》本、清·光绪三十年（1904）《武陵山人遗书》单行本、清刻本及坊刻本。

**伤寒名案选新注**　著作名。熊寥笙编著。作者从历代名医共50家的医案中选择理法方药比较完善的使用《伤寒》方药的医案共127案，以方类证，归纳为75汤证。作者以自己历50年研究《伤寒论》的心得体会，对这些医案详加注释，会通案中脉因证治，阐明其辨证之要、立法之据、选方之意、用药之妙。本书注文立论确切、重点突出、文笔简洁、通俗易懂，是探讨《伤寒论》理法方药的一本较好的参考书。

**伤寒论多选题评述**　著作名。梅国强主编。全书约11万字，分太阳篇、阳明篇、少阳篇、太阴篇、少阴篇、厥阴第六篇，收集多选题162道，每篇皆有A、B、C、K四种题型。书后附录传统考试题及答案，其中填空题50道，改错题45道，是非题45道。作者在总结多选题考试经验的基础上，以全国高等医药院校《伤寒论讲义》五版新教材为蓝本，编写本书。该书注重基础理论与临床应用密切结合，每题之下列有正确答案和简明扼要的评述，评其与题目有关之中医学术问题，述其正确答案之由来。在评述中，着重对题意进行深入浅出的剖析，并运用比较的方法，说明选择题中最佳答案之理由，因而有利于对《伤寒论》理法方药、辨证论治的基本精神的理解。本书1988年由上海科学技术出版社出版。

**刘河间伤寒三书**　著作名。金·刘完素撰。亦名《河间全书》。包括《黄帝素问宣明论方》《素问玄机原病式》及《素问病机气宜保命集》。三书都主要论述外感热病（广义伤寒）证治，其中不少伤寒方面的内容。不过，刘氏在伤寒方面的认识主要还反映在其《伤寒直格》以及《伤寒标本心法荟萃》中。本书现有《古今医统正脉全书》本等版本。

**刘河间伤寒三六书** 著作名。金·刘完素等撰。包括刘完素《黄帝素问宣明方论》《素问病机气宜保命集》以及《素问玄机原病式》（此即《刘河间伤寒三书》部分）。六书则在此内容基础上再增入元·马宗素《刘河间伤寒医鉴》，元·葛雍《刘河间伤寒直格》以及刘元素《伤寒标本心法类萃》。并附有金镏洪《河间伤寒心要》、金·张从正、常德合编《张子和伤寒心镜别集》。以上诸书，其伤寒类著作各详见该条。本书现有明·万历怀德堂刻本、1912 年千顷堂本以及 1913 年上海江左书林石印本等。

**伤寒论问答** 著作名。孙服民撰。成书于 1934 年。全书 8600 字。书凡 1 卷。该书主要针对《伤寒论》原文有义奥难明、或历代争论较大等问题，提出三十问，如问"《伤寒论》伤寒二字应作何解释？篇内曰伤寒二字有无区别""太阳病提纲何以不列发热二字""伤寒何以脉紧？中风何以脉缓？中风何以自汗？伤寒何以无汗""伤寒或已发热，或未发热，必恶寒。已发热是何原理？未发热是何原理？必恶寒是何原理"等，逐一解答。所答之语，有为冉雪峰先生昔年在武昌创办湖北中医专门学校为学生讲授《伤寒》所言明者，亦有为孙服民氏所自悟者。"或发古人之所未发，言今人之所不能言"。其在学术上，强调伤寒兼赅百病，六经为百病立法。谓"伤寒统六淫之邪，分六经之治，不过以伤寒命名耳！"仲景《伤寒论》非皆言伤于寒邪之伤寒，而是包括了温病、热病、湿温及杂病等在内的各种疾病。扩大了《伤寒论》的临床使用范围。其在编次方面，体虽问答，然能按六经次序编写，并有选择性说明各经之主要证候、治法、方药、鉴别要点，以及辨证论治的原则和方法，重点突出临床的实际运用。全书问而撷其要，答而殚其义，言简意赅，通俗易懂。不惟研习《伤寒论》者之参考佳作，而且对于冉雪峰先生之学术思想研究，亦当有所裨益。孙氏乃出自冉雪峰先生门下，故本书经孙氏编撰成册后，又奉冉雪峰先生亲为"重加点阅"，刊刻于世。此书有民国间刊本。现湖北中医药大学图书馆藏有民国二十三年（1934）铅印本（附《金匮要略问答》1 卷）。

**伤寒论汤证论治** 著作名。李文瑞编著。全书共 65.8 万字。作者深研《伤寒论》，参考了古今方书 60 余部，以及 1950 年以来全国各地中医杂志有关伤寒论诸方之文献，将《伤寒论》113 方逐一论述，编著而成书。本书论述每张方剂均深入浅出，突出临床，内容全面，融通古今，详而不繁。本书分为桂枝汤类、麻黄汤类、葛根汤类、抵当汤类、栀子豉汤类、陷胸汤类、泻心汤类、甘草汤类、苓桂术甘汤类、黄芩黄连汤类、白虎汤类、承气汤类、柴胡汤类、芍药当归汤类、干姜汤类、赤石脂汤类、杂方类。每一方均有原方组成用量、临床参考用量（以克为单位）、功效及主治、方论、注意事项及禁忌、类方鉴别、应用范围、临证加减、本方衍变、参考文献以及病案举例。本书对于开阔思路，掌握仲景方证之精髓，提高经方疗效以及扩大临床应用范围十分有益。本书 1989 年由人民军医出版社出版。

**伤寒论汤证新编**　著作名。郭子光、冯显逊编著，上海科学技术出版社 1983 年出版。全书共 30.6 万字，分为 7 章和附篇。编著者认识到，自《伤寒论》问世后，一千多年来，历代中外名贤数百家加以注释阐发，不断地充实其内容，发展其学理；近 30 年来，广大中西医运用《伤寒论》的理法方药于实践，卓有成效地治疗临床各科疾病，积累了丰富的新经验和新认识，提出了许多发人深思而有待进一步研究的问题。对这些宝贵的资料进行一番整理，找出某些规律性的东西，是现代继承发扬仲景学说必不可少的环节。正是基于这种认识，编著者对大量古今资料进行认真分析，获得一些关于《伤寒论》证治规律的新理解，并以此为基础，编成此书。其目的在于继承发扬，为临床者实用，供研究者参考。第一章导论主要阐述《伤寒论》的学术思想和价值，《伤寒论》确定证候的原则，阴阳的调节规律等内容。在第二章至第六章，编著者选定六经"汤证"归类法，以汤名证，按证分析，将《伤寒论》112 个"汤证"（除烧裈散证余 111 汤证），根据其阴阳性质分别归入此六章进行讨论。每一汤证的编述内容分为五项：①原文汇要：把《伤寒论》中论述该汤证的条文汇集于此，并选择古今注述之较平正者加以释义，充分介绍近代人的认识；②辨证要点：综合条文脉症及近代人实践经验，提出主症、副症和明确的证候指标，并与类似证候作出鉴别；③基本病理：根据古注原义，用简洁的术语概括出"汤证"的基本病理；④药理方理：运用导论中的阴阳调节原理解释汤方的药理方理，并充分介绍近代对汤方及其组成药物的研究情况和认识；⑤现代应用：介绍 1978 年以前近 30 年里中西医应用《伤寒论》方的基本经验，通过综合分析尽量找出其规律、展示前景。在上述各项中充分注意反映不同的经验和对立的认识，以供研究参考。本书尚有这样一些特点：在运用基本病理解释主症、副症时，始终贯穿导论中阴阳定量、阴阳序次及阴阳升降的基本观点；把汤证视为独立存在的证候，认为证候之间的转化是由于阴阳关系的变化引起的，而不追究其具体传变途径，对传统的传经学说不予采纳；引用文献相当丰富，800 余篇近代文献资料的出处均附于书后，以便查阅。

**安政本伤寒论** 著作名。又称崛川济本。安政本以明·赵开美首刻本为底本翻刻，是公认较似赵开美《伤寒论》旧貌的版本，且由丹波元简撰写《影刻宋本伤寒论序》并考订句读，增加了返点标志（为日本人阅读中国古文而设的语序标志）。摹写翻刻，每页行数、每行字数、字体大小、行格格式等均与赵开美首刻本同，接近原貌，又对首刻本的某些讹字及书口不统一（如书口黑白交替出现）等予以适当纠正。中国学者对该版本较重视，并普遍认为"是一部精刻的古籍善本书"。

**伤寒论讲义** 著作名。张锡纯编著。成书于 1933 年。全书约 9 万字，分 4 卷。设有六经总论，41 个汤证，少阳病提纲及汗吐下三禁，太阴、少阴、厥阴病提纲及意义，温病遗方等。本书先列原文，后加诠释，或引注前贤，或证诸临床。其特点有三：①衷中参西。以中医理论为主体，参合西医知识，注释经文，论述病机，阐明药效。对某些经方，主张配以西药，相济为用。②以验证经。根据临证心得，列举大量治验，论证经文。③方宜变通。认为古今气化不同，人身强弱因之各异，用古人之方，宜因证、因时为之变通，不可胶柱鼓瑟。书中历举经方加减变化，对仲景未出方治处，根据临床经验加以补充。然其参西注释，亦有牵强附会之处。本书系函授教材，包含在《医学衷中参西录》中，为第七期，1934 年天津中西汇通医社出版，后河北人民出版社有印行。

**伤寒论讲解** 著作名。王琦主编。1988 年河南科学技术出版社出版。全书共 69.7 万字。本书是作者在历年讲授《伤寒论》所写的讲稿的基础上整理而成的。编排次序以宋本《伤寒论》为蓝本（即明·赵开美照宋·高保衡等校正的复刻本，1955 年重庆出版社出版）。依次为辨太阳病脉证并治、辨阳明病脉证并治，辨少阳病脉证并治、辨太阴病脉证并治、辨少阴病脉证并治、辨厥阴病脉证并治、辨霍乱病脉证并治、辨阴阳易瘥后劳复病脉证并治，后附①《伤寒论》主要症治归纳表；②《伤寒论》方汉今剂量折算；③《伤寒论》类方归纳表；④《伤寒论》药物功效表；⑤《伤寒论》原文索引；⑥《伤寒论》方剂索引。在写作上有如下特点：①每篇之首冠以概述，根据原著精神，侧重弄明本篇概念；②逐条讲解原文，重点在于对原著精神的阐发，对条文的词解、提要、讨论、方解等均不逐一列出，仅对要点、疑点和有关问题作讨论。反映了作者独特的见解，如对厥阴病十点意见中，提到厥阴病不是外感病的最终阶段，厥阴病不存在实亡问题等。③对主要方剂的运用，多采用综述的方式以融会今人经验，并附古今名家验案，启迪临床思路；④每篇之末加以小结，按病证、汤证、误治或合病、并病等方面进行归纳，使之由博返约。⑤书中图表多，直观明了，如书中有"胸胁苦满"图、"诊胸胁苦满"图、标明了胸胁苦满的病位和触诊手法；诸四逆汤药物作用比较表，从药物组成、功用、主治证三个方面，揭示了四逆汤、四逆加人参汤、白通汤、白通加猪胆汁汤、通脉四逆汤、通脉四逆加猪汁汤之间的异同，便于读者记忆掌握。此书论点新颖，内容丰富，思路开阔，具有较高的学术价值，可供中医院校师生、临床中医师、自学中医者参考。

**许叔微伤寒论著三种**　著作名。即《伤寒百证歌》《伤寒发微论》《伤寒九十论》合刊本，1955～1956 年由商务印书馆铅印。

**论伤寒论初稿**　著作名。山东省中医研究所研究班编。成书于 1958 年，共有 40 万字。该书按伤寒论六经先后顺序论述。篇首冠以伤寒涵义与六经认识，揭示了伤寒有广狭二义，广义伤寒包括了五种热病，其五种当中的伤寒为狭义伤寒。六经是病、脉、证、治的分类法，是辨证论治的理论核心。本书采取了逐条辩论的方式，就以前各家注解的不同见解，择其要者加以辨别论释；又在每一个关键处，以方剂为中心，为之专题论述，将仲景这部经典著作的理论体系、本质精神、及后人临证的演绎，贯于其中。通过辨而开其肯綮，通过论而贯其首尾，起到总结前人诸家注释，继承之桥梁的作用，同时将前人的方剂运用经验及同学的经验，附于每个方剂之后，使理论与实践相联系。

**伤寒寻源**　著作名。清·吕震名（榇村）撰。成书于 1850 年。全书约5 万字，分为 3 集。上集辨明风、寒、湿、温、热之源流，及六经辨证诸法。中集立主证为要目，详辨其疑似之处。下集专论制方精义。探历圣之渊源，综诸家之得失，理必求其至当，言匪涉于无稽。吕氏根据张仲景《序》所言若能寻余所集，则思过半矣的言词，命其书曰《伤寒寻源》。本书从广义伤寒立论，认为伤寒不必尽属寒因，若风、若湿、若温、若热，皆统辖于伤寒二字内。万病莫逃乎伤寒。指出《伤寒论》实为羽翼《内经》之书，不止为伤寒立法，无论伤寒、杂证，总在六经上辨认。本书伤寒与温病并论，从阳明统温病角度进行阐述，提出"温热病起于阳明者居多"。本书有 1854 年吴门潘氏刻书，后有 1930 年中医书局影印本及《珍本医书集成》本。

**伤寒论阳明病释**　著作名。清·陆懋修（九芝）著，成书于清·光绪十年（1884），全书共 4 卷。作者认为，当时病家独不闻阳明之治法，以致治阳明病本有法却至于无法可法，故释《伤寒》而独取阳明病篇，正是为了强调并彰明张仲景治阳明之法。陆氏临床上治阳明病多应手而效，不解世人何故多死于阳明病。正是基于这样一些认识，陆氏对阳明病遂尤加留意。而有比较成熟的见解和独到体会。他说：阳明无死证，凡勘病必先能治伤寒，凡勘伤寒病必先能治伤寒，凡勘伤寒病必能治阳明。苟阳明之能治，岂不可推以六经哉！故陆氏遂撰是书。本书第一卷为阳明病经病注释，第二卷为阳明腑病注释，两卷共计原文 78 条，皆作者自注。第三卷为阳明经病集释，第四卷为阳明腑病集释，两卷共计释文 287 条，皆集前贤注文之可取者。本书旁征博引，见解独到，倡导"伤寒有五，传入阳明，遂成温病"的"阳明为成温渊薮"学说。作者欲以伤寒学说排斥温病学说，诋毁温病学说，持论不无偏颇。

**伤寒论阶梯** 著作名。日·奥田谦藏编著。叶心铭译。全书约 8 万字，设有绪论、六经病等 11 篇。六经病、霍乱病、瘥后劳复病诸篇，先列概述，然后介绍《伤寒论》中该篇所出方剂的主治、功效。追加篇叙述合病、并病、兼病、热候、舌脉等。药方篇分伤寒方为十八类，介绍其组成、剂量及煎服法。作者依据原论，参以己见，简述《伤寒论》之概要，采用比较分析，进行归纳总结，以冀通俗易懂。本书原名《伤寒论梗概》，1954 年东京汉方医学会出版，中译本 1956 年由上海卫生出版社印行。

**阴证略例** 著作名。元·王好古撰。成书于 1236 年。全书 5 万余字。书凡 1 卷。先论岐伯阴阳脉例，次洁古老人内伤三阴例、海藏老人内伤三阴例，又次为伊尹、扁鹊、仲景、叔和、朱肱、许叔微、韩祗和、成无己诸例。各例证后间附药方，说明用法。书末附"海藏治验"，以为佐证。因是书专论阴寒之证，又博引诸名家治阴心法为例证详加阐发，故名《阴证略例》。其注释发挥有如下特点：①伤寒六经，独重阴证。正如其友麻革信在《阴证略例·序》所说："伤寒人之大疾也，其候最急，而阴证毒为尤惨。阳则易辨而易治，阴则难辨而难治。若夫阳证，热厥而深，不为难辨，阴候寒盛，外热反多，非若四逆脉沉细欲绝易辨也。"鉴此王氏耽嗜数年，衰成此集，总前圣之嘉言，为后学之法则，列古于前，评今于后，虽治伤寒，独专阴例，于三阴各虚寒证，反复辨析，使人得其要领。②治阴以温，忌用寒凉。由于斯书专论三阴虚寒之证，故处方用药，力主温热辛甘，反对寒凉泻剂。方剂如返阴丹、回阳丹、火焰散、正阳散、附子散、白术散、肉桂散等，多是以附子为主药的温补脾肾之剂。③阴证阳证，别其异同。其对于某些阴证似阳的证候，能从实际出发，结合临床，予以鉴别比较。④简明扼要，通俗易懂。此书有元至大元年戊申（1308）《济生拔萃》刻本（丛书类）、十万卷楼丛书本、《中国医学大成》本等版本；后商务印书馆有印行。现北京图书馆等藏有《济生拔萃》本；北京图书馆、北京中医药大学图书馆、湖北省图书馆等藏有十万卷楼丛书本；中国中医科学院图书馆、四川省图书馆等藏有《中国医学大成》本。

**伤寒观舌心法**　著作名。明·申斗垣撰。其书已佚。《医藏目录》载其书为1卷。作者后序曰：余忘之餐寝，存之心神，累之纸笔，缀积多年，今已成册，总计135舌。图绘其形，即分其经，观其舌，知其所苦，明其运气，知其死生，用之汤液，救其危殆，一一悉皆载焉，其乃伤寒科指南第一秘术也。《中国医籍通考》按此书可能即申斗垣《伤寒舌辨》，详见该条。

**伤寒约编**　著作名。清·徐灵胎撰。成书于1764年。全书分6卷，8.8万字。该书对《伤寒论》条文，以太阳、阳明、太阴、少阴、厥阴六经分篇，每篇之下，首列本经之提纲，继以方类证，每证之下，罗列与主方有关条文，逐条注释。其注释有如下特点：①以方类证，方从经分。其依据柯韵伯《伤寒论注》之编次方法，以方作为归纳条文的纲，而方则从经分，即突出《伤寒论》用方，方又带证，而方证的排列则按照六经来进行分类。②伤寒温病，辨其异同。其以仲景有关温病条文为宗旨，对伤寒、温病、疫病等作了分析、比较，并在前人治温病的基础上，提出了一些治温有效方，可供临床参考。但在另一方面，其又将某些温病证候混杂于伤寒之中，使人无所适从，殊多弊端。③突出六经，注重辨证。他受柯琴六经可以赅百病的思想影响，把外感、内伤、温病诸病皆归属于六经病证之中，扩大了六经辨证的范围。但其没有从理论上阐明六经病证传变的内在规律性，对某些条文的注释也过于轻浅。是其不足。本书是否徐氏原著，后世有诸多异议。因徐氏注《伤寒类方》，以方类证，否定六经次序，此则循六经次第，方从经分，一则有违徐氏原旨，二则文意多所重复，又有抄袭柯氏《论注》之嫌。故有人认为此系伪书，恐非徐氏原作。此书有清·上海六艺书局石印《徐灵胎医学全书十六种》本及《徐灵胎医略六书》本。现首都图书馆、中国中医科学院图书馆、上海图书馆、南京中医药大学图书馆等藏有清·光绪三十三年丁未（1907）上海六艺书局石印《徐灵胎医学全书十六种》本。参伤寒类方条。

# 七　画

**伤寒折衷**　著作名。清·林澜（观于）撰。作者研读张仲景《伤寒论》有年，认为其一节之义精且晰，但一篇之意却杂以乱，其所以如此，可能是古"蟊蠹害道之人，秘不欲以仲景心法示人、肆以参差变乱"所致。于是乃博采典籍，以法次证，以方次证，而于康熙乙卯年（1675）撰成是书。其书共 20 卷。前 12 卷诠次六经病证诸篇，后 8 卷则补述伤寒类证。其注解既有"历代群贤精义"，亦有自己的学术见解，对仲景学说发明较多。这本书对后世影响较大，如张卿子、沈亮辰、卢子由、陈修园等皆留意于这本书。现有清·康熙间官刻本。

**孝慈备览伤寒编** 著作名。清·汪纯粹（春圃）撰。作者对《伤寒论》研究颇深，遂参阅先哲明训，评六经之辨证，析诸证之存疑，意为病家指迷，于雍正十二年（1734）而撰成《孝慈备览》，"伤寒编"为其书首编，共 4 卷。第一卷为概论部分，主要阐述伤寒治则、病证及诊法。第二卷阐述六经病证以及发、解、和、清、救五种治法（名曰"五略"）。第三卷根据五略分述各种治法，并阐述伤寒类证、变证、兼症等。第四卷依据五略选录历代方剂共 99 首。本书有雍正十二年（1734）原刻本、杭州并育堂刻本。

**伤寒抉疑** 著作名。清·喻昌撰，全书 1 卷，共 5600 字，附于喻氏《尚论后篇》之末，即"答杭州程云来伤寒十六问"。由其入室弟子徐彬付梓刊行。其书以答问的形式，阐述了喻氏对《伤寒论》中有关 16 个问题的认识，包括他对"错简重订"及"三纲鼎立"的学术主张。其中发微探幽，释惑解难，前后贯穿，甚有见地。但其中也有一些不足，如第六问误以为《伤寒论》第 41 条"服汤已，渴者"犹为宜用小青龙汤的征象，而不知此处亦为倒装句法，是指服小青龙汤后饮水欲愈的反应。

**拟张令韶伤寒直解辨证歌** 著作名。清·薛承基（公望）撰。全书共约 6400 字，不分卷，包括 31 辨，即辨表分寒热、辨表分虚寒虚热、辨里寒、辨里热、辨里虚寒、辨里虚热、辨假虚寒、辨假实热、辨渴、辨舌、辨虚寒舌燥、辨实热舌燥、辨寒头痛、辨热头痛、辨虚头痛、辨风寒骨痛、辨虚骨痛、辨虚寒腹满、辨实热腹满、辨虚寒不大便、辨实热不大便、辨小便不通、辨呕、辨吐蛔、辨汗、辨谵妄、辨面目赤、辨下利、辨厥、辨腹痛和辨脉说。其特点是坚持八纲辨证，辨虚实寒热真假甚精，语言精炼、重点突出、易于记诵。在歌诀中有语意未尽者则加细注于其后，俾读来明白晓畅。其间不乏真知灼见者，如辨虚寒舌燥、辨寒不大便等内容，都是较有见地的。本书初编入清·唐大烈《吴医汇讲》，刻行于乾隆壬子年（1792），1958 年上海卫生出版社出版。

**拟伤寒歌** 即《伤寒百证歌》，详见该条。

**伤寒论求是**　著作名。陈亦人编著。1987 年人民卫生出版社出版，全书共 13.5 万字。作者本着"实事求是"的精神，对伤寒论进行了较为全面的探讨。全书共分 13 个部分：第一部分是张仲景与《伤寒论》。第二～九部分分别是太阳病篇、阳明病篇、少阳病篇、太阴病篇、少阴病篇、厥阴病篇、霍乱病篇、和瘥后劳复病篇，第十部分是怎样研究《伤寒论》方，第十一、十二两部分分别对王叔和的《伤寒论》和孙思邈的《伤寒》，作了简略的论述，第十三部分略论《伤寒论》注家中的气化派。书后附有叶天士对《伤寒论》方的运用。作者在深入研究《伤寒论》的基础上，对《伤寒论》中一些历代争议的观点，提出了个人较为客观的看法，例如在"太阳病篇"作者提出：重在辨表里，不必拘经腑。仲景在太阳病篇，并无一处提到"腑"字，可见其并无"腑证"概念。重在辨寒热虚实，不必过分拘于病名，也不必拘于误治。所谓风、寒、温，就不是专指外邪，而是包括机体反应特征在内，是外因通过内因而起作用的内外因综合，寓有病机性质。在略论《伤寒例》部分，作者在例举历代医家对《伤寒例》看法的基础上，客观地指出：由于《伤寒例》专论外感，以致长期以来皆把《伤寒论》也看作外感病的专著，大大限制了对《伤寒论》理论的运用；同时指出，《伤寒例》中许多新的论点和概念，很明显是对广义伤寒的补充，为外感时病理论作出了卓越的贡献。本书在写作上采用：首先提出观点，穿插各家之说，最后归纳总结的写作方法，有理有据，令读者信服，有些部分还载有作者自己或其他医家验案，便于读者加深理解和效法应用。学习《伤寒论》要抓住其变、辨、严、活、简五个特点，理论联系实际，方能认识《伤寒论》理论体系的科学性和临床实用价值，这就是作者编著此书的宗旨。

**伤寒医诀串解**　著作名。清·陈修园撰。约成书于 1823 年。全书 5.2 万字。书凡 6 卷。该书自太阳篇始，至厥阴病终，对仲景原文，详为阐发。其注释发挥有如下特点：①综贯衍绎，诠解伤寒。其对《伤寒论》原文，不是随文顺演，逐条注释，而是采用综贯衍绎的方法，即把《伤寒》各篇条文，按不同的内容分成若干段，综合分析，融会贯通，既说明条文之间的联系，又指出其辨证要点，使人深得要领。②以经为纲，分经审证。其用分经审证的方法，以六经为纲，根据各经病变特点归纳仲景条文。如三阳病篇，以经证、腑证为纲；三阴病篇，以阴（寒）化、阳（热）化为纲。进而阐明各病之证型和病机治法，再依循《伤寒》条文分节论述其精义。这一特点在他的《伤寒论浅注》中得到更充分的体现。③辨识六经，注重气化。他以《内经》理论为依据，善于运用标本中气、经络学说来推阐六经奥旨，以明六经证治传变之理。④文字朴实，切合实用。本书不足之处在于对某些《伤寒》条文的移易不甚合理，某些论点也比较牵强。此书乃陈氏晚年所编集，惜六篇之中尚缺厥阴一篇，以其未成书，故不及付梓。陈氏去世后，其门徒、侄儿陈道著承修园之志，日尝阅览而秘藏之，复体会其遗意，而敬续一篇，以补其缺。篇帙既成，遂刊刻于世。此书有清刻本及《陈修园医书》诸种本；后上海科技卫生出版社、福建科技出版社有印行。现中国科学院图书馆等藏有清·咸丰六年丙辰（1856）刻本；扬州市图书馆藏有清·光绪十八年壬辰（1892）图书集成印书局铅印本；中国中医科学院图书馆、湖北省图书馆藏有清·光绪二十二年丙申（1896）珍艺书局铅印《陈修园医书二十一种》之单行本。

**医宗金鉴·伤寒心法要诀白话解**　著作名。北京中医学院中医基础理论教研室编。人民卫生出版社 1963 年首版印刷发行。全书共 11.4 万字。《医宗金鉴》中的《伤寒心法要诀》简明扼要，便于诵记，为一般读者所欢迎，为了使原书更便于阅读，作者对原书作了语译和浅注，使读者读注后，加深理解，更易记诵。该书保留原有歌诀，另编"译著"，译注的内容，主要是逐句语译歌诀词义，并尽量容纳"原注"的意义。对于其中比较难解的名词术语，则作了一些适当的解释；对于某些不尽符合现代要求的提法，则加必要的说明。其注译体例采取首列原文歌诀，次列名词注解，继以对歌诀的译注，终以附方四项。该书是初学中医，尤其是初学《伤寒论》者的一本好参考书。

**医宗承启**　著作名。清·吴人驹（灵稚）撰，成书于清·康熙壬午年（1702）。作者不好誉，以著述为赘疣，但晚年屡受诸人劝勉，因而著成此书。作者业医 40 余年，多有心得，尽量敷陈于此书之中，因而是比较有价值的。作者认为后世《伤寒论》诸注多有违忤仲景原意处，故在此书中较多自己独立的见解，自云为"并不依傍时哲"。全书 6 卷，第一卷为序例和提纲；第二卷至第六卷为《伤寒论》原文注释，主要体例是以法类证，分别按发表、渗利、涌吐、攻下、和解、清热、温里、针灸等法对原文进行归类注释，此外还有需待、会通、死证、附翼和答问等类别。本书现有清·康熙四十一年（1702）兰松堂藏版和清·康熙四十三年（1703）永思堂刻本。

**医经正本书**　著作名。宋·程迥撰。成书于淳熙丙申年（1176）。其书仅 1 卷，分别述说如下内容：有唐医政、本朝医政、辨伤寒温病热病并无传染之理、辨五运六气感伤时气亦无传染、论四时不正谓之无行即非传染、论医书、辨本草千金方权度量、弦脉属阴、伤寒两感不治、辨活人书以汤为煮散，辨发汗宜对证不论早晚、记仲景事实等。现有丛书集成等版本。

**医经解惑论**　著作名。日·内藤希哲著。成书于 1731 年。现有日本文化元年（1804）崇古堂刊本。全书约 16 万字，分上、中、下三卷。卷首有太宰纯序、小岛瑞伯玉序、内藤绎泉庵序及著者自序，卷末有乌海宽玄达的后序。本书主要内容如下：上卷自医论、医书五经论至脉法论止，其中除伤寒杂病原始、伤寒十居其七论外，还包括其他一般性医论多篇。中篇则专论伤寒，如仲景立六经大意论、分论六经各篇大意、坏病篇、斤两升合辨、修治辨等十篇。下卷自约发汗法至约虚实相兼治法，计有二十一篇，主要讨论汗吐下渗及针、灸治法，以及阴阳虚实的辨析与方治。著者认为魏晋以降，为方者渐失经旨，学仲景者亦不能尽其道。于是著者采用经以正方，方以验经的方法，溯源内难经义，探讨仲景之学，以求一贯之旨，而辨别后世诸家之是非得失。通篇的阐发大意、辨析六经病证的表里上下虚实寒热证治为着眼点。对于伤寒治法，强调知法重于用方，否则徒用仲景之方而不知其法，如以干莫己利器，妄旋转于稠人中，难免误伤。并再三指出顾护正气的重要意义。

**医钞醇粹**　著作名。清·高赓歌撰，成书于乾隆十七年（1752）。作者就男、妇、伤寒、杂病各科病证合计 200 余种，悉采各家名言精论，分列病因、见证、脉息、治法、医方五项，择要叙述，撷百氏之邃奥，汇证治之纲领。后以故编外感、内伤、寒热门作首集，先行刻行。作者认为凡外感寒热最重于伤寒，而伤寒一证之书精要莫过乎柯氏韵伯《伤寒论翼》，且当时人多秘而不传，未刊本于世，故以其全集附刻。本书现有保艾堂刊本。

**医效秘传**　著作名。成书于 1742 年。原题清·叶天士述，吴金寿纂。共 3 卷。书后有叶门人陆得梗跋，系陆据叶遗说，附以己意而成。由吴金寿从其业师翁春岩处获抄本经校订，刊于 1831 年，或有认为是托名之作。前 2 卷辨析伤寒病名、传变及诸症，强调欲明伤寒六经，当从定名、分经、审证、察脉、识阴阳、明表里、度虚实、知标本八个方面掌握要领。兼论类似伤寒的病证辨治及多种温病，并补入《温热论》《温疫论》等书内容。卷三摘绎经旨，列述阴阳升降之理，切脉审证之要，书末附方 80 首。此书将伤寒与温病合参，论述简明扼要，切于实用。原书曾刊于《三家医案合刻》之中，中华医学会上海分会图书馆藏有光绪丁未上洋海左书局石印本。新中国成立后有单行排印本。

**伤寒论医案集** 著作名。孙溥泉编著，成书于1985年。全书约17万字，分112类。作者认为要理解和研究《伤寒论》的原文，须下一番苦功夫，但要学会临床运用《伤寒论》的每个方剂，还需要付出更大的努力。因为要在理解的基础上加以运用，就要吸取他人运用《伤寒论》方剂的治验心得、体会和经验教训，就必须认真阅读《伤寒论》的临床医案。然而关于《伤寒论》的专门医案选集却不多，于是搜集历代医家以及近代杂志、报刊等文献上发表的《伤寒论》医案（包括作者本人的41个医案）和临床报道，选出403个医案，撰成此书。所选医案涉及内、外、妇、儿、皮肤等科，按照宋本《伤寒论》112方顺序编排，每方皆有医案，少者1例，多者10余例，并根据作者体会加上按语。医案编录形式以中医病名为主，如西医确诊者，则在中医病名下用括号加上西医病名，也有些医案直接采用西医病名，医案中药物用量均如实选录，未加变更。本书1986年由陕西科学技术出版社出版。

**伤寒医验** 著作名。清·卢云乘著。成书于1738年。全书约10万字，分为体、用两集，每集分上、中、下3卷，共计6卷。卷首列有姜邵湘、封元震、梁瑛、吴镇兖序及著者自序。卷终附有唐都、汪连梯跋。其主要内容如体集上卷自人身表里阴阳图至并病伤寒，计31篇，主要论述脏腑经络与伤寒名目，强调仲景伤寒论原含有手六经证，以补版和编次之缺略。体集中卷自类中风兼伤寒至感寒伤寒辨，计45篇，分论兼类伤寒疑似证的辨析。体集下卷自舌诊说至死证，计91篇，论述伤寒症状辨别。用集上卷自论治述至证治纲，阐述论治禁忌、警误，并附著者医案。用集中卷与下卷分别收载经验方195首，常用药物182种。本书系著者根据陈月坡《伤寒演义》稿本，守其论、效其治的验证心得，结合《医学体用》中的《伤寒要略》论舌诊、医验说辑而成书。全书编次有序，对于本伤寒、类伤寒、正伤寒则分门别类而著明之。对于古人所论缺略，则实指所以然而辨析之。对于伤寒兼证并见，则以兼该之义分轻重参合而疗之。对于同一门类之中二证相似易于混淆之处，则辨寒热虚实而按治之。对于禀赋素弱者，则以平剂缓调而毋伤其正。对于施治易出差误之处，则仿喻昌之法律警戒之。并以其所治效之方以陈明证治经验。对于汤方则著明仿古，以使人变通而用之。对于药物，则摘其切于伤寒证治者而详注之。加之著者历证数十年的经验日记，明体而达用，实证以效验。对于伤寒论学的治学方法与研究范围，颇具参考价值。本书现有清·乾隆三年（1738）得一堂藏版刊本，藏上海中医药大学图书馆。

**伤寒医鉴** 著作名。金·马宗素撰。约成书于 1234 年。全书 1 万字。书凡 1 卷。首论伤寒医鉴，次列脉证、六经传受、汗下、阳厥极深、燥湿发黄等一十二论。所论各篇，皆引朱肱《活人书》之说付之于前，继引刘完素之语以辨其非，末以《内经》之论而证之。"譬如宵行冥冥，迷路不知其往，遇明灯炬火，正路昭然"，"可谓医者之龟鉴"，故名曰《伤寒医鉴》。是书立论宗旨，本于《素问·热论》，竭力推崇河间"火热"思想。谓"人之伤于寒，则为热病，古今一同，通谓之伤寒"。"六经伤寒，皆是热证，非有阴寒之证也。"其反对朱肱以寒热论阴阳的观点，指出"古圣训阴阳为表里，此一经大节目，惟仲景深得旨趣。厥后朱肱编《活人书》，将阴阳二字，释作寒热，此差之甚也"。由于马氏深受热病为伤寒的思想支配，故于伤寒诸病证治，多从热而辨析，用药亦喜寒凉，忌温热。如谓"双解散，无问伤风伤寒，内外诸邪，皆能治疗"。六经发病，若"前三日巨阳、阳明、少阳受之，热在于表，汗之则愈；后三日太阴、少阴、厥阴受之，热传于里，下之而愈。"是证治所及，处处着眼一个"热"字。这对后世温病学说的发展起到了一些积极作用。但马氏过分强调火热，肆意贬损朱肱，则有失公允，不免招致后人讥议。正如《四库全书提要》云：是书采刘完素之说，"皆以热病为伤寒，而喜寒凉，忌寒温。然《活人书》往往用麻桂于夏月发泄之时，所以贻祸。若冬月真正伤寒，则非此不足以散阴邪，岂可专主于凉泄？未免矫枉过直，各执一偏之见矣。"此书在金代未见刊行记载。明、清间有刻本问世，后人将其编入《河间六书》中。现北京图书馆等藏有明·万历二十九年辛丑（1601）吴勉学校刻《古今医统正脉全书》本；上海图书馆藏有清·光绪三十三年丁未（1907）京师医局刻民国十二年（1923）补刻医统正脉本；中国中医科学院图书馆藏有清·宣统元年己酉（1909）上海千顷堂书局石印河间六书单行本。参"伤寒直格"、"伤寒标本心法类萃"条。

**伤寒来苏集** 著作名。清·柯琴撰。内容包括《伤寒论注》《伤寒论翼》《伤寒附翼》三部分。《伤寒论注》成书于 1729 年，《伤寒论翼》《伤寒附翼》成书于 1734 年。三书合一，总名《伤寒来苏集》。书曰"来苏"者，言其所注解之《伤寒论》，从此得而复苏也。《尚书·商书·仲虺》："徯予后，后来其苏。"是其义也。全书共分 8 卷，22.3 万字。《论注》4 卷，将《伤寒论》原文，依据六经的方证，分立篇名，每经先以脉证为纲，继即立一主治方证，而各以类从地归纳了加减变化诸法，成为一个系统，并采取分篇汇论的体例，注解仲景原文，辨证前人的学说。《论翼》2 卷，上卷七篇，概括阐明六经经界、治法和合并病等；下卷七篇，为六经病解及制方大法。《附翼》2卷，论述《伤寒论》六经方剂，除有每经方剂总论外，每一方分别列述其组成意义和使用法则。是书在编次注释上有这样一些特点：①以证名篇，重编《伤寒》。其谓《伤寒论》一书，自叔和编次后，章次混淆，仲景原篇已不可复见，但仔细寻绎，还能窥见仲景面目。后经方中行、喻嘉言各凭己见更定，则大背仲景之旨。他立志重编，因思仲景有太阳证、桂枝证、柴胡证等，于是以证名篇，以方类证，汇集六经诸论，各以类从，再益以注释，集成一帙，名曰《伤寒论注》。这种以证分类的方法，使全书脉络分明，纲举目张，条理井然，前后紧密联系，《伤寒论》面目，从此一新。②医不执方，辨证论治。他在《论翼·卷下·制方大法》中说："凡病有名有症，有机有情……因名立方者，粗工也；据证定方者，中工也；于证中审病机察病情者，良工也。仲景制方，不拘病之命名，惟求证之切当，知其机得其情，凡中风伤寒杂病，宜主某方，随手拈来，无不活法，此谓医不执方也。"又说："仲景立方精而不杂……六经各有主治之方，而他经有互相通用之妙。如麻桂二汤为太阳营卫设；而阳明之病在营卫者亦用之。"提出"合是证便用是方，方各有经，而用不可执，是仲景法也。"其驳斥三纲鼎立之谬，力主因证立方之论，为后世辨证施治开辟出一条广阔的道路。③伤寒六经，为百病立法。自王叔和把伤寒、杂病分为二书，后人遂误认六经只是为伤寒一病而设，而与他病无关。柯氏认为王叔和虽于本论中削去杂病，然论中杂病留而未去者尚多，虽有《伤寒论》之专名，但终不失伤寒、杂病之根蒂。百病兼赅于六经。其在《伤寒论翼·自序》中说："原夫仲景之六经，为百病立法，不专为伤寒一科。伤寒、杂病治无二理，咸归六经之节制。"扩大了六经辨证的运用范围。④倡经界说，为六经正义。自王叔和引用《素问·热论》之文著成《序例》，冠于仲景《伤寒论》之首，遂使伤寒六经的辨证意义被蒙上一层尘垢，不为后人所理解。为此，柯氏撰著《六经正义》，以正叔和之失。他说："夫一身之病，俱受六经范围者，犹《周礼》分六官而百职举，司天分六气而万物成耳。伤寒不过是六经中一症，叔和不知仲景之六经，是经界之经，而非经络之经。妄引《内经·热病论》作《序例》，以冠仲景之书，而混其六经之症治。六经之理不明，而仲景平脉辨证能尽愈诸病之权衡废矣。"（《伤寒附翼·卷上·六经正义》）因此，其把人体划分为"腰以上为三阳地面""腰以下为三阴地面"，分属六经，创立经界学说，阐明仲景六经不能以经络来概括。⑤合病并病，详为阐发。他在《论翼·卷上·合并启微》

中说:"病有定体,故立六经而分司之;病有变迁,更求合病、并病而互参之,此仲景二法之尽善也。"进而论述仲景有关合病、并病的提示,是《伤寒论》针对某些病机善变、病情复杂的疾患而设立的辨证论治方法,它补充阐明了伤寒六经在疾病发展的整个复杂过程,不能孤立看待。⑥文畅词雅,脍炙人口。此书在柯琴生前尚未梓版。柯氏逝世后20余年,方得昆山马中骅刊刻于世。此书有清·马中骅校刻本、清·博古堂刊本、清·灵兰堂刊本等版本;后上海科学技术出版社出版。现中国科学院图书馆、北京大学图书馆、南京图书馆、四川省图书馆等藏有清·乾隆二十二年乙亥(1755)昆山马中骅校刊本;中国医学科学院图书馆、上海中医药大学图书馆藏有清·乾隆三十一年丙戌(1766)博古堂刊本;福建省图书馆藏有清·同治四年乙丑(1865)灵兰堂刊本;浙江医科大学图书馆、重庆市图书馆藏有清·光绪二十六年庚子(1900)世德堂刊本。

**伤寒论串解衍义** 著作名。山东省中医进修学校编。成书于1959年,全书共有17.6万字。该书依据明代赵开美复刻的宋本《伤寒论》全文,用白话文通俗解释,并按原来的篇段,加以系统分析,使读者学习时能了解《伤寒论》的内容实质及伤寒发病的规律性。该书篇首冠以概论,阐述了伤寒的涵义、伤寒论的六经意义、传经、合病、并病、经病和脏腑病、《伤寒论》的辨证法、以及《伤寒论》在治疗上的基本意义。篇中对《伤寒论》原文逐条浅解并讲义,既解释了原文又结合前贤之论串讲,前后条文对勘,脉证合参,至于六经脉证和治方的比类,除在条文的讲义内个别解释外,另用系统表介绍于每篇之末,籍此以展现《伤寒论》是一篇完整的、系统的、条理分明的、诊断细致的临床写实之全貌,该书实为一部较好的教材以及教学参考书。本书1959年由山东人民出版社出版。

**伤寒体注** 著作名。清·杨维仁撰。书凡10卷。已佚。据秦维岩序曰,杨维仁伯麾先生对于《伤寒论》诸注家议论歧出而不能指归画一,深以为恨。潜心研读张隐庵《伤寒集注》,数年而毕揭其中精蕴、得其真谛,因而体《集注》之意而详明之,而成是书。书分论注、体注两部分,论注系张隐庵论述,体注则为杨氏自注。每篇总旨发尽全篇关键;每章章旨,发明通章枢纽;每节节旨,括尽节中要谛。经文有言类义异处,复条畅发明之;诸家有纯粹驳杂处,又引证剖辨之。总之,使伪注不能乱真。

**何氏秘本伤寒辨类** 著作名。即《伤寒辨类》,详见该条。

**余注伤寒论翼** 著作名。清·柯琴著,余景和注。作者早年专意于《伤寒论》及各种注本,认为柯琴所撰《伤寒论注》《伤寒附翼》条理疏畅、议论明晰。然当时未见《伤寒论翼》。后多方搜采，得到其书的大部分，故"将《论翼》原序录于首，六经方解论列于后，附柯氏书例一则，历代伤寒书籍考一则，附入浅注，以便初学"，于光绪癸巳年（1893）而成此书，名曰"余注"，以别诸柯氏原书。全书 4 卷，第一卷为伤寒概论，第二三两卷为六经病分证，第四卷则为制方大法、六经方余论、柯氏书例、历代伤寒书籍考。本书体例是先列柯氏原文于前，其上有能静居士评注，下为余氏附入浅注。现本书有清·光绪十九年（1893）会稽孙思恭精刻本、清·光绪十九年苏州谢文翰斋刊印本、上海文瑞楼石印本以及光绪三十一年（1905）集古山房刊本。

**伤寒条解**　著作名。清·赵双修辑。成书年代无考。全书 1 卷，分为六经病诸篇，每篇先列有关原文，后加注释。本书现有光绪二十八年（1902）《赵双修医书十四种》抄本。

**伤寒论条辨**　著作名。明·方有执撰。成书于 1593 年。全书 15.8 万字。书凡 8 卷，22 目。该书首图说，次削例，正文以太阳病脉证并治始，至痉湿暍、辨脉法、汗吐下可不可终，末附本草钞、或问、痉书，对仲景大论逐一顺释。其注释、发挥、编次有如下特点：①倡言错简，重订《伤寒》。其谓《伤寒论》一书，经晋·王叔和重编，已有变动；金·成无己作注，又有改动；后人也只有依文顺释，不求究竟。因此，他倡导通过考证，采用"削""改""移""调"的方法，对《伤寒论》重新整理，削去"伤寒例"，以为非仲景之属，冀以恢复仲景原貌。②凿分营卫，三纲鼎立。其根据王叔和"风则伤卫，寒则伤营，营卫俱病，骨节疼烦"之说，以及孙思邈"三方证治"、许叔微"三方鼎立"的思想，把太阳篇分为风中卫、寒伤营、营卫俱中伤风寒三篇，从而开"三纲鼎立"之先河。③六经之经，非经之经。他在《图说》中说："六经之经，与经络不同。六经者，犹儒家六经之经，犹言部也。部，犹今六部之部……天下之大，事物之众，六部尽之矣。人身之有，百骸之多，六经尽之矣。""若以六经断然直作经络之经看，则不尽道，惑误不可胜言，后世谬误，盖由乎此。"谓六言犹六部，即仲景之书是论伤寒兼及杂病，六经应统伤寒和杂病，而伤寒不能统六经。④伤寒证治，广赅百病。他说《伤寒论》理法方药俱备，但不仅限于治疗伤寒。其法可为"天下则"，其方可为"万病祖"，扩大了《伤寒论》的临床运用范围。⑤崇尚辨证，随证论治。其谓地理环境、南北各方有所不同，然彼此相差不甚太远。治病用药，不应以南北拘，而应"知犯何逆，随证治之"。如："知是风，则以风治之；知犯寒，则以治寒之法治之。明知是三阳主犯，则治以三阳；知已在三阴，则治以三阴。何专东专西，孰南孰北，驾偏言而惑乱天下后世哉？"⑥条分缕析，辨理明白。不失《条辨》之旨。是书不足之处在于独尊仲景，而贬斥诸家，多有偏激。方氏在世时，此书即已梓版。此书有明·方氏家刻本、清·陈廷柱刻本等版本，后商务印书馆、人民卫生出版社有印行。现北京图书馆、中国中医科学院图书馆等藏有明·万历二十年癸巳（1593）至二十七年己亥（1599）歙县灵山方氏家刻本；中国医学科学院图书馆、中国中医科学院图书馆藏有清·康熙己亥（1719）桐川陈廷柱浩然镂刻本；北京图书馆、辽宁省图书馆藏有《四库全书》本。参方有执条。

**伤寒论条辨续注**　著作名。清·郑重光撰。郑氏为方有执同里，推崇方氏《伤寒论条辨》，但认为方氏全力独注太阳三篇，至三阴经则其气稍馁，而显薄弱。其后喻嘉言、张璐、程郊倩虽多有发明，亦各兼出入，未能超出方氏。郑氏于是"于治疾之余，原本《条辨》一书，删其文词，更旁及《尚论》《缵论》《后条辨》《伤寒论翼》诸书，谬以己意，折衷一是"，而成本书，其时在康熙乙酉年。全书共 12 卷。其体例仍是以六经分证，合病、风温则另立篇目，删平脉及伤寒例诸篇。各篇皆有总论。篇中诸条先列仲景原文，精详辨注于后。本书现有清·秩斯堂刻本。

**宋本伤寒**　著作名。指北宋治平二年（1065）刊雕之本，所据的底本是荆南国末主高继冲所献。北宋校正医书局所校之书有大字（初期）和小字（1088 年以后）两种，大字本和小字本今已无存。明·万历二十七年（1599）江苏常熟赵开美据小字本《伤寒论》翻刻，逼近原书面貌，故今通称之"宋本《伤寒论》"指的只是赵开美的翻刻本。

**伤寒证方歌括**　著作名。清·庆恕（云阁）编。书成于 1915 年，约1.3 万字。作者认为仲景著作为医家至宝，注家虽多，然"未有如黄（元御）氏(《伤寒悬解》)之尽美尽善者也！"于是便遵黄氏成规，将各证各方均编为歌括，以便学者披吟。本书中亦采录有作者门人郭桂五《证方歌括》一书中的精纯可取者。本书内容包括《伤寒论》各主要方剂及汤证的歌括，分作太阳本病、太阳坏病、太阳坏病结胸证、太阳坏病痞证、阳明实证、太阳虚证、少阳本病、少阳坏病、少阳坏病结胸证、少阳坏病痞证、太阳脏病、少阴脏病、厥阴脏病共 13 大类。其歌诀通俗易学、朗朗上口，或单独述方，或单独言证，或方证共汇于一首歌括；其于汤证每用括号注明该证的主要病机，如大青龙汤证注明"中风而内有火郁"，小青龙汤证注明"伤寒而内有水郁"，真武汤证注明"里寒有水"等，提纲挈要，殊为可取。

本书前页尚刊有郭桂五之序，自言"以迂疏之作，叨附末光，是亦生平大幸事也"。版本参见"伤类证辨"条。

**伤寒证治**　著作名。宋·王实撰。《宋志》载其书为 2 卷，而《读书后志》则作 3 卷。赵希弁曰：《伤寒证治》三卷，右皇朝王实编。实谓百病之急无急于伤寒，故略举病名法，及世名医之言，为十三篇。总方 146 首。今其书已佚。《宋以前医籍考》疑其书为《伤寒证法》。

**证治集解**　清·庞润田编著。成书于 1891 年，现存主要版本有诚心堂刻本（1891），全书分上、下两卷。上卷有审证、脉法、察色、舌苔、宜禁、不治诸证诸篇，下卷对《伤寒论》中一百个症状"集各家之要与平生历验之诀"加以解释。

**伤寒证类要略**　著作名。宋·平尧卿撰。《宋志》载其书为 2 卷。汪琥曰：此书二卷，不过就仲景六经证略取其要而类集者也，别无发明。已佚。

**伤寒证辨**　著作名。清·庆云阁撰。成书于 1895 年。全书约 1 万字，为 1 卷。列有表热里热阴热阳热、恶寒背恶寒、恶风、头痛、项强等 51 证。本书仿成无己《伤寒明理论》，重在辨析伤寒病证，揭示病证特征，鉴别类证异同，明辨诸证阴阳、表里、寒热、虚实，确定其六经归属，并参以己见，各出方治。作者还根据邪正盛衰，结合临证心得，阐明预后转归。本书言简意赅，明白晓畅，切于实用。如其论"身痛"曰："未汗身痛属表实，宜麻黄汤；汗后身痛属表虚，宜桂枝新加汤"；论"烦躁"则有"烦则扰于内属阳，躁则动于外属阴"等，概括精当，既合仲景之旨，又符合临床实际情况。本书包含在庆氏《医学摘粹》之中，1896 年初刊于北京，1897 年再版于甘肃。近有彭静山点校，上海科学技术出版社 1983 年出版。

**评定陶节庵全生集**　著作名。清·叶桂撰。根据《中华古文献大辞典·医药卷》：叶氏以为陶氏所著《伤寒全生集》流传较广，虽辨证较详，然类有所混，语有未尽。故取其书予以评述，明其经旨，点明肯綮，而成此书。但稿成未印，今之所存乃其曾外孙钟肇康参考清·刘宇参评刻本《全生集》删节而成。其基本内容仍为陶氏《全生集》，但经叶、刘点评之后，分类清晰，注释较明。现有清·眉寿堂刻《伤寒全生集》本。

**伤寒论评释**　著作名。阎德润撰。全书约 24.7 万字。作者认为世之解《伤寒论》者数百种，但率多遵汉唐义疏之例，注不破经，疏不破注，随文敷饰，了无心得。或则假借运气、附会岁露，以实效之书，变为玄谈。或则因六经定分，语无诠次，引起后人议论，互相訾议。以致《伤寒论》一书愈注愈乱，终无定论，坐令学术不进。于是将仲景原文进行重新编次，从事条分缕析，更发明其所以然之故，绳之以学理，规之以新术，于 1936 年而成此书。1955 年对原书重新修订，并绳之以巴甫洛夫之学说，由人民卫生出版社出版。书分上、下两编。上编为《伤寒论》证状明理论。分别着重论述《伤寒论》阴阳、寒热、传变，六经病诸证候以及六经病主证如发热、汗出、头痛、下利、呕吐、便秘、鼓胀和厥冷，多求汇通中西医之理论。下编为《伤寒论》治疗辨证论，下分十二章，分别为桂枝汤类、麻黄汤类、葛根汤类、柴胡汤类、栀子汤类、承气汤类、泻心汤类、白虎汤类、五苓散类、四逆汤类、理中汤类、杂法方类。每类又或分为主方、类方两节。其评释亦今古中西汇通一体，如言生姜泻心汤为健胃剂，白虎汤健胃、消炎等等。在每一方剂的药物历代考证部分，则择要选录历代本草等书关于该药主要功效的论述。本书体现出近代中西汇通的一些时代特色。

**伤寒论识**　著作名。日·浅田惟常撰著。成书于 1894 年，全书共 14 万字。该书分为 6 卷。卷一辨太阳病脉证并治上，卷二辨太阳病脉证并治中，卷三辨太阳病脉证并治下，卷四辨阳明病、少阳病脉证并治法，卷五辨太阴病、少阴病脉证并治法，卷六辨厥阴病脉证并治法、辨阴阳易瘥后劳复病脉证并治法。每卷之首有一概述，扼要阐述了该卷内容的因机证治，该书按《伤寒论》逐条串解阐发，释词析句，尤为详尽，并旁引注家加以说明。对于论中为许多汤证所共有的症状，该书则加以归类比较，以资鉴别。条文中文字辞句欠明之处则提出疑议，存疑待考。条文的关键之处加有按语，阐发自己的观点。该书分析详明，阐述透彻，条理通达，旨义昭然。

**伤寒论识义**　著作名。姜春华编著，1985 年上海科学技术出版社出版。全书共 19.6 万字。作者从实用角度出发，对《伤寒论》进行重新认识。内容包括：概论、总纲、太阳篇、少阳篇、阳明篇、太阴篇、少阴篇和厥阴篇，书后附录：怎样学习《伤寒论》、千古疑案话厥阴、《伤寒论》六经若干问题。书中将《伤寒论》从临床角度重新加以编排（如阳明篇排在少阳篇之后）、类证、类方、类法、集各家之长而成一家之言，提出要从现代科学的高度来认识《伤寒论》条文，特别是有争议的条文。如太阳病颈项强，厥阴病厥热互往、天数相应，经日传一经不是病传是气传等等问题，是不切合实际的，应该进行修改，提出伤寒六经是联系全身经络脏腑、气血营卫的变化进行辨证论治的依据；认为厥阴篇名存而实亡，《伤寒论》理论方药可用于百病，但六经提纲证却不能概括百病。总之，本书对于《伤寒论》的研究，不囿古人，阐微探源，提出不少独特见解。三篇附文也很好地反映了作者的学术观点。

**伤寒补亡论** 著作名。宋·郭雍撰。成书于1181年。全书14.8万字。书凡20卷，70余门。该书首设伤寒问答，论伤寒名例、治法、脉法、刺法等。继自辨脉、平脉始，至阴阳易病后劳复、痉湿暍及妇人、小儿伤寒并痘疹诸证终，逐一阐释。其注释发挥有这样一些特点：①集世诸说，补亡伤寒。其深感《伤寒论》原书残缺已久，尝引以为憾事。遂搜采《内经》《难经》《千金》《外台》等诸书有关资料，编入《伤寒论》中。更录朱肱、庞安时、常器之等当时伤寒名家之心得，作为注释，同时亦有郭氏自己的见解，汇集于《伤寒》各条之下，以补其缺亡，启导于后学。②设问对答，诠解六经。其根据中医古籍原理及有关伤寒注家之语，和自己的体会，以一问一答的形式，来说明伤寒六经脉证治法诸方面，阐奥发微，使人有登堂入室之感。③查病重辨，传证重防。其谓勘六经病，重在辨经络，审外证，脉证合参。病有传变，当初传之际，辨证在明；传证之始，用药在断；又将别传，防之在审，方为上计。这种重视辨证，防病未然的思想，实乃本书之一大特色。④辨其类似，别其异同。是书对有关伤寒及类似伤寒诸证，及某些重大病证包括痞证、痉证、寒厥、热厥、两感伤寒、痘疹、发斑等，能在辨证的基础上再进行反复比较，鉴别异同，触类引申，或究源别流，使人得其要领。此书在宋代已有刻本，但传至元纪，兵火之间，复亡其第十六卷中数十条，故其所存者十九卷有余。至明·万历年间，刘世延又复刻于世；清·道光时徐锦氏又据明代刊本重刻；后上海科学技术出版社有印行。现北京中医药大学图书馆藏有明·万历丙子年（1576）刘世延重判本；中国医学科学院图书馆、北京大学图书馆、上海图书馆等藏有清·道光元年辛巳（1821）徐锦校刊本；首都图书馆、中国中医科学院图书馆、湖北省图书馆等藏有清·宣统三年辛亥（1911）武昌医馆重校心大平轩本。

**伤寒补天石** 著作名。明·戈维诚撰。全书共2卷、续2卷。其内容正如汪琥所说："其第一集，伤寒统辨起，至预防中风止，共98候。第二集，恶风恶寒起，至百合病，共98候。其中有曰黄耳伤寒，赤膈伤寒，此自仲景以后，如《活人书》《明理论》所未言及。但其用药亦错杂不纯，其方大半皆难取也。"现存版本有：清·嘉庆十六年辛未（1811）朱陶性活字印本、清·嘉庆间经间经义堂刊本（据嘉庆十六年活字版重刊），清·光绪间刻本等等。

**伤寒补例** 著作名。清·周学海编著。成书于1905年。全书约2万字，分2卷，17篇。上卷设伤寒难读、三阳三阴分经名义、伤寒重病多是下焦伏寒等论。下卷列《伤寒论》读法十四条、南北伤寒温病异治诸论。本书为补充发挥《伤寒例》而作，故名《伤寒补例》。周氏将《伤寒例》"即病为伤寒，伏气变为温病"的理论，通过对伤寒、温病、疟、痢等病证分析，结合读书临证体会，予以阐发。认为伤寒见证，不止仲景原文；仲景文外，尚有伤寒证治。伤寒重病多是下焦伏寒，久而上越，阳气不得安窟，乃始发病，或加上焦新感，则其发愈暴。故治伤寒，必察下焦元气之虚实寒热。提出伤寒辨证应分为：①初起本证治法；②初起兼证治法；③日久化寒并误治化寒证治；④日久化热并误治化热证治。其诊伤寒，不拘于六经辨证，为外感热病的临床辨证开辟了新途径。本书包含在《周氏医学丛书》中，1910 年福慧双修馆刻印。1936 年上海大东书局出版《中国医学大成》，有本书单行本。

**伤寒补注辨疑** 著作名。即《伤寒活人指掌补注辨疑》，详见该条。

**张令韶伤寒直解辨证歌** 著作名。即《拟张令韶伤寒直解辨证歌》，详见该条。

**张仲景伤寒心法集注** 著作名。清·不写撰著人。本书封面刻有"明医必读，大顺堂藏板"字样，序后有："乾隆四十六年岁次辛丑仲春月上浣日武林大顺堂重镌。"共 4 卷。本文以歌赋的形式，对伤寒中之脉、证、治、药、禁忌等方面纵横申述，读来上口，便于记诵。简述了辨伤寒论、总赋、太溪、伤寒六传、可汗、急温、死症、痰症、瘀血、脚气等，共 191 种，与许叔微《伤寒百证歌》有相似之处；略于理而详于用，对原文发明不多，在临床证治方药方面每有补充，如补充了夹食伤寒、夹气伤寒、劳力伤寒等伤寒类似症，治疗用药上也不拘泥于仲景原方原药，如伤寒总赋二中云："风温可用葳蕤，不眠心蕴虚烦，敛汗必须酸枣；手足挛搐，当末中旁根；咳嗽生痰，宜行金沸草。"重视舌苔、舌质，载舌苔一百八十，图文并茂，说明详细。扩充了伤寒病治疗范围。

**张仲景伤寒论正解** 著作名。吴景玉撰，吴氏认为《伤寒论》《金匮要略》注家太多，各发一义，学者难窥全貌，且不便诵读。又无简易通俗读本，初学者不易读通。故将二书重加注释，以求浅而易读，繁而不复，简而易明。现其书已佚。

**张仲景先生伤寒一百十三方论** 著作名。即徐忠可《伤寒一百十三方发明》，详见该条。

**张仲景伤寒杂病论合编** 著作名。一名《杂病论辑逸》，又名《张仲景温疫论》。清·汪宗沂撰，书只 1 卷，成于光绪戊子年。作者认为仲景著书以阐伤寒，而辨证特重救误。仲景书在痉、湿、暍、霍乱之后，阴阳毒诸证之前，必有天行时气温热病之方论。世本不之见者，非尽归亡逸，由叔和撰次时略去。作者还认为仲景治天行以阳明、少阴为标本，其阳明、少阴之温病，实非伤寒证。故作者撰本书，大旨重在还仲景之旧、补方论之全。仲景之本治伤寒者兼而正之，仲景之专治温病者理而出之，其论之逸在《脉经》《诸病源候论》《千金方》《外台秘要》者，考定而补入之。不但补方，其方之逸在《肘后方》《千金方》《外台秘要》者，必有确证，方行补入。其方为后人所假托者去之。而此外暴病救急逸方论均附于后，不别编列。本书作者态度严肃，考据甚精，持论新颖然多有实据，在补仲景书之逸佚方面成绩较突出。现上海图书馆、上海中医药大学图书馆藏有清·光绪十四年（1888）刻本。

**张仲景注解伤寒发微论**　著作名。宋·许叔微撰，又名《伤寒发微论》。全书分上、下两卷，约 7000 字。本书有明刻本、丛书集成本、日本刻本、十万卷楼丛书本等。1956 年商务印书馆据北京图书馆藏元刻本校刊，重印《许叔微伤寒论著三种》，其中目录及"论温疟证"残缺，据别本抄补。本书简述了作者对《伤寒论》中脉象、用药、治疗以及病证等问题的研究心得。第一论论述伤寒 72 证候；第二论至第二十二论多为零散的议论小品，无系统性，如表里虚实、发热恶寒以及风温、温疟等证的辨析，论中每引仲景、华佗、扁鹊、孙思邈诸家之语，言简意赅、探微索隐。汪琥说，本书"首论伤寒七十二证候，次论桂枝汤用赤白芍，三论伤寒慎用圆子药，六论伤寒以真气为主，十论桂枝肉桂，十五论动脉阴阳不同，此皆发明仲景微奥之旨，书名发微，称其实矣"。

**张仲景注解伤寒百证歌**　即伤寒百证歌。据《读书敏求记救正》所说："张仲景注解"五字乃刻者误加。详见该条。

**张仲景学说研究论文选编**　著作名。中国中医研究院马继兴等 15 名从事《伤寒论》研究的作者写成。它成书于 1982 年。全书约 15 万字左右。本书是为迎接中华全国中医学会召开的"张仲景学说研究会第一次会议"发表的学术论文整理而成。本书共有 20 篇学术论文。书中首篇为马继兴的文章《伤寒论版本概说》。文章从现存的有关佚文中考察其原本内容，证明后世流传的《伤寒论》是至少删去了其他五部分内容而单独以伤寒为书的；简要介绍了 11 世纪中期以前的古传本，包括了传世古本、出土及发现的古本、以及其他古本等。此外还讨论了《伤寒论》文字定型及其版本系统以及《伤寒论》的注释、重辑、编次与伪托著作。其他文章大体为：张仲景遗文研究;《伤寒论》的三大注本体系;汉代疾病流行和张仲景《伤寒杂病论》的问世;古代医家对张仲景著作研究的主要论著;张仲景著作《伤寒论》《金匮要略》的编目与分类;《伤寒论》目录学研究举要;论病发于阴病发于阳;试论《金匮要略》的学术思想和理论体系;《伤寒论》六经辨证与辨证法;《伤寒论》解表十二法浅解;近30年来有关《伤寒论》三阴三阳问题研究概况以及伤寒经方的应用经验及对经方的研究等。这本论文集对于研究张仲景的《伤寒论》学术体系及学术思想以及经方的应用有一定的参考价值。

**张卿子伤寒论** 著作名。明·张卿子撰。成书于1624年。全书15.9万字,书凡7卷。该书自辨脉法始,至发汗吐下后终,逐条顺释。其编次注释有如下特点:①尊王赞成,维护旧论。其谓《伤寒论》一书,虽经王叔和整理,但其内容基本符合仲景原貌。主张维护叔和之编次,并以叔和整理之书为蓝本对《伤寒论》予以参订。"今依辨、平脉法为第一卷,自伤寒大例,及六经次第,不复妄有诠次,止以先后匀适,约为六卷。其遗方并入论集。"其对成无己注释《伤寒论》,亦大加称颂,谓"聊摄成氏,引经析义,尤称详洽;虽牴牾附会,间或时有,然诸家莫能胜之。初学不能舍此索途也。"②博采百家,注解伤寒。他在注释上虽极力推崇成无己,并在注文中亦基本保留了成注,但也并非盲从。对于成氏注释未尽,或未及之处,则能广采诸家精论,或参以己见,增列于成注之后,以补成注之不足。③辨析明理,鉴别异同。他充分吸取成氏注释《伤寒论》之长,对六经病证及其脉理变化诸方面,详为定体分形析证。若同而异之者明之,似是而非者辨之,辨析其理,发明其义。④病有轻重,药有加减。以合仲景辨证论治之旨。是书不足之处在于竭力维护旧论,否认错简之说,似属片面。此书有明代刊本、清初圣济堂刻本及《中国医学大成》本等版本;后上海卫生出版社有印行。现国内中国医学科学院图书馆藏有明刊本;中国中医科学院图书馆藏有日本京师坊刻《仲景全书》单行本、清初圣济堂刻本及清·锦和堂巾箱本;中华医学会上海分会图书馆藏有清·文翰楼刻本;北京图书馆、上海中医药大学图书馆、云南省图书馆等藏有《中国医学大成》(丛书类)本。

**伤寒论附余** 著作名。清·王丙撰,陆懋修校注。全书共2卷。王丙有《伤寒论注》一书。对《伤寒论》六经病证予以注解发明,本书则是王氏对伤寒类证,以及寒疫和伤寒坏病的注解。第一卷论冬温、温疟、风温、温毒、湿温;第二卷论寒疫和坏病。其体例是先列仲景原文,继列王氏注解,再附陆氏疏正，并附各家经验之方。仲景原文既包括《伤寒论》中有关原文，亦有《金匮》的有关原文，还有部分《伤寒例》中的文字，皆有标明。王氏及陆氏注释旁征博引，很有见地。如陆氏对《伤寒论》第六条的注释："太阳病发热者有恶寒之一证也，五字为一句；而渴不恶寒者，则但恶热矣。于是恶寒之太阳病变为不恶寒之阳明病。"王氏对喻嘉言有关温疫之论每有辩驳。陆氏疏正并不太多，但每至当发明处则简明扼要地阐发数句，皆能独到好处。本书收入陆懋修《世补斋医书》续集中，有宣统二年（1910）陆润庠家刻本，另有上海中医书局1934年铅印本。

**伤寒论纲目**　著作名。（1）清·张志聪（隐庵）撰。约成书于康熙十二年（1673）。全书9卷，附1卷。第一卷至第九卷内容分别为六经病脉证并治、霍乱、阴阳易、瘥后劳复脉证并治、痉湿暍脉证并治以及辨不可发汗、辨脉法、六经通会论略等。其体例是先列仲景原文，继而予以注释，间附己意于后。作者是伤寒运气学说派的代表人物，故其对于《伤寒》条文，每重运气之理，亦每能援《内经》理论解释仲景，汇而通之。附一卷为《伤寒论》白文。本书为张隐庵及其同道与门人研讨《伤寒论》心得的汇集。现有康熙十二年（1673）自刊本。（2）清·沈金鳌撰。成书于1774年。全书分16卷，34.4万字。该书首冠以总论，分为脉症、六经主症、表里、传变等篇。自卷一至卷十五，循六经之次，编列《伤寒论》原文；其不得分属六经者，如伤寒后症及辨脉、平脉等篇，悉列另篇，以为十六卷。因是书编次，"以仲景论为纲，历代诸家之语足以阐明仲景者为目"，故名曰《伤寒论纲目》。其编次注释有这样一些特点：①按证归类，重编《伤寒》。其在《凡例》中说："仲景《伤寒论》，自叔和窜乱后，其六经条款，凡注释家各以意为前后，讫无一定。独柯氏《论注》，其分隶六经者，颇有理据，今《纲目》所定，皆依柯本。"②博采群书，以目释纲。其在六经原文纲下，则采辑叔和以下42家伤寒著作为目，各摘其语之尤精且当者，以发明仲景之论。而其中又以柯韵伯之说为主。并附以己见阐发于后。③六经传变，注重辨证。沈氏认为，"伤寒之病，有传经，有直中，有始终不传，有风寒交中，千态万状，棼如乱丝"。学者当循六经辨证之旨，明邪犯脏腑经络，轻重虚实之异，而随证论治。④立法用方，灵活变通。其驳斥"但取仲景法，不取仲景方"之诡言，谓仲景之书，"方因法立，法就方施，113方，方方皆活，397法，法法皆通"。若将其法与方融会贯通，诚可取之不尽，用之不竭，既可治外感，又可治内伤，本书对后世有深刻影响，是一部研究"伤寒论"各家注释的难得参考书。不过，是书亦有不足之处，如清·曹禾《医学读书志》说:"然沈氏改补前人原文,几呈不可句读;采集诸家,复美丑不齐;不著书名,任情窜抹,每非厚朴之辙,虽获睹秘书,实未得书中旨趣。"此书有清·沈氏师俭堂自刊本及清·崇文书局刻本等版本;后上海科学技术出版社有印行。现中国中医科学院图书馆藏有清·乾隆三十九年甲午(1774)无锡沈氏师俭堂自刊本;上海图书馆、南京图书馆藏有清·乾隆四十九年甲辰(1784)无锡沈氏师俭堂印本;北京中医药大学图书馆、重庆市图书馆等藏有清·同治十三年甲戌(1874)湖北崇文书局刻本。

**伤寒纵论**　著作名。梁华龙主编。河南科学技术出版社1991年4月出版。全书共21万字,分为十节。这十节依次是仲景生平里贯;《伤寒杂病论》的分合隐现;《伤寒杂病论》的学术思想、贡献及写作特点;六经实质;辨证理论;治则治法理论;仲景学说研究中的六种学说;《伤寒杂病论》中的护理学、养生学和时间医学;少阳病与厥阴病的探讨;其他争议问题。本书撮取了自1927年至1987年间半个多世纪里中外中医药界对《伤寒杂病论》研究的新成果、新观点、新理论,合理分类,公允评说,恰当发挥。在内容上不复引《伤寒杂病论》原文,仅对后人尤其是今人在报刊杂志上发表的新观点加以总述,必要的地方则加入编著者的个人见解。对一些多年争论不休的问题如六经实质问题等,编著者在广泛阐述各种见解之后,提出自己的看法,述评结合,简单明白。在体例上是首先综述诸家论点,而后辨其正误,继则陈述个人见解。对诸家论点的阐述是摘要性的,而不是因袭原作者原文。本书对于纵观近代和现代仲景学说尤其是《伤寒论》研究状况,是一本较好的参考书。

**伤寒论纵横**　著作名。贺有琰编著,成书于1986年。全书约36万字,可分为导言和《伤寒论》原文直译选注两部分。导言列有《伤寒论》源流、线索、梗概、精髓和读法五节,介绍古今中外研究《伤寒论》的概况与成就,分析其辨证论治体系的主要精神,串讲理法方药规范的基本内容,并探讨了其中的唯物辩证法思想,例举了学习与研究原著的方法,为深入研究《伤寒论》理出线索。该书对《伤寒论》全文进行直译,译文简明而符合原意,疑难处则另加小注。选注系采撷中外名家平正或独特之见解,方证后附以古今医案119则。本书立论简要而明,罗列清新有序,博采各家之所长,纵连古今,横涉中外,故名之曰《伤寒论纵横》,1986年由湖北科学技术出版社出版。

# 八　画

**伤寒择要敲爻歌**　著作名。著者无考。清·李承纶订正。李氏对《伤寒论》学问留心研究十数年，遍阅《伤寒六书》及《活人》《指掌》诸书，后又得伤寒敲爻歌一册，见其书较有价值，但讹误不少，遂对正群书，辨其错，补其缺，于康熙丙辰年（1676）而成是书。本书按经分症，据症设方，依次论述六经病证以及两感证、类伤寒、妊娠伤寒、伤寒脉歌、合病并病、制药方药问题。魏敏祺在《序》中说，妊娠伤寒以前为原本，其下则为李承纶续补。现有康熙十六年刻本及抄本。

**范中林六经辨证医案选**　著作名。范中林医案整理小组编著。全书约10万字，收载医案69例，按六经顺序编排。每例医案列有概况、病史、初诊、辨证、复诊和按语等项内容。所选医案涉及内、外、妇、儿、眼诸科，均按六经进行辨治。该书反映范氏临床特点，无论伤寒杂病，主张抓住六经主证及其变化，掌握三阴三阳传变规律，辨明病在何经，即用其法其方；善于运用经方，随证化裁，方简药专，谨守仲景法度。并根据临床经验，对《伤寒论》有争议的问题提出己见。本书1984年由辽宁科学技术出版社出版。

**伤寒直指**　著作名。①清·余远撰。成书于1721年。全书约3万字，分上下2卷。上卷对伤寒脉法辨证、太阳少阴脉证鉴别、正伤寒与温暑暴寒劳力感冒时疫的鉴别以及伤寒标本、伤寒急下急温等问题作了阐述，并论述了发热、头痛等80余种伤寒见症的辨治。作者认为男女俱有热入血室病证，在妇人则为寒热似疟，在男子则为下血谵语。下卷论述伤寒诊法、温病辨、六经变证、伤寒见症的辨症与预后、却病法、解药法、熬药法，最后介绍了秘用37方并注37槌法，所载方剂，大多为伤寒方的加减衍化方，如加味理中汤、茵陈将军汤，也有部分为仲景以后诸伤寒家的名方，如柴葛解肌汤等。此可视为余氏临症用方经验的总结。本书对伤寒的正名、鉴别、辨证、预后等予以专题论述，阐发仲景旨意，简明扼要，切于实用。论治不限于伤寒原方，对临床有较大参考价值。本书木刻本现藏中华医学会上海分会图书馆。②清·强健撰。成书于乾隆廿四年（1759）。全书约15万字，分为16卷。卷首列有著者自序、张仲景自序、伤寒论读法、伤寒直格总论，并转录林亿、严器之序。本书主要内容有：第一卷辨平脉，第二卷伤寒序例，辨痉湿暍脉证，第三至第六卷六经病脉证治，第七卷霍乱、阴阳易、瘥后劳复及汗、吐、下病脉证治等，第八卷伤寒原方，第九卷望色篇、舌法图注，第十至十三卷伤寒类证，第十四卷附变通方，第十五十六卷诸家名论。本书编次仍宗叔和条目，参以成无己原注，另据林观子《伤寒折衷》所集注疏作了精选校补。伤寒原方另汇一卷。著者认为伤寒注释汗牛充栋，前人蒐罗殆遍，但未厘剔是非。喻嘉言以禅说医，几成魔录，又限以法律，胶柱鼓瑟。读仲景书当如许学士师仲景法而不泥仲景方。著述当出自心裁，言则必穷根底、直指是非，故书名《伤寒直指》。本书上海中医药大学藏有复印本。

**伤寒直格** 著作名。金·刘完素述，元·葛雍编。约成书于1186年。全书4.8万字，分上、中、下三卷。上卷统论十干、十二支、阴阳脏腑、经络病证、五运六气及脉诊等。中卷论伤寒六经、表里病证及其治法。下卷则自仲景麻黄、桂枝汤外，复载益气散、凉膈散、苓桂甘露饮、黄连解毒汤等34方。因是书意在"暴耀当世，革医流之弊"，以为习医者研读《伤寒论》之正确标准，故名曰《伤寒直格》，又名曰《刘河间伤寒直格方论》。其注释发挥有这样一些特点：①明辨阴阳，首重表里。翟公宵《伤寒直格·序》引河间语曰："古圣训阴阳为表里，惟仲景深得其旨。厥后朱肱奉议作《活人书》，尚失仲景本意，将阴阳作寒热解，此差之毫厘，失之千里，而中间误罹横夭者，盖不少焉，不可不失也。"故解伤寒大论，河间辨证以阴阳为纲，疗病分表里先后之法，颇有见地。②六经传受，皆为热病。其反对朱肱《南阳活人书》将三阴证和三阳证分别解释为寒证与热证的观点，谓伤寒六经传变，自浅至深，皆是热证，非有阴寒之病。③热病治法，主用寒凉。人之伤于寒，既为病热，则药物的运用，主张以寒凉之剂为主。其有关热病辨治的学说，为后世温病学说的发展奠定了一定基础。④阐释六经，注重运气。其把五运六气学说和脏腑经络学说揉合在一起，用以说明伤寒六经的病理变化及疾病发展演变等关系，此与刘氏以前论伤寒者有所不同。故清代名医汪琥评价说："是书之作，实为大变仲景之法也。"本书不足之处在于对某些病证的分类混淆不清，书首也未立目录，查阅不便。此书在金代即由太原书坊刘生锓梓刊行，惜已散佚。元、明、清有复刻本，后人民卫生出版社有印行。现北京大学图书馆藏有元·天历元年戊辰（1328）建安翠岩精舍刻本；北京图书馆藏有明·洪武六年癸丑（1373）陈氏刻本及《四库全书》本等版本；上海图书馆藏有明·万历三十七年己酉（1609）书林张斐重刻本、及清·光绪三十三年丁未（1907）京师医局刻本及民国十二年（1923）补刻《医统正脉》的单行本。

**伤寒直格标本论** 著作名。明·陶华撰。其书已佚。徐春甫曰：《伤寒治例》四卷，述《直格》《六书》而作之，其论雷同而别无方法，其实一书，而为三书矣。

**伤寒论直解** 著作名。清·张锡驹（令韶）撰。成书于康熙壬辰年（1712）。作者认为成无己注《伤寒论》顺文加释，漫无统纪，徒得其迹，而不能会其神，以致后学多有误解。于是阐明己见而成此书。全书凡6卷，先论伤寒脉法，后论六经病证，最后则述伤寒类证以及汗吐下后诸证。作者认为《伤寒》所论乃广义伤寒，"此书之旨非特论伤寒也，风、寒、暑、湿、燥、火六淫之邪无不悉具"；既宜于外感，也宜于内伤。作者重视气化学说，重视脏腑、气血、经络、气化的病变，其注解充分体现出这些特点。作者认为《伤寒》与《内经》一脉相传，故在注释中亦多经论相与融会。现有康熙五十一年三余堂刻本（1712）、光绪十一年（1885）福州醉经阁刊本等。

**伤寒直解辨证歌** 著作名。即《拟张令韶伤寒直解辨证歌》，详见该条。

**伤寒析疑** 著作名。清·程杏轩撰。成书于1826年。全书1卷，共计约5万字，分作倒序、传误、衍文、注辨、会通、缺疑、错简、脱佚、字讹、方考、问难共11节，对于《伤寒论》中经前贤指出有倒序、错简、传误、脱佚、衍文、文讹及注谬、方乖的内容一一拈出，引据诸家精论，辨正考订，补移删改，各依次序列出。在"问难"一节，对于《伤寒论》学习者常有不解或疑惑的若干问题，详作分析解答。本书往往是首列仲景原文、次引诸家注释，并附出处，说明原委，析疑解难。其中不少内容见解精当、确起到"析疑"作用。如解《伤寒论》第41条"小青龙汤主之"句是倒装文法，当在"不渴"之下；解"发汗已，脉浮数、烦渴者，五苓散主之"条中有"小便不利"四字脱落等。本书包含在程氏《医述》之中，其第四卷即是。版本情况详见"伤寒提钩"条。

**伤寒论析疑** 著作名。沈济苍著。全书约18万字。作者认为《伤寒论》是学习祖国医学的辨证论治的基本功，也是中医临床治疗学的坚实基础。故总结数十年来在上海中医学院及上海市中医研究班讲授《伤寒论》的心得体会，并结合自己多年的临床经验，对《伤寒论》原文的精义析疑解难，而成本书。本书附题为"疑难解答百题"，分别就《伤寒论》的110个问题进行分析解答。本书论述精辟、见解独到，示读者以辨证论治的理法方药的规矩准绳，释疑解惑，提要钩玄，颇有深意。在书前有导论一篇，介绍学习《伤寒论》的意义和方法。本书裴沛然序文力倡六经乃经络之经，对《伤寒论》备加推崇。本书 1990 年由上海科学技术文献出版社出版。

**伤寒述**　著作名。清·陈琮撰。书凡 2 卷，成于道光十年。作者曰：余编《伤寒述》，分上、下两卷，上卷守其经，下卷通其变。无上卷，则其源不清；无下卷，则其流不达。虽六淫之邪变动多端，未能阐述，然要而论之，六经中岂外阴阳、表里、虚实、寒热者乎？治之之法，又岂外汗、吐、下、和、温、凉、补者乎？苟能通融其旨，亦可以得其概矣。编成，名之曰《伤寒述》，以志服膺于古，不敢自作聪明也。其书已佚。

**伤寒论述义**　著作名。日·丹波元坚撰。成书于 1843 年。全书约 6 万字，分为 5 卷。卷一列叙述、阴阳总述，卷二分述六经病，卷三述合病并病、温病风温，卷四述坏病、兼变诸证，卷五述霍乱、瘥后劳复。作者在钻研其父丹波元简《伤寒论辑义》的基础上，参考各家学说，针对《伤寒论》中所述病情、病机予以重点剖析，以补《辑义》之不足。其特点有三：①论病机，注重正气。认为邪气侵入，随其人阳气之盛衰化而为病，于是有寒热之分。大抵阳之变阴，皆因其人胃气本弱。②以病情，贯通大论。指出唯以病情读大论，则无所而不通。故本书自始至终，一以病情贯之。征之经文，既无前后牴牾。验之事为，亦莫切近乎此。③辨疾病，重察脉证。认为仲景之旨，先辨定其病。辨病之法，在察脉证。就脉证而认得寒热表里虚实之真，则病无遁情。总之，本书阐发《伤寒论辑义》一书未尽之义，予以覆核辨订，并斟酌诸家之说，而补充《辑义》之所阙。其中反映了作者学习《伤寒论》一书的心得。1851 年，作者又撰《伤寒论述义补》一篇，附刊于本书之末。本书有 1843 年万籁堂版本，1884 年杨守敬购得原版辑印。1983 年人民卫生出版社有印行。

**伤寒论述义补**　著作名。日·丹波元坚撰，只 1 篇，计 1800 字，撰于1851 年。《伤寒论述义》刊行之后数年，作者又有一些新的发现及见解，故笔录之以示子弟。其中或解方，或析证，简短 12 条，俱言之有物，议论有据，殊为精当。

**尚论张仲景伤寒论三百九十七法**　著作名。清·喻嘉言著，简称《尚论篇》，于清·顺治戊子年（1648）付梓。全书约 13 万字。其版本有 1917年豫章丛书刻本、1905 年新化三味书局刊本、1900 年校经山房刊本；1984年江西人民出版社出版了《尚论篇》《医门法律》和《寓意草》的合刊本《喻嘉言医学三书》。

**尚论篇**　著作名。清·喻昌撰。成书于 1648 年。全书 20 万字。分《尚论篇》《尚论后篇》两部分。《尚论篇》（原名《尚论张仲景伤寒论重编三百九十七法》）初刻于 1648 年，始为八卷，乾隆癸未年（1763）建昌陈氏重刻时并为四卷，而别刻《尚论后篇》四卷，与前篇《尚论篇》合成八卷。因喻氏崇尚《内经》《伤寒论》，"于是杜门乐饥，取古人书而尚论之"，遂取名曰《尚论》。其编次注释有这样一些特点：①追随错简，重订伤寒。其追随方有执错简重订之说，认为《伤寒论》原文已不可得，叔和整理的《伤寒论》亦是火劫之余，错简甚多。且"纲领倒置"，"先后差错"，"不察大意"，"妄行编次补缀"，"杂以己意，遂使客反胜主，而仲景所以创法之意沦晦不明"。而林亿、成无己，又"过于尊信叔和，往往先传后经，将叔和纬翼仲景之辞，且混编为仲景之说。"即于"庞安常、朱肱、许叔微、韩祗和、王实之流，非不互有阐发，然不过为叔和之功臣止耳。"而对方有执削去叔和序例、重订伤寒则大加赞赏，称其"大得尊经之旨"，"卓识超越前人"。故据方氏《条辨》为蓝本，重新编次《伤寒》。但在编次过程中，对方氏将"伤寒例"削而不录的作法持有异议，谓与其删去不录，不如"取而驳之"，所以喻氏在《尚论篇》正文之前，特立专篇对"伤寒例"予以驳斥。②三纲鼎立，纲举目张。其于《伤寒论》原文编次，以六经各自成篇，而合病、并病、坏病、痰病四类，附于三阳经末；以过经不解、瘥后劳复、阴阳易病三类，附于三阴经末。每经篇首，均冠有该篇大意为纲，下列诸法为目，纲目分明。另在六经篇内，他还仿照方氏的做法，以冬伤于寒、春伤于温、夏秋伤于暑热为四季主病之大纲；而四时感冒，则以冬月伤寒为大纲；太阳病以风伤卫、寒伤营、风寒两伤营卫为大纲，"三纲鼎立"，有如"日月之光昭宇宙"，"始为至当不易之规"。③以法论法，诠解六经。其主张以"法"作为考释、订正《伤寒论》之标准，即以三百九十七法为依据，在方有执《伤寒论》条辨的基础上，以六经为纲，以三百九十七法为目；对伤寒六经原文进行注释、发挥、整理。这就是"以法论法"。由于喻氏的这种编次方法，较方有执整理的《条辨》又前进了一步，而且在条文编排和注释方面亦较方氏更为妥切，故被后世誉为善本。④伤寒温病，别其异同。其在病因上明确地把伤寒和温病区分开来，并把混入伤寒中的温热条文——检出，另立专篇加以论述，这对指导临床辨证和治疗均有帮助，对温病学说的发展亦起到一定的促进作用。本书不足之处在于对大多注家的"丑词毒骂，无所不加"，有失偏颇。正如《四库全书提要》指出："喻氏则落笔皆非，亦未免先存成见，有意吹毛，殆门户之见，别有所取，未可遽为定论。"另其力主"三纲鼎立"之说，在理论上亦有穿凿之嫌，与实际亦不大合拍。喻氏在世时，此书即已刊行。此书有清·康熙间原刻本、清·黎川陈氏重刊本等版本；后商务印书馆有印行。现北京汤溪范氏栖芬室藏有清·康熙间原刻本、及清·康熙间重刻本；首都图书馆、上海中医文献研究馆等藏有清·乾隆四年己未（1739）刻本（附《尚论后篇》四卷）；沈阳医学院图书馆藏有清·乾隆七年壬戌（1742）新镌葵锦堂版；上海图书馆、南京图书馆藏有清·乾隆二十八年癸未（1763）黎川陈氏重刊本（附《尚论后篇》四卷）。

**伤寒尚论辨似** 著作名。清·高学山撰。成书于 1871 年。全书约 14 万字，分为太阳经、阳明经、少阳经、太阴经、少阴经、厥阴经、过经不解、瘥后劳复阴阳易病等八篇。高氏认为喻嘉言《尚论篇》辨论伤寒，多有似是而非、未尽恰当之处，遂反复详辨，著成此书，故名曰《伤寒尚论辨似》。指出喻氏论伤寒诸方，颇有得长沙之旨者，至其论证，作者心服者十无二三。认为太阳风寒，总属一体，青龙麻桂诸证所伤，俱是风中之寒，因而抨击喻氏以单风单寒及风寒两伤，分太阳为三篇，本书诊察伤寒，主张形、症、声、色与脉象互参。论述病机，判断预后，注重阳气。根据临证心得和亲身体会，阐述方剂功效。注意仲景三阳用针，少厥二阴用灸，指出针灸乃治伤寒一要法，遂按《内经》《甲乙经》补入。本书在释义、方解等方面，尚搀有芜杂不精或不切实际的观点，为其不足。此书原系手抄本，1872 年陈勉亭先后获抄本二种，均有缺佚，遂合二书以校正，因原稿日久被蠹，残缺甚多，更参己见，终成完帙。1955 年王邈达出其珍藏，1956 年由新医书局出版。

**尚论翼** 著作名。清·舒诏撰。成书于乾隆三十五年（1770），书凡 8 卷。舒氏推崇喻氏《尚论篇》，称仲景之书由《尚论》而明。但其间遗义尚多。舒氏既有从南昌罗子尚处得到的喻氏之论，复参考百家，征以证治，出其一知半解、补而详之，而编成本书。后又经过多次修改，乃刻行于世。其曰《尚论翼》，意欲补《尚论》之未备。现本书有乾隆五十四年（1789）敬直堂刊本。

**伤寒明理论** 著作名。金·成无己撰。成书于 1156 年。全书 4.4 万字。书凡 4 卷。卷一至卷三，分论恶寒、发热等五十证。卷四，论方，对桂枝汤、麻黄汤等二十首常用方详为阐释。其注释发挥有如下特点：①以证名篇，诠解伤寒。其将《伤寒论》各主要证候各以类从地归纳一起，并以症状作为篇名，反复说明各证之脉证机理及施治方法。②分形析证，辨别异同。正如严器之所说：是书"旨在定体分形析证，若同而异者明之，似是而非者辨之，释战栗有内外之诊，论烦躁有阴阳之别，谵语郑声，令虚实之灼知，四逆与厥，使浅深之类明"。③释方论药，颇多发挥。其于药之寒温，证之虚实，方之君臣佐使、大小奇偶，及身之远近等，都作了十分精辟的阐述，其间不乏独到见解。④简明扼要，通俗易懂。不失伤寒明理之旨。此书未及问世，成氏却已逝世。幸赖士大夫张孝忠寻得《注解伤寒论》，于绍兴庚戌年（1190）传于医者王光廷家（随后刊行）。张孝忠不久职守荆门，又于襄阳访得《伤寒明理论》四卷，于开禧改元年（1205）刊版于郴山。此书有宋刻本、明·安正堂刻本、明·金陵吴穮刻本等版本；后商务印书馆、上海科学技术出版社有印行。现北京图书馆藏有宋刻本、明·安正堂刻本、明·巴应奎校补明·金陵吴穮刻本等。北京大学图书馆、故宫博物院图书馆、北京中医药大学图书馆藏有清·光绪六年庚辰（1880）扫叶山房刻本。参见"注解伤寒论"条。

**伤寒明理论删补**　著作名。明·闵芝庆撰。2 卷。其书已佚。然从其自序亦可窥一斑。作者认为成无己注解伤寒论多有发明。恐理有不明，更出余意以著《明理论》，上宗前哲，下启后学，甚有成就。然其中亦有未为完美处。故闵氏为之删补。如烦证、虚烦、阳厥、阴厥则删其全文，补以己意，仍其旧次。其余 66 条（包括方论 20 条）或删字，或删句，因词繁而删，因说误而删，悉顺原文，仍令上下贯通，间或以己意补其缺略。丹波元胤《医籍考》对其书有较高评价，曰"其论精赅，可以为据"。如闵氏谓烦者不能安静之貌，较诸躁则轻，因于热者固多，亦有因于寒者焉。成误以烦热一条，云烦即热也。其虞烦一条亦欠妥，因并删而改之。又四逆仍与厥其义无异，成谓四逆轻于厥，闵氏皆为删补之。

**伤寒明理论阐述**　著作名。叶成炳、王明杰主编。1988 年四川科学技术出版社出版。全书约 21.3 万字。金代成无己撰《伤寒明理论》，对《伤寒论》中 50 种主要症候和 20 首常用方剂作了较为详尽阐述，但年移代革，错误难免，晦涩之文，亦不鲜见。作者编撰此书，目的在于校勘其文字，注释其疑难，阐发其精奥，弘扬其义理，使之更臻完善。全书共 4 卷，第一至第三卷计有发热第一、恶寒第二、恶风第三到劳复第五十，共 50 篇，卷四包括药方论之桂枝汤方、麻黄汤方、大青龙汤方等 24 篇。对症候的阐述，先录原文，然后分校勘、注释、阐述、按语四部分，校勘以勘其误，注释以明其意，阐述以述其理，最终加按评制，启发读者、指导临床。药方论部分只有校勘、注释、无阐述、按语。此书发微明理，言语中肯，如发热一按，"成氏抓住翕翕发热与蒸蒸发热的不同特点，分析其病机、治法的区别，论述甚为精辟。不过，从临床实际来看，单从发热本身辨析还是不够的……而应与舌苔、脉象及全身症状合参"。此书对研究成无己的《伤寒明理论》很有帮助。

**伤寒典**　著作名。明·张介宾撰。成书于 1624 年。全书 5 万字。书凡 2 卷。上卷，论经义、伤寒总名、初诊伤寒法、论脉等，计 32 篇。下卷，论温病、暑病、发斑、发黄、发狂、风湿、结胸等 24 个病证，末列伤寒逆证赋、伤寒治例及温散方、凉散方等 138 首。其编次发挥有这样一些特点：①以症归类，重编伤寒。其谓现存《伤寒论》，并非原书面貌、又不能体现仲景心法，故采用以症归类即将伤寒之主要症各以类从地归纳一起的方法，阐发底蕴，述其奥义，以为后学典范，故名《伤寒典》。②证辨阴阳，治分寒热。他在《伤寒典·上卷》中说："凡治伤寒，须先辨阴证、阳证。"盖"天地间死生消长之道，惟阴阳二气尽之，而人力挽回之权，亦惟阴阳二字尽之。至于伤寒一证，则尤切不可忽也。"治伤寒凡阳证宜凉、宜泻；阴证宜补、宜温，此大法也。③伤寒传经，不拘日数。其谓"伤寒传变，不可以日数拘，亦不可以次序为拘。如《内经》言一日太阳、二日阳明、三日少阳之类，盖言传经之大概，非谓凡患伤寒者必皆如此也。"因寒邪伤人，本无定体，或入于阳，或入于阴，非但始太阳终厥阴也。所以凡治伤寒亦不可拘泥，"但见表证，即当治表，但见里证，即当治里，用证辨经，随经施治"。④以论为主，诠解六经。其于《伤寒论》原文，完全以论为主，即以分析、阐明事物道理的方法来阐发伤寒六经大义，及证治诸方面，不落逐条注疏之窠臼，这在伤寒学研究中别具一格。张氏生前，此书未能问世。张氏逝世后，其外甥林日蔚将此书携至粤东，为鲁谦庵方伯所赏识，遂竭力推荐付梓刊行。此书有清·鲁超刻本、清·贾棠刊本等版本；后上海科学技术出版社有影印本（见《景岳全书》，丛书类）。现上海图书馆藏有清·康熙四十九年庚寅（1710）鲁超刻本、清·康熙五十年辛卯（1711）贾棠刊本及清·康熙后岳峙楼重刊本等版本。

**伤寒图说**　著作名。即徐彬《徐忠可伤寒论图论》，详见该条。

**伤寒知要**　著作名。万友生编著。全书共 15 万字。作者久嗜仲景《伤寒论》，从事《伤寒论》教学近 30 年，通过反复的理论探讨和临床验证，深有认识，乃著《伤寒知要》。全书分"理论探讨"与"临床验证"两大部分。在"理论探讨"部分讨论伤寒病因病机、伤寒三阴三阳的实质，伤寒三阴三阳辨证论治与八纲八法、伤寒传经与直中以及六经病证治等等问题。在"临床验证"部分论述作者对临床常见病证如感冒、咳喘胸痛、心悸闷痛、失眠、腹痛泄泻、噫气痞满、胁痛、眩晕头痛、麻痹振颤、黄疸、痢疾、水肿、腹痛等以《伤寒》理法方药治之的临证经验体会。本书在理论阐述过程中，为了弥补《伤寒论》的某些缺陷，适当地引用了一些温病学说以充实，尤其对所谓"千古疑案"的伤寒厥阴病作了较多的补充，以期相得益彰，并寓有伤寒和温病必须统一之意。作者的一些临床治验体会，虽尚难全面地反映《伤寒论》三阳三阴辨证论治体系的理法方药，却大体上体现了张仲景伤寒与杂病合论的精神，并寓有外感与内伤必须统一的意思。本书1982年由江西科学技术出版社出版。

**和气氏古本伤寒论**　即古本康平伤寒论。康平伤寒论为康平中丹波雅忠跋古本《伤寒论》卷尾而得名。后300余年，至贞和中，和气嗣成跋其次，故有"和气氏古本伤寒论"之称，二书同文异题。见"古本康平伤寒论"条。

**伤寒例钞**　著作名。一作《读伤寒例钞》。（《医史·樱宁生传》）元·滑寿撰。书凡3卷，已佚。汪琥曰：《伤寒例钞》，元·许昌滑寿伯仁集，未见上卷。首钞伤寒例，次钞六经，有如太阳一经，先钞本经总例，曰在经之证，曰入腑之证，曰传变之证。又次钞本经杂例。凡三阳经及合并病皆如上例，钞作一卷。其中卷则钞三阴经例及阴阳差后劳食复例。其下卷则钞脉例，有如亡血脉、阳衰脉、病脉、难治脉，又如六经中风，及伤风见寒、伤寒见风、温病风温、痉湿暍、霍乱、厥逆、下利、呕吐、可否汗下之条，皆钞其脉。末后钞死证30余条。于仲景论毫无发明，亦止便学者之记习耳。

**伤寒例新注**　著作名。清·王丙撰，陆懋修校注。全书1卷。王丙认为王叔和《伤寒例》对于《伤寒论》甚为重要，王氏说："昔先祖尝曰：王叔和伤寒例不可不读也。"且其人对方喻等人于《伤寒例》"妄作驳之削之"极有异议。正是出于此种认识，遂对《伤寒例》评作注解，而成此书。王丙将《伤寒例》以句意分解成大小段落，逐一予以注释。陆氏则就其语意未尽处另加发明。作者认为张仲景《伤寒论》所论伤寒乃广义之伤寒，并非王叔和将温病混入《伤寒论》中。王丙在本书之末总结说：《伤寒例》分为十三章，前三章为伤寒论提纲，读之知仲景书实为广义伤寒而设；第四章论热病之日传一经为最危之证，并补出逐日之脉，又兼言病后之感受异气而变生诸证；第五章论少阴伤寒最虚，不比三阳太阴病除一误再误外无死证；第六章、第七章论伤寒之邪必从外解，重在得汗，不当早下。第八章论汗下之宜，两不可错；第九章专论两感；最后四章则属随笔杂记。

本书收入陆懋修《世补斋医书》续集中，有宣统二年（1910）陆润庠家刻本，另有上海中医书局1934年铅印本。

**伤寒质难**　著作名。祝味菊述，陈苏生记。成书于1944年。全书约12万字，共6卷。分设伤寒发凡，伤寒之邪区分有机无机，伤寒潜伏期、前驱期、进行期、极期、退行期及恢复期，伤寒太阳、伤寒少阳等十九篇。本书为师生间质疑问难之记录，其内容虽限于伤寒一病，然对整个中医的见解，亦有部分阐发。其主要特点有四：①创五段说。根据邪正斗争情形，将伤寒六经分为五个阶段，提出五段疗法，企图取代六经分证。②首重阳气。认为阳常不足，阴常有余。阳用不衰，阴自滋生。阳不患多，其要在秘。邪正消长之机，一以阳气盛衰为转归。阳衰一分，则邪进一分。其治伤寒，首重阳气，好用温热；主张扶持体力，助长抗力，协调人体自然疗能。③寒温合论。认为伤寒可以包括温病，言刺激则有伤寒之邪，言反应则有亢盛之体。邪正相搏，其抵抗之趋势，倾向太过者，即是温热病。从而体现了反应重在本体的病因病理观。④融会中西。主张术无中西，真理是尚。力图融会中西，探索真理。运用西医理论，阐释伤寒，然而其中亦有牵强之处。此书1950年由大众书局出版。

**金匮玉函伤寒经**　著作名。即《伤寒经注》，详见该条。

**金匮玉函经**　著作名。《伤寒论》别本。北宋治平二年（1065）林亿等校完《伤寒论》后的第二年，又校讫《金匮玉函经》，林亿在其序中说："《金匮玉函经》与《伤寒论》同体而别名。"钱超尘氏考证，此书并非王叔和所集，而是由南朝秘管仲景医方之医师所集；其时代上限，不早于《大智度论》译讫之年（东晋义熙二年，公元406），下限不晚于隋文帝即位之年（开皇元年，公元581）。孙思邈撰《千金翼方》所披阅之本，主要是《金匮玉函经》，此书虽不见于隋唐公秘目录，但它作为手抄之本在唐代流传；治平三年校讫之后，由于方证分开不便临证检用，因而自南宋初流传日稀。本书对研究《伤寒论》具有重要意义。如《伤寒论》方后注常有"本云"两字，颇不可通；而《金匮玉函经》均作"本方"，正可解此疑团，其"云"字乃"方"字之讹。《金匮玉函经》八卷，在《伤寒论》校勘、训诂、版本流传、方证对比研究等方面，较之《千金要方》《千金翼方》《外台秘要》和《注解伤寒论》，更为直接与重要。本书全共8卷，29篇，共载方115首。本书现有清·陈士杰1716年刻本，1955～1956年人民卫生出版社影印陈士杰本等版本。〔钱超尘.《金匮玉函经》四考[J].中医杂志,1989,(6):41.〕

**伤寒金匮条辨** 著作名。李彦师编著。成书于 1945 年，约 32 万余言，计 22 卷。本书为作者积多年研究之心得，结合实际经验，按原书条文作注，并有批判地引用前人的注文和提出自己的见解。其编写体例有独到之处，作者认为：阴阳表里，为仲景全书总目，六经各有阴阳表里，而寒热虚实寓焉。是故集伤寒部分，以六经名篇，篇各分表里，先纲领，后条目，如太阳病篇，首立总论，提揭太阳中风、伤寒、温病等病证之纲领，再列太阳表之表症、太阳表之里症、太阳里之里症等条目，以类相从，详加阐释，纲目分明，易于掌握。其杂病部分，则分门别类，次第井然。本书在注释时，对衍文、脱落、错简者，皆依据经义，折衷诸家，以删补、改正之，必引原文对正。对本论有法无方者，间取时贤之方补入，并予注明。本书原名《订正玉函金匮经注》，"以玉函名伤寒，金匮名杂病，欲人知所取则宝秘焉"。该书 1957 年由人民卫生出版社出版。

**伤寒金匮浅释** 著作名。欧阳锜编著。成书于 1955 年，全书约 20 万言。该书分三部分，第一部分为伤寒金匮读法，阐论了伤寒金匮之命名与内容、辨证论治乃伤寒金匮之基本精神、伤寒金匮脉学在诊断上之价值、六经与十二经之分别、八纲为分析一切杂症之又一法则、应当注意之条文与句法等六个问题；第二部分为伤寒浅释，起始于太阳病篇，终止于厥阴病篇；第三部分为金匮浅释，起于脏腑经络先后病篇，止于妇人杂病篇。本书特点是将《伤寒》《金匮》二书合为一编，作整体的探讨与分析，眉目井然，有条不紊。作者鉴于原文古奥和残缺散乱，初学者不易理解，因以简明浅近的语句和近代之学理，逐条加以整理注释，并在段篇之后，根据辨证论治之精神，将段篇之含义、治疗等作了扼要分析、比较和总结，使读者能够全面领会。方剂之后，附其伯父履钦先生所撰方歌，药品、分量、加减、主治，赅括详明，尤便记忆。该书于 1957 年由上海卫生出版社出版。

**金匮要略方论** 著作名。简称《金匮要略》。汉·张机撰。约成书于公元 210 年。张机原撰著作为《伤寒杂病论》，共 16 卷，辗转散佚，后经晋·王叔和整理，得《伤寒论》。1065 年北宋校正医书局根据当时所存的蠹简文字，重新进行整理编次，取其中以杂病为主的内容而省略去伤寒部分，仍厘为 3 卷，易名为《金匮要略方论》。全书共 25 篇，收录 262 首方剂，论述内、外、妇诸科病证共 40 多种，此外还记载了急救卒死、脏腑经络病以及饮食宜忌等。本书记录并总结了我国汉代以前中医临床经验，保留了很多至今仍实用的效方，为中医内、外、妇等科的形成奠定了基础。自北宋刊行以后，历代注释及研究本书的著作颇丰，现有多种刊本和注本。

**金镜内台方义** 著作名。明·许宏撰。全书共 12 卷，约成书于明·永乐二十年（1422）。该书是一部研究《伤寒论》方的专著。许氏称《伤寒论》方为内台方，称《金匮要略》方为外台方，寓有内外篇之意。本书以成无己《注解伤寒论》一书为依据，将张仲景《伤寒论》113 方，按汤、散、丸分为三类加以论述。每方前均列出使用本方的辨证原则，方后附以议论，阐述制方配伍的意义。其间，有道理难明之处，复设问答以明之，此部分，对后学者颇具启发性。全书议论简洁明晰，平实无华，既便于初学者，又便于临床者所应用，对于理解仲景之方的微妙之处也颇有裨益。本书流传很少，现存版本有清·乾隆五十九年（1794）心道楼修敬堂本；日本文政二年（1819）敬业乐群镂本及伪满州医科大学钞本；1957 年上海卫生出版社据修敬堂本排印本以及 1986 年人民卫生出版社以修敬堂本为底本的点校本。

**伤寒卒病论** 著作名。即张仲景《伤寒杂病论》。关于"卒"字，有这样几种解释：①认为是"杂"字之误；一认为"卒"乃"仓促""突起"之义，故"卒病"也就是"急病"之义；②认为"卒"乃"诸"字之通假，故"卒病"也就是诸病、各种病证的意思。

**伤寒卒病论读** 著作名。清·沈又彭（尧封）撰。成书于乾隆乙酉年（1765）。全书共 6.4 万字，不分卷。其主要内容为辨太阳病证、辨传解、辨误治、辨阳明证、辨少阳证、辨太阴证、辨少阴证、辨厥阴证，最后附有脉法以及伤寒方剂等。沈氏认为，张仲景《伤寒论》之所谓"伤寒"是广义伤寒，与《难经》所言相同，包括五种病证，也就是《内经》所言寒、暑、燥、湿、风之五气所致病证。故其书即旨在辨析五种病证。并且指出诸注家五气并论而不能辨明异同。沈氏说，近年来讲伤寒者称方有执、喻嘉言、程郊倩、程扶生、柯韵伯五家，然各有得失，其中两程之注较多可取，故其书取两程之意，重新编次。本书专为临证识病而撰，故对于病证之相同相似处，不厌其烦地从病因、病位、病机、表现等方面反复辨析，如太阳中风发热汗出与阳明病潮热汗出相鉴别、麻黄汤证发热恶寒与蓄积有脓相鉴别等，有较强的实用价值。在写作方法上，本书多采取"类叙法"，或类方，或类证，以类相从，这样叙述是因为沈氏认为"病从独异处认出，然不叙其同，无以见异"。沈氏还认为编伤寒者若单纯类方而不类证，不符合仲景辨脉证之本意。沈氏从早年始编本书，至 71 岁方定稿，前后凡数十易其稿，犹觉"节目尚多未安处"，其精益求精的治学精神十分可贵，故其书条理清晰，论述精辟，是学《伤寒论》的一本较好的参考书。

本书有乾隆三十年宁俭堂刻本，1923 裴元庆的《三三医书》本等版本。

**伤寒论浅注** 著作名。清·陈修园撰。成书于 1803 年。全书 14.6 万字，共分 6 卷，397 节。该书自凡例、读法、张仲景自序、辨太阳病脉证始，至辨阴阳易差后劳复及痉湿暍脉证终，逐条顺释。其编次注释有这样一些特点：①反对错简，维护旧论。其推崇钱塘二张（张志聪、张锡钧），倾向于维护旧论派，谓"叔和编次《伤寒论》，有功千古"，"自辨太阳病脉证篇至劳复止，皆仲景原文，其章节起止照应"。故他在体例上，保留了叔和整理的六经编次顺序，"不敢增减一字，移换一节"。但削去王叔和所增之"平脉""辨脉""伤寒例""可与不可诸篇"。其理由是仲景乃医门之孔子，叔和只是学生，不宜相并论。②分经审证，诠解伤寒。其以六经为纲，根据各经病变特点归纳仲景原文，这就是分经审证。如太阳病分为经证、腑证、变证三类，阳明病、少阳病分为经证、腑证二类。至于三阴，则从寒热分证论治，逐一注释。其注释多采用补注法，即在原文词句中加小字进行串解。注文以张志聪、张锡钧、柯韵伯之说为主，间有未甚惬心者，则"另于方中行、喻嘉言各家中，严其采择而补之"，并结合己意予以阐发。③六经辨证，注重六气。他在《读法》中说："所谓《伤寒论》一书，六气为病之全书也。""六气之本标中气不明，不可以读《伤寒论》。"所以他在书中充分运用五运六气原理，阐发《伤寒论》六经奥义，以明六经证治传变之理。④传经直中，寒热皆有。宋元以后诸家医书，大多认为凡传经者，俱为热证，凡伤寒证，则悉为直中。而陈氏在临床中发现，传经直中，既有热证，亦有寒证。如其在《读法》中指出："直中二字，《伤寒论》虽无明文，而直中之病则有之。有初病即见三阴寒证者，宜大温之；有初病即是三阴热证者，宜大凉之，大下之。是寒热俱有直中，世谓直中皆为寒证，非也；有谓递次传入三阴，尽无寒证者，亦非也。"⑤通俗易懂，有益后学。本书不足之处在于完全否定错简之说，维护旧论，恐与史实不合。陈氏生前，此书即已刊行。此书有清·嘉庆间刻本、清·道光间刻本，及清·同治经纶堂刻本等多种版本（见《陈修园医书》诸种本）；后北京中国书店有印行。现甘肃省图书馆藏有清·嘉庆二十五年庚辰（1820）刻本；湖南省中山图书馆藏有清·道光间刻本；广东省中山图书馆藏有清·同治元年壬戌（1862）经纶堂刻本；首都图书馆藏有清·同治元年（1862）恭寿堂刻本。

**伤寒论浅注方论合编** 著作名。清·陈修园撰。成书于 1803 年。全书 20 万字。书凡 6 卷，卷首 1 卷。该书是在《伤寒论浅注》基础上，对仲景

112方，加按"方论"，合成一书，故名曰《伤寒论浅注方论合编》。其体例与《伤寒论浅注》同，只是在卷次上稍有调整。书置凡例、读法、张仲景自序等为卷首一卷。书中正文，卷一，辨太阳病脉证，四十一节，一十九方。卷二，辨太阳病脉证，八十一节，二十七方。卷三，辨太阳病脉证，五十九节，二十六方。卷四，辨阳明病脉证，八十节，十方。卷五，辨少阳病脉证，十节。辨太阴病脉证，八节，二方。辨少阴病脉证，四十五节，十五方。卷六，辨厥阴病脉证，五十五节，六方。辨霍乱病脉证，十一节，三方。辨阴阳易瘥后劳复，七节，四方。总计三百九十七节，一百一十二方。本书在学术上推崇张隐庵、张令韶，倾向于维护旧论派，即认为"叔和编次《伤寒论》，有功千古"，"自辨太阳病脉证篇，至劳复止，皆仲景原文，其章节起止照应"。故其保留了叔和整理的六经次序，"不敢增减一字，移换一节"。但削去了"平脉""辨脉""伤寒例""可与不可诸篇"，其理由是此乃叔和所作。仲景乃医门之孔子，叔和却为仲景之学生，不宜相提并论。具体到《伤寒论》原文编次，陈氏主要采用分经审证的方法，即以六经为纲，以六经诸证为目，来进行分类、诠释。突出对六经证治的研究，注重用五运六气原理阐发六经奥义，以明六经证治传变之理。其方论部分，有陈修园原注，有其子元豹、元犀补注，间采柯韵伯、张隐庵、张令韶之论，以为佐证。每首方剂，能从其适应证、主要功效、配伍特点、煎服宜忌，及随证变化、相似方剂比较等方面予以阐述，简明扼要，评判得当，值得今人临证用方用药时借鉴。此书有清·渭南严氏刻本、《医学初阶》本（丛书类）及《陈修园医书》诸种本。现南京第一医学院图书馆藏有清·宣统元年己酉（1909）渭南严氏刻本。参"伤寒论浅注"条。

**伤寒论浅注补正**　著作名。清·唐容川撰。成书于1893年。全书19万字。书凡7卷，397节。该书首列伤寒浅注补正叙、伤寒浅注叙读法等，书中正文断目自辨太阳病脉证始，至辨阴阳易瘥后劳复，痉湿暍脉证终，逐条顺释。因此书是在《伤寒论浅注》基础上进行"补正"，故名《伤寒论浅注补正》。其注释补正有如下特点：①分经审证，诠解伤寒。其推崇陈修园《伤寒论浅注》，遵从其分经审证的方法，即以六经为纲，根据各经病变特点归纳《伤寒论》条文。然若陈氏注解，"尚有缺误"，则予以补正。其补正原则：若"《浅注》切当者，固足遵守；即义不甚精，而理有可通者，亦存而不论。惟义有纰缪，则正之，加'正曰'二字；义有欠缺，则补之，加'补曰'二字"。另尚在陈氏原注每经篇首，"特补总论一篇，以明大指"。②博采众长，中西汇通。其谓"唐宋后，无人亲见脏腑，于《内经》

所论之阴阳气化，多不著实"。因"不知形以附气，离形论气"，故对《伤寒论》原著决不能确解。而"近出西洋医法，所论形迹至详，惟西医略于气化，是其所短，然即西医之形迹，循求《内经》之气化，则印证愈明"。是以"既得群贤诱之于前，又得西医证之于后"，中西医理论结合，而为《浅注》补正，阐明伤寒证治奥义。③六经辨证，注重气化。其既谓"气化"乃中国医学之所长，故其"补正"，亦充分利用五运六气原理，阐发六经发病、传变、辨证、论治、用药等诸方面，有独到的见解。④伤寒补正，推阐三焦。他在《补正凡例》中说："唐宋后医家，不知三焦为何物?"以往"注家之误，多由于此"。故其"于仲景所论，涉于三焦之证，特加阐明，于少阳总论，尤推阐焉"。唐氏认为三焦即人体内之网膜，为阴阳气血水津上下表里之通道。因此，他在叙述伤寒六经病脉证治的同时，往往借助三焦来进行阐释。本书不足之处在于过多引用西医理论来印证《伤寒论》原文，有牵强附会之嫌；其对三焦的论述，过分夸大其词，有时亦坠入玄想，令人无所适从。此书在唐氏生前即已刊行。此书有清·衰海山房石印本、清·善成堂刻本等版本；后上海广益书局有铅印本。现上海图书馆、福建省图书馆藏有清·光绪二十年甲午（1894）衰海山房石印本；山东医学院图书馆藏有清·光绪二十二年丙申（1896）善成堂刻本；中国中医科学院图书馆藏有清·光绪二十六年庚子（1900）成都两义堂刻本；上海图书馆、泸州市图书馆藏有清·光绪三十四年上海千顷堂书局石印巾箱本。

**伤寒法祖** 著作名。清·任越庵撰。约成书于 1793 年。全书 4 万字。书凡 2 卷。卷上述伤寒全论大法、六经正义、合病启微、风寒辨惑、温暑指归、痉温异同、平脉准绳。卷下论太阳、阳明、少阳、太阴、少阴、厥阴六经病解，末以制方大法殿后。任氏认为，慈溪柯韵伯撰《伤寒论注》四卷、《伤寒附翼》二卷，复撰《伤寒论翼》二卷，阐未发之藏，探独得之秘，其明辨详析，使仲景千古不明之案，一旦豁然。但因流传已广，翻刻既多，其文义字句，类多鱼豕，观者未得洞明，咸置高阁。殷鉴于此，是书特将柯氏《伤寒论翼》错讹之处，细加校正，去繁就简，重新正定，而编次仍循柯氏之旧，故定名曰《伤寒法祖》。是书在学术上，以遵从柯韵伯学术思想为宗旨，既以六经分证立论，又主张伤寒六经为百病立法，自亦包括杂病在内。反复阐明六经经界、合病并病等，对伤寒六经证治亦详为剖析，在仲景制方用药方面亦作了某些探索。然缺乏个人的独到见解。本书在任越庵生前尚未梓版。任氏逝世后多年，其孙任沨波将此书稿交于弟子陶观永，付梓刻版，始得流传。此书有清·道光二十二年（1842）刊本，及裘吉生等辑《珍本医书集成》刊本；后上海科学技术出版社有印行。现中国中医科学院图书馆、上海中医药大学图书馆藏有《珍本医书集成》（1936 年）刊本。

**伤寒法眼** 著作名。清·麦乃求（务耘）撰。麦氏宿好方术，于《素》《灵》、仲景书究心有年。认为医理莫精于仲景，医法莫细于《伤寒》，于是索隐钩玄、参考析衷，五易其稿，于光绪乙亥年（1875）撰成本书。全书凡 2 卷。其中每能以《内经》与《伤寒》互相发明，重视脏腑经络学说，推崇柯氏韵伯之注。作者数十年研究《伤寒》之心得尽在书中。本书现有光绪元年（1875）广州刊本、1936 年广州登元阁购核重刻本。

**伤寒论注** 著作名。①明·史阉然（百煅）撰。其书已佚。据汪琥简介：书凡 14 卷。第一卷平脉法。第二卷辨脉法。第三卷至第六卷为六经病诸篇。第七卷痉湿暍霍乱以至于瘥后等病，而复集阴阳毒、百合、狐惑等证，名曰补遗。第八卷次伤寒例；第九卷辨汗吐下可与不可。第十卷辨外感、内伤及食积、痰等十二证与伤寒异。第十一卷则载仲景原论中桂枝汤等 91 方。第十二卷则采《金匮》升麻鳖甲汤等 22 方补之；第十三卷则采《局方》治四时感冒如香苏饮等 11 首，附以补方 8 首。第十四卷则采刘河间治夏月感冒方 6 首，其大旨以仲景、叔和原论，如言脉则有惊怪脉、相乘脉、残贼脉、灾怪脉等，如辨证则曰太阳本证、传经、春温、愈期、坏证、合病并病、衄、冒、喘、吐等，各就本文而标出之。其治春温灼热则采《活人书》知母干葛汤、葳蕤汤以主治，此为可取之处。又其注"病人身大热而反欲得近衣"节，则引陶节庵云：虚弱素寒之人，感邪发热，热邪浮浅，不胜沉寒，故内怯欲近衣。此为大误之极。间有顺文随释处，毫无明畅之论。所集原方但宗成氏旧注；所采新方，皆依陶氏《槌法》。此徒尊仲景虚名，实不知仲景奥义，轻言注书，空遗世诮。②清·陈亮斯撰。其书已佚。汪琥曰：其书尚未刊板。其注仲景论，能独出己见，而不蹈袭成氏、方氏、喻氏诸家之说，每经病必依叔和原次，反复注解，极为入理。惜其书不全，所抄者止阳明、少阳、太阴、少阴、厥阴五经病耳。

**注释伤寒论义大全** 著作名。即《伤寒论本义》。详见该条。

**伤寒论注疏** 著作名。即《伤寒论本义》。详见该条。

**伤寒论注辑读** 著作名。陈祖同辑录。成书于 1949 年，全书共有 9.3 万字。共 4 卷。卷一辨太阳脉证并治上、中，卷二辨太阳脉证并治下、辨少阳病脉证并治，卷三辨阳明病脉证并治、辨少阳病脉证并治，卷四辨太阴病脉证并治、辨少阴病脉证并治、辨厥阴病脉证并治、霍乱病脉证并治、辨阴阳易瘥后劳复脉证并治。该书参考了《伤寒论堂集》、日·丹波氏《伤寒辑义》、日·山田氏《伤寒集成》、中西氏《伤寒研究》等书，兼及喜多林氏、吉益氏、川越氏、橘氏、徐洄溪、柯韵伯、陆九芝、恽铁樵、陆渊雷之说，引其论注，逐条加按语，分析阐发，解疑难，释病机，启伤寒之奥，揭伤寒之秘。

**注解伤寒论** 著作名。金·成无己撰。成书于1144年。全书14.1万字。书分10卷，22篇。该书以王叔和撰次的《伤寒论》为蓝本，从辨脉法始，至辨发汗吐下后终，逐条注释，故名曰《注解伤寒论》。其注释有这样一些特点：①以经注论，以论证经。成氏根据《伤寒论》原序"撰用《素问》《九卷》《八十一难》《阴阳大论》……"等语，以客观朴实的态度，始终运用《内经》《难经》理论去注解《伤寒论》条文方法，以求尽可能地反映著作者原意，这便是"以经注论"；另一方面，这种注释也正好从临床角度证明了《内经》等书基础理论的合理性，这便是"以论证经"。②辨证明理，鉴别异同。正如严器之所说："其三百九十七法之内，分析异同，彰别隐奥，调陈脉理，区别阴阳，使表里以昭然，俾汗下而灼见……"这一特点在他的《伤寒明理论》中得到更充分的反映。③方药解释，注重性味。他对每一首方、每一味药的注释都是以《内经》性味学说为依据。不过，成氏对《神农本草经》未作充分联系。④朴实无华，简约扼要。这本书的不足之处在于随文顺释，有自相矛盾之处。此书未及问世，成氏却已逝世。后来士大夫张孝忠于绍兴庚戌年（1190）重获此书，传于医者王光庭家，亟为梓版，乃得流传。此书有明·汪济川校刊本及《医统正脉》等版本；后人民卫生出版社有印行。现北京大学图书馆藏有元初刻本（附《图解运气钤》一卷）；北京图书馆藏有步月楼梓行《古今医统正脉全书》单行本、明刻本、四库全书本（文津阁本）、清·道光三年癸未（1823）贵文堂重刻本等版本；中国中医科学院图书馆等藏有清·道光二十四年甲辰（1844）信元堂刊本、清·同治九年庚午（1870）常郡双白燕堂陆氏刊本、清·光绪六年庚辰（1880）扫叶山房刊本、上海涵芬楼据明·嘉靖汪济川本影印四部丛刊本等版本。

**治伤寒全书研悦** 著作名。明·李盛春撰。其书已佚。然其《凡例》存焉。其曰：是编，缘暑证有全书，而寒证不载，亦属未备，故与其弟李占春考古证今，审运察气，远宗仲景、节庵之遗书，近采青阳、立斋之试验者，经下注证，证后注方，汇集而成此书，使病者陈述所染之恙，即知其证在何经，药宜何方。

**伤寒治例**　著作名。明·刘纯（宗厚，一作景厚）撰。约成书于明·洪武二十九年（1396）。全书1卷，其内容为对伤寒病证的病因病机及其治法进行论述，其论述了87个病证，并对温病、疟疾等类伤寒也作了讨论。在仲景《伤寒论》的治法及方药以外，补充了不少后世的方药。本书着力于临床实用，以病证为篇而不以六经分证，更切合实际运用。现本书有明·永乐十七年萧谦刻本。

**伤寒治法举要**　著作名。元·李杲撰。其书已佚。据汪琥言，其书为一卷，首言冷热风劳虚复，续辨感伤寒论，共举治法之要三十二条。其法，治外感羌活冲和汤，挟内伤补中益气汤，如外感风寒，内伤元气，是内外两感证，宜用混淆补中汤，即补中益气汤加藁本、羌活、防风、苍术。又一法，先以冲和汤发散，后以参、芪、甘草三味补中汤济之。其外则有三黄补中汤、归纳补中汤，共补中一十二方。又其外则有葛根二圣汤、芎黄汤等七方。此虽发仲景之未发，要其说过于温补，不足取以为法也。东垣作《内外伤辨惑论》，恐有内伤之说作伤寒者，复续上论，恐有伤寒之说挟内伤者，故制混淆补中汤以主之也。

**伤寒治要**　著作名。宋·刘君翰撰。作者认为仲景《伤寒论》极有价值，故"推仲景书，作《伤寒证治》，发明隐奥，杂载前数人议论，相与折衷。又恐流俗不可遍晓，复取其简直明白，人读而可知者，刊为《治要》。"（《中国医籍考》）现其书已佚。

**伤寒学讲义**　著作名。冯瑞鎏编。成书于1925年，为广东中医药专门学校讲义之一种。该讲义不分卷，按六经病脉证治篇章编次，于每一条文之后，主要采集前人的注解，以逐条阐释。间有编者自己的按语，或补前人之未发，或评析诸家注释之得失，以明取舍。本书曰"讲义"，而实际上是"集注"。

**伤寒宗陶全生金镜录**　著作名。明·杨恒山撰，其书已佚。据吴学损：伤寒科首宗仲景，其次莫若陶节庵，后世名人，辨论虽善，终无便于后学。而《伤寒宗陶全生金镜录》简赅精当，诚仲景之功臣，节庵之正传也。（见《痘疹四合全书·凡例》）

**伤寒审证表**　著作名。清·包诚纂辑。成书于1870年。全书约2万字，1卷。本书以表格形式分析黄元御《伤寒悬解》中六经各类病证，阐发伤寒六经病证辨治之法，列太阳、阳明、少阳、太阴、少阴、厥阴、汗下宜忌、伤寒类证等八表。前六表分设本病、经病、腑病或脏病、腑病或脏病连经、兼病、坏病、不治病诸项。汗下宜忌分可汗、吐、下、不可汗、不可吐、不可下六类，伤寒类证列温病、痉病、湿病、暍病、霍乱、瘥后劳复、阴阳易七种。本书采用分经审证的方法研究《伤寒论》，所列纲目，不仅从疾病性质和病变部位两方面明确了各证阴阳表里虚实之属性，而且对六经诸证又分成腑证或脏证和经证或脏腑连经证，经过如此钩玄提要，《伤寒论》中散记和杂述的证治条文，则按类分列，一目了然。该书不足之处有二：①分类层次较混乱；②对经证的概念不清，常与脏证或腑证混同。此书1871 年由湖北崇文书局出版。

**伤寒论诠解** 著作名。刘渡舟、傅士垣主编。全书共 40 万字，天津科学技术出版社 1983 年出版，本书主要是根据刘渡舟教授给北京中医学院1978 届中医基础理论专业研究生讲授《伤寒论》的录音整理编辑而成。为了尽量保持《伤寒论》的原来面貌，保持辨证论治体系的实践特征，本书选取金·成无己的《注解伤寒论》为底本，除对一些个别章节作了删节外，其主要部分均予以保留，并依原文排列顺序，逐条加以诠解。为使理法方药各项内容的解释分析相互连贯，以适合教与学的客观要求，本书在编写体例上简化了层次，只设"解析"一项，将一般著作所常设的内容提要、词解、分析、病案举例等方面的内容尽揉其中。在解析原文时，力求如实反映编著者的学术观点和心得体会，也适当介绍历代注家的见解，并着重进行理法方药的分析、病因病机的探讨、病证的比较鉴别、前后条文之间内在联系的阐发，联系病例，从理论与实践相结合的角度作进一步说明，在原文的解析中，也不失时机地对前后方证作了鉴别。本书对《伤寒论》中习用的异体字、通假字、古体字等均予以保留，不另作说明；对原文词句的校勘均汇集起来，附于书末，以便检阅。本书较全面地反映了刘渡舟的学术思想，是其《伤寒论》治学成果的汇集。是学习《伤寒论》的一本较好的参考书。

**绍派伤寒学术研究** 著作名。陆晓东编著，郑淳理、季明昌为本书指导。本书为内部书刊，1986 年由绍兴县中医学会、绍兴市自学青年协会编印。全书共 5.2 万字。"绍派伤寒"源远流长，擅治外感时病，主张寒温统一。本书为了光大发扬绍派伤寒的学术思想、学术经验，广泛搜集散落于民间的鲜为人知的材料，再现了"绍派伤寒"的继承与发挥、历史与现实交叉渗透融合，既而创新发展的历史过程。书中指出"绍派伤寒"由张景岳、俞根初、高学山、任沨波、何秀山等形成而奠定，再经邵兰荪、胡宝书、何廉臣、傅伯扬、曹炳章、傅再扬、徐荣斋等众多医家发扬光大而成为一个独立的医林流派；"绍派伤寒"有异于"叶派伤寒"；"绍派伤寒"

学术思想有：六经融合三焦、寒温统一，四诊富有特色、突出腹诊，施治芳淡宣化、方药轻灵，疗疾注重调护、讲究饮食。本书分上下两编，上编介绍"绍派伤寒"形成过程及其学术思想，下编介绍"绍派伤寒"常用代表方剂。是书短小精悍，但内容丰富、材料充实，对研究"绍派伤寒"不无裨益。

**经方发挥**　著作名。赵明锐编著，成书于1978年。全书约13万字，载有桃核承气汤、黄土汤、小柴胡汤、五苓散、猪苓汤等40首方剂，皆选自《伤寒论》和《金匮要略》。每方先概述其组成、功效、主治等，再历举作者治验病证，并附典型病案共132例，后列结语。该书对40首经方作了创造性的发挥，扩大其治疗范围，并得到临床验证。本书1982年由山西人民出版社出版。

**经方实验录**　著作名。近代医家曹颖甫著。曹氏治医专攻《伤寒论》及《金匮要略》，造诣颇深，临床以善用经方闻名遐迩。生平医案曾由其门人姜佐景辑录为3卷，其中间附入了姜佐景自己和同门个别人的治验；掇拾方案，佐以解说，1937年由曹氏审阅后，复逐案加以评语，名曰《经方实验录》，由千顷堂出版。全书分为上中下三卷，共计92案，其中有16案标明为附列门人医案。其书多以汤名证，作为案题，下卷亦有以病名及症状为案题者。本书是学习伤寒方运用及扩大运用的一本较有价值的参考书。除1937年千顷堂本外，1947年又有重印。1979年上海科学技术出版社出版。

**经方要义**　著作名。石国璧等编著。全书共有22万字。本书是在已故名老中医、原北京中医学院伤寒教研室主任陈慎吾老师遗著《经方证治》一书归纳表的基础上，结合作者临床、教学中的体会，并参考了中医前辈秦伯未、任应秋等老师的有关著述编写而成。经方是指《伤寒杂病论》的方剂。《经方要义》采用表格形式，用很少文字，点明经方的功用、主证和禁忌，便于提纲挈领地掌握其要义。本书由七个表组成。经方证治第一表内容包括方名、主治、附注、证候及脉象、经文节录；第二表是出自《金匮要略方论》的方剂及所属附方的证治；经方病、脉、证、药归纳四个表，是分别以病、脉、证、药为纲进行归纳，从而可以看出每病篇都用过何方，每种脉象都见于什么方证，各证都用过何方，各主要药物都在何方中用过。进一步可以研究探讨它们的内在联系和规律性。各种表中都注明了方名，每证之后附有简略的分析以资参考；经方方剂表为方剂的组成、剂量、制法及煎服法节录。本书对于从事中医临床、教学、科研工作者和学习中医的同志能有所裨益。本书1986年由甘肃人民出版社出版。

**经方歌括** 著作名。清·包育华撰。书刊于光绪二十八年（1902）。作者将《伤寒论》《金匮要略》方255首的药物组成、主治功效、服法编成五言或七言歌赋，并附注文略予展开说明。此外，本书还录有本草药性，计药味百余种。本书现有光绪二十八年刻本。

**经方辨** 著作名。日·山田业广撰著。成书于1879年。全书共有9000字。该书将《伤寒》《金匮》《千金》等经方功用相似的方药归类，进行比较鉴别，阐述了方药功用、适应证以及同类方药的异同之处；阐述了方药之间、药物配伍之间的微妙关系。深刻阐述了仲景审因论治；剖析了仲景用药之精义、用药的目的意义以及因药物的配伍剂量之不同，治疗亦随之而变。以示后人辨证用方用药。该书参考了注家对疑似证分析、解释，同时引用医家临证之案例，说明该汤药的临床功效。

**伤寒经正附余** 著作名。清·薛承基（公望）撰。成书于1802年，由薛氏门人曹存心刊刻于世。本书不分卷，主要论述冬温、温疟、风温、温毒、寒疫、坏病等一些与伤寒有关的病证，其体例往往先列仲景著作条文，并加注释，继则列述《外台秘要》《千金方》《和剂局方》等书所载相关方剂，所选多为临床实用效验之方，每一方剂都备述其药物组成、药用剂量等基本内容，较切合临床实用。本书后面部分还录有运气学说的不少内容。现存清·嘉庆七年（1802）曹刻本。

**伤寒经注** 著作名。清·程知（扶生）撰。成书于清·康熙八年（1669）。作者认为张仲景《伤寒论》实与《神农本草经》和《黄帝内经》二经鼎立天地而不可缺一，《伤寒论》是仲景所自名，实当尊之为"经"，故本书不曰"伤寒论注"而曰"伤寒经注"。作者认为，自唐宋以来，凡以医名世者，无不私淑于仲景，但其书义例繁多，意旨精深，仓卒之间难于检究，英敏之士未易贯穿。古今注家，只有喻嘉言《尚论篇》妙义标竖，破前人之窠臼，开后学之悟门。但是，其中经文时有缺遗，节次犹有未安，亦有未合仲景原意处。故作者参考他书，对喻氏著作进行考订和编次，逐条注释，欲使分之而条目厘然，合之而纲领具张，使天下后世之读《伤寒论》者，循循有可入之门，而不惮其义例之繁多。全书共13卷。其具体内容除六经病证治以外，尚有平脉法、辨脉法、伤寒例、诸可与不可、瘥后劳复、阴阳易、百合狐惑等内容，对仲景原文逐一注释，义理比较允当。梁士湁曰：其书发《伤寒》之蕴奥，阐仲景之微言，订叔和之翻乱，补无己之缺失，若石室云封而忽剖千年之藏也，若暗屋夜坐而忽燃一灯之照也。本书又名《金匮玉函伤寒经》，经重订者又名《重订伤寒经注》。现有清·

康熙三十八年（1699）淡远堂重刻本（题作《重订伤寒经注》）以及清·乾隆三十一年（1766）勤慎堂刻本。

**伤寒经解** 著作名。清·屠人杰撰。成书于1788年。全书10卷，10卷以外还有卷首部分。卷首列有何世仁序与著者自序，此外还讨论了与《伤寒论》学有关的一些问题，如伤寒立法、禀赋强弱、舌诊色诊、寒热攻补、药气之行等。第一至九卷内容为辨六经病脉症并治及平脉、辨脉、六经大意、传解等。第十卷为问答。本书编次依照沈尧封《伤寒论读》，集注则采搜名家论述，间附己见。本书还就著者参阅过的65种伤寒著作（上自张仲景下迨张卿子）作了提要和述评，颇有参考价值。现有清·乾隆五十三年戊申（1788）嘉善屠氏稽古堂刻本，典藏上海图书馆和上海中医药大学图书馆。

**伤寒贯珠集** 著作名。清·尤在泾撰。成书于1729年。全书分8卷，10.2万字。该书从太阳篇始，至厥阴病篇终，对仲景原文逐条注释。其注释发挥有如下特点：①以法分证，整理《伤寒》。其根据各经证候特点，以治法如"正治法""权变法""斡旋法""救逆法""类病法""明辨法""杂治法"等，作为分证的纲领，而将有关条文分列于各治法项下，对《伤寒论》予以重新整理，重点阐发。②以经名篇，注重辨证。其未过多追求《伤寒论》中是否有错简，或编次是否被窜乱的问题，而是着眼于辨证论治，按六经分篇，进而按治法类分诸证，然后再注释《伤寒》原文。③辨病疑似，紧抓主证。对伤寒六经病证的辨析，尤氏善于辨证抓主证，鉴别抓要点。如论太阳中风与伤寒之区别，以辨有汗无汗，脉紧脉缓为关键，而不拘泥于他症之有无。这种主次分别的鉴别诊断方法，切合临床实际运用。④条理分明，纲目清楚。正如章太炎先生云："能卓然自立者，创通大义，莫如浙之柯氏（韵伯）；分擘条理，莫如吴之尤氏（在泾）。嗟乎！解《伤寒》者百余家，其能自立者，不过二人，世亦稀矣"（见《伤寒今释·章序》）。因本书分证明晰，如"整纲必提其纲"，"取千头万绪，总归一贯"，故名曰《贯珠集》。是书不足之处在于其分类法规律性不强，有杂乱之感，使人不易掌握。此书在尤氏生前未能镂版。尤氏逝世后，方由朱陶性用活字版印成，刊行于世。此书有清·朱陶性刊本及清·来青阁重刻本等版本；后上海卫生出版社有印行。现中国中医科学院图书馆、山东省图书馆、南通市图书馆、浙江省图书馆、广东省中山图书馆藏有清·嘉庆十五年庚午（1810）朱陶性氏活字本；中国中医科学院图书馆藏有清·苏州来青阁据朱陶性活字本重刻本、清·苏州绿荫堂印行本及《中国医学大成》

本等版本。

# 九　画

**伤寒括要**　著作名。①又名《伤寒括要诗》。宋·刘元宾（号通真子）撰，成书年代无考。《艺文略》曰其书一卷。丹波元胤《医籍考》按：刘元宾，自号通真子。是书以仲景旧论，裁为诗括，又以剩义为注，注中有所发明。朱氏《活人书》多袭其语。诗凡 112 篇，每篇七言四句，末附药方39 道，收在于朝鲜国人所编《医方类聚》中，较之其所自言，数实倍之。据《中国医籍通考》提示其书已佚。②明·李中梓撰。成书于 1649 年。全书 6.4 万字。书凡 2 卷。卷上首列伤寒总论、肾虚人易犯伤寒论、不服药为中医论、两感论、时行疫症、伤寒十六症及各经症治等。卷下论百合、狐惑、阴阳毒及六经 113 方等，其后复附以杂方 56 首。李氏曾撰《伤寒授珠》十卷，惜毁于兵燹。是书则由《伤寒授珠》删繁去复，简邃选玄而成，故名曰《伤寒括要》，谓"括义详而征词简也"。其编次注释有如下特点：①以证为纲，分门别类。其未循先列《伤寒论》原文，后列作者注释之惯例整理的方法，而是以各经主证为纲，将相关证候分门别类的归纳一起，括其要义，节去重复，详为阐发。②伤寒发病，独重于肾。其谓"四时之气，皆能为病。而伤寒独甚者，以其杀厉之气也。冬月感而即病者，为正伤寒"。但伤寒发病，关键在肾。因肾为寒水而主藏精、肾精耗损，不能奉养周身，则难以顺应四时，而易于感寒致病，故有"肾虚人最易犯伤寒"之说。③辨名定经，审脉验症。伤寒六经有传变，有越经，有再经、直中、合病、并病等不同，李氏提出临证必须"审脉验症，辨名定经"，即通过对脉象的审查和对证候的检验，辨明病在何经、何脏、何腑，确定无疑，而后立法处方用药，庶几无误。④方药应用，变通灵活。他在《伤寒括要·凡例》中说，"但世有古今，时有寒暑，地有南北，药有良犷，人有强弱"，故用药当以"变通为得"，"有是病则服是药"。并谓仲景方寓其法，方者，定而不可易；法者，活而不可拘，临证选方用药，当根据疾病证候的不同变化而变化。此书有清·朱二然校白鹿山房活字本、裘吉生等辑《珍本医书集成》本；后上海科学技术出版社有印行。现中国中医科学院图书馆、上海中医文献研究馆藏有清·朱二然校白鹿山房活字本；上海图书馆藏有清·书三昧楼刻本；上海中医药大学图书馆藏有《珍本医书集成》（1936）刊本。

**伤寒论指归**　著作名。清·戈颂平（直哉）撰。戈氏以为诸家之书虽汗牛充栋，皆不如《伤寒杂病论》；其方在临床上屡试屡效，洵为对病真方，固而深入钻研，将自己读《伤寒论》的心得抒发出来，十三易其稿，于光绪十一年（1885）而成此书。全书凡6卷。作者在本书中强调阳宜潜藏而不能浮越于外："火宜藏不宜见，藏则阴土液生，见则阴土液竭。"治伤寒当存津液，以保护人体正气，故药不用羌活、独活、枳实、郁金之属。戈氏在本书中对六经病欲解时、三阴病等问题皆有较深的见解。本书现存抄本，另见《戈氏丛书四种》）。

**伤寒指南书**　著作名。明·叶允仁撰。其书已佚。据汪琥简介，书凡6卷，叙仲景阴阳大论中六经脉证于首，至标本论为第一卷。察色视证法起，至六经病解时为第二卷。六经传变例起至活人赋为第三卷。正伤寒例起，至水伤寒为第四卷。辨痉湿暍脉证起，至六经治例论为第五卷。续《明理论》发热起至昼夜偏剧为第六卷。其第六卷下并方，则已亡之矣。其书与《蕴要》相类。比节庵《六书》实为明备，但其中云夹阴中寒，夹阴伤寒与血郁伤寒，此又蹈《全生集》之弊。称为指南，而不晓仲景大意，其一片纂集苦心，深可惜矣。

**伤寒指南解**　著作名。清·倪大成撰。凡10卷。书成于乾隆甲子年（1744）。倪氏推崇仲景，认为其《伤寒杂病论》本为有机整体，后人强分为两部分，顾此失彼。于是将仲景全文重新编次，分其某证属传经，某证为直中，某证宜某方，某证宜何法，条分缕析。又将诸家注疏之精华汇集融一，以使学者临证不致混淆，而为未学之梯航。现本书有抄本。

**伤寒指掌**　著作名。①明·皇甫中撰。其书已佚。据《四库全书提要》：其书凡14卷，原始《内经》，发明仲景立方之意，于诸家议论独推陶华。其第3卷载节庵《杀车槌法》。然节庵六书，至今为伤寒家所诟厉，则此书抑可知也。②清·吴坤安撰。成书于1796年。全书13.2万字，书凡4卷。卷一首列类伤寒辨一十九症，次列察舌法、察目法、太阳、阳明、少阳本病述古及新法，兼经新法。卷二为三阴辨，太阴、少阴、厥阴本病述古及新法，兼经新法。卷三伤寒变症。卷四伤寒类症。正文后附有邵仙根评批。其编次注释有如下特点：一是以症归类，重编伤寒。其斥责王叔和整理《伤寒论》之伪，赞誉"方中行之《条辨》、喻嘉言之《尚论》，独出新裁，发明古训"。但吴氏打破了按六症原文次序排列的方法，而于六经病中，寻找出各经之主要症候，各以类从的归纳一起，重新编次。二是酌古准今，诠释六经。其推崇柯韵伯之《来苏集》，"尤能得仲景之深心，重开生面"；又崇尚其师叶天士之《温热》，"寓伤寒于六气之中，妙法精义，无不毕备"。故吴氏论述六经本病、变病、类病诸证，皆"先古法，次新法。古法悉本《准绳》《金鉴》选注，《来苏集》之注释；新法则参叶案第一书《温热全书》之治焉"。探微索隐，逐一阐释。三是伤寒温病，辨其异同。他根据叶天士、薛生白诸温病学家的学术思想，将伤寒、温热，从其疑似之处，反复分析、比较、辨认、施治。阐明伤寒方可以治疗温热病证之理，扩大了《伤寒论》方的临床运用范围。四是否认传经，随经论治。正如他在《六经本病》所说："伤寒断无日传一经之理。仲景既无明文，其说始于误解经义。"谓一日太阳、二日阳明、三日少阳之说，"此言三阳受邪发病之期，有浅深先后之次序，非谓传经之日期也"。有鉴于此，故吴氏于伤寒证治，在经治经，在腑治腑，在脏治脏，随病之所在而辨证用药，而不拘于传经日数。五是文字简洁，通俗易懂。此书有清·嘉庆间刊本等版本；后上海卫生出版社有印行。现北京中医药大学图书馆、浙江医科大学图书馆藏有清·嘉庆元年丙辰（1796）刊本；中国中医科学院图书馆藏有清·嘉庆十二年丁卯（1807）刻本；中国科学院图书馆藏有清·道光二十四年甲辰（1844）刊本。

**伤寒药品体用**　著作名。即《伤寒用药研究》，详见该条。

**伤寒标本心法类萃**　著作名。金·刘完素撰。约成书于1186年。全书2.5万字。书凡2卷。卷上论伤风、伤寒、中暑、中湿等46种时病和杂证。卷下论麻黄汤、桂枝汤、黄连解毒汤、凉膈散等67首经方与时方。其编次注释有如下特点：①以症名篇，诠解伤寒。其根据《伤寒论》中所载主症，并结合时病、杂证，采用以症归类、以症名篇的形式，阐释仲景大论原文精神，其间不乏独到见解。②式明标本，重视辨证。其在《伤寒用药加减赋》说："万物之生也，人之最灵，四时有变兮，百疾兆生。欲辨阴阳之证，必明天地之情，稽寒温表里之疑，式明标本。施汗下补吐之法，溥济群生。"强调六经辨证，须辨阴阳、表里、寒热，虚实，并以此作为标本，付诸临床实际。③治病用药，主张寒凉。其谓伤寒之病，传经为热，处方用药，则宜寒凉。如方以凉膈散、益元散治疗外感热病表证，黄连解毒汤、三一承气汤治疗里热之证，双解散、通圣散治疗表里兼病等，都是其例。这一特点，在刘氏另一著作《伤寒直格》中体现得更为充分。④伤寒传染，鉴别异同。其单列"传染"一节，说明"疫疠"与"伤寒"之异。谓"凡伤寒、疫疠之病，何以别之？盖脉不浮者，传染也。设若以热药解表，不惟不解其病，反甚而危殆矣。其治之法，自汗宜以苍术白虎汤，无汗宜滑石凉膈散，散热而愈"。这一思想，在《伤寒直格》中亦有所反映。此书不足之处在于过多掺入己见，正如清代医家汪琥所说："然亦大变仲景之法者也。"此书有《古今医统》本、《四库全书》本等版本；后人民卫生出版社有印行。现北京图书馆、南京图书馆、湖北省图书馆等藏有明·万历二十九年辛丑（1601）吴勉学校刻《古今医统正脉全书》本；北京图书馆、辽宁省图书馆藏有《四库全书》本；上海图书馆等藏有清·光绪三十三年丁未（1907）京师医局修补江阴朱文震刻本重印本。

**柯氏伤寒论翼笺正**　著作名。李培生编著。成书于1965年。全书约11.4万字。作者认为，柯氏韵伯心思独高，手眼尤细，其议论脉证，诚多精辟处，自来脍炙人口，为后学所乐诵。然因限于当时条件，文中间有偏激之处。为了使柯氏《论翼》更便于读者参考，作者遂著本书，对其议论明畅、说明入微、能发前人所未发者，力为表彰之；对于其文字晦涩、义理难明，但又确有见地者，使多方疏通而证明之；对于其中不合事理者，则予以指正，故书名《笺正》。本书体例是将柯氏《论翼》诸篇根据文意划分成较为独立的段落，每段落之后或"笺"而表彰之；或"正"而直陈其过失，或"笺""正"结合。其中多能结合临床实际、阐明笺正者个人的学术见解，甚有价值。如在《全论大法第一》第一段落后作者"笺"曰："盖仲景固从纷纭复杂千变万化之病候中，根据邪气之微甚，正气之强弱、脏腑经络营卫气血之反感，三因四诊八纲八法之具体运用，始厘定此六经病。治伤寒如是，治杂病亦如是。"这段议论便与柯氏原论"六经之为病，不是六经之伤寒。乃是六经分司诸病之提纲，非专为伤寒一证立法也"相得益彰。本书1965年由人民卫生出版社出版。

**柯氏伤寒附翼笺正**　著作名。李培生编著。全书约12万字，分上、下两卷，列有太阳方总论、阳明方总论、少阳方总论、太阴方总论、少阴方总论、厥阴方总论、六经方余论七篇。本书对柯琴《伤寒附翼》所述伤寒方论作了进一步论证，于其理论精到处，重点阐发；文义未明处，详细申述；提法偏颇处，剖析辨明，因称"笺正"。在编写体例上，将原书各篇分为若干段落，进行疏证。原著内容精湛部分，而有晦涩难懂或理论不够完整的，则加以发挥，用"笺"字标出；如理论与事实不合的，则为之辨正，用"正"字标出；如某个段落既需有所发挥，又要加以辨正的，则用"笺正"两字标出。本书笺正，为作者数十年来教学临床之心得，能切实用。对于学习研究《伤寒论》，均有一定参考价值。本书为作者《柯氏伤寒论翼笺正》一书的姊妹篇，1986年由人民卫生出版社出版。

**伤寒要旨** 著作名。宋·李柽撰。全书共 2 卷。陈振孙曰：其书列方于前而类证于后，皆不外仲景。现有据宋·乾道七年（1171）姑熟郡斋刊本的照相本，典藏北京图书馆。

**伤寒要诀歌括** 著作名。明·张世贤（天成）撰。其书已佚。今存李棠序，其曰张氏以病莫重于伤寒，著为是书。每病审定证源，次序方剂加减，括为一歌，酌时宜而参合经训，以启迪后人。

**伤寒论研究** 著作名。赵恩俭著。1987 年 9 月天津科学技术出版社出版。全书共 14.6 万字。作者鉴于《伤寒论》研究中沿袭的陈旧方法、片面的学术观点，本着科学的态度，对历代《伤寒论》的研究作了严谨的考证，并提出了客观的看法和意见，以飨读者，以避免今后研究中的不足之处。作者认为：研究《伤寒论》，仅沿用明清人的注疏方法，而不去研究它的历史作用，尤其是不去研究它对整个外感病学各个方面的作用，是非常不够的。研究《伤寒论》，除对《伤寒论》进行分析研究外，应同时研究外感病学的各个流派，从而阐明其流变，评议其得失，研究《伤寒论》不能只株守六经条文，应对唐宋以来的珍贵资料加以分析、研究。书中还对辨脉法、平脉法、伤寒例、汗吐下可不可等诸篇做了阐微发隐的工作。全书共分八章，分别为："经方"的经典《伤寒论》；《伤寒论》与伤寒学；《伤寒论》的注解；《伤寒论》的文字问题；辨脉法、平脉法发微；伤寒例研究；重集汗、吐、下、可、不可等诸篇的研究；《伤寒论》方剂的临床使用。本书是研究《伤寒论》很好的参考书。

**伤寒点精** 著作名。清·孟承意撰。全书共 2 卷，成书于清·乾隆五十四年（1788）。孟氏潜心医学，致力于《伤寒论》研究多年，领悟较深，颇有心得。其自序曰："早有全部《伤寒》在胸，恨不得一句说明，故动手直将三阳、三阴来路一齐唤醒，然后再从各经而剖析之，使后之学者心开神悟，由此而升堂入室不难矣。"其书编次遵柯韵伯《伤寒论注》之例，先述六经总义，后按太阳病、阳明病、少阳病、太阴病、少阴病、厥阴病、阴阳易等，论述六经证治诸条。每条注释荟萃诸名贤之精要，其有随文演义而未及透辟者，则字栉句梳而校正之。本书类证清晰、简明扼要、切合实用。孟氏之友乔树焘说："是书之作，其所以羽翼《伤寒论》者，良非浅鲜也。"本书有清·同治十三年（1874）董氏刻本。

**伤寒论临床应用** 著作名。王占玺主编。科学技术文献出版社 1990 年出版。全书近 30 万字。作者通过多年临床实践，于 1960 年写成《伤寒论临床研究》一书初稿，继后反复实践，于 1981 年出版。但自认为书中内容繁多，认为有必要撰写一部简单明了，提纲挈领、通俗易懂、易于掌握、便于临床、教学和广大中医爱好者应用的读物，于是用了3年时间主编了这本书。本书原文篇章以及条文顺序、具体内容皆保持原著面貌，每条之下设〔要点〕、〔解析〕、〔病案例举〕及〔小结〕四项，其中解析部分先概括道出基本病理、次则进行证候分析、再其次则为辨释（指明重点、说明意义、辨讲异同、诠释机理），继后则为治则、方药说明。本书内容提纲挈领、简明扼要、通俗易懂，既有作者本人的研究所得，亦融会了历代名家精华。其中尤能运用图表的形式反映异同、总结归纳，效果甚佳。

**伤寒论临床研究**　著作名。王占玺主编。全书共38万字。作者在系统学习探讨《伤寒论》的基础上，结合自己数十年的实践经验，反复研究、不断验证，于1960年写成本书的初稿；后又经过多年的临床实践，反复补充，于1981年定稿付梓。作者着重从临床实践的角度，在理解《伤寒论》原书条文的基础上，结合临床实际病例和本人的治疗经验，把辨证和辨病结合起来，而且应用现代医学的检查手段详述病证的具体表现，使辨证与辨病有机的结合起来，提高人们对中医辨证的理解，以便更及时、更准确、更有效的诊断治疗疾病。本书对作者个人的学术见解及临床经验反映比较充分，突出了以临床验证仲景学说，从临床研究《伤寒论》，研究《伤寒论》便是为了临床的特色。本书1983年由科学技术文献出版社出版。

**临证实用伤寒学**　著作名。熊曼琪、张横柳主编，广州中医学院伤寒教研室教师集体编写。成书于1989年。全书57.6万字。该书共分四部分，首篇"绪论"，阐述六经证治的概念、内容和特点。上篇"六经方证的运用"，辨析论中90个主要方证的证候指征、方药原理和十分丰富的运用经验。下篇"常见病的六经辨证"，总结了用伤寒理、法、方、药辨治常见病的经验，如冠心病、高血压病等23个病证。最后"附篇"，介绍了广州中医学院有关伤寒专题探讨论文20篇。另为了便于学者查阅该书涉及的资料，每章之末均附录"参考文献"，在文内以右上角方括号标注。原文引文则以宋本《伤寒论》为准，括号内的数码即原文条码。本书以继承与发展、理论与实际相结合的编写方针，突出临床应用，综合古今学者研究《伤寒论》的学术成果和临床经验，论述《伤寒论》的理论、方证在临床实践中的应用，并融会着编者的临床经验，具有理论研究和临床治疗的双重价值。可作为中医院校继续教育的教材，亦可供中西医医疗、教学、科研工作和从事中药科研、生产的工作人员参考。此书1991年由中国科学技术出版社出版。

**伤寒选录** 著作名。明·汪机撰。成书于嘉靖丙申年（1536）。汪机自序曰：余自壮年，尝辑伤寒注诸家之说，少加隐括，分条备注。祖仲景者书之以墨，附诸家者别之以朱，颇为详尽。后又由同邑陈子桷、程子镐益其所未益，增其所未增，而成此《伤寒选录》。其书已佚。

**伤寒论选释和题答** 著作名。何志雄编著。全书共 21 万字。全书共分为两大部分：第一部分为"原文选释"。共选《伤寒论》原文 236 条，分为六篇，进而分为"概论"和"各论"。概论首先阐述"六经"的名称、分证原理及其实质，接着叙述有关并病、合病和传经、变证的意义，最后简介六经辨证论治，为学习和掌握各论，建立比较明确的概念。在各论部分每条原文都按原文、词解、提要、分析、方药、方解等顺序编写，间附病例，段落有小结，篇中有总结，层次分明，重点突出。各篇的论述都以病统证，辨证论治。对条文的解析，是集各家之长，结合作者之经验，融会贯通，深入浅出，语句通俗易懂，对伤寒的学习必有裨益。第二部分是题答。共 110 条。这些题是作者在教授《伤寒论》时学生们针对条文的疑点、难点、重点提出的，其中也是尚在争鸣而有待解决的疑题。因此，本题答有加深对条文理解的作用。书后附有作者对伤寒与温病辨证论治的认识，其中表明了作者认为伤寒与温病异名同源的观点。本书 1981 年由广东科学技术出版社出版。

**重订伤寒经注** 著作名。即《伤寒经注》，详见该条。

**重订通俗伤寒论** 著作名。俞根初原著，何秀山、何廉臣、曹炳章整理或加按语，徐荣斋重订。《通俗伤寒论》是医学界公认的四时感症之诊疗全书；但由于该书是何廉臣在《绍兴医药月报》发表的初稿，且随编随印，引证渊博，节目和词句之间不免繁重，另外编撰体例也失于合理安排。何廉臣在原书刊行未及三分之二时逝世，遗稿由曹炳章补续完成。然正如曹炳章所说：由于时间仓促，不能统一安排，致于重复章节，学说有不相衔接处、亦有顾此失彼处；且因校对不真，字里行间尚有若干错误。故曹炳章久拟重加整理，但由于年高事冗而未能进行。徐荣斋在整理重订时，对于其中一小部分不合逻辑，不切合实际的理论文字予以删除，如第一章第一节"六经气化"，第二章周越铭附入的"方歌"以及第六章周越铭增附的"六经舌苔歌"，皆予删削，对于原书中繁杂重复者则合并起来，如将第一章第一节"六经形层"与第四节"六经部分"合并成一节，第九章第四节"夹气伤寒"合并入第八节"夹痞伤寒"，将第九章第十四节"夹阴伤寒"合并入第一节"夹食伤寒"等；对于原书所不足的或缺如的内容则予补充，如第一章补入陈逊斋的"六经病理"，第六章补入姜白鸥的"脉理新解"等。此外，对于有些虽然理论参差，但犹有可取处而不能草率扬弃的内容，便为之酌量解说，或存疑待释；对于观点不够明确或者阐述不够透彻的地方，便引证事物，分析问题，加以考订；对于理论不着边际、应作具体申述的内容，则搜采最近学说予以发挥。本书还将何廉臣在 1916 年以后发表的关于伤寒温病的学说按类采入；每节之间，重订者又将自己 25 年里研习中医所获得的体会补述入书。此书经过重订，去芜存菁，比原书更充实，也更臻完善。

**伤寒论脉法研究**　　著作名。王占玺编著。科学技术出版社重庆分社 1980 年出版。全书共 11.2 万字。作者认为，《伤寒论》是以脉症合参、全面诊察的综合分析方法进行辨证的，其脉法具有重要意义，《伤寒论》对兼脉的分析更为详尽，并且对一般脉象的一般情况和特殊情况下的临床意义都有论述，较之一般脉学书籍确有独特之处，值得研究和学习，故编著者缉写了此书。本书的基本内容论述了 24 种《伤寒论》原文所列的脉象，自浮脉始，至代脉终。在第 25 小节里列述了平脉、调和脉、自和脉、脉不至、脉负与顺、脉阴阳俱停、脉还与脉不还等脉象。本书在编写上有这样一些特点：①将《伤寒论》中记载有脉象的条文全部选出，并根据该条文所在的不同篇章、条文顺序，根据脉象的主病意义、形成原因、对治疗的指导意义等对脉象进行归纳和分析。②对于临床上常见的脉象，搜集了用压电式脉搏描记器加以鉴定的"图形特征"。③对于每一种脉象都提示了其重要意义之所在，并结合临床，叙述自己的体会，分析有相关意义的病案，探讨其实际应用价值。本书是系统研究《伤寒论》脉学内容的一部较重要的著作。

**伤寒脉证歌**　　著作名。题曰明·喻昌撰。据清·张超曰：喻昌作《尚论篇》之后，又虑其法多方繁、互见迭出，恐初学不能精习，临证摸索，胸无专主。于是续将脉证统同辨异，条分缕析，编成歌括，而成此书。但其书未行。至张超始不惜捐金从喻昌同乡购得此书，与吴鹤汀共相校订，登之梨枣，以广其传。时在乾隆十六年（1751）。《中国医籍通考》按：喻氏此书流传未广，医人鲜知。书凡二卷，将《伤寒论》脉证编成七言歌括，或长或短，而不诠释其义，仲景原文，仍以小字旁注于后。歌凡百篇，总计有三万余言。现有乾隆十六年虚白堂张超校刊本。

**伤寒类方**　　著作名。清·徐灵胎撰。成书于 1759 年。全书 6 万字，书凡 1 卷。该书不以六经分类，而将《伤寒论》所载 113 方，分为桂枝汤类、麻黄汤类、葛根汤类、柴胡汤类、栀子汤类、承气汤类、泻心汤类、五苓散类、四逆汤类、理中汤类、杂法方类等 12 类，逐条注释。其注释有如下特点：①以方类证，重编伤寒。其对仲景条文的编次整理方法，与柯琴韵伯相似，也是以方类证。即在每类方剂之中，先定主方，再将论中有关主方的证治条文列于其下，后附同类方或加减方，逐条注释阐明。②否定六经，因证立方。他在《伤寒类方·序》中说："此书（注：指《伤寒论》）非仲景依经立方之书，乃救误之书也。"仲景"当时著书，亦不过随证立方，本无一定之次序也"。于是其采取"不类经而类方"的形式，脱离六经，单纯据方类证，方不分经，随证立方，此乃与柯琴不同处。③知方明变，随症施治。其谓"方之治病有定，而病之变迁无定，知其一定之治，随其病之千变万化，而应用不爽"。临证只要掌握方治之间的规律，明辨疾病的变化，因证求方，随症用药，就能得心应手，以不变而应万变。④尊经法古，诠释伤寒。其谓"仲景《伤寒论》中诸方，字字金科玉律，不可增减一字"。（《医贯砭·伤寒论》）故他"言必本于圣经，治必尊乎法古"，于伤寒证治诸方，详为诠解。⑤条理清晰，通俗易懂。此书不足之处在于否定了六经传变的规律，抹杀了疾病传变内在的规律性，故不为后世所取。但他从立法处方角度研究《伤寒论》，作为一种研究方法还是有一定启迪作用的。此书有清·乾隆二十四年己卯（1759）刻本及《四库全书》本等多种版本，后人民卫生出版社、江苏科学技术出版社有印行。现北京大学图书馆等藏有清·乾隆二十四年己卯（1759）刻本；北京图书馆、辽宁省图书馆藏有《四库全书》本；中国中医科学院图书馆藏有清·光绪十八年壬辰（1892）湖北官书局徐氏八种单行本及清·光绪三十三年丁未（1907）上海六艺书局石印徐灵胎医学全书十六种单行本等版本。

**伤寒论类方汇参** 著作名。左季云编。成书于 1927 年。全书约 30 万字，设 12 章。本书以方名编次，将《伤寒论》方分为桂枝汤类、麻黄汤类、葛根汤类、柴胡汤类、栀子汤类、承气汤类、泻心汤类、白虎汤类、五苓散类、四逆汤类、理中汤类、杂方类等 12 类。作者以科学之体例，述仲景之心法，宗徐灵胎"以方类证"之方式，博引时贤诸案、名医杰作，斟古酌今汇合一编，俾对证而求方，因方而援案，使后学开卷豁然，每一方剂多详列适应证、禁忌证、方解、加减变化、煮服方法、药后反应、预后等。详述各方主治证与类似证的鉴别，辨析近似方剂之异同。并与《金匮要略》方治条文对举合勘，相互发明。本书大量补充了《伤寒论》方的适应证，扩大了经方之运用。此书 1957 年由人民卫生出版社出版。

**伤寒论类方增注**　著作名。清·徐大椿编，汪宪奎增辑。成书于1759年。全书约20万字，不分卷。本书包括三大部分：伤寒论类方增注、伤寒类病汇编以及伤寒杂病录。伤寒论类方增注首列徐大椿《伤寒类方》原序。书中方剂归类除栀子汤类中的栀子柏皮汤归入杂法方类，其余均依徐大椿原编。汪氏于每一则方剂之下首列歌诀，次列方剂组成及煎服法，并以方类证，列举原书指征。注释多取尤在泾之论，间引柯韵伯的论述，或入汪氏本人的见解。每一类增加总论，概括该类方剂大意。《伤寒类病汇编》属于汇辑温热病证辨治的专集，其中温病一节收载叶天士《温热论》全篇。《伤寒病杂录》则收集了李子健《伤寒十劝》及喻昌、张璐玉、徐大椿诸家有关伤寒证治的医论共26篇。本书有近人抄本，典藏上海图书馆。

**伤寒类书活人总括**　著作名。一名《活人总括》。宋·杨士瀛撰。成书于1264年。全书共7卷。本书以总括仲景《伤寒论》与朱肱《伤寒类证活人书》二书内容为主，结合杨氏本人的学术见解而写成。卷一为活人证治赋，分别论述风寒湿暑温热诸种脉证治法、阴阳虚实表里汗下、合病并病治法、误汗误下失汗失下诸种变证、脉证顺逆及诸恶症等。提出治伤寒当随变随应，不可拘于日数及营卫脏腑受病浅深等观点。卷二伤寒总括，卷三伤寒证治，叙述六经病证及痰饮、伤食、虚烦、脚气等类伤寒证的辨治。卷四至卷六分述发热、恶风、四逆、头痛80多种症候的辨治。卷七介绍小柴胡汤加减法、伤寒诸笃证以及伤寒别名、戒忌、产妇与小儿伤寒等。每条论述均以歌诀括其要，以利记诵和实用。本书荟萃群言、博采众家、又能抒发自己的心得，内容广泛，联系实际，有较高的参考价值。

**类伤寒集补**　著作名。清·张泰辑，计楠参订。约成书于嘉庆十六年（1811）。本书对诸种类伤寒病证如冬温、湿温、秋燥、伤风等论说颇得要领，各病列有主治方剂。现有同治九年（1870）稿本及《黄寿南抄辑医书二十种》抄本。

**类伤寒辨**　著作名。清·吴钧（友石）撰。约成书于1911年。全书仅1卷，约3000字，专论类伤寒证的辨析。作者认为伤寒是外感热病的总称；类伤寒证病热虽同，病因各异，不可概以治伤寒法治之。而且伤寒正病绝少，类证尤多，不可忽视。作者仿《伤寒准绳》之意，将同伤寒之例而治的11证与不同伤寒施治的8证，共19证，从病因到症候、治疗，逐一加以阐述。其中冬温、寒疫、热病、湿温、风湿、霍乱、痉病、湿痹、风温、中暍、痓病诸病可以用伤寒方法治之；而伤食、痰饮、脚气、内痈、虚烦、蓄血、黄耳、赤胸则属类伤寒，不可用伤寒方法疗。作者还认为后世之伤寒大半属于湿热，治疗宜与伤寒有别。本书刊于《国医小丛书》内，上海中医药大学图书馆藏有 1930 年上海国医书局印行的铅印本。

**伤寒类证** 著作名。①宋·宋云公撰。全书共 3 卷。其内容正如汪琥所言：其书以仲景三百九十七法分为五十门，以太阳等六经，编为辰卯寅丑子亥字号。有如五十门，以呕吐门为始，见辰字号某呕证，当用仲景某方，与马宗素钤法相似，亦别无发明处，故《准绳》凡例云："纂《伤寒》者众矣，知遵仲景书而遗后贤续法者，好古之过也，《类证》诸书是也。"本书载《仲景全书》中。②明·黄仲理撰。全书凡 10 卷。成于明·洪武癸丑年（1373）。其自序曰：自幼迄老，著意《伤寒论》，涵濡二十余年。于是折衷条析类证，分门为卷，以其脉法精纯、有证有论有方者为内篇，以其精粗相驳者为外篇，以其有论无方无证者为杂篇。复以平昔所闻及师友讨论之言，或能发明仲景之微奥，或得古人不言之妙，悉采取之，立为伤寒辨惑入式，附于类证之右。以论见证，则首尾相贯，以号见条，则言不重复。使学者开卷不待披检，而门类方论脉证已灿然矣。其书已佚。

**类证活人书** 著作名。又称《南阳活人节》。宋·朱肱撰。成书于 1108年。全书 13 万字。书凡 22 卷（亦有作 20 卷的）。该书将《伤寒论》各有关条文，设一百问，分论伤寒各证，兼及杂病。其编次注释有如下特点：①首重经络，辨明病理。其谓"治伤寒先须识经络，不识经络，触途冥行，不知邪气之所在"。故是书卷一、卷二，专设有经络图和脉穴图，使人知经络循行路线和穴位部位。进而再论切脉表里阴阳，以明辨病理。②设问对答，辨证施治。其通过问答形式，阐明伤寒各证和诸种杂证的诊治方药，突出仲景辨证论治之思想。其于辨证方面，朱氏既重视辨证，分辨各证的阴阳、表里；又注意到辨病，如辨伤寒、伤风、中暑、温病、温疟、风温等各种外感病。③方随证设，随病加减。其于《伤寒论》113 方，辨析证候，附论药方，将病对药，将药合病，并说明其随病加减的用药法则。对妇人、小儿伤寒和一般杂病，均方随证设，药随方施，两项计方 74 首。④博采众方，补其未备。朱氏在研究《伤寒论》过程中，以为其证多药少，缺方很多，因采《外台秘要》《千金方》《圣惠方》《金匮要略方论》，加以补充，以证合方，以方合病，共列 126 方。本书不足之处在于对六经的认识不够全面，对阴阳的解释如谓寒证属阴、热证属阳的观点，也引起后人的非议。朱氏在世时，此书即已梓版流传。初名《无求子伤寒百问》，继重加校证、武夷张藏作序，政和八年（1118）重刻。因张仲景系南阳人，而华佗称《伤寒论》为活人书，所以改名《南阳活人书》。在同一个时候，经四明王作肃以《活人书》为本，博取前代诸书数十家，采摘要义，作为附注，参入各条之下，题名《增释南阳活人书》。明·万历年间，王肯堂、吴勉学根据这个本子，收入《古今医统正脉全书》，并加校勘，书首题《增注无求子类证活人书》，简称《类证活人书》。此书有宋刻本、明·徐熔校刻本及《古今医统正脉全书》本等版本，后商务印书馆有印行。宋刻本未能得见。现北京图书馆、中国科学院图书馆藏有明·万历十九年辛卯（1591）徐熔校刻本；中国中医科学院图书馆藏有明·万历四十四年丙辰（1616）重刻本（二十卷，书口作《活人书》，首行作《南阳活人书》）及清·乾隆五十一年丙午（1786）至五十二年丁未（1787）浙江问梅居士手抄本、清·光绪十年甲申（1884）江南机器制造局重刻本等版本。

**伤寒类证便览**　著作名。明·陆彦功撰，约成书于明·弘治己未年（1499）。全书共 10 卷，附药方 1 卷。作者研读黄仲理《伤寒类证》数年，认为其书悉遵仲景，分门析类，便于检阅；但其中亦小有缺疑，故采诸家学说及经验药方以为补遗，而成此书。

**伤寒类证解惑**　著作名。清·张泰恒编著。成书于 1735 年。全书约 10 万字，分 4 卷 18 门。卷一列有著者之曾孙张炳义叙和友人廖㧟叙。其主要内容包括对《伤寒总病论》提出的学习《伤寒论》的十个基本问题的解释。这十个问题是伤寒为什么称大病，伤寒是否是传足而不传手，《内经》所论六经与《伤寒论》中六经之异同，伤寒变证与杂病之异同，《内经》"未满三日者汗之而已，已满三日者下之而已"的本义，伤寒方药何以古效多而今效少，风、暑、温相挟为病与伤寒之异，外感寒热与伤寒寒热之异同。十八门的主题分别为：六经正伤寒门、合病并病门、不可汗门、不可下门、可汗门、可下门、汗多亡阳门、下早结胸痞气门、吐证门、寒热真假门、六经各种寒热门、各种虚热门、各种水证门、各种血证门、愈后不守禁忌门、伤寒至轻至重门、伤寒兼杂证门、外感内伤类伤寒门，其中包括 163证。本书以临床实用为目的，以辨析病证为重点，以阴阳消长理论作为分析病证、阐明机理的重要依据，并以此贯穿于伤寒六经脏腑表里。在编写上的一个特点是撮取各证要点、概括为纲领性的诗赋，并对诗赋又作详尽而明白晓畅的注释。本书以证类方的编写方法也发挥了执简驭繁的作用。在内容上，本书兼伤寒、温病类证共论、使经方与时方并存。这对《伤寒论》学是一个扩充。

**伤寒类经**　著作名。清·王祖光撰。定稿于清·光绪二十一年（1895）。全书为 1 卷，约 6 万字。卷首有王氏自序，并就以下十余个问题首先作了阐述：①经气要语熟读；②经气表里、脏腑表里；③审证施治关键语熟读；④经病提纲熟读；⑤病情喜恶；⑥三阳发热之差别、三阴发热之差别；⑦恶寒身寒；⑧邪伤不必首太阳；⑨传经大关目；⑩无病之人正气亦传；⑪直中皆非寒证；⑫寒邪非不传。所论多为陈修园、柯琴、程郊倩、高士宗等清代伤寒学家的见解，及王氏自己的认识。著者认为伤寒论一书，以六经为纲领，按表里上下脏腑阴阳分疆划界，缕析条分，俾读者由是而知病机之出入。虽论伤寒而疾病千端治法、万般变化，总不出此圈绘。奈何读者不能悉心体认，于临证时执一经以索案索方，症治繁多，茫无确据，甚至遍六经以索方索案，阴阳表里，界划瞢然。对此著者十分推崇黄坤载研读《伤寒论》的方法，认为黄氏之书，能于各经指出来路去路，以验经气之联贯，病气之出入，且于每经交换处，指出线索。因此，著者依黄氏的方法，将伤寒论六经病证，首揭其提纲，进而着重分析六经病证的来路、去路、出路，实即探索六经病证的传变规律。本书对六经传变的预兆症状的鉴别和截治，逐一分析，尤为周匝，于临证颇有意义。但其间对《伤寒论》条文的注解，则认为黄氏之书杜撰、讹处尚多，甚至执其自是之见，屈经而就己说。本书赞赏陈修园能溯源于《内》《难》《本草》经旨，而于《伤寒论》阐幽发微，为《浅注》一书，其章节起止条贯处，则丝毫不紊；前后照应互异处，则血脉相通，于虚字、无字之处更能悟会仲景义理。所以，本书体例则采黄氏之法，而义理阐释却多取陈氏见解再细为推衍之。全书旨在标明万病之来，各有系属；兼见之症，各有根由。书成，因思徐大椿有《伤寒类方》一书，测伊圣汤液经以推乎仲圣著论之根底，故类方而不类经。本书则为辨明经脉串错起见，欲以醒学者之目，故类经不类方，因而书名曰《伤寒类经》。本书有稿本一册藏于上海中医药大学图书馆。

**伤寒论类疏** 著作名。清·张孝培撰。其书已佚。据汪琥简介，其书未分卷。书中大意，以叔和撰次仲景《伤寒论》而类疏之，曰阴阳、营卫、辨脉、明令、异气、传经、为病、料证、发汗、涌吐、和解、清血、攻血、攻下。凡三阳篇皆分其类，三阴篇亦各自分其类，而未见全文。又曰合病类、并病类，末后又附以病解类。其注仲景书能独出己见，而不蹈袭诸家之说，即如《伤寒论》中相传有 397 法，此前人所未明言，今止就桂枝汤方后云：服已须臾，饮热稀粥一升余，以助药力，为一法；温覆令一时许，遍身漐漐微似有汗者益佳，不可令如水流漓，又一法：若不汗，更服依前法，又不汗，后服小促其间，半日许令三服尽，又为一法。且云上三法期于必汗，此其与诸家不同处。又其注承气汤曰：承者，以卑承尊，而无专成之义；天尊地卑，一形气也，形统乎气，故地统乎天；形以承气，故地以承天。胃，土也，坤之象也；气，阳也，乾之属也。胃为十二经脉之长，化糟粕、运精微也，转吐出入，而成传化之府，岂专以块然之形，亦惟承此乾行不顾之气耳。汤以承气名者，确有取义，非取顺气之义也。若此等注，可谓发前人之所未发，惜其书未刊行，世所见者，止初稿而已。

**伤寒类编** 著作名。明·明朝臣撰。成书于嘉靖甲子年（1564）。其书已佚。据汪琥简介，其书凡7卷，列伤寒例于前，六经病次之，瘥后病又次之，相类病又次之，脉法居后，录与伤寒有关的方剂为一卷附于末，其大旨不过削叔和繁文，采仲景要旨。如太阳病则列有汗、无汗、水气、里寒、里热、里虚、汗后、吐后、下后，汗吐下后诸节，各自分类，他经仿此。每条之下，皆节取成注，毫无增益。恐初学厌全书之繁，故为是编，使易于诵习耳。

**伤寒论类编** 著作名。清·虞镛撰。全书凡10卷。作者深感杂说之戾经旨而惑误后学，遂广征博采、审思深研，将五种伤寒之文分门别类而注之，凡有发明经旨者取之，有悖经义者去之，要以归正为的。

**类编伤寒活人书括指掌图论** 著作名。宋·李知先著，元·吴恕图论，熊宗立续。约成书于明·正统年间。汪琥简介其书：10卷。第一卷有指掌，为吴恕撰，以《活人书》中方论补仲景之未备。第十卷为吴氏门人熊宗立续编，乃四时伤寒杂证通用之方，继以妇人小儿伤寒方。其书于张仲景、朱奉议二家之外并无发明，止以便学者记习耳。另据丹波元胤《医籍考》：本书由熊宗立以李知先歌括韵赋与后节目相贯，以李子建《伤寒十劝》列诸篇端，为十卷。明季古汇合为一。陈长卿以宗立所编厘为五卷，变图为正义，更附论辞，乃若其旧帙。可见五卷本乃《伤寒活人指掌图》（详该条），而十卷本即本书。现有明·嘉靖间刻本及万历间刻本等。

**伤寒类辨·类伤寒辨** 著作名。黄寿南撰。约成书于清·光绪三十三年（1907）。不分卷。黄寿南作此书旨在辨析临床容易混淆的伤寒及类伤寒诸证。其内容为冬温、热病、暑温、疫病等类伤寒病证，以及杂证类伤寒如痰饮、伤食、虚烦等，后面还附有"伏暑赘言"及"不倦庐观书札记"。本书对诸伤寒类证及其治疗辨述颇详。现有《黄寿南抄辑医书二十种》抄本。

**伤寒总括** 著作名。清·翁藻撰辑。不分卷。其内容包括《内经》及李士材论伤寒文字摘要、伤寒病证及其治法，后附陶节庵治伤寒十法。现有清·道光十年（1830）奉新许氏刊本及光绪二十一年（1895）奉新许氏重刊本。

**伤寒总病论**　著作名。宋·庞安时撰。约成书于1098年。全书8.9万字。书凡6卷。卷一先叙论，次六经诸证。卷二论可与不可诸证，及四逆证、和表证、火邪证等。卷三论结胸、心下痞、阳毒、阴毒、狐惑、百合、痉湿暍等证。卷四论暑病、时行寒疫、斑豆疮证及治法。卷五论天行温病诸证及败坏证及治法，兼论小儿伤寒。卷六载伤寒杂方、妊娠杂方、伤寒暑病通用刺法及解仲景脉说、解华佗内外实说等，末附《伤寒论》音训、修治药法。其编次注释有如下特点：①按证分类，重编伤寒。其一方面按六经原文次序，分列六经诸证，阐明疾病在外邪作用下循经络脏腑传变之理；另一方面在六经分证的基础上，对各有关病证再立章节，予以分类，如结胸、痞证等均独自成篇，每证之下，标明其证候治法及相应药方，易于检阅，切合实用。开后世《伤寒论》整理研究以证归类方法之先河。②伤寒、温病，鉴别异同。其谓伤寒、温病，"死生不同，形状各异，治别有法"。如："暑温表证，当汗解，但不能拘泥于辛温发汗，须在辛剂中加入苦寒之品，方为对证。"另还设专篇讨论了天行温病的因证脉治，并对急性热病的辨证论治提出了颇切实际的有效方药，既为后世温病学说的创立开辟了门径，又为弥补伤寒治温之不足作出了成绩。③强调正气，注重摄生。庞氏认为人体发病与否，正气强弱是一个关键因素。如他在《叙论》中说："……寒毒与营卫相浑，当是之时，勇者气行则已，怯者则著而成病矣。"但若"善知摄生，当严寒之时，周密居室而不犯寒毒"，则可防御疾病。④方药应用，变通灵活。其推崇王叔和所说的"土地温凉高下不同，物性刚柔餐居亦异，是以黄帝兴四方之问，岐伯立四治之能，以训后贤，开其未悟，临床之工，宜两审之"。提出临证治病用药，要因人、因时、因地制宜，师古不泥。本书不足之处在于引证仲景原文，大多支离不全；对某些疾病如天行温病的解释，认识尚属模糊，甚则还存在有唯心和迷信之言。此书有宋刻本。但宋刻以后，金、元均无刻本，明代虽有王肯堂活字本，而印数只有200部，行世绝少，未见其现存者，直至清代相继有《四库全书》影宋本、四库阁传钞本、士礼居刊本等；后商务印书馆、湖北科学技术出版社有印行。现北京图书馆藏有《四库全书》本（文津阁本）；辽宁省图书馆藏有《四库全书》本（文溯阁本）；中国中医科学院图书馆藏有影钞文溯阁《四库全书》医家类12种之六本；中国医学科学院图书馆等藏有清·道光三年癸未（1823）黄氏士礼居复宋刻本，湖北省图书馆等藏有1912

年武昌医馆重刻本。

**伤寒总病论释评** 著作名。浠水县卫生局、湖北中医学院编著。全书共 31.3 万字。为了振兴中医事业，由万碧芳等执笔将北宋时期著名医学家庞安时所撰《伤寒总病论》一书，再版并注释刊行。本书以《伤寒总病论》为蓝本共分 6 卷：卷一为叙论及六经诸证；卷二论汗、吐、下、和、温等诸法；卷三论结胸、心下痞、阳毒、阴毒、狐惑、百合、痉湿暍、伤寒劳复、阴阳易诸证；卷四论暑病、时行寒疫、斑痘等证；卷五论天行温病及变黄、变哕、败坏等证，并附小儿伤寒证；卷六载伤寒杂方、妊娠杂方、伤寒暑病通用刺法、伤寒温热病死生候、天行瘥后禁忌、仲景脉说、华佗内外实说等篇。书末还附音训一卷，修治药法一卷。本书的前言部分，是全书的总评，概括地介绍了庞安时的生平及学术成就。本书编写体例分原文、注释、语译、按语四部分。本书改为规范字横排，并加标点，予以断句。疑误之处保持原貌，便于读者阅读。本书 1987 年由湖北科学技术出版社出版。

**活人书括** 著作名。宋·李先知撰。成书于宋·乾道丙戌年（1166）。作者推崇朱奉议《活人书》，留心该书，积有年月。恐世医未得其要领，于是撮其机要，错综成文，使人人见之了然明白，这便成为《活人书括》3 卷。今其书已佚。但其内容可见李氏《类编伤寒活人书括指掌图论》。

**活人书辨** 著作名。元·戴启宗（同父）撰。其书已佚。据吴澄《吴文定公集·<活人书辨>序》：戴氏对朱肱《伤寒百问》一一辨正，凡悖于《伤寒论》之旨者，摘抉靡遗，只字必核。

**伤寒活人指掌** 著作名。即《伤寒图歌活人指掌》，详见该条。

**伤寒活人指掌补注辨疑** 著作名。明·童养学撰。又名《伤寒补注辨疑》。全书共 3 卷，成书于明·崇祯辛未年。童氏认为元·吴恕的《伤寒活人指掌图》不论天时，不察虚实，不分感冒，直以麻黄、桂枝治冬月之正伤寒者，通治三时之寒，人之蒙其害者多矣。而且其书以直中混传经，杂病混伤寒，辨证混淆，用药错杂。故不得已而为之补注辨疑。本书首卷论六经传变，第二卷论伤寒常见病证以及其兼证、变证和类证，共计 80 则，末有总论 1 则。第三卷则列述常用方剂，其中有《伤寒论》方，亦有相当数量的后世验方，共计 114 首。本书为吴氏临床经验的比较全面的汇述，较有实用价值。本书现有明·崇祯年间刻本，清·顺治十八年（1661）醉耕堂刻本，清·乾隆六十年（1795）黄鹤令家传刻本等版本。中医古籍出版社 1984 年有影印本（见《伤寒六书纂要辨疑》）。

**活人释疑** 著作名。元·赵嗣真撰。其书已佚。据汪琥曰：《活人释疑》其书不传。其辨《活人》两感伤寒治法之误，又其论合病、并病、伤寒变温热病，能反复发明仲景大旨。其说载刘宗厚《玉机微义》中。刘氏系盛明时人，则《释疑》一书大约是元末人所著也。

**济世元真伤寒全部解义先圣遗范**　著作名。清·凭虚子撰，书凡6卷，成书年代不详。作者心折黄元御，认为其人天资超迈，学问渊博。《悬解》多有精辟处。不过亦有诸多不足，如"于经文紧要伏藏，曲顺皮面，未深追继提揭；风寒传化，滞为去来一定；杂感一切，泥于脏腑自病。太阳硬结，误表为里；阳明脉大，误经作腑"等等。故揣长沙之苦心，发经文之秘奥，释字解句，不袭前人。或于单节各言之，或于数节总揭之，言简意赅，理明义备，条辨缕析；其最妙者，于经文之正笔法、倒笔法等特为解之。《中国医籍通考》按：作者学宗长沙，心折玉楸子，而批评《悬解》，探赜索隐，发明经旨，自成一家言。惜其书宇内流传无多，医人罕知。本书现有1922年上海广益书局石印本。

**伤寒恒论**　著作名。清·郑钦安撰。作者以舒韶所著《舒氏伤寒集注》一书的序文为基础，展开并予以剖析，而撰成此书。全书凡10卷。其基本内容为六经病证诸篇以及瘥后劳复、阴阳易病等数篇，附有"麻脚瘟说""辨内外发热秘诀"等内容。其体例是先列《伤寒论》原文，继而注释。本书现有清·成都志古堂刻本以及光绪二十年（1894）、二十三年（1897）刻本。

**伤寒说意**　著作名。清·黄元御（坤载）著，成书于1756年。全书共10卷。作者研读仲景《伤寒论》，有得于心，始而作《伤寒悬解》一书，其持论甚高，文词简奥，非读者所能遽晓。有鉴于此，乃会通其书大意，以通俗晓畅的文笔又著成是书，以便初学者易于入门。

**伤寒论语译**　著作名。中国中医研究院编著。成书于1959年，全书共有18万字。该书依据明·赵开美刻本，并参考其他的版本和注本，作了校正。篇首冠以《伤寒论概说》，扼要地介绍了何谓六经病、六经病的主要症状、六经病的治疗原则，及《伤寒论》辨证施治分析。该书主题以六经的先后顺序，对辨太阳病、阳明病、少阳病、太阴病、少阴病、厥阴病、霍乱病、阴阳易瘥后劳复病脉证并治进行了详尽的语译，语译以直译为主，并加以必要的注释，有助于了解原文意义并熟悉古文词义，对原文汤证方药，列有方解，有助于读者了解立方的大意和处方中各种药物的作用。书末附有《六经提要表》，归纳了六经病的本证、兼证和变证的脉、证、法、方，按篇分别列表说明，对于掌握《伤寒论》起到了提纲挈领的作用，该书特点，简明扼要，通俗易懂。本书 1958 年由北京人民卫生出版社出版。

**伤寒论语释** 著作名。李克绍主编，山东科学技术出版社 1982 年出版。全书共 20.7 万字，分为 10 章。作者有感于《伤寒论》文字简奥、义理深长，其中的行文习惯和不少名词术语与现代不尽相同，人们在阅读时存在不少困难；而且旧注繁如烟海、众说纷纭，这令人迷惑不解，鉴此，作者便对《伤寒论》进行重新注释，而编成此书。编著者首先就《伤寒论》的成书和沿革、《伤寒论》和温病学的关系、《伤寒论》的贡献以及《伤寒论》学习方法等问题作了简介，然后逐篇逐条对原文进行注释。其注释首先根据《金匮玉函经》《注解伤寒论》《千金要方》《千金翼方》《外台秘要》等对原文加以校勘；不过校勘只选择其有参考价值的部分；若对内容并无影响，即使词句有异，也不校雠。其次在注释部分将疑难的字和词或句作浅显易懂的诠释；对个别难字加以注音。在提要部分简明扼要地提示其中心内容，以便读者掌握原文精神。在语译部分用现代汉语阐释原文，其中收取了各注家较为可取的观点，用编者的语言加以表达，有的则是编者自己的见解；内容务求重点突出，文字力求畅达简练。在语释中阐发未尽的意见，或不适宜在语释中说明的内容，则在按语部分加以补充或说明。此外还有方解部分，吸取各名家的方论，阐发方剂的组成意义及临床效用；临床应用部分，根据文献资料，综合性地介绍各个方剂的临床应用情况。在每一单元末，编著者还综合性地写出简明小结，以便读者由博返约，易于掌握。此书在注释上既采撷各家精华，又融会入编著者自己的见解，理论与临床结合，通俗易懂，是学习《伤寒论》的较好的参考书。

**绛雪园古方选注** 著作名。清·王子接编注。上海科学技术出版社 1982 年据清代乾隆介景楼藏板重校刊行，全书共 11.9 万字。注者认为，《伤寒论》申明六经治病，采择祖方，化成 113 方、397 法，上绍轩黄，兼先圣之长，可谓集医学之大成。后世不少医家对《伤寒论》方虽有注解和发明，但对于方之矩、法之规，犹鲜有旁推交通、阐释说明者。《伤寒论》方以上下表里寒热为治，和、寒、温、汗、吐、下六剂为祖方，在这六祖方的基础上，或加或减、或因或变、或两两相复，扩成 113 方，井井有条，丝丝入扣。若明此理，自有造化生心之妙。故精选古方 300 余首，以《伤寒论》113 方为导，详细申明其立方精义。该书分上、中、下三卷。上卷独释张仲景《伤寒论》113 方，中、下二卷发明内科、女科、疡科、幼科、眼科及各种之方，末附杂方药性。上卷以桂枝汤为和剂祖方、白虎汤为寒剂祖方、四逆汤为温剂祖方、麻黄汤为汗剂祖方、栀子豉汤为吐剂祖方、承气汤为下剂祖方，分六类注释《伤寒论》113 方。其体例是首先引述《伤寒论》原方组成、炮制、剂量、煎服方法，然后阐明其配伍意义，语言简练，深得要领。是书可作为学习《伤寒论》方剂的参考书。

# 十　画

**伤寒挈要**　著作名。刘渡舟等编著。全书 24.4 万字。本书是刘渡舟在助手的协助下，总结近 30 年从事《伤寒论》教学及科研工作的经验，在原北京中医学院《中医学选读》伤寒部分的基础上加以扩充、修订、重新撰写而成。全书分总论与各论两部分。总论为指导学习各论而设，向读者提出了学习《伤寒论》的目的和要求，阐述了编者的学术观点，并借以指导全书。各论按六经病证分章次，原条文以证或方归类，条文按原文、注解、按语、治法、方解、医案等项目编写。为了做到理论与实践的统一，作者不仅将自己多年从事教学与临床实践方面的经验和教训归纳总结，编写于书中，而且在有方证的条文后面，附有医案，以便学者在学习原文或临证时参考，其中许多内容，是作者经验之谈，对于学习《伤寒论》有借鉴作用。本书每一经的辨证论治，都贯穿八纲辨证的具体方法，说理明确，见解颇有独自的特点，本书在编写上的特点是保持《伤寒论》原书的系统性与完整性，全书以六经的辨证论治为纲目，虽采用了归类论证的方法，但将全书 398 条尽收录归纳其中，未予删节。为了照顾原文之间的有机联系，体现全书之辨证论治特点，在译释各条文时，将相关条文与方证联系起来，出示其有关条文号码作对举比较。同时，作者又写出"论《伤寒论》条文组织排列的意义"附于篇末，以供学者参考。本书 1983 年由人民卫生出版社出版。

**敖氏伤寒金镜录**　著作名。又作《伤寒金镜录》。元·杜本撰。成书于至正元年（1341）。杜氏在敖氏十二舌苔图的基础上增加二十四图而为三十六图，并列治法和方药而成此书。作者自序曰：凡伤寒热病，传经之邪比杂病不同，必辨其脉、症、舌、表里而汗下之，庶不有误。其书仅一卷。其体例则在每种舌苔图下附文字说明其病机、病变表现以及治疗方法。本书为我国现存最早的舌诊专著。薛己言此书当时多秘而不传；卢复则言此书大裨伤寒家，乃识伤寒之捷法。汪琥则说：《伤寒论》但云白苔、苔滑。而《金镜录》更有纯红、纯黄、黑刺裂之别，复于仲景大小柴胡、白虎汤、茵陈蒿汤、栀子豉汤、五苓散、三承气汤之外，更有透顶清凉散、凉膈散、天水散、黄连解毒汤、玄参升麻化斑等汤，此皆治伤寒温热之神法也。此书现有版本甚多，如《薛氏医案》本、1955年杭州新医书局铅印本、1956年上海卫生出版社重印本。

**热论** 著作名。《黄帝内经素问》的一篇。该篇主要论述外感热病的原因、症状、诊断、治法、预后等内容。该篇是中医外感疾病六经分证的最早文献。张仲景正是根据该篇的基本理论，创造性地把外感疾病错综复杂的证候以及其演变规律加以归纳、总结，提出较为完整的六经辨证体系，著成《伤寒杂病论》的伤寒部分。所以，《热论》是《伤寒论》重要的理论渊源。

**伤寒真方歌括** 著作名。①清·陈修园撰。约成书于1804年。全书5.7万字。书分6卷14篇，歌括96首。卷一列太阳上中下三篇及救误变症方法，歌括41条。卷二阳明上、中、下三篇方法，歌括17条。卷三少阳上中下三篇方法，歌括10条。卷四太阴全篇方法，歌括2条。卷五少阴全篇方法，歌括16条。卷六厥阴全篇方法，厥阴续编、阴阳易差后劳复病方法，歌括10条。末录魏念庭先生跋语以殿后。该书以六经为纲，六经项下，以其主病不同，各立本经方例，再成篇目。每篇先精选《伤寒论》主要经文，给人以概括性认识；次为七言绝句形式之歌括，深入浅出，由博返约，便于诵记。再是方解，复注其所以然之妙，对历代医家有关论述，"凡有阐扬圣训者，则尊之；其悖者，则贬之"，间多己见，颇有发挥。如传经、直中寒热皆有论，一破宋元以后医家"凡传经俱为热症，寒邪有直中无传经"之谬，有其独到之处。是书医文并茂，通俗易懂，有益后学，亦可供教学、临床、科研者参考。此书有清·山林氏校刊本、清·南雅堂刊本及《陈修园医书》诸种本等版本；后上海科学技术出版社、福建科学技术出版社有印行。现安徽省图书馆藏有清·道光二十一年辛丑（1841）抄本；中国医学科学院图书馆藏有清·道光二十八年戊申（1848）陈庭梦抄本；南京图书馆、广东省中山图书馆藏有清·咸丰十九年己未（1859）三山林氏校刊本；沈阳医学院图书馆藏有清·光绪元年乙亥（1875）南雅堂刊本；中国中医科学院图书馆藏有清·光绪二十二年丙申（1896）珍艺书局铅印《陈修园医书二十一种》之单行本等版本。②陈竹友校注。全书共5.7万字。作者认为清代医家陈修园的医学歌诀《伤寒真方歌括》音韵脍炙人口，深入浅出，切于实用。为了光大陈氏学术思想和学术成就，作者对《伤寒真方歌括》一书进行了重新校注。本歌括共计96首，全书以六经为纲，分为6卷14篇。每篇先精选《伤寒论》主要经文，给人以概括性的认识；次为七言绝句，便于诵记；再是方解，复注其所以然之妙，对历代医家有关论述加以引用阐明歌括要意。书中不易理解的词句、成语典故、人名、术语、特殊句式，多作简要注释，对难字加注拼音和直注。本书在编著中还参阅了《医宗金鉴》《伤寒论选读》等书，对其中脱漏、衍文、讹字和版本异同，皆细加考校，同时在注释中加以说明，无任意匡改。本书医文并茂，对初学《伤寒论》者有一定的借鉴和学习帮助，也是研究仲景学说和陈氏学术思想的一部参考书。本书1985年由福建科学技术出版社出版。

**桂林古本伤寒杂病论** 著作名。本书为清代桂林左盛德藏书，桂林已故老中医罗哲初手抄，1956年由其子罗继寿献出。本书左盛德序说，其师张绍祖是张仲景的46世孙，家传有《伤寒杂病论》16卷（为张仲景《伤寒杂病论》第12稿），传给了他，他又传给罗。第一卷、二卷为平脉法。第三卷为六气主客、伤寒例、杂病例。第四卷为温病脉证并治。第五卷为伤暑、热病、湿病、伤燥、伤风、寒病诸病脉证并治。第六卷至第十一卷为六经病脉证并治。第十二卷为霍乱吐利、痉、阴阳易、瘥后病脉证并治。第十三卷为百合狐惑阴阳毒病、疟病、血痹虚劳病脉证并治。第十四卷为咳嗽、水饮、黄汗、历节病脉证并治。第十五卷为瘀血、吐衄、下血、疮痈以及胸痹病脉证并治。第十六卷为妇人各病脉证并治。此书是否确为仲景《伤寒杂病论》原稿，并无定论。左序说，张绍祖言"吾家《伤寒》一书相传共有113稿，每成一稿，传抄殆遍城邑。兹所存者为第十二稿，余者或为族人所秘，或付劫灰，不外是矣。叔和所得相传为第七次稿，与吾所藏者较，其间阙如固多，编次亦不相类，或为叔和所篡乱，或疑为宋人所增删，聚讼纷如，各执其说。然考晋时尚无刊本，犹是传抄。唐末宋初始易传抄为刊刻，遂称易简。以此言之，则坊间所刊者，不但非汉时之原稿，恐亦非叔和之原稿也"。但若要肯定此本乃《伤寒杂病论》之第十二稿，犹少确凿证据。本书1960年由桂林广西人民出版社出版，1980年该社再版。

**桂枝汤的临证应用** 著作名。严育斌、赵敏霞编著。陕西科学技术出版社1990年出版。作者为了及时总结和推广桂枝汤治疗常见病和一些疑难重证的许多成功经验，查阅了大量古今文献资料，兼收近代名医经验，结合自己的临床实践，通过反复推敲修改，历经十余年的不懈努力而编成此书。本书从临床实用出发，内容包括概述、方剂探讨、张仲景对桂枝汤的应用、桂枝汤应用的发展、临床应用、附录六个部分。概述部分对《伤寒论》桂枝汤原方的组成、用法、功用、主治、方解作了一般介绍；方剂探讨中，对桂枝汤的适应证、桂枝汤与调和营卫、桂枝汤的腹证、主药、《伤寒论》用桂枝为何去皮、桂枝汤的发展途径、双向调节、药法研究、现代药理作用等进行了深入的探讨；张仲景对桂枝汤的应用，主要是通过对《伤寒论》《金匮要略》两书中所涉及的桂枝汤及其变方的条文进行逐条分析，以阐述仲景所用桂枝汤的全貌，便于学习其辨证立法及用药要旨。桂枝汤应用的发展，介绍了《伤寒论》以及后来各朝代及现今应用桂枝汤的大体情况；临床应用部分收集了作者治验、现代名医及古代医家的内、妇、儿、外、皮肤、五官科病案300余例，从不同病种和侧面说明桂枝汤及其变方的具体运用。本书是关于桂枝汤的一本较全面的研究专辑。

**桂枝汤类方证应用研究**　著作名。江尔逊、龙治平主编，1989年四川科学技术出版社出版。全书共17.9万字。《伤寒论》名方桂枝汤，为调和营卫、气血、阴阳的总方，其应用范围之广、加减演变的类方之多，实非他方所及。作者在深入研究桂枝证的证候演变和桂枝汤的加减化裁的基础上，撰写此书，以展现仲景辨证论治的规律和遣方用药的法则，更好地指导临床。全书分上下两篇，上篇为桂枝汤本方证研究，包括治"太阳中风、营卫不和""妊娠恶阻，脾胃失调"等，附桂枝汤现代药理研究。下篇为桂枝汤类方证研究，集《伤寒论》及《金匮要略》中桂枝汤类方30首，涉及外感、杂病、误治、逆治、产后等，在每方的用法介绍中，列适应证、疑似证、禁忌证三部分，醒目明了。本书以临床为依据，采取临证思维的方法，注重实用，例举验案，是一部阐述桂枝汤证及其类证的专著。

**校正王朴庄伤寒论注**　著作名。清·王丙撰。陆懋修（九芝）校正。成书于1866年。王丙为陆氏外曾祖，号朴庄，曾以唐·孙思邈《千金翼方》为底本，作《伤寒论注》一书，博采众家学说，对《伤寒论》详加注释。陆氏以为其书有考证失于精详处，于是又根据《脉经》《千金翼方》等书进行校正，而成是书。全书共分6卷，第一卷第二卷论太阳篇桂枝汤、麻黄汤、青龙汤、柴胡汤、承气汤、陷胸汤等以及杂疗法，第三卷至第五卷论六经病证病状；第六卷论述伤寒宜忌，发汗、吐、下后诸种病状、霍乱病状、阴阳易及瘥后劳复诸病状，并载少许杂疗方。本书现有《世补斋医书》续集本以及1934年上海中医书局铅印本。

**伤寒论校勘记**　著作名。秦又安撰。成书于1930年，全书仅约6500字，刊于1930年上海国医书局印行的《国医小丛书》内。著者参考《金匮玉函经》《千金方》、成无己及各家注本，对《伤寒论》进行校勘，计有70余条。其中不少甚有参考价值。

**伤寒秘要**　著作名。明·陈长卿撰，董珑纂定，胡正心补订。成书于

1631 年。全书共分 2 卷，上卷为伤寒约论，论述有关伤寒的一般问题；其次论六经病证及有关症候，从发热起至阴阳易止，共有 66 则，每则症状或病证的论述形式是首释其名，次解其病机、临床表现、辨证程序，末则举其治法。下卷内容为方剂论述，从桂枝汤起至温粉止共计 102 首方剂，后还附备用效方 19 首，每方多述其方剂药味组成、剂量、煎服方法、加减方法和禁忌等，其中部分现在临床上仍较常用。本书对临床有较大参考价值。现有明·崇祯五年（1632）十年斋刻袖珍本（包含在胡正心集纂《伤寒三种》之中）。

**徐忠可伤寒图论**　著作名。清·徐彬（忠可）撰。又名《伤寒图说》。全书仅 1 卷。本书在论述伤寒证治时，作三幅图以贯穿之，第一图为徐忠可新定杂证十二经图，第二图为呼吸行气应脉随时历于脏腑图，第三图为脏腑本气五行所属与四季相应图。在这三图的基础上，徐氏又详述伤寒发病规律在三图上的揭示，伤寒与杂证（杂病）辨证施治之异同，内伤杂证与外感热病阴阳变化之异同等。本书比较重视时间、节律对人体病理生理的影响，比较重视五运六气之理。本书现有日本元禄九年（1696）平安城书林博古堂重刻本，可见《伤寒尚论篇全书》。

**唐本伤寒**　著作名。张仲景撰，唐·孙思邈编次。张仲景《伤寒杂病论》成书以后，由于种种原因而散佚不全，后经王叔和将原书伤寒部分整理成册，名为《伤寒论》。但其书时隐时现，以至唐·孙思邈在撰《千金要方》时未能得见全貌，至晚年撰《千金翼方》时，始得《伤寒论》全书，而具载录于第九、十两卷之中，这便是伤寒论的最早版本，亦称"唐本伤寒"。

**伤寒兼证析义**　著作名。清·张倬撰。成书于 1665 年。全书 3.3 万字。书凡 1 卷。该书不以六经分篇，而专以伤寒兼杂病立论。其将伤寒常见兼证如中风、虚劳、中满肿胀、噎膈反胃、内伤、宿食、素患咳嗽、宿病咽干闭塞、头风、心腹诸痛、亡血家、多汗家、积聚动气、疝证、淋浊、泻利、胎产等，分作 17 大类，以问答形式，而发明之。尤对各兼证之病因、病理、证候、治法、鉴别等作了详尽阐释。案《伤寒论》所谓合病并病，止言六经兼证而不及杂病，医家不明兼证之意，往往脉证参差之际，或顾此失彼，或治此而妨彼，为害颇深。张倬于此一一剖析，使治病者，不拘于一隅，不惑于多歧，亦可谓有功于伤寒矣。另书末所附十二经、奇经八脉、五运六气、方宜诸源之论，于伤寒学说研究亦具参考价值。本书不足之处在于"其所用方药，亦多偏僻，恐难取正也"（汪琥语）。此书有清·金闾书业堂刻本、《四库全书》本，《伤寒大成五种》本、《中国医学大成》本及《张氏医通》诸种本。现中国科学院图书馆、南京图书馆藏有清·康熙六年丁未（1667）金阊书业堂刻本；中国医学科学院图书馆、云南省图书馆藏有清·康熙间刻本；北京图书馆藏有《四库全书》本、《中国医学大成》本等版本。

**伤寒准绳**　著作名。又名《伤寒证治准绳》。明·王肯堂撰。成书于1604年。全书39万字，共分8卷。卷前首论入门辨证诀，及发热外感内伤辨、伤寒类伤寒辨。卷一以伤寒总例居前，叙四时伤寒传变，及汗吐下法，又愈解、死证、表里、伤寒、杂病。卷二以太阳病居前，而以发热、恶寒、恶风、头痛等证附之。卷三以阳明病居前，而以不大便、不得卧、自汗、潮热、谵语等证附之。而少阳病口苦咽干、往来寒热等证，亦并附焉。卷四先列三阴总论。太阴病则附以腹满痛等证；少阴病则附以但欲寐、口燥咽干等证；厥阴病则附以气上冲心等证。卷五言合并病，又汗吐下后不解、喘而短气等证。卷六继言小便不利等证，复附以狐惑、百合、两感证。卷七言劳食复、瘥后等证，又言四时伤寒不同，及温、暑、疟、痓等证，后附以妇人、小儿伤寒。卷八则辨脉法与药性。其编次注释有如下特点：①注重六经，重编伤寒。其悉依楼英《医学纲目》之义，推崇六经，兼及杂病。并按楼氏《纲目》之编次，整理伤寒。"列六经正病于前，而次合病、并病、汗吐下诸坏病于后，又次以四时感异气而变者与妇婴诸疾而终。每条之中，备列仲景法，然后以后贤续法附之。既赅括百家，又不相淆杂义。"②伤寒辨证，重视内外。正如他在卷首《入门辨证诀》中所说："凡病鲜有不发热者，而内伤外感，其大关键也。"谓伤寒六经辨证之要，贵在辨外感与内伤。③辨病异似，别其异同。除详辨六经证外，其对冬温、温病、寒疫、热病、湿温、温病、霍乱、痓、伤食、内痈、蓄血等类伤寒证，也作了反复阐释，比较鉴别，说明其不同证治，有益临床。④治病之道，强调以补。其引丹溪语曰："伤寒属内伤者，十居八九，当以补元气为主。"谓后人治伤寒皆识仲景之法不尽，又不知其病本于内伤虚劳，而思补养，但用汗下致死者，杀人何异刀剑。故王氏在书末附有后贤补养之法，告诫临病之工，务以人命为重，下手用药既不能过于谨护元气，也不致于孟浪汗下而有所失。⑤药量变化，随证加减。其谓"仲景诸方动以斤计，而又有称升合枚者，古今度量轻重长短不同，难以遵用"。提出方药分量，可依仲景之旧增损出入，又当视病情时令神而明之。是书亦有不足之处，如汪琥曰："此书可为详且尽矣。但惜其纂注大略，及诸方之义，不能明畅。又其云发热、恶寒、头痛等证，六经皆有，何得限定附之一经之中，于余不能无遗憾矣!"此书在王肯堂生前即已梓版流传。此书有明·万历甲辰刊本及清·金坛虞氏刊本等版本;后上海卫生出版社有印行。现中国科学院图书馆、北京大学图书馆、上海图书馆、南京图书馆等藏有明·万历三十二年甲辰(1604)刊本;中华医学会上海分会图书馆藏有清·康熙三十八年己卯(1699)金坛虞氏刊本。

**伤寒海底眼** 著作名。明·何渊撰。成书于1416年。全书10万字。书凡2卷。卷上列病机、太阳、阳明、少阳、太阴、少阴、厥阴等一十三论;卷下列合病、并病、两感等一十四论。每论之后附有证治大要。因书本仲景《伤寒》《金匮》之旨,剖析详明,立论团结圆紧,故名曰《伤寒海底眼》,又名《京江何氏秘业海底眼》。其注释发挥有这样一些特点:①病证分类,恪守六经。其根据《伤寒论》原文精神,对伤寒疾病按六经予以分类,且能围绕六经,反复阐明各病证之证治大意,临床用药指征等,有实际运用价值。②伤寒温病,辨别异同。其对伤寒与温病、温疫能从证候、治法、方药等诸方面反复予以比较,别其异同,即于其他杂症,如水饮、食物、气、痰、瘀、暑、风、湿温、脚气、斑毒、疟疾等,亦均能条分缕析,列出症状,鉴别诊断。此书早于吴又可《温疫论》200年,却已论及温热与伤寒之异治,尤其是"手经惟肺经受邪多"等篇有关温病受邪传变的思想学说,正是清代叶天士"温邪上受、首先犯肺"之先声,实属难能可贵。③崇尚经方,善用时方。其辨病处方用药,无腐儒"拘墟一家"之见。除书载仲景113方外,何氏还补入许多后人方剂。他对经方与时方的使用,不是生搬硬套,或是对号入座,而是随证加减,活泼玲珑。本书不足之处在于涉及仲景原文过少,己见参入过多,使人有茫然若失之感。何氏生前,此书未能付梓。明代以来,曾经抄本相传,乃何氏之家藏,遂遗留于后世。后经何渊22世孙何时希先生于先人遗著中发现此书,又重新加以整理,于1984年交付上海学林出版社印行于世。现中华医学会上海分会图书馆、南京图书馆及何氏家族中均藏有《伤寒海底眼》抄本,但均未说明抄本的确切年代。

**伤寒论读** 著作名。即《伤寒卒病论读》。裘庆元《三三医书》收编是书改为是名。

**读伤寒论心法** 著作名。清·王丙撰,陆懋修校。全书共1卷,21则,分别论述学习《伤寒论》的有关问题,如诸种概念、邪气、病证、传经、气化、治法及六经病各自特点等,王丙论述列于前,陆氏案语附于后。本书反映了王、陆二人对《伤寒论》中若干基本问题的理解和观点,如《伤

寒论》所论伤寒乃广义伤寒等。其中不乏高见，如王氏谓桂枝、麻黄两方
之用不必以风寒为泥，而重要的依据有汗、无汗两种反映人体表气虚实的
症状；陆氏谓"凡病皆始于伤寒，故不论传至何经，总用麻黄、桂枝；此
外则入于腑者必用寒药，入于脏者必用温药，如石膏、大黄、干姜、附子
等味。一部《伤寒论》，只有三种方，分而观之，会而通之，道在是矣"。
本书收入《世补斋医书续集》中，有宣统二年（1910）陆润庠家刻本、
1912 年至 1914 年江东书局石印本以及 1934 年上海中医书局铅印本。

　　**伤寒读本**　　著作名。①清·栗山痴叟编著，成书于 1868 年。全书分卷
首、卷上、卷下三卷，对伤寒六经方证、脉法、汗下宜忌等分章汇节，进
行编注。其内容包括铢两升斗考、脉法、太阳篇、阳明篇、少阳篇、太阴
篇、少阴篇、厥阴篇、伤寒类证、瘥后劳复、阴阳易、汗下宜忌等。其体
例是依黄元御《伤寒悬解》之顺序进行排列，先列仲景原文，后录陈修园
方歌。该书见于《医学便览》，清·同治七年戊辰（1868）辑者自刻本。②
近人王一仁编著。成书于 1937 年。收录在"仁庵医学丛书"。全书约 10 万
字，不分卷。其主要内容为仲景原文并选集的诸家注释以及作者自己的见
解。本书认为研习《伤寒论》必先明六经生理；欲明六经生理，必究天人
合一之义；故候病诊察，必明节气；定方疗治，须究天人。本书的一个显
著特点是"衷中参西"，取西说以解释、证明《伤寒》之理。

　　**读过伤寒论**　　著作名。近代陈伯坛（英畦）撰。成书年代不详。1930
年 2 月首刊，后人民卫生出版社于 1954 年有影印版发行。全书分 18 卷和
"卷之首" 2 卷共为 20 卷，41.6 万字。卷之首包括张仲景原序、读原序并
识、叙言、序、凡例、门径、图形、读法诸部分，主要阐述《伤寒论》的
一般性问题，如伤寒概念、六经、传经、常见重要症状、重要治法及病、
气、化、经、脉等内容；其中尚有作者门人赵景明所绘三阴三阳图 12 幅。
以下从第一卷至第十七卷逐条分析《伤寒论》，第十八卷则为"痉湿暍篇豁
解"，计 16 节。汤方原载《金匮》，以其属于感证，故列于此。本书有这样
一些特点：①以伤寒注伤寒。作者认为"伤寒毋庸注，原文自为注"，故其
书对原文的注释大都是从原文中寻依据、互相发明、互相印证，以求尽量
忠实于《伤寒论》。其门人曰：是书"以《伤寒》句话释《伤寒》"，"乃
《伤寒论》之文澜"。又曰先生即张仲景之书记。两本书若作一本读，则此
外如蔓藤。觉有《伤寒论》为之前，是书亦今亦古；有是书为之后，则
《伤寒论》宜古宜今也。②非集注体裁，无一句取材于诸家注释。作者认为
但求与仲圣之言诠相吻合，便是注释正确。本书寻绎《内》《难》《伤寒》

《杂病论》尚且不暇，何暇搜罗各家之学说，记载各家之姓名？不过，本书对喻家言、黄元御、陈修园三家学说多有批驳。③以阴阳为总纲，重视三阴三阳标本中气化学说，反对风伤卫、寒伤营、风寒两伤营卫的三纲学说，驳斥传经说之非。总之，本书是作者治《伤寒》数十年的心得所汇，有很多独特的见解。有彭泽民氏评曰：陈著《读过伤寒论》与《读过金匮要略》考正字句，抉发经义，复以临床经验相发明，于自晋以后诸家注疏多所批评。由于用力精勤，识见赅富，故能阐幽探奥，融会贯通，自成一家言。

**读伤寒论歌** 著作名。清·王廷钰撰。作者将《伤寒论》六经病方证编成歌诀，提纲挈领，以便读者诵习和掌握。其条目次序依照黄元御《伤寒悬解》，而汤方歌括则宗陈修园《长沙方歌括》，每篇皆有总论歌诀，继而录仲景有关经证、腑证的原文，并予注释，最后则附经方歌括。此书现有光绪十二年（1886）手抄本。

**伤寒论通俗讲话** 著作名。刘渡舟编著，上海科学技术出版社1980年出版，全书共10.4万字。本书是编著者为了普及《伤寒论》的学习而编写的入门读物。正是为了使读者易学易懂，编著者对《伤寒论》原文作了合理的分类归纳，以六经辨证为纲要，将《伤寒论》六经病证的病因、病机、传变规律、证候表现特点以及治则、方药作了概括性的介绍，以原文为依据而不是逐条诠释原文，编著者基于对《伤寒论》六经病证的深刻而全面的理解，将原文中相互联系的而又分散的内容缀合成一个整体，简明扼要，语言通俗，极宜于初学。节中广泛汲取了古今各注家的精华，又参以编著者自己的见解，在每个方证后均附有临床病案，使理论与临床紧密结合。全书共分为九章，第一章为概论；第二章辨病发阴阳寒热纲要；第三章至第九章为六经病脉证并治，其体例为先述纲要、次汤证、次变证或类证或辨证，最后则述其禁忌及预后。本书是初学《伤寒论》者的一本最好的参考书。

# 十一画

**伤寒琐言** 著作名。明·陶华撰，书成于明·正统十年（1445），其时陶氏年已77岁。"衰迈殊甚"，为了传人以济生之道，在完成《伤寒明理续编》之后，又撰成此书。陶氏自序曰：本书"文虽鄙俚，然言简意到，其中包括仲景不传之妙，皆世所未尝闻见；剖露肝肺，以罄其蕴奥，实升高之梯阶，当宝之如珠玉。"全书仅1卷，具有这样三方面的特点：①医话性质，简论了伤寒用药、言证不言病、厥分阴阳、脉以及传经寒热等 22 个方面的问题。②主张风伤卫、寒伤营之说，推崇刘守真"伤寒无阴证人，人伤于寒则为热病"的观点，治疗外感伤寒每用寒凉药；传经阴证属内热外寒，与直中三阴之理中四逆辈不同，治亦应加寒凉之品。③略于理，详于用。注重伤寒方药的实际应用，师古而不拘，每多创新，如在"死生脉候"论中云："病七八日未得汗，大便闭，发黄生斑，谵语而渴，越婢桃仁汤；病八九日已经汗下，脉尚洪数，两目如火，五心烦热，狂叫欲走，三黄石膏汤主之。"本书系《陶氏六书》中的一卷，受朱肱《类证活人书》影响较大。

**伤寒理法析** 著作名。张斌编著。全书共 27.5 万字。作者从事《伤寒论》的教学临床几十年，参阅了多家注释，将《伤寒论》归纳为十个问题分别论述。本书的主要内容是谈伤寒理法的缘起与基本精神，《伤寒论》的病因病种及辨病与辨证，伤寒病因中风、寒二邪的性质及变化，《伤寒论》中六经的概念和生理病理分析，关于伤寒"传经"与"并病"、"合病"的探讨，对伤寒阴阳发病和愈期以及寒热表里的研究，六经为病旺时欲解的机理和各经排列顺序的关系，《伤寒论》脉象举析，《伤寒论》中主要症候的综述，伤寒辨证施治。张斌主任医师治学严谨，刻求气化之说，使气化学说深入浅出、易于理解，弥补了中医理论对气化学说的不足，对于今后发展中医气化之说大有益处，本书 1987 年由内蒙古人民出版社出版。

**伤寒捷诀** 著作名。清·严宫方编著。全书约 2 万字，为 1 卷。作者将《伤寒论》分条分证编成歌诀，以冀后学易读而捷成，故名《伤寒捷诀》。本书首列伤寒总诀治法，太阳伤寒、伤风，阳明经病、腑病，少阳病，三阴传经热证、直中寒证。次列结胸、痞气、亡阳、发黄、风温等 83 证。本书注重辨证，区别异同，对伤寒脉证，辨析清楚。书中歌诀或有仲景未出方者，辄取《千金方》等书编入，补充方剂 20 余首。歌诀之后，由严氏之孙为之注释，以明分证立方之旨。本书内容虽较浅易，立法选方尚称全面。此书包含在《珍本医书集成·伤寒类》中，1936 年世界书局出版。

**伤寒捷径** 著作名。罗东生述，俞卓茂录。成书于 1930 年，全书约 5 千字，分为振纲论、辨症赋两篇。振纲论强调六经辨证纲领的意义，并予以解说。辨症赋对与伤寒有关或相似的病证进行辨析。本书简要明畅，纲举目张，使人能够尽快地学好《伤寒论》，故书名"捷径"。本书刊于"国医小丛书"内，上海中医药大学图书馆藏有 1930 年上海国医书局印行的铅印本。

**伤寒捷径书** 著作名。明·孙在公撰。其书已佚。据钱谦益序：作者认为伤寒一科传变谲诡，证治微密。仲景之书代远义奥，文中指下，既易悬绝；今病古方，更难抉择。乃撮取其候体治法切近明了者，作《伤寒捷径书》。

**伤寒萃要** 著作名。邵余三编。全书约 15 万字。作者认为《伤寒论》的历代注家各抒己见，实有混淆不清，未得要领之处。故结合自己数十年的临床经验，在为青海中医院中医班及西医学习中医班而编的《伤寒论》讲稿的基础上逐渐修改和充实而成。本书对《伤寒论》原文撷其要者，博采各家独得之言、选择昔贤发挥之论以为注解，使其深者浅之、奥者明之、提纲挈领、驭繁执简，堪称"萃要"。每一原文皆先列原文，继而依提要、释义、选注、方名、药物组成、剂量、服法、方义等顺序依次阐述。本书1981 年由青海人民出版社出版。

**伤寒论梗概** 著作名。即《伤寒论阶梯》，详见该条。

**曹氏伤寒金匮发微合刊** 著作名。曹颖甫编著。全书约 32 万字。该书原为二编，其中《伤寒发微》成书于 1930 年，1931 年印行；《金匮发微》著于 1928 年，因故散佚，1931 年重加编注，1936 年印行于世。1956 年由上海卫生出版社将二书合刊出版。合刊本卷首附门人秦伯未序及蒋维乔先生撰曹颖甫先生传。《伤寒发微》部分注起于太阳病篇，止于痉湿暍病篇，并附丁仲英、沈石顽序及自序。《金匮发微》注始于脏腑经络先后病篇，止于妇人杂病篇，附陆渊雷、许半龙、章次公序。该书乃著者将仲景之书为之实验发挥后而加之详注。有如下特点：①本书为著者数十年临证经验之总结，一字一句都出自心得，与一般汇集前人注释不同；②本书融会仲景全书，本仲景著之精神，详细分析，不标新立异，亦不泥于一家之偏见；③书中注释各条，不但解析病理，且博引著者多年治验。以为佐证，俾读者知所运用，与徒托空言而无实践者不同；④著者认为内脏解剖当以西说为标准，不应坚执旧说，因此注中间采西说，以阐释中医学理。

**伤寒悬解** 著作名。清·黄元御撰。全书共 14 卷。约成书于乾隆十三年戊辰（1748）。该书是对《伤寒论》的诠释之作。黄氏把《伤寒论》的条文重新进行了编次，并在每一条文后加以注释。全书分为脉法、太阳本病、太阳坏病、阳明实证、阳明虚证、少阳本病、少阳坏病、太阴脏病、少阴脏病、厥阴脏病、伤寒类证、汗下宜忌等篇章。本书的特点是，观点明确，意在解疑，内容广博，文字精炼。正如张琦所赞"黄氏元御《伤寒悬解》纲领振举，条理综贯，积疑尽释，豁然遂通"。本书是学习研究《伤寒论》难得的一部参考书。其刻本、抄本较多，以咸丰十一年辛酉（1861）长沙徐受衡（树铭）于福州刻本简称闽本为诸本之冠。后收于 1990 年人民卫生出版社出版的《黄元御医书十一种》中册。

**伤寒悬解经方歌诀**　著作名。又名《伤寒悬解歌诀》。清·钟文焕撰。成书于光绪元年（1875）。全书凡 11 卷。由于此书注释多遵黄元御《伤寒悬解》或《金匮悬解》，故有是名。作者得《伤寒论》及《金匮要略》方编成歌诀，以便诵习。其内容之基本思想同黄元御氏，并无发明。现有光绪元年徐廷卫校刻本。

**伤寒第一书**　著作名。清·沈月光传，车宗辂、胡宪丰编订。成书于乾隆四十五年（1780）。全书共 4 卷附余 2 卷。胡宪丰序曰：仲景《伤寒论》深奥难懂，火劫之后，原书散佚，证治不全，故即使是王叔和、成无己等人也罕知其心法。后作者得到伤寒秘籍，熟读揣摩，并推求师说，考之卦图，始识伤寒证治果有见病知源如是约而明、精而赅者，所以命名《伤寒第一书》。胡氏认为，本书所论内伤、外感、气运、阴阳表里、虚实，直从八卦图中穷源探本，辨析精微、无稍歧感，极符《热论》与仲景旨趣。并说自王叔和以来，医之懵懂于伤寒者，已千有余年，今得仲景逸书复出而传之于世，其足破诸家之疑团，补原书之散失，可与《金匮玉函》并为医林之至宝。鉴于该书论理理论法每有深奥难明者，亦有含义未伸者，故胡氏又增补《八卦图说》一篇，《伤寒凡例则例》共 76 条。本书第一卷为伤寒凡例、五运六气、辨舌法等内容；第二卷为伤寒方论，并附有后世治疗伤寒的效方，伤寒施治则例等；第三卷为伤寒施治则例增补 60 条；第四卷为八卦及运气等内容，包括河图洛书、干支配六气、脏腑配八卦等。本书在内容上有这样一些特点：对伤寒诸证治的论述比较简约；对伤寒舌诊论述颇为精细；对伤寒证治机理每多用八卦图说、河图洛书进行阐释；方药比较杂乱，整理未臻细致精要；提出患者所居地域不同则治疗当因之有异。然编订者声言此书乃秘本，仲景书原分治九州，此则但治扬州之法等等，稍涉荒诞，然无非标新立异而为炫耀，以取重于人。本书现存版本较多，如清·乾隆间刻本、光绪十一年（1885）浙绍奎照楼刊本、1928 年广益书局石刻本等。

**康平本伤寒论**　著作名。日·丹波雅忠抄于日本康平三年（1060 年，我国宋·嘉佑五年），较我国北宋治平年间林亿、孙奇校定《伤寒论》的时间略早五年。日本医学家大塚敬节于昭和十二年（1937）进行校对后，于1946 年赠与我国苏州籍著名医学家叶橘泉，叶橘泉重校后在国内出版发行。

**康治本伤寒论** 著作名。19世纪中叶在日本发现的唐人手抄《伤寒论》卷本，是日本康治二年（1143年，相当于中国南宋初年）沙门了纯抄写，卷末有"唐贞元乙酉岁写之"字样。全书1卷共65条，50方，是一个节录本。1849年，日人户上重较发现此本，在影抄同时，用宋本进行校勘，附加眉注、卷首凡例、方剂目次，于1858年由日本京都书林刊行。康治本与宋本互有异同，对《伤寒论》研究有一定的参考意义。

**伤寒论章节** 著作名。清·包育华撰，包识生编次。本书1卷，将《伤寒论》依六经及霍乱、阴阳易、瘥后劳复内容分为诸篇，每篇又按内容的不同而分为若干章，各予注释。本书分类尚称细致，比较合理，宜于初学。现有光绪二十八年（1902）刻本以及1936年《包桃初医书》铅印本。

**伤寒论章句·伤寒论方解** 著作名。清·陈恭溥编著。约成书于1846年，1957年福建省中医药学术研究委员会据清·咸丰间刻板重印，全书共6卷。卷一至卷四为《伤寒论章句》，卷五至卷六为《伤寒论方解》。陈氏著书目的在于便于后学《伤寒论》者易于领会掌握，所谓"浅而又浅，期与及门，易于领会"。陈氏认为，学习《伤寒论》首当明其文章句读，否则易背离文意，按照张令韶《伤寒论直解》、张隐庵《伤寒论集注》的方法，汇节分章，悉遵六经，并结合自己数十年的心得，每句每读，逐字详解，著成《伤寒论章句》。陈氏认为《伤寒论》方为通治六经百病之方，不可拘于某方出自某经篇中而泥古不化，另编成《伤寒论方解》两卷，对伤寒方逐一详解，书后附有《伤寒论》中的各种针刺法。

**伤寒阐要编** 著作名。明·闵芝庆撰。其书已佚。据汪琥提要：书凡二帙。其辨类伤寒叙曰：伤寒为病，有发于阳发于阴之分，赖仲景本《内经》立论，合常变兼言，为百世之宗。然其于仲景方论，未暇详解。其辨析成注再传之误，改补《明理论》烦热、虚烦、四逆与厥，复正方氏《条辨》削例及六经篇原文颠倒之非，极其畅发，编名阐要，义可知矣。

**伤寒论阐释** 著作名。成友仁编著。全书共30万字。本书的主要内容分概论和本论两大部分。概论主要论述了《伤寒论》的来历、注释书、主要内容、学术特点、六经辨证的基本概念、治则及传经等，着重阐述了《伤寒论》的学术特点和成就，反映了编者多年来教学和研究《伤寒论》的心得体会，使读者学习能得其要领，为进一步融会贯通全论精神奠定了基础。本论以宋本《伤寒论》各篇原文为基础，逐条加以注释、译解；还精选了历代及编著者运用《伤寒论》理法方药的临床验案。本书释疑解惑，言有所据，并重视理论联系实际，对于学习理解原文的精神实质颇有启发和帮助。本书1983年由陕西科学技术出版社出版。

**伤寒绪论**　著作名。清·张璐（路玉）撰。本书是张氏根据喻昌《尚论篇》及各家论述，对《伤寒论》进行注释和阐发而成。本书其中有六经传变，合病、并病、标本、治法等概述部分，又有伤寒、两感、冬温、寒疫、伤风、温病等以及兼挟变证，如内伤、脚气、内痈、夹食、夹痰、夹水、夹血等，共有40余证。次论脉法，察色、舌苔、宜禁、劫法等篇，给《伤寒论》补进了望诊的内容，这无疑是对仲景学说的贡献。下卷主论伤寒类证102个，作者从伤寒角度对其类证分别论述了临床常见症状、脉象、治法及鉴别。此外还论述了阳旦汤、黄芪建中汤等杂方113方，对各方的主治，方药、加减法，煎法等都一一作了详尽的分析。本书在学术思想上的特点参见《伤寒缵论》。

# 十二画

**伤寒提钩**　著作名。清·程杏轩撰。成书于1826年。全书约4万字，为1卷。作者从《内经》《难经》及近50部伤寒论注中，精选有关伤寒论述，分门别类，列为经义、伤寒有三说、脉法、传经等101项，每项均加醒目标题，后附出处。归纳其内容主要有伤寒概念、传变、诊察、治法与禁忌、饮食宜忌、六经提纲、类证辨别、医案等。本书旁搜远绍，广集精论，综贯众说，提要钩玄。引录资料丰富，条理清晰，可省涉猎之劳，而收用宏之效。该书包括在程氏所撰《医述》之中，其第三卷即是。《医述》初版刊于道光九年（1829）；光绪十七年（1891）泾县朱氏重刊于汉口。1959年安徽人民出版社根据以上两种版本互校，出版了长宋体宣纸线装本。1981年安徽省卫生厅及安徽中医学院组织力量对线装本依道光、光绪二本进行重校，改排普及本、由安徽科学技术出版社出版。

**甦生的镜**　著作名。明·蔡正言撰。其书已佚，然其《凡例》犹存。据云其书皆遵《素问》，私淑仲景，不敢杜撰，妄自增损。其中歌括悉循《陶氏六书》《活人全书》、许宏《金镜内台方议》。作者认为脉理为医之首务，故辑"内经正脉"、叔和并各名家以证之，绘列手图于首。首帙脉证治三层法门，专言六经正伤寒，正伤风法则，至于杂病，不可以正伤寒法治之，细著诸汤名于左，以便分轻重查治。由于治伤寒方论尽多，惟汗吐下三法最难措手，故本书剖之颇详。由于阴阳二证极难辨别，须识破直中急温，转入急下，庶免差误。对于内伤兼外感、感冒兼饮食、劳役兼房欲诸病证不可执仲景一方概括，故参入东垣法合治乃妙。伤损呕血热血、暑血与太阳伤血、阳明蓄血、动少阴经血数种不同，必参《丹溪附余》《仁斋直指》及古今各名公治验方书。瘟疫、温暑、燥火、热病，须参合河间治法。六经用针灸则遵《内经》及皇甫谧《甲乙经》并子午流注、灵龟八法等补泻手法等。

**伤寒晰疑** 著作名。清·柯琴著，钱谅臣集注。成书于 1816 年。全书约 18 万字，分上、下二册，计有 4 卷。本书主要内容包括：卷一论太阳经病证治之类；卷二论少阳、太阴、少阴、厥阴经病证治及合病、并病之类；卷三论汗吐下后证治之类（尤以辨汗后诸症为多）；卷四论阳明经病证治之类。所列专题约 110 则，专就《伤寒论》中的疑难问题，逐一辨析，所论以柯琴见解为主，间有采摭刘完素、许宏、王宇泰、张隐庵、喻嘉言、徐忠可等人的论述，或参以钱氏本人的认识。旨在辨析疑似，解决临证所遇到的实际问题。本书虽曰柯琴原稿，其实很可能属钱氏所撰辑。

**伤寒赋** 著作名。邵维翰著。全书约 12 万字，列有六经正病，论表、里、阴、阳、汗、吐、下、温、解五法，正伤寒与列方，类伤寒与列方，伤寒初症与列方，伤寒杂症与列方，伤寒变症与列方，伤寒瘥证、危症、死症与列方，妇人伤寒与列方，补遗方等十七节。该书系作者结合临证经验，对其先祖遗著修改整理而成。本书采用歌赋体裁，提纲挈领地将伤寒证治重新进行编辑，并对歌赋详加注释。该书注重辨证，区别异同，因证出方，全书载方 300 余首，丰富了伤寒治法。本书 1986 年由陕西科学技术出版社出版。

**伤寒答问** 著作名。清·程云鹏撰。其书已佚。程氏曰：仲景法象高深，茫无入手，束手不观，临证昏昧。因就一二门士之问而浅示之，使易通晓。可见此书为程氏答门人问之整理而成者。

**伤寒论集方补注** 著作名。著者及成书年代不详。全书约 15 万字，不分卷。其内容包括六经病诸篇、结胸脏结痞三症合篇、合病并病篇、瘥后诸复阴阳易篇。每篇则首揭该篇大旨及分篇依据。条文前冠以标题，点明中心意义。方剂后附以方歌，并以方类证，罗列原文指征。全书对六经经络、脏腑的认识以及对寒热、虚实病证的鉴别诊治有一定见解。

**伤寒集注** 著作名。又作《新增伤寒集注》。清·舒诏撰。作者推崇喻嘉言《尚论篇》，而以为注家各逞己见，以自名家，没嘉言之功，叛仲景之旨，于是集成本书，以补偏救误，务欲学者不迷于所往也。其书成于乾隆三十五年。与舒诏撰《尚论翼》大体相同。现有乾隆三十五年（1770）刻本，乾隆三十七年（1772）重镌本、乾隆四十六年（1781）重镌本以及光绪二十年（1894）汪石琴抄本等版本。

**伤寒论集注**　著作名。①清·张志聪撰。成书于1683年。全书分6卷。卷一和卷二为太阳病脉证篇。卷三为辨阳明、少阳病脉证篇。卷四为辨太阴、少阴、厥阳病脉证篇。卷五为辨霍乱病脉证，辨阴阳易、瘥后劳复病脉证，辨痉湿暍病脉证，辨可下病脉证，辨不可下病脉证，辨不可发汗病脉证，辨可发汗病脉证，辨不可吐病脉证，辨可吐病脉证。卷六为平脉法、辨脉法二篇。张志聪尊重王叔和，学术上深受其师张遂辰的影响，故本书编次基本上遵循王、张二人。至于"伤寒例"一篇，张氏认为是王叔和增列的序言，且其内容又多是讨论《素问·热论》的，与《伤寒论》的内容不相符合，故主张删去。张氏在本书采用了"汇节分章"的方法，就是在《伤寒论》原文顺序的基础上，根据内容的内在联系，把全部条文分为一百章，每章包括一至数条，在每章中都用简要的语言概括这些条文的内容，如此汇节分章，"拈其总纲，明其大旨"，"章义既明，然后节解句释，阐幽发微，并无晦滞不明之弊"。（《凡例》）张氏主张维护旧论，尊王叔和，由此也旨在说明王氏整理的《伤寒论》并非错简残篇。张志聪在注释中，常能独抒己见，对前人不妥之处，能予以驳正；对成无己的许多主要持论，张氏每有异议。如成氏谓"风则伤卫、寒则伤营"，张氏据《内经》"风寒客于人，起毫毛而发腠理"的理论，指出不是必定"风伤卫而寒伤营"；成氏谓"脉缓为中风，脉紧为伤寒"，而张氏根据《伤寒论》的诸多原文指出，不可拘泥此说。张氏对《伤寒论》的注释始终坚持标本中气化学说，着重从气化角度来解释六经的实质、解释六经病证的病因、病机，认为《伤寒论》中三阴三阳病多是指气化为病，而不是经络本身病变。邪气感人，其始也则天之六气与人体六气相感而为气化之病，继则入经络。张氏的六经气化学说受到后世一些医家的赞同。②清·徐赤编著，约成书于1727年，现存主要版本有爪泾徐氏藏板（1752年），全书共10卷。徐氏认为《伤寒论》自王叔和撰次后，经林亿校正，成无己注解，已有"孰为仲景，孰为叔和"之疑，方有执、喻嘉言错简重订，又失之偏颇，遂作《伤寒论集注》。该书编次基本上与方、喻两家相同，将辨脉法置于六经之后，注解上除采方、喻两家之言外，还采录《金匮玉函经》《千金方》《伤寒总病论》《伤寒活人书》《伤寒补亡论》的注释，每注中凡出自原注者，照旧详录，并以注明，以与自注相区别，不使相混。③清·熊寿杕撰。约成书于清·乾隆元年（1735），至乾隆五十年（1785）乃得刻行。作者"叹世之业医者往往师心自用，意见鲜通，议论纠纷，厥中罔执。用是博采群言，折衷一是"，而撰集成此书。前后共历五年。其主要内容为太阳、阳明、少阳、太阴、少阴、厥阴、合并病、温病、痉湿暍病、霍乱、痰病、瘥后病等。每篇先有概述，以总括该篇要领；继列仲景《伤寒论》原文，继陈述作者本人之见解，再其次则集述诸家注释。本书"于表里阴阳之分，主客标本之辨，无不条理分明，了如指掌"。现本书有乾隆五十年（1785）奉时堂刻本及手抄本。④近代黄维翰（竹斋）著。成书于1925年。该书遵宋本《伤寒论》，就原书"太阳病脉证并治"起至"阴阳易差后劳复病"止共十篇的内容注辑成册。其主要方法，是就前人的注释中选出较具代表性的注文，加以归纳。从而使之成为一种注解的选集。这样，各家见解汇集一处，不但可以比较易于领会原文的意义，也可避免偏从一家之说。又因本书的注文分有正注和旁证两类，层次较清，易于抓住重点，故可供学习《伤寒论》者参考。正如作者所云："是书集注……上考《灵枢》《素问》《难经》以探其源，下参《玉函》《甲乙》《脉经》《巢源》《千金》《外台》等书以别其流。其有未详者，更附鄙案以发其蕴，务期于无义不析，无疑不释而后已。其诸家之方，有与经方药味相同者亦录于后，以推广经方之用。"

**集注伤寒论** 著作名。明·张卿子辑，即《张卿子伤寒论》，详见该条。

**伤寒论集要** 著作名。邓铁涛、欧明主编。1985年广东科学技术出版社出版，全书共9万字。本书考虑到自学者的需要，因此编写方式上通俗易懂，理论联系实际。全书共分三章。第一章扼要地介绍了本书的主要内容及学习方法。第二章分别阐述伤寒六经病证的主证、主方及兼证治法。第三章阐述六经病过程中出现多种变证的临床表现及治法。写作上体现以下特点：①采用综述的方式。没有逐条引证与解释原文，根据原文，叙述了各病证的病因、病机、主证、治法、方药，所选方药剂量，为实用起见，均按原著比例换算为公制。②以方归类。对该方在现代临床上应用进行了总结，并附有病案，病案及文献资料均注明出处，以便读者查阅，如抵当丸与抵当汤临床常用于如下病证：精神病（狂躁型）、体内肿块（如膀胱、子宫、肝脏以及肠道内的肿瘤）、妇女闭经因瘀血所致者。③编写歌诀，便于记忆。同时在各章中还附录有关原文，使自学者能对原著有一定的印象。

**伤寒集验** 著作名。明·陈文治撰著。约成书于崇祯六年（1633）。全书6卷。卷首为总目录，第一卷从总论起至房劳止，第二卷从直中阴经起至水气止，第三卷从脏结起至婴儿伤寒止，第四卷从桂枝汤起至小半夏茯苓汤止，第五卷从大黄黄连泻心汤起至甘草汤止，第六卷从太阳丹起至大白术汤止，共计130余则，方近500首。后附伤寒六法、劫病各法、伤寒死候等内容。本书对伤寒诸证均详言其发病机理、所见症状、辨证方法、施治方药，多为心得。后附伤寒、杂证诸方，记载主治病证、药物组成、煎服方法等。（据《中华古文献大辞典·医药卷》）本书现有1980年上海古籍书店影印明·崇祯六年（1633）四川布政司刊本。

**伤寒奥论** 著作名。宋·何滋撰。许补之《伤寒奥论·序》说，是书诚足以发伤寒之秘奥，为万世脉经之要旨。医者苟得是书而留意焉，则治病之际有所主而不惑，受病之人有所恃而不恐。其书已佚。

**舒氏伤寒集注** 著作名。即《再重订伤寒集注》。详见该条。

**伤寒·温病·瘟疫证治会通诀要** 著作名。武明钦主编。全书约16万字，分为总论与各论两部分。总论列有概述、辨证和治法，综述伤寒、温病、瘟疫的病因病机、辨证治法。各论列有伤寒、温病和瘟疫，分述其证治。作者认为伤寒、温病、瘟疫均系外感热病，既相互联系，又各具特性，为使读者便于诵读，对三病的概念、证治能触类旁通，故以《伤寒论选读》《温病学》《瘟疫论》为蓝本，结合临床经验，将伤寒、温病、瘟疫证治会通一体，详加介绍，而成此书。在编写形式上，采用七字歌诀，按证治诀、方药诀、按语等体例排列，个别名词术语加以注解。本书内容丰富，通俗易懂，可供初学者参考应用。1984年由河南科学技术出版社出版。

**寒热同治** 著作名。清·蒋尧中撰。书成于乾隆庚戌年（1790）。作者认为仲景麻桂辛温之剂专为冬时即病之伤寒设；而不合不即病之温疫病。陶节庵改辛凉之剂，正可补缺。故蒋氏采仲景、节庵两人方论，斟酌去取，订为一书，可治伤寒，亦可治热病，故名曰《伤寒同治》。本书易而显明，简而能赅，有一定临床参考价值。现有清·嘉庆十六年（1811）经国堂刻本《寒热同治感伤分理合刊》。

**寒温统一论** 著作名。万友生编著，成书于1982年，全书约24万字，分上、下两篇。上篇总论四章，列有伤寒和温病的病因病机、伤寒六经辨证论治的基本内容、温病三焦和卫气营血辨证论治的基本内容、八纲是伤寒和温病辨证论治的总纲。下篇各论五章，列有表寒虚实证治，分太阳表寒实和太阳表寒虚证治；表热虚实证治，分卫分表热实和卫分表热虚证治；半表半里寒热虚实证治，分少阳、少阳兼太阳、少阳兼阳明、少阳兼三阴证治；里热虚实证治，分气分、营分、血分温热证治，上焦、中焦、下焦湿热证治和虚热证治，里寒虚实证治，分上焦、中焦、下焦寒实证治和太阴、少阴、厥阴虚寒证治。作者认为伤寒学说是温病学说的基础，温病学说是伤寒学说的发展。伤寒学说详于表里虚实的寒证治法而重在救阳，温病学说详于表里虚实的热证治法而重在救阴，分之各有缺陷，合之便成完璧。因而主张寒温合论，归于统一，以八纲为总纲，把伤寒六经和温病三焦、卫气营血的理法方药统一起来，建立一套完整的外感病辨证论治体系。作者将《伤寒论》原文分列各证，进行串解，阐发己见，或引证前贤。有关温病内容，选自吴又可、叶天士、吴鞠通、薛生白、陈平伯诸家。该书还引用大量《金匮要略》原文，以补寒温学说之不逮，体现了作者内外统一的观点。本书 1988 年由上海科学技术出版社出版。

**伤寒论疏钞金锌**　著作名。明·卢之颐（子繇）撰。本书又名《仲景伤寒论疏钞金锌》。全书共 15 卷，30 万余字，成书于明代末年。卢氏以己之心心仲景之心，而不臆行其是，在本书中依辨六经脉证，辨诸可与不可、辨痉湿暍、霍乱阴阳易、劳复以及辨脉法、平脉法、伤寒序例的顺序，对仲景《伤寒论》进行详细注释。其书多根据《内经》理论注解《伤寒论》证治，引经解论，援论证经，阐达其义，使之豁然汇通而无窒碍，故书名曰"疏"；又其书旁引诸说，以求左右逢源，故又曰"钞"。不过，本书对《伤寒论》诸家注释中违背经旨原意之处，皆力图予以辨正，采取问难之形式，辨之颇精。本书初名为《伤寒论摸象》，取"盲人摸象"之典故，意谓暗中摸索，几乎得其形象，未敢遽信，这反映作者谦虚心胸怀、谨慎之学风。至后来复深研 30 余年，积悟湛思，乃更是名。本书现有明末刻本，清·顺治六年（1649）刻本、顺治十四年（1657）刻本及少许抄本。

# 十三画

**伤寒撮要**　著作名。①明·缪存济（慕松）撰集。成书于明·隆庆元年（1567）。作者认为伤寒为百病之最，故自仲景而下，著述伤寒者代不乏人。其中有不少精华，但是也有不少被人忽略或遗忘的地方，未得到阐释或揭示。作者于是广采前人已试之成法而谓之"旧论"，体前人未发之蕴并参以己意，谓之"新论"，汇之一编，总而名之曰《伤寒撮要》。全书共 4卷，对阴阳表里、寒热虚实、标本主次辨析颇细，其论述病证在正伤寒之外，还广泛涉及类伤寒、伤寒兼证、伤寒变证诸种证治。其书对伤寒死证比较重视，故列于卷首。总之，其书提纲挈领，深得要妙，符合其名"撮其枢要"。本书现有明·隆庆元年丁卯（1567）新安江滋刻本。②清·王梦祖编著，成书于 1799 年，全书共 4 卷。王梦祖认为《伤寒论》自王叔和编次，林亿校正，成无己诠注后，益明仲景之意。但明代以后，一误于方有执之删改，再误于喻嘉言之攻击，已失仲景原意，遂折衷诸家之说，编成《伤寒撮要》，以仲景为宗，采择历代名医之论。该书主要辨论《伤寒论》诸证，共计 124 门，264 方。每方记录其主治、药物组成、使用方法及加减方法等，论述较为详尽。每证则剖析病因、病机、辨证以及治疗，并附按语于其后。现存主要版本有瑞鹤堂刻本（1839 年）、坊刻本、1930 年上海中医书局据静益山房刻本影印。

**伤寒概要**　著作名。近人朱志成编述，成书于 1934 年。全书约 6 千字。内容分伤寒总论与伤寒症治两篇，均以问答体例写成。总论部分论六经、六经病概念、伤寒辨证标准、六经传受、仲景治疗伤寒的特点。症治部分论发热、头痛、恶寒、懊恼等 70 余种伤寒证候的病因、辨治及其鉴别诊断和治疗。全书文字明白晓畅、是一本通俗伤寒学读物。本书刊于包天白主编的"中医各科问答丛书"之中，上海中医药大学图书馆藏有 1934 年上海新中医研究社的铅印本。

**感伤分理**　著作名。清·蒋藻熊撰。成书于乾隆辛亥年（1791）。作者在刻刊祖父蒋尧中《寒热因治》一书以后，又虑初学医者误以治伤寒之法治非伤寒病，于是采集古今内伤、外感方论，撰成本书，以补仲景之未备。故其书名《感伤分理》。现有清·嘉庆十六年（1811）经国堂刊本《寒热同治感伤分理合刊》本。

**辑光伤寒论**　著作名。日·吉益猷修夫著，成书于 1813 年，全书共有1.6 万字。该书分为 12 篇。辨脉证第一、辨脉证第二、伤寒例第三、痉湿暍脉证第四、辨太阳病脉证并治法上第五、辨太阳病脉证并治中第六、辨太阳病脉证并治下第七、辨阳明病脉证并治第八、辨少阳病脉证并治第九、辨太阴病脉证并治第十、辨少阴病脉证并治第十一、辨厥阴病脉证并治第十二、辨霍乱病证并治第十三、辨阴阳易瘥后劳复病脉证并治第十四。该书仅对伤寒疑难条文或疑难句进行串讲、解释，前后条文对比辨证，并据理指出条文脱简、缺如、错误、虚论、臆说，可供学习《伤寒论》之参考。

**伤寒辑要**　著作名。清·林玉友撰。作者深感时医多承家技，不能探究经旨，于是究源竟流，博古通今，广辑前贤名家之论，详细阐发仲景原旨，于乾隆五十五年（1790）而辑成此书。全书凡 16 卷。分别论述经络、运气、伤寒证治，其论多本《内经》及《伤寒论》；从第十四至第十六卷则辑录后贤伤寒类论、伤寒类方、《名医别录》合药法则等。其体例是先列《伤寒论》原文，继而注释之，继而引述后贤诸家学说。本书现有乾隆五十八年（1793）刻本和道光十一年（1831）寸经堂刻本。

**伤寒论蜕** 著作名。近人陈无咎著。成书于 1925 年。全书约 4 万字，分上、下两卷，另附后编。卷首列有著者引言。上卷分摄论、提论、综论三篇，主要论述《伤寒论》成书原委、范围、定义、伤寒六经纲领、六经传递、六经主治。下卷分遣论、征论、结论三篇，主要论述伤寒蜕变、伤寒类别、伤寒坏病、伤寒论之过程与发展。另附后编伤寒实验方案上、下二编。上编伤寒本病论述六经方案，下编伤寒类证论述类症、急病与坏病方案。本书是陈氏系统研究《伤寒论》的著述。著者自称乃平生快意之作。他说前人治学，祖述《伤寒论》，喜附先代名家以成名，但于前人著述聊为增损而已。名为宗经，实为背经；层层相因，阻碍科学发展。本书名为《伤寒论蜕》，意在明伤寒之源流发展，以显示其周流递嬗、新陈代谢。陈氏在书中直抒胸臆，不囿于前人旧说。现本书有 1929 年上海丹溪学社铅印本。

**伤寒论辞典** 著作名。刘渡舟主编。1988 年解放军出版社出版。全书共 96.7 万字。本书概貌：①吕（炳奎）序；②前言（刘渡舟作）；③凡例；④笔画词目索引；⑤音序词目索引；⑥方剂类词目索引；⑦药物类词目索引；⑧辞典正文；⑨辞典引书目录；⑩历代伤寒论书目。是书以《伤寒论》中使用的文字、一般语词和名词术语为研究对象。共收词目 2274 条，其中字词目 1035 条。单字词目的组成包括字头（含繁、异体字）、使用次数、注音（汉语拼音、注音符号注音，比较难认者加注直音字，多音字则按上述方法分别注音）、释义（一般采用通行义，对有保留价值的不同观点，在释义后一一举出，使诸说并存，虚词和释义先注明词性，实词活用时直接释义，不注词性）、例证和引文（书证的引用，分直接和整理后引用两种方式；引用书证，原则上一义一证，必要时一义两证或多证，用法稍有不同者，多举以示区别）、各家论述（以原著为准）。多字词目的组成与单字词目的组成基本相同，多字词目不注音，排在首字条下，首字系多音字时，不属第一音读音者在首字的右下角用音项符号标示。如少 2 阴，表示"少"属第二音项，读 shào。本书排列的字统词，单字词目用比较大的字体。多字条目加方括号后，按首字分列于单字词目下。单字词目以笔画多少为序，少者在前，多字词目少者在前，多者在后。义项的排列以出现频率为序，使用次数多者在前，少者在后。各家论述的排列以著作年代为序，成书年代早者在前，晚者在后。使人一目了然，查阅十分方便。是书首创了以辞书形式系统地解决原著的文字和名词术语问题，内容深透微末，旁及百家，其声其势，蔚为大观，是学习、研究《伤寒论》良好的工具书。

**伤寒论简明释义**　著作名。河北中医学院编著，成书于1958年，全书共有12.8万字。河北中医学院为了适应当时中医教学的需要，在教学改革的基础上，全体教师协作，并吸收了学生的意见编写的，用以作为教材或自修的参考书。该书的编写方法是依据明·赵开美氏的复刻本《伤寒论》逐条加以简明清晰的释义。文字辞句有疑义的地方，广泛地参考了历代医学家的考证，并结合自己的见解，作了校正；原文隐晦不明之处，作了必要的补充和深刻的阐发，该书的特点：深入浅出，通俗易懂，是一部较好的教材和参考书。本书1958年由河北人民出版社出版。

**简明伤寒论注解及临床应用**　著作名。赵凌云编著。1988年学术期刊出版社出版。全书共31.3万字。书中对其原文主要精华部分作了简明注释，内容仍依《伤寒论》原著顺序排列，为太阳上篇、太阳中篇、太阳下篇、阳明篇、少阳篇、太阴篇、少阴篇、厥阴篇、霍乱篇、阴阳易瘥后劳复篇等十篇。每篇篇首均有概说一段，以说明本篇的内容概要；篇末有结语一段，为本篇作一简短的概括总结。本书有如下几点值得读者借鉴：①注解原文简明正确，辨误析疑、务求实用。书中每一个汤证下分原文、词解、语释、文解、提要、方解等部分，语译通俗易懂，便于自学，文解每有新意，给人启迪，提要、方解击中要害，如"桂枝加厚朴杏子汤证"，文解认为，本方所治喘息，系表里同病，肺寒气逆所致，故治疗上应新旧表里兼顾，以桂枝汤解表祛风邪，以厚朴杏子利肺气以治喘息，此为"喘家中风，以合治为佳"，说理实为透彻。②突出汤证，注重实用。作者从实践出发，将汤证列在目录中醒目的位置，以便读者查阅。③重视伤寒方的现代运用。作者结合临床实践，列举实际应用，指导初学者，如大青龙汤现代主治：急性气管炎、肺炎初期、急性肾炎、丹毒、急性关节炎、血压亢进症、斑疹伤寒、猩红热初期等。本书对教学与临床有较高的参考价值。

**伤寒微旨论**　著作名。北宋·韩祗和撰。韩氏为宋哲宗时人，对《伤寒论》研究颇深，乃于元祐元年（1086）撰成此书。原书早佚，而《永乐大典》内散见颇多，王好古《阴证略例》中间引其文。《四库全书》纂集者乃"采掇荟萃，复成完帙，谨依原目，厘为上下两卷"。上卷内容为伤寒源、伤寒平脉、辨脉、阴阳盛虚、治病随症加减药、用药逆等八篇。下卷内容为总汗下、辨汗下、药力轻重、温中、大小便等七篇。全书共十五篇，间附方论。书中强调伤寒不可早下，重视时辰季节对疾病诊断与治疗的影响。但祗和"纯以温暑作伤寒立论，而即病之伤寒反不言及，此已是舍本

徇末，全不能窥仲景蕃篱"。（王履《伤寒溯洄集》）。本书对仲景旨意多有
发挥。现有《四库全书》本、《丛书集成》本、1914 年上海千顷堂书局石
印本等。

**伤寒解惑论**　著作名。①宋·汤严才撰。《国史经籍志》载其书为 1
卷。汤氏自序说：本书悉本仲景。将伤寒或两证相近而用药不同者，或汗
下失度而辨证不明者，冷厥热厥之异宜，阳毒阴毒之异候；其中错综互见，
未易概举，则修举而别白之，庶几洞晓而能解惑。②李克绍著。山东科学
技术出版社 1978 年出版。全书共 9.3 万字，分为四章和附编。本书作者认
为，学习《伤寒论》的目的，不是为了学条文而学条文，而主要是为了临
床应用，解决医疗中的实际问题。如果学用脱节，学了条文而不会在临床
应用，那仍等于未学。因此，能否理论联系实际，能否在临床医疗中灵活
运用所学知识，这就是检验学习《伤寒论》成功与否的主要标准。为了使
《伤寒论》这一古典医著发挥更大的作用，作者把多年学习和讲授《伤寒
论》的心得体会进行总结、整理，编著成此书。第一章为《伤寒论》简介，
讲述《伤寒论》沿革、版本以及六经辨证要点等问题。第二章为对《伤寒
论》中几个基本概念的认识，包括伤寒与温病的关系、三阴三阳和六经、
伤寒传经的实质和伤寒日数的临床意义。第三章分析了学习《伤寒论》应
注意的几个问题，作者在此章提出要正确理解当时医学上的名词术语，要
善于读于无字处并注意语法，对内容不同的条文要有不同的阅读法，要有
机地把有关条文联系在一起，要解剖方剂并注意其加减法以及方后注，要
把《伤寒论》和《内经》《本草经》《金匮要略》的学习结合起来，要与临
床相结合，对传经的错误看法要敢破敢立，对原文要一分为二等。第四章
分六个单元对六经病进行逐一串解。附编记述了作者等人对《伤寒论》中
12 个主要方剂的古为今用的临床验案 20 则。本书的特点突出表现在说理透
彻，勇于提出个人新见，不盲目附和，颇有创新精神。其中对伤寒传经的
实质和伤寒日数问题的解释甚有发明。提出《伤寒论》中的"传"是疾病
由前驱期进入出现各经的症状期，而一经病变化成另一经病在《伤寒论》
则称"转属"；疾病以六日为一过程，称为一经，第一过程终了叫做"经
尽"，进入第二过程则称"再经"等。本书是研究与学习《伤寒论》的一
本较重要的参考书。

**腹证奇览**　著作名。日·稻叶克、和久田寅原著，陈玉琢、陈宝明、
梁华龙等编译，刘渡舟审阅。中国书店 1988 年出版。本书为日本江户时期
研究《伤寒杂病论》腹诊的代表著作，全书由稻叶克所撰《腹证奇览》及

稻叶克的入室弟子和久田寅原为羽翼师著而撰的《腹证奇览翼》组成，图文并茂，文以释图、图以示文，总结了经方腹证的各自特点及其诊察方法，为临床医生提供了辨证施治的腹证方面的客观依据，因而成为日本汉方医学家研读效法的重要著作。但日文著作，中国一般读者不能研读，编译者为了方便中国读者，也使这种本来产生于中国的腹诊方法能够在中国中医界得以重视、得到充分运用并且发扬光大之，对本书作了编译。在编译时作了这样一些处理：①打乱原书次序，分为总论和各论两部分；②对类方的编排以国内常规分类为依据；③以《腹证奇览》为底本，取《腹诊奇览翼》中与前书不相重复的内容补入；④原书缺方剂组成者，据《伤寒论》等书补入；⑤对原书引用《伤寒论》等书原文有出入者，除其自有见地外，错引者皆以原文改正之；⑥方剂剂量仍按原书用量，未作折算改动。本书在内容上，总论部分主要叙述腹诊的基本理论及手法，其中包括腹证诊查方法及图解，《内经》诊尺图解及诊尺左右内外上下三部图，仲景腹证部位及周身名目、三阴三阳、表里内外图解，肾间动气说及图解，动悸辨证，腹中诸块辨证及治法六个部分。各论中分别阐述了12类150多方证的腹证表现及其治法，并附100多幅图解，其中对方名及药物的考证颇为详细，如对十枣汤、虻虫的考证都十分切合，本书可供对腹证感兴趣的人员研读。

**伤寒论新义** 著作名。近代余无言撰，成书于1939年。全书共10卷，第一至三卷为太阳篇；第四至五卷为阳明病篇；第六、七、八、九卷分别为少阳、太阴、少阴及厥阴诸篇；第十卷为瘥后复病篇。本书对《伤寒论》的条文在编次上有所变更，用比较合理的方法对《伤寒论》整理一新，并附图表，藉相阐发。在编撰方法上本书有四个方面的特点：①原文诠释，除选取前圣的学说外，颇多个人见解，互相发明；②以经注经的特色颇突出，不过作者认为仲景只沿用了《内经》六经之名，而未袭其实；③多采西医学说来阐发和印证伤寒学说，或以矫正中医之偏误，中西汇通，但其中不少观点有其局限性和片面性，甚至是附会的、错误的。④在不少地方融合进个人心得及个人诊疗经验，使更切实用。新中国成立后本书有铅印本。

**伤寒论新注** 著作名。①近人王秉钧撰。全书共1册，约27万字。卷首列有作者自序及读《伤寒论》绪言，对伤寒名义、伤寒病理、六经症象、气化始末、传经正变、施治概要作了阐述。其后内容分为10篇，分别论述太阳原病、太阳坏病、太阳合病、阳明病、少阳病、太阴病、少阴病、厥阴病、霍乱、阴阳易、瘥后劳复等。编次依原书顺序。对条文注释既采前贤见解，又着力用西医解剖、生理、病理、药理以阐明仲景学说的科学性。王氏目睹西医东渐，医成讼薮，谈中医重气化，谈西医重形质，各走极端的现状，主张形质、气化道理不二。上海中医药大学图书馆藏有本书民国十八年（1929）武汉印书馆铅印本。②承淡安注解，朱襄君参订。附针灸治疗法。成书于1955年。全节约53万字，分八篇。承氏参考多种《伤寒论》注本及有关著作，对仲景原文采取提要、注解、小结的形式，逐条详析，发挥经义，浅显明白。经文言证不及舌脉者，则依据临证经验补出。并就六经病证条文补充针灸治疗法，略释取穴意义，以备仓卒之用。作者在一定程度上试用中西汇通的理论注释经文，然而书中注解和方论杂有附会或不够恰当的观点。此书1956年由江苏人民出版社出版。

**伤寒新释**　著作名。陈拔群著。成书于1937年。全书约8万字，封面有褚民谊题签，扉页有谢利恒题辞。全书1册，首列包识生序及著者自序，书后有同学黎寿昌跋。其主要内容是对《伤寒论》进行逐条解释。注释简明，引用现代学理解释仲景旨义，以期实用。作者认为《伤寒》方不仅可以治伤寒，更可以治杂病，故不可就伤寒病理作方剂解说。作者批评"南方无真伤寒"和"古方不能治今病"的说法。

**新编伤寒论**　著作名。河北中医学院编，成书于1958年，1979年修订。全书共有16万字。该书分为总论、各论两大部分。总论中简明扼要地介绍了《伤寒论》的历史梗概，阐述了《伤寒论》的价值及其在祖国医学史上的地位和不可磨灭的功绩。介绍了《伤寒论》的基本内容，包括对《伤寒论》和伤寒病的认识，六经的概念、辨证论治等等。各论则以六经先后顺序，对太阳、阳明、少阳、太阴、少阴、厥阴、霍乱证治、阴阳易瘥后劳复病论治，进行了详尽的阐述，该书在不影响《伤寒论》基本内容的前提下，突破原条文，经过系统整理，避免用深奥的词句，完全用白话文体，简明扼要，通俗易懂。体例上，把类同和互有联系的条文都归并在一起编写，有分析有对比，并且对原书某些地方作了必要的补充和说明。每章节后增有《伤寒论》原著中有关条文，保留原貌。对个别难解的词句作了解释，某些汤证的异同也列表对比，以便读者参考。本书1958年由河北人民出版社出版。

**伤寒论新解**　著作名。①潘澄濂注。全书约10万字，成书于1936年。本书依照《医宗金鉴》《伤寒论》条文编次，逐条注释。全书共有这样的特点：一是对伤寒病理的解释不涉及阴阳五行，皆本于解剖、征之实验；二是各方用量依据《皇汉医学》的计量方法；三是于各方之后附适应证（西医病名为多），以便实用；四是对名词术语的解释不牵强附会。著者认为《伤寒论》集三代医方之大成，是一部临床实验录，为最有价值的古医书。作者着力用西医学去注释《伤寒论》，以促使读者用科学态度去学习这部著作。本书现有 1947 年上海大众书局铅印本。②日·松原德行编著，白羊译。全书约 26 万字，分太阳病、少阳病、阳明病、太阴病、少阴病、厥阴病、三阳三阴瘥后劳复病七章。每章先设概述，后列若干汤证，汤证下设病证、药治、药效、成分及作用诸项。本书以风、湿、热邪的致病特点，人体阴阳盛衰变化，论述伤寒病变机制，解释方药效用，但因其理论之局限，不免存在片面之处。该书还结合西医知识，指出各经病证所相当的西医病名，并对方药的成分、作用进行了分析和研究。本书原是《汉方医学》中的"伤寒论篇"，原书总论五章，为译者删节，中译本 1958 年由人民卫生出版社出版。

**新增伤寒广要**　著作名。日·丹波元简著述，何廉臣新增。成书于 1825 年，全书共有 14 万字。该书广泛参考 150 家前贤注书，载自汉晋隋唐以至金元明清，集历代名医之学说，摘其经旨，取其精英，并结合自己的经验写成此书。全书共 12 卷。一卷为纲领，阐述了证治大法；二卷为诊察，举脉色以至身体、二便等以鉴别病情之法；三卷为辨证，阐述了多种症候之阴阳生死之辨证；四卷为太阳病证；五卷为少阳病证；六卷为太阴病证，阐述了每病均有剧微之别，治法亦有紧缓之不同；七卷为兼变诸证上；八卷为兼变诸证中；九卷为兼变诸证下，阐述了变证或由宿疾触发或由医药误投所致；十卷为余证，大病久病后之余证；十一卷为别证，阐述了较之太阳病为轻的感冒与时毒大头病的证治；十二卷为妇儿病证，阐述了妇人经水胎产之治法有别于男人及小儿伤寒之证；篇末为杂载，阐述了灸灼之法以及饮食起居将养之法。该书每门方说，是以类例相从，而不拘泥于典籍之先后，其特点是，芟繁选粹、详细互见，所引方说，分隶各门，详辨博考，甚为精要，诚为临证必读之著。

**新增伤寒集注**　著作名。即《再重订伤寒集注》。详见该条。

**新撰伤寒溯源集**　著作名。清·顾宪章撰。6 卷。作者认为陶华《伤寒全生集》一书深得仲景之秘奥，发先贤之隐微，攻补合冥，寒温适当。不过其书言词肤浅而意理渊深，倘不详明备析，后学恐难得其微义。作者于是为之辑注解释，纤悉靡遗，既探先贤之案以广其变，复考制方之义以知其用，使展卷畅然，了无疑义，而成本书。

**伤寒新辨**　著作名。台湾宇宙医药出版社编译委员会选辑。本书以科

学方法探讨伤寒六经证候。作者认为一切见症，莫不与人体抵抗力强弱有
关，主张人之体力（正气）重于病邪（邪气）、阳气（功能）重于阴血
（体质）。全书分发凡、客邪区分有机无机、潜伏期、前驱期、进行期、极
期、退行及恢复期、伤寒五段大纲、太阳、辨温热病、少阳上、少阳下、
阳明上、阳明下、少阴上、少阴下、厥阴上、厥阴下共十八篇。本书力倡
伤寒五段大纲学说。即太阳病正气受邪气刺激而开始合度之抵抗；阳明病
元气偾张、功能旺盛，抵抗力太过；少阳病抵抗力时断时续，抵抗之力未
能相继；太阴少阴正气懦怯，全体或局部抵抗力不足；厥阴病正气邪气相
搏，存亡危急之秋，身体最后之反抗阶段。这便是伤寒五段情形。此五段
学说实为近代祝味菊所倡言。本书在体例上多采用生问师答的形式。现有
1962 年宇宙出版社出版本。

**伤寒论溯源详解**　著作名。高愈明撰，约成书于 1917 年。原书 8 卷。
《中国医籍通考》提示其书已佚。据民国十九年《盖平县志》载刘逢泮序
曰：该书"语尚平易，为浅人所能解。但其义精微，每析一理，必探气化
升降之源；每解一方，必详君臣佐使之用。不抄袭旧说，惟阐发经旨，较
之前贤诸注家，意旨迥不相侔，诚可谓独树一帜矣"。《盖平县志》又说：
高氏"注《伤寒论》多所发明，名曰《伤寒溯源详解》，经学部审定刊
行"。

**伤寒溯源集**　著作名。又称《重编张仲景伤寒论证治发明溯源集》。
清·钱潢撰。成书于 1707 年。全书 26.9 万字。书凡 10 卷。该书自太阳篇
始，至厥阴篇终，逐条顺释。其编次注释有如下特点：①斥王贬成，重编
伤寒。其以《伤寒序例》为凭，斥责王叔和"妄用经文，创立谬说"；贬损
成无己"非唯文理背谬，且冠履倒置，梦乱错杂"。谓"伤寒例""可与不
可"诸篇乃叔和所加，非仲景原作，故删而不录。但六经主病，则为仲景
精粹，是以其编次方法，均按六经次序排列，而置"病有发热恶寒者发于
阳也，无热恶寒者发于阴也"为六经诸篇之首，以作为六经辨证之总纲。
②按法类证，穷本溯源。其主张以法作为《伤寒论》分类的纲领，即对六
经病证中的每一经病变，皆从正治法、变治法两方面进行研究。"剖明其立
法之因，阐发其制方之义。"遇隐义未明者，则追本求源，上溯《灵》
《素》《汤液经》，下及朱肱、许叔微、成无己、方有执、喻嘉言诸家，并附
以己见，钩玄索隐，探发幽微。③六经分篇，重振三纲。钱氏于六经各篇
分类，虽突出立法之旨，然其具体分篇，却追随方有执、喻嘉言之"三纲
鼎立"说。将太阳一经，分为风伤卫、寒伤营、风寒两伤三篇，其他各篇，

除少阳篇外，亦均列有中风、伤寒两种类型。④不拘成法，随证施治。其谓"三百九十七法之说，原非出之仲景氏，未可强求印合。大约六经证治中，无非是法，无一句一字非法也"。方中又有法，法中又有法，法外又有法，故"不必拘泥于三百九十七法也"。而应以脉证为依据，法随证立，方随法成，随证论治，灵活变通。是书不足之处在于对六经诸篇，大多凿分风、寒两类，有牵强附会之嫌。此书有清·虚白堂刻本及日本台寿堂刻本等版本；后上海卫生出版社有印行。现上海张耀卿氏家藏有《伤寒溯源集》原刻本；南京图书馆藏有清·康熙戊子年（1708）虚白堂刻本；四川省图书馆藏有日本台寿堂刻本。

# 十四画

**伤寒论赘余**　著作名。清·程应旄撰。书仅1卷，已佚。书成于康熙壬子年（1672）。据程氏自云，此乃未著《伤寒论后条辨》时之逸稿，由门人王仲坚综辑而成。丹波元胤《医藉考》云此书尚存，而《中国医籍通考》则云已佚。

**伤寒摘要**　著作名。清·沈灵犀撰辑。全书凡2卷，刊行于清·光绪元年（1875）。上卷为伤寒概论，论伤寒病一般基础理论以及伤寒诊法、治法等内容；下卷为伤寒各论，主要论述伤寒病各种常见病证。全书上下卷共约150余则。每则多录有仲景《伤寒论》相关原文。本书现有《泉唐沈氏医书九种》稿本，典藏中国中医科学院图书馆。

**伤寒摘疑**　著作名。元·朱震亨撰。《读书敏求记》载其书为1卷。已佚。汪琥曰：其书始议脉，终议证与汤，此亦阐扬仲景之文，大有益于后学者，惜乎其论止一十九条而已。此书《九灵山房集·丹溪翁传》作《伤寒辨疑》，宋濂《丹溪石表辞》作《伤寒论辨》。

**伤寒歌**　即《伤寒百证歌》，详见该条。

**伤寒谱**　著作名。清·沈凤撰。约成书于乾隆五十二年（1787）。全书共8卷，另卷首1卷。本书主要为集注性著作，广采诸家注释，发明仲景原意；在集注的同时，沈氏间而亦陈述己见。现有清·嘉庆八年（1803）大中堂刻本。

# 十五画

**增订伤寒百证歌注**　著作名。宋·许叔微著，近代何炳元（廉臣）增注。成书于 1928 年。全书共 4 卷。何氏认为《伤寒论》极为重要，然而其旨高深，其言雅奥，其理邃密，初学者往往难读其书，难用其方。宋·许叔微著《伤寒百证歌》一书，收其书表里、寒热、阴阳、虚实各种传变缕析条分，编为歌括，附以诸方治法，使人头绪井然，易于记诵，宜为"学者之导师"，其书独生机杼，又能全本经文，略参经验心得，足以继往开来。诸书之中，大有功于仲景者，当以其书为第一。然其书或有缺点和难解之处，故缺点者，何氏为之新增补之；难解者，何氏则为之注释浅出之，这便成为《增订伤寒百证歌注》。本书现有 1931～1936 年上海六也堂书药局铅印本，见《何氏医学丛书》。

**增订伤寒证治明条**　著作名。原题清·杏林主人撰，思恒居士增订。约成书于乾隆四十七年（1782）。全书共 8 卷。第一卷、第二卷论述伤寒及与之相关的病证如温病、类伤寒诸病证治。第三卷至第六卷列述伤寒各种症状如发热、下利等，并附伤寒瘥后诸症及妇人伤寒、小儿伤寒、死症，末附伤寒 36 种舌苔图。第七卷、第八卷列述伤寒诸方及赵氏温病方论。本书现有乾隆四十七年（1782）思恒居士手抄本。

**增订条注伤寒心法**　著作名。陈绍勋撰。成书于 1932 年。全书约 39 万字，共 8 卷。卷一至卷二设伤寒传经从阳化热从阴化寒原委。太阳伤寒风邪伤营脉证、太阳寒邪伤卫脉证、风寒两感营卫同病、误服三汤致变救逆等总论及六经辨证内容。卷二至卷八列表证、里证、阳盛格阴、阴盛格阳、阳毒、阴毒、发热、恶寒等伤寒常见病证。作者仿照宋人歌括的写作形式，以达到便于读者记忆之目的，以许叔微《伤寒百证歌》及《医宗金鉴·伤寒心法要诀》等书为底本，于其略者详之，阙者补之，谬者订正之，晦者显彰之，既期望符合原论旨意，但也要能反映增订者自己的认识。又将《伤寒论》原文随证类引于歌括之后，并加注释按语，其注文虽未标明引自谁氏，但实际上是简撷古今医家论述之符合原论旨意者，其中陈氏本人的发明仅占十分之二三。本书不少地方旁引了西医学说，作者旨在借以证明脏腑经络之形质，而破无人虚拘之谬见。本书系作者 20 年里讲授《伤寒论》的教材，现藏湖北中医药大学图书馆的版本系 1932 年江北县鱼镇里明星石印局所印。

**增补成氏明理论**　著作名。清·汪琥撰，已佚。汪氏曰：成氏注仲景书已完，又自撰《明理论》，其解仲景桂枝、麻黄、青龙等汤，尤为明畅，第惜其所解者不过二十余方耳。其所未发明者，愚即以原注中之意，及采《内外》等书，大半以鄙意补之。（见《伤寒论辨证广注·凡例》）

**增释南阳活人书**　著作名。宋·朱肱撰，王作肃增释。楼钥《攻媿集·增释南阳活人书序》曰：王作肃以《活人书》为本，又博取前辈诸书凡数十家，参入各条之下，名曰《增释南阳活人书》，22卷。另据《仪顾堂题跋》所说，明·吴勉学《医统正脉》所刊《增注类证活人书》即为此书。主要增入内容有李子建《伤寒十劝》、释音、伤寒药性及增注。丹波元胤《医籍考》按：《医统正脉》所辑《增注类证活人书》与朱肱原著唯增释为异。

**撰集伤寒世验精法**　著作名。明·张吾仁撰，清·张于乔（张吾仁之孙）录编，刊行于康熙五年（1666）。张氏以仲景学说为基础，扩而广之，发扬光大，旁参诸家学术思想及经验而撰成此书，前后共历时20余年，其精益求精之精神于此可见一斑。全书凡8卷，主要论述伤寒、伤寒类证以及其他与伤寒有关的多种病证。卷首为伤寒杂论，首辨伤寒与杂证脉证之异同，终论李东垣东南之域无伤寒之说，计十余则杂论。卷末附有"伤寒辨舌世验精法"一篇，其中转录有敖氏《伤寒金镜录》36种舌图。第一卷至第六卷论述伤寒、类伤寒以及其他与伤寒相关病证的证治170多则，每证先列仲景原文，后列主治药方，并设问答对该证进行重点和难点解析，颇多经验之谈。其选方亦较广泛，亦多为世验之方。本书对仲景《伤寒论》作了不少发挥和补充，体现了后世对"伤寒学"的发展。然其中对于病证的分类或显杂乱，论理亦或缺乏条理、缺乏明晰。本书现有清·康熙五年刊本，清·乾隆八年（1743）天中保和堂重刻本、清·嘉庆二十二年（1817）思诚堂杜氏刻本等多种版本。

**伤寒蕴要全书**　著作名。明·吴绶撰。又名《伤寒蕴奥》《伤寒蕴要图说》。书成于明·弘治甲子年（1504），至清·康熙甲戌年（1694），由安徽休宁县吴家震付梓。全书共分4卷。第一卷论运气、诊法及六经传变、药性、制方及煎服之法，其中包括对《内经》五运六气学说的发微，伤寒察色、鼻、目、唇、耳、舌、身诊法的述要等内容，并辨伤寒及温热、合病、并病、两感、时气、寒疫、冬温、温毒、湿温、温疟、温疫、中暍、中暑、霍乱、痉证、痰证、伤食、虚烦、脚气等与伤寒有关的病证和类似证，每一病证皆有方治。第二卷以病证举例的形式，讨论了发狂、喘、身振、战栗、腹满、腹痛、小便不通等51个例证，每一例证，阐明仲景原意及临证具体遣方用药变化，有的还附有后世医家对该证治验及方药。第三卷主要以证类方，包括仲景对该证治方及后世医家治方，共列呕吐、哕逆、噫气、呃逆、胸胁满、自利、下脓血、结胸、心下痞等56例证，其中有的没列治方。本卷还列伤寒用针略例，介绍了伤寒简易秘方。第四卷介绍了麻黄、桂枝、川芎、白芷等203味药的药性，《内经》脉要、仲景脉要及《诊家枢要》及补遗：妇人伤寒例、妇人伤寒热入血室例、妇人妊娠伤寒例、妇人产后伤寒例及小儿伤寒例，本书在序后首卷还附有"啬""槃""几"等34个字的音和意义。本书每每依据《内经》理论解释《伤寒论》，注重五运六气学说和经络学说。在《凡例》中有言："《内经》五运六气之法者，此为医家之先要也。若不知天道岁气之理，而欲语治伤寒者，如无目夜行，复临深池，危哉。"又曰："经络不可不知，凡伤寒必识病在何经为主……若不识经络，如涉海问津，茫若望洋而已。"又本书重视诊法，尤重望、问。然本书亦有不足。如汪琥评说："大抵此节虽胜于陶氏六书，只以便俗学寻例检方。初不知仲景论为伤寒根本，舍本逐末，求之多歧。是虽终身治伤寒，而未悟其理。吾恐其疗虽多，而误治者亦不少，是亦聋瞽来学者也。"

**伤寒蕴要图说** 著作名。即《伤寒蕴要全书》，《浙江通志》作《伤寒蕴要图说》。

**伤寒蕴奥** 著作名。见"伤寒蕴要全书"条。

**澄园医类** 著作名。清·关耀南编著，成书于1885年，现存主要版本有信江书院刻本（1886）。全书分三集十五卷。初集十卷为《伤寒类证》、二集三卷为《伤寒类脉》、三集二卷为《伤寒类方》。关氏认为"脉证者尤审病之机要，方治之准则也"，临证望、闻、问、切所得均为"证"（注：症状），尤其强调对临床症状的辨析，认为《伤寒论》虽脉经分明，但脉证杂陈，而临证又"必观现证乃能明指何经"。所以首重辨证，次则审脉，再次则论方，故全书三集，初集类证，二集类脉，三集类方，每一方、一症、一脉各集为一类。关氏认为《伤寒论》编次应依照古本，不可节删，力陈方有执、喻嘉言、陶隐庵等各家编注得失，强调辨证尤当辨兼证，辨脉又当脉证互参，遣方用药须按法处方。

# 十六画以上

**伤寒辨术** 著作名。日·浅田惟常撰著，成书于1838年，全书共1万字，该书阐述仲景辨证论治精当细微，善于察声音视气色以决死生，批驳了世之庸医不明死与不治之证，妄施汗、吐、下法，贻误病情。详述了仲景诊治精明审慎，随证施以不同的治法。书中列举了事实，说明仲景对病情了如指掌，开处汤药后，对预后胸有成竹，如服通脉四逆汤、白通加猪胆汁汤，有"脉暴出者死，续微者生"；服承气汤"脉弦者生涩者死"。阐述了仲景治病的多种方法。如汗法，有麻黄汤的发汗、桂枝汤的小汗、桂枝麻黄各半汤的微汗；吐法有瓜蒂散的顿服以急攻之，亦有栀子豉汤的温进一升的不急攻之；下法有大承气汤的急下之，小承气汤的微下之，调胃承气汤的微和胃气，除了汤药，尚有针灸治法而获良效。又因病有缓急微剧、药有大小多寡，并时时顾护正气，故服药方法上亦随证而变。如服桂枝汤汗出病差停后服、大青龙汤一服汗者停后服、大承气汤得下余勿服，瓜蒂散得快吐乃止。该书还高度评价了仲景之书论证之详、方剂之精当。仲景辨三阴三阳系之以脉证，而后变化逆顺犹视诸掌。其论以脉证为本，治法从之。启发学者识病要在辨其脉证，施治要在循其法则，以掌握仲景辨证论治的精神实质。

**伤寒辨证** 著作名。①又称《活人辨证》。清·陈尧道撰。成书于1678年。全书8.2万字。书凡4卷。卷一论运气、诊脉、察色、辨方宜、伤寒大纲领诸事。卷二辨阴证、阳证、阳证似阴、阴证似阳等四十一证。卷三辨自利、热入血室、郁冒、动气、脏结等二十八证。卷四专论药方。其编次注释有如下特点：一是按证归类，证不分经。其打破了按传统六经编次、逐条顺释的方法，而是将《伤寒论》主要证候各以类从的汇集一起，运用中医阴阳表里、寒热虚实等理论，分析和论证各有关伤寒热性病证的诊断、治疗等诸方面。二是伤寒辨证，注重寒热。如其在《伤寒大纲领或热或寒论》中说："客有过之者曰：闻子且著《伤寒辨证》，将以发明伤寒乎？念先贤之治法，有以为热者，有以为寒者，有以为寒热之错出者，此为伤寒大纲领。此理不明，又何足论治乎？"三是伤寒温病，鉴别异同。其谓"祖长沙以发明伤寒，何啻汗牛充栋？俱将伤寒与温病混同立论，以致治法混淆，茫无分别。"有感于此，陈氏将伤寒与温热病异治及疑似难辨之证等一一标出，详为辨析，阐释入微。四是法尊仲景，博采众长。其核心部分是论述《伤寒论》"随证论治"之理，而其余所有引据，则大多采自历来名家著作，尤其推崇王安道与刘完素对于寒热辨治的学术思想，间亦附有作者本人之心得体会。五是制方用药，因时制宜。此书在陈氏生前即已梓版流传，此书有清·康熙家刻本及清·至诚堂刊本和清·阳信劳氏重刻本，后人民卫生出版社有影印本。现中华医学会上海分会图书馆藏有清·康熙家刻本；重庆市图书馆藏有清·乾隆二十一年丙子（1756）至诚堂刊本；中国科学院图书馆、中国医学科学院图书馆、中国中医科学院图书馆藏有清·嘉庆十一年丙寅（1806）阳信劳氏重刻本。②《毕节县志》作《伤寒辨诬》。清·秦克勋撰，书凡10卷，已佚。作者认为舒驰远《伤寒集注》辞旨显明，不作糊模影响之语，初学易识。然而其中亦有与仲景本文不合之处，如冰炭熏莸之不入，于是息心静虑，反复推求，务求指归，衷于一是，并札记简端，前后十余年。并仿讲章之例，先为串讲，顺衍本文语意，后为析讲，剖析本文疑义，务使读者寓目了然，不致惑于伪撰之诬。

**伤寒论辨证广注**　著作名。又名《张仲景伤寒论辨证广注》。清·汪琥撰。成书于1680年。全书14.7万字。书凡14卷。卷一辨伤寒非寒病论。卷二纂注伤寒例。卷三至卷十一本六经旧次，而以辨太阳病脉证并治法居前，辨阴阳易瘥后劳复病脉证并治居后，分篇辨注。卷十二至卷十三辨误汗吐下火灸温针逆病脉证并治，及辨温病脉证并治。末列辨风池、风府期门等穴针刺法，衍为卷十四。因是书专以辨注仲景伤寒大论而设，又采附古今伤寒之书，广其方论，故取名曰《伤寒论辨证广注》。其注释有这样一些特点：①书宗六经，重编《伤寒》。汪氏认为，《伤寒论》一书，"当三国时兵火之后，残缺失次。若非叔和撰集，不能延至于后，复有成无己为之注解也。今医勿但责叔和之过，而忘叔和之功。"然因书经叔和整理，其间自有叔和之见。鉴此汪氏采取了增、订、削、移的原则，对《伤寒论》原文予以重新编次。"如伤寒例，六经脉证治法及阴阳易、瘥后劳复诸病，此实系仲景原文""余不敢乱叔和之旧"，而采取某经证候移归于某经的方法，"悉为编入"。辨脉法，汗吐下诸篇，为叔和所增，则删削之。痉湿暍三证与霍乱一证，亦系仲景原文，因属杂病，故未编入。但增补了温热病证治等有关方面内容。②伤寒非寒，病皆为热。宗《素问》"今夫热病者，皆伤寒之类也"之旨，汪氏认为伤寒之病名虽为寒，其所见之证皆热。窃恐后人执伤寒之名，而误投热剂，故曰伤寒非寒也。因思后人不明是理，寒热混淆，故采辑《伤寒论》六经脉证治法原文之可属热病者，广择各家之说，逐条辨注。同时在每篇之后，选列自晋迄明治热病方剂、方论，以触类引申，补仲景治热病之不足。③正"伤寒例"，明"决病法"。汪氏在《凡例》中说："仲景全书中有四时八节病法，乃《伤寒论》一部纲领。"其所谓决病法之纲领，就是指"伤寒例"，认定"伤寒例"为仲景原文。洞解"伤寒例"，医人方能"随时气立论，则用药始可十全"。④伤寒传经，不拘手足。其对伤寒病传足不传手之说提出异议，认为邪气入里，五脏六腑皆受病，不可能仅传足经而不传手经，谓在"四时之中，六气所伤，则手足十二经皆受病。其正伤寒，则但足六经受病耳，至其郁热流传，则手经亦在所不免"。⑤通变达权，辨证论治。本书在汪氏生前即已梓版流传。此书有清·平阳季东壁刻本等版本，后上海卫生出版社、上海科学技术出版社有影印本发行。现中国中医科学院图书馆、上海图书馆、上海中医药大学图书馆、南京图书馆等藏有清·康熙间（1680～1686）平阳季子东壁刻本（附《张仲景中寒论辨证广注》三卷）。

**伤寒辨证集**　著作名。即《伤寒证辨集》，见该条。

**伤寒辨证集解**　著作名。清·黄钰辑。成书于清·同治十三年（1874）。全书共八卷，附2卷。本书以金·成无己《注解伤寒论》为基础，采诸家之说、间附己见而逐条注释《伤寒论》原文。卷一至卷七为六经病证治，卷八为痓湿暍、瘥后劳复、阴阳易、霍乱等病证治，后附平脉法、辨脉法、诸可与不可，其次序又较成注略有变更。正文条序仍依成注，先列仲景原文，继则有"按语"以抒发己见、"采集"以引列诸家之言、"驳正"以辨正诸家注释中与仲景意不相符处。本书虽名"集解"，但其中颇多作者自己的见解。现有光绪十七年（1891）芸经堂刻本。

**伤寒论辨注**　著作名。陈金声著。成书于1925年。全书不分卷，按太阳、阳明、少阳、太阴、少阴、厥阴病脉证篇分篇，对原文逐条注解，然详于六经病变机理而扼于方义药理，篇末附113方。著者认为善读《伤寒论》者，因伤寒之六经证，即可推悟百病之六经证。但自西学东渐以来，汉学衰微，中医临床不辨六经病证，中西之药杂投，令人担忧。因此本书对《伤寒论》条文的解释，要皆实事实理，有凭有验，不参以复杂之学说，不加以深奥之文词，惟求经旨皎然，足裨实用。本书现有民国13年石印本，藏上海中医药大学图书馆。

**伤寒辨要**　著作名。日·栗园浅田著，成书于1881年。全书共有1.5万字。该书体例，首揭六经之大旨，综述了三阴三阳之因、机、证、治。在每经之后加有按语，引有关注家之说，加以解释，并阐发自己的观点，次之辨合病、并病，表里寒热、阴阳错杂，逆治败坏，瘥后诸变，每辨之后亦加按语、引注，就阴阳对待以辨病位，据表里实虚以审寒热。其三阴三阳传变之理，悉穷微极本，条理通达，旨义尽见，可为临证之规矩方圆。

**伤寒辨类**　著作名。又名《何氏秘本伤寒辨类》，清·何元长撰。全书上、下两卷，总约7万字，分为194类。上卷论述伤寒辨治一般方法及伤寒兼夹证、伤寒类似证的辨析；下卷则解析伤寒常见症状，如恶风、恶寒、发热、潮热等。本书有这样几方面内容：①不以六经分症，而采取症以类分，以症寻经的分类方法，分类细致详明。②对每一症的解析，既结合自己的临床经验直述个人见解，同时也引据经典、旁参诸家学说，内容十分丰富。③对各症的预后，包括可治不可治，生死结局都作了充分的理论说明，其判断能令人信服。④在论述时始终以阴阳、表里、虚实、寒热为纲领，反复推求比较。⑤在经方以外，更选择陶节庵及清初部分医家的常用方法作为仲景之补充，增方200余首；而且每方皆说明其制方之义，加减变化之法。对方药的注释大都以《内经》气味理论为根据。⑤广义伤寒与杂病合论，此书1926年由中原书局印行，后来上海学林出版社于1984年重印。

**伤寒辨略**　著作名。清·邵三山撰。其书已佚。据尤侗序《艮斋稿·＜伤寒辨略＞序》：作者竭生平之力著为是书，钩微抉奥，细入毫芒，驳喻氏《尚论篇》之偏，正前人之误。

**伤寒辨疑**　著作名。宋·何滋撰。《读书敏求记》载其书为一卷。钱曾说，何氏撮略仲景书，凡病证之疑似，阴阳之差殊，共30种，悉为辨之，使人释然无疑矣。其书已佚。

**伤寒辨疑论**　著作名。宋·吴敏修撰。已佚。现从所存该书许衡序犹可窥其书内容之特点：辨析疑似，类括药证，发先贤之未发，悟后人之未悟云云。

**伤寒翼方**　著作名。日·浅田惟常著。成书于1881年，全书共有1.1万字。该书分为太阳部位、阳明部位、少阳部位、太阴部位、少阴部位、厥阴部位六个部分。该书以伤寒六经主病主方，随证采录，冠名伤寒翼方。该书引医贤所述，借以说明方药之应用，同时集医有之临证经验或自己的经验，附于方后，以示方药的适应证及灵活变化运用之妙。该书补方药之不及，随证加减用药，即可治疗不同的疾病，阐述详尽，并附有煎服法，实为临证必读之方书。

**伤寒缵论**　著作名。清·张璐（路玉）撰。全书共2卷。取仲景《伤寒论》重新分类，编集而成。缵者，宗仲景之文，取各家之注，为之发明，参以己见。本书首载仲景原文，次行注释，末附正方，共计113首。其中上卷以六经为纲，论六经病证的证治规律，即太阳分风伤卫，寒伤营，风寒两伤营卫三篇；阳明分经证，腑证二篇；少阳、太阴各一篇；少阴分本证与传经之证二篇；厥阴一篇。下篇以变证为主体，论明脏结、结胸、痞证以及合病并病等，并有温热病篇、杂篇等，后附脉法、伤寒例、正方古方分两等。此论之特点是取喻昌编次之序，重整《伤寒论》，并采各家之注，参以己见，为之注解，并有所发明。本书在学术思想上的特点正如聂惠民教授所归纳的，有这样几方面：①严遵经旨，汇集成篇。本书遵《伤寒论》原书篇章顺序排列，其他内容亦遵仲景之意合理编排。②法宗方、喻，贯以己意。在学术上推崇方有执、喻嘉言，赞同错简重订观点以及三纲鼎立之说。③博采众长，补论温杂。所谓补论温杂，也就是以温病和杂病内容补入《伤寒》体系。④综合论述，重视望诊。⑤鉴别分析，类证成篇。这一点主要体现在《伤寒绪论》中，作者将《伤寒论》六经病证及其变证中的 102 证做了归纳，从不同证候的因、症、脉、治以及鉴别诊断进行了论述，形成了伤寒类证的独特体系。⑥阐发方药，临证切用。

# 三、方剂类

## 一　画

**一甲复脉汤**　方剂名。出自清·吴鞠通《温病条辨·卷三》方。炙甘草、干地黄、生白芍各六钱，麦门冬五钱，阿胶三钱，牡蛎一两。水煎，分三次服。本方即加减复脉汤去麻仁，加牡蛎而成。本方滋阴固摄，主治下焦温病，热邪伤阴，但大便溏者。

**一柴胡饮**　方剂名。见《景岳全书·新方八阵》。柴胡二至三钱，黄芩、生地、陈皮各一钱半，芍药二钱，甘草八分。水煎，分二次服。本方以小柴胡汤去参、枣之甘壅，生姜、半夏之辛燥，以柴胡、黄芩疏解清泻，以生地、白芍凉血和阴，陈皮行气和胃，甘草调和诸药，适用于阴血亏虚而感受外邪，或发热，或寒热；或因劳郁怒，妇人热入血室，或产后经后，因冒风寒，以致寒热如疟等外有邪而内有郁火者。

## 二　画

**二气丹**　方剂名。出自宋·陈师文《太平惠民和剂局方·卷五》方。硫黄末、肉桂末各一分，炮姜末、朱砂（研，为衣）各二钱，炮附子末半两。研匀，面糊为丸，梧桐子大，每服三十丸，空腹食前，煎艾汤放冷送下。本方主治内虚里寒，冷气攻击，心胁脐腹刺痛，泄利无度，呕吐不止，自汗时出，小便不禁，阳气渐微，手足厥冷，及伤寒阴证，霍乱转筋，久下冷痢，少气羸困，一切虚寒痼冷等。方中炮姜能逐痼冷，而散痞关，附子辛热燥烈，为温里、扶阳祛寒要药，肉桂温肾助阳，引火归元，硫黄温补命门，以朱砂为衣，既能防腐防虫，又可重镇降逆；艾汤可温中祛寒，放冷送下。诸药合用，可温阳消阴，散寒温中。

**二气散**　方剂名。见《伤寒论辑义》引《杨氏家藏方》。炒栀子、干姜。治阴阳痞结，咽膈噎塞，状若梅核，妨碍饮食，久而不愈，即成反胃者。组成与栀子干姜汤同，参阅该条。

**二甲复脉汤**　方剂名。出自清·吴鞠通《温病条辨·卷三》方。炙甘草、干地黄、生白芍各六钱，麦门冬、生牡蛎各五钱，阿胶、火麻仁各三钱，生鳖甲八钱。水煎，分三次服。本方即加减复脉汤加鳖甲、牡蛎而成。方用加减复脉汤以解下焦之热，更加牡蛎、鳖甲以滋阴潜阳，平肝熄风。本方滋阴潜阳，主治温病热邪深入下焦，脉沉数，舌干齿黑，但觉手足蠕动，欲成惊厥者。

**二陈四七汤** 方剂名。出自明·秦景明《症因脉治·卷四》方。茯苓、陈皮、甘草、苏梗、厚朴、制半夏。本方为二陈汤和半夏厚朴汤去生姜而成。方用半夏、陈皮燥湿化痰，茯苓健脾渗湿；厚朴、苏梗行气宽中，甘草调和诸药。本方行气开郁，燥湿化痰。主治气结痰凝，腹痛，痛应背心。

**二陈汤** 方剂名。出自宋·陈师文《太平惠民和剂局方》。半夏（汤洗七次）、橘红各五两，茯苓三两，甘草（炙）一两半。咬咀，每服四钱，用水一盏，生姜七片，乌梅一个，同煎六分，去滓，热服，不拘时候。本方为治湿痰主方。方中以半夏为君，善能燥湿化痰，且降逆和胃而止呕。以橘红为臣，理气燥湿。佐以茯苓健脾渗湿，痰无由生；生姜降逆化饮，既可制约半夏之毒，又可助半夏、橘红行气消痰；复用少许乌梅收敛肺气，与半夏相伍，散中有收。使以甘草调和诸药，兼可润肺和中。方中半夏、橘红以陈久者良，故以"二陈"而名。诸药合用，燥湿化痰，理气和中。主治湿痰咳嗽，痰多色白易咳，胸膈痞闷，恶心呕吐，肢体困倦，或头眩心悸，舌苔白润，脉滑。

**二柴胡饮** 方剂名。出自明·张景岳《景岳全书·新方八阵》方。柴胡、陈皮、厚朴各一钱半，细辛一钱或二钱，半夏二钱，甘草半分，生姜三五片。本方柴胡苦辛微寒，不独善解少阳往来寒热，亦能疏散太阳、阳明之外邪。配以辛温之细辛、生姜，可发表散寒，又可去除入里之寒邪。此外，方中用陈皮、厚朴、半夏之芳香理气，燥湿和中；甘草和中。诸药合用，和解少阳，散寒开郁。主治四时外感，或其人元气充实，脏气平素无火，或时逢寒胜之令，本无内热之证。

**十补丸** 方剂名。出自宋·严用和《济生方·卷一》方。炮附子、五味子各二两，山茱萸、炒山药、牡丹皮、鹿茸（去毛，酒蒸）、肉桂（去皮）、茯苓（去皮）、泽泻各一两。为细末，炼蜜为丸，梧桐子大，每服七十丸，空腹盐酒或盐汤送下。本方由肾气丸加鹿茸、五味子而成。方中附子、肉桂温阳暖肾，益精填髓，五味子敛肺益精，固涩精气。合方共奏温补肾阳，敛阴益精之效。主治肾脏虚弱，面色黧黑，足冷足肿，耳鸣耳聋，肢体羸瘦，足膝软弱，腰背疼痛，小便不利。

**十枣丸** 方剂名。见《丹溪心法》。即十枣汤以枣肉作丸，如梧桐子大，每服30丸，晨服，以利为度。本方变汤剂为丸剂，以缓其峻烈之性。用治水气为病而见肢肿、喘急、二便不利者。参见"十枣汤"条。

**十枣汤** 方剂名。出自《伤寒论》。芫花（熬）、甘遂、大戟，等份，各捣为散。以水一升半，先煮大枣肥者十枚，取八合，去滓，内药末。强人服一钱匕，赢人服半钱，温服之，平旦服。若下少病不除者，明日更服，加半钱，得快下利后，糜粥自养。本方为攻逐水饮之峻剂。方中甘遂善行经隧之水，大戟善泄脏腑之水，芫花善消胸胁伏饮痰癖。合而用之，有逐水饮、消肿满之功效。由于三药皆有毒，故用大枣十枚，于峻下逐水之时不忘顾护胃气，正如柯琴《伤寒附翼》所云："预培脾土之虚，且制水势之横，又和诸药之毒，既不使邪气之盛而不制，又不使元气之虚而不支，此仲景立法之尽善也。"原著用于治疗太阳中风后引动水饮，致饮邪结于胁下之证，其表证已解者，用此汤攻之。又《金匮要略》以此汤治疗悬饮、支饮等证。具体临床表现参见"十枣汤证"条。现代常用于治疗渗出性胸膜炎、腹水、水肿等疾患，亦有报道用于小儿肺炎、胃酸过多以及顽痰所致哮喘、眩晕等病证。体虚、孕妇、表未解者禁用本方。

**丁附汤** 方剂名。出自明·戴元礼《证治要诀类方·卷一》方。人参、白术、甘草、干姜、陈皮、青皮、丁香、附子。本方由理中丸加味而成。所治寒呕，中脘停寒，喜食辛热，物入吐出。治宜温中补虚，降逆止呕。方中附子大辛大热，温阳祛寒；干姜亦长于祛寒；人参、白术补中益气，健脾和胃；丁香暖胃降逆；青皮、陈皮调肝健脾，理气止呕；甘草和中调药。

**丁香胶艾汤** 方剂名。出自金·李杲《兰室秘藏·妇人门》。熟地黄、白芍各三分，川芎、丁香各四分，生艾叶一钱，当归（酒洗）一钱二分，阿胶六分。水煎去滓，入阿胶微煎，空腹服。方用四物汤养血补血；阿胶养血止血；艾叶温经散寒；丁香温阳散寒。诸药合用，养血调经。主治劳役饮食不节所致的心气不足，崩漏不止，自觉脐下如冰，求厚衣被以御寒，带下白滑量多，间有如屋漏水，时有鲜血。

**七气汤** 方剂名。出自宋·陈言《三因极一病证方论·卷十一》方。半夏（汤洗）五两，姜厚朴、桂心各三两，茯苓、白术各四两，紫苏叶、橘皮各二两，人参一两。为粗末，每服四钱，加生姜七片，大枣一枚，水煎服，空腹服。本方即半夏厚朴汤加桂心、人参、陈皮、芍药、大枣而成。方用半夏厚朴汤行气开郁，陈皮理气和中，桂心、芍药调和营卫，和阴阳，安五脏，人参、大枣益气补中。本方行气开郁，补虚化痰。主治喜怒忧思悲恐惊七气郁发，致五脏相互刑克，吐利交作，寒热，眩晕，痞满，咽塞。

**七味地黄丸** 方剂名。出自清·顾世澄《疡医大全·卷九》方。熟地黄（酒蒸杵膏）八两，山茱萸（酒润去核，炒）、山药（炒黄）各四两，牡丹皮（酒洗，微炒）、茯苓（人乳拌，焙）、泽泻（淡盐、酒拌炒）各三两，肉桂（去皮）一两。为末，炼蜜为丸，梧桐子大，每服四钱，淡盐汤送下。本方由六味地黄丸加肉桂而成。六味地黄丸滋补肝肾，肉桂可温阳而助气化，少少用之，引火归元。合方使用，滋肾降火，主治肾水不足，虚火上炎，发热作渴，口舌生疮，牙龈溃烂，咽喉作痛，或形体憔悴，寐中发热等。

**七宝洗心丹** 方剂名。出自唐·孙思邈《银海精微·卷上》方。当归、赤芍药、大黄、黄连、栀子各一两，麻黄二两，荆芥五分。为末，每服三至四钱，水煎，食远服。方中黄连清泻心经实火；大黄泻火解毒、凉血消瘀；栀子清泄三焦之火兼以凉血；当归养血和血；赤芍清解血分之热而又具凉血活血之功；配伍以麻黄、荆芥辛温之品，以祛风散寒而明目。诸药相伍，清热泻火，理血散风。主治心经实火，目大眦赤脉传睛，目常赤，视物不准。

**七宣丸** 方剂名。宋·陈师文《太平惠民和剂局方·卷六》方。柴胡、枳实、木香、诃子皮各五两，炙甘草、桃仁各六两，煨大黄十五两。为细末，炼蜜为丸，梧桐子大，每服二十丸，渐增至四五十丸，食后、临卧米饮送下。方中柴胡疏肝理脾，理气解郁；枳实气香味厚，行气消积；木香芳香浓烈，行气止痛；诃子皮下气消胀；桃仁活血化瘀，兼有润肠通便之功；大黄清热消积，安和五脏；诸药合用调和肝脾，理气磨积。主治风气结聚，宿食不消；积年腰脚疼痛，冷如冰石，脚气冲心，烦愦闷乱，头旋昏倒，肩背重痛，心腹胀满，胸膈痞涩；风毒脚气，连及头面，大便或秘，小便或涩，脾胃气痞，不能饮食；脚气转筋，心神恍惚，眠卧不安等。

**八仙长寿丸** 方剂名。出自明·龚廷贤《寿世保元·卷四》方，又名麦味地黄丸。生地黄（酒洗净，入砂锅内蒸黑为度，如病弱畏滞，再加生姜汁拌匀，再蒸半晌，取出，手掐断入后药，同成饼）八两，山茱萸（酒蒸剥去核，取肉晒干）、山药各四两，茯苓（去皮）、牡丹皮、泽泻各三两，五味子、麦门冬（去心）各二两（一方有炒益智仁二两，无泽泻）。为细末，炼蜜为丸，梧桐子大，每服三钱，空腹温酒、或炒盐汤、夏秋用热开水调下。本方为六味地黄丸加五味子、麦冬而成。方以六味地黄丸补肝肾，加五味子敛肺滋肾，固涩精气；麦冬清心润肺，养胃生津。本方补肾敛肺，主治年高之人，阴虚筋骨柔弱无力，而无光泽或暗淡，食少痰多，或喘或咳，或便溺数涩，阳痿，足膝无力，以及形体瘦弱无力，憔悴盗汗，发热作渴等。若腰痛，加木瓜、续断、鹿茸、当归；消渴，加五味子二两。

**八味地黄丸**　方剂名。出自清·傅山《傅青主女科·产后编》方。山茱萸、山药、牡丹皮、茯苓、熟地黄各八钱，泽泻、五味子各五钱，炙黄芪一两。为末，炼蜜为丸，每晚服。本方由六味地黄丸加五味子、炙黄芪而成，方以六味地黄丸滋补肝肾，敛阴固精，加五味子敛肺滋阴，固涩精气，黄芪益气固表，实卫敛汗。本方滋补肝肾，固表敛汗。主治产后虚汗不止。

**八物汤**　方剂名。①出自宋·陈言《三因极一病证方论·卷四》方。桂心、当归、川芎、前胡、防风各三分，芍药一两半，炙甘草、茯苓各半两。为粗末，每服四钱，加生姜五片，大枣三枚，水煎，食前服。功用解肌发表，理血通络。主治厥阴伤风，恶风而倦，自汗，小腹急痛，寒热如疟，骨节烦疼，其脉尺寸俱微而迟者。本方即桂枝汤加当归、川芎、前胡、防风、茯苓而成。方用桂枝汤解肌祛风，调和营卫，加前胡、防风助其解表祛邪，则恶风而倦、自汗、寒热如疟、骨节烦疼等症可解；其脉尺寸俱微而迟，故加当归、川芎以养血和血，扶正以祛邪；茯苓有健脾和胃之功，可助脾之转输，而益气血生化之源。②出自元·王好古《医垒元戎》。当归（酒浸，炒）、川芎、熟地黄（酒蒸）、白芍药、延胡索、苦楝子（打碎，炒焦）各一两。为粗末，水煎服。方用四物汤养血，延胡索、川楝子理气止痛，木香、槟榔行气调中。本方养血行气，化瘀止痛。主治妇人经事欲行，脐腹绞痛。

**人中黄丸**　方剂名。出自清·张璐《张氏医通·卷十六》方。大黄三两，黄芩、黄连、人参各一两，人中黄、苍术、桔梗、滑石各二两，防风五钱，香附一两三钱。为细末，神曲糊为丸，每服二至三钱，清热解毒汤送下。此方泻火解毒，解表化湿，为瘟疫诸热毒而设。此方奥妙全在人中黄一味，以污秽之味同气相求，直清中上污秽热毒，合滑石则兼清渗水道，用苍术、香附者，宣其六气之郁也。用桔梗者，清膈上之气也；用防风者，开其肌腠之热。

**人参石脂汤**　方剂名。出自《温病条辨》。人参三钱，赤石脂（细末）三钱，炮姜二钱，白粳米（炒）一合。水煎，调入赤石脂末，分二次服。本方即桃花汤加人参而成。方以桃花汤温中涩肠，加人参大补中土之气，方取辛甘温合涩法，治疗久痢胃虚之证。

**人参石膏汤**　方剂名。①见《素问病机气宜保命集》。人参半两，石膏一两二钱，知母七钱，甘草四钱。为粗末，每服五至七钱，水煎，食后服。本方即白虎汤去粳米加人参而成，以石膏、知母泻火存阴，以人参、甘草益气生津。用治膈消，上焦烦热消渴者。②见《伤寒论辑义》，引《医方选要》方。石膏、知母、甘草、粳米、人参、黄芩、杏仁。方用白虎汤清泻肺胃邪火，加黄芩、杏仁泻肺化痰，人参补益气津。治膈消，上焦燥渴，不欲多食者。

**人参白虎加元麦汤**　方剂名。出清·黄元御《四圣悬枢》。石膏五钱，知母三钱，甘草二钱（炙），人参三钱，玄参三钱，麦冬八钱，粳米一杯。流水煎至米熟，取大半杯，热服。本方用白虎汤加人参、玄参、麦冬，清热除烦，益气养阴。主治温疫太阳经罢，气虚烦渴者。

**人参白虎汤**　方剂名。①见《杂病源流犀烛·脏腑门》。人参、知母、石膏、天花粉、葛根、麦冬、竹叶、粳米。水煎服。本方即白虎汤合竹叶石膏汤化裁而成。方以知母、石膏、竹叶、花粉清热存阴，以人参、麦冬、粳米益气生津和胃，葛根清热疏表达邪。全方合白虎汤和竹叶石膏汤意于一体，泻火而不伤正，扶正而不敛邪，适用于麻疹服表散药后，发热时渴者。②见《验方新编》。党参三钱，石膏四钱，知母一钱五分。加升麻、防风、牛蒡子、炒黄芩，水煎服。本方以石膏、知母、黄芩清泄里热，以升麻、防风、牛蒡子疏达疹毒，加党参扶正托邪。适用于小儿痘疹毒盛、元气内亏而疹出不快者。③见《杂病源流犀烛·六淫门》。其组成即《素问病机气宜保命集》人参石膏汤，治上消、烦渴能食。参见"人参石膏汤"条。④见《杂病源流犀烛·内伤外感门》。即白虎加人参汤，参见该条。

**人参宁神汤**　方剂名。出清·沈金鳌《杂病源流犀烛·六淫门》方。人参、生地黄、甘草、葛根、茯神、知母、天花粉、竹叶、五味子。方中人参大补元气，生津止渴，振奋精神；生地苦寒质润，其行平和，清心胃之热，养阴生津除烦渴；葛根生津止渴；知母苦甘寒而质润，下则润肾燥而滋阴，上则清肺金而泻火；天花粉苦甘并济，清郁热，泻胃火，润肺金；竹叶体轻气薄，味甘而寒，能清心火，除烦渴；五味子养阴生津止渴；茯神养心安神；甘草调和药性。诸药相合，清热生津，益气养阴。主治上消，胸满心烦，精神不振等。

**人参竹叶石膏汤**　方剂名。见《辨证录》。人参五钱，石膏、麦门冬各一两，竹叶三百片，知母三钱，甘草一钱，粳米一撮。水煎服。本方即竹叶石膏汤去半夏之辛燥，以竹叶、石膏清火除烦，人参、麦冬益气生津，甘草、麦冬和中养胃，更增知母以泻火存阴。较之原方其清热泻火存阴之力更强，适用于阴阳火起发狂，腹满不得卧，面赤面热，妄见妄言者。

**人参竹叶汤** 方剂名。见《证治准绳·幼科》。人参、竹叶、甘草各二钱，半夏、小麦、麦冬各一钱五分。每服二至三钱，加生姜二片，粳米一撮，水煎服。本方即竹叶石膏汤去石膏之辛寒，以竹叶清心除烦，麦冬益阴，人参、甘草、粳米补气生津，半夏、生姜和胃，小麦伍竹叶以除烦安神。适用于气阴两虚而邪热不甚之虚烦不眠者。

**人参汤** 见"理中丸（汤）"条。

**人参豆蔻散** 方剂名。出自明·王肯堂《证治准绳·女科》方。人参、肉豆蔻、干姜、厚朴、甘草、陈皮各一两，川芎、桂心、诃子、小茴香各半两。为细末，每服三钱，加生姜三片，大枣一枚，水煎服。方以人参补气扶正；干姜、桂心、小茴香温中散寒；厚朴行气燥湿；诃子、肉豆蔻涩肠止痢；陈皮理气和中；川芎辛香行散，可行气开郁而止痛；甘草、生姜、大枣调和脾胃，补益中气。诸药合用，温中涩肠，益气止泻。主治久泻不止。

**人参补肺汤** 方剂名。出自明·王肯堂《证治准绳·疡医》方。人参、黄芪、白术、茯苓、陈皮、当归各一钱，山茱萸、山药各二钱，麦门冬七分，炙甘草、五味子各五分，熟地黄一钱半，牡丹皮八分。本方由四君子汤、麦味地黄丸去泽泻加黄芪、当归、陈皮而成。方中人参、黄芪补肺益脾，为主药；白术、茯苓、山药健脾助运，燥湿祛痰，帮助参芪健脾之力，山茱萸益肾固精，熟地滋补肾阴，当归养血活血，陈皮理气化痰，共为辅药；麦冬养阴润肺，五味子敛肺生津，丹皮凉血散瘀，可泻肝火，炙甘草补中而调和诸药，生姜、大枣和中健脾。诸药合用，滋肾补脾，益气敛肺。主治肺痈咳喘短气，或肾水不足，虚火上炎，痰涎壅盛，或吐脓血，发热作渴，小便短涩。

**人参建中汤** 方剂名。见《景岳全书·古方八阵》。炙甘草、桂枝、生姜各三两，大枣十二枚，芍药一两，饴糖一升，人参二两。水煎去滓，纳饴糖微火稍煎，分三次服。本方即小建中汤加人参而成。方以小建中汤温中健脾，益气血生化之源，更以人参益气敛阴生津，增强了原方补益之功。主治虚劳自汗。

**人参养血丸** 方剂名。出自宋·陈师文《太平惠民和剂局方·卷九》方。乌梅肉三两，熟地黄五两，当归二两，人参、川芎、赤芍药、炒菖蒲各一两。为细末，炼蜜为丸，梧桐子大，每服五十至一百丸，食前温酒或米汤送下。方用四物汤补血养血，人参补气健脾，乌梅酸可生津，菖蒲凝神，化湿和胃。全方补气养血，敛阴安神。主治妇人素体怯弱，血气虚损；妇人妊娠腹胀绞痛，口干不食，崩伤眩晕，产后羸瘦不复者。

**九味柴胡汤** 方剂名。见《保婴撮要》。柴胡、炒黄芩各五分，人参、炒栀子、半夏、炒龙胆草、当归、炒芍药各三分，甘草二分。水煎服。本方即小柴胡汤去生姜、大枣加味而成。方用柴、芩、栀子、胆草清肝泻火，当归、芍药行血和血，参、草扶正安中，半夏化痰散结，增强了原方清热解毒之力，更增行血散结之功。适用于肝经热毒下注，便毒肿痛，或小腹胁间结核，一切疮疡或风毒，恶核瘰疬等症。

# 三　画

**三一肾气丸** 方剂名。出自明·方广《丹溪心法附余·卷十九》方。熟地黄、生地黄、山药、山茱萸肉各四两，牡丹皮、赤白茯苓、泽泻、锁阳、龟板各三两，牛膝（川者）、枸杞子（甘州）、人参（辽）、麦门冬、天门冬各二两，知母、黄柏、五味子（辽）、肉桂各一两。上为细末，炼蜜为丸，如桐子大，每服五十丸，渐加至六七十丸，空心，盐酒下，或温酒下。本方由肾气丸、知柏地黄丸、麦味地黄丸、生脉散合方加减而成。方中熟地、山药、山萸肉、泽泻、丹皮、茯苓六味滋阴补肾，固摄精气，知母、黄柏、生地滋阴降火，凉血清热，合用则滋心肾之阴而清降虚火；龟板滋阴潜阳，亦增知母、地黄功力；人参大补元气，锁阳、肉桂温助阳元，枸杞、麦门冬、天门冬柔肝滋肾，润肺清心，五味子固精敛气，安神定悸，牛膝补肝肾，强筋骨，调血脉，性善下走。合方滋阴降火，补气助阳。主治心肾阴亏。症见火动遗泄，惊悸怔忡，健忘失眠，头目眩晕，腰膝酸软。如虚甚，则加鹿茸一两，虎骨胫一两。

**三一承气汤** 方剂名。出自《伤寒标本心法类萃》。大黄二钱，芒硝一钱半，厚朴一钱半，枳实一钱，甘草二钱。上作一帖，水煎温服。本方是大承气汤、小承气汤、调胃承气汤三方加减变化而成，故名三一承气汤。功能峻下热结，调和胃气。方中大黄苦寒泻热通便，荡涤肠胃；芒硝咸寒泻热，软坚润燥；枳实、厚朴消痞除满，行气散结；甘草甘平，缓急和中。原著用于治疗伤寒疫疬，两感风气，杂病旧病，里热极甚，有可下之证者。其表现参见"三一承气汤证"条。现代临床常用于治疗外科急腹症，如单纯性肠梗阻、急性胆囊炎、急性阑尾炎，以及某些急性热病过程中出现高热神昏谵语、惊厥、发狂而有阳明腑实证者等。

**三元汤** 方剂名。见《伤寒论辑义》引保命集方。又名柴胡四物汤。《医垒元戎》名调经汤。柴胡、黄芩、半夏、人参、大枣、甘草、生姜、地黄、川芎、芍药、当归。方用小柴胡汤和解泄热，地、芎、归、芍养血和营，治产后日久，虽日久而脉浮疾者。

**三仁汤** 方剂名。出自明·李梴《医学入门·卷七》方。薏苡仁二钱五分，桃仁、牡丹皮各一钱五分，冬瓜仁二钱。本方即大黄牡丹汤去大黄、芒硝，加薏苡仁而成。方用丹皮、桃仁凉血散血，活血祛瘀；冬瓜仁清热排脓，消痈散结；薏苡仁清热排脓。本方活血化瘀，排脓散结，主治胃痈，肠痈，腹痛烦闷不安，或胀满不食。

**三化汤** 方剂名。见《素问病机气宜保命集》。厚朴、大黄、枳实、羌活各等份。为粗末，每服三两，水煎服，以微利为度。本方即小承气汤加羌活而成。方以枳、朴、大黄泻热通便、消滞除满，加羌活以祛风舒达经脉郁滞。适用于中风之证，在外六经形证已解，内有便溺之阻格者。

**三分汤** 方剂名。见《伤寒论辑义》引保命集方。柴胡、黄芩、人参、半夏、生姜、甘草、大枣、地黄、芍药、川芎、当归、白术、茯苓、黄芪。方用小柴胡汤宣展枢机、疏利肝胆，四物汤养血和营，苓、术、黄芪助人参健脾益气。治产后日久虚劳，针灸诸药俱不效者。

**三甲复脉汤** 方剂名。出自清·吴鞠通《温病条辨·卷三》方。炙甘草、干地黄、生白芍各六钱，麦门冬、生牡蛎各五钱，阿胶、麻仁各三钱，生鳖甲八钱，生龟板一两。水煎，分三次服。本方即二甲复脉汤加龟板而成，增强育阴之力。本方滋养肝肾，潜阳熄风。主治下焦温病，热深厥甚，脉细数，心中憺憺大动，甚至心中痛者。

**三仙丸** 方剂名。出自清·沈金鳌《杂病源流犀烛·六淫门》方。半夏、天南星各一两。为末，姜汁调作饼，放筛中，艾叶盖发黄色，造成曲收贮，以三、四月造为宜，每曲四两，入香附末二两，姜汁糊为丸，每服五十丸，生姜煎汤送下。方中南星、半夏辛温，燥湿化痰，消痞散结，姜汁辛散温中，香附末理气燥湿。诸药合用，燥湿化痰，散寒理气。主治湿痰身重而软，倦怠困弱。

**三圣散** 方剂名。出自金·张从正《儒门事亲·卷十二》方。防风、炒瓜蒂各三两，藜芦一分至一两。为细末，每服约半两，韭汁煎去滓，徐徐温服，以吐为度，不必尽剂。亦可鼻内灌之。本方用瓜蒂，其性上升，味苦而涌泄；藜芦善吐风痰；防风入肝经，祛风、止痉。本方涌吐风痰，主治中风闭证，失声闷乱，口眼歪斜或不省人事，牙关紧闭；癫痫，有浊痰壅塞胸中，上逆时发；误食毒物，停于上脘者。

**三花神佑丸** 方剂名。出自金·刘完素《宣明论方·卷八》方。甘遂、大戟、芫花（醋酒拌炒）各半两，牵牛子二两，大黄一两，轻粉一钱。为细末，泛水为丸，小豆大，初服五丸，以后每服加五丸，温开水送下，日三次，加至快利后却常服，病去为度。

**三拗汤** 方剂名。见《太平惠民和剂局方》。甘草（不炙）、麻黄（不去根节）、杏仁（不去皮尖）各等份。为粗末，每服五钱，加生姜五片，水煎服，以衣被盖覆睡，取微汗为度。本方即麻黄汤去桂枝加生姜而成。方用麻黄辛温发散、宣肺平喘，去桂枝以防发散太过，杏仁宜降肺气而助麻黄平喘，甘草调和诸药，生姜和胃化饮降逆除满。治疗感冒风邪，鼻塞声重，语声不出，或伤风伤冷，头痛目眩，四肢拘倦，咳嗽痰多，胸满气短等症。

**三物白散** 见"白散"条。

**三物备急丸** 方剂名。出自《金匮要略》又名备急丸。大黄、干姜、巴豆（去皮心，炒，研为脂）各一两。先捣大黄，干姜为末，另研巴豆，再研匀，炼蜜为丸，豆大。每服三至四丸，温水或酒送下，如不瘥，更与三丸，当腹中鸣，吐下便愈，若口噤，需启齿灌服。本方用巴豆辛热峻下，开结通闭为君，干姜辛温助巴豆以去寒，大黄苦寒，荡涤肠胃，推陈致新。三药配合，攻逐寒积。主治心腹诸卒暴百病，中恶客忤，心腹胀满，卒痛如锥刺，气急口噤，停尸卒死。

**三物茵陈蒿汤** 方剂名。出自《小品方》。茵陈一把，栀子二十四枚，石膏一斤。水煎前二味，去滓取汁。石膏猛火煅令正赤，投药汁中，沸定取清汁，分作二服，先进一服，自覆令周身汗出，以温粉粉之则愈；若不汗，更进一服，汗出乃愈。本方即茵陈蒿汤去大黄加石膏而成。方以茵陈、山栀清热利湿退黄，去大黄之苦寒泻下，而以石膏煅之，旨在但取其清解阳明而不欲其过寒妨胃。本方以汗而解，邪从外解，原方以利而解，邪从下消。治黄疸身目皆黄。

**三柴胡饮** 方剂名。出自明·张景岳《景岳全书·新方八阵》方。柴胡二至三钱，芍药一钱半，炙甘草、陈皮各一钱，生姜三至五片，当归（溏泄者易熟地黄）二钱。本方当归辛温而甘，善于补血和血；芍药苦酸微寒，养血敛阴，甘草甘缓，与芍药合用，酸甘化阴，加强了养血扶正之功。

柴胡疏解表邪，和解少阳；生姜辛温，加强本方疏解表寒之力；陈皮理气和中，甘草和中，调和诸药。诸药相伍，和解少阳，养血散风。主治素禀阴分不足，或肝经血少而偶感风寒，或感邪不深可补散兼用者；或病后，产后感冒，气血虚弱不能外达者。若微寒咳呕，加半夏一至二钱。

**三黄二香散** 方剂名。出自清·吴鞠通《温病条辨·卷一》方。黄连、黄柏、生大黄各一两，乳香、没药各五钱。为细末，初用茶水调敷，干则易之，继用香油调敷。此方黄连、黄柏、生大黄取其清热泻火、解毒消肿，峻泻诸火而不烂皮肤，乳香、没药芳香透达络中余热而定痛。诸药相伍，则清热泻火，解毒消肿。

**三黄丸** 方剂名。见《太平惠民和剂局方》。黄连、黄芩、大黄各十两。为细末，炼蜜为丸，梧桐子大，每服三十丸，热水吞下。即《伤寒论》大黄黄连泻心汤加黄芩，改汤为丸。方以黄连清解中焦邪热，大黄苦泄下焦之热，更增黄芩清解上焦火热。治疗三焦积热，上焦有热，致目赤头痛，口舌生疮；中焦有热，致心膈烦躁，饮食不美；下焦有热，致小便赤涩，大便秘结；五脏俱热，疽疖疮痍，及治五般痔疾，肛门肿痛，或下鲜血；并治小儿积热。

**三黄丹** 方剂名。出自清·马培之《外科传薪集》方。大黄三两、黄柏一两、黄连三钱、煅石膏二两，炉底少许。为细末，黄连水调敷患处。此方中煅石膏微温而涩，能祛腐生新，收湿敛疮，消肿止血；大黄泻火解毒，凉血散瘀消肿；黄柏、黄连解火毒、消痈肿、生新肉、收湿敛疮。诸药合用清热解毒，燥湿敛疮，主治风毒黄水疮。

**三黄四物汤** 方剂名。见《医宗金鉴·妇科心法要诀》。当归、白芍、川芎、生地、黄连、黄芩、大黄。为粗末，水煎服。本方即大黄黄连泻心汤加味而成。方以芩、连、大黄清泻邪热，使血分得宁，更以四物汤之归、芍、芎、地养血和血。治热盛经前吐衄。

**三黄汤** 方剂名。①见《备急千金要方》。大黄、黄芩各三两，栀子十四枚，甘草一两，芒硝二两。各为粗末，先煎三味，去渣，下大黄，煮一二沸，再下芒硝，分三次服。本方即调胃承气汤加味而成。方用调胃承气汤缓泻邪热，更以栀子、黄芩清泻上中二焦之热，全方清解通下，用治骨极，及肾病热则膀胱不通，大小便闭塞，颜焦枯黑，耳鸣虚热等症。②见《银海精微》。黄连、黄芩、大黄各一两。水煎服。全方苦寒清泻，用治脾胃积热，胬肉攀睛。若热盛，目眦赤脉红盛，加黄柏、石膏、生地。可参见《太平惠民和剂局方》"三黄丸"条。

**三黄泻心汤**　方剂名。出自清·沈金鳌《杂病源流犀烛·脏腑门》方。大黄、黄连各二钱，黄芩一钱。为粗末，以麻沸汤浸良久，去渣，分二次服。此方为狐惑而设，主治舌白齿晦，面目乍白、午赤、午黑变异无常，四肢沉重，默默多眠，喉蚀声哑，上唇生疮。方中大黄、黄连、黄芩清热燥湿，泻火解毒。三药合用，则心下之湿热除而狐惑多眠可解。

**三黄枳术丸**　方剂名。出自金·李杲《兰室秘藏·饮食劳倦门》方。枳实（麸炒）五钱，黄连（酒洗）、煨大黄、炒神曲、橘皮、白术各一两。为细末，汤浸蒸饼为丸，如绿豆一倍大，每服五十丸，白开水送下。方中枳实下气行滞，神曲、陈皮、白术健脾消积，助脾之运，大黄荡涤积滞，黄芩、黄连清热燥湿。诸药合用，泻热消积。主治伤肉食面食，辛辣厚味之物，填塞闷乱不快。

**三黄枳朴丸**　方剂名。出自明·万全《幼科发挥·卷三》方。黄连（酒炒）、黄芩（酒炒）、黄柏（酒炒）各三钱，大黄（酒煨）五钱，枳实（麸炒）、厚朴（姜汁炒）、槟榔各二钱。为末，酒糊为丸，麻子大，姜汤送下。此方为明·万密斋所制，方中大黄、黄连、黄芩、黄柏四者酒制，既可清热燥湿，又能入血理血而除便脓；枳实、厚朴、槟榔三者，行气消积则后重自除。诸药合用，清热燥湿，消积止痢。主治湿热痢疾，并有食积者。

**三黄栀子豉汤**　方剂名。见《张氏医通》。黄连（酒煮）、黄芩（酒炒）、大黄（酒浸）、栀子、豆豉。水煎服。本方即《伤寒论》大黄黄连泻心汤合栀子豉汤加黄芩而成。全方三黄酒制上行以清热，合栀、豉更增其清解上焦邪热之力。用治热病时疫，头痛壮热之症。

**三黄解毒汤**　方剂名。见《妇科玉尺》。大黄、黄连、黄柏、黄芩、焦栀子各等份。水煎服。本方即大黄黄连泻心汤加味而成。方以大黄泻热通下，黄连苦寒清热，增芩、柏、栀子之苦寒，加强其清热泻火之力。用治妊娠伤寒五六日后，表邪悉去，但烦躁发热大渴，溺赤便秘，或利下赤水，六脉沉实，邪在里者。又《疡医大全》方，黄连二钱，黄芩、焦栀、黄柏各一钱五分。水煎服。用治上焦热甚咽痛症。

**干枣汤**　方剂名。出自唐·孙思邈《备急千金要方·卷十八》方。芫花、荛花各半两，甘草、大戟、大黄、黄芩各一两，大枣十枚。为粗末，水煎，分四次空腹服，以快下为度。本方即十枣汤加荛花、甘草、大黄、黄芩而成。方用十枣汤峻逐水饮，荡涤实邪，大黄荡涤留饮，攻下邪热，使邪从大便而出；黄芩清热燥湿；荛花泻水逐饮；甘草缓和药性，调和诸药。本方攻逐水饮，泻热除满，主治肿及肢满澼饮。

**干姜人参半夏丸**　方剂名。出自《金匮要略》。干姜、人参各一两，半夏二两。上三味，末之，以生姜汁糊丸，如梧桐子大，饮服十丸，日三服。本方中干姜温中散寒为主，半夏燥湿化痰，降逆止呕；人参益气和中，扶正祛邪；生姜汁涤饮降逆。三药合用，化饮止呕，主治妊娠呕吐不止。

**干姜汤**　方剂名。出自唐·王焘《外台秘要·卷九》引《深师方》。干姜、麻黄各四两，紫菀、五味子各一两，杏仁七枚，桂心、炙甘草各二两。水煎，分三次服。功用散寒宣肺，降逆化饮。主治冷嗽气逆。本方为小青龙汤去芍药、半夏、细辛加紫菀而成。本方重用干姜、麻黄温肺散寒，驱在外之邪，桂枝助麻黄发表散寒，紫菀化痰止咳，五味子收敛肺气，并防麻、桂、姜发散伤正，甘草调和诸药。

**干姜附子汤**　方剂名。出自《伤寒论》。干姜一两，附子（生用，去皮，切八片）一枚。以水三升，煮取一升，去滓。顿服。本方系四逆汤去甘草而成，功能急救回阳。方中生附子、干姜大辛大热，破阴回阳。因病情变化急剧，阴寒特甚，阳气欲脱，故不用甘草之缓恋，以免牵制姜、附回阳之力。本方有单刀直入之势，可使将散的阳气很快回复。浓煎一次顿服，俾药力集中，收效更速。原著用于治疗误下误汗后的阳气大虚、阴寒独盛之证。其表现参见"干姜附子汤证"条。后世又用于治疗暴中风冷、久积痰水、心腹冷痛、霍乱转筋等虚寒之证。本方现代较少使用，可用于治疗休克、虚脱、胃肠炎等疾患。

**干姜黄芩黄连人参汤**　方剂名。出自《伤寒论》。干姜、黄芩、黄连、人参各三两。以水六升，煮取二升，去滓。分温再服。本方清上温下，辛开苦降，通格补虚。方中芩、连苦寒清泄上热，干姜辛热温中祛寒，人参健脾益气。原著用于治疗虚寒下利误用吐下后形成的上热下寒的寒热格拒证。其表现参见"干姜黄芩黄连人参汤证"条。现代用于治疗胃炎、慢性结肠炎、痢疾、胆囊炎、呃逆等。

**干姜散**　方剂名。见《伤寒论辑义》引《圣惠方》。栀子十四个（擘），干姜一两，葱白七茎，豉半合。煎服。方用栀子干姜汤清上温中，寒热并调，加葱白宣阳，交通上下，豆豉宣热除烦。治赤白痢，无问日数老少。

**干葛清胃汤**　方剂名。出自明·秦景明《症因脉治·卷二》方。葛根、竹茹、黄连、陈皮、甘草。方用葛根清阳明之热，黄连苦寒清热，陈皮理气和胃，竹茹清胃止呕。本方清热和胃，降逆止呕，主治呕吐苦水，脉长大而洪，邪在阳明。

**土瓜根导**　方剂名。出自《伤寒论》。原方及用法已佚。

**下瘀血汤**　方剂名。出自《金匮要略》。大黄二两，桃仁二十枚，䗪虫二十枚（熬，去足）。上三味，末之，炼蜜和为三丸，以酒一升，煎一丸，取八合顿服之，新血下如豚肝。方以大黄荡涤逐瘀，桃仁活血润燥，破结行瘀。三药相合，破血逐瘀，主治产后瘀血内结腹痛。

**大分清饮**　方剂名。出自明·张景岳《景岳全书·新方八阵》方。茯苓、泽泻、木通各三钱，猪苓、栀子（或倍量）、枳壳、车前子各一钱。水煎，食远服。方用茯苓、猪苓、泽泻利水渗湿；木通、车前子利尿通淋；枳壳行气宽中；栀子清热利湿，通达三焦。诸药合用利水渗湿，清热通利。主治积热闭结，小便不利，或腰腹下部极痛，或湿热下利，黄疸溺血；邪热蓄血，腹痛淋闭等症。如内热甚，加黄芩、黄柏、龙胆草；大便坚硬胀满，加大黄二至三钱；黄疸、小便不利热甚，加茵陈二钱；邪热蓄血腹痛，加红花、青皮各一钱五分。

**大半夏汤**　方剂名。①出自《金匮要略》。半夏二升（洗完用），人参三两，白蜜一升。上三味，以水一斗二升，和蜜扬之二百四十遍，煮药，取二升半，温服一升，余分再服。本方重用半夏，取其辛温性燥，功能燥湿化痰，又可降逆和胃止呕。人参、白蜜健脾益气，以治生痰之源，兼有扶正之功，白蜜可缓解半夏之燥。三药合用，化痰止呕，补气健胃。主治胃反呕吐者。②出自唐·孙思邈《备急千金要方·卷十八》方。半夏一升，白术三两，生姜八两，茯苓、人参、桂心、甘草、附子各二两。为粗末，水煎，分三次服。本方由小半夏汤、四君子汤合方加味化裁而成。方以小半夏汤温中涤饮，降逆止呕为主，四君子汤补中益气，健脾化湿。加桂枝温经散寒，附子温肾助阳。本方温中化饮，主治痰饮澼饮，胸膈不利。③出自唐·孙思邈《备急千金要方·卷十六》方。半夏三升，人参二两，生姜三两，白术、蜜各一升。前四味为粗末，同蜜加水煎，分三次服。本方由《金匮要略》大半夏汤加生姜、白术而成，方中重用半夏，燥湿化痰，又可降逆和胃止呕。人参、白术健脾益气，以治生痰之源，兼有扶正祛邪之用。生姜辛散温中，佐半夏化饮止呕。白蜜益气和中，可缓解半夏之燥。诸药合用，降逆止呕，补气健胃。主治胃反不受食，食已即呕吐。

**大圣浚川散**　方剂名。出自明·王肯堂《证治准绳·类方》第二册方。煨大黄、牵牛子（取头末）、郁李仁各一两，木香、芒硝各三钱，甘遂半钱。为末服。方用大黄、芒硝荡涤肠胃，祛湿除热；牵牛子攻逐水饮；郁李仁利水消肿；甘遂攻逐水饮；木香通达三焦之气，使气畅水行。诸药合用，攻逐水饮，泻热除满。主治湿热壅盛，目黄而面浮，心腹痞满，股膝肿厥，痿弱无力等。

**大成汤** 方剂名。见《伤寒论辑义》引《理伤续断方》。大黄、芒硝、枳实、厚朴、甘草、陈皮、红花、当归、苏木、木通。方用大承气汤推陈致新，通下瘀热，加苏木、木通、当归、红花活血通络，甘草、陈皮和中化痰。治伤损瘀血不散，腹肚膨胀，二便不通，上攻心腹，闷乱至死者。

**大补元煎** 方剂名。出自张景岳《景岳全书·新方八阵》方。人参一至二两，炒山药、杜仲各二钱，熟地黄二钱至二两，当归、枸杞子各二至三钱，山茱萸（畏酸、吞酸者不用），炙甘草一至二钱。水煎，食远服。本方用人参大补元气，补脾益肺；熟地、当归滋阴养血；山药健脾益气；杜仲、枸杞、山萸肉平补肝肾，温阳固精；炙甘草健脾和中。合方共奏补气养血，滋肾益肝之功。主治气血大败，精神失守。

**大补地黄丸** 方剂名。出自明·王肯堂《证治准绳·类方》第一册方。黄柏（盐酒炒）、熟地黄（酒蒸）各四两，当归（酒洗）、山药、枸杞子各三两，知母（盐酒炒）、山茱萸、白芍各二两，生地黄二两五钱，玄参、肉苁蓉（酒浸）各一两五钱。本方中熟地甘而微温滋阴养血，益精填髓，黄柏苦寒泻肾火，退虚热，二药配伍，其性偏凉，滋阴清热之功益彰，为主药；山茱萸、枸杞子、山药滋阴补肾，当归、白芍、生地养血敛阴，生津润燥，共为辅药；玄参、知母、苁蓉清热，养阴通便，知母配黄柏可增强其清泻相火，退热除蒸之效，苁蓉配当归，润肠以通便，则泻火之功显著，共为佐使药。各药合用，滋阴清热，养血润燥。主治营血枯涸而现燥热。

**大青龙汤** 方剂名。出自《伤寒论》。麻黄（去节）六两，桂枝（去皮）二两，甘草（炙）二两，杏仁（去皮尖）四十枚，生姜（切）三两，大枣（擘）十枚，石膏（碎）如鸡子大。以水九升，先煮麻黄，减二升，去上沫，内诸药，煮取三升，去滓。温服一升。取微似汗。汗出多者，温粉粉之。一服汗者，停后服。若复服，汗多亡阳，遂虚，恶风，烦躁，不得眠也。本方为麻黄汤倍麻黄、甘草，加石膏、生姜、大枣而成，功能发汗解表，宣郁除烦。方中麻黄汤发汗解表，重用麻黄在于加强发汗之力，以解除风寒郁闭之邪；加石膏清阳郁之热而除烦躁；倍甘草，加生姜、大枣和中气，调营卫。原著用于治疗太阳中风或伤寒，风寒外闭而阳气怫郁化热之证。此外，本方又能发散水气从汗而解，故《金匮要略》用于治疗饮水流行归于四肢的溢饮证。临床表现参见"大青龙汤证"条。现代常用于治疗感冒、流感、肺炎、麻疹、支气管哮喘、急性关节炎、荨麻疹、急性肾炎、急性结膜炎、角膜溃疡等。本方为发汗峻剂，凡阳气不足，表虚有汗，脉象微弱者，一律禁用。

**大固阳汤**　方剂名。出自清·沈金鳌《杂病源流犀烛·身形门》方。炮附子一个（切片），白术、炮姜各五钱，木香二钱半。水煎后冷灌服，须臾又进一服。本方主治脱阳症，大吐、大下之后，四肢厥冷，面黑气喘，冷汗自出，外肾抽缩，不省人事。方中附子大辛大热，温阳祛寒，回阳救逆；炮姜长于温中祛寒；白术补中益气，健脾燥湿；木香辛温入胃与大肠，能和胃理肠。诸药合用，回阳救逆，诸症可除。

**大金花丸**　方剂名。出自金·刘完素《宣明论方·卷四》方。栀子、黄柏、黄芩、大黄各一两。为末，滴水为丸，小豆大，每服十至三十丸，新汲水送下；小儿丸如麻子大，每服三至五丸。本方栀子通泻三焦之火，导热下行，黄柏泻下焦之火；黄芩清肺热，泻上焦之火；大黄清热泻火通便。四药相伍，清热泻火之力更强。临床常用于治疗中外诸热，寝汗咬牙，睡语惊悸，溺血淋秘，咳血、衄血，瘦弱头痛，肺痿喘气。

**大定风珠**　方剂名。出自清·吴鞠通《温病条辨·卷三》方。白芍、干地黄、麦门冬各六钱，阿胶三钱，生龟板、生牡蛎、炙甘草、生鳖甲各四钱，麻仁、五味子各二钱，生鸡子黄二枚。水煎去渣，再入鸡子黄，搅令相得，分三次服。若喘，加人参；自汗，加龙骨、人参、小麦；心悸，加茯神、人参、小麦。方中鸡子黄、阿胶滋阴养液以熄内风；地黄、麦冬、白芍滋阴柔肝；龟板、鳖甲滋阴潜阳；麻仁养阴润燥；牡蛎平肝潜阳；五味子、炙甘草酸甘化阴。诸药合用，滋液息风。主治热邪久羁，热灼真阴，或因误表，或因妄攻，神倦瘛疭，脉气虚弱，舌绛苔少，时时欲脱者。

**大建中汤**　方剂名。出自《金匮要略》。蜀椒二合（炒去汗），干姜四两，人参二两。上三味，以水四升，煮取二升，去滓，纳胶饴一升，微火煎取一升半，分温再服，如一炊倾，可饮粥二升，后更服，当一日食糜，温服之。本方蜀椒味辛性热，温中下气，降逆止痛为主药；干姜辛热，温中祛寒，和胃止呕；人参益脾胃，扶持正气，重用饴糖建中缓急，既能增强蜀椒、干姜止痛之功，又可调和其燥烈。合而成温中补虚，降逆止痛之剂。主治心胸中大寒痛，呕不能饮食，腹中寒，上冲皮起，上下痛而不能触及。

**大承气汤**　方剂名。出自《伤寒论》。大黄（酒洗）四两，厚朴（炙去皮）半斤，枳实（炙）五枚，芒硝三合。以水一斗，先煮二物，取五升，去滓，内大黄，更煮取二升，去滓，内芒硝，更上微火一两沸。分温再服。得下，余勿服。本方功能通腑泄热，去滞除满，急下存阴。方中大黄苦寒，荡涤肠胃，泻热通便；芒硝咸寒，软坚润燥；厚朴苦温泄满，枳实苦寒消痞，二药通利肠胃之气，以助硝、黄泻下燥热积滞。四味合用，制大其服，有通顺腑气、推陈致新之功，为峻下之剂。因可迅速泻去邪热，故能保存津液。原著主要用于治疗痞、满、燥、实、坚俱备的阳明腑实证。此外，《金匮要略》还用于治疗痉病、产后恶露不尽、宿食，以及下利而内有积滞等病证。其表现参见"大承气汤证"条。现代常用于治疗急性单纯性肠梗阻、肠套叠、急性阑尾炎、急性胆囊炎、急性胰腺炎等急腹症，以及急性细菌性痢疾、急性黄疸型肝炎、流行性乙型脑炎、中风、精神分裂症、呼吸系统疾病、产褥热等。实验研究，本方具有增进肠蠕动、增加肠胃内容积、增加肠襻血流量、降低血管通透性的作用，并有抑菌、抗感染等功效。

**大神汤**　方剂名。出自王庆国、贾春华《日本汉医名方选》。茵陈5g、大黄3g、栀子1.5g、茯苓4g、砂仁2g、黄芩3g、甘草2.5g、人参3g。水煎服。本方在茵陈蒿汤基础上加入黄芩、人参、茯苓、甘草、砂仁而成。方中茵陈清利湿热而退黄。栀子通利三焦，导热下行，引热从小便出。大黄泻热逐瘀，通利大便。三药合用，为茵陈蒿汤。再加入人参、砂仁健脾益气，茯苓健脾渗湿，甘草和中而调和诸药。诸药合用，扶正健脾，清热利湿退黄。主治黄疸重症，以黄色鲜明如橘子色，伴有腹胀，厌食，大便不成形或溏泄，身体倦怠，舌苔黄腻，舌质淡，脉濡按之无力。

**大桃花汤**　方剂名。出自唐·孙思邈《备急千金要方·卷十五》方。赤石脂、干姜、当归、龙骨、牡蛎各三两，附子二两，白术（另研）一升，甘草、芍药各一两，人参一两半。为粗末，先水煎白术，后纳余药再服，分三次服。方用赤石脂甘温而涩，涩肠止痢；附子温补肾脾之阳；当归、芍药调和气血；人参、白术、干姜、甘草补气健脾，理中祛寒；龙骨、牡蛎收敛固涩。

**大柴胡加元参地黄汤**　方剂名。出自清·黄元御《四圣悬枢》。柴胡三钱，黄芩三钱，半夏三钱，芍药三钱，枳实三钱，大黄三钱，生姜三钱，大枣三枚，玄参三钱，地黄三钱。流水煎大半杯，温服。本方用大柴胡汤和解少阳，泻下里实；加玄参、生地清热凉血滋阴。主治少阳经温疟，传阳明胃腑，呕吐泄利者。

**大柴胡汤**　方剂名。出自《伤寒论》。柴胡半斤，黄芩三两，芍药三两，半夏（洗）半升，生姜（切）五两，枳实（炙）四枚，大枣（擘）十二枚，大黄二两。以水一斗二升，煮取六升，去滓，再煎。温服一升，日三服。本方是小柴胡汤去人参、甘草，加大黄、枳实、芍药而成。方中柴胡、黄芩和解少阳之邪；去人参、甘草，恐其甘缓恋邪；加大黄、枳实，以泄阳明热结；加芍药者，于土中伐木，可敛阴和营；重用生姜，配半夏以止呕，配大枣而和营卫。诸药合用，共为和解少阳、兼泻阳明之剂。其功能双解表里，疏利肝胆，攻下里实。原著用于治疗少阳邪热未解，兼见阳明里实之证，其表现参见"大柴胡汤证"条。现代常用于治疗胆囊炎、胆石症、胆道蛔虫症、急性胰腺炎、急慢性肝炎、急慢性阑尾炎、急性胃炎、三叉神经痛等。

**大陷胸丸**　方剂名。出自《伤寒论》。大黄半斤，葶苈子（熬）半升，芒硝半升，杏仁（去皮尖，熬黑）半升。捣筛二味，内杏仁、芒硝，合研如脂，和散。取如弹丸一枚，别捣甘遂末一钱匕，白蜜二合，水二升，煮取一升。温顿服之，一宿乃下。如不下，更服，取下为效。功能泻热逐水。方中大黄、芒硝泻热破结，甘遂逐痰水，杏仁、葶苈子降肺气、泄肺水。诸药为丸，每服仅一丸，更有白蜜之甘缓，乃峻药缓攻之法，能搜尽在上之邪。原著用于治疗病发于阳而下之太早，邪热内陷与痰水搏结于高位的结胸证。其表现参见"大陷胸丸证"条。本方现代很少使用。可用于胸腔积液、肺部感染等疾病。

**大陷胸汤**　方剂名。出自《伤寒论》。大黄（去皮）六两，芒硝一升，甘遂一钱匕。以水六升，先煮大黄，取二升，去滓，内芒硝，煮一两沸，内甘遂末。温服一升。得快利，止后服。功能泻热逐水。方中大黄苦寒，泻热通下；芒硝咸寒，软坚开结；甘遂苦寒，峻逐水邪。药虽三味，力专效宏，为泻热逐水散结之峻剂。原著用于表热内陷，与宿饮互结于胸膈的大结胸证。其表现参见"大陷胸汤证"条。现代常用于肠梗阻、急性胰腺炎、急性胃炎、胸腔积液、急性腹膜炎，以及肝、肾疾患引起的腹水等。本方与"大承气汤"均用硝、黄，但因病因病位不同，故药物配伍有别，煎煮先后各异。本方比大承气汤更为峻猛，必须审证无误，方可使用。服后中病即止，虚人、老人、孕妇禁用。

**大黄丸**　方剂名。出自宋代医官合编《圣济总录·卷九十二》方。炒大黄、黄芩、黄连、当归（焙）、赤茯苓（去黑皮）、黄芪、干地黄（焙）、赤芍药、柴胡各三分，栀子半两。此方由仲景三黄泻心汤加味而成。方中三黄配伍，则清热泻火之力更强；柴胡体质轻清，能清透郁热；重用栀子通泻三焦之热；茯苓健脾益气；黄芪为补气要药；当归养血和血；地黄滋养阴血；赤芍清热凉血。诸药合用，清热泻火，补气滋阴。主治热邪耗气伤阴所致的虚劳骨蒸，心神烦躁，大小便难，四肢疼痛。

**大黄六合汤** 方剂名。出自元·王好古《医垒元戎》。当归（酒浸、炒）、川芎、熟地黄（酒蒸）、白芍药各一两，桃仁十个，大黄半两。为粗末，水煎服。方用四物汤养血安胎，桃仁、大黄活血化瘀，通便泻热。本方养血安胎，化瘀泻热。主治妊娠伤寒，大便硬，小便赤，气满而脉沉数。

**大黄甘草汤** 方剂名。出自《金匮要略》。大黄四两，甘草一两。上二味，以水三升，煮取一升，分温再服。本方功用泻热去实，降逆止呕。原著用于治疗胃肠实热而致的呕吐。症见食入于胃，旋即吐出，又治吐水。本方大黄荡涤肠胃实热，甘草缓及和胃，使攻下而不伤正。

**大黄甘遂汤** 方剂名。出自《金匮要略》。大黄四两，甘遂二两，阿胶二两。上三味，以水三升，煮取一升，顿服之，其血当下。本方用大黄荡积逐血，甘遂逐饮泻水，阿胶补虚养血，扶正祛邪。本方与大陷胸汤只一味之别，但主治迥异。本方破血逐水。主治妇人水血俱结血室之证。症见妇人少腹满如敦状，小便微难而不渴。

**大黄朴硝汤** 方剂名。出自明·王肯堂《证治准绳·幼科》集三方。大黄（蒸）、生甘草、朴硝各一两。为粗末，每服二钱，加蜜少许，水煎，不拘时服。本方即调胃承气汤加白蜜而成。功用泻热通便，主治小儿惊热涎风，二便不通。方中大黄用蒸，减攻下之力；生甘草增强清热解毒之力，芒硝软坚润燥，本方妙用白蜜补中扶正，润肠通便。此方之制，攻补兼施。

**大黄汤** 方剂名。①见《圣济总录·卷九十二》。炒大黄、黄芩各一两，栀子四十枚，炙甘草、芒硝各半两。为末，每服三钱匕，水煎去渣，不拘时服，快利即止。本方即调胃承气汤加栀子、黄芩而成，方与三黄汤同，主治虚劳，肾经有热，膀胱不通，小便不利。参见"三黄汤"条。②见《刘涓子鬼遗方》。大黄、黄芩各三两，栀子五十个，升麻二两，芒硝（冲服）一两（或作二两）。水煎，分三次服，快利为度。本方以调胃承气汤去甘草之甘缓，加黄芩、栀子、升麻清热透邪，以硝、黄通下毒热。用治实热痈疽，二便不通。③出自明·王肯堂《证治准绳·疡医》方。炒大黄、牡丹皮、硝石、白芥子、桃仁（汤浸，去皮尖，双仁，炒）各半两。为粗末，每服五钱，水煎，空腹服，以利下脓血为度，未利再服。本方即大黄牡丹汤去冬瓜子，加白芥子而成。功用泻热逐瘀，散结消肿，主治肠痈，少腹坚硬，肝大如掌而热，按之则痛，肤色或赤或白，小便稠数，汗出憎寒，脉迟紧或数者。

**大黄牡丹汤**　方剂名。出自《金匮要略》。大黄四两，牡丹一两，桃仁五十个，瓜子半升，芒硝三合。上五味，以水六升，煮取一升，去滓，内芒硝，再煎沸，顿服之，有脓当下，如无脓，当下血。本方泻热消痈，逐瘀排脓。原著用于治疗肠痈之脓未成者。症见少腹肿痞，按之即痛如淋，小便自调，时时发热，自汗出，复恶寒，其脉迟紧。方以大黄、芒硝苦寒清热泻下，荡涤肠胃实热郁结，消痈散结，推陈致新。桃仁活血行滞，破瘀生新，丹皮清热凉血，活血祛瘀，冬瓜子清热利湿，消瘀排脓。四味共奏泻热排脓，散瘀导滞之功。

**大黄泄热汤**　方剂名。出自唐·王焘《外台秘要·卷十六》引《删繁方》方。大黄、泽泻、黄芩、栀子仁、芒硝、桂心各二两，大枣三十枚，石膏八两，炙甘草一两。先将大黄水浸一夜，芒硝另置，余药先煎取汁，纳大黄继煮二沸，取汁下芒硝，分三次服。本方即调胃承气汤加黄芩、栀子、桂心、石膏、泽泻、大枣而成。用调胃承气汤泻热和胃，润燥软坚，加黄芩、栀子增其泻热之力，泽泻性寒而能泻热，且有利小便之功，可使热从小便而去；石膏清胃泻火，方用桂心反佐，防止大量苦寒之品耗伤正气；又以大枣三十枚而保胃气，护津液。本方泻热通便，清火利湿。主治心劳热，口疮，大便秘，心满痛，小腹热。

**大黄枳壳汤**　方剂名。出自明·秦景明《症因脉治·卷四》方。大黄、枳实、厚朴、陈皮、甘草、木通。本方即小承气汤加陈皮、甘草、木通而成，功用泻下积热，主治积热泄泻。方用小承气汤泻热导滞，行气除满；陈皮、甘草理气和中；木通通利小便，分消其热。

**大黄黄连泻心汤**　方剂名。出自《伤寒论》。大黄二两，黄连一两。以麻沸汤二升渍之，须臾绞去滓。分温再服。功能清热泻火除痞。方中大黄泻热破结，黄连清心胃火邪。二药苦寒，气厚味重，不用煎煮，而以沸水渍之绞汁，是取其轻扬之气而薄其重浊之味，以清无形邪热而消痞。原著用于治疗热痞证，其表现参见"大黄黄连泻心汤证"条。现代常用于治疗急性胃炎、上消化道出血、鼻衄、咯血、口疮、急性咽喉炎、急性结膜炎、高血压、脑卒中等。本方用于多种出血症的机理在于降火，而降火即是降气，降气即能降血而止血。本方较《金匮要略》泻心汤少黄芩一味，煎服方法亦不同。《千金翼方》云"此方必有黄芩"，林亿等亦持相同看法。

**大黄散**　方剂名。见《类证活人书》。又名活人大黄汤。大黄一两半，桂心三分，炙甘草、木通、大腹皮各一两，芒硝二两，桃仁（汤浸，去皮尖，双仁，麸炒微黄）二十一粒。为粗末，每服四钱，水煎，不拘时服，以通利为度。本方即桃核承气汤加味而成，方以桃核承气汤活血化瘀，通下瘀热，加木通、大腹皮利湿消胀。治阳毒伤寒未解，热结在内，恍惚如狂者。

**大黄硝石汤** 方剂名。出自《金匮要略》。大黄、黄柏、硝石各四两，栀子十五枚。上四味，以水六升，煮取二升，去滓，纳硝，更煮取一升，顿服。本方通腑泄热，利湿除黄。原著用于治疗黄疸，症见腹满，小便不利而赤，自汗出。本方以大黄荡涤实热，散满导滞，去血分之热；硝石苦寒泄热，导热下行；黄柏清下焦里热；栀子清三焦之热而利湿，使湿热从二便而去。

**大麻仁丸** 方剂名。①出自宋·王怀隐《太平圣惠方·卷十六》方。大麻仁、大黄各二两，郁李仁、犀角、朴硝、枳壳（麸炒）、木通各一两。方用麻仁、郁李仁润肠通便；大黄泻热通便，芒硝咸寒软坚，助大黄之用；犀角清在里之热；枳壳导气下行；木通通利小便，导热下行，分消其热。②出自明·王肯堂《证治准绳·女科》方。大麻仁、炒大黄各二两，槟榔、木香、枳壳（麸炒）各一两。为细末，炼蜜为丸，梧桐子大，每服二十丸，温开水送下。方用麻仁润肠通便，大黄泻热导滞，枳壳、木香行气和中，槟榔行气消积，腹泻通便。诸药合用，润肠通便，散结宽肠。主治肠胃风结，大便常秘，而欲饮食。

**大断下丸** 方剂名。出自元·危亦林《世医得效方·卷五》方。炮附子、肉豆蔻、煅牡蛎、枯矾、诃子肉各一两，细辛、炮姜、高良姜、龙骨、赤石脂、酸石榴皮（醋炙，焙）各一两半。为末，煮糊为丸，梧桐子大，每服三十丸，粟米煎汤送下。方中炮附子、炮姜、高良姜、细辛温中散寒，诃子、肉豆蔻、石榴皮、赤石脂、枯矾、龙骨、牡蛎燥湿止泻，涩肠固脱。诸药合用，温中涩肠，止泻固脱。主治下痢滑数，肌肉消瘦，饮食不入，气少不能言，时发虚热，脉细皮寒等。

**大温经汤** 方剂名。出自明·龚信《古今医鉴·卷十一》方。当归、香附（童便制）各八分，白芍药七分，川芎、熟地黄、人参、白术、茯苓、吴茱萸（炮）、炒延胡索、鹿茸（酒炙）各五分，甘草、沉香各三分，炒陈皮、炒砂仁、小茴香各四分。为粗末，加生姜，水煎服。本方用四物汤补血活血调经，四君子汤补气健脾而培补后天之本，香附疏肝理气，调经止痛；吴茱萸温经散寒；沉香行气止痛；延胡索活血行气止痛；鹿茸为血肉有情之品，可补益肝肾，调理冲任；陈皮、砂仁行气和中；小茴香祛寒止痛。诸药合用，温经养血，理气化瘀。主治妇女月经不调，赤白带下，饮食少进，四肢倦怠。

**大蓟散** 方剂名。出自元·危亦林《世医得效方·卷七》方。又名大蓟饮子。大蓟根、犀角、升麻、炙桑白皮、炒蒲黄、杏仁（去皮尖）、炒桔梗各一两，甘草半两。为粗末，每服四钱，加生姜五片，水煎，不拘时服。方用桔梗去痰排脓，大蓟、犀角、蒲黄凉血止血；升麻清热解毒；桑白皮清肺热；杏仁降肺气；甘草调和诸药。本方祛痰排脓，凉血止血。主治热邪伤肺，呕吐出血而属肺痈者。

**大橘皮汤** 方剂名。①出自金·刘完素《宣明论方·卷八》方。橘皮（去白）、茯苓（去皮）各一两，木香一分，滑石六两，槟榔三钱，猪苓（去皮）、泽泻、白术、肉桂各半两，甘草二钱。为粗末，每服五钱，加生姜五片，水煎服；若大小便秘，先服十枣汤二至三日后再取此药。本方即五苓散合六一散，加陈皮、槟榔、木香而成。方用五苓散淡渗利湿，六一散清热祛湿，通利水道，分消其热，木香、陈皮、槟榔行气燥湿和中。诸药共奏健脾化湿，理气行水之功。主治湿热内盛，心腹胀满，水肿，小便不利，大便滑泄。②出自金·沈金鳌《杂病源流犀烛·脏腑门》方。陈皮、竹茹各三钱，人参、甘草各一钱，生姜五片，大枣三枚。本方组成、功用与橘皮竹茹汤基本一致，可互参。本方益气和胃，降逆止呕。主治冲气犯胃，汗之必寒起，无汗，心中大烦，骨节疼痛，目晕，恶寒，食则反吐，误下腹胀满，卒起头痛，食则清谷不化，心下痞等。

**万全丸** 方剂名。出自清·沈金鳌《杂病源流犀烛·脏腑门》方。赤石脂、炮姜各一两，胡椒五钱。为细末，醋糊为丸，每服五至七丸，空腹米饮送下。本方用赤石脂甘温而涩，涩肠止泻；炮姜苦温而涩，温可祛寒，涩可止泻；胡椒辛热，温中止痛。本方三药合用，温中涩肠，主治大便滑泄而小便精出者。

**上二黄丸** 方剂名。出自金·李杲《兰室秘藏·胃脘痛门》方。甘草二钱，升麻、柴胡各三钱，黄连（酒洗）一两，黄芩二两（一方加枳实五钱）。为细末，开水浸，蒸饼为丸，绿豆大，每服五十丸，食远温水送下。本方重用黄芩、黄连，既可清热泻火除烦，又可健运脾胃，以化积热；升麻清热解毒；柴胡芳香疏泄，能疏肝清热，推陈致新；柴胡、升麻与黄芩、黄连相配伍，一升一降，则中焦之热消；甘草调和药性，诸药合用，和解少阳，清热除烦。主治伤热伤食，兀兀欲吐，烦乱不安。

**小甘露饮** 方剂名。出自清·杨乘六《医宗己任编·卷二》方。栀子、黄芩、生地黄、升麻、桔梗、茵陈蒿、石斛、甘草。本方用茵陈、栀子、黄芩清热利湿退黄；生地滋阴清热；升麻、桔梗清热利咽；石斛益胃生津；甘草调和诸药。本方清热滋阴，利湿退黄。主治脾劳实热，身体面目悉黄，舌干咽喉肿痛。

**小半夏加茯苓汤** 方剂名。出自《金匮要略》。半夏一升，生姜半斤，茯苓三两（一法四两）。上三味，以水七升，煮取一升五合，分温再服。本方半夏味辛性燥，既可降逆涤饮，又可暖胃止呕。生姜辛散温中，为止呕圣药，茯苓甘淡渗湿，引水下行。三药配伍，化饮止呕。主治卒呕吐，心下痞，膈间有水，眩悸。

**小半夏汤** 方剂名。出自《金匮要略》。半夏一升，生姜半斤。上二味，以水七升，煮取一升半，分温再服。本方半夏味辛性燥，既可降逆涤饮，又可暖胃止呕。生姜辛散温中，为止呕圣药。二药配伍，化饮止呕。主治支饮呕吐，黄疸病，小便色不变，欲自利，腹满而喘，哕者；诸呕吐，谷不得下。

**小青龙加石膏汤** 方剂名。出自《金匮要略》。麻黄、芍药、细辛、干姜、甘草、桂枝各三两，五味子、半夏各半升，石膏二两。以水一斗，先煮麻黄，减二升，去上沫，内诸药，煮取三升。强人服一升，羸者减之，日三服，小儿服四合。功用化饮解表，平喘除烦。原著用于治疗寒饮夹热的咳喘证。症见咳而上气，烦躁而喘，脉浮。方中麻、桂解表散寒，宣肺平喘；芍药与桂枝配伍，调和营卫；干姜、细辛、半夏温化水饮、散寒降逆；配以五味子之收敛是散中有收，防肺气耗散太过。加石膏以清热除烦，与麻黄相协，可发越水气。

**小青龙汤** 方剂名。出自《伤寒论》。麻黄（去节）、芍药、细辛、干姜、甘草（炙）、桂枝（去皮）各三两，五味子半升，半夏（洗）半升。以水一斗，先煮麻黄，减二升，去上沫，内诸药，煮取三升，去滓。温服一升。若渴，去半夏，加栝蒌根三两；若微利，去麻黄，加荛花（炒令赤色）如鸡子大；若噎者，去麻黄，加附子（炮）一枚；若小便不利，少腹满者，去麻黄，加茯苓四两；若喘，去麻黄，加杏仁（去皮尖）半升。功能解表散寒，温肺化饮。方中麻黄、桂枝发汗解表，兼能宣肺平喘；芍药配桂枝调和营卫；干姜、细辛内以温化水饮，外以发散风寒；半夏燥湿化痰，蠲饮降逆；五味子敛肺止咳，并防温燥药耗气劫阴；炙甘草调和诸药。共成散寒化饮、平喘止咳之剂。原著用于治疗伤寒而心下有水气之证。《金匮要略》还用于治疗支饮、溢饮及妇人吐涎沫等病证。其表现参见"小青龙汤证"条。现代常用于治疗急慢性支气管炎、喘息型支气管炎、支气管哮喘、百日咳、肺炎、肺气肿、肺心病、胸膜炎等呼吸系统疾患，也用于肾炎、结膜炎、泪囊炎、过敏性鼻炎等。本方误用，有引动冲气上逆之弊。

**小建中汤**　方剂名。出自《伤寒论》。桂枝（去皮）三两，甘草（炙）二两，大枣（擘）十二枚，芍药六两，生姜（切）三两，胶饴一升。以水七升，煮取三升，去滓，内饴，更上微火消解。温服一升，日三服。功能温中补虚，和里缓急。本方系桂枝汤倍芍药加饴糖而成。不以桂枝加味名方，是因其重点不在于解表，而在于建中。方中饴糖甘温补虚，缓急止痛，为主药；配桂枝、甘草能补虚温中；合芍药、甘草可缓急止痛；又以生姜、大枣健脾胃而和营卫。六药相配，使中气得复，气血得充，营卫得和，共奏温中补虚、缓急止痛、燮理阴阳、调和肝脾之效。原著用于治疗伤寒后因土虚木伐而致的腹痛证和气血素馁之人感寒后的心中悸烦证。《金匮要略》用于治疗虚劳里急、黄疸和妇人腹痛等病证。其表现参见"小建中汤证"条。现代常用于治疗胃或十二指肠溃疡、慢性胃炎、胃下垂、慢性肝炎、消化不良、神经衰弱、结核病、贫血、糖尿病以及生殖系统疾患、慢性呼吸系统疾病等。呕家不可与本方，以其甘能腻隔，服之呕吐益甚。

**小建中汤合大建中汤**　方剂名。出自王庆国、贾春华《日本汉医名方选》。桂枝4g，甘草、蜀椒各2g，大枣4g，芍药6g，干姜、人参各3g，胶饴20g。水煎服。小建中汤主治虚劳里急，腹中痛等症，大建中汤主治心胸中大寒痛，呕不能饮食，腹中寒，上冲皮起，初见有头足，上下痛而不可触及等症。方中饴糖合桂枝、人参、大枣甘温相得，温中补虚；饴糖、甘草合芍药，酸甘相须，和里缓急；川椒温中下气，降逆止痛；干姜温中散寒。诸药合用，有温中补虚，缓急降逆止痛之功。主治习惯性便秘，因开腹术后粘连，肠管狭窄所致肠蠕动亢进和腹痛、便秘，也用于因粘连、肠管狭窄所致轻度肠梗阻。

**小承气加芍药地黄汤**　方剂名。出自清·黄元御《四圣悬枢》。大黄（生）五钱，厚朴（生）三钱，枳实（生）三钱，芍药三钱，生地一两。流水煎一杯，温服。不便，再服。本方泻热通便，消滞除满，养阴凉血。主治潮热，汗出，谵语，腹痛，便秘。

**小承气汤**　方剂名。出自《伤寒论》。大黄（酒洗）四两，厚朴（炙，去皮）二两，枳实（炙）大者三枚。以水四升，煮取一升二合。去滓。分温二服。初服汤当更衣，不尔者尽饮之。若更衣者，勿服之。功能泻热通便，除满消痞。方中大黄荡涤实热，攻下积滞，推陈致新；厚朴行气泄满；枳实破结消痞。与大承气汤相比，本方无芒硝，大黄不后下，厚朴、枳实用量减轻，故泻下力量较缓。柯琴有云："厚朴倍大黄，是气药为君，名大承气；大黄倍厚朴，是气药为臣，名小承气。味多性猛，制大其服，欲令泄下也，因名曰大；味少性缓，制小其服，欲微和胃气也，故名曰小。小承气三物同煎，不分次第，不用芒硝之峻，且远于大黄之锐，故称为微和之剂。"（《伤寒来苏集》）原著用于治疗阳明病腑实痞满证或热结旁流证。其表现参见"小承气汤证"条。现代常用于治疗急性单纯性肠梗阻、胆道蛔虫症、痢疾、哮喘等疾患。原著还用于验矢气以辨燥屎有无，今已极少使用此法。本方与《金匮要略》厚朴大黄汤、厚朴三物汤药味相同，但用量各异，主治有别。本方以大黄为君，重在泻胃家实热；厚朴三物汤以厚朴为君，重在行胃肠滞气；厚朴大黄汤中厚朴、大黄用量均重，皆为君药，意在开胸顺气泄水饮。

**小胃丸** 方剂名。出自元·朱震亨《丹溪心法·卷二》方。芫花（醋拌一夜，瓦器上炒令黑）、甘遂（面裹煨，长流水浸半日，再水洗晒干，或水浸冬七日，春秋五日，或水煮）、大戟（长流水煮一时辰，再水洗晒干）各半两，大黄（湿纸裹煨后，一两半），炒黄柏三两。本方为十枣汤去大枣，加大黄、黄柏而成。方用芫花治水饮痰，大戟苦寒，可泄脏腑之水湿。甘遂苦寒，行经隧之水湿；大黄攻下邪热，荡涤肠胃；黄柏苦寒清热。诸药合用，攻逐水饮，泻热除满。主治膈上热痰、风痰、温痰、肩臂疼痛。

**小柴胡加干姜陈皮汤** 方剂名。出自《温病条辨》。柴胡三钱，黄芩一钱五分，半夏二钱，人参一钱，炙甘草一钱五分，生姜三片，大枣二枚，干姜二钱，陈皮二钱。水煎，分三次服。本方以小柴胡汤和解少阳、畅达枢机，加干姜、陈皮温中理气，用于治疗少阳疟如伤寒证而寒重脉弦迟者。

**小柴胡加枳实汤** 方剂名。见《伤寒论辑义》引《医经会解》方。柴胡、人参、黄芩、半夏、枳实、牡蛎、甘草、生姜。方用小柴胡汤去大枣之甘满，疏利肝胆，运转枢机，加枳实、牡蛎破结消痞。治胁下痞闷者。

**小柴胡汤** 方剂名。出自《伤寒论》。柴胡半斤，黄芩三两，人参三两，半夏（洗）半升，甘草（炙）、生姜（切）各三两，大枣（擘）十二枚。以水一斗二升，煮取六升，去滓，再煎取三升。温服一升，日三服。若胸中烦而不呕者，去半夏、人参，加栝蒌实一枚；若渴，去半夏，加人参合前成四两半，栝蒌根四两；若腹中痛者，去黄芩，加芍药三两；若胁下痞硬，去大枣，加牡蛎四两；若心下悸、小便不利者，去黄芩，加茯苓四两；若不渴、外有微热者，去人参，加桂枝三两，温覆微汗愈；若咳者，去人参、大枣、生姜，加五味子半升，干姜二两。本方能和解少阳，燮理枢机，疏肝和胃。方中柴胡散邪透表，使半表之邪得以外宣；黄芩除热清里，使半里之邪得以内彻；半夏、生姜和胃降逆止呕；人参、甘草、大枣益气调中。姜、枣相伍，又能和营卫、行津液。诸药辛、苦、甘味俱备，寒热并用，安中攘外并施，且去滓再煎，取其和解之义。既清解邪热，又培补正气；虽治在肝胆，又旁顾脾胃。可使枢机畅利，脾胃安和，三焦疏达，内外宣通，则半表半里之邪得解，虽不用汗、吐、下三法，而达到祛邪之目的。本方在原著中使用范围较广，涉及太阳、阳明、少阳、厥阴、瘥后劳复等诸多篇章。主要用于治疗邪在少阳、热入血室、瘥后发热、阳微结证等。《金匮要略》还用于治疗黄疸和产后郁冒证。其表现参见"小柴胡汤证"条。本方为现代最常使用的经方，应用极为广泛，主要用于治疗①热性病：如感冒、流感、疟疾、手术后发热、原因不明性发热、产褥热、月经期发热等；②胸部疾病：如支气管炎、肺炎、渗出性胸膜炎、肋间神经痛等；③肝胆胃肠疾患：如急慢性肝炎、胆道感染、胰腺炎、肝硬化、胃炎、习惯性便秘等；④头颈部疾患：如梅尼埃病、偏头痛、复视、斜视、中耳炎、乳突炎、颈部淋巴腺炎、腮腺炎、扁桃腺炎等；⑤泌尿系疾患：如肾盂肾炎、肾结石、睾丸炎等；⑥神经精神类疾患：如神经衰弱、神经官能症、抑郁症、神经性厌食症、周期性精神病等；⑦妇产科疾病：如月经不调、经前期紧张综合征、乳腺炎、妊娠恶阻、更年期综合征等；⑧其他：如发作有定时的各种疾患、虚人感冒、艾滋病等。实验研究表明，本方有解热、抗炎、增强机体免疫力、调整胃肠功能等作用。

**小柴胡汤合桂枝加芍药汤**　方剂名。出自王庆国、贾春华《日本汉医名方选》。柴胡、芍药各6g，半夏5g，黄芩3g，生姜、大枣、桂枝各4g，甘草2g，人参3g。水煎服。本方为相见三郎治疗癫痫的专方。相见氏还发现，癫痫患者常常具有胸胁苦满和腹直肌拘挛的腹症。本方小柴胡汤能调理肝胆，使一身气机畅达，则神亦得到调理；桂枝加芍药汤在桂枝汤调和营卫的基础上加重芍药用量，合以甘草而具有缓急止痛之功。本方调理枢机，调神缓急。主治癫痫，夜尿症，胃痛等，体力中等或稍低下者。

**小调中汤**　方剂名。见《伤寒论辑义》引《医学入门》方。黄连、半夏、栝蒌实、甘草、生姜。方用小陷胸汤清热涤痰，生姜化饮降逆，甘草和中扶脾。治一切痰火及百般怪病。善调脾胃，神效。

**小陷胸加枳实汤**　方剂名。出自《温病条辨》。黄连二钱，栝蒌三钱，枳实二钱，半夏五钱。水煎，分二次服。本方以小陷胸汤除痰热之结聚，更加枳实一味，苦辛通降，散结消痞，以治阳明暑温、痰热结胸之证。其见证为脉洪滑，面赤身热头晕，不恶寒，但恶热，舌上黄滑苔，渴欲凉饮，饮不解渴，得水则呕，按之胸下痛，小便短，大便秘。

**小陷胸汤**　方剂名。出自《伤寒论》。黄连一两，半夏（洗）半升，栝蒌实大者一枚。以水六升，先煮栝蒌，取三升，去滓，内诸药，煮取二升，去滓。分温三服。功能清热化痰，宽胸散结。方中黄连苦寒清心泻热，半夏辛温和胃化痰，二药合用辛开苦降，善治痰热互结之证；益以栝蒌清热化痰，宽胸开结，利气润下。原著用于治疗痰热结于心下的小结胸病。其表现参见"小陷胸汤证"条。现代常用于治疗渗出性胸膜炎、支气管炎、急慢性胃炎、胆道蛔虫症、肝炎、肋间神经痛、心绞痛等。本方与大陷胸汤虽皆三药组成，却有大小缓急之分。此用黄连清热，彼用大黄泻热；此用半夏辛开化痰，彼用甘遂峻逐水饮；此用栝蒌实涤痰利便，彼用芒硝软坚泻下。因其证有轻重之殊，故方有大小之别。

**川连戊己汤**　方剂名。出自明·秦景明《症因脉治·卷三》方。白芍药、甘草、黄连。方由芍药甘草汤加黄连而成。方用芍药甘草汤滋阴益脾，黄连清热燥湿以坚阴。

# 四　画

**开郁至神汤**　方剂名。出自清·陈士铎《辨证录·卷四》方。人参、白术、炒栀子各一钱，香附三钱，茯苓、当归各二钱，陈皮、甘草、柴胡各五分。方中柴胡、香附疏肝解郁，理气止痛；栀子清透肝胆之郁热；当归补血养肝；人参、白术、茯苓、甘草益气健脾以滋养肝血，陈皮理气消胀。诸药合用，疏肝健脾，理气解郁。主治肝胆气郁，上不能行于心包，下必刑于脾胃，畏寒畏热，似风非风，头痛颊疼，胃脘饱闷，甚则胸胁相连满胀，膈呕不通，吞酸吐食，见食则喜，食完作楚，甚则耳鸣如洗，昏眩欲仆，目不识人。

**天一丸**　方剂名。出自清·何梦瑶《医碥·卷四》方。赤茯苓、茯苓、茯神各三两，灯心（用米粉浆水洗，晒干，研末，入水取浮者）二两半，泽泻、猪苓各五两，滑石（牡丹皮二两同煮半日，去牡丹皮）、人参、白术各六两，甘草四两。前七味为细末，后三味熬膏为丸，龙眼大，朱砂为衣，贴金箔，每服一丸。方赤茯苓、茯神利水渗湿，宁心安神；泽泻、猪苓、茯苓利水渗湿；灯心草、滑石利尿通淋，清心除烦；人参、白术、甘草健脾益气，培土胜湿。诸药合用，健脾和中，淡水渗湿。主治小儿百病。

**天水涤肠汤**　方剂名。出自清·张锡纯《医学衷中参西录》。生山药、滑石各一两，生白芍药六钱，党参、白头翁各二钱，甘草二钱。方用白头翁汤清热利湿止痢，党参、山药、甘草补脾益气，养阴扶正；白芍和血养营，配甘草以缓急止痛，滑石利湿而清热。诸药合用，清热止痢，健脾利湿。主治久痢不愈，肠中浸至腐烂，时时切疼，身体因病虚弱者。

**天真丸**　方剂名。出自明·龚廷贤《万病回春·卷四》方。精羊肉（去筋、膜、皮）二斤五两四钱，天门冬、肉苁蓉、鲜山药三两四钱，当归（酒浸）四两，无灰酒十壶。现将羊肉劈开，包裹四味药末，用线缚定，酒煮至肉烂，取出，再入黄芪末一两六钱四分，人参末一两，白术末六钱四分，炒糯米末三两四钱，捣匀为丸，梧桐子大，每服百余丸，温酒或盐汤送下，早晚各一次。方用羊肉补虚养血，人参、黄芪、白术、粳米补脾益气，天冬滋肾阴，苁蓉助肾阳，当归补血和血，山药补脾肺之气。诸药合用，补气养血，健脾益肾。主治虚损，形容枯槁，四肢羸弱，饮食不进，溏泄，津液枯竭，并治亡血过多。

**天魂汤**　方剂名。出自清·黄元御《四圣心源》。甘草三钱，桂枝三钱，茯苓三钱，干姜三钱，人参三钱，附子三钱。煎大半杯，温服。方中甘草、茯苓培土而泻湿；干姜、附子暖脾而温肾；人参、桂枝达木而扶阳。本方扶阳温脾，补土泻湿。主治脾土虚弱之证。

**木香分气汤**　方剂名。出自明·王肯堂《证治准绳·类方》第二册方。木香、猪苓、泽泻、赤茯苓、半夏、枳壳、槟榔、灯心草、苏子各等份。为末，每服一两，水煎，入麝香少许服。方用茯苓、猪苓、泽泻利水渗湿，木香、槟榔、枳壳行气止痛；半夏燥湿化痰；灯心草利尿通淋；苏子消痰下气，犹宜于胸膈不利者。麝香芳香走窜，引药达于上下内外。诸药合用，理气行水，主治气滞湿停，胸满腹急，胁肋膨胀，四肢肿胀，小便臭浊。

**木香枳术丸**　方剂名。出自明·李梴《医学入门·卷七》方。木香、枳实各一两，白术二两。为末，荷叶裹饭捣为丸，梧桐子大，每服五十丸，白开水送下。方用枳实消痞除满，白术健脾除湿，木香行气醒脾。本方理气消滞，主治气滞食积。

**木通散**　方剂名。出自宋·杨士瀛《仁斋直指方论·卷二十三》方。木通、薏苡仁、炒葶苈、炙甘草、川升麻、北梗、桃仁（去皮、炒）、赤茯苓、牡丹皮各一两，生干地黄、甜瓜子、败酱、赤芍药一两半，大黄半两，朴硝一分。为细末，每服三钱，井水一盏半，姜五片，煎服。本方即大黄牡丹汤加木通、薏苡仁、炒葶苈、炙甘草、川升麻、北梗、赤茯苓、生干地黄、败酱、赤芍药而成。方用大黄牡丹汤清热除湿，活血化瘀，消痈排脓；加薏苡仁、败酱草增其清热排脓，祛瘀止痛之功；升麻清热解毒；桔梗清热排脓；茯苓、木通利水通淋；葶苈子逐水消肿；生地、赤芍清热凉血祛瘀；甘草调和诸药。本方泻热破瘀，散结消肿。主治肠痈热证，腹痛而强，发热恶寒，小便似淋，脓未成者。

**五饮汤** 方剂名。出自元·王好古《医垒元戎》。旋覆花、人参、枳实、陈皮、厚朴、半夏、前胡、芍药、甘草、白术、茯苓、猪苓、泽泻、桂心各等份。锉，每两份四服，水二盏，加生姜十片，同煎至七分，取清，温饮，不拘时，忌食肉、生冷滋味等物。本方取苓桂术甘汤、茯苓甘草汤及五苓散组方之意加味而成。方以苓、桂、术、泽化气行水，蠲饮利湿，参、草补气健脾而治水，枳、朴、旋覆花利水消痰，姜、夏、陈皮燥湿化痰，前胡祛痰止嗽，芍药配甘草化阴气，以合阴阳互济之意。诸药合用，共奏行气化饮，利水渗湿之功。主治酒后上寒饮冷过多所致的五饮证：饮留心下，饮僻胁下，饮留胃中，饮溢膈上及饮留肠间。

**五拗汤** 方剂名。见《证治准绳·幼科》。麻黄（不去根节）、杏仁（不去皮尖）、荆芥（不去梗）、桔梗（蜜拌炒）各五钱，甘草二钱半。为粗末，每服二钱，水煎，不拘时服。治感受风湿，及形寒饮冷，痰嗽咳逆连声者。本方以麻杏石甘汤去石膏之寒凉，加荆芥、桔梗助麻黄宣发肺气，杏仁降气平喘，甘草调和诸药，使原方寒凉之性变为温散，从而适合于感受风寒、肺气郁闭之咳喘证。

**五苓散** 方剂名。出自《伤寒论》。猪苓（去皮）十八铢，泽泻一两六铢，白术十八铢，茯苓十八铢，桂枝（去皮）半两。共捣为散，以白饮和服方寸匕，日三服。多饮暖水，汗出愈。本方能通阳化气行水，健脾祛湿。方中茯苓、猪苓甘淡渗湿，通利小便而行津液；桂枝辛温，通阳化气，解肌祛风，既能温化膀胱而行水，又能解肌表之邪；泽泻渗泄，助二苓以利水；白术苦温健脾燥湿，使脾强则水有所制。诸药散服，多饮暖水以助药力，意在发汗以利小便，使外窍通则下窍利。原著用于治疗太阳蓄水、水逆、水痞、霍乱等病证，《金匮要略》又用以治疗痰饮癫痫等证。其表现参见"五苓散证"条。现代常用于治疗急慢性肾炎、产后、手术后及外伤所致尿潴留、肾病、尿失禁、尿崩症、梅尼埃病、颅内压增高、脑积水、急慢性胃炎、肠炎、胃下垂、胃弛缓、胃扩张、肝硬化腹水、渗出性胸膜炎、支气管炎、百日咳、心衰、单纯性青光眼、小儿鞘膜积液、癫痫、晕动病、酒精中毒等。现代研究证明本方有利尿、调整体液分布等作用。

**五苓散加防己桂枝薏仁方**　方剂名。出自《温病条辨》。本方在五苓散基础上，加防己一两，桂枝一两半，足前成二两，薏仁二两。寒甚者，加附子大者一枚。杵为细末，每服五钱，百沸汤和，日三服，剧者日三夜一服，得卧则勿令服。本方以五苓散淡渗利湿，加桂枝温经散寒，防己祛除寒湿，薏仁扶土抑木，治筋急拘挛。本方用于治疗霍乱转筋而证属寒湿者。

**五苓散加寒水石方**　方剂名。出自《温病条辨》。即于五苓散内加寒水石三钱，如服五苓散法。以五苓散淡渗利湿，加寒水石清热，适用于湿温下利而脱肛者。久痢不止用之。

**五虎汤**　方剂名。①见《增补万病回春》。麻黄、炒杏仁各三钱，石膏五钱，甘草一钱，细茶一撮。为粗末，加桑白皮一钱、生姜三片、葱白三茎，水煎服。本方即麻杏石甘汤加味而成，方以麻黄、杏仁宣肺平喘，石膏清泻肺热，甘草调和诸药，加细茶、桑皮以增泻火平喘之功，姜、葱发散外邪。治伤寒喘急，宜发表邪。如有痰，加陈皮、半夏、茯苓。②见《证治汇补》。麻黄、杏仁、石膏、甘草、桑白皮、细辛、生姜。水煎服。方以麻杏甘石汤清宣肺热，降逆平喘，加桑白皮助其清泻肺中郁火，细辛发散宣通肺气之郁闭，生姜化饮和胃。治哮喘痰盛。

**五味子散**　方剂名。见宋·王怀隐《太平圣惠方·卷四十六》方。五味子、桂心各一两，炙甘草、紫菀、麻黄、细辛各三分、炮姜二分、陈皮半两。为末，每服三钱，加大枣一枚，水煎去渣服，日三次。功用散寒宣肺，化痰止咳。主治气嗽，胸满短气，不欲饮食。本方为小青龙汤去芍药、半夏，加紫菀、陈皮、大枣，以炮姜易干姜而成。方用麻、桂发表散寒、宣肺止咳；炮姜可守可走，同细辛温肺散寒；陈皮燥湿化痰和中，而较半夏更为平和；五味子敛肺止咳，紫菀化痰止咳；甘草调和诸药；大枣和胃安中。

**五柴胡饮**　方剂名。出自明·张景岳《景岳全书·新方八阵》方。柴胡一至三钱，炒芍药一钱半，炙甘草一钱，陈皮酌用或不用，当归、白术各二至三钱，熟地黄三至五钱。水煎，食远服。本方白术为补脾益气要药，与甘草益气补中同用，则培中益气之力增强；柴胡用以疏表散邪，和解少阳；陈皮苦温，芳香悦脾，理气和中；甘草调和诸药。诸药相合，和解少阳，补气散邪。主治伤寒，疟疾，痘疮因中气不足，外邪不散者。

**五瘟丹**　方剂名。出自清·沈金鳌《杂病源流犀烛·六淫门》方。黄连、黄柏、黄芩、甘草、香附、紫苏子各一两。为细末，用大黄三两熬膏和丸，弹子大，朱砂、雄黄为衣，再贴金箔，每服一丸，井水磨服。此方为疫疟而设。方中黄连、黄柏、黄芩相合，则泻火解毒之力更强；香附配紫苏，乃香苏散之义，取其理气解表；甘草既可益气和中，又能防三黄苦寒之弊。诸药合用，则有泻火解毒，理气解表之效。

**五噎丸** 方剂名。出自唐·孙思邈《备急千金要方·卷十六》方。干姜、川椒、食茱萸、桂心、人参各五分，细辛、白术、茯苓、附子各四分，陈皮六分。为细末，炼蜜为丸，梧桐子大，每服三至十丸，温酒送下，日三次。本方由理中丸加减而成，主治胸中久寒，呕逆结气，饮食不下。方中干姜、川椒、食茱萸温中散寒，降逆消痞，开结宣滞；桂心温经散寒，细辛散寒除湿，附子温补元阳，人参、白术益气补中，健脾和胃，茯苓、陈皮健脾渗湿，理气开胃。诸药合用，共奏温中散寒，降逆止呕之功。

**贝母汤** 方剂名。见《伤寒论辑义》引《千金方》。麻黄、杏仁、石膏、甘草、贝母、桂心、半夏、生姜。方用麻杏甘石汤清解肺经痰热，加贝母助其清热化痰，桂心、半夏、生姜化饮降气平喘。治上气咽喉窒塞，短气不得卧，腰背痛，胸满不得食，面色萎黄者。

**内补当归建中汤** 方剂名。见《备急千金要方》。当归四两，芍药、生姜各六两，甘草二两，桂心三两，大枣十枚。为粗末，水煎，一日分三次服。本方以小建中汤化裁而成。方以当归、芍药养血和血，桂枝汤调和阴阳，温中化气，以助气血生化之源；若大虚者，加饴糖六两（烊化），温养脾胃，合芍药酸甘化阴；崩伤内竭不止者，加地黄六两、阿胶二两（烊化），以增强补血止血之力。适用于产后虚羸，腹中疠痛，吸吸少气，或小腹拘急，痛引腰背，不能饮食者。

**牛黄承气汤** 方剂名。出自《温病条辨》。即用安宫牛黄丸二丸，化开，调生大黄末三钱，先服一半，不知再服。本方以牛黄丸清热开窍，生大黄通泻阳明，用治邪热郁闭心包，阳明腑气不通而见神昏舌短、饮不解渴、便结不通之证。

**牛黄通膈汤** 方剂名。见《伤寒论辑义》引《卫生宝鉴》方。大黄、芒硝、甘草、牛黄。先煎大黄、甘草，芒硝、牛黄同研末，调服。方用调胃承气逐下邪热，加牛黄祛痰泻热开窍。治中风一二日属实宜下者。

**升阳散火汤** 方剂名。见《伤寒六书纂要辨疑》。人参、当归、芍药各八分，黄芩、麦门冬、白术、柴胡各一钱，陈皮、茯神各八分，甘草三分。水二盅，姜二片、枣二枚，《槌法》入金器煎之，热服。方用小柴胡汤去半夏以和解少阳，疏利肝胆邪热，当归、芍药调理营血，白术、陈皮健脾和中，茯神宁心安神。治叉手冒胸，寻衣摸床，谵语昏沉，不省人事者。有痰加姜汁炒半夏；大便燥，谵语发渴者，加大黄。

**升麻六合汤**　方剂名。出自元·王好古《医垒元戎》。当归（酒浸，炒）、川芎、熟地黄（酒蒸）、白芍药各一两，升麻、连翘各七钱。方用四物汤养血安胎，升麻、连翘清热解毒，发表透斑。本方养血安胎，解毒透斑。主治妊娠伤寒，下后过经不愈，温毒发斑如锦文。

**升麻发表汤**　方剂名。见《伤寒六书纂要辨疑》。麻黄四分，桂枝、甘草各三分，杏仁（去皮尖）、白芷、防风各八分，升麻五分，羌活、川芎各一钱。水二盅，姜三片、葱白二茎，《槌法》加豆豉一撮煎之。热服取汗，宜厚被覆首。若中病即止，不得多服。方用麻黄汤发汗解表为基础，加白芷、防风、升麻、羌活、川芎等疏风散寒。治冬月正伤寒，头痛发热恶寒，脊强，脉浮，头痛如劈，身热似焚者。发热恶寒，头痛，无汗而喘者，去升麻，加干葛；身体疼痛，去杏仁，加苍术、芍药；身痒面赤以不得小汗出，去白芷、杏仁，加柴胡、芍药；胸中饱满者，加枳壳、桔梗。

**化疸汤**　方剂名。出自清·沈金鳌《杂病源流犀烛·六淫门》方。茵陈、苍术、木通、栀子、茯苓、猪苓、泽泻、薏苡仁。本方用茵陈、栀子清热利湿退黄；薏苡仁、苍术健脾燥湿；茯苓、猪苓、泽泻利水渗湿；木通利水通淋。诸药合用，清热祛湿，利疸退黄。主治湿热黄疸。

**化斑汤**　方剂名。①出自《温病条辨》。石膏一两，知母四钱，生甘草三钱，玄参三钱，犀角二钱，白粳米一合。水煎服，日三夜一服。方以石膏清肺胃之热，知母清金保肺而治阳明独胜之热，甘草清热解毒和中，粳米清胃热而保胃液，玄参清滋肺肾之阴，犀角凉血败毒，托斑外出，全方咸寒苦甘，以治热淫于内，肌肤发斑者。本方在白虎汤基础上，更增玄参、犀角二味，使清气之方，转为气血两清之方。②见《伤寒论辑义》引《活人书》方。石膏、知母、甘草、糯米、葳蕤。方用白虎汤大清肺胃邪热，加葳蕤清热滋阴。治斑毒。

**仓公当归汤**　方剂名。见清·徐大椿《徐灵胎医略六书·杂病证治》方。当归三钱，独活、炮附子、防风各一钱半，麻黄一钱，细辛五分。水和酒煎服。本方以麻黄附子细辛汤温经助阳散寒，配以防风解表散邪，用独活祛风湿、止痹痛，当归则善治血虚血瘀之痛，并有散寒之功。功用温经散寒，祛风止痛。主治历节痛，恶寒，脉紧细者。

**丹砂丸**　方剂名。出自宋·医官合编《圣济总录·卷三十九》方。朱砂半分，附子（炮裂，去皮脐）一分，雄黄三豆许，巴豆（去心膜，另研出油）七粒。共研匀，炼蜜为丸，麻子大，每服三丸，米饮送下。方用附子回阳散寒，温中止痛，朱砂、雄黄相伍有解毒之功，巴豆辛热峻下，破寒结，除秽浊之邪。

**风湿六合汤** 方剂名。出自元·王好古《医垒元戎》。当归（酒浸，炒）、川芎、熟地黄（酒蒸）、白芍药各一两，防风、制苍术各七钱。方用四物汤养血安胎，防风、苍术祛风除湿。本方养血安胎，祛风除湿。主治妊娠伤寒，中风湿之气，肢节烦疼，脉浮而热，头痛。

**乌头桂枝汤** 方剂名。①出自《金匮要略》。乌头，大者五枚（熬，去皮，不咬咀）。上一味，以蜜二斤，煎减半，去滓，以桂枝汤五合解之，令得一升后，初服二合；不知，即服三合；又不知，复加至五合。其知者，如醉状，得吐者为中病。功用调和营卫，散寒止痛。原著用于治疗寒疝兼有表证者。症见身疼痛，腹中痛，逆冷，手足不仁。方由桂枝汤加乌头而成，由于内寒盛，阳气不足而腹痛寒疝，外寒束表则身疼痛。故以乌头之辛热，驱里寒而止痛，桂枝汤解肌和营卫而散表寒，故本方为温中散寒解表，表里两解之剂。但由于乌头由大毒，服之宜慎。服后有肢麻等感觉，即宜减量或停服；如出现头晕，心悸，气短者宜服解毒之品，甘草，绿豆汤等缓解其毒性。

**乌肝汤** 方剂名。出自清·黄元御《四圣心源》。甘草二钱，人参三钱，茯苓三钱，干姜三钱，附子三钱（炮），首乌三钱（蒸），芍药三钱，桂枝三钱。煎大半杯，温服。方用附子、干姜回阳固脱；人参益气生津，安精神；姜、附与人参配伍，回阳之中有益阴之效，益阴之中有助阳之功。茯苓健脾扶正；首乌不寒、不燥、不腻，有补益精血之功；桂枝、芍药调和阴阳；甘草调和诸药。诸药合用，共奏回阳益阴之功，主治阳虚阴脱之证。

**乌梅丸** 方剂名。出自《伤寒论》。乌梅三百枚，细辛六两，干姜十两，黄连十六两，当归四两，附子（炮，去皮）六两，蜀椒（出汗）四两，桂枝（去皮）六两，人参六两，黄柏六两。宜捣筛，合治之。以苦酒渍乌梅一宿，去核，蒸之五斗米下，饭熟捣成泥，和药令相得，内臼中，与蜜，杵二千下，丸如梧桐子大。先食饮服十丸，日三服，稍加至二十丸。禁生冷、滑物、臭食等。本方寒温并用，攻补兼施，有清上温下、调和肝胃、安蛔止痛之功能。方中乌梅味酸入肝，醋渍重用，可安蛔止痛，敛阴涩肠，为主药；细辛、川椒辛可杀虫，温可驱寒，配合干姜、附子、桂枝以加强温脏散寒之力；黄连、黄柏苦以下蛔，寒以清热，可安胃止呕；人参、当归补气养血而扶正。前人认为蛔得酸则静，得辛则伏，得苦则下，而本方合酸收、苦泄、辛开、甘补、大温大寒各药于一炉，不仅能安蛔止痛，更有调和肝胃、分解寒热之功。原著用于邪陷厥阴、寒热错杂之蛔厥证及久利，其表现参见"乌梅丸证"。现代常用于治疗胆道蛔虫症、蛔虫性肠梗阻、慢性痢疾、慢性结肠炎、胃炎、胃肠神经官能症、神经性头痛、自主神经功能紊乱、癔病、白塞氏病、妇科疾病等。实验证明本方能使蛔虫麻痹，胆汁分泌增加，胆囊及管壁收缩力增强，蠕动加快，奥狄氏括约肌松弛，并使十二指肠液逐渐趋于酸性；促使蛔虫从胆道退缩而去。

**六乙顺气汤** 方剂名。见《伤寒六书纂要辨疑》。大黄一钱二分，枳实、厚朴、柴胡、黄芩、芒硝、芍药各一钱，甘草三分。水二盅，先煎滚三沸，后入药煎至八分。《槌法》临服入铁锈水三匙调服。方用大承气汤荡涤实热结滞，加柴、芩和解少阳邪热，芍药、甘草酸甘化阴泄热缓急。治伤寒热邪传里，大便结实，口燥咽干，恶热谵语，揭衣狂妄，扬手掷足，斑黄阳厥，潮热自汗，胸腹满硬，绕脐疼痛等症。凡伤寒过经，及老弱并血气两虚之人，或妇人产后有下症，或下后不解，或表症未除里症又急，不得不下者，本方去芒硝。下之则吉。

**六半汤** 方剂名。见《伤寒论辑义》引《魏氏家藏方》。芍药、甘草。入无灰酒少许，再煎服。方用芍药、甘草酸甘化阴，缓急解挛，芍药配无灰酒和血通络。治湿热脚气，不能行步者。

**六合汤** 方剂名。出自宋·严用和《济生方·卷六》方。酒当归、白芍药、肉桂、熟地黄、川芎、炮莪术各等份。为细末，每服四钱，水煎，空腹服。方为四物汤养血补血，肉桂温通经脉，炮莪术辛散苦泄，温通行滞，既能破血祛瘀，又能行气止痛。全方养血祛瘀，主治室女经事不行，腹中结块疼痛，腰疼腿痛。

**六君子汤** 方剂名。出自宋·陈自明《妇人良方》。方为四君子汤加陈皮、半夏各一钱。水煎服。方用四君子汤益气健脾，半夏、陈皮燥湿化痰，诸药合用，共奏健脾止呕之功。本方较四君子汤侧重于补脾气，化痰湿。

**六味回阳饮** 方剂名。见《景岳全书·新方八阵》。人参数钱至二两，制附子、炮姜各二至三钱，炙甘草一钱，熟地黄五钱至一两，当归身（泄泻或血动者用白术易之）三钱。水煎服。本方即四逆加人参汤化裁而成。以附、姜、草四逆汤回阳救逆，人参益气固脱，生津滋液，加熟地、当归养血固阴，姜、附制用，减其燥烈之性而防伤阴也。用治阴阳将脱证。若肉振汗多，加炙黄芪四钱至一两，或白术三至五钱，以补气健脾；泄泻，加乌梅二枚，或五味子二十粒，酸敛收涩；阳虚上浮，加茯苓二钱，宁心除烦；肝经郁滞，加肉桂二至三钱疏肝调气。

**六物附子汤** 方剂名。见《三因极一病证方论》。炮附子、桂心、防己各四两，白术、茯苓各三两，炙甘草二两。为末，每服四钱，加生姜七片，水煎服。本方即甘草附子汤合苓桂术甘汤化裁而成。方以桂、附温经散寒，术、苓补脾制水，防己利湿通络，甘草调和诸药。用治湿气流注于足太阴经，骨节烦疼，四肢拘急，自汗短气，小便不利，恶风怯寒，头面手足时时浮肿。

**文蛤汤** 方剂名。见《金匮要略》。文蛤五两，麻黄、甘草、生姜各三两，石膏五两，杏仁五十枚，大枣十二枚。上七味，以水六升，煮取二升，温服一升，汗出即愈。本方即大青龙汤去桂枝加文蛤而成，以文蛤之咸寒，清热止渴为君，麻黄、杏仁，开肺气利小便；石膏清里热，与麻黄相伍，透伏热，达肌表，清肺热；生姜和胃止呕，甘草、大枣补中和胃。功用发汗解表，清热止渴。原著用于治疗吐后贪饮之证。症见吐后渴欲得水而贪饮。又治微恶风、头痛、脉紧。

**文蛤散** 方剂名。出自《伤寒论》。文蛤五两。为散，以沸汤和一方寸匕服，汤用五合。功能清热除烦，生津止渴。本方以文蛤一味为散，其性咸寒，清热利水，生津止渴，既可解在表之阳郁，又能行皮下之水结，使水热之邪并解。原著用于治疗以冷水劫热所致表阳郁而不宣、水邪结于皮下之证，《金匮要略》又用以治疗消渴证。其表现参见"文蛤散证"条。本方现代少用，可用于糖尿病、肺炎、支气管炎等。

# 五　画

**玉女煎** 方剂名。出自明·张景岳《景岳全书·新方八阵》方。石膏三至五钱，熟地黄三钱至一两，麦门冬二钱，知母、牛膝各一钱半。水煎，温服或冷服。本方石膏辛甘大寒以清"阳明有余"之热，熟地甘而微温，以补"少阴不足"之阴。二药配伍，是清火滋水并用。知母苦寒质润，以助石膏清胃热。麦冬滋阴，助熟地以滋胃阴。牛膝滋补肾水，可导热下行。本方诸药相合，清胃滋阴。主治阴虚胃热，烦热口渴，头痛牙疼，或吐血衄血，脉浮洪滑大。

**玉池汤** 方剂名。出自清·黄元御《四圣心源》。甘草二钱，茯苓三钱，桂枝三钱，芍药三钱，龙骨二钱，牡蛎三钱，附子三钱，砂仁一钱（炒，研，去皮）。煎大半杯，温服。功用行气解郁，收敛固涩。主治遗精。

黄元御解释本方说："遗精之证，肾寒脾湿，木郁风动，甘草、茯苓培土泻湿，桂枝、芍药疏木清风，附子、砂仁暖水行郁，龙骨、牡蛎藏精敛神。水土暖燥，木气升达，风静郁消，遗泄自止。"加减运用：其湿旺木郁而生下热，倍茯苓、芍药，加泽泻、丹皮，泻脾湿而清肝热。

**玉烛散**　方剂名。出自金·张从正《儒门事亲·卷十二》方。当归、川芎、熟地黄、白芍、大黄、芒硝、甘草各等份。为粗末，每服八钱，水煎，食前服。方是四物汤与调胃承气汤合方。方用四物汤养血补血；调胃承气通便泻热。本方功用养血泻热。主治血虚里热，大便秘结，或妇人经候不通，腹胀作痛。

**玉粉丸**　方剂名。出自元·罗天益《卫生宝鉴·卷十一》方。肉桂、草乌头各一字，半夏五钱。为末，生姜汁浸，蒸饼为丸，芡实大，每次一丸，嚼化。本方中半夏辛温，燥湿化痰，消痞散结。肉桂温肾之阳，川乌祛风散寒，通痹止痛。生姜汁辛散温中，和胃化痰。诸药合用，散寒化痰，主治寒痰凝结，咽喉不利，语声不出。

**玉液汤**　方剂名。出自明·李梴《医学入门·卷六》方。半夏四钱，生姜十片。水煎，入沉香磨水一呷，温服。本方由小半夏汤加减制裁而成。本方中半夏辛温，燥湿化痰，消痞散结。生姜辛散温中，和胃化痰。诸药合用，理气化痰，降逆止呕。主治七情气郁生痰，上逆头目眩晕，心嘈怔悸，眉棱骨痛。

**正元饮**　方剂名。出自元·朱震亨《丹溪心法·卷四》方。炒红豆、炮姜各三钱，人参、炙甘草、白术、茯苓各二两，肉桂、炮川乌各五钱，炮附子、川芎、山药（姜汁炒）、乌药、葛根各一两，陈皮二钱，炙黄芪一两五钱。为粗末，每服三钱，加生姜三片，大枣一枚，盐少许，水煎前，送服黑锡丹。本方由理中汤加味而成，主治早起头晕，须臾自定，日以为常者。方中炮姜温中散寒，肉桂温暖下焦，附子温补元阳；人参、黄芪补中益气；白术、山药益气除湿；炒红豆、茯苓健脾利湿，乌药、陈皮健脾温中化湿，葛根升举阳气，炮川乌散寒祛湿，川芎行气活血；炙甘草、生姜、大枣温中补虚，调和药性。诸药合用，温脾暖肾，益气补血。

**正阳散**　方剂名。见《太平圣惠方》。附子（炮，去皮脐）一两，皂角（去皮、子、酥炙）一枚，炮姜、炙甘草各一分，麝香（另研）一钱。为细末，每服二钱，水煎和滓热服。本方以四逆汤回阳救逆，加皂角、麝香祛痰开窍醒脑。治阴毒伤寒，面青，张口出气，心下硬，身不热，只额上有汗，烦渴不止，舌黑多睡，四肢俱冷者。

**去桂加白术汤** 方剂名。出自《伤寒论》。即桂枝附子去桂加白术汤，又名白术附子汤。附子（炮，去皮，破）三枚，白术四两，生姜（切）三两，甘草（炙）二两，大枣（擘）十二枚。初一服，其人身如痹，半日许复服之，三服都尽，其人如冒状，勿怪。此以附子、术并走皮内，逐水气未得除，故使之耳。本方功能温经散寒除湿。方中附子温经扶阳，散寒止痛，白术燥湿健脾，术、附合用，并走皮内肌里，以逐寒湿之邪。姜、枣调和营卫，炙甘草和中扶正。原著用于治疗风湿相搏、留着肌肉之证。其表现参见"去桂加白术汤证"条。本方附子用量较大，虚弱家及产妇宜减服之。服药后出现身如痹、如冒，属瞑眩现象，是药力及彀的表现。现代常用于治疗风湿病、坐骨神经痛、痛风等。

**甘草干姜汤** 方剂名。出自《伤寒论》。甘草（炙）四两，干姜二两。以水三升，煮取一升五合，去滓。分温再服。功能温中复阳。方中炙甘草甘温，干姜辛热，辛甘发散为阳，重在复脾胃之阳气。炙甘草倍用可缓干姜之峻，以防辛燥劫阴之弊。原著用于治疗伤寒挟虚误汗后阴阳两虚而阳虚偏重之证；《金匮要略》用以治疗肺胃虚寒的肺痿证。其表现参见"甘草干姜汤证"条。现代常用于治疗虚人或老人尿频、遗尿症、咳嗽伴尿失禁、支气管炎、哮喘、过敏性鼻炎、消化性溃疡、慢性结肠炎、慢性胃炎、唾液分泌过多症，以及上消化道出血、鼻衄、便血、子宫出血属阳虚者。

**甘草汤** 方剂名。出自《伤寒论》。甘草二两。以水三升，煮取一升半，去滓。温服七合，日二服。功能泻火解毒，利咽止痛。本方用生甘草一味独煎，其性味甘干，善清客热，原著用于治疗邪热客于少阴经脉之咽痛。其表现参见"甘草汤证"条。现代可用于咽喉炎、各种食物或药物中毒、胃或十二指肠溃疡，反射性或痉挛性咳嗽、排尿疼痛、疝痛肿痛等。

**甘草附子汤** 方剂名。出自《伤寒论》。甘草（炙）二两，附子（炮，去皮，破）二枚，白术二两，桂枝（去皮）四两。以水六升，煮取三升，去滓。温服一升，日三服。初服得微汗则解。能食，汗止复烦者，将服五合。恐一升多者，宜服六七合为始。功能温经散寒，祛风除湿，通痹止痛。方中附子温经散寒，白术健脾运湿，桂枝通阳祛风。桂枝得附子则温阳通经祛风湿之力大，白术得附子则温运脾阳逐寒湿之力强。方名冠以甘草，取其益气和中，缓和诸药，使峻烈之剂缓缓发挥作用，以驱尽风寒湿之邪。原著用于风湿相搏，病势偏重关节之证。其表现参见"甘草附子汤证"条。现代常用于治疗风湿病、坐骨神经痛、关节痛、手足麻木等。

**甘草泻心汤** 方剂名。出自《伤寒论》。甘草（炙）四两，黄芩三两，干姜三两，半夏（洗）半升，大枣（擘）十二枚，黄连一两。以水一斗，煮取六升，去滓，再煎取三升。温服一升，日三服。功能补中健脾，和胃消痞。方中重用炙甘草，益中州之虚，缓客气上逆；佐以大枣甘缓和中，益气健脾，半夏降逆和胃消痞；芩、连苦寒，清其客热；干姜辛温，散其里寒。俾中气健运，升降复常，客气不逆，寒热消散，痞证乃愈。原著用于治疗误下后脾胃虚弱、客气上逆成痞之证。《金匮要略》用于治疗狐惑病。其表现参见"甘草泻心汤证"条。现代常用于治疗白塞氏综合征、口腔溃疡、药物过敏所致口咽或龟头糜烂、慢性咽炎、胃炎、溃疡病、慢性肠炎、便秘等。《金匮要略》甘草泻心汤多人参三两。据林亿所云，本方无人参系"脱落之也"，故本方当有人参为是。

**甘草茵陈汤**　方剂名。出自清·黄元御《四圣心源》。茵陈三钱，栀子三钱，大黄三钱，甘草（生）三钱。煎大半杯，热服。服后小便当利，尿如皂角汁状，其色正赤。一宿腹减，黄从小便去。方中茵陈、栀子、大黄皆为苦寒之药，寒能清热，苦能燥湿。其中茵陈疏利肝胆的作用，栀子清热除烦，清泄三焦而通调水道。大黄除郁热，推陈致新，甘草生用，一取清热之功，一则缓和寒药之性。诸药同用，清热利湿退黄，主治谷疸，腹满尿涩者。

**甘草麻桂汤**　方剂名。见《症因脉治》。甘草、麻黄、桂枝。水煎服。本方即麻黄汤去杏仁而成。方以麻黄宣肺利水，桂枝通阳化气，甘草扶正益气。用治寒湿腹胀，身重身冷无汗者。

**甘姜苓术汤**　方剂名。出自《金匮要略》。甘草、白术各二两，干姜、茯苓各四两。上四味，以水五升，煮取三升，分温三服，腰中即温。本方以甘草配干姜以辛甘化阳，温中散寒；茯苓配白术以健脾除湿，补中利水。诸药合用，温脾胜湿。治疗肾着之病。其人身体重，腰中冷，如坐水中，形如水状，反不渴，小便自利，饮食如故，身劳汗出，腰以下冷痛，腹重如带五千钱。

**甘桔汤**　方剂名。①见《伤寒论辑义》引御药院方。桔梗、甘草、杏仁。方用桔梗利咽宽胸，理气散结，杏仁肃降肺气，甘草解毒消肿，调和诸药。治胸中结气，咽喉不利。下一切气。②见《疡医大全》。甘草、桔梗、麦门冬各一两。水煎服。本方即桔梗汤加麦冬而成。方以桔梗、甘草化痰利咽，麦门冬合甘草养阴解毒，桔梗合甘草又能排脓解毒。用治胃痈，痰气上壅者。

**甘桔防风汤**　方剂名。见《证治准绳·幼科》。桔梗、甘草、防风各等份。为粗末，每服三钱，水煎，空腹服。方以桔梗汤利咽解毒，防风疏散余邪。用治痘疹后，余毒未尽，咽喉疼痛。

**甘桔散** 方剂名。见《伤寒论辑义》引《小儿方诀》方。甘草（炒）二两，桔梗一两（米泔浸一宿，焙干用）。为末，每服大二钱，水一盏，入阿胶半片，炮过，煎至五分，食后温服。方用桔梗汤利咽消肿，加阿胶润肺养阴。治涎热咽喉不利者。

**甘遂半夏汤** 方剂名。出自《金匮要略》。甘遂（大者）三枚，半夏十二枚，芍药五枚，炙甘草（如指大）一枚。水煎去滓，以蜜半升，和药汁再煎，顿服。本方以甘遂攻逐水饮，半夏下气散结，燥湿除痰；加芍药收阴和营，甘草缓中安脏。甘遂、甘草本为相反，但本方用之，却为相反相成。诸药合用，逐饮除痰。主治留饮欲去，病者脉伏，其人欲自利，利反快，虽利，心下续坚满。

**术甘苓泽汤** 方剂名。出自清·黄元御《四圣心源》。甘草、茯苓、白术、泽泻。方用白术健脾燥湿，茯苓、泽泻利水渗湿，甘草和中扶正，助茯苓、白术之用。本方健脾利湿，主治太阴湿土。

**石膏六合汤** 方剂名。见《医垒元戎》。当归（酒炒）、川芎、白芍药、干地黄（酒蒸）各一两，石膏、知母各五钱。为粗末，水煎服。本方即白虎汤去甘草、粳米加四物汤而成。方用石膏、知母清泻阳明亢热；归、芎、地、芍养血益阴。治妊娠伤寒，身热大渴，蒸蒸而烦，脉长而大者。

**石膏知母汤** 方剂名。见《症因脉治》。石膏、知母、桔梗、桑白皮、地骨皮、甘草。水煎服。方用白虎汤去粳米，清泻邪热，加桔梗、桑白皮、地骨皮清肺利咽止咳。治伤暑咳嗽，身热引饮，内热烦躁者。

**石膏泻白散** 方剂名。见《症因脉治》。石膏、知母、桑白皮、地骨皮、甘草。为粗末，水煎服，本方即白虎汤去粳米加桑白皮、地骨皮以增强其泻肺清火之力。治疗燥火伤肺，咳嗽气喘。若痰多者，加贝母、栝萎以化痰止咳。

**戊己汤** 方剂名。出自明·秦景明《症因脉治·卷四》方。白芍药、甘草。戊己者，中焦脾土之谓也。方中芍药味苦，甘草味甘，苦甘合用，有人参之气味，所以大补阴血。二药合用，滋阴养血，缓急止痛。主治血虚腹痛。

**平补枳术丸** 方剂名。出自明·李梃《医学入门·卷六》方。白术二两，白芍一两半，陈皮、枳实、黄连各一两，人参、木香各五钱。为末，荷叶煎浓汁，煮糊为丸，梧桐子大，每服五十至七十丸，远食米饮送下。

方用枳实消痞除满，白术补气健脾，白芍敛阴益营，陈皮理气健脾，人参补气扶正，黄连除中焦湿热，木香气味芳香，辛散温通而行气调中。

**归芪建中汤**　方剂名。出自王庆国、贾春华《日本汉医名方选》。当归4g，桂枝4g，生姜4g，大枣4g，芍药5～6g，甘草2g，黄芪2～4g，胶饴20g。汤剂内服，先煎诸药汤成去滓，兑入胶饴温服。本方是在小建中汤基础上加减而成。小建中汤温中补虚，和里缓急，方中饴糖甘温滋润，益脾气而养脾阴，温补中焦；甘草甘温益气；桂枝温阳化气，芍药补益阴血，生姜温胃，大枣补脾。六药配合，共奏调理脾胃，补益气血之功。主治身体虚弱，疲倦乏力或病后气血不足，易出虚汗。

**四君子汤**　方剂名。见《太平惠民和剂局方》。人参、炙甘草、茯苓、白术各等份。为粗末，水煎服，每服二钱。本方即理中汤去辛热之干姜，加甘淡之茯苓，使原方温中之力减弱，而利湿之功增强。人参补益中气，术、苓健脾利湿，甘草调和扶中。全方甘温益气，淡渗利湿。治荣卫气虚，脏腑怯弱，心腹胀满，不思饮食，肠鸣泄泻，呕哕吐逆等症。

**四苓加木瓜厚朴草果汤**　方剂名。出自《温病条辨》。白术三钱，猪苓一钱五分，泽泻一钱五分，赤苓块五钱，木瓜一钱，厚朴一钱，草果八分，半夏三钱。水煎服。阳气素虚者，加附子二钱。本方以猪苓、茯苓、白术、泽泻淡渗利湿，木瓜味酸入肝，平肝木以防克土，厚朴温中行滞，草果温阳燥湿，芳香达窍，全方取苦热兼酸淡为法，以治足太阴寒湿而见四肢乍冷、自利目黄、舌白滑或灰、神倦不语、邪阻脾窍、舌謇语重之证。

**四苓加厚朴秦皮汤**　方剂名。出自《温病条辨》。茅术三钱，厚朴三钱，茯苓五钱，猪苓四钱，秦皮二钱，泽泻四钱。水煎服。本方在五苓散基础上，去桂枝之辛温，以四苓之辛淡渗湿，开膀胱之闭郁，以厚朴消满，秦皮调理肝气，主治足太阴寒湿而见腹胀、小便不利、大便溏而不爽，若欲滞下者。本方与五苓散比较，则后者性味偏于温，而前方较为平和。

**四苓合苓芍汤**　方剂名。见于《温病条辨》。苍术二钱，猪苓二钱，泽泻二钱，白芍二钱，黄芩二钱，广皮一钱五分，厚朴二钱，木香一钱。水煎、分二次温服，久痢不用之。本方以二苓、术、泽淡渗利湿而开支河，芩、芍清热和血，广皮、木香、厚朴调理气机，方取苦辛寒合法，治疗自利不爽、欲作滞下、腹中拘急而小便短者。

**四苓散**　方剂名。①见《丹溪心法》。茯苓、猪苓、泽泻、白术各等份。为细末，每服二钱，空腹调服。本方即五苓散去桂枝之辛温，以茯苓、白术健脾利湿、猪苓、泽泻淡渗利水。治小便赤少而大便溏泄之症。②见

《温疫论》。茯苓、泽泻、猪苓各一钱五分，陈皮一钱。为细末，冲服。本方以五苓散去桂枝之辛燥，白术之甘壅，以猪苓、泽泻淡渗利水，茯苓健脾利湿，更助陈皮行气除湿消满。治口渴引饮，自觉水停心下之症。

**四味人参汤** 方剂名。见《伤寒论辑义》引《保幼大全》方。干姜、黄芩、黄连、人参。治伤寒脉迟，胃冷呕吐。即干姜黄芩黄连人参汤，参阅该条。

**四味回阳饮** 方剂名。见《景岳全书·新方八阵》。人参一至二两，制附子、炮姜各二至三钱，炙甘草一至二钱。水煎服。本方即四逆加人参汤原方。治元阳虚脱，恶寒肢冷，气息微弱，冷汗如油。参见"四逆加人参汤"条。

**四柱散** 方剂名。出自宋·陈师文《太平惠民和剂局方·卷三》方。煨木香、茯苓、人参、炮附子各一两。为粗末，每服二钱，加生姜三片，大枣一枚，盐少许，水煎，食前服。本方主治元脏气虚，真阳衰惫，头晕耳鸣，四肢怠倦，脐腹冷痛，小便滑数，泄泻不止。方中附子大辛大热，温阳祛寒，回阳救逆；人参甘温，大补元气，强壮脾胃；茯苓健脾渗湿，宁心安神，木香行气止痛，调理脾胃；生姜、大枣温中补脾，调和药性。诸药合用，共奏温中益气之功。

**四顺散** 方剂名。见宋·陈直《养老奉亲书·卷一》方。麻黄（去节）、杏仁（去皮）、炙甘草、荆芥穗各等份。为末，每服一钱，入盐汤热服。本方为麻黄汤去桂枝加荆芥穗。年老之人，正气不足，虽患外感，不耐峻汗之剂，故方去桂枝而加性较平和之荆芥穗，发汗而不过，祛邪而顾正，故名四顺。功用解表散寒，平喘止咳，主治老人四时伤寒。

**四逆加人参汤** 方剂名。出自《伤寒论》。甘草（炙）二两，附子（生，去皮，破八片）一枚，干姜一两半，人参一两。以水三升，煮取一升二合，去滓。分温再服。本方以四逆汤回阳救逆，加人参补气生津，有回阳固脱、生津益气之功用。原著用于治疗霍乱病阳气衰微、阴液内竭之证。其表现参见"四逆加人参汤证"条。现代用于治疗各种休克、心衰、虚脱等。

**四逆汤** 方剂名。出自《伤寒论》。甘草（炙）二两，干姜一两半，附子（生用，去皮，破八片）一枚，以水三升，煮取一升二合，去滓。分温再服。强人可大附子一枚，干姜三两。功能回阳救逆。方中附子善走，回阳祛寒；干姜善守，温中散寒。姜、附俱辛热，更以甘草甘温益气和中，辛甘化阳，而为温补脾肾、回阳救逆之剂。原著主要用于治疗各种阳气不足，阴寒内盛之证，如三阴寒证、误治伤阳、素体阳虚而又复感外邪、霍乱吐利阳气衰亡等。其表现参见"四逆汤证"条。现代常用于治疗各种休克、心衰、胃肠炎、肾炎、虚人或老人感冒等。实验证明本方有抗休克、强心等作用。

**四逆注射液**　方药名。乃四逆汤制成之注射液，用于心肌梗死，心源性休克。参见"四逆汤"条。

**四逆散**　方剂名。出自《伤寒论》。甘草（炙）、枳实（破，水渍，炙干）、柴胡、芍药各十分，捣筛。白饮和服方寸匕，日三服。咳者，加五味子、干姜各五分，并主下利；悸者，加桂枝五分；小便不利者，加茯苓五分；腹中痛者，加附子一枚，炮令坼；泄利下重者，先以水五升，煮薤白三升，煮取三升，去滓，以散三方寸匕，内汤中，煮取一升半，分温再服。本方有疏肝理气、透达郁阳之功能。方中柴胡疏利肝胆，透解郁热；枳实降胃导滞，行气散结。二者一升一降，使气机条达。芍药柔肝和阴，甘草益气补中，二味相合，土中伐木，调和肝脾。原著用于治疗少阴病阳郁不伸之四肢厥逆证。其表现参见"四逆散证"条。现代常用于治疗胆囊炎、肝炎等肝胆疾患，痢疾、肠炎、阑尾炎、胃炎等肠胃疾患，月经不调、痛经、经前期紧张综合征、乳腺炎等妇人疾患，以及肋间神经痛、神经官能症等。

**四柴胡饮**　方剂名。出自明·张景岳《景岳全书·新方八阵》方。柴胡一至三钱，炙甘草一钱，生姜三至七片，当归二至三钱，人参二至七钱。本方人参大补元气；配以当归辛温而甘，善于补血和血，则气血并补，本元可复；柴胡疏解表邪，和解少阳；生姜辛温，加强本方疏解表寒之力；甘草和中，调和诸药。诸药相伍，和解少阳，补气养血。主治元气不足，或忍饥劳倦，而外感风寒，或六脉紧数微细，正不胜邪等症。若胸膈滞闷者，加陈皮一钱。

**四黄散**　方剂名。出自明·王肯堂《证治准绳·幼科》集三方。黄连、黄柏、黄芩、大黄、滑石各五钱，五倍子二钱半。为细末，每次二至三钱，清油调敷患处。此方为小儿热毒疮疥燥痒，抓破有汁不干而设。方中黄连、黄柏、黄芩、大黄四黄外用，均有清热解毒，燥湿敛疮之效；伍以滑石清热收敛；合用五倍子解毒消肿，收湿敛疮。诸药合用，清热燥湿，共研细末外敷，则小儿热毒疮疥，诸症易除。

**四黄煎**　方剂名。出自王庆国、贾春华《日本汉医名方选》。黄连、黄芩、大黄、地黄各等分。水煎服。本方见于片仓元周所著之《产科发蒙》，系由《伤寒论》大黄黄连泻心汤加地黄组成。方中黄芩泻火解毒，长于清肺热，与凉血止血的地黄同用，又有止血作用。大黄、黄连，加强黄芩泻火作用。四药同用，有清热解毒，凉血止血之效，主治肺热鼻衄。

**四维散** 方剂名。见《景岳全书·新方八阵》。人参一两，制附子、炒干姜各二钱，炙甘草一至二钱，乌梅肉五分至一钱。为末，加水拌湿，蒸后烘干研匀，每服一至二钱。温水调下。本方即四逆加人参汤加乌梅而成。方用附、姜温阳，参、草补气，更添乌梅酸涩固脱。全方辛甘酸温摄阳气，治脾肾虚寒，滑脱至甚，或泄利不止，或气虚下陷，二阴血脱不能禁者。

**生地黄汤** 方剂名。①见《伤寒论辑义》引《外台》《集验》方。大黄四两，芒硝半升，甘草二两，加生地黄三斤，大枣二十枚。煎服。方用调胃承气汤缓下邪实，加生地养阴泻热，大枣配甘草护养中土。治伤寒有热，虚羸少气，心下满，胃中有宿食，大便不利者。②见清·沈金鳌《杂病源流犀烛·六淫门》方。生地黄汁一升，干漆五钱，生藕汁半升，大青叶汁半升，炒虻虫二十个，炒水蛭十个，大黄一两，桃仁五钱。水煎，放冷，分二次服，先服半日许，血未下再服。本方即抵当汤加生姜、干漆、生藕、大青叶而成。方以抵当汤破血逐瘀，干漆辛散苦泄，温通行滞，行善下降而破血攻坚；生地、大青叶、生藕取汁用以清热凉血，生津养阴。本方主治蓄血证，肤冷，脐下满，或狂或躁，大便色黑，小便自利。

**生姜甘桔汤** 方剂名。见《伤寒论辑义》引《直指方》。桔梗、甘草、生姜。方用桔、甘利咽消肿，清热解毒，加生姜通宣肺胃，辛散邪毒。治痈疽诸发，毒气上冲，咽喉胸膈，窒塞不利者。

**生姜半夏汤** 出自《金匮要略》。半夏半升，生姜汁一升。上三味，以水三升，煮半夏取二升，纳生姜汁，煮取一升半，小冷，分四服，日三夜一服。止，停后服。本方重用生姜且取汁，温散之力更强，散饮开结，降逆止呕。半夏辛温性燥，功能燥湿化痰，又可降逆和胃止呕。二药合用，化痰止呕，胸中似喘不喘，似呕不呕，似哕不哕，彻心中愦愦然无奈。

**生姜泻心汤** 方剂名。出自《伤寒论》。生姜（切）四两，甘草（炙）三两，人参三两，干姜一两，黄芩三两，半夏（洗）半升，黄连一两，大枣（擘）十二枚。以水一斗，煮取六升，去滓，再煎取三升。温服一升，日三服。功能和胃降逆，散水消痞。本方即半夏泻心汤减干姜用量加生姜而成。方以半夏泻心汤辛开苦降甘补，和脾胃、解寒热、调升降、消痞满；又重用生姜健胃以散水饮。原著用于治疗胃中不和、水气成痞之证。其表现参见"生姜泻心汤证"条。现代常用于治疗胃炎、肠炎、胃下垂、胃扩张、消化不良等胃肠疾患。

**代抵当丸**　①方剂名。见《证治准绳·类方》。大黄四两、芒硝（或玄明粉）一两、炒桃仁六十枚，当归尾、生地黄、山甲珠各一两、肉桂三至五钱。为细末，炼蜜为丸。蓄血在上焦，丸如芥子大，睡前去枕仰卧，以唾液送下；蓄血在中焦，食远服，在下焦，空腹服，丸皆如梧桐子大，以百涝水煎汤送下。本方实为桃核承气汤化裁而成。方用桃仁活血化瘀，归、地、山甲养血和血，硝、黄泻热软坚，肉桂通经活血。其活血之功同于原方，而更兼养血补益之功，且制丸以缓图，适用于虚人血瘀证。若血瘀日久成积，去当归、生地，加莪术（醋浸）一两，肉桂七钱，以增强其活血破积之力。②出自清·程国彭《医学心悟·卷三》方。生地黄、当归、赤芍药各一两，川芎、五灵脂各七钱五分，大黄（酒蒸）一两五钱。为细末，加砂糖为丸，每服三钱，开水送下。方用当归、川芎养血活血，生地、赤芍凉血活血，五灵脂活血祛瘀，大黄泻热祛瘀。本方主治血淋，瘀血停蓄，茎中刺痛难忍。

**白术芍药汤**　方剂名。出自金·刘完素《素问病机气宜保命集》。白术、芍药各一两，甘草五钱。为粗末，每服一两，水煎服。方以芍药甘草汤疏肝和脾，畅达气机，缓急敛阴，用白术补脾益气，燥湿止泻。本方燥湿止泻，主治太阴脾经受湿，水泄注下，体微重微满，困弱无力，不欲饮食，暴泄无数，水谷不化。

**白术汤**　方剂名。①出自宋·陈言《三因极一病证方论·卷十二》方。白术二两，五味子、茯苓各一两，甘草一分，半夏四个。本方由小半夏汤加味化裁而成。方中白术补中益气，健脾燥湿；茯苓健脾利湿，半夏降气化痰；五味子收敛肺气，与白术、半夏同用，使散中有收，不致耗散正气，为佐药；甘草、生姜益气温中，调和药性。诸药合用，燥湿化痰，敛肺止咳。主治五脏伤湿，咳嗽痰涎，憎寒发热，上气喘急。②出自金·刘完素《素问病机气宜保命集·卷中》方。半夏曲五钱，白术、木香、甘草各一钱，槟榔二钱半，茯苓二钱。为细末，每服二钱，生姜煎汤食前服下。本方由小半夏汤加味化裁而成。方以小半夏汤温中化饮，降逆止呕；白术、茯苓益气健脾燥湿；木香、槟榔行气化滞，燥湿利水，甘草和中调药。诸药合用，降逆化痰。主治温中虚损，痰多而吐者。③出自金·刘完素《素问病机气宜保命集·卷下》方。白术、茯苓、半夏各等份。为末，每服五钱至一两，加生姜七片，水煎，调神曲末二钱，顿服。本方由小半夏汤加味化裁而成。方中白术、茯苓益气健脾燥湿；半夏燥湿化痰，和胃降逆；

生姜温中化痰，神曲消食导滞。诸药合用，燥湿化痰。主治咳嗽痰多，久治不愈者。

**白术饮**　方剂名。出自宋·严用和《济生方·卷一》方。白术、人参、草果仁、炮姜、姜厚朴、煨肉豆蔻、橘红、木香、炒麦芽各一两，炙甘草五钱。为粗末，每服四钱，加生姜五片，大枣一枚，食前服。本方由理中汤加味而成，主治脾胃虚寒，呕吐不食，腹痛泄泻，胸满喜噎，多卧少起，情思不乐，肠鸣体倦。方中炮姜能逐痼冷，肉豆蔻温中行水，逐冷消食，温脾止呕，固肠止痢；人参、白术益气补中，健脾和胃；草果仁、厚朴、橘红、木香燥湿健脾，理气和胃，开结消满；炒麦芽健脾消食化积；炙甘草、生姜、大枣温中补虚而缓里急。诸药合用，共奏温中散寒，益气固肠之功。

**白术附子汤**　见"去桂加白术汤"条。

**白术散**　方剂名。出自宋·许叔微《普济本事方·卷四》方。泽泻、白术、茯苓各等份。为细末，每服一钱，温水调下。方以白术健脾燥湿，茯苓、泽泻淡渗利湿以去水饮之邪。诸药合用，健脾化饮，主治食后多吐，欲作反胃。

**白头翁加甘草阿胶汤**　方剂名。出自《金匮要略》。白头翁、甘草、阿胶（烊化）各二两，秦皮、黄连、黄柏各三两。水煎，分三次服。本方以白头翁汤清热利湿，加甘草益气缓中，补虚和胃，阿胶养血护阴。方能清热止痢，滋阴养血。主治产后下利虚极。

**白头翁加甘草阿胶苓术汤**　方剂名。出自清·黄元御《四圣悬枢》。白头翁三钱，黄连一钱，黄柏一钱，秦皮一钱，甘草一钱，阿胶二钱，桂枝一钱，茯苓三钱。流水煎半杯，入阿胶，烊化，温服。方用白头翁汤清热燥湿，凉肝解毒；茯苓健脾利湿；桂枝温通阳气；甘草清热解毒；阿胶补血止血。诸药合用，清热燥湿，凉血止痢。主治疹后便脓血者。

**白头翁汤**　方剂名。①出自《伤寒论》。白头翁二两，黄柏三两，黄连三两，秦皮三两。以水七升，煮取二升，去滓。温服一升。不愈，更服一升。功能清热解毒，凉血止痢。方中白头翁清热凉血解毒，为治热毒赤痢之要药；秦皮清肝凉血，黄连清热厚肠，黄柏燥湿坚阴。四味俱大苦大寒，苦能燥湿，寒能胜热，为清热燥湿，解毒止痢之剂。原著用于治疗热利下重之证，其表现参见"白头翁汤证"条。现代常用于治疗急性细菌性痢疾、阿米巴痢疾、泌尿系感染、盆腔炎、急性结膜炎等。实验研究：本方对多种痢疾杆菌有抑制作用。②出自唐·孙思邈《备急千金要方·卷十五》方。

白头翁、黄连、秦皮、黄柏、厚朴、阿胶、附子、茯苓、芍药各二两，干姜、当归、赤石脂、甘草、龙骨各三两，大枣三十枚，粳米一升。为粗末，先煮米，米熟后去米，纳诸药，分四次服。本方清热解毒，温中涩肠。主治赤痢下血，连月不愈。③出自唐·王焘《外台秘要·卷二十五》引《古今录验》。白头翁、干姜各二两，炙甘草、当归各一两，黄连、秦皮各一两半，石榴皮一两，生者二两。水煎，分四次服。本方白头翁、黄连、秦皮清热燥湿止痢；干姜温中散寒；当归和血之痛。诸药合用，主治中寒泻下或痢疾。

**白芷石膏汤**　方剂名。见《症因脉治》。白芷、石膏、知母。水煎服。本方即白虎汤去粳米、甘草加白芷而成。方以石膏、知母清解阳明邪热、加白芷入阳明以透达疟邪。治阳明经温疟。

**白虎化斑汤**　方剂名。见《张氏医通》。石膏、知母、甘草、蝉蜕、麻黄、大黄、黄芩、连翘、玄参、竹叶。水熬服。本方以白虎汤去粳米，加黄芩、连翘清热解毒，大黄、玄参凉血化斑，竹叶、蝉蜕疏风散热，麻黄宣发透表。治痘为火郁，不得透发者。

**白虎加人参汤**　方剂名。出自《伤寒论》。知母六两，石膏（碎，绵裹）一斤，甘草（炙）二两，粳米六合，人参三两。以水一斗，煮米熟汤成，去滓。温服一升，日三服。此方立夏后、立秋前乃可服，立秋后不可服，正月、二月、三月尚凛冷，亦不可与服之，与之则呕利而腹痛。诸亡血、虚家，亦不可与，得之则腹痛、利者，但可温之，当愈。功能清热除烦，益气生津。方用白虎汤清热除烦、生津止渴，加人参补益气阴。原著用于治疗伤寒表邪已解，热盛于里，津气两伤。《金匮要略》用于治疗消渴病和太阳中热。其表现参见"白虎加人参汤证"条。现代常用于治疗多种急性发热性疾病、中暑、夏季热、糖尿病、尿崩症等。实验证明本方有退热和降血糖作用。

**白虎加元麦汤**　方剂名。出清·黄元御《四圣悬枢》。石膏五钱，知母三钱，甘草二钱，粳米一杯，玄参三钱，麦冬三钱。流水煎至米熟，取大半杯，热服。方用白虎汤清热除烦，生津止渴；玄参、麦冬滋阴润燥，益胃生津。诸药合用清热除烦，滋阴生津。主治温疫太阳经罢，烦热燥渴者。

**白虎加元麦紫苏汤**　方剂名。出清·黄元御《四圣悬枢》。石膏二钱（生），知母一钱，甘草一钱，粳米半杯，玄参一钱，麦冬三钱（去心），紫苏三钱。流水煎至米熟，取半杯，热服，覆衣。本方为白虎汤清肺胃之热，玄参、麦冬滋阴润燥，生津止渴，紫苏解表散邪。诸药合用清热除烦，生津止渴。主治太阳经证解，而见烦渴者。

**白虎加苍术汤** 方剂名。见《类证活人书》。知母六两，炙甘草二两，石膏一斤，苍术、粳米各三两。为粗末，每服五钱，水煎服。方以白虎汤清泻里热，加苍术苦温燥湿。治湿温多汗，身重足冷之症。

**白虎加桂枝汤** 方剂名。出自《金匮要略》。知母六两，石膏一斤，甘草二两（炙），粳米二合，桂枝三两（去皮）。上锉，每五钱，水一盏半，煎至八分，去滓，温服，汗出愈。此方用白虎汤清热生津以治其里热，加桂枝辛温以解其表邪。本方清热通络，调和营卫，主治温疟者，其脉如平，身无寒但热，骨节烦疼，时呕。

**白虎汤** 方剂名。出自《伤寒论》。知母六两，石膏（碎）一斤，甘草（炙）二两，粳米六合。以水一斗，煮米熟，汤成，去滓。温服一升，日三服。功能清热生津。方中石膏辛甘大寒，解肌热，泻胃火，清阳明气分之热而除烦；知母苦寒而润，清热养阴；炙甘草补中益气，粳米益胃护津，以防大寒之剂损伤脾胃。原著用于治疗里热炽盛、尚未成实之证。并指出"其表不解，不可与白虎汤"。其表现参见"白虎汤证"条。现代常用于治疗乙脑、流感、肺炎等多种急性发热性疾病，以及中暑、夏季热、糖尿病、某些眼科疾患等。实验研究证明本方有退热作用，并能提高感染乙脑病毒小鼠的存活率。

**白虎承气汤** 方剂名。见《重订通俗伤寒论》。生石膏八钱，生大黄三钱，生甘草八分，知母四钱，玄明粉二钱，陈仓米三钱（荷叶包）。水煎服。本方为白虎汤合调胃承气汤而成。方以白虎汤清泻阳明经热，调胃承气汤通下阳明腑实。治胃火炽盛，高热烦躁，大汗出，口渴多饮，大便燥结，小便短赤，甚则谵语狂躁，或不识人，舌赤老黄起刺，脉弦数有力者。参见"白虎汤"条和"调胃承气汤"条。

**白虎桂枝柴胡汤** 方剂名。出自清·黄元御《四圣心源》。石膏三钱，知母三钱，甘草二钱，粳米半杯，桂枝三钱，柴胡三钱。煎大半杯，热服，覆衣。本方清热生津，解表止疟，主治温疟，先寒后热，热多寒少，或但热不寒者。

**白前汤** 方剂名。出自唐·孙思邈《备急千金要方·卷十八》方。白前、紫菀、半夏、大戟各二两。为粗末，水煎，分三次服。方中白前性味温而不燥热，长于祛痰，又能降气，与紫菀、半夏相配，共成化痰止咳降逆之功。大戟攻逐饮邪，泻水散结。诸药合用，逐饮化痰，主治咳逆上气，身体浮肿，短气胀满，昼夜不得平卧，喉中如水鸡声。

**白通加猪胆汁汤**　方剂名。出自《伤寒论》。葱白四茎，干姜一两，附子（生，去皮，破八片）一枚，人尿五合，猪胆汁一合。以水三升，煮取一升，去滓，内胆汁、人尿，和令相得。分温再服。若无胆，亦可用。功能破阴回阳，宣通上下，引阳入阴，益阴滋液。方以白通汤破阴回阳，通达上下；加人尿、猪胆汁之咸寒苦降，不仅有"甚者从之""引阳入阴"之意，使热药不致格拒，亦取其滋阴补液、除烦止呕之功。原著用于治疗服白通汤不效，阴绝于下，阳越于上之证。其表现参见"白通加猪胆汁汤证"条。现代可用于食物中毒、急性胃肠炎等疾患所导致的脱水、循环衰竭，以及咽痛等。

**白通汤**　方剂名。出自《伤寒论》。葱白四茎，干姜一两，附子（生，去皮，破八片）一枚。以水三升，煮取一升，去滓。分温再服。功能破阴回阳，宣通上下。本方由四逆汤去甘草加葱白而成。方用姜、附辛热以回阳救逆，葱白辛温宣通阳气以解阴凝。原著用于治疗少阴病下利，其表现参见"白通汤证"条。现代可用于阳虚感冒、咽喉痛、寒性脓肿、腹泻伴手足不温、雷诺氏病、冻伤等。本方与四逆汤相比，用量较轻，且去甘草之缓，具温中有通之特点。

**白散**　方剂名。出自《伤寒论》。又名三物白散。桔梗三分、巴豆（去皮心，熬黑，研如脂）一分，贝母三分。为散，内巴豆，更于臼中杵之。以白饮和服，强人半钱匕，羸者减之。病在膈上必吐，在膈下必利。不利，进热粥一杯；利过不止，进冷粥一杯。功能涌吐痰实，泻下寒积。方中巴豆辛热峻泻，以下沉寒冷饮结聚；贝母清金化痰，开结解郁；桔梗开提肺气，排吐痰涎。三药合用，可使寒痰积冷经吐、下而去。用白饮服药，恐峻药伤正，所以护胃气也。原著用于治疗寒实结胸证，其表现参见"白散证"条。现代用于治疗肺脓疡、白喉、急性喉炎、流行性出血热等。

**瓜蒂散**　方剂名。①出自《伤寒论》。瓜蒂（熬黄）一分，赤小豆一分。各别捣筛，为散已，合治之，取一钱匕，以香豉一合，用热汤七合，煮作稀糜，去滓，取汁和散。温顿服之。不吐者，少少加，得快吐乃止。功能涌吐痰实。方中瓜蒂味极苦，性升催吐；赤小豆味酸性泄，兼能利水。二药配伍，有酸苦涌泄之功。豆豉轻宣辛散，载药上浮，助瓜蒂以催吐。赤小豆、豆豉又系谷类之品，可顾护胃气，使峻吐而不伤正。原著用于治疗寒痰结聚胸中之证，《金匮要略》用以治疗宿食在上脘。其表现参见"瓜蒂散证"条。现代用于治疗食物或药物中毒、胃扩张、消化不良、精神病、中风及某些呼吸系统疾患等。本方中瓜蒂味苦有毒，使用过量或不当可发生中毒，甚至导致死亡。若单用瓜蒂一味煎服，名一物瓜蒂汤，仲景用治太阳中暍，又治黄疸。②出自宋·医官合编《圣济总录》卷六十一方。瓜蒂一两。为末，每服半钱匕，新汲水调下，以吐利为度。本方涌吐痰涎，主治爪黄，症见口苦舌干，身体急强，面目俱黄，行履不得，言语狂乱，四肢疼痛。③出自清·吴鞠通《温病条辨·卷一》方。甜瓜蒂一钱，赤小豆（研）二钱，栀子二钱。水二杯，煮取一杯，先服半杯，得吐止后服，不吐再服。本方即《伤寒论》之瓜蒂散去豆豉加栀子而成。本方涌吐痰食。主治太阳温病得之二三日，心烦不安，痰涎壅盛，胸中痞塞欲呕，无中焦证者。虚者加人参芦一钱五分。

**半瓜丸** 方剂名。出自清·沈金鳌《杂病源流犀烛·脏腑门·卷一》方。半夏、瓜蒌仁各五两，贝母、桔梗各二两，枳壳一两半，知母一两。为细末，生姜汁煮糊为丸。本方用半夏燥湿化痰，瓜蒌、贝母清热化痰；桔梗开宣肺气，化痰止嗽；枳壳行气除满。本方开郁化痰，清热止咳。主治湿痰在胃，上干于肺，发为痰嗽，兼胸膈满，或寒热交作，面浮肿。

**半附理中汤** 方剂名。出王庆国、贾春华《日本汉医名方选》。半夏、附子、人参、白术、干姜、甘草。水煎服。方用人参、甘草健脾益气，干姜温中散寒，白术健脾燥湿，加半夏燥湿化痰，降逆止呕，附子温肾暖脾。六药合用，共奏温中散寒，降逆止呕之功。主治妊娠呕吐。方中附子辛热有毒，原则上孕妇忌用，但对于脾肾阳衰者，又有安胎之效。

**半夏干姜散** 方剂名。出自《金匮要略》。半夏、干姜各等份。为粗末，每服一方寸匕，浆水煎服。本方半夏辛温，可燥湿化痰，降逆止呕，消痞散结；干姜辛温，温中祛寒。方以浆水煮服，取其甘酸能调中止呕。三药合用，温胃止呕，化饮降逆。主治干呕吐逆，吐涎沫。

**半夏汤** 见"半夏散及汤"条。

**半夏泻心汤** 方剂名。出自《伤寒论》。半夏（洗）半升，黄芩、干姜、人参、甘草（炙）各三两，黄连一两，大枣（擘）十二枚。以水一斗，煮取六升，去滓，再煎取三升。温服一升，日三服。功能和胃降逆，蠲痰消痞。本方系小柴胡汤去柴胡、生姜，加黄连、干姜而成。原著用于治疗柴胡证误下后寒热互结、升降失常之心下痞证。其表现参见"半夏泻心汤证"条。因气机升降不利，中焦痞塞，胃气不降而生热，故以芩、连之苦寒以降之；脾气不升而生寒，故用干姜之辛热以温之；痰饮扰胃，上逆作吐，故用半夏化饮降逆以止呕；脾胃气弱，不能斡旋上下，故以参、草、枣补之。本方辛开苦降甘调，寒温并用，补泄兼施，可使寒热得除，升降复常，脾胃调和，而痞满呕利等症自解。现代常用于治疗急慢性胃炎、肠炎、胃或十二指肠溃疡、胃癌等胃肠疾患，以及慢性肝炎、顽固性呃逆、妊娠恶阻、神经官能症等。

**半夏泻心汤去人参干姜甘草大枣加枳实生姜方**　方剂名。出自《温病条辨》。半夏六钱，黄连二钱，黄芩三钱，枳实三钱，生姜三钱。水煎，分三次服。虚者复纳人参、大枣。本方在半夏泻心汤基础上，去参、姜、甘、枣之温补，以半夏辛开降逆止呕，连、芩苦寒清热燥湿，更加枳实、生姜宣通胃气，适用于阳明湿温、呕甚而痞之证。

**半夏泻心汤去干姜甘草加枳实杏仁方**　方剂名。出自《温病条辨》。半夏一两，黄连二钱，黄芩三钱，枳实二钱，杏仁三钱。水煎服。虚者复纳人参二钱，大枣三枚。本方以半夏、枳实开气分湿结，黄连、黄芩开气分热结，杏仁宣肺润肠，去干姜之燥热，参、枣、草之壅滞，以其不宜于暑温证也。主治阳明暑温、不食不饥不便、脉滑数、浊痰凝聚、心下痞者。

**半夏桂枝甘草汤**　方剂名。见《类证活人书》。半夏、桂枝、炙甘草各等份。为粗末，每服四钱匕，加生姜四片，水煎放冷，少少含咽。治寒邪中人，邪伏少阴，咽痛，下利，脉微弱者。本方即半夏散，参见该条。

**半夏桂枝汤**　方剂名。出自《温病条辨》。半夏六钱，秫米一两，白芍六钱，桂枝四钱，炙甘草一钱，生姜三钱，大枣二枚。水煎，分温三服。本方以半夏秫米汤化饮和胃，以桂枝汤调营卫、和阴阳，适用于寒饮停中、阴阳失调之舌滑而食不进、多伴失眠之证。

**半夏散**　参见"半夏散及汤"条。

**半夏散及汤**　方剂名。出自《伤寒论》。半夏（洗），桂枝（去皮），甘草（炙）等份，各别捣筛已，合治之。白饮和服方寸匕，日三服。若不能散服者，以水一升，煎七沸，内散两方寸匕，更煮三沸，下火，令小冷，少少咽之。功能散寒化痰、开结通痹。《神农本草经》云半夏主"咽喉肿痛"，桂枝主"结气喉痹"，故方中以半夏开咽喉之痹，桂枝散风寒之结，炙甘草和中缓急。方名半夏散及汤，指既可为散剂，亦可作汤服。原著用于治疗少阴客寒咽痛证。其表现参见"半夏散（汤）证"条。本方可用于治疗某些上呼吸道感染、慢性咽炎、喉炎等。

**加味三拗汤**　方剂名。见《世医得效方》。杏仁、五味子各七钱半，陈皮一两，甘草三钱半，麻黄一两二钱，肉桂五钱。为粗末，每服四钱，加生姜三片，水煎服。本方即麻黄汤以肉桂易桂枝加味而成。麻黄宣肺平喘，肉桂温肺散寒，而不用桂枝辛温发表，杏仁降气，五味收敛，皆助麻黄平喘，陈皮、甘草化痰和胃。治肺感寒邪发喘。若喘甚加马兜铃、桑白皮以助平喘之力；夏季减麻黄，防其宣发过甚。

**加味大柴胡汤** 方剂名。见《经验医库》。大黄、青皮、连翘、枳壳、柴胡、桔梗、栀子、厚朴、黄连、黄芩。水煎服。本方以柴、枳、朴疏肝行气，芩、连、栀、翘清热解毒泻火，大黄荡涤实热，青皮、桔梗助柴、枳等调理气机。本方较原方其行气清热之力更强，治疗气怒郁结生火，热多寒少，胸胁胀痛，呕吐腹痛，寒热往来，郁结在三焦，有升无降，口渴咽干，一饮即吐，脉弦数有力。

**加味小柴胡汤** 方剂名。见《医学衷中参西录》。柴胡、黄芩、知母、党参、鳖甲（醋炙）、酒曲、生姜各三钱，清半夏二钱，常山（酒炒）一钱半，草果、甘草各一钱，大枣二枚。水煎服。方以小柴胡汤和解少阳，畅达枢机，加常山、草果、酒曲燥湿而截疟，知母清热，鳖甲入阴搜邪。治久疟不愈，脉弦而无力。

**加味小陷胸汤** 方剂名。①见《伤寒论辑义》引《证治大还》方。黄连、半夏、栝蒌实、枳实、栀子。方用小陷胸汤泻火涤痰，加栀子助其清热泻火，枳实行气消痞。治火动其痰，胃脘嘈杂者。②见王庆国、贾春华《日本汉医名方选》。半夏6g，瓜蒌仁3g，枳实、栀子各2g，黄连1.5g。水煎服。本方为小陷胸汤加枳实、栀子。本方清热泻火，化痰开结。主治火动其痰而嘈杂者。

**加味五苓散** 方剂名。见《伤寒论辑义》引《济生方》。猪苓、茯苓、泽泻、白术、桂枝、车前子。方用五苓散淡渗利湿，加车前仁利湿清热。治伏暑热二气，及冒湿泄泻注下，或烦，或小便不利者。

**加味戊己汤** 方剂名。出自出自明·秦景明《症因脉治·卷二》方。白芍药、甘草、黄柏、知母。方用芍药甘草汤滋阴益脾，黄柏泻火存阴，知母清肺胃气分之热，且可滋阴润燥。本方功用滋阴止血，敛肺止咳。主治澼饮不足，胃火刑金，咳嗽吐血。

**加味四苓散** 方剂名。见《寿世保元》。白术一钱半，茯苓、泽泻、猪苓、木通、黄芩各二钱，栀子、白芍药各三钱，甘草八分。为粗末，加灯心十茎，水煎，空腹服。本方即五苓散化裁而成。方以白术、茯苓健脾利湿，泽泻、猪苓淡渗利湿，黄芩、木通、栀子清热利湿，白芍益阴和营，甘草调和诸药。治泄泻腹痛，泻水如热汤，痛一阵、泄一阵者。

**加味白头翁汤** 方剂名。出自《温病条辨》。白头翁三钱，秦皮二钱，黄连二钱，黄柏二钱，白芍二钱，黄芩三钱。水煎，分三次服。本方以白头翁汤凉血坚阴止痢，更增黄芩清肠热，白芍行血和阴，适用于内虚湿热下陷，腹痛而热利下重，脉左小右大者。

**加味连理丸**　方剂名。见《医宗金鉴·外科心法要诀》。白术二钱，人参、茯苓、黄连、干姜各一钱，甘草五分。水煎服。本方用理中汤健脾温中，加茯苓甘淡渗湿，黄连清泻胃热。治胃热脾虚，口糜气臭，腹泻之症。

**加味治中汤**　方剂名。出自宋·严用和《济生方》。白术、炮干姜、青皮（去白）、陈皮（去白）、缩砂仁各一两，人参（去芦）、炙甘草各半两，生姜五片，大枣一枚。本方由治中汤加味而成，主治脾胃不足，饮食不节，过食生冷，肠鸣腹痛，泄泻注下。方中加入砂仁芳香醒脾，生姜温胃散寒，大枣甘缓和中。诸药合用，温中补虚，理气健脾。

**加味建中汤**　方剂名。见《杂病证治新义》。桂枝、白芍药、炙甘草、生姜、大枣、党参、黄芪、当归。水煎服。本方即小建中汤化裁而成。以桂枝汤调脾胃、和阴阳，更增当归配芍药，补益营血，黄芪、党参温补中气。治虚黄，面色萎黄，精神倦怠，小便清白。

**加味承气汤**　方剂名。见《伤寒论辑义》引《医经会解》方。大黄、芒硝、枳实、厚朴、黄连、木香、皂角刺。方用大承气汤荡涤积热，加黄连清热止痢，木香调理气机，皂角刺解毒排脓。治痢疾邪毒在里者。

**加味姜附汤**　方剂名。见《杂病源流犀烛·脏腑门》。炮姜、附子、人参各一钱半，炙甘草七分。水煎服。治霍乱吐泻过多，四肢逆冷。方与四逆加人参汤同，参见该条。

**加味柴胡汤**　方剂名。出自明·薛铠《保婴撮要》。柴胡、炒黄芩各五分，人参、炒栀子、半夏、炒龙胆草、当归、炒芍药各三分，甘草二分。水煎服。本方即小柴胡汤去生姜、大枣加炒栀子、炒龙胆草、炒芍药、半夏而成。方用柴、芩、栀子、龙胆草清肝泻火，当归、芍药行血和血，参、草扶正安中，半夏化痰散结，增强小柴胡汤清热解毒之功。本方清肝泻火，行血散结。主治肝经热毒下注，便毒肿痛，或小腹胁间结核，一切疮疡或风毒，恶核瘰疬等症。

**加味逍遥饮**　方剂名。出自明·傅仁宇《审视瑶函·卷五》方。当归（酒炒）、白术（土炒）、茯神、甘草梢、白芍药（酒炒）、柴胡各一钱，炒栀子、牡丹皮各七分。为粗末，水煎，食远服。此方疏肝和胃，健脾养血，主治怒气伤肝，脾虚血少，致目暗不明，头目涩痛，妇人经水不调等。

**加味逍遥散**　方剂名。出自明·薛己《校注妇人良方·卷二十四》方。又名丹栀逍遥散，八味逍遥散。炙甘草、炒当归、芍药（酒炒）、茯苓、炒白术各一钱，柴胡、牡丹皮炒栀子各五分。本方由逍遥散加丹皮、栀子而成。丹皮凉血散瘀；栀子透散郁热；两者相合，以清肝泻热，导热下行，故在逍遥散上加此二味，意在疏肝健脾，清热凉血。主治肝脾血虚有热，遍身瘙痒，或口燥咽干，发热盗汗，食少嗜卧，小便涩滞，以及瘰疬流注等。

**加味逍遥散加薏仁**　方剂名。出自王庆国、贾春华《日本汉医名方选》。当归、芍药、白术、茯苓、柴胡各3g，丹皮、山栀2g，甘草1.5g，薄荷1g，干姜0.5g，薏苡仁6g。水煎服。方用柴胡疏肝解郁；当归、白芍养血柔肝；茯苓、白术、薏苡仁健脾祛湿；炙甘草益气补中，缓肝之急；干姜温阳和中，又可防丹皮、栀子过凉；由于肝郁日久必化生火热，故用薄荷少许，辛散即可助柴胡疏肝，又能散肝郁而生之热。如此配伍，本方即能疏肝解郁，健脾补虚。主治肝郁脾虚，气血两亏之肝斑。并见两胁作痛，神疲食少，月经不调等。

**加味陷胸汤**　方剂名。见《伤寒论辑义》引《医林集要》方。黄连、半夏、栝蒌实、桔梗、黄芩、麦门冬。姜水煎，饥时服，利下黄涎，即安。方用小陷胸汤清热化痰开结，加黄芩助其清热，麦冬养阴，桔梗宽胸理气。治壅热痞满，胸膈痛，或两胁痛。

**加味理中汤**　方剂名。见《伤寒六书纂要辨疑》。干姜、肉桂各四分，白术一钱，人参、陈皮、茯苓各八分，甘草三分。水二盅，姜一片、枣二枚入煎，《槌法》入炒陈壁土一匙调服。方用理中汤温中健脾，加肉桂助其温阳之功，陈皮、茯苓、姜、枣化湿和中。治足太阴脾经受症，自利不渴，手足温，身无热，脉来沉而无力，属脏有寒者。厥冷，消渴，气上撞心，饥不欲食，吐蛔腹痛，大便实者，加大黄、蜜少许以利之；腹濡满时减者去甘草；呕吐入半夏、姜汁；蜷卧沉重，利不止者，少加附子；利后身体痛者，急温之，加附子；自利腹痛，木香磨姜汁调入服以和之。

**加味麻杏石甘汤**　方剂名。见《喉痧证治概要》。麻黄四分，石膏四钱，浙贝母、杏仁、炙僵蚕各三钱，鲜竹叶三十片，射干八分，白莱菔汁一两，生甘草六分，连翘二钱，薄荷叶一钱，玄参一钱半。水煎服。方以麻杏石甘汤清泻肺热，加浙贝、射干、菜菔汁化痰利咽，僵蚕、竹叶、薄荷疏风散邪，连翘、玄参解毒凉血。用治痧麻不透，憎寒发热，咽喉肿痛或白腐，或咳嗽气逆之重症。

**加味麻黄汤**　方剂名。见《类证治裁》。麻黄、桂枝、杏仁、甘草、半夏、橘红、苏叶、生姜、大枣。水煎服。方以麻黄汤辛温发表，宣肺平喘，加半夏、橘红、生姜化痰止咳，苏叶助麻黄发表散寒。治疗伤寒咳嗽，恶寒无汗，脉紧。

**加减人参泻心汤** 方剂名。见《温病条辨》。人参二钱，黄连一钱五分，枳实一钱，干姜一钱五分，生姜二钱，牡蛎二钱。水煎，分二次温服。本方以人参、干姜温补脾胃，黄连清热苦泄，枳实、生姜通宣胃气而降逆，牡蛎咸寒入阴透邪。全方苦辛温合咸寒为法，治疗疟伤胃阳、气逆不降、热劫胃津、不饥不饱、不食不便、渴不欲饮、味变酸浊之证。

**加减大建中汤** 方剂名。出自《普济方·卷三百二十三》方。芍药二两、当归、川芎、黄芪、肉桂各一两，炙甘草、白术各三分。为粗末，每服二钱五分，加姜、枣，水煎服。本方由黄芪建中汤加减而成，主治妇人胎前产后，一切虚损，月水不调，脐腹疼痛，往来寒热，自汗口渴。方中黄芪补脾益气，当归养血活血；肉桂温补脾肾，芍药益阴血，川芎行气活血，白术健脾益气，生姜温胃，大枣补脾，合用升腾中焦升发之气，炙甘草既可和中缓急，又可调和诸药。诸药配伍，方能温补气血，和里缓急。

**加减大柴胡汤** 方剂名。出自罗应章《经验医库》方。大黄、青皮、连翘、枳壳、柴胡、桔梗、栀子、厚朴、黄连、黄芩。本方由大柴胡汤加减而成。方中柴胡、黄芩相伍，清泻肝胆之火，透散郁热而除寒热往来；大黄泻火通便，黄连清热泻火；青皮味苦而辛，能疏肝破气，解郁除坚，通利止痛。桔梗配枳壳，升降相因，宣畅胸膈气机；厚朴行气导滞、消胀除满；栀子清肝泻热；连翘清热透邪散结。诸药相合，和解少阳，泻热除满。主治气怒郁结生火，热多寒少，胸胁胀痛，呕吐腹痛，寒热往来，郁结在三焦，有升无降，口渴咽干，一饮即吐，脉弦数有力。

**加减小柴胡汤** 方剂名。①出自《温病条辨》。柴胡三钱，黄芩二钱，人参一钱，丹皮一钱，白芍（炒）二钱，当归（土炒）一钱五分，谷芽一钱五分，山楂（炒）一钱五分。水煎，分三次服。本方以小柴胡汤去其姜、夏之温，甘、枣之壅，以柴胡、黄芩透达枢机，人参合谷芽宣补胃阳，丹皮、归、芍凉血养血护阴气，谷芽、山楂行积滞，适用于疟邪热气，内陷变痢，而日久土虚、面浮腹膨、里急肛坠之中虚伏邪证。②见《重订通俗伤寒论》。柴胡（鳖血炒）、黄芩（酒炒）、红花各一钱，牡丹皮、生地黄各二钱，当归尾一钱半，桃仁、益元散（包煎）各三钱。水煎服。方以柴胡、黄芩和解枢机，丹、地、归、桃、红花活血行血，益元散清利湿热。治妇人中风七八日，寒热如疟，发作有时，热入血室，其血必结，经水适断者。

**加减五苓散** 方剂名。见《经验医库》。茯苓、猪苓、泽泻、白术、干

姜、陈皮、紫苏、附子、木香、白芍药、甘草。水煎服。本方在原方基础
上配伍附子、木香、干姜、紫苏等温中行气散寒，并伍芍甘汤酸甘化阴。
全方温中行气，淡渗利湿，用治膀胱呕吐证，症见小腹胀痛，呕吐，手足
微寒，脉紧者。

**加减玉女煎** 方剂名。出清·吴鞠通《温病条辨·卷一》方。原名玉
女煎去牛膝熟地加细生地玄参方。生石膏一两，知母、玄参各四钱，生地
黄、麦门冬各六钱。本方用张景岳气血两治之玉女煎加减治疗，去牛膝，
改熟地为细生地，取其轻而不重，凉而不温之意，加玄参，取其壮水制火。
诸药相伍，清气凉血，主治太阴温病，气血两燔，口渴，脉数，舌绛等。

**加减白通汤** 方剂名。见《卫生宝鉴》。炮附子、炮姜各一两，官桂、
炙甘草、半夏、煨草豆蔻、人参、白术各五钱。为粗末，每服五钱，加生
姜五片、葱白五茎，水煎，空腹服。方以白通汤配以官桂温阳散寒，参、
术、草、蔻健脾止利，半夏、生姜和中。治疗形寒饮冷，大便自利，完谷
不化，脐腹冷痛，足胕寒而逆者。

**加减附子理中汤** 方剂名。见于《温病条辨》。白术三钱，附子二钱，
干姜二钱，茯苓三钱，厚朴二钱。水煎，分二次温服。本方即理中汤去甘
守之参、草，以附子温阳，姜、术温中化湿，更加苓、朴通运湿浊郁结，
适用于中寒湿盛之自利腹满、小便清长、脉濡而小者。

**加减泻心汤** 方剂名。见于《温病条辨》。川连、黄芩、干姜、金银
花、楂炭、白芍、木香汁。本方即半夏泻心汤去参、枣、草、夏等补中守
土之品，而以芩、连之苦以泻热，干姜之辛以开郁，更添金银花败其热毒，
楂炭行血，木香理气，白芍益阴和营。适用于噤口痢之湿热太甚而见左脉
细数、右脉弦、干呕腹痛、里急后重、积下不爽者。

**加减建中汤** 方剂名。其方剂组成：制首乌五钱（酒炒），川桂枝六
分，白芍药钱半（酒炒），淡豆豉钱半，当归身三钱，炙甘草钱半，白茯神
钱半（去木），新会皮钱半，鲜生姜三片，肥大枣五枚，水煎去渣温服。主
治营气不足而感受寒邪的里虚外实证，其症见发热、恶寒、无汗、身疼、
脉浮弱等。徐大椿："此养营解邪之剂。血少则营气不足，络脉空虚，寒邪
得以留恋经中。故用首乌滋血，归、芍养营，淡豉解表，姜、桂祛寒，茯
神安神启胃，炙草、大枣缓中益虚，缓方和剂，合之陈皮共襄养心祛邪之
力。"（《伤寒约编》）

**加减复脉汤** 方剂名。出自《温病条辨》。炙甘草六钱，干地黄六钱，
生白芍六钱，连心麦冬五钱，阿胶三钱，麻仁三钱。水煎，分三次服。剧

者加甘草至一两，地黄、白芍八钱，麦冬七钱，日三夜一服。本方即以炙甘草汤去参、桂、姜、枣之温，以生地、阿胶、麦冬、麻仁益阴养血，炙甘草补气，更增白芍行血和阴，从而变原方阴阳双补侧重补阳者为益阴复脉之方，适用于温病邪热久羁中焦，伤损少阴阴精，邪少虚多而见脉来虚大、手足心热甚于手足背者。

**加减真武汤**　方剂名。出自王庆国、贾春华《日本汉医名方选》。茯苓、芍药、附子、生姜、甘草。水煎服。本方是在《伤寒论》真武汤上以甘草易白术而成。方中甘草降火，芍药养荣，茯苓利小便治心烦，生姜化饮回阳；附子通肾气，引火归元。本方清上温下，主治温病下虚上盈之证。症见大热大渴，口燥舌干，耳聋不食，烦躁谵语，大便滑泄，小便稀疏，时时腹痛有振水声，混混善眠，手足时厥。

**加减桃仁承气汤**　方剂名。出自清·吴鞠通《温病条辨·卷三》方。制大黄、炒桃仁各三钱，生地黄六钱，牡丹皮四钱，泽兰、人中白各二钱。本方用桃仁活血祛瘀，大黄下瘀血积聚，泻热逐瘀，生地、丹皮清热凉血，泽兰辛散温通，不寒不燥，行较平和。人中白止血消瘀。本方破瘀通经，清热凉血。主治妇人热病，经水适至，十余日不解，瘀热在里，舌萎饮冷，心烦热，神气忽清忽乱。

**加减黄连阿胶汤**　方剂名。出自《温病条辨》。黄连三钱，阿胶三钱，黄芩二钱，炒生地四钱，生白芍五钱，炙甘草一钱五分。水煎，分三次温服。本方即是以黄连阿胶汤去鸡子黄，加生地、炙甘草而成。方以黄连、黄芩清热坚阴，阿胶、生地、白芍育阴补血，炙甘草调和诸药，其育阴凉血之力较原方更著，适用于春温内陷下痢、阴伤而易厥脱之证。

**加减麻黄汤**　方剂名。见《伤寒论辑义》引《直指》方。麻黄、杏仁、桂枝、甘草、陈皮、半夏、紫苏叶、生姜。方用麻黄汤辛温散寒，宣肺平喘，加半夏、陈皮、生姜、苏叶化痰和胃，降逆止咳。治肺感寒邪咳嗽。

**发汗散**　方剂名。见清·赵学敏《串雅内编·卷一》方。绿豆粉、麻黄、甘草各等份。为细末，每服一钱，冲服。方用麻黄汤去桂枝、杏仁，加绿豆而成。方用麻黄发表散寒，绿豆甘寒清热，甘草调和诸药。功用发散风寒，主治感冒风寒，发热恶寒，头痛无汗者。

**发陈汤**　方剂名。出自王庆国、贾春华《日本汉医名方选》。柴胡4g，黄芩3g，人参3g，甘草2g，生姜2g，大枣6g，半夏3g，桂枝4g，芍药4g，白术4g，茯苓5g。水煎内服。本方出自永田德本氏《梅花无尽藏》一书，可以看做小柴胡汤、柴胡桂枝汤与日本经验柴胡三白汤的合方。方中小柴胡汤外可和解少阳以运枢机，内可疏利肝胆以开郁结；桂枝汤外可调和营卫以解肌祛风，内可滋阴和阳以健脾胃；而所谓三白之白术、茯苓、芍药，乃健脾利湿，止泻止痢经验之品。诸药相合，和解少阳，调和营卫，利湿止泻，疏利肝胆，健脾和胃。主治外感风寒暑湿之邪，邪气位于表里之间，发热恶寒或寒热往来，肢节烦痛，胸胁苦满，不欲饮食，心烦呕恶，口苦咽干，甚则腹痛下利者。又治内伤杂病中肝胆气机不畅，克伐脾土而致的胸满胁痛，心烦急躁，脘闷不适，食欲不振，恶心呕吐，腹痛下利之证。

# 六　画

**地骨皮散**　方剂名。见《伤寒论辑义》引《小儿直诀》方。柴胡、黄芩、半夏、地骨皮、人参、茯苓、知母、生姜、甘草、大枣。方用小柴胡汤和解疏透，加知母、地骨皮清热退蒸，茯苓助人参健脾益气。治小儿虚热。

**芍药甘草大黄附子汤**　方剂名。出自王庆国、贾春华《日本汉医名方选》。芍药4g，甘草4g，附子2g，大黄1g，细辛3g。水煎内服。本方是将《金匮要略》大黄附子汤与《伤寒论》芍药甘草汤合方而成。方中用附子辛热，温阳以去寒，细辛除湿以散结，大黄荡涤泻除积滞，芍药养血柔肝而缓急，甘草补中而止痛。诸药合用，温阳散寒，泻结行滞，缓急止痛。主治寒积里实，腹痛便秘，胁下偏痛，发热，手足厥逆，舌苔白腻，脉紧弦。腹症以胁下压痛，腹直肌紧张为主。

**芍药甘草汤**　方剂名。出自《伤寒论》。白芍药、甘草（炙）各四两。以水三升，煮取一升五合，去滓。分温再服。功能滋阴血，缓挛急，止疼痛。方中芍药酸苦微寒，益阴养血，柔肝止痛；炙甘草甘温，补中缓急。二药合用，酸甘化阴，使阴液得复，筋脉得养，挛急自缓，疼痛得止。原著用于治疗阴血不足、筋脉失养的脚挛急证。现代广泛用于治疗肢体横纹肌或内脏平滑肌的紧张、痉挛及疼痛，如腓肠肌痉挛、面肌痉挛、胃扭转、胃肠痉挛导致的脘腹痛、肠粘连性疼痛、胆绞痛、肾及输尿管绞痛、痛经、肋间神经痛、三叉神经痛、坐骨神经痛、偏头痛等，也常用于治疗胃或十二指肠溃疡、不安腿综合征、股骨头无菌性坏死、便秘等。其表现参见"芍药甘草汤证"条。实验研究，本方有镇痛、镇静、松弛平滑肌等作用。

**芍药甘草附子汤**　方剂名。出自《伤寒论》。芍药、甘草（炙）各三两，附子（炮，去皮，破八片）一枚。以水五升，煮取一升五合，去滓。

分温三服。功能益阴扶阳。方中附子温经扶阳，芍药益阴养血，甘草和中，共成阴阳双补之剂。原著用于治疗误发虚人之汗后的阴阳两虚证，其表现参见"芍药甘草附子汤证"条。本方现代较少使用，可用于胃或十二指肠溃疡、腰腿痛、自主神经功能紊乱等。

**芍药汤**　方剂名。见《伤寒论辑义》引《圣济总录》方。桂枝、芍药、甘草。方用桂枝温经活血，配甘草辛甘运阳，芍药和营通络，配甘草酸甘化阴，缓急止痛。治产后血气攻心腹痛。

**芍药栀豉汤**　方剂名。见《伤寒保命集》。芍药、当归、栀子各五钱，豆豉半合。为粗末，每服一两，水煎服。方以归、芍养血和血，栀、豉清热除烦。治产后虚烦不眠。

**芍药黄连汤**　方剂名。出自元·朱震亨《活法机要》。芍药、黄连、当归各半两，大黄一钱，肉桂半钱，炙甘草二钱。为粗末，每服五钱，水煎服。本方用芍药、甘草缓急止痛，芍药配当归调和营血，黄连清热燥湿，配大黄导热下行；肉桂反佐，若腹痛甚，加木香、槟榔增其行气之力。诸药合用，共奏清热止痢，缓急止痛之功。主治大便后下血，腹中痛。

**再造散**　方剂名。见明·陶华《伤寒六书·杀车槌法》方。黄芪、人参、桂枝、甘草、熟附子、细辛、羌活、防风、川芎、煨生姜。加大枣二枚，水煎减半，《槌法》再加炒芍药一撮，煎三沸温服。本方用黄芪、人参为君药，补元气，固肌表，既助药势以鼓邪外出，又可预防阳随汗脱。更用熟附、桂枝、细辛，助阳散寒以解表邪，为臣药。羌活、川芎、防风为佐药，以加强解表散寒之力；芍药酸寒，制附子、桂枝、细辛、生姜之辛热温燥而不碍汗；甘草甘缓，使汗出不猛而邪尽去，是佐助而又佐制之意。煨生姜暖胃，大枣滋脾，合以升腾脾胃生发之气，调和营卫而助汗出，是佐使之品。本方功用助阳解表，益气散寒。主治感冒风寒，头痛身热恶寒，热轻寒重，无汗肢冷，倦怠嗜卧，面色苍白，语言低微，舌淡苔白，脉沉无力或浮大无力。

**百部丸**　方剂名。见明·李梴《医学入门·卷七》方。百部、麻黄各三钱，杏仁四十枚，甘草二钱。为末，炼蜜为丸，皂角子大，每服二至三丸，温水化下。方为麻黄汤去桂枝加百部。本方用麻黄辛温解表，宣肺平喘，杏仁苦泄降气止咳，并助麻黄平喘，甘草调和诸药，加百部用以润肺止咳，百部对暴咳、久咳均可用治。如《续十全方》中治暴咳；《千金方》治久咳，均单用本品煎浓汁服。本方功用解表散寒，宣肺平喘，主治寒邪壅肺，咳嗽微喘。

**达郁汤** 方剂名。出自清·黄元御《四圣心源》。桂枝三钱，鳖甲三钱（醋炙焦，研），甘草二钱，茯苓三钱，干姜三钱，砂仁一钱。煎大半杯，温服。本方用桂枝、甘草辛甘化阳，配以干姜而补肝脾之气虚；茯苓健脾利水；砂仁化湿行气；鳖甲软坚散结。诸药合用，有补脾行气，散结消积之效。主治气积在脐腹左胁者。

**当归六黄汤** 方剂名。出自金·李杲《兰室秘藏·自汗门》方。当归、生地黄、熟地黄、黄连、黄芩、黄柏各等份，黄芪量加一倍。为粗末，每服五钱，水煎，食前服，小儿量减半。本方用于治疗阴虚有火所致的盗汗发热，面赤口干，心烦唇燥，便难尿赤，舌红脉数者。方中当归、生地、熟地取育阴养血、培本以清内热；"三黄"泻火除烦，清热坚阴；佐倍量黄芪，益气固表以治盗汗。诸药合用，滋阴清热，固表止汗，内热，外汗皆可相应而愈。

**当归四逆加吴茱萸生姜汤** 方剂名。出自《伤寒论》。当归三两，芍药三两，甘草（炙）二两，通草二两，桂枝（去皮）三两，细辛三两，生姜（切）半斤，吴茱萸二升，大枣（擘）二十五枚。以水六升、清酒六升和，煮取五升，去滓。温分五服。本方在当归四逆汤基础上加入吴茱萸、生姜，且用清酒和水煎药，有养血通脉、温阳祛寒之功能。方以当归四逆汤养血温经通脉，加入吴茱萸、生姜暖肝和胃，温中降逆，更借助于清酒以散其久伏之寒。原著用于治疗内有久寒的血虚寒厥证。其表现参见"当归四逆加吴茱萸生姜汤证"条。治疗范围与当归四逆汤略同。

**当归四逆汤** 方剂名。出自《伤寒论》。当归三两，桂枝（去皮）三两，芍药三两，细辛三两，甘草（炙）二两，通草二两，大枣（擘）二十五枚。以水八升，煮取三升，去滓。温服一升，日三服。功能温经散寒，养血通脉。本方系桂枝汤去生姜，重用大枣，加当归、细辛、通草（即今之木通）而成。方用当归、芍药养血和营；桂枝、细辛温经散寒；炙甘草、大枣补中健脾而益气血，协桂、芍更能调和营卫；通草通行血脉。原著用于治疗厥阴病的血虚寒凝证。其表现参见"当归四逆汤证"条。方名冠以当归，意在养血为要，与诸姜附四逆汤有别。本方为现代常用方，主要用于治疗雷诺氏病、血栓闭塞性脉管炎、风湿病、坐骨神经痛、肩周炎、冻疮、手足皲裂、月经不调、痛经、慢性盆腔炎、子宫脱垂、不孕证、血管神经性头痛、心绞痛、荨麻疹、胃或十二指肠溃疡、肝胆胰腺的慢性炎症、小儿麻痹证、末稍神经炎、半身不遂、疝气及睾丸疾患等。

**当归芍药散** 方剂名。出自《金匮要略》。当归三两，芍药一斤，川芎半斤（一作三两），茯苓四两，泽泻半斤，白术四两。上六味，杵为散，取方寸匕，酒和，日三服。方中芍药养血，泻肝疏土；当归、川芎调肝养血，白术健脾燥湿，茯苓、泽泻渗湿利窍。诸药合用，养血柔肝，健脾利湿。主治妊娠腹中拘急，绵绵作痛及妇人腹中诸疾痛。

**当归饮子**　方剂名。出自明·王肯堂《证治准绳·疡医》方。当归、生地黄、白芍、川芎、防风、白蒺藜、荆芥各一钱半，何首乌、黄芪、甘草各一钱。水煎，食远服。方用四物汤养血补血，荆芥、防风疏散风邪，白蒺藜祛风止痒，何首乌养血祛风，黄芪、甘草益气扶正。本方养血祛风，燥湿止痒。主治疮疖风癣，湿毒瘙痒。

**当归建中汤**　方剂名。见《千金翼方》。当归（或川芎）四两，芍药、饴糖各六两，桂心、生姜各三两，大枣二十枚，炙甘草二两。为粗末，水煎，去滓，入饴糖溶化，分三次服。方以小建中汤建中补脾，调和气血，加当归养血行血。治产后虚羸不足，腹中时痛，少气，或小腹拘急，痛引腰背，不能饮食。若失血多者，加生地黄六两，阿胶二两以助其补血之功。

**当归承气汤**　方剂名。①出自《伤寒标本心法类萃》。大黄二钱，芒硝一钱半，厚朴一钱半，枳实一钱半，甘草二钱，当归二钱，生姜一钱，大枣二枚。本方功能泻热通便，养血和营。方中大黄苦寒泄热通便，荡涤肠胃；芒硝咸寒泻热，软坚润燥；枳实、厚朴消痞除满，行气散结；当归、大枣养血和血；生姜和营以散邪；甘草调和诸药。原著用于治疗阳有余、阴不足之证。其表现参见"当归承气汤证"条。现代临床可用于精神分裂症、急性热病过程中出现高热、发狂有阳明腑实证而正气不足者。②出自《素问病机气宜保命集》。当归、大黄各一两，甘草半两，芒硝九钱。为粗末，每服二两，加生姜五片，大枣十枚，水煎、去滓热服，以大便利为度。方以调胃承气汤泻下实热，加当归调理血分，使血分之邪得以随下而降。治阳狂，奔走骂詈，不避亲疏者。

**当归散**　方剂名。出自《金匮要略》。当归、黄芩、芍药、川芎各一斤，白术半斤。上五味，杵为散，酒饮服方寸匕，日再服。方中芍药、当归养血补肝，合川芎疏血气之源，白术健脾燥湿，黄芩坚阴清热。诸药合用，养血安胎，妇人妊娠，宜常服。妊娠常服即易产，胎无疾苦，产后百病悉主之。

**回阳返本汤**　方剂名。见《伤寒六书·杀车槌法》。熟附子、干姜、甘草、人参、麦门冬、五味子、腊茶、陈皮。加蜜五匙，水煎，临卧冷服，以取汗为度。本方即四逆汤合生脉散加味而成，在回阳救逆基础上伍以生脉散补气益阴。用治阴盛格阳，阴极发躁微渴，面赤、欲坐卧泥水井中，脉来无力或脉全无欲绝者。若面戴阳者，加葱七茎，黄连少许，用澄清泥浆煎服，以交通阴阳。

**回阳救急汤** 方剂名。见《伤寒六书·杀车槌法》。熟附子、干姜、肉桂、人参、白术、茯苓、陈皮、甘草、五味子、半夏。加麝香三厘，生姜三片，水煎，临卧服。本方即四逆汤合理中汤加味而成，方用四逆汤回阳救逆，理中丸温中健脾，加茯苓健脾利湿，肉桂助四逆汤温阳，陈皮、半夏理气和中，五味配甘草酸甘化阴，麝香、生姜通阳。全方回阳救逆，益气复脉，治阴寒内盛，阳气衰微，无身热头痛，恶寒而肢逆，战栗，腹痛吐泻而不渴，引衣自覆，蜷卧沉重，或爪甲唇色青，或口吐涎沫，或脉沉迟无力，或无脉。

**先期汤** 方剂名。出自明·王肯堂《证治准绳·幼科》方。生地黄、当归、白芍各二钱，黄柏、知母各一钱，黄芩、黄连、川芎、阿胶珠各八分，艾叶、香附、炙甘草各七分。水煎。本方用四物汤补血养血，知母、黄柏、黄芩、黄连清热坚阴，阿胶补血止血，艾叶调经止血，香附行气止血，炙甘草调和诸药。本方凉血固经，主治月经先期，色紫量多，心烦口渴。

**竹叶玉女煎** 方剂名。见清·吴鞠通《温病条辨·卷三》方。石膏六钱，生地黄、麦门冬各四钱，知母、牛膝各二钱，竹叶三钱。水八杯先煎石膏、生地黄，得五杯再入余药，煮成二杯，先服一杯，后六时服之，病解停后服。不解再服。

**竹叶石膏汤** 方剂名。出自《伤寒论》。竹叶二把，石膏一斤，半夏（洗）半升，麦门冬（去心）一升，人参二两，甘草（炙）二两，粳米半升。以水一斗，煮取六升，去滓，内粳米，煮米熟汤成，去米。温服一升，日三服。功能清热生津、益气和胃。本方系白虎汤加减而成，亦可视为白虎加人参汤与麦门冬汤(《金匮要略》方）的合方。方中竹叶、石膏清热除烦，人参、炙甘草益气补中；麦冬、粳米养阴滋液；半夏降逆和胃。诸药合用，清热而不伤胃，补虚而不留邪。与白虎加人参汤相比，本方清热之力稍逊而益气养阴之力较强。原著用于治疗伤寒瘥后而余热未清、气阴两伤之证。其表现参见"竹叶石膏汤证"条。现代常用于治疗小儿夏季热、肺炎、流行性出血热、流脑或麻疹后期、乳腺炎等多种感染、发热性疾患，以及糖尿病、咽喉炎、口腔溃疡、脑震荡后遗症等。

**竹叶汤** 方剂名。又名千金竹叶汤。见《备急千金要方》。竹叶、小麦各一升、知母、石膏各三两，茯苓、黄芩、麦门冬各二两，人参一两半，生姜五两，天花粉、半夏、甘草各一两。先煎竹叶、小麦去滓，内诸药再煎，分三次服，老幼分五次服。本方即竹叶石膏汤化裁而成。方用竹叶、石膏、知母、黄芩清热除烦，茯苓、小麦养心安神，麦冬、花粉养阴清热，人参、甘草补益中气，生姜、半夏调胃和中。治五心烦热，手足烦热，口干唇燥，胸中热者。

**竹叶黄芪汤**　方剂名。见《医宗金鉴·外科心法要诀》。人参、生黄芪、煅石膏、制半夏、麦门冬、白芍药、甘草、川芎、当归、黄芩各八分，生地黄二钱，竹叶十片。加生姜三片，灯心二十根，水煎，食远服。本方即竹叶石膏汤去粳米，以益气生津，清热除烦，加黄芩助其清热而解毒，芎、归、芍、地养血和血而行瘀滞，生黄芪助人参补气，且托邪外达。全方清热解毒，益气养阴，调气和血，用治痈疽发背，各种疔毒，表里不实，热甚口渴者。

**延年增损理中丸**　方剂名。见《伤寒论辑义》。人参、白术、干姜、茯苓、厚朴、甘草。方用理中丸健脾益气，温中燥湿，加茯苓、厚朴利湿除满。治霍乱，下气能食，止泄痢。

**华盖散**　方剂名。见宋·陈师文《太平惠民和剂局方·卷四》方。炒苏子、赤茯苓、炙桑白皮、陈皮、炒杏仁、麻黄各一两，炙甘草半两。为粗末，每服二钱，水煎，食后服。方用麻黄汤去桂枝加苏子、茯苓、桑白皮、陈皮而成，方以麻黄辛温发散，宣肺平喘，杏仁宣肺理气而助麻黄平喘，加苏子、桑白皮降气消痰、止咳平喘，茯苓、陈皮健脾燥湿化痰，甘草调和诸药。功用解表散寒，降逆平喘。主治肺感寒邪，咳嗽上气，痰气不利，胸膈烦满，项背拘急，声重鼻塞，目眩晕。

**舟车丸**　方剂名。①见《丹溪心法》。又名舟车神佑丸。大黄二两，甘遂、大戟、芫花、青皮、陈皮各一两，牵牛子四两，木香半两。为细末，水泛为丸，梧桐子大，每服六十至七十九，白水送下。本方即十枣汤化裁而成。方以甘遂、大戟、芫花攻逐水邪，大黄、牵牛子荡涤逐邪，青皮、陈皮、木香理气燥湿，助诸药逐水下行。全方行气破结，峻逐水邪，用治水湿中阻，水肿胀满，气促口渴，二便不利者。②出自明·张景岳《景岳全书·古方八阵》方引河间方。黑丑（头末）四两，甘遂（面裹煨）、芫花、大戟（俱醋炒）各一两，大黄二两，青皮、陈皮、木香、槟榔各五钱，轻粉一钱，取虫加芜荑半两。上为末，水糊丸如小豆大，空心温水下，初服五丸，日三服，以快利为度。本方取甘遂、大戟、芫花攻逐胸脘腹经隧之水，为君药。大黄、牵牛子荡涤肠胃，逐水泄热，青皮疏肝气而破结，陈皮行肺脾之气而畅胸膈，槟榔下气利水而破坚，木香疏利三焦而导滞。更加轻粉，取走而不守，逐水通便。诸药合用，攻逐水饮，理气除满。主治一切水湿蛊腹，痰饮癖积，气血壅满，不得宣通，风热郁闭，走注疼痛，及妇人血逆、气滞等症。

**合璧饮** 方剂名。出自王庆国、贾春华《日本汉医名方选》。芍药4g，黄芩3g，枳实2g，大黄2g，厚朴2g，大枣3g。水煎内服。本方由黄芩汤与小承气汤合用。方中黄芩、芍药、大枣乃黄芩汤去甘草，可清热燥湿，敛阴止痛；枳实、大黄、厚朴乃小承气汤，有泻热通便，行气导滞之功。诸药合用，清下湿热，和营止痛。主治痢下赤白，并见腹痛，里急后重，肛门灼热，小便短赤，苔腻微黄，脉滑数等。

**导气汤** 方剂名。出自金·刘完素《素问病机气宜保命集·卷中》方。芍药一两，当归五钱，大黄、黄芩各一钱，黄连、木香、槟榔各一钱。为粗末，每服三至五钱，水煎服，未止再服，不后重则止。本方芍药酸以敛阴，配当归调和营血；黄芩、黄连苦寒而清热燥湿；大黄荡涤肠胃积滞；木香、槟榔行气导滞而下行。本方清热止痢，调气和血。主治下痢脓血，里急后重，日夜无度。

**导赤承气汤** 方剂名。出自《温病条辨》。赤芍三钱，细生地五钱，生大黄三钱，黄连二钱，黄柏二钱，芒硝一钱。水煎服，不下再服。本方以大黄、芒硝承胃气而通大肠，以生地、赤芍、黄连、黄柏清泻小肠火腑，主治阳明温病而见左尺牢坚、小便赤痛、烦渴便秘之证。

**导赤散** 方剂名。见《伤寒六书纂要辨疑》。茯苓、白术、栀子各一钱，泽泻、猪苓各八分，甘草、桂枝各三分，滑石半钱。水二盅，姜一片，灯心二十茎。《槌法》入盐，调服。方用五苓散化气行水，加栀子、滑石、灯心清热利湿，姜、草和胃安中。治小水不利，小腹满，或下焦蓄热，或引饮过多，或小便赤涩而渴，脉沉数者。汗后亡津液与阳明汗多者不宜服。身目黄者，加茵陈；水结胸证，加木通、灯心。本方又治得病起无热，但谵语烦躁不安者。

**异功散** 方剂名。出自宋·钱乙《小儿药证直诀》。人参、白术、炙甘草、茯苓、陈皮各等分。上药为细末，每服二钱，水一盏，生姜五片，大枣两个，同煎至七分，食前，温服，量多少与之。本方即四君子汤加陈皮而成。方以四君子汤益气健脾，陈皮芳香健脾醒胃。主治脾胃虚弱，食欲不振，或胸脘痞闷不舒，或呕吐泄泻。

**阳旦汤** 方剂名。见《外台秘要》。桂枝、芍药、甘草、生姜各三两，大枣十二枚，黄芩二两。为粗末，水煎，分四次服，日三次。本方即以桂枝汤解肌发表，调和营卫，更添黄芩苦寒清解肺经郁热。治中风伤寒，发热往来，汗出恶风，颈项强，鼻鸣干呕，脉浮者。如自汗者，去桂加炮附子一枚，以固卫阳；渴者去桂，加栝蒌根三两清热存津；利者去桂、芍，加干姜三两，炮附子一枚温中健脾；心下悸去芍药，加茯苓四两淡渗利湿；虚劳里急加饴糖半斤，甘温健中。另见《金匮要略》，即桂枝汤。

**阴旦汤** 方剂名。见《备急千金要方》。芍药、甘草各二两，干姜、黄芩各三两，桂心四两，大枣十五枚。为粗末，水煎去渣，昼三夜二服，覆令小汗。方即桂枝汤化裁而成。桂、芍调和营卫，解肌发表，草、枣扶中益气，干姜易生姜，取其温阳守中，黄芩清解郁热。全方寒温并用，治伤寒肢节疼痛，内寒外热，虚烦之症。

**防风四苓散** 方剂名。出自明·秦景明《症因脉治·卷四》方。防风、茯苓、猪苓、泽泻、白术。为粗末，水煎服。方用四苓淡渗利湿，防风祛风胜湿。诸药合方，利水渗湿。主治水谷偏渗大肠，大便溏，小便不利。

**如圣白虎汤** 方剂名。出清·徐大椿《医略六书·杂病证治》方。人参、知母各一钱半，五味子八分，麦门冬（去心）三钱，石膏五钱，炙甘草五分。本方由仲景白虎加人参汤去粳米合生脉饮而成，临床常用于治自汗烦渴，脉洪涩诸症。方中石膏清凉甘寒、善清阳明气分热邪，知母滋阴润燥、清热除烦，人参大补元气、生津止渴，麦冬滋养肺胃阴液，五味子养阴敛汗，甘草和中，且调和药性。诸药合用，共奏清热生津，敛汗固表之功。

**如圣汤** 方剂名。见《伤寒论辑义》引《和剂局方》。桔梗、甘草。治风热毒气，上攻咽喉，咽痛喉痹，肿塞烦闷，及肺痈咳嗽，咯唾脓血，胸满振寒，咽干不渴，时出浊沫，气息腥臭，久久吐脓，状如米粥。又治伤寒咽痛。组成与桔梗汤同，参阅该条。

**如金解毒散** 方剂名。出自明·王肯堂《证治准绳·疡医》方。桔梗一钱，甘草一钱半，炒黄连、炒黄芩、炒黄柏、炒栀子各七分。水煎，分作十余次服，徐徐呷之。本方用桔梗、甘草排脓解毒，黄连、黄芩、黄柏、栀子清热泻火解毒。诸药合用，共奏祛痰排脓，清热解毒之功。主治肺痈。症见身热甚，时时振寒，继则壮热不寒，汗出烦躁，咳嗽气急，胸满作痛，转侧不利，咳吐浊痰，呈黄绿色，自觉喉间有腥味，口干咽燥。舌苔黄腻，脉滑数。

**如神白虎汤**　方剂名。见《伤寒六书纂要辨疑》。石膏二钱，麦门冬、知母、栀子各一钱，人参五分，甘草三分，五味子九粒。水二盅，姜一片、枣一枚，《槌法》加淡竹叶十片煎，热服。方用石膏、知母清泻阳明，栀子清热解毒，人参、麦冬、五味子补益气阴，甘草、姜、枣和胃安中。治身热口渴，有汗不解，或汗后渴不解，脉来微洪。心烦者加竹茹；大渴背恶寒者，去栀子，加花粉。

# 七　画

**麦门冬汤**　方剂名。①出自宋·陈言《三因极一病证方论·卷十一》方。麦门冬、生芦根、竹茹、白术各五两，炙甘草、茯苓各二两，橘皮、人参、玉竹各三两。为末，每服四大钱，加生姜五片，陈米一撮，水煎，去滓热服。本方用麦冬、玉竹、芦根滋阴益胃生津，橘皮平胃之气，竹茹清胃之热，甘草和胃之逆，人参补胃之虚，生姜和胃之正，陈米健脾之运，白术、茯苓健脾燥湿。诸药合用，补气滋阴，降逆止呕。主治上焦伏热，腹满不欲食，食入胃未定，汗出，身背皆热，或食入先吐而后下。②出自《金匮要略》。麦门冬七升，半夏一升，人参、甘草各二两，粳米三合，大枣十二枚。水煎，分六服，日三夜一服。本方重用麦门冬，滋养肺胃之阴，清虚火。半夏降逆化痰，人参补中益气；粳米、大枣、甘草补益脾胃。诸药合用，滋养肺胃，降逆下气。主治肺痿。症见咳嗽涎沫，气喘短气，咽干口燥，舌干红少苔，脉虚数。③出自唐·王焘《外台秘要·卷三十六》方。麦门冬、炙甘草各四分，炙枳实、黄芩、人参各三分，龙骨六分。方用麦门冬益胃养阴，生津止渴；枳实行气和胃，黄芩清其余热，人参补中益气，龙骨镇惊安神，收敛浮越之气，甘草调和诸药。④出自明·王肯堂《证治准绳·女科》方。麦门冬、茯苓、防风各二钱，人参一钱半。加生姜五片，淡竹叶十片，水煎服。方用麦门冬益胃生津，清热除烦；茯苓健脾益气，宁心安神；人参补脾益气；生姜、防风温散和中；竹叶清热除烦。诸药合用，益气安神，滋阴生津。主治妊娠心惊胆怯，烦闷。⑤出自元·王好古《医垒元戎》方。麦门冬一两，炙甘草二两，粳米半合。前二味为细末，先煎粳米，米熟去米，入药末五钱匕，加大枣十二枚，竹叶十五片，水煎，去渣服。本方益胃生津，主治劳复，气欲绝者。

**麦门冬理中汤**　方剂名。出自唐·孙思邈《备急千金要方·卷二十》

方。麦门冬、芦根、竹茹、陈仓米各一升，生姜四两，白术五两，甘草、茯苓各二两，陈皮、人参、玉竹各三两，莼心五合。为粗末，水煎，分三次服。本方由麦门冬汤与理中汤合方并加减而成，温中补虚，滋阴清热。主治上焦热，腹满不欲饮食，或食则先吐后泻，肘挛急。方用麦门冬汤滋养脾肺，清热下气，加芦根、竹茹、玉竹、莼心以增清虚热之功。用理中汤温运中焦，补益脾胃，以生姜易干姜增强温通降逆，加茯苓、陈皮以健脾燥湿，淡渗利水。主要合用，阴阳双补，平调寒热，舒畅气机，则上、中、下三焦之症可除。

**扶老理中散**　方剂名。见《伤寒论辑义》转引《小品方》。人参、白术、干姜、茯苓、麦门冬、附子、甘草。方用理中丸加附子、茯苓温阳健脾利湿，加麦门冬益阴济阳。疗羸老冷气，恶心食饮不化，腹虚满，拘急短气，及霍乱呕逆，四肢厥冷，心烦气闷流汗者。

**赤石脂禹余粮汤**　方剂名。出自《伤寒论》。赤石脂（碎）一斤，太一禹余粮（碎）一斤。以水六升，煮取二升，去滓。分温三服。功能涩肠止泻。方中赤石脂、禹余粮俱质重性涩之品，合用可涩肠固脱以止利。原著用于治疗下焦滑脱、下利不止证。其表现参见"赤石脂禹余粮汤证"条。现代可用于治疗慢性肠炎、慢性痢疾所致腹泻、便血、脱肛，以及慢性妇科疾患所致漏下、白带等。

**赤散**　方剂名。出自唐·孙思邈《备急千金要方·卷三》方。赤石脂、代赭石各三两，桂心一两。为末，每服一方寸匕，酒送下，日三次。方用赤石脂甘酸温涩，可涩肠止泻，桂心温阳散寒，代赭石其质重坠，引药下行，走于下焦而固肠止泻。本方温中涩肠，主治产后下痢。

**折郁汤**　方剂名。出自清·沈金鳌《杂病源流犀烛·内伤外感门》方。白术、茯苓、猪苓、泽泻、肉桂、丁香、木通、白蔻仁。方用五苓散通阳行气，利水渗湿；丁香、白蔻芳香醒脾，助脾之转运，辛香行气，气行则水行；木通清热利湿，引水下行。诸药合用，温阳化饮，行气利水。主治水郁。

**抑痰丸**　方剂名。出自元·朱震亨《丹溪心法·卷二》方。瓜蒌仁一两，半夏二钱，贝母三钱。为末，蒸饼为丸，麻子大，每服一百丸，姜汤送下。本方为小陷胸汤去黄连，加贝母而成。方用瓜蒌仁化痰利气，半夏燥湿化痰，贝母清热化痰。诸药合用，开郁化痰，主治郁痰。

**护胃承气汤**　方剂名。出自《温病条辨》。生大黄三钱，玄参三钱，细生地三钱，丹皮二钱，知母二钱，连心麦冬三钱。水煎服，得下则止，不下更服。本方以玄参、生地、麦冬增液润肠，大黄泻热通便，知母、丹皮清解邪热，甘苦合化而护养胃阴，通腑泻热，故名。主治温病下后，邪气复聚，口燥咽干，舌苔干黑，或金黄色，脉沉有力之阴伤邪结证。小承气汤之枳实、厚朴有伤气劫阴之嫌，下后阴伤者不宜，是故《条辨》变通化裁而为本方。

**芫花丸** 方剂名。出自宋·王怀隐《太平圣惠方·卷六十九》方。芫花、大戟、甘遂、大黄各一两，青皮（汤浸）一两半。上药醋炒，再为细末，面糊和丸，梧桐子大，每服七丸，食前温酒送下。本方即十枣汤去大枣、加大黄、青皮而成。方用芫花、大戟，性辛苦以逐水饮，甘遂苦寒，能直达水气所结之处，以攻决为用，大黄荡涤留饮，青皮可破其气，散结消滞。

**芩连四物汤** 方剂名。出自清·沈金鳌《杂病源流犀烛·脏腑门》方。当归、川芎、白芍药、生地黄、黄连、黄芩、麦门冬。方用四物汤补血养血，黄芩、黄连清泻实火，麦冬养阴生津。本方养血清热，润肺止咳。主治血虚火盛而致的喘咳声嘶者。

**芩连芍药汤** 方剂名。见《杂病源流犀烛·六淫门》。白芍药二钱，黄芩、黄连、木香、枳壳各一钱半，陈皮一钱，炙甘草三分。水煎服。本方以黄芩汤去大枣而清热止痢，加黄连以增其清热止痢之功，加木香、枳壳、陈皮调气和中。治热痢下重者。

**苍术白虎汤** 方剂名。见《杂病源流犀烛·内伤外感门》。苍术、石膏、知母、粳米、甘草。水煎服。治秋发寒疫及湿温，便清，足肿难移。参阅"白虎加苍术汤"条。

**苍术白虎汤加草果方** 方剂名。见《温病条辨》。即白虎汤加苍术、草果而成。本方以白虎辛凉重剂，清阳明之热实，由肺卫而出；加苍术、草果，温散脾中重滞之寒湿。全方辛凉复苦温，适用于疟家湿疟证。

**苍术芍药汤** 方剂名。见《活法机要》。苍术二两，芍药一两，黄芩、肉桂各半两。为粗末，每用一两，水煎服。本方即黄芩汤加减而成。方用黄芩清热，芍药敛阴和营，苍术、肉桂燥湿理气。全方清热止利，理气定痛，用治痢疾痛甚者。

**苏葶丸** 方剂名。出自清·吴谦《医宗金鉴·幼科心法要诀》方。炒苏子、炒苦葶苈各等份。为细末，蒸枣肉为丸，麻子大，每服五至七丸，淡姜汤送下。本方即葶苈大枣泻肺汤加苏子而成。方用葶苈子泻肺行水，枣肉扶正安中，使邪去而不伤正。苏子降气消痰，止咳平喘。诸药合用，泻肺平喘，主治小儿停饮，喘急不得卧。

**苏葶定喘丸**　方剂名。出自清·吴谦《医宗金鉴·删补名医方论》方。苏子（研泥）、苦葶苈子（研泥）各等份。为细末，大枣肉为小丸，每服三钱，夜晚白水送下。以利四至五次为度，利多则减量，利少则加量。本方泻肺平喘，主治饮停上焦，喘急不得卧，面身水肿，小便不利者。

**杏子汤**　方剂名。见清·林佩琴《类证治裁·卷二》方。麻黄、桂枝、杏仁、芍药、生姜、天门冬。本方即麻黄汤去甘草加芍药、生姜、天门冬而成。方用麻黄宣肺平喘，杏仁降肺气而助麻黄平喘，桂枝助麻黄发散之用，桂枝、芍药又可调和营卫，生姜温肺止咳，天门冬清肺火，润肺止咳。本方宣肺平喘，润燥止咳。主治肺气上逆作喘者。

**杏仁五味子汤**　方剂名。见宋·陈师文《太平惠民和剂局方》卷四引《易简方》。人参、半夏（汤洗七次）、茯苓、芍药、肉桂（去皮）、炮姜、细辛、炙甘草、五味子各等份。为粗末，每服四钱，加杏仁五枚，生姜五片，水煎去渣，食前服。功用温肺止咳，补气化饮。主治内伤、外感咳嗽，虚劳咳血，痰饮停积。本方为小青龙汤去麻黄加人参、茯苓、杏仁、生姜、并以炮姜易干姜。方用肉桂散寒解表，配以芍药调和营卫，生姜、炮姜、细辛同用而温肺散寒以化饮，半夏辛燥，降逆化痰以蠲饮，杏仁降气止咳，人参、茯苓、甘草补脾益气以扶正而祛邪，五味子敛肺止咳。

**辰砂五苓散**　方剂名。见《伤寒六书纂要辨疑》。辰砂、白术、猪苓、泽泻各一两，肉桂六钱，赤茯苓一两。为细末，每服二钱，沸汤调服。方用五苓散淡渗利水，辰砂养心安神。治伤寒表里未解，及瘅疟烦闷诸热。中暑烦闷，小便赤涩者，用新水调下。

**连珠饮**　方剂名。出自王庆国、贾春华《日本汉医名方选》。茯苓5g，桂枝4g，当归、川芎、芍药、地黄、白术各3g，甘草2g。水煎服。本方为本间枣轩之经验方。是苓桂术甘汤与四物汤之合方。方取苓桂术甘汤健脾渗湿，温化水饮之功，以镇水气之上逆，用四物汤养血补血之效，以治血虚。本方补血调血，健脾化饮。主治血虚眩晕，心下逆满，发热自汗。然而本方不用于治疗口唇、眼结膜、指甲等严重贫血和肠胃虚衰之易下利者。

**连理汤**　方剂名。见《症因脉治》。人参、白术、干姜、炙甘草、黄连。水煎服。方以理中汤健脾温中，加黄连清泄郁热。治外感寒邪，发热，呕吐酸水者。亦用治久痢，时作时止，证属脾胃虚寒而兼湿热未尽者。

**连梅汤**　方剂名。出自清·吴鞠通《温病条辨·卷三》方。黄连、阿胶（烊化）各三钱，乌梅、麦门冬、生地黄各三钱。本方为黄连阿胶汤去黄芩、鸡子黄、芍药，加乌梅、麦冬而成。本方以黄连泻壮火，使不烁金，以乌梅之酸以生津，合黄连酸苦为阴；以色黑沉降之阿胶救肾火，麦冬、生地合乌梅酸甘化阴。诸药合用，滋阴清热，生津止渴。主治暑热伤阴而致的口渴引饮，及筋失濡养而致的四肢麻痹。

**连翘栀豉汤** 方剂名。见《重订通俗伤寒论》。连翘二钱，炒淡豆豉、郁金（加辛夷仁三分拌捣）、焦栀子各三钱，枳壳、桔梗各八分，橘络一钱，白豆蔻末（分二次，冲服）四分。水煎服。本方以栀子豉汤清热除烦为基础，加连翘助其清郁热，加郁金、枳壳、桔梗、橘络、白豆蔻宽胸理气而助郁热之宣透。治外邪初陷于心胸之间，心包气郁，汗、吐、下后，虚烦不眠，或心中懊侬，反复颠倒，胸脘苦闷，或心下结痛，起卧不安，舌上苔滑者。

**吴茱萸汤** 方剂名。①出自《伤寒论》。吴茱萸（洗）一升，人参三两，生姜（切）六两，大枣（擘）十二枚。以水七升，煮取二升，去滓。温服七合，日三服。功能温肝暖胃，降逆止呕。方中吴茱萸温肝暖胃，散寒降浊；生姜暖胃散寒，长于止呕；人参、大枣补虚和中。原著用于治疗阳明胃寒、少阴吐利、厥阴头痛等证，《金匮要略》用以治疗胸阳不足而阴寒上逆之证。其表现参见"吴茱萸汤证"条。现代常用于治疗神经血管性头痛、神经性呕吐、耳源性眩晕、胃肠炎、胃或十二指肠溃疡、妊娠恶阻、肝炎、高血压、神经官能症、肾功能不全、青光眼等。②出自唐·孙思邈《备急千金要方·卷十六》方。吴茱萸、半夏、小麦各一升，甘草、人参、桂心各一两，大枣二十枚，生姜八两。八味，为粗末，以酒五升，水三升，煮取三升，分三服。本方即吴茱萸汤加半夏、小麦、桂心、甘草而成。方用吴茱萸下逆气，人参、生姜、大枣厚其脾土，温经而兼温中，使阴气不复上逆。加半夏以增其降逆和胃之力，小麦健脾温中，桂心温阳散寒降逆，甘草调和诸药，合姜、枣又能补脾益气。诸药合用，温中益气，降逆止呕，主治久寒胸胁逆满，不能食。③出自明·傅仁宇《审视瑶函·卷三》方。吴茱萸、半夏、川芎、炙甘草、人参、茯苓、白芷、陈皮各等份。加生姜三片，水煎，食后服。方用吴茱萸温肝暖胃，散寒降浊，半夏、生姜降逆和中止呕，人参、甘草补虚和中益气，陈皮、茯苓健脾利湿，理气和中，川芎、白芷祛风走表止痛。诸药合用，温中补虚，降逆止呕，化饮散风。主治厥阴经偏头风，四肢厥，呕吐涎沫。

**针砂汤** 方剂名。出自王庆国、贾春华《日本汉医名方选》。白术、桂枝、牡蛎各4g，茯苓6g，人参3g，针砂、甘草各1g。水煎服。针砂汤为原南阳之经验方。该方是在苓桂术甘汤的基础上加针砂（制钢针时磨下的细屑，与中药生铁落相似）、牡蛎、人参而成。方中白术、茯苓、人参健脾益气，以滋生血之源；桂枝、甘草温补心阳，以助茯苓宁心止悸之效；牡蛎对阴虚阳亢所致的烦躁不安、心悸失眠、头晕目眩耳鸣卓越有效；用针砂之重坠，取镇坠宁心，诸药合用健脾益气，养血安神。主治心悸气短，面色萎黄，眩晕虚烦。

**牡丹汤** 方剂名。出自明·王肯堂《证治准绳·疡医》方。牡丹皮、瓜蒌仁各一钱，桃仁、芒硝各二钱，大黄五钱。水煎去渣，入硝再煎数沸服。本方即大黄牡丹汤去冬瓜子，加瓜蒌仁而成。方用大黄、芒硝苦寒清热泻下，荡涤肠中湿热郁结之毒，消痈散结。桃仁活血行滞，破瘀生新；丹皮活血祛瘀，凉血散血；瓜蒌仁清热祛痰消痈。本方泻热破瘀，散结消肿。主治肠痈，小腹肿痞，按之即痛，小便如淋，发热恶寒，自汗，脉迟紧，脓未成者。

**牡蛎泽泻散** 方剂名。出自《伤寒论》。牡蛎（熬）、泽泻、蜀漆（暖水洗去腥）、葶苈子（熬）、商陆根（熬）、海藻（洗去咸）、栝蒌根各等份。异捣，下筛为散，更于臼中治之。白饮和服方寸匕，日三服。小便利，止后服。能逐水消肿。方中牡蛎软坚以行水，泽泻导水下行，栝蒌根生津止渴，商陆根峻逐水邪，葶苈泻肺行水，蜀漆劫痰逐水，海藻软坚利水。诸药相伍，走而不守，因势利导，使水邪由小便而去。原著用于治疗大病瘥后，腰以下有水气之证，其表现参见"牡蛎泽泻散证"条。现代用于治疗肝硬化腹水、肾炎、渗出性胸膜炎等。

**利肝分水散** 方剂名。出自清·陈士铎《辨证奇闻·卷下》方。龙胆草二钱，茵陈蒿、猪苓、车前子、白蒺藜各三钱，茯苓一两，柴胡一钱，菊花五钱。方用龙胆草清利肝胆湿热，茵陈清热利湿退黄，茯苓、猪苓利水渗湿；车前子利水湿，分清浊；白蒺藜、柴胡疏利肝胆，菊花清肝经之热。

**羌活四物汤** 方剂名。出自明·秦景明《症因脉治·卷一》方。羌活、防风、当归、川芎、白芍药、生地黄。如身痛，加秦艽、钩藤、柴胡。本方为四物汤补血养血，羌活、防风疏风散邪。本方养血祛风。主治风中于左，邪入厥阴，口眼歪斜。

**羌活汤** 方剂名。出自明·秦景明《症因脉治·卷四》方。羌活、防风、黄芩、柴胡、大黄。本方柴胡、黄芩相合，为小柴胡汤主药，既可清解少阳经腑之热，又能疏理肝胆气机而推动六腑之气，具有推陈致新的作用。羌活、防风祛风散寒，盖表邪解则里气自和，大便易通；大黄通便而有推陈致新之功。诸药合用有和解少阳，散风通便之效。

**羌活附子汤** 方剂名。①见《医学心悟》。羌活一钱，附子、干姜各五分，炙甘草八分。水煎服。方以四逆汤温阳散寒，加羌活辛温走表，通络散寒。治客寒犯脑，脑痛连齿，手足厥逆，口鼻气冷。②见《卫生宝鉴》。木香、炮附子、羌活、炒茴香各半两，干姜一两。为细末，每次服二钱，加盐一捻，水煎二十沸，和渣热服。方以姜、附温中，木香、茴香暖胃调中，加羌活助其行气通络。用治客寒犯胃之呃逆者。

**沈氏黑疸方** 方剂名。出自清·沈金鳌《杂病源流犀烛·六淫门》方。茵陈四两（捣，取汁一合），天花粉一斤（捣，取汁六合）。调匀冲服。方以茵陈清热利湿退黄，花粉清热生津。二药合用，利湿退黄，清热润燥。主治女劳疸，额黑，足热，膀胱急，小便利，身黄，恶寒。

**沉香温胃丸** 方剂名。出自金·李杲《内外伤辨惑论》。附子（炮，去皮脐）、巴戟天（酒浸，去心）、炮姜、炮茴香各一两，肉桂七钱，沉香、炙甘草、当归、吴茱萸（洗，炒，去苦）、人参、白术、白芍药、茯苓（去皮）、高良姜、木香各五钱，丁香三钱。为细末，醋糊为丸，梧桐子大，每服五十至七十丸，空腹前米饮送下，日三服。本方由理中丸加味而成，主治中焦气弱，脾胃虚寒，饮食不美，气不调和，脏腑积冷，心腹疼痛，大便滑泄，腹中雷鸣，霍乱吐泄，手足厥逆，便利无度，又治下焦阳虚，脐腹冷痛，及伤寒阴湿，自汗。本方中炮姜、炮茴香、吴茱萸、高良姜温中祛寒，调肝止痛，炮附子、巴戟天、肉桂温补元阳，散寒祛湿；人参、白术、茯苓补中益气，健脾燥湿，当归补血活血；沉香、木香、丁香温中降逆，暖肝肾而开寒结，芍药和里缓急，炙甘草调和诸药。诸药合用，共奏温中散寒，益气健脾之功。

**补中汤** 方剂名。出自明·秦景明《症因脉治·卷四》方。白术、人参、干姜、茯苓、陈皮、甘草。本方由理中丸加味而成，方中干姜辛热，温中焦脾胃而祛寒；人参、白术补中益气，健脾燥湿；茯苓健脾渗湿；陈皮理气健脾；甘草益气扶正，并调和诸药。故诸药相合，温中祛寒，理气健脾。主治太阴寒气霍乱，恶寒身痛，腹痛吐利。

**补肝汤** 方剂名。①出自清·尤怡《金匮翼·卷六》方。干地黄三钱，白芍药一钱半，当归、陈皮各一钱，川芎七分，甘草五分。方用四物汤补血养血，陈皮气香性温，能行能降，有理气运脾之功；甘草调和诸药。②出自清·吴谦《医宗金鉴·杂病心法要诀》方。当归、川芎、白芍药、熟地黄、酸枣仁、炙甘草、木瓜。方用四物汤补血养血，酸枣仁养心阴，益肝血，木瓜舒筋活络，甘草调和诸药。本方养血补肝，滋阴荣筋。主治肝血不足，筋缓不能收持，目暗视物不清。

**阿胶四物汤**　方剂名。出自清·沈金鳌《杂病源流犀烛·脏腑门》。阿胶、当归、川芎、白芍、地黄。方用四物汤补血养血，阿胶养血润肺止咳。本方主治血虚久咳。

**阿胶鸡子黄汤**　方剂名。见《重订通俗伤寒论》。阿胶（烊化）、钩藤各二钱，白芍药、络石藤各三钱，石决明五钱，生地黄、生牡蛎、茯神木各四钱，鸡子黄（先煎代水）二枚，炙甘草六分。水煎服。本方从黄连阿胶汤化裁而来。取原方胶、芍、鸡黄酸甘化阴，更增地黄、甘草滋养阴气，以钩藤、络石藤、石决明、生牡蛎、茯神木等清肝泻热而熄风通络。变原方滋阴泻热除烦为养血熄风，潜阳通络之剂。治热邪伤阴，唇焦舌燥，脉濡而细数，心烦不寐，筋脉拘急，手足蠕动等症。

**阿胶黄连汤**　方剂名。见《重订通俗伤寒论》。阿胶（烊化）一钱半，白芍药二钱，黄连（蜜炙）六分，鲜生地黄六钱，黄芩一钱，鸡子黄（先煎代水）一枚。水煎服。本方即黄连阿胶汤加生地而成。方用芩、连之苦以泄热，鸡子黄、阿胶之甘以滋阴，更用芍药之酸，收阴气而泄邪热，加鲜生地之甘凉，补阴液而凉血热，增强了原方滋阴泻热之力。治血热所致的心烦不寐，肌肤枯燥，神气衰弱，咽干尿短，大便脓血等症。

**陈曲丸**　方剂名。出自元·罗天益《卫生宝鉴·卷十六》方。陈曲一两半，肉桂、人参、干姜、白术、当归、炙甘草、厚朴各半两。为末，炼蜜为丸，梧桐子大，每服二十至五十丸，食前温酒或淡醋调下，日两次。本方由理中丸加味而成。用理中丸温运中焦，补益脾胃，肉桂温通气血，助干姜以祛里寒，当归补血活血，缓急止痛；厚朴宽中缓急；陈曲健脾以助运化，诸药合用，温中祛寒，益气宽中。主治腹中冷痛。

**附子六合汤**　方剂名。出自元·王好古《医垒元戎》。当归、川芎、熟地黄、芍药各一两，桂枝、附子各五分。方用四物汤养血安胎，附子、桂枝温阳散寒，回阳救逆。本方养血安胎，回阳救逆。主治妊娠伤寒，四肢拘急，身凉微汗，腹中痛，脉沉迟。

**附子六物汤**　方剂名。见《医宗金鉴·外科心法要诀》。附子、甘草各一钱，防己、白术（土炒）、茯苓各八分，桂枝五分。加生姜三片，水煎，食远服。本方即苓桂术甘汤合桂枝附子汤化裁而成。方以桂、附温经扶阳，苓、术健脾利湿，防己配桂、附除湿通络止痛，草、姜调胃安中。用治附骨疽，骨节酸痛，四肢拘急，自汗气短，小便不利，手足浮肿者。

**附子汤** 方剂名。出自《伤寒论》。附子（炮，去皮，破八片）二枚，茯苓三两，人参二两，白术四两，芍药三两。以水八升，煮取三升，去滓。温服一升，日三服。功能温经助阳、祛寒化湿。方中炮附子扶先天之阳气，温经止痛；人参补后天之根本，益气扶正；白术、茯苓助人参以补中培土，协附子以利水消阴；芍药和血通痹，既监制附子之燥热，又助附子散寒滞，疗身痛。原著用于治疗少阴病阳气虚衰、寒湿阻滞之证，《金匮要略》用以治疗妊娠阳虚宫寒证。其表现参见"附子汤证"条。现代用于治疗风湿病、感冒、心绞痛、胃肠病、阳痿、妇科病、肾脏疾患等。本方系真武汤减生姜加人参而成，组成仅差一味，功用却有不同。真武汤用姜不用参，重在温散水气；本方用参，更倍术、附之用量，旨在温补元阳。

**附子泻心汤** 方剂名。出自《伤寒论》。大黄二两，黄连一两，黄芩一两，附子（炮，去皮，破，别煮取汁）一枚。切三味，以麻沸汤二升渍之，须臾绞去滓，内附子汁。分温再服。功能泄热清痞，扶阳固表。方中三黄生用，沸水浸渍，味苦气薄，泄热消痞，附子辛热，熟用另煮，气味俱厚，扶阳固表。共成寒热并用、正邪兼顾之剂。原著用于治疗热痞兼阳虚之证。其表现参见"附子泻心汤证"条。现代常用于治疗急慢性胃炎、慢性结肠炎、上消化道出血等疾患。

**附子细辛汤** 方剂名。见《伤寒论辑义》引《十便良方》。麻黄、附子、细辛、川芎、生姜。方用麻黄附子细辛汤温经散寒，加川芎、生姜助其温通经络，散寒止痛。治痛连脑户，或但额间与眉相引，如风所吹，如水所湿，遇风寒则极，常欲得热物熨。此由风寒客于足太阳之经，随经入脑，搏于正气，其脉微弦而紧，谓之风冷头痛者。

**附子理中丸** 方剂名。见《太平惠民和剂局方》。附子（炮，去皮脐）、人参、白术、炮姜、炙甘草各三两。为细末，炼蜜为丸，每两作十丸，每服一丸，以水一盏化破，煎至七分，空腹、食前服。方以理中丸温中散寒，健脾燥湿，独加附子一味，大补脾肾阳气，阳气复振则中寒自消。治脾胃虚寒，呕吐泻利，脘腹绞痛，心下逆满，手足厥寒，腹中雷鸣，饮食不进，及霍乱转筋等症。

**附子理中汤** 方剂名。见《万病回春》。附子（炮，去脐）、干姜（炮）、吴茱萸、官桂、人参、当归、陈皮、厚朴（姜炒）、白术、炙甘草。加生姜、大枣，水煎热服。方以理中丸温阳散寒，加附、桂回阳救逆，吴萸暖肝降逆，归、朴、陈皮调理气血。用治中寒厥倒之症。

**附子理中汤去甘草加厚朴广皮汤** 方剂名。出自《温病条辨》。生茅术三钱，人参一钱五分，炮干姜一钱五分，厚朴二钱，广皮一钱五分，生附子一钱五分（炮黑）。水煎，分二次服。本方在理中汤基础上，以苍术易白术加味而成。方以人参扶正益气，苍术补脾燥湿，姜、附运脾阳以祛寒，加厚朴、陈皮行气消满，去甘草之壅滞。全方取辛苦发散、辛苦能通之义，治阳明寒湿而见舌白腐、肛坠痛、便不爽、不喜食者。

**附子麻黄汤** 方剂名。见《医宗必读》。麻黄、炒白术、人参、甘草、炮附子、干姜各等份。水煎服。方用理中丸温中散寒，麻黄、附子温经扶阳通络。治寒中，身体强直，口噤不语，四肢战掉，卒然眩晕，身无汗者。

**附子温中丸** 方剂名。①见《医学发明》。附子、干姜、白术各一两，肉桂、炙甘草各半两，高良姜七钱。为细末，炼蜜为丸，一两作十丸，每服一丸，细嚼，生姜、橘皮煎汤或米饮送下，食前服。本方即理中汤加减而成。方以附子、干姜、肉桂、良姜温中散寒，白术健脾燥湿，炙甘草补气和中。治呕吐，噎膈，留饮，肠鸣，湿冷泄注等症。②见《卫生宝鉴》。炮姜、附子（炮，去皮脐）各七钱，人参、炙甘草、白芍药、茯苓、白术各五钱，草豆蔻（面裹煨，去皮）、厚朴（姜制）、陈皮各三钱。为粗末，每服五钱至一两，加生姜五片，水煎去渣，食前服。方用理中汤温中散寒、健脾燥湿为基础，加附子温补阳气，草豆蔻、茯苓、陈皮、厚朴行气燥湿，芍药味酸而配炙甘草和阴，防附子、草蔻之燥烈伤阴。治中寒腹痛自利，水谷不化，或不欲饮食、懒言困倦嗜卧者。

**附姜白通汤** 方剂名。见《医门法律·中寒门》。附子（炮，去皮脐）、炮姜各五钱，葱白（取汁）五茎，猪胆半枚。水煎前二味，取汁，兑入葱白汁、猪胆汁、和匀温服。本方以白通汤破阴回阳，宣通上下，加猪胆汁之苦寒而为反佐，引阳入阴，以解除阴阳格拒之势。治暴卒中寒，厥逆呕吐，泻利色青气冷，肌肤凛栗无汗，阴盛无阳之症。本方即白通加猪胆汤去人尿而成，参见该条。

**驱邪汤** 方剂名。见《医碥》。麻黄、桂枝、杏仁、甘草、防风、羌活、独活、川芎、藁本、柴胡、葛根、白芷、升麻（一方加紫金藤）。加生姜、薄荷。水煎服。方以麻黄汤发表散寒，加防风、二活、藁本、白芷、升麻、葛根等助其发汗驱邪，柴胡、川芎调理气血。治感冒风寒，颈项强痛。

**驱蛔汤一号** 方剂名。见《中西医结合治疗急腹症》（天津市南开医院）。槟榔、使君子各一两，苦楝皮五钱，乌梅五枚，木香四钱，枳壳二钱，川椒、细辛、干姜各一钱，玄明粉（冲服）三钱。水煎服。本方据乌梅丸化裁而成。方用乌梅滋肝泄肝，酸以安蛔，椒、辛、姜之辛热以伏蛔，槟榔、苦楝皮、使君子杀虫驱蛔，佐以木香、枳壳行气止痛，玄明粉软坚泻下而助驱蛔下出。本方充分体现了酸苦辛复法驱蛔的组方意义，而较乌梅丸原方增强了行气止痛、杀虫之力。用治胆道蛔虫早期，疼痛明显者。

# 八　画

**青龙白虎汤**　方剂名。又名竹茹石膏汤。见《疫喉浅论·新编会厌论》鲜竹茹三钱，石膏五钱。用井、河水各半煎服。方用石膏清泻肺胃之火，鲜竹茹清化痰火。治疫喉白腐，壮热如烙，烦渴引饮。

**抵当丸**　方剂名。出自《伤寒论》。水蛭（熬）二十个，虻虫（去翅足，熬）二十个，桃仁（去皮尖）十五个，大黄三两。捣分四丸，以水一升，煮一丸，取七合服之。晬时当下血，若不下者，更服。本方组成、方义、功能与"抵当汤"相同，唯剂量较轻，且改汤为丸，意在峻药缓图，用于病势较缓者。原著用于治疗太阳蓄血证，其表现参见"抵当丸证"条。现代应用范围与抵当汤略同。

**抵当汤**　方剂名。出自《伤寒论》。水蛭（熬），虻虫（去翅足，熬）各三十个，桃仁（去皮尖）二十个，大黄（酒洗）三两。以水五升，煮取三升，去滓。温服一升，不下更服。功能破血逐瘀。方中水蛭、虻虫均为虫类破血药，善能破血逐瘀，其力峻猛。配以桃仁活血散瘀；大黄荡涤热邪，导瘀下行。原著用于治疗太阳蓄血、阳明蓄血。《金匮要略》用于治疗瘀血所致妇人经水不利证。其表现参见"抵当汤证"条。现代常用于治疗妇人闭经、痛经、精神分裂症、癫痫、狂犬病、血吸虫病、跌打损伤等。本方为攻逐瘀血之峻剂，体弱者慎用，孕妇禁服。

**苦酒汤**　方剂名。出自《伤寒论》。半夏（洗，破如枣核）十四枚，鸡子（去黄，内上苦酒，著鸡子壳中）一枚。内半夏，著苦酒中，以鸡子壳置刀环中，安火上，令三沸，去滓。少少含咽之。不瘥，更作三剂。功能涤痰开结、敛疮消肿、润燥止痛。方中苦酒解毒敛疮，收降阴火，活血消肿；鸡子白润喉清音，利窍通声；半夏涤痰涎，开喉痹，散结气。三药敛散和合，润燥互济，可使阴复火降、痰热消散而病愈。少少含咽，有利于药物直接作用于病所。原著用于治疗少阴病痰火结于咽喉之证，其表现参见"苦酒汤证"条。现代用于治疗咽炎、喉炎、扁桃腺炎、口腔溃疡等疾患。

**苓甘五味加姜辛半杏大黄汤** 方剂名。出自《金匮要略》。茯苓四两，甘草三两，干姜三两，细辛三两，五味子半升，半夏半升，杏仁半升，大黄三两。上八味，以水一斗，煮取三升，去滓，温服半升，日三服。本方功用温化水饮，降逆泄热。原著用于水饮挟热，胃热上冲熏其面，而见面热如醉的证治。本方于苓甘五味加姜辛半夏杏仁汤加大黄，以用其苦寒泄热，和胃去饮。

**苓甘五味加姜辛半夏杏仁汤** 方剂名。出自《金匮要略》。茯苓四两，甘草三两，干姜三两，细辛三两，五味子半升，半夏半升，杏仁半升（去皮尖）。上七味，以水一升，煮取三升，去滓，温服半升，日三服。本方功用温肺散寒，化气消饮。原著用于治疗服苓甘五味姜辛半夏汤后，水去呕止，但见形肿者。本方于苓甘五味姜辛半夏汤加杏仁，辛开苦泄，内通肺气而达表，清除余邪，兼以宣肺利气，气化则饮消，形肿亦可随之减。

**苓甘五味姜辛汤** 方剂名。出自《金匮要略》。茯苓四两，甘草、干姜、细辛各三两，五味子半升。上五味，以水八升，煮取三升，去滓，温服半升，日三服。本方功用散寒泄满，化饮止咳。原著用于治疗冲气已平，支饮复作之证。症见咳嗽、胸满。因冲逆已平，故不用桂枝，但咳满而加，故用干姜、细辛以散寒泄满，合五味子以蠲饮止咳。

**苓甘姜附汤** 方剂名。出自清·黄元御《四圣心源》。甘草、茯苓、干姜、附子。方用附子、干姜温阳散寒，茯苓淡渗利水，甘草甘缓和中。诸药合用，温阳散寒，治太阳寒水。

**苓姜术桂汤** 方剂名。出自《温病条辨》。茯苓五钱，生姜三钱，炒白术三钱，桂枝三钱。本方以苓桂术甘汤加减而成，去甘草之壅滞，加生姜宣胃除湿，茯苓、白术补脾渗湿，桂枝通阳化气，全方取苦辛温为法，治疗寒湿伤脾胃两阳，而见寒热不饥、吞酸、形寒、或脘中痞闷、或酒客湿聚者。

**苓桂丹参汤** 方剂名。出自清·黄元御《四圣心源》。丹皮三钱，甘草二钱，茯苓三钱，干姜三钱，桂枝三钱，丹参三钱。煎大半杯，温服。方用干姜温中散寒；茯苓健脾渗湿；桂枝温经通络；丹皮活血散瘀；丹参补血调经，活血祛瘀；甘草调和诸药。本方可温中散寒，活血祛瘀。主治经前腹痛。

**苓桂术甘汤** 见"茯苓桂枝白术甘草汤"条。

**苓桂半夏汤** 方剂名。出自清·黄元御《四圣心源》。甘草二钱，茯苓三钱，泽泻三钱，桂枝三钱，半夏三钱，干姜三钱，生姜三钱，芍药三钱。煎大半杯，温服。方用茯苓、泽泻利水渗湿；桂枝温阳化气；半夏辛温燥湿，降逆和胃；干姜、生姜温中降逆；芍药柔肝泻木；甘草调和诸药。本方可祛湿化痰，升清降浊，主治噎膈。若上脘不开，加以痰涎胶黏，故食阻不下，法宜重用半夏，以降胃气。痰盛者，加茯苓、橘皮，行其瘀浊，生姜取汁，多用益善。

**苓桂阿胶汤** 方剂名。出自清·黄元御《四圣心源》。甘草二钱，茯苓三钱，泽泻三钱，桂枝三钱，阿胶三钱。煎大半杯，热服。方用茯苓、泽泻利水渗湿；桂枝温阳化气；阿胶滋阴润肺，上源得通，则水湿自行，甘草调和诸药。若小便不清，加西瓜浆，热加栀子，中虚加人参，寒加干姜。诸药合用，利水祛湿，主治水湿肿胀。

**苓桂枣甘汤** 见"茯苓桂枝大枣甘草汤"条。

**苓桂参甘归附汤** 方剂名。出自清·黄元御《四圣心源》。人参一钱，甘草一钱，茯苓三钱，桂枝二钱，附子二钱，当归二钱。流水煎大半杯，温服。本方温阳救逆。主治厥逆不止者。方用茯苓健脾和胃，桂枝温阳散寒，人参补气健脾，附子温阳散寒，回阳救逆，当归养血和营。

**苓桂参甘芍药附子汤** 方剂名。出自清·黄元御《四圣心源》。人参一钱，甘草一钱，茯苓三钱，桂枝三钱，附子二钱，芍药二钱。流水煎大半杯，温服。本方温中健脾，散寒止痛。主治腰痛腹痛。方用茯苓健脾除湿，桂枝温经通络，人参补气健脾，芍药缓急止痛，甘草甘缓和中，配以附子温阳散寒。

**苓桂姜甘汤** 见"茯苓甘草汤"条。

**苓桂参甘厚朴汤** 方剂名。出自清·黄元御《四圣心源》。人参三钱，甘草二钱，干姜三钱，茯苓三钱，桂枝三钱，厚朴三钱。流水煎大半杯，温服。本方温中健脾，行气除满。主治寒疫太阴腹满。方用茯苓健脾除湿，桂枝温阳散寒，人参补气健脾，甘草和中扶土，干姜温中散寒，厚朴行气除满。

**苓桂参甘黄芪汤** 方剂名。出自清·黄元御《四圣心源》。人参一钱，甘草一钱，茯苓二钱，桂枝一钱，黄芪三钱。流水煎大半杯，温服。本方补气健脾，生肌敛疮。主治溃烂无痂者。方用茯苓健脾除湿，桂枝温通阳气，人参补气扶正，甘草甘缓和中，黄芪补气生肌敛疮。

**苓桂参甘椒附汤** 方剂名。出自清·黄元御《四圣心源》。人参三钱，甘草三钱，茯苓三钱，桂枝三钱，蜀椒三钱（去目），附子三钱（炮），芍药三钱，粳米半杯。流水煎大半杯，温服。本方温中健脾，散寒止痛。主治寒疫太阴腹痛症。方用茯苓健脾除湿，桂枝、蜀椒、附子温阳散寒，人参补气健脾，芍药酸甘益阴，甘草缓急止痛，配以粳米补脾和胃。

**苓桂柴胡汤**　方剂名。出自清·黄元御《四圣心源》。甘草二钱，茯苓三钱，丹皮三钱，桂枝三钱，芍药三钱，柴胡三钱，半夏三钱。煎大半杯，温服。方用茯苓淡渗利湿；桂枝通阳散寒；丹皮退黄清虚热；半夏辛温燥湿；芍药柔肝敛阴；柴胡疏肝解郁；甘草调和诸药。诸药合用，通阳利湿，疏肝解郁。主治骨蒸。

**苓桂浮萍汤**　方剂名。出自清·黄元御《四圣心源》。甘草二钱，茯苓三钱，泽泻三钱，半夏三钱，杏仁三钱，浮萍三钱，桂枝三钱。煎大半杯，热服。覆衣，取汗。方用茯苓、泽泻利水渗湿；半夏辛温燥湿；桂枝温阳化气；杏仁宣散疏利；浮萍利水消肿；甘草调和诸药。若中气虚，加人参；寒加干姜；肺热，加麦冬、贝母。诸药合用，燥湿利水，主治水湿肿胀。

**苓蔻人参汤**　方剂名。出自清·黄元御《四圣心源》。人参二钱，甘草二钱，白术三钱，干姜三钱，茯苓三钱，肉蔻一钱（煨，研），桂枝三钱。煎大半杯，温服。本方温中散寒，涩肠止泻，主治泄利。若大便寒滑不收，小便热涩不利，加石脂以固大肠，粳米以通水道。

**范汪茯苓理中汤**　方剂名。见《伤寒论辑义》。人参、白术、干姜、茯苓、木瓜、甘草。方用理中丸温中健脾，加茯苓、木瓜助其利湿运化。治霍乱脐上筑而悸者。

**范汪理中加二味汤**　方剂名。见《伤寒论辑义》。人参、白术、干姜、当归、芍药、甘草。方用理中丸温中健脾燥湿，加归、芍和营行血。治霍乱胸满，腹痛吐下者。

**明朗汤**　方剂名。见王庆国、贾春华《日本汉医名方选》。茯苓6g，桂枝3g，白术4g，甘草2.5g，车前子4g，细辛3g，黄连1.5g。水煎服。本方为和田东郭所制。是在苓桂术甘汤的基础上加入车前子、细辛、黄连而成。苓桂术甘汤温阳利水，平冲降逆；以车前子利水通淋，清肝明目；细辛辛温走窜，祛风化饮，宣通上窍；黄连清热解毒燥湿。七药相合，降气平冲，清热散风，主治风眼，即见风流泪证。症见羞明，目赤，流泪，脉迟，心下部有振水音，伴见动悸、眩晕者。

**知石泻白散**　方剂名。见《症因脉治》。地骨皮、桑白皮、甘草、知母、石膏。水煎服。本方即白虎汤去粳米加地骨皮、桑白皮而成。知母配地骨皮、桑白皮清金保肺，石膏清泻肺胃火热，甘草和中补正。治腋痛属燥火伤肺者。若胃火上冲，加葛根以清阳明之邪；肝火旺，加柴胡、黄芩清肝泄热。

**知母甘桔汤** 方剂名。见《症因脉治》。知母、石膏、桔梗、甘草、地骨皮。水煎服。本方即白虎汤合桔梗汤化裁而成。以知母、石膏配地骨皮清泻肺热，桔梗、甘草利咽化痰止咳。治肺燥咳嗽喘逆。

**知母石膏汤** 方剂名。①见《症因脉治·卷三》。知母、石膏、葛根、甘草。水煎服。本方即白虎汤去粳米以清肺胃之火，加葛根清热而升津止渴。治燥火所致的上消症。②见《症因脉治·卷四》。知母、石膏、麦门冬、甘草、粳米、竹沥。水煎服。方以白虎汤清火除烦，加麦冬养阴生津，竹沥清化痰火。治外感霍乱烦渴。体虚者加人参以补益元气；渴甚者加天花粉清热生津。

**知母汤** 方剂名。见《备急千金要方》。知母三两，芍药、黄芩各二两，桂心、甘草各一两（一方无桂心，有生地黄）。为粗末，水煎，分三次服。本方仿黄芩汤意而制，方以知母、黄芩清少阳、阳明之热邪，芍药敛阴和营而除烦满，桂心反佐，以利里热之透发，甘草调和诸药。治产后乍寒乍热，心胸烦闷者。

**和解四物汤** 方剂名。见《妇科玉尺》。熟地黄、当归、白芍药、川芎、柴胡、黄芩、人参、半夏、甘草。加生姜、大枣；水煎服。本方以小柴胡汤和解少阳，调达枢机，加地、芍、归、芎四物汤以养血和血。治产后阴血亏虚而有寒热往来，盗汗，脉浮等症者。

**和解汤** 方剂名。见《鸡峰普济方》。白芍药、桂各二分，甘草、干姜、白术、人参、茯苓各一两。为粗末，每服二钱，加生姜三片、大枣一枚，水煎，去渣服。方用桂枝汤调和营卫，解肌散寒，理中汤加茯苓温中健脾，补养正气。用治血气亏虚，外感寒邪，身体疼倦，发热恶寒，腹中疼痛，鼻塞头昏，痰多咳嗽，大便不调等症。其方义可参阅桂枝人参汤条。

**金鼎汤** 方剂名。出自清·黄元御《四圣心源》。甘草二钱，茯苓三钱，半夏三钱，桂枝三钱，芍药三钱，龙骨二钱，牡蛎三钱。煎大半杯，温服。功用降胃利胆，镇惊安神。主治心神不安而见惊悸之证。其上热者，倍芍药以清胆火。下寒者，加附子以温肾水。黄元御解释本方说："惊悸之证，土湿胃逆，相火不藏，应用茯苓去湿，半夏降胃，桂枝达肝，芍药敛胆，龙骨、牡蛎藏精聚神，以蛰阳根。阳降根深，则魂谧神安，惊悸不作矣。"

**炙甘草汤** 方剂名。出自《伤寒论》。一名复脉汤。甘草（炙）四两，生姜（切）三两，人参二两，生地黄一斤，桂枝（去皮）三两，阿胶二两，麦门冬（去心）半升，麻仁半升，大枣（擘）三十枚。以清酒七升，水八升，先煮八味，取三升，去滓，内胶烊消尽。温服一升，日三服。本方具有滋阴补血、益气通阳、养心复脉之功能。方中炙甘草益气补中，《名医别录》言其能"通经脉，利血气"；人参、大枣补脾养心，助气血生化之源；生地黄、阿胶、麦门冬、麻仁补心血，滋心阴，充养血脉；桂枝合甘草扶助心阳，合生姜、清酒宣通百脉，流通气血。诸药合用，气血双补，养心复脉。原著用于治疗伤寒后的心阴阳两虚证。其表现参见"炙甘草汤证"条。现代被广泛用于治疗各种原因引起的心律失常。在心肌炎、冠心病、风心病、自主神经功能紊乱等疾患以及感染性发热性疾病后期，经常使用本方。

**变制心气饮**　方剂名。见王庆国、贾春华《日本汉医名方选》。茯苓5g，桂枝3g，半夏2.5g，甘草2g，木通4g，桑白皮3g，槟榔4g，苏子2g，鳖甲4g，枳实4g，吴茱萸3g。水煎内服。本方是《宝庆集》分心气饮的变方，主治水气郁滞体内诸症。如心下逆满，心中动悸，胸胁痞满，四肢沉重浮肿，麻痹拘挛，额上及目下色黑，头眩，小便不利等。方中桂枝温阳化气，茯苓淡渗利湿；木通逐水气，利小便；桑白皮宣肺气，开上源。半夏燥湿散结，宣散水气。槟榔、枳实行气而利水。吴茱萸、苏子温阳化湿，降气平冲。方中鳖甲之意，为软坚散结之用。诸药合用，温阳化气。若水气较重而阳虚甚，方中可加附子以温肾阳，助气化。如水气留蓄，可加犀角斩关夺将以破之。

**变通抵当丸**　方剂名。出自清·张璐《张氏医通·卷十六》方。虻虫二十个（去翅足，熬），桃仁二十五个（去皮尖），大黄三两，䗪虫二十个（鸡血拌，瓦上焙干）。上药为末，分为四丸，每次水煮一丸，当下血，若不下更服。如欲缓攻，临卧时酒服，瘀下止后服。本方为抵当丸去水蛭，加䗪虫而成。方破瘀逐血，主治下焦蓄血，少腹满，小便利者。

**泻心汤**　方剂名。出自《金匮要略》。大黄二两，黄连、黄芩各一两。水煎，顿服。本方泻火解毒，化湿泄热。主治热盛迫血妄行，吐血衄血，或三焦实热，高热烦躁，面红目赤，口疮痈肿，及湿热黄疸，霍乱等症。方与大黄黄连泻心汤应予鉴别。本方治吐衄，故加黄芩一两，且煮取顿服，则泄热之力更强。而大黄黄连泻心汤为无形热痞，故不用黄芩，且用麻沸汤服之，则泄热之力减，而取其轻轻泄热消痞之功。

**泻脾汤**　方剂名。①出自唐·孙思邈《千金翼方·卷十五》方。当归、干姜、黄连、龙骨、赤石脂、人参各三两，橘皮、附子（炮，去皮）、秦皮、大黄各二两，半夏（洗）五两。为粗末，水煎服，分四次服。方用大黄荡涤积滞，推陈致新；附子、干姜温中散寒；人参补脾益气；当归散寒止痛；黄连、秦皮燥湿止利，半夏、陈皮化痰和中；龙骨、赤石脂涩肠止利。诸药合用，温补脾阳，攻涩兼施。②出唐·孙思邈《千金翼方·卷十五》方。大黄六两，杏仁（去皮尖及双仁）四两，蜀椒（去目闭口者，汗）、半夏（洗）、玄参、茯苓、芍药各三分，细辛、黄芩各半两，人参、当归、附子（炮，去皮）、干姜、桂心各一两。为末，炼蜜为丸，如梧子大，每服六丸，日三次，增至十丸。方用大黄荡涤宿食积滞而通便；杏仁润燥通便，并可降逆上之气；附子、干姜、细辛、桂心、蜀椒温阳散寒，复脾阳而主运化；半夏、茯苓燥湿健脾；玄参、芍药、当归滋阴养血，润肠通便；黄芩除肝胃之湿，人参补气健脾而扶正。诸药合用，温补脾阳，降逆泻下。主治脾气不调，有热，或下闭塞，呕逆者。

**泽泻汤**　方剂名。出自《金匮要略》。泽泻五两，白术二两。上二味，以水二升，煮取一升，分温再服。本方以泽泻利水渗湿除饮，白术补脾制水燥湿，使中阳转运，水湿得行。二药合用，健脾化饮，主治心下有支饮，其人苦冒眩。

**治中汤**　方剂名。出自宋·朱肱《类证活人书·卷十八》方。人参、炮姜、白术、炙甘草、陈皮、青皮各等份。为细末，每服三钱，水煎数沸热服。本方由理中丸加减而成，所治脾胃伤冷物，胸膈不快，腹疼气不和。方用炮姜辛热，温健脾胃，祛除寒邪；人参、白术健脾益气；青皮、陈皮调肝健脾，理气止痛；炙甘草益气补中扶正，调和诸药。诸药合用，共成温中散寒，行气和胃之效。

**治中结肠丸**　方剂名。出自唐·孙思邈《备急千金要方·卷十五》方。白头翁、黄连、黄柏、干姜、附子、当归、厚朴、白术、木兰皮、石榴皮各一分，吴茱萸三分，赤石脂五分。为细末，蜜丸如豆大，三岁服五丸，三岁以上服二十丸。暴下者服少许，便差。积下者，尽一剂，更合心。方以白头翁、黄连、黄柏清热燥湿止痢，附子、干姜、吴茱萸温中散寒止痛，白术健脾燥湿；当归、厚朴调气和血；木兰皮、石榴皮、赤石脂涩肠止痢。诸药合用，清热解毒，温中涩肠。主治冷滞下赤白，青色如鱼脑，脱肛出积，腹痛经时不断。

**治关格大便不通方**　方剂名。出自唐·孙思邈《备急千金要方·卷十五》方。芒硝二两，乌梅、桑白皮各五两，芍药、杏仁各四两，麻仁二两，大黄八两。为粗末，水煎服，分三次服。一本无乌梅，加枳实、干地黄各二两。方用麻仁、杏仁润燥；大黄、芍药苦涩之药以破结，芒硝咸寒软坚，而助大黄之用；乌梅涩肠止痢，桑白皮泻肺气而通大肠之气。诸药合用，共奏润肠通便之功，主治关格大便不通。

**治狂一方** 方剂名。见王庆国、贾春华《日本汉医名方选》。厚朴2.5g，大黄1g，枳实4g，芒硝6g，黄芩4g，黄连1.5g，一角（即犀角）2～3g。水煎服。方以大承气汤荡涤秽浊，清泻胃肠实火，以黄芩、黄连泻心经之热，更用犀角泻火解毒，安神定惊。本方荡涤秽浊，清热泻胃，主治狂证因胃火盛所致，症见狂乱无知，不避亲疏，或毁物伤人，不食不眠，大便秘结，舌苔黄糙，脉实大者。

**治喘一方** 方剂名。见王庆国、贾春华《日本汉医名方选》。茯苓6g，杏仁4g，桂枝、厚朴各3g，苏子、甘草各2g。水煎服。功用降气平喘。主治素有喘疾因外感而发，或因外感所致喘息者。本方为和田东郭之经验方，系在《伤寒论》桂枝加厚朴杏子汤的基础上去芍药、生姜、大枣，加茯苓、苏子而成。主要用于治疗虚证体质喘息之发作。素有喘疾之人内多痰饮留聚，复遇外邪引发，每致痼疾发作，而出现喘促气急之症。方用桂枝外散表邪，杏仁、厚朴降气平喘，苏子降气消痰，止咳平喘，茯苓健脾以杜生痰之源，甘草健脾且调和诸药，诸药合用，标本兼顾，缓急有序，既治其外，又治其内，既治新感，复治痼疾。要之，本方对因新感引发痼疾者疗效卓著，若属喘息非发作期，宜酌加固本化痰之品。

**定悸饮** 方剂名。见王庆国、贾春华《日本汉医名方选》。茯苓6g，桂枝3g，白术3g，甘草4g，吴茱萸4g，牡蛎4g，李根白皮3g。水煎内服。本方系在苓桂术甘汤加味而成。主治奔豚症。自觉有气从少腹或心下上冲胸脘、咽喉。方中桂枝温阳平冲，茯苓淡渗利水；白术、甘草补脾和中以治水邪。更加吴茱萸疏肝下气，温阳散寒，牡蛎重镇平冲。诸药合用，温阳化饮，平冲降逆。此外，对于因阳虚水逆之心悸、脐下悸，伴有头晕目眩之症者，也可斟酌用之。

**实脾饮** 方剂名。见《重订严氏济生方·水肿门》。又名实脾散。厚朴（去粗皮、姜汁炒）、白术、木瓜（去瓤）、木香（不见火）、草果仁、大腹子、附子（炮，去皮脐）、茯苓（去皮）、炮姜各一两，炙甘草半两。为粗末，每服四钱，水一盏半，生姜五片，大枣一枚，煎至七分，去滓，温服，不拘时。本方据理中汤温阳健脾燥湿之方义化裁而成。方以姜、附温养脾肾，苓、术健脾利湿，以厚朴、木香、大腹子、草果、木瓜等行气化湿、消滞除满，以生姜、草、枣健脾和中，调和诸药。全方较理中汤增强了行气化湿之力。用治阳虚水肿，胸腹胀满，身重食少，手足不温，口和而小便少，便溏，舌淡苔厚腻，脉沉迟或沉细者。

**承气丸** 方剂名。见王庆国、贾春华《日本汉医名方选》。大黄24g，硝石36g。上二味为细末，糊丸如梧桐子大，以枳实、厚朴汤服之，每服3~5g。本方是吉益东洞家藏验方，见于《方极与家塾方》。此方实为《金匮要略》大黄硝石汤去栀子、黄柏而成。方中大黄荡涤燥屎，硝石能攻下郁热。以枳实、厚朴汤服之，可增强行气导滞之力，四味相合，实乃小承气加硝石。本方荡涤燥屎，主治腹满或燥屎不通者。

**承气合小陷胸汤** 方剂名。出自《温病条辨》。生大黄五钱，厚朴二钱，枳实二钱，半夏三钱，栝蒌三钱，黄连二钱。水煎服，得利则止，不利更服。本方乃小承气汤与小陷胸合方，以治温病三焦俱急，大热大渴、舌燥、脉不浮而躁甚、舌色金黄、痰涎壅盛者。

**承气汤** 方剂名。《伤寒论辑义》引《千金方》。大黄四两、芒硝半升、甘草二两、枳实五枚。煎服。治阳明腑实证。

**参甘姜苓半夏汤** 方剂名。出自清·黄元御《四圣心源》。人参三钱，甘草二钱，干姜三钱，茯苓三钱，半夏三钱，生姜三钱。流水煎大半杯，温服。本方温胃止呕，散寒除湿。主治寒疫太阴呕吐者。方用茯苓健脾除湿，人参补气健脾，甘草和中，干姜温胃散寒，半夏、生姜降逆和胃止呕。

**参半汤** 方剂名。见王庆国、贾春华《日本汉医名方选》。人参4g，半夏1.5g，甘草2g。水煎内服，按比例以生姜汁泛为水丸内服。本方半夏化痰蠲饮，降逆止呕；人参、甘草补脾和胃，扶正益气；丸剂以生姜汁和丸，增其温胃和中，降逆止呕之效。本方甘缓和中，降逆止呕。主治脾胃虚弱，痰饮留阻之呕吐。症见呕吐因饮食不慎或稍感寒凉而发。时作时止，面白乏力，呕吐清水或食物，不腐不臭，舌淡脉弱，甚者朝食暮吐。

**参胡三白汤** 方剂名。见《伤寒论辑义》引伤寒蕴要近代名医加减法。柴胡、黄芩、半夏、人参、白术、白茯苓、白芍药、甘草、生姜、大枣。方用小柴胡汤和解少阳，疏肝扶脾，加白术、茯苓增其健脾益气之功，加白芍柔肝抑木。治脉弦虚，发热口干，或大便不实，胃弱不食者。

**参胡石膏汤** 方剂名。见《伤寒论辑义》。柴胡、黄芩、半夏、人参、石膏、知母、生姜、甘草、大枣、粳米。方用小柴胡汤和解少阳，白虎汤清泻阳明。治脉洪数无外症，恶热内热甚，烦渴饮水者。

**参胡清热饮** 方剂名。见《伤寒论辑义》引伤寒蕴要近代名医加减法。

柴胡、黄芩、半夏、人参、五味子、麦门冬、甘草、生姜、大枣。方用小柴胡汤和解退热，生脉饮（人参、五味子、麦冬）补益气阴。治脉弱虚发热，口渴不饮水者。又名清热生脉汤。

**参赭培气汤** 方剂名。出自清·张锡纯《医学衷中参西录》方。党参六钱，肉苁蓉、天门冬各四钱，代赭石八钱，清半夏、当归身各三钱，知母、柿霜饼（含化）各五钱。此方主治膈食，吞咽噎膈不顺，饮食不下。方中以人参大补中气，赭石、半夏、柿霜降逆安冲，清痰理气，知母、天冬、当归、柿霜清热润燥，生津生血。肉苁蓉补肾敛冲。诸药合用，共奏补气养血，滋阴降逆之功。

**参赭镇气汤** 方剂名。出自清·张锡纯《医学衷中参西录》方。党参、白芍各四钱，生芡实、生芍药各五钱，山茱萸、龙骨、代赭石、牡蛎各六钱，炒苏子二钱。本方代赭石能镇胃气，开胸膈，止呕；人参借赭石下行之力，挽回将脱之元气；龙骨、牡蛎重镇止呕，收敛冲气，更以收敛肾气；山药补肺兼能补肾，且有收敛之力，治喘功能强；白芍滋阴柔肝；苏子清痰降逆，下气平喘；山茱萸补益肝肾之阴以敛虚脱之喘。诸药配伍，补肾固气，和胃降逆。主治阴阳两虚，喘逆迫促，有将脱之势；并治肾虚不摄，冲气上干，胃气不降作满闷。

**练中丸** 方剂名。出自唐·孙思邈《备极千金要方·卷五十》方。大黄八两，葶苈子、杏仁、芒硝各四两。为末，炼蜜为丸，梧桐子大，每服七分，食后服，日二次。本方即调胃承气汤去甘草，加杏仁、葶苈子而成。方以大黄、芒硝攻下积热，荡涤肠胃而通便；杏仁有润肠之功，葶苈子苦寒清热，配以杏仁可泻大肠积热。本方泻下通便，消滞化积。主治宿食不消，大便难。

**细辛散** 方剂名。出自唐·孙思邈《备急千金要方·卷十三》方。细辛、桂心、茯苓、甘草各二两，枳实、生姜、白术、瓜蒌仁、干地黄各三两。为末，每服一方寸匕，酒送下，日三次。本方细辛芳香气浓，行善走窜，散寒止痛；苓桂术甘汤温阳化气行水；瓜蒌祛痰开结，枳实破气行滞，生姜温散寒饮，生地养阴生津。诸药合用，通阳散结，祛寒下气。主治胸痹连背痛，短气。

# 九　画

**春泽汤** 方剂名。①见《证治要诀类方》。白术、桂枝、猪苓、泽泻、茯苓、人参。水煎服。方以五苓散淡渗利湿，加人参益气生津。治伤暑，泻止仍渴者。②见《奇效良方》。泽泻三钱，猪苓、茯苓、白术各二钱，桂心、柴胡各一钱，人参、麦门冬各一钱半。渴甚去桂，加五味子、黄连各二钱。为粗末，每服七钱，加灯心二十茎，水煎，食远服。方以五苓散化气利湿，加柴胡调理枢机，通畅三焦，人参、麦冬补气养阴。治伏暑发热，烦渴引饮，小便不利。

**拯阳汤** 方剂名。见《罗氏会约医镜》。蜜炙黄芪一两，白术三钱，附子二至三钱，干姜（炒黄）一钱半，炙甘草一钱，熟地黄一两，当归身三钱。水煎服。功能补气益血。方以四逆汤加黄芪、白术温固阳气，加熟地、当归补养阴血，而黄芪助之，可敛阴血之脱。治血脱气亦随之而脱，以致昏愦者。方中加人参更佳；若泄泻，去当归之滑利，加乌梅二枚以酸敛收涩。

**荆芥汤** 方剂名。见《伤寒论辑义》引《三因方》。桔梗、甘草、荆芥穗。方用桔梗、甘草解毒利咽，加荆芥穗疏风散邪。治风热肺壅，咽喉肿痛，语声不出，喉中如有物梗，咽之则痛甚者。

**荆黄汤** 方剂名。见《素问病机气宜保命集》。荆芥穗一两，人参五钱，甘草二钱半，大黄三钱。为粗末，水煎去滓，调槟榔散二钱，空腹服。功能泻热降逆，补气和胃。本方即大黄甘草汤加人参、荆芥穗、槟榔散而成。方中大黄甘草汤泻热和胃去实；更加槟榔散，既能行气消积以导滞，又能缓泻而通便；人参补中益气；荆芥穗宣肺气而通腑气。治疗上焦气热上冲，食已暴吐，脉浮而洪。

**茵陈五苓散** 方剂名。出自《金匮要略》。茵陈蒿末十分，五苓散五分。上二物和，先食饮方寸匕，日三服。功能清热利湿，化气行水。方中茵陈苦寒清热，利湿退黄；五苓散淡渗利湿，化气行水。原著用于治疗湿重于热的黄疸病，其表现为形寒发热，食欲减退，小便不利。陈元犀论曰："五苓散功专发汗利水，助脾转输，茵陈蒿功专治湿退黄，合五苓散为解郁利湿之用也。盖黄疸病由于湿热瘀郁熏蒸成黄，非茵陈蒿推陈致新，不足以除热退黄，非五苓散转输利湿，不足以发汗行水，二者之用取其表里两解为治黄之良剂也。"

**茵陈玉露饮** 方剂名。见《医醇賸义》。茵陈、玉竹、石斛各三钱，天花粉、茯苓、萆薢、葛根各二钱，栀子一钱半，陈皮、半夏各一钱，薏苡仁一两。功能利湿退黄，滋阴清热。方中茵陈、栀子清热利湿退黄；半夏、陈皮、薏苡仁健脾祛湿；玉竹、花粉、石斛养阴清热除烦；茯苓、萆薢利水祛湿；葛根生津除热。治平日嗜饮，湿火熏蒸而致的酒疸，面目发黄，黄甚则黑，心中嘈杂，小便赤涩。

**茵陈术附汤**　方剂名。见《医学心悟》。茵陈、炙甘草各一钱，白术二钱，附子、干姜各五分，肉桂（去皮）三分。水煎服。功能温阳利湿。本方由四逆汤加味化裁而成。方中茵陈为治黄之专药，与温中回阳之四逆汤并用，则可温化寒湿退黄；肉桂暖肝温肾祛寒；白术益气温中燥湿。②见《医醇賸义》。茵陈三钱，白术、茯苓、当归各二钱，附子、陈皮、半夏、砂仁各一钱，薏苡仁八钱，姜皮八分。功能温中健脾，利湿退黄。方中茵陈利湿退黄；附子温阳散寒；半夏、陈皮燥湿和胃；茯苓、白术、姜皮健脾利水祛湿；当归活血行血；砂仁、薏苡仁健脾除湿。治寒湿阻滞而成阴黄，身目熏黄，身冷不渴，小便自利，脉沉细。

**茵陈四逆汤**　方剂名。①见《温病条辨》。附子三钱（炮），干姜五钱，炙甘草二钱，茵陈六钱。水五杯，煮取二杯，温服一杯，厥回止后服，仍厥，再服；尽剂，厥不回，再作服。功能回阳救逆，除湿退黄。方以四逆汤回阳救逆，加茵陈以宣湿退黄。主治足太阴寒湿之面目俱黄，四肢常厥且伴舌灰滑，中焦滞痞者。②见《景岳全书·古方八阵》引韩氏方。茵陈二两，炮姜一两半，炮附子一个，炙甘草一两。分四帖，水煎服。功能回阳利湿。方中茵陈为治黄疸之专药，功擅清热利湿，利胆退黄，与附子并用，则可温化寒湿退黄，二者并为主药；干姜为辛热之品，长于温中祛寒，为辅药；炙甘草益气和中，调和药性，为使药。治疗发黄，肢体厥冷，腰以上自汗，脉沉细迟者。

**茵陈汤**　方剂名。①见《备急千金要方》。茵陈、黄连各三两，黄芩二两，大黄、甘草、人参各一两，栀子二七枚。水煎，日服三次。功能清泄湿热，扶正退黄。方以茵陈蒿汤清热利湿退黄；黄芩、黄连清热燥湿；人参、甘草一则补脾益气，助脾之运化水湿，一则防苦寒之品耗伤胃气。治黄疸，身体面目尽黄。②见《圣济总录》。茵陈、白鲜皮各一两。为粗末，每服三钱匕，水煎，食前服，日三次。功能利湿退黄。方中茵陈清热利湿退黄，白鲜皮清热除湿。治痫黄，身色黄如金，不多言语，四肢无力，好眠卧，口吐黏涎。

**茵陈附子干姜汤**　方剂名。见《卫生宝鉴》。附子（炮，去皮脐）三钱，炮姜二钱，茵陈一钱二分，白术四分，煨草豆蔻一钱，茯苓（去皮）、陈皮（去白）各三分，枳实（麸炒）、半夏（汤泡七次）、泽泻各半钱。为粗末，加生姜五片，水煎去滓，不拘时凉服。功能温中健脾，利湿退黄。

方以附、姜温阳散寒，苓、术健脾渗湿，茵陈、泽泻利湿退黄，草蔻、陈皮、枳实、半夏行气和中，温散寒湿。治阴黄，身目俱黄，身冷肢逆，心下痞硬，眼涩不欲开，自利蜷卧，脉沉细者。

**茵陈将军汤**　方剂名。见《伤寒六书·杀车槌法》。大黄、山栀、黄芩各一钱，茵陈、厚朴、枳实各八分，甘草三分。水二盅，姜一片，《槌法》加灯心一握煎之热服。方用茵陈蒿汤清热利湿退黄，小承气汤推荡积滞以泻热，黄芩清热燥湿，甘草调和诸药。治足太阴脾经受邪，腹满痛，身目发黄，小水不利，大便闭实，发渴，或头汗至颈而还，脉沉实者。大便自调者，去大黄、厚朴，加大腹皮。利小便清为功。

**茵陈麻黄汤**　方剂名。见《医宗金鉴·幼科心法要诀》。茵陈、麻黄。水煎，加黄酒少许服。功能发汗解表，除湿退黄。方取麻黄连轺赤小豆汤义，以麻黄发散表邪，茵陈清热利湿退黄。治湿热黄疸，表实无汗者。

**茵陈散**　方剂名。①见《太平圣惠方》。茵陈、升麻各二两，枳壳（麸炒）、黄芩、栀子仁、大黄（微炒）、龙胆草、秦艽各一两。为粗末，每服四钱，水煎，去滓服。功能清泄湿热，利胆退黄。方以茵陈蒿汤清热利湿退黄，加枳壳、升麻、秦艽疏肝行气除湿清热，龙胆草清利肝胆湿热。治内黄，身面眼俱黄如黄金色，小便浓如柏汁。②见《奇效良方》。茵陈、炒大黄、栀子、木通各一两，石膏二两，瓜蒌一个，炙甘草半两。为粗末，每服四钱，加生姜五片、葱白一茎，水煎，去滓，不拘时服。功能清泄湿热，利胆退黄。方中茵陈蒿主风湿寒热邪气热结，苦可去湿，寒能胜热，而有清热利湿，疏利肝胆，推陈致新之用；栀子泄热除烦，疏利三焦，以通调水道；大黄导热下行，通泄郁热。加石膏、瓜蒌清热除烦；木通通利湿热；生姜、葱白、甘草调胃安中。治酒食过度，为风湿所搏，热气郁蒸而致的黄疸，遍身发黄，恶寒发热，食已即饥，小便色黄。

**茵陈蒿汤**　方剂名。①出自《伤寒论》。茵陈蒿六两，栀子（擘）十四枚，大黄（去皮）二两。以水一斗二升，先煮茵陈，减六升，内二味，煮取三升，去滓。分三服。小便当利。尿如皂荚汁状，色正赤，一宿腹减，黄从小便去也。本方有清热利湿退黄的功能。方中茵陈清热利湿，为治疗黄疸之要药；栀子清利三焦而通调水道；大黄荡涤肠胃，降泄湿热蕴结之毒。三药相合，可使湿热壅遏之邪从大小便而去，则发黄自愈。乃治湿热黄疸之第一要方。原著用于治疗阳明病瘀热在里的发黄证，《金匮要略》用于治疗谷疸证。其表现参见"茵陈蒿汤证"条。现代常用于治疗急、慢性肝炎、亚急性肝坏死、胆汁性肝硬化、胆石症、蚕豆病、新生儿溶血症等。

实验研究：本方有利胆退黄，促进肝功能恢复等作用。②见《证治准绳·幼科》。茵陈、栀子仁各一两，大黄、芒硝、木通、寒水石各半两。功能清泄湿热，利胆退黄。方以茵陈蒿汤清热利湿退黄；芒硝清热泻下；寒水石清热利湿；木通利小便而导湿热外出。治小儿发黄，身如橘色。

**茵楝五苓散**　方剂名。见《医宗金鉴·杂病心法要诀》。猪苓、白术、茯苓、泽泻、桂枝、小茴香、川楝子、葱、盐。水煎服。方以五苓散化气行水，复州都气化之职，加小茴香、川楝子暖肝疏肝，行气而助利水，葱之辛通，盐之咸渗，均以助五苓利湿。治膀胱水疝，尿不利者。

**茱萸人参汤**　方剂名。见《三因极一病证方论》。吴茱萸（汤洗数次）五两，人参三两。为末，每服四大钱，加生姜五片，大枣三枚，水煎去滓，不拘时服。功能温中补虚，降逆止呕。治疗气呕胸满，不纳食，呕吐涎沫，头痛。可与"吴茱萸汤"互参。

**茱萸膏**　方剂名。见《三因极一病证方论》。吴茱萸一两三分，白术五两一分，猪膏五两，宿姜汁八两。前二味为末，纳姜汁、猪膏中，煎成胶饧，每服一大匙，食前温酒调下。功能温中补虚，降逆止呕。方中吴茱萸辛温以散逆，苦降以下逆，佐以姜汁，通而降之，共成降逆止呕、温中散寒之功；白术健脾益气，猪膏甘凉滋润，滑窍化瘀。治疗脾劳虚寒，气胀咽满，食下不通，噫宿食臭。

**茯苓甘草汤**　方剂名。出自《伤寒论》。茯苓二两，桂枝（去皮）二两，甘草（炙）一两，生姜（切）三两。以水四升，煮取二升，去滓。分温三服。功能温中化饮，通阳行水。本方系苓桂术甘汤减白术加生姜而成。方中重用生姜温胃散饮，茯苓淡渗行水，桂枝通阳化气，甘草扶中补虚。原著用于治疗饮停中焦和水气致厥证。其表现参见"茯苓甘草汤证"条。现代常用于治疗胃肠病，心脏疾患等。

**茯苓四逆汤**　方剂名。出自《伤寒论》。茯苓四两，人参一两，附子（生用，去皮，破八片）一枚，甘草（炙）二两，干姜一两半。以水五升，煮取三升，去滓。温服七合，日二服。功能回阳救逆、益阴宁心。本方系四逆汤加人参、茯苓而成。方用四逆汤回阳救逆，加人参、茯苓补气益阴、宁心安神。原著用于治疗伤寒误汗、误下后病仍不解，反增烦躁之证。其表现参见"茯苓四逆汤证"条。现代用于治疗各种心脏病、肾炎、胃肠疾患等。

**茯苓白术散**　方剂名。见《杂病源流犀烛·脏腑门》。茯苓、白术、桂枝、人参各二钱半，滑石一两，寒水石、石膏、泽泻、甘草各五钱。为末，每服三钱，白开水或生姜煎汤调下。功能清热祛暑，补气化湿。方以五苓散去猪苓淡渗分消，滑石、寒水石利湿清热，石膏清解暑邪，人参、甘草补益气阴，安中和胃。治中暑，霍乱吐泻既多，津液暴亡，以致烦渴引饮者。

**茯苓汤**　方剂名。①见《三因极一病证方论》。半夏三两，茯苓、熟地黄各一两八钱，橘皮、细辛、人参、芍药、川芎、旋覆花、桔梗、炙甘草各一两二钱。为粗末，每服四大钱，加生姜七片，水煎，空腹服。功能益气理血，降逆化痰。方中旋覆花降逆化痰；半夏、茯苓、陈皮、甘草，此四者乃二陈汤也，具理气燥湿化痰之功；熟地滋养阴血；川芎行血中之气；白芍滋阴理气；熟地、川芎、白芍，此三者相合则调理阴血之力更强；细辛行气散寒；人参大补元气；桔梗宣肺化痰。原著用于治疗忧怒兼并，气攻血溢，停留胃管，嗳闻血腥，呕吐食饮及妊娠中脘宿冷，冷血侵脾而致的恶阻。②见《三因极一病证方论》。茯苓四两，桂心、白术各三两，炙甘草二两。为粗末，每服四大钱，加生姜三片，水煎，空腹服。功能温通心阳，化气行水。本方系苓桂术甘汤加生姜，增白术一两。方以苓桂术甘汤温阳化气，行水利湿；生姜温散水饮；增白术以加强健脾和中之力，脾健则津液得以输布。原著用于治疗心气不行，郁而生涎，痰饮停积胸中，胸胁支满，目眩。

**茯苓泽泻汤**　方剂名。出自《金匮要略》。茯苓半斤，泽泻四两，甘草二两，桂枝二两，白术三两，生姜四两。以水一斗，煮取三升，纳泽泻，再煮取二升半，温服八合，日三服。功能化气利水，和胃止呕。方以苓、泽淡渗利水为君，协以桂枝通阳化气；生姜温胃化饮，止呕降逆；佐以白术、甘草健脾和中。原著用于治疗饮阻气逆之证，其表现为呕吐、渴欲饮水、头眩、心下悸。

**茯苓茵陈栀子汤**　方剂名。见《卫生宝鉴》。茵陈一钱，茯苓（去皮）五分，栀子仁、苍术（去皮、炒）、白术各三钱，黄芩六分，黄连、枳实（麸炒）、猪苓（去皮）、泽泻、陈皮、汉防己各二分，青皮（去白）一分。为粗末，长流水煎，去滓，食前服。功能清热利湿，理气退黄。方以五苓散去桂枝淡渗利湿，加茵陈、栀子、芩、连、防己清热利湿退黄，枳实、苍术、陈皮、青皮行气燥湿除满。治谷疸，心下痞满，四肢困倦，面目俱黄，心神烦乱，兀兀欲吐，饮食迟化，小便赤黑而少，脉浮缓者。

**茯苓桂甘大枣汤**　方剂名。见《伤寒六书纂要辨疑》。茯苓四钱，桂枝三钱，白术二钱，甘草一钱，大枣五枚。水煎服。方用苓、术健脾利湿，桂枝温阳化饮、平冲降逆，草、枣补益中土。治汗吐下后，里虚气急，逆上冲心，腹痛满者。

**茯苓桂枝甘草大枣汤**　方剂名。出自《伤寒论》。茯苓半斤，桂枝（去皮）四两，甘草（炙）二两，大枣（擘）十五枚。以甘澜水一斗，先煮茯苓，减二升，内诸药，煮取三升，去滓。温服一升，日三服。本方能温通心阳，化气行水。方中重用茯苓，淡渗利湿，降水逆而伐肾邪，以宁心安神；桂枝通阳下气，以制阴邪之逆；炙甘草、大枣健脾益气，培土以制水泛。其中桂、甘相合，温补心阳；桂、苓相伍，化气行水；用甘澜水煎药，意在取其不助水邪。原著用于治疗心阳不足、水气妄动之证。其表现参见"茯苓桂枝甘草大枣汤证"条。现代用于治疗多种心脏病、胃肠病、癔病、神经官能症等。

**茯苓桂枝白术甘草汤**　方剂名。出自《伤寒论》。茯苓四两，桂枝（去皮）三两，白术、甘草（炙）各二两。以水六升，煮取三升，去滓。分温三服。功能温阳健脾，利水降逆。方中茯苓淡渗利水，宁心安神；桂枝通阳化气，降逆平冲；白术健脾燥湿，培土制水；甘草补益脾气，合桂枝温助心阳。原著用于治疗伤寒误吐、误下后的脾胃气虚，水气上冲证；《金匮要略》用于治疗痰饮病。其表现参见"茯苓桂枝白术甘草汤证"条。现代常用于治疗各种心脏病、心衰、肾炎、胃肠病、呼吸系统疾病、梅尼埃病等。

**茯苓渗湿汤**　方剂名。见《卫生宝鉴》。茵陈六分，茯苓五分，猪苓、泽泻各二分，黄连、黄芩、栀子、汉防己、白术、苍术、陈皮、青皮各二分。为粗末，水煎去滓，空腹食前服。功能清热利湿，理气退黄。方以五苓散去桂枝淡渗利湿，加茵陈、芩、连、栀子、防己清热利湿退黄，苍术、陈皮、青皮行气燥湿。治黄疸，寒热呕吐，渴欲饮冷，身体面目俱黄，小便不利，不食，不得卧者。

**茯苓琥珀汤**　方剂名。见《卫生宝鉴》。茯苓（去皮）、琥珀、白术各半两，泽泻一两，滑石七钱，猪苓（去皮）半两，炙甘草、桂心各三钱。为末，每服五钱，食前甘澜水调下，少时以美膳压之。功能清热利湿，化气行水。本方系五苓散合六一散，加琥珀而成。方以五苓散利水渗湿，六一散清热利湿，琥珀利尿通淋。原著用于治疗湿热内蓄，小便频数，脐腹胀满，腰脚沉重，脉沉缓时时带数。

**荡胞汤**　方剂名。见《千金翼方》。朴硝、桃仁（去皮尖、两仁者，熬）、茯苓、牡丹皮、大黄各三两，人参、桂心、芍药、厚朴（炙）、细辛、牛膝、当归、橘皮各二两，附子（炮，去皮）一两半，虻虫（去足、翅、熬）、水蛭（熬）各六十枚。为粗末，以酒五升，水六升合浸一宿，煎取三升。分四次服，日三次，夜一次。每服相去三时辰，少时更服如常。覆被少取汗，汗不出，冬月著火笼，必下积血及冷赤脓如赤小豆汁。功能破血逐瘀，缓中补虚。本方乃桃核承气汤合抵当汤，去甘草，加茯苓、丹皮、人参、芍药、厚朴、细辛、牛膝、当归、陈皮、附子而成。方用抵当汤破血逐瘀；桃核承气汤去甘草之缓而逐瘀活血；细辛、附子温通经脉；茯苓、陈皮健脾和中；当归、芍药养血和血；丹皮清热凉血；厚朴行气化湿；人参补气扶正；牛膝引血下行，活血祛瘀。治疗妇人断绪二三十年，及生来无子并数数失子（流产）。

**荡胸汤** 方剂名。见《医学衷中参西录》。炒瓜蒌仁、代赭石各二两，炒苏子六钱，芒硝（冲服）四钱。分二次服。若大便通行则停后服；若结胸未开，过两小时后再温服第二次；若胸中之结已开，而大便犹未通下，且不觉转矢气者，可再服半剂。功能降逆化痰，宽中散结。方中瓜蒌仁清热化痰，苏子降气化痰，代赭石降气止逆，芒硝泻下清热。

**胡椒理中丸** 方剂名。见《太平惠民和剂局方》。款冬花、胡椒、炙甘草、荜茇、高良姜、细辛（去苗）、橘皮（去白）、干姜各四两，白术五两。本方由理中丸加减化裁而成。方中胡椒、干姜、高良姜、荜茇辛热入脾胃，可温中散寒，中焦得温则肺阳自充，故为主药；细辛温阳散寒化饮，白术益气除湿，共为辅药；款冬花温肺化痰，降逆止咳，橘皮理气健脾，祛湿消滞，共为佐药；炙甘草和中调药，故为使药。若以温酒或米饮调服，则取其温中益脾之功。诸药合用，共奏温脾暖肺，降逆止咳之功。治疗肺胃虚寒，气不宣通，咳逆喘急，逆气虚痞，胸膈噎闷，腹胁满痛，迫塞短气，不能饮食，呕吐痰水。

**枳朴大黄汤** 方剂名。见《症因脉治》。枳实、厚朴、陈皮、甘草、大黄。功能泻下通便，理气除满。方用小承气汤泻下通便，行气除满；陈皮、甘草理气和胃安中。治食积腹胀，痛而欲利，利后稍减者。

**枳壳栀子加大黄汤** 方剂名。见《伤寒六书纂要辨疑》。枳壳一枚，肥栀子三枚，豆豉一两，大黄如棋子大五六枚。水煎服。方用栀子、豆豉清热除烦，枳壳行气消积，大黄泻热通便。治食后发热。

**枳壳疏肝散** 方剂名。见《杂病源流犀烛·脏腑门》。枳壳、枳实、川芎、柴胡、陈皮、香附、白芍药、炙甘草。为末，水煎服。方以四逆散疏肝行气，透发郁热，加枳壳、香附、陈皮助其疏肝和胃之力，加川芎调理血分气机，配芍、甘以和络缓急止痛，功能疏肝止痛，理气达郁。方以四逆散疏肝理脾、透邪解郁；加枳壳、陈皮行气止痛；香附辛散苦降，芳香性平，能疏肝解郁、理气止痛；川芎为血中之气药，行气开郁、活血止痛；香附、川芎相伍，则理气和血止痛之力更强。诸药配伍，共奏疏肝止痛，理气达郁之功。治肝实火盛，左胁疼痛。

**枳实大黄汤** 方剂名。①见《寿世保元》。枳实、大黄、槟榔、厚朴各二钱，甘草三分，木香二分。为粗末，水煎服。功能泻热化斑，凉血解毒。方以小承气汤泻热通便，消滞除满，加槟榔、木香行气散结，甘草调和诸药，甘以缓急。治积热肚腹胀满，痛久不出，大便实，脉数而渴者。②见《痧胀玉衡》。赤芍药、青皮、枳实、桃仁、金银花、槐花、黄芩（酒炒）、大麻仁、连翘各一钱，大黄三钱。功能泻下结实，清热解毒。方中大黄荡涤实热蕴结之毒，枳实、青皮行气导滞，桃仁、赤芍活血行瘀，金银花、连翘、黄芩清热解毒，槐花清热凉血，麻仁润肠通便。治痧毒结于大肠。

**枳实芍药散** 方剂名。出自《金匮要略》。枳实（烧令黑，勿太过）、芍药等份。杵为散，服方寸匕，日三服，并主痈脓，以麦粥下之。功能宣通气血，止痛除满。方中枳实理气消痞，破结通滞，烧黑善行血中之气；芍药止腹痛，行血痹，破阴结，行血中之气滞；以麦粥下之，取滑润益气血，补脾胃，乃治产后气血郁滞腹痛之良剂。本方能行血中之滞，故治痈脓。

**枳实栀子豉汤** 方剂名。出自《伤寒论》。枳实（炙）三枚，栀子（擘）十四个，豉（绵裹）一升。以清浆水七升，空煮取四升，内枳实、栀子，煮取二升，下豉，更煮五六沸，去滓。温分再服。覆令微似汗。若有宿食者，内大黄如博棋子五六枚，服之愈。功能清热除烦，行气宽中。本方系由栀子豉汤加重豆豉的用量，再加枳实所组成。方中枳实行气消痞，栀子、豆豉清透残留郁热。用清浆水煮药，取其性凉酸甘，能开胃化滞，解渴除烦。若有宿食，则更加大黄荡涤肠胃以推陈致新，又名栀子大黄汤（《金匮要略》）。原著用于治疗伤寒大病初愈，因调护不当、过早劳作、饮食不节等使病情复发而成，其表现为发热口渴，心烦懊侬，胸脘痞塞，或大便秘结，腹满等，其舌苔黄，脉数或滑。《金匮要略》所云酒疸证亦属本证范围，其表现为身黄发热，心中懊侬，或热痛，不能食，时欲吐，苔黄腻，脉滑数等。现代可用于治疗某些发热性疾病、黄疸等。

**枳实理中丸** 方剂名。见《太平惠民和剂局方》。枳实（麸炒）一两，白术、人参、炙甘草、茯苓（去皮）、炮姜各二两。为细末，炼蜜为丸，鸡子黄大，每服一丸，热汤化下，连进二三服，不拘时服。功能理中焦，除痞满，逐痰饮，止腹痛。方中炮姜辛热，温健脾胃，以祛寒邪，为主药；人参、白术健脾益气为辅药；枳实行气导滞，散满除胀；茯苓健脾渗湿，共为佐药。甘草益气补中扶正，并调和诸药，为使药。治伤寒结胸欲绝，心膈高起，实满作痛，手不得近。

**枳实理中汤** 方剂名。出自徐大椿《伤寒约编》。于潜术钱半（炒），小枳实八分（炒），炮姜炭八分，白茯苓三钱，甘草灰。水煎去渣温服。功能温中健脾，行气除满。主治谷疸腹满、脉迟者，合五苓散使用。此方是徐氏针对《伤寒论》"阳明病，脉迟腹满，食难用饱，饱则微烦头眩，必小便难，此欲作谷疸。虽下之，腹满如故。所以然者，脉迟故也"而提出的。徐氏解右："胃虚寒伏，遏湿于中，则中气不化，而腹满小便难，故身体淡黄，名曰谷疸。于术健脾，枳实破滞，炮姜合草灰温中气以化湿祛寒，茯苓佐草灰渗脾湿以安中除满也。必偶之以五苓，则清升浊降，而小便自利，谷疸自瘥矣。"（《伤寒约编》）

**枳实薤白桂枝汤** 方剂名。出自《金匮要略》。枳实四枚，厚朴四两，薤白半斤，桂枝一两，瓜蒌实一枚。将瓜蒌实捣烂，先煮枳实、厚朴，去滓，后纳诸药，煮数沸，分三次服。功能通阳散结，消痞除满。方中枳实下气破结，消痞除满；薤白辛温通阳，宽胸散结；桂枝通阳散寒，降逆平冲；三药相配，通阳散结之力颇强。再配以瓜蒌涤痰散结；厚朴下气除满；则祛痰下气，散结除满之力益彰，此即"去邪之实，即以安正"之法。原著用于治疗胸痹，其表现为胸满而痛，甚则胸痛彻背，喘息咳唾，短气，气从胁下逆抢心，舌苔白腻，脉沉弦或紧。

**枳桔大黄汤** 方剂名。见《症因脉治》。枳实、桔梗、大黄、大腹皮、桑白皮、陈皮、甘草。水煎服。方为桔梗汤与小承气汤合方化裁而成。以大黄、枳实、腹皮泻热通便，行气除满，桔梗、桑皮清肺化痰，陈皮、甘草和胃化痰。治肺热腹胀作痛，胃火熏蒸，大便秘结者。

**栀子干姜汤** 方剂名。出自《伤寒论》。栀子（擘）十四个，干姜二两。以水三升半，煮取一升半，去滓。分二服，温进一服。得吐者，止后服。功能清宣郁热，温中除烦。方中栀子苦寒，清胸膈之热以除烦；干姜辛热，温脾胃之寒以扶阳。二者相伍，寒温并用，清上温中，相反相成。原著用于治疗伤寒误下后的热滞胸膈，寒留中焦证，其表现参见"栀子干姜汤证"条。现代用于治疗胃炎、溃疡病、胆石症等。

**栀子大黄汤** 见"枳实栀子豉汤"条。

**栀子乌梅汤**　　方剂名。见《类证活人书》。栀子、黄芩、甘草（炙）各半两，柴胡一两，炒乌梅肉十四枚。为粗末，每服四钱，加生姜三片，竹叶十四片，豆豉五十粒，水煎服。本方即栀子豉汤合小柴胡汤化裁而成。方用栀子豉汤清热除烦，柴胡、黄芩清利少阳，乌梅酸泄肝木，炙甘草调和诸药。治伤寒后余热未尽之虚烦不眠，心中懊恼。

**栀子甘草豉汤**　　方剂名。出自《伤寒论》。栀子（擘）十四个，甘草（炙）二两，香豉（绵裹）四合。以水四升，先煮栀子、甘草，取二升半，内豉，煮取一升半，去滓。分二服，温进一服。得吐者，止后服。功能清宣郁热，益气和中。本方系栀子豉汤加甘草而成。方以栀子豉汤清宣胸膈间郁热，加炙甘草益气和中，原著用于治疗栀子豉汤证兼见少气者。其表现参见"栀子甘草豉汤证"条。现代治疗范围与栀子豉汤相似，有人用治急性食道炎有良效。〔叶橘泉.栀子的炮制问题[J].陕西新医药,1974,(3):50.〕

**栀子生姜豉汤**　　方剂名。出自《伤寒论》。栀子（擘）十四个，生姜五两，香豉（绵裹）四合。以水四升，先煮栀子、生姜；取二升半，内豉，煮取一升半，去滓。分二服，温进一服。得吐者，止后服。功能清宣郁热，和胃止呕。本方系栀子豉汤加生姜而成。方以栀子豉汤清宣胸膈间郁热，加生姜和胃散饮，降逆止呕。原著用于治疗栀子豉汤证兼见呕逆者。其表现见"栀子生姜豉汤证"条。现代治疗范围可参考"栀子豉汤"条，尤其对急、慢性胃炎等疾患较为适宜。

**栀子饮子**　　方剂名。见《伤寒论辑义》引《小儿药证直诀》方。大栀子仁七个（槌破）、豆豉半两。用水三盏，煎至二盏，看多少服之，无时，或吐或不吐。功能清热除烦。本方即栀子豉汤原方，方中栀子苦寒，既可清透郁热，又可导火以下行；豆豉气味俱轻，既能清表宣热，又能和降胃气。乃清宣胸膈郁热之良方。治小儿蓄热在中，身热狂躁，昏迷不食。本方即栀子豉汤原方，参阅该条。

**栀子柏皮汤**　　方剂名。出自《伤寒论》。肥栀子（擘）十五个，甘草（炙）一两，黄柏二两。以水四升，煮取一升半，去滓。分温再服。功能清热燥湿退黄。方中栀子苦寒，泻三焦火，通利小便；黄柏苦寒，善于清热除湿；甘草解毒和中，又能制栀、柏之寒。炙甘草甘缓和中，并能调剂苦寒之性，使不损脾胃中气而取得退黄的疗效，乃清泄湿热之良方。原著用于治疗热重于湿的黄疸证。其表现参见"栀子柏皮汤证"条。现代常用于治疗肝炎、菌痢、钩端螺旋体病等。

**栀子厚朴汤**　　方剂名。出自《伤寒论》。栀子（擘）十四个，厚朴

（炙，去皮）四两，枳实（水浸，炙令黄）四枚。以水三升半，煮取一升半，去滓。分二服，温进一服，得吐者，止后服。功能清热除烦，宽中消满。方中栀子苦寒，泄热除烦；厚朴苦温，行气消满；枳实苦寒，破结下气。原著用于治疗伤寒下后的心烦腹满证。其表现参见"栀子厚朴汤证"条。现代可用于治疗发热性疾病、胃肠病等。

**栀子柴胡汤**　方剂名。见《症因脉治》。栀子、柴胡、黄芩、竹茹、知母、甘草。水煎服。功能和解少阳，清热除烦。方用柴胡、黄芩和解少阳，栀子清热除烦，知母泻火存阴，竹茹清化痰热，甘草顾护胃气。治少阳余热未尽之不得卧者。

**栀子豉汤**　方剂名。出自《伤寒论》。栀子（擘）十四个，香豉（绵裹）四合。以水四升，先煮栀子，得二升半，内豉，煮取一升半，去滓。分为二服，温进一服。得吐者，止后服。功能清宣郁热，透邪除烦。方中栀子苦寒，既可清透郁热，解郁除烦，又可导火以下行；豆豉气味俱轻，既能清表宣热，又能和降胃气。先煎栀子，意在取其味；后内香豉，意在取其气。二药相合，清宣互济，发散火郁而除烦，为清宣胸膈郁热之良剂。原著主要用于治疗太阳、阳明病经汗、吐、下后出现的热郁胸膈证。其表现参见"栀子豉汤证"条。现代常用于治疗多种发热性疾患、食道炎、胃炎、肝炎、胆囊炎、神经衰弱、神经官能症等。原著方后注有"得吐者止后服"的说法。就临床看来，若火郁于上，服药后火郁得宣，正气趁机驱邪外出，吐而作解者有之；若热郁不甚，服后不吐者亦有之（刘渡舟《新编伤寒论类方》）。治热必远寒，故脾胃虚寒而大便溏者，不宜服用本方。

**厚朴七物汤**　方剂名。出自《金匮要略》。厚朴半斤，甘草、大黄各三两，大枣十枚，枳实五枚，桂枝二两，生姜五两。以水一斗，煮取四升，温服八合，日三服。呕者加半夏五合，下利去大黄，寒多者加生姜至半斤。功能调和营卫，行气除满。本方即桂枝去芍药汤合厚朴三物汤而成。方中重用厚朴、枳实以理气消痞，泄满除胀，佐以大黄荡涤里实，通便导滞，即厚朴三物汤之意。因其腹满而不痛，故去芍药，而用桂枝、生姜解表散寒，发汗解肌；甘草、大枣补脾和中，和解内外。若胃气上逆故加半夏降逆止呕；若下利则脾胃已伤，故去大黄之苦寒；若寒盛则重用生姜，以之通阳散寒，乃解肌发表，疏泄里实之剂。原著用于治疗腹满兼表证，其表现为腹胀满，发热，脉浮而数，饮食如故。

**厚朴三物汤**　方剂名。出自《金匮要略》。厚朴八两，大黄四两，枳实五枚。以水一斗二升，先煮二味，取五升，纳大黄，煮取三升，温服一升，以利为度。功能行气泄满，下积通便。方以厚朴行气导滞，消痞散满为主药，佐以枳实之破气消痰，散积通闭，使气滞通，大便行，更以大黄之荡实泄热，导便下行。原著用于治疗气胀甚于实积的腹满证，其表现为腹部胀满疼痛，大便不通。本方与小承气汤、厚朴大黄汤药味相同，但用量各异，主治有别。本方以厚朴为君，其用量倍于大黄，重在行胃肠气滞；小承气汤以大黄为君，其用量倍于厚朴，重在泻胃家实热；厚朴大黄汤中厚朴、大黄用量均重，皆为君药，意在开胸顺气泄水饮。

**厚朴大黄汤** 方剂名。出自《金匮要略》。厚朴一尺，大黄六两，枳实四枚。以水五升，煮取二升，分温再服。功能开痞通便，除饮涤痰。方以厚朴为君，重在温开苦降，行气导滞，化湿除满；枳实破气散结，通阳而宣痹气，二味合用，则胸中之气滞行，胸满得除；以大黄荡实泻下，以通大便，故亦可治支饮兼胸满之证，乃行气泄满，消痞导滞之剂。原著用于治疗支饮胸满。

**厚朴生姜半夏甘草人参汤** 方剂名。出自《伤寒论》。厚朴（炙，去皮）半斤，生姜（切）半斤，半夏（洗）半升，甘草二两，人参二两。以水一斗，煮取三升，去滓。温服一升，日三服。功能宽中除满，健脾和胃。方中厚朴苦温，消胀除满；生姜味辛，宣通阳气，健胃散痞；半夏辛温，燥湿化痰，开结降逆；人参、炙甘草甘温，益气健脾。诸药相合，消满而不伤正，补中而不滞邪，乃消补兼施之剂。原著用于治疗发汗后的脾虚气滞证，其表现参见"厚朴生姜半夏甘草人参汤证"条。现代常用于治疗慢性胃炎、胃扩张、消化不良、溃疡病、慢性结肠炎、慢性肝病等。

**厚朴汤** 方剂名。①见《医学入门》。厚朴、枳壳、高良姜、槟榔、朴硝、大黄各等份。功能泻热通便，消滞除满。本方即大承气汤以枳壳易枳实，加良姜、槟榔而成。枳壳行气宽中除胀，作用较枳实缓和；良姜温中止痛；槟榔行气消积。全方寒温并用，辛苦同行，共奏消滞除满通便之功。②出自唐·孙思邈《千金翼方·卷六》。厚朴（炙）、干姜（炮）、桂心各四两，黄芩、芍药、干地黄、茯苓、大黄各三两，桃仁（去皮尖）、虻虫（熬，去翅足）、甘草（炙）各二两，芒硝一两，枳实（炙）、白术各五两。功能破血逐瘀，温中除满。方以桃核承气汤破血下瘀；枳实、厚朴行气宽中消胀；干姜以助桂枝之用；黄芩清散余热；茯苓、白术健脾除湿；生地、芍药养血凉血；虻虫破血祛瘀。用于治疗产后腹中满痛，恶露不尽。

**厚朴枳实汤** 方剂名。见《素问病机气宜保命集》。厚朴、枳实、诃子（半生，半熟）各一两，木香半两，黄连、大黄各二钱，炙甘草三钱。为末，每服三至五钱，水煎，去滓服。功能泻热导滞，固肠止痛。方用小承气汤推荡积滞，攻下邪热，木香、黄连清热燥湿，行气止痛；诃子苦涩固肠止泻；木香行气，黄连、诃子清热燥湿止利，甘草调和诸药。本方以通因通用而治腹痛泄泻之属积滞者。

**厚朴麻黄汤** 方剂名。出自《金匮要略》。厚朴五两，麻黄四两，石膏如鸡子大，杏仁半升，半夏半升，干姜二两，细辛二两，小麦一升，五味子半斤。以水一斗二升，先煮小麦熟，去滓，纳诸药，煮取三升，温服一升，日三服。功能解表化饮，清泄肺热。方中厚朴、麻黄、杏仁宣肺利气降逆；细辛、干姜、半夏化痰止咳；石膏清热除烦；小麦养正安中；五味子收敛肺气。本方即小青龙加石膏汤变方，以厚朴、杏仁、小麦易桂枝、芍药、甘草。麻黄配桂枝在于发汗，配石膏在于发越水饮。本方虽用麻黄，但不配桂枝而伍以石膏，可知本证的脉浮不一定是表证，而是饮邪挟热上迫，病势倾向于表所致。再从重用厚朴来看，可知本方尚有胸满症状。去芍药、甘草者，因酸甘不利于饮邪胸满，加杏仁以增强止咳平喘之力。小麦之用，一方面具有甘草的养正安中之功，另一方面能协助石膏而除烦热。原著用于治疗寒饮犯肺，气逆咳喘，表证未清，内有郁热之证，其表现为咳嗽喘逆，胸满烦躁，咽喉不利，痰声漉漉，但头汗出，倚息不能平卧，脉浮苔滑等。

**厚姜半甘参汤** 见"厚朴生姜半夏甘草人参汤"条。

**胃苓丸** 方剂名。见《幼科发挥》。苍术（米泔浸）、厚朴、陈皮、猪苓、泽泻、白术、茯苓各一两，甘草、官桂、草果仁各三钱。为末，面糊为丸，麻子大，米汤送下。功能健脾和中，利水渗湿。方用五苓散淡渗利湿，化气行水；平胃散祛湿和胃；草果辛香浓烈，燥湿行气。治小儿一身尽肿者。

**胃苓汤** 方剂名。见《丹溪心法》。又名对金饮子。甘草、茯苓、苍术、陈皮、白术、官桂、泽泻、猪苓、厚朴。为粗末，每服五钱，加生姜五片，大枣二枚，水煎服。功能健脾和中，利水渗湿。方以五苓散化气行水，淡渗利湿；苍术苦温性燥，最善除湿运脾；厚朴行气化湿，消胀除满；陈皮理气化滞，燥湿和胃；甘草、生姜、大枣甘缓和中，补中和胃。治伤湿停食，脘腹胀满，泄泻，小便短少者。方义可参阅"胃苓丸"条。本方作丸亦名胃苓丸，为散即名胃苓散。《古今医鉴·卷五》亦有本方，但多炒白芍一味。

**钟乳丸** 方剂名。见《张氏医通》。钟乳石（酒研，甘草汤煮，光亮如蛊鱼为度）、麻黄（醋浸）、杏仁（泡，去皮尖、双仁）、炙甘草各等份。为细末，炼蜜为丸，弹子大，每服一丸，五更及临卧嚼化。功能发散风寒，温肺化痰。本方为麻黄汤去桂枝加钟乳石，《本草衍义补遗》谓钟乳石可"清金降火，消积块，化老痰"，故去桂枝减其发散之力，加钟乳石增其清肺化痰之功，治疗冷哮痰喘。痰喘之证，难期一剂奏效，故制以丸剂，缓缓图功。

**香连治中汤**　方剂名。见《重订通俗伤寒论》。党参（米炒）二钱，木香八分，炮姜三分，炒陈皮一钱，黄连（醋炒）、青皮各六分，生白术一钱半，炙甘草五分。功能温中健脾，理气止泻。本方系《类证活人书》治中汤与香连丸合方。方中治中汤温里散寒，理气止痛；香连丸清热燥湿，行气化滞。治大便飧泄，肠鸣腹痛，欲泄而不得畅泄；即泄亦里急气坠，脉左弦右弱者。

**香苓散**　方剂名。见《世医得效方》。泽泻二两半，桂心、山药（姜汁炙）、茯苓、茯神、黄芪、远志（去心、姜汁炒）各一两，猪苓（去皮）、赤茯苓（去皮）、白术、煨木香各一两半，人参、桔梗、炙甘草各半两，朱砂三钱，麝香一钱。为末，每服一大钱，天门冬、麦门冬煎汤调下，空腹服，日三次。功能利水渗湿，补气滋阴。方以五苓散化气行水为基础，加木香、麝香利气通窍，人参、山药、黄芪、炙甘草补益正气，远志、赤苓、朱砂、茯神补心经而利小肠，桔梗宣开肺气而肃水之上源，麦冬、天冬滋阴利窍。治小便赤浊，诸药不效者。

**香砂理气汤**　方剂名。见《证治准绳·类方》。藿香、砂仁、人参、炮姜、炙甘草、白术。水煎服。功能温中祛寒，理气健脾。方以理中汤温运中焦，补益脾胃为主；佐以藿香、砂仁芳香化浊，理气健脾。治中寒腹痛，肢冷便溏，或呕吐脘满，苔白腻，脉沉弦者。另见《重订通俗伤寒论》，以木香易藿香，方名同。

**复方大承气汤**　方剂名。见《中西医结合治疗急腹症》（天津南开医院）。厚朴、炒莱菔子各五钱至一两，枳壳、赤芍药、大黄（后下）各五钱，桃仁三钱，芒硝（冲服）三至五钱。水煎服。方以大承气汤（枳壳代枳实）泻热通下，加莱菔子行气消胀，桃仁、赤芍活血化瘀。治单纯性肠梗阻，证属阳明腑实，而气胀较明显者。

**复方大柴胡汤**　方剂名。见《中西医结合治疗急腹症》（天津南开医院）。柴胡、黄芩、川楝子、延胡索、白芍药、生大黄（后下）各三钱，枳壳、木香、生甘草各二钱，蒲公英五钱。水煎服，每日一二剂，早晚分服。

方以大柴胡汤去夏、姜、枣和解攻下，疏利肝胆，加川楝、玄胡行气止痛，更助以木香调气，蒲公英、生甘草清热解毒。用治溃疡病急性穿孔第二期，也可用以清除腹腔感染，恢复胃肠道功能。若感染重者，加金银花、连翘以清热解毒；便秘加芒硝软坚泻下；瘀重者加桃仁、红花、生蒲黄、川芎等活血。

**复脉汤** 见"炙甘草汤"条。

**顺气散** 方剂名。见《洁古家珍》。厚朴一两，枳实二钱，大黄四钱。为末，每服三至五钱，水煎服。功能泻热和胃。本方即小承气汤增减药量而成。方中厚朴、枳实行气导滞；大黄荡涤肠胃，清胃中之热。治中消，热聚胃中，能食而小便黄赤者。方义参阅"小承气汤"条。

**保元清降汤** 方剂名。见《医学衷中参西录》。生赭石八钱，党参五钱，生芡实、生山药、生白芍药各六钱，炒牛蒡子二钱，甘草一钱半。功能益气健脾，降逆和胃。方中代赭石重镇降逆，和胃敛冲；佐以生芡实收敛冲气而不致上逆；生山药养胃阴而降逆气；生白芍养肝阴而平肝逆；牛蒡子清痰降逆，使逆气转而下行；党参补其中气，使中气健旺以斡旋诸药成功；甘草调和药性。常用于治疗吐衄证，其人下元虚损，中气衰惫，冲气胃气因虚上逆，其脉弦而硬急，转似有力者。

**保元寒降汤** 方剂名。见《医学衷中参西录》。生山药一两，党参二钱，生赭石八钱，知母、生地黄各六钱，生白芍药、炒牛蒡子各四钱，三七粉二钱（冲服）。功能益气止血，降逆止咳。方中重用山药补肺生津，益肾敛冲，且养阴则血自宁；知母滋阴清热；生地清热凉血养阴；生白芍养阴柔肝敛冲；山药、知母、生地、生白芍四者相合，固其阴血之本以防其脱；生赭石质重善降，能降摄肺胃之逆气，除哕噫而泄郁烦以治其标；炒牛蒡子清痰热、降逆气；三七化瘀止血，止血而不留瘀；党参大补中气，以防气血两脱，且可使中气斡旋而诸药成功。常用于治疗吐血过多，气分虚甚，喘促咳逆血脱而气亦将脱，其脉上盛下虚，上焦兼烦热者。

**禹余粮丸** 方剂名。①出自《伤寒论》。原方已佚。原著用于治疗汗家重发汗，见恍惚心乱，小便已阴疼者。②见《济生方·大便门》。煅禹余粮、煅赤石脂、龙骨、荜茇、诃子（面裹煨）、炮干姜、肉豆蔻（面裹煨）、炮附子。为细末，醋糊为丸，如梧桐子大，每服七十丸，米饮送下，食前服。功能温中涩肠。方用甘酸温涩之赤石脂，甘温补中，酸涩收敛；禹余粮甘涩而质重，固摄下焦而胜湿；二者皆为煅用，更增强其温中之力。龙骨收敛固涩，荜茇温中散寒，诃子、肉豆蔻温中行气、涩肠止泻，炮干姜、炮附子温补脾肾之阳，增其固摄之用。治素体虚弱，或久病体弱，或久泻伤正，以致脾胃虚寒，中阳不健，运化无权，清气下陷，水谷糟粕混杂而下，而成滑泄不禁之证。

**胜金丸**　方剂名。见《普济本事方》。皂角二两，生薄荷半斤，瓜蒂末、藜芦末各一两，朱砂（留少许为衣）半两。先将皂角槌碎，水一升同生薄荷一处捣取汁，慢火熬膏，余药为末，共和丸，龙眼大，朱砂为衣，每服一至二丸，温酒送下，以吐为度。功能涌吐风痰。方中皂角祛痰开窍；薄荷轻扬升浮，清利头目；瓜蒂性升，味苦而涌；藜芦辛苦寒，善吐风痰；朱砂秉寒、降之性，可清热、镇心、安神。治疗痰火随肝风上蒙清窍、内阻经络而成的中风忽昏若醉，形体昏闷，四肢不收，风涎潮于上膈，气闭不通。

**独圣散**　方剂名。见《儒门事亲》。瓜蒂不拘量。为细末，每服一至二钱，齑汁调下。功能涌吐痰食。方用瓜蒂一味，药简力捷。治疗诸风痰宿食停滞上膈当吐者。

**独行丸**　方剂名。见《医学心悟》。大黄（酒炒）、巴豆（去壳，去油）、干姜各一钱。研细，姜汁为丸，黄豆大，每服五至七丸，用姜汤化下。若服后泻不止者，用冷粥饮之即止。功能攻逐寒积。治疗中食，胸高满闷，用吐法不效者。若昏晕不醒，四肢僵硬，但心头温者，抉齿灌之。可与"三物备急丸"互参。

**急救回阳汤**　方剂名。见《医林改错》。党参、附子各八钱，干姜、白术各四钱，甘草三钱，桃仁、红花各二钱。水煎服。功能回阳救逆，活血化瘀。本方以四逆汤加味而成。方以四逆汤回阳救逆，加党参、白术补中益气，加桃仁、红花活血祛瘀生新。治吐泻转筋，身凉汗多，口渴饮冷。

**养中煎**　方剂名。①见《景岳全书·新方八阵》。人参一至三钱，茯苓、炒山药各二钱，干姜（炒黄）一至二钱，炙甘草一钱，炒扁豆二至三钱。本方即理中丸去术加味而成。方以人参、山药健脾益气，干姜温中散寒，茯苓、扁豆利湿和中，炙甘草调和诸药，且助人参补气。治中气虚寒，为呕为泄者。②见《日本汉医名方选》。人参、白术、干姜、甘草、白扁豆、当归、阿胶、艾叶。服后食顷，饮热粥一升许，微自温，勿发揭衣被。本方出自《产科发蒙》，为仓鹤陵治疗妊娠阳虚吐血之经验方，是在《伤寒论》理中汤基础上加入白扁豆、当归、阿胶、艾叶而成。方以人参大补元气，白术健脾燥湿，干姜温中散寒，炙甘草益气和中，白扁豆健脾而除湿。五药配合，中焦之寒得辛热而去，中焦之虚得甘温而复，清阳升而浊阴降，运化健而中焦治，阳气复而血得摄。更以当归、阿胶养血而滋阴，艾叶温经而止血安胎。共奏健脾温中，养血和血，温经安胎，补气摄血之效。

**养脏汤** 方剂名。见《证治准绳·幼科》。人参、炙甘草各二钱半，白芍药、白术各半两，木香、肉桂（去皮）各一钱，肉豆蔻、罂粟壳（蜜水炒）、诃子肉各一钱半。为粗末，每服二钱，加生姜二片，大枣一枚，或加陈仓米，水煎，空腹服。方以理中丸去干姜加味而成。以参、草补益脾气，白术健脾燥湿，肉桂、木香温中调气，芍药和营缓急，合甘草酸甘化阴，肉蔻、罂粟壳、诃子肉温中止利。治脾胃虚寒，泄泻下痢。

**姜术汤** 方剂名。见《证治准绳·类方》。干姜、白术、茯苓、半夏曲各一钱，桂枝、甘草各五分。加生姜三片，大枣一枚，水煎，不拘时服。方以苓桂术甘汤为基础健脾利湿，蠲化痰饮，加干姜温中除湿，半夏蠲饮降逆。治停饮怔忡。

**姜附丸** 方剂名。见《圣济总录》。炮附子、炮乌头各一分，炮姜三分，吴茱萸（汤浸一夜，烤干，炒）、姜厚朴各半两。为末，炼蜜为丸，梧桐子大，每服三丸，空腹酒送下，日三夜一服。方以干姜附子汤回阳救逆为基础，加炮乌头温经散寒止痛，吴萸补肝缓急，厚朴行气和中。治心中寒，心痛彻背，背痛彻心，如虫蛀之状。

**姜附汤** 方剂名。①见《千金翼方》。生姜八两，生附子（去皮）四两，水煎，分四次服，日服二次。方以附子温中燥湿，生姜蠲饮止呕。治痰饮吐水。②见《证治准绳·疡医》。人参、附子（炮，去皮脐）各一两，炮姜、白术各五钱。分为二剂，水煎服。方即理中丸化裁而成。以附、姜温补真阳，参、术补益元气。治疮疡真阳亏损，或误行汗下，或脓血过多，失于补托，以致上气喘急，自汗盗汗，气短头晕者。③见《医宗必读》。干姜、熟附子各等份。水煎服。治中寒昏倒，及阴证伤寒，大便自利。组成与干姜附子汤同，参阅该条。④见《杂病源流犀烛·身形门》。杜仲、炮姜、炮附子。水煎服。方以干姜附子汤温阳散寒，加杜仲补肾壮腰。治腰冷痛如冰，得热则减，得寒则剧，脉紧者。

**姜苓术草汤** 方剂名。见《温热经解》。生姜、茯苓各三钱，白术二钱，甘草八分。本方即茯苓甘草汤去桂加术而成。方以苓、术健脾利湿，生姜温中行气，甘草安胃和中。水煎服。治寒湿下痢，痢色纯白者。

**姜桂丸** 方剂名。见《洁古家珍》。天南星、半夏、肉桂各一两。为末，蒸饼为丸，梧桐子大，每服三十至五十丸，生姜煎汤送下。本方由小半夏汤加味化裁而成。方中南星、半夏辛温体滑而性燥，入脾胃，功专燥湿祛痰，且又能和胃降逆，为主药；肉桂温脾肾之阳，为辅药；生姜辛散温中，和胃化痰，为佐使药。诸药合用，共奏散寒化痰之功。主治中焦虚损，痰湿内盛，阻碍肺之宣肃所致的寒痰咳嗽。

**逆挽汤**　方剂名。见《日本汉医名方选》。人参4g，白术4g，干姜2g，甘草2.5g，桂枝3g，枳实4g，茯苓5g。功能辛温解表，温中止泻。本方乃《伤寒论》桂枝人参汤加枳实、茯苓而成。方中人参、白术、甘草健脾益气，运化水湿；干姜温运中阳，祛寒止痛；桂枝辛温解肌，以散表邪；茯苓淡渗利湿，分消止泻；枳实行气宽中，与健脾温中药配合，消补兼施，可加强止泻之功，并可消除里急后重之感。治疗泄泻见有里气虚寒兼表证不解者，症见外感时邪，发热恶寒，肢体酸痛，且泄泻清稀，或如水样，腹痛肠鸣，喜热恶寒，或伴有里急后重之感，苔薄白或白腻，脉濡缓。

**洗痔黄硝汤**　方剂名。见《疡医大全》。大黄二两，朴硝（后下）一两。水煎，倾桶内，先熏后洗。方以大黄清热解毒，活血化瘀，朴硝软坚消肿。治痔疮肿痛。

**济生瓜蒌丸**　方剂名。见《证治准绳》。瓜蒌实、枳实（麸炒，去瓤）、桔梗、半夏各等份。为细末，姜汁打糊为丸，梧桐子大，每服五十至七十丸，食后淡姜汤送下。功能化痰散结。本方乃小陷胸汤去黄连，加枳实、桔梗而成。方中瓜蒌清热化痰，半夏降逆化痰消痞，枳实行气除满，桔梗辛散苦泄，可开宣肺气而利胸膈咽喉，且可祛痰。治疗胸膈痛彻背，胁胀喘急，胸闷。

**宣白承气汤**　方剂名。出自《温病条辨》。生石膏五钱，生大黄三钱，杏仁粉二钱，栝蒌皮一钱五分。水煎服，不下更服，得便则止。本方以杏仁、石膏宣肺气之痹，以大黄逐肠胃之结，栝蒌皮化痰开郁，合为苦辛淡法，主治肺气不降，里证有实之痰涎壅滞、右寸实大、喘促、便秘者。

**祛痰丸**　方剂名。见《证治准绳·类方》。生南星、生半夏、赤茯苓（去皮）、陈皮（去白）、炮姜各等份。为细末，煮糊为丸，梧桐子大，每服五十丸，温米饮送下。方中南星、半夏辛温、体滑而性燥，一散一守，能燥湿化痰，降逆止呕，消痞散结，共祛膈上之痰，为主药；赤茯苓利水渗湿，健脾和胃，陈皮理气化痰，调肝理脾，为辅药；炮姜温中祛寒，为佐药。温米饮可益气和中，为使药。治疗中焦虚寒，痰湿内生，肝气横逆犯脾，并挟痰上冲头目所致的风痰头眩、恶心、胸膈不利。

**神功丸**　方剂名。见《三因极一病证方论》。大黄（面煨亦可）、诃子皮各四两，人参、麻仁（别研）各二两。为细末，炼蜜为丸，梧桐子大。

每服二十丸。温汤、温酒、米饮皆可服，食后临卧服。方中麻仁润肠通便；大黄泻下导滞；人参补益气血；诃子收敛固涩。本方泻中有涩，攻中有补，相反相成，而为润肠通便，补气宽肠之剂。

**神芎丸** 方剂名。见《宣明论方》。大黄、黄芩各二两，牵牛子、滑石各四两，黄连、薄荷、川芎各半两。为细末，水泛或炼蜜为丸，小豆大。始服十至十五丸，以后每次加十丸，日三次，以利为度。功能泻火解毒，化湿散热。本方乃仲景三黄泻心汤加牵牛子、滑石、薄荷、川芎而成。方中三黄泻心汤清热泻火，解毒通便，三黄配伍则使火热毒邪迅速从二便而解；滑石气寒味淡，质重滑利，善清热利湿；牵牛子辛开苦降，泻下积滞；薄荷味辛气凉，清香走窜，上行头目，能疏风清热、清利头目；川芎辛散温通，味清气雄，能行气开郁、活血止痛，与薄荷相伍，则头目清利。诸药合用，则火毒泻、湿热除而诸症悉除。常用于治疗一切热证，痰热酒食停积，或小儿积热惊风，及妇人经病，产后血滞，腰脚重痛等。

**神汤** 汤剂名。指大小青龙汤、白虎汤、真武汤一类的以古时方位之神命名而又具有神效的汤剂。《伤寒论条辨·卷三》："夫所谓青龙、白虎、真武者，言其灵应，不难于其所难，妙效于不可测度，有如此其神，神汤之谓也。""所谓青龙、白虎者，青乃木色，龙乃木神，木主春，春热而烦躁，雷雨解而致和焉。人之汗以天地之雨名之，龙兴云雨至，发烦躁之汗，而荣卫以和，龙之所以为汤，神汤之谓也。白乃金色，虎乃金神，金主秋，秋热而燥渴，金风解而荐凉焉。人之气以天地之疾风名之，虎啸谷风生，解燥渴之热而表里以凉，虎之所以为神，神汤之谓也。""而真武者，则又专位乎北，而为司水之神也"，以之名汤者，赖以镇水如神，故亦谓之神汤也。

**神佑丸** 方剂名。见《儒门事亲》。甘遂（面裹不令透，水煮百余沸，取出用冷水浸过，去面焙干）、大戟（醋浸煮干）、芫花（醋浸煮）各半两，黑牵牛子、大黄各一两。为细末，水泛为丸，小豆大，每服五十至七十丸，临卧温水送下。功能攻逐水饮。本方较三花神佑丸少轻粉一味，功用、主治基本一致，可互参。

**神保丸** 方剂名。见《太平惠民和剂局方》。木香、胡椒各一分，全蝎七个，巴豆（去心皮）十个。为细末，蒸饼为丸，麻子大，朱砂为衣，每服三粒。方用巴豆大辛大热，破坚积，除寒结；胡椒为纯阳之物，其味辛而麻，其气温以热，有温中止痛之功，《本草纲目》谓其可："散寒湿，解郁结，消宿食，通三焦，温脾胃。"木香气芳香而辛散温通，擅长于调中宣滞，行气止痛，《药性论》称其可："治九种心痛，积年冷气，疝癖癥块胀痛，逐诸壅气上冲烦闷。"全蝎辛平，可通络散结止痛。四药合方，共成攻逐寒积，理气定痛之剂。治阴寒痼结，寒气攻冲而致的心膈痛，腹痛，胁下痛，肺气喘，及气噎，便秘等。

**既济汤**　方剂名。①见《杂病源流犀烛·脏腑门》。麦门冬二钱，人参、竹叶、炙甘草、半夏、附子各一钱，生姜五片，粳米一百粒。水煎服。本方即竹叶石膏汤去石膏加附子、生姜而成。方以人参、麦冬补气养阴，半夏、生姜降逆和胃，竹叶清心除烦，甘草、粳米养胃和中，独去石膏之寒凉，加附子辛热温阳。变清虚热、益气津之方为补阴阳、除虚烦之剂。方名既济，即寓阴阳互济之义。治霍乱吐泻后，虚烦不得眠之症。②见《医学衷中参西录》。熟地黄、山茱萸各一两，生山药、生龙骨、生牡蛎各六钱，茯苓、白芍药各三钱，附子一钱。功能温肾固脱。本方由《金匮要略》肾气丸加减化裁而成。方中熟地甘润以滋阴养血为主；山萸肉、山药养肝益肾，益气健脾，固涩精气，附子温阳暖肾，鼓舞肾气，并为辅药；茯苓健脾渗湿，白芍、龙骨、牡蛎养血敛阴，柔肝潜阳，后两药还能收敛固涩止泻，并为佐使。合方而用，既能滋养所伤之阴血，又能鼓舞欲脱之阳气。治大病后阴阳不相维系，阳欲上脱，或喘逆，或自汗，或目睛上窜，或心动悸；阴欲下脱，或失精，或小便不禁，或大便滑泻等阴阳两虚，上热下凉之证。

**既济解毒汤**　方剂名。见《卫生宝鉴》。大黄（酒蒸）、黄连（酒炒）、黄芩（酒炒）、炙甘草、桔梗各二钱，柴胡、升麻、连翘、当归身各一钱。为粗末，水煎去滓，食后服。本方即大黄黄连泻心汤合桔梗汤加味而成。方以大黄、芩、连清解心胃火热，桔梗、柴胡、升麻、连翘疏风散热解毒，当归养血通络，甘草调和诸药，且助解毒。治上热，头目赤肿而痛，胸膈烦闷不得安卧，身半以下皆寒，足胻尤甚，大便微秘者。

**除湿胃苓汤**　方剂名。见《医宗金鉴·外科心法要诀》。炒苍术、厚朴（姜炒）、陈皮、猪苓、泽泻、赤茯苓、白术（土炒）、滑石、防风、生栀子、木通各一钱，肉桂、生甘草各三分。加灯心五十寸。水煎，食前服。方以五苓散淡渗利湿，加苍术、厚朴、陈皮燥湿行气，木通、栀子利湿解毒，防风疏风散毒，灯心清心利湿。治缠腰火丹属湿盛者。

# 十 画

**秦艽升麻汤** 方剂名。见《卫生宝鉴》。升麻、葛根、炙甘草、芍药、人参各五钱，秦艽、白芷、防风、桂枝各三钱。为粗末，每服一两，加葱白三茎，水煎服，取微汗。方以桂、芍调和营卫，升麻、葛根、白芷疏散风邪，秦艽、防风通经活络，人参、甘草扶助正气。治手足阳明经中风，口眼㖞斜，恶风恶寒，四肢拘急者。

**秦艽散** 方剂名。见《太平圣惠方》。秦艽、赤芍药、犀角各半两，黄芩三分，柴胡、茵陈蒿、麦门冬各一两，大黄（微炒）二两。为粗末，每服四钱，水煎服，日三四次，以利为度。功能清热凉血，利湿退黄。方中茵陈清热利湿以退黄疸；大黄荡涤肠胃，降泄湿热蕴结之毒；秦艽、黄芩清热去湿退黄；赤芍药、犀角入血分而清热凉血；柴胡调理枢机，疏利肝胆；麦冬养阴益胃。治疗劳黄，心脾热壅，皮肉面目悉黄。

**都气丸** 方剂名。见《医宗己任编》。熟地黄、山茱萸、山药、泽泻、牡丹皮、茯苓、五味子。为细末，炼蜜为丸。功能补肾纳气。本方为六味地黄丸加五味子而成。方用六味地黄丸滋肾固精，加五味子敛肺滋肾，固精涩气。治肾虚气喘，呃逆。

**热六合汤** 方剂名。见《医垒元戎》。当归（酒浸，炒）、川芎、白芍药、熟地黄（酒蒸）各一两，栀子、黄芩各半两。为粗末，水煎服。功能养血清热。方用四物汤养血补血，栀子清热除烦，黄芩坚阴清热。治妊娠伤寒汗下后，不得眠者。

**真武合理中汤** 方剂名。见《日本汉医名方选》。茯苓5g，人参、芍药、白术、甘草、干姜各3g，附子0.5g。功能温中散寒，健脾利湿。本方乃大塚敬节的经验方。方用真武汤补下焦之虚，改善大小肠的功能；理中汤补中焦之虚，改善胃功能低下。方中附子温肾阳以化气行水，人参补虚益脾，茯苓、白术健脾渗湿利水，干姜温中散寒，芍药和里益阴，甘草和中。治疗体力低下或素来体虚，见慢性腹泻，食欲不振，羸瘦者。其人腹力弱，心下振水音，常见腹直肌紧张。

**真武汤** 方剂名。出自《伤寒论》。茯苓三两，芍药三两，白术二两，生姜（切）三两，附子（炮，去皮，破八片）一枚。以水八升，煮取三升，去滓。温服七合，日三服。若咳者，加五味子半升，细辛一两，干姜一两；若小便利者，去茯苓；若下利者，去芍药，加干姜二两；若呕者，去附子，加生姜，足前为半斤。功能温阳利水。方中炮附子辛热，温肾壮阳，使水有所主；茯苓、白术健脾利水；生姜温散水气；芍药和里益阴，《神农本草经》谓其能"利小便"。诸药合用，共为温阳消阴、驱寒镇水之剂。原著用于治疗少阴病或太阳病发汗伤阳所致的阳虚水停证。其表现参见"真武汤证"条。现代常用于治疗慢性肾炎、慢性充血性心力衰竭、肺心病、低血压症、梅尼埃病、慢性肠炎、慢性支气管炎、脉管炎等。

**桂二麻一汤** 见"桂枝二麻黄一汤"条。

**桂二越一汤** 见"桂枝二越婢一汤"条。

**桂甘龙牡汤** 见"桂枝甘草龙骨牡蛎汤"条。

**桂附汤** 方剂名。见《三因极一病证方论》。附子、桂心、炮姜、芍药、炙甘草、茯苓、炒桃仁各一两。为粗末，每服四钱，水煎去滓，食前服，本方即四逆汤合芍药甘草附子汤加味而成。方以姜、桂、附温阳散寒，芍药、甘草酸甘化阴，茯苓宁心除烦，桃仁配芍药活血通络。治少阴伤风，胸满心烦，咽喉痛，自汗，腰痛连胻骨酸痛，呕吐涎沫，头痛，其脉沉弦者。

**桂苓五味甘草去桂加干姜细辛半夏汤** 方剂名。出自《金匮要略》。茯苓四两，甘草、细辛、干姜各二两，五味子、半夏各半升。上六味，以水八升，煮取三升，去滓，温服半升，日三服。功能温肺散寒，涤痰化饮。方用苓甘五味姜辛汤温阳化饮，更加半夏降逆止呕、燥湿祛痰、下气散结，以去在下之饮，则饮邪消、逆气平、阳升阴降、眩冒自止。原著用于治疗服苓甘五味姜辛汤后，咳满即止，而下焦水饮逆冲复作的证治。症见头眩冒而呕。

**桂苓五味甘草汤** 方剂名。出自《金匮要略》。茯苓四两，桂枝四两（去皮），甘草三两（炙），五味子半升。上四味，以水八升，煮取三升，去滓，分温三服。功能平冲降逆，收敛真气。方中桂枝、甘草辛甘化阳，以平冲气；配茯苓引逆气下行；用五味子收敛耗散之气，使虚阳不致上浮。原著用于治疗体虚之人患支饮咳嗽服小青龙汤后发生冲气的证治。症见服小青龙汤后，多唾口燥，寸脉沉，尺脉微，手足厥逆，气从少腹上冲胸咽，手足痹，其面翕热如醉状，因复下流阴股，小便难，时复冒者。

**桂苓甘露饮** 方剂名。见《医学启源》。茯苓（去皮）、白术、猪苓、炙甘草、泽泻各一两，寒水石（另研）一两，桂（去粗皮）半两，滑石（另研）二两。为末，或水煎，或水调，每服二三钱，亦可入蜜少许。方用五苓散健脾利湿，加寒水石、滑石清热利湿，炙甘草补益中州，调和诸药。

治饮水不消，呕吐泻利，水肿腹胀，泄利不能止；兼治霍乱吐利。下利赤白，及中暑烦渴等。

**桂苓甘露散** 方剂名。①见《儒门事亲》。又名桂苓甘露饮。官桂、人参、藿香各五钱，茯苓、白术、甘草、葛根、泽泻、石膏、寒水石各一两，滑石二两，木香一分。为细末，每服三钱，白水或生姜汤送下。治伏暑烦渴，渴欲饮水，水入即吐，及水泻不止，疟疾等。组成与桂苓白术散同，参阅该条。②见《宣明论方》。又名桂苓甘露饮、桂苓白术散。茯苓、泽泻各一两，炙甘草、石膏、寒水石各二两，白术、肉桂、猪苓各半两，滑石四两。为末，每服三钱，温水或生姜煎汤送下。方用五苓散淡渗利湿，加石膏、滑石、寒水石清热利湿，炙甘草调和诸药。治中暑伤湿，头痛发热，烦渴引饮，小便不利；及霍乱吐下，腹痛满闷；及小儿吐泻惊风。

**桂苓白术丸** 方剂名。见《儒门事亲》。官桂、茯苓、半夏各一两，白术、干生姜各一分，橘皮、泽泻、黄连各半两，黄柏二两。为细末，面糊为丸，小豆大，每服三十至五十丸，食后姜汤送下。本方即苓桂术甘汤合五苓散加减而成。方用姜、桂温中，苓、术、泽泻健脾利湿，半夏、橘皮燥湿行气，连、柏清热利湿。治诸湿肿满，霍乱泄注，胕肿骨痛，及腰膝头项痛，风痹，痿厥等症。

**桂苓白术散** 方剂名。见《医学启源》。木香、桂枝、藿香、人参、茯苓（去皮）各半两，炙甘草、白术、葛根、泽泻、寒水石各一两，滑石二两，石膏一两。为末，每服三钱，白汤、新水或生姜汤调下。本方即五苓散加减而成。方用参、术、苓健脾渗湿，桂枝、藿香、木香行气通阳化湿，葛根疏风散湿，滑石、泽泻、石膏、寒水石清热利湿，炙甘草调和诸药。治冒暑，饮食所伤转甚，湿热内甚，霍乱吐泻，转筋急痛，胸满痞闷，及小儿吐泻惊风等。

**桂苓神术汤** 方剂名。见《医醇賸义》。桂枝八分，茯苓三钱，白术、苍术、陈皮、厚朴、砂仁各一钱，薏苡仁八钱，半夏一钱五分，生姜三片。水煎服。本方即苓桂术甘汤化裁而成。方以茯苓、白术健脾利湿，陈皮、厚朴、砂仁理气燥湿，桂枝通阳化气，助苍术、苡仁逐肌表之水湿，生姜、半夏化饮和中。治溢饮，水流四末，肢节作肿，身重无力。

**桂枝二麻黄一汤** 方剂名。出自《伤寒论》。桂枝（去皮）一两十七铢，芍药一两六铢，麻黄（去节）十六铢，生姜（切）一两六铢，杏仁（去皮尖）十六个，甘草（炙）一两二铢，大枣（擘）五枚。以水五升，先煮麻黄一二沸，去上沫，内诸药，煮取二升，去滓。温服一升，日再服。

将息如桂枝汤法。本方取桂枝汤剂量的十二分之五、麻黄汤剂量的九分之二合成，桂、麻两方比例大致为二比一。其功能与桂枝麻黄各半汤同，但发散之力稍逊。原著用于治疗发汗之后，仍有小邪郁于肌表不解之证，其表现参见"桂枝二麻黄一汤证"条。治疗范围与桂枝麻黄各半汤略同。

**桂枝二越婢一汤**　方剂名。出自《伤寒论》。桂枝（去皮）、芍药、麻黄、甘草（炙）各十八铢，大枣（擘）四枚，生姜（切）一两二铢，石膏（碎，绵裹）二十四铢。以水五升，煮麻黄一二沸，去上沫，内诸药，煮取二升，去滓。温服一升。本方取桂枝汤剂量的四分之一、越婢汤剂量的八分之一合成，桂、越两方的比例为二比一。其药味组成与大青龙汤相近，但分量甚轻。本方有宣解郁阳、散热透邪之功能。方以桂枝汤解肌祛风，越婢汤发越郁阳，为双解表里之轻剂。原著用于治疗太阳病微邪不解，有化热趋势者，其表现参见"桂枝二越婢一汤证"条。现代用于治疗感冒、上感、支气管炎等疾患。

**桂枝人参汤**　方剂名。出自《伤寒论》。桂枝（别切）四两，甘草（炙）四两，白术三两，人参三两，干姜三两。以水九升，先煮四味，取五升，内桂，更煮取三升，去滓。温服一升，日再夜一服。本方即理中汤加人参而成，功能温中解表。方以理中汤温补脾胃之虚寒，主里；桂枝后下，味辛气薄，通阳解肌，主表。合为表里双解之剂。原著用于治疗太阳病误下后的表不解，里虚寒证。其表现参见"桂枝人参汤证"条。现代常用于治疗慢性胃炎、溃疡病、慢性肠炎、胃肠型感冒等。

**桂枝大黄汤**　方剂名。见《伤寒六书纂要辨疑》。柴胡、大黄、芍药各一钱，桂枝、甘草各五分，枳实八分。水二盅，姜一片、枣二枚，煎服。《槌法》加槟榔磨水二匙热服。方用桂枝汤和阴阳，运脾土，加柴胡运转枢机，枳实、大黄推荡积滞。治足太阴受症，腹满而痛，咽干而渴，手足温，脉沉有力，因邪热从阳经传入阴经之症。腹满，不恶寒而喘者，加大腹皮，去甘草。

**桂枝去芍药加皂荚汤**　方剂名。见《备急千金要方》。桂枝、生姜各三两，甘草二两，皂荚一个，大枣十二枚。为粗末，水煎，分三次服。方以桂、姜温肺化痰，兼和营卫，草、枣养中扶正，加皂荚劫夺痰涎。治肺痿，吐涎沫不止。

**桂枝去芍药加附子汤**　方剂名。出自《伤寒论》。桂枝（去皮）三两，甘草（炙）二两，生姜（切）三两，大枣（擘）十二枚，附子（炮，去皮，破八片）一枚。以水七升，煮取三升，去滓。温服一升。将息如桂枝汤法。本方能解肌祛风、温经扶阳。方以桂枝去芍药汤解表通阳，再加附子扶阳温经。原著用于治疗太阳病误下后的阳气虚损、胸阳不振证，其表现参见"桂枝去芍药加附子汤证"条。现代常用于治疗感冒以及冠心病、心肌炎等心脏疾患。

**桂枝去芍药加麻黄细辛附子汤** 方剂名。出自《金匮要略》。桂枝三两，生姜三两，甘草二两，大枣十二枚，麻黄、细辛各二两，附子一枚（炮）。上七味，以水七升煮麻黄，去上沫，纳诸药，煮取二升，分温三服，当汗出，如虫行皮中，即愈。功能通阳散寒，温中化饮。方用桂枝去芍药汤振奋卫阳；麻黄细辛附子汤温发里阳，两者相协，可通彻表里，上下交通，使阳气畅达，阴凝解散，水饮自消。原著用于治疗因阳虚阴凝，水饮不消之水气病。症见心下坚硬痞结，如盘如杯。

**桂枝去芍药加蜀漆牡蛎龙骨救逆汤** 方剂名。简称"桂枝救逆汤"。出《伤寒论》。桂枝（去皮）三两，甘草（炙）二两，生姜（切）三两，大枣（擘）十二枚，牡蛎（熬）五两，蜀漆（洗去腥）三两，龙骨四两。以水一斗二升，先煮蜀漆，减二升，内诸药，煮取三升，去滓，温服一升。本方即桂枝去芍药汤再加蜀漆、龙骨、牡蛎而成，有补益心阳、镇潜安神、涤痰定惊之功效。方中桂枝合甘草，辛甘以扶心阳之虚；生姜配大枣，补益中焦而调和营卫；龙骨、牡蛎重镇潜敛以安定心神；心阳既虚，则阴霾内生，痰浊扰神，故以蜀漆涤痰逐邪。原著用于治疗伤寒以火劫汗亡失心阳的惊狂证。其表现参见"桂枝去芍药加蜀漆牡蛎龙骨救逆汤证"条。现代用于治疗精神病、神经官能症、癫痫、心脏疾患等。

**桂枝去芍药汤** 方剂名。出自《伤寒论》。桂枝（去皮）三两，甘草（炙）二两，生姜（切）三两，大枣（擘）十二枚。以水七升，煮取三升，去滓。温服一升。将息如桂枝汤法。本方能解肌祛风、宣通胸阳。方中桂枝配甘草，辛甘化阳，宣通胸中阳气；生姜辛散，助桂枝解表通阳；大枣甘缓，合甘草益气和中；姜、枣又能调和营卫。芍药阴柔，有碍宣通阳气，故去而不用。原著用于治疗太阳病误下后的胸阳不展证，其表现参见"桂枝去芍药汤证"条。现代常用于治疗感冒，各种心脏疾患等。

**桂枝去姜桂加龙骨牡蛎汤** 方剂名。出自徐大椿《伤寒约编》。方剂组成：龙骨三钱（锻），牡蛎三钱（锻），甘草五分，白芍钱半（炒），大枣三枚。水煎去渣温服。主治伤寒被火，惊狂，起卧不安，脉数。徐氏解方：火迫劫汗，心阳外亡，故惊狂烦躁，起卧不安也。芍药、甘草缓中敛血，合大枣补中气，以振营卫之阳。龙骨、牡蛎咸以补心安神，涩以益阴固脱，俾阴阳和平，则神明得旨，而惊狂烦躁无不自安矣。此安神救逆之剂，为虚神不守舍之专方。《伤寒论》原文火逆亡阳惊狂证是用桂枝去芍药加蜀漆牡蛎龙骨救逆汤，徐氏用桂枝去桂姜加龙牡，大概是以火逆证当避辛温之故。参见"桂枝去芍药加蜀漆牡蛎龙骨救逆汤"条。

**桂枝去桂加茯苓白术汤**　方剂名。出自《伤寒论》。芍药三两，甘草（炙）二两，生姜（切）、白术、茯苓各三两，大枣（擘）十二枚。以水八升，煮取三升，去滓。温服一升。小便利则愈。本方由桂枝汤去桂枝加苓、术组成，其功能不在解表，而在利水。方中茯苓、白术健脾利水；芍药、甘草益阴；生姜、大枣调和营卫。所以去桂枝者，一是因病非桂枝证，二是因汗下后津液有伤。原著用于治疗水气内停而太阳经气不利之证，其表现参见"桂枝去桂加茯苓白术汤证"条。历代对于本方颇有争议。成无己认为不去桂而加苓术；吴谦等认为去桂当是去芍之误；柯琴、陈修园服膺原文，仍主去桂，其说可从。刘渡舟认为本方即苓芍术甘汤，与苓桂术甘汤恰相对应，系针对"水郁阳抑"而设。〔刘渡舟.谈谈苓芍术甘汤的发现及其治疗意义[J].国医论坛，1987，（4）：11.〕

**桂枝甘草龙骨牡蛎汤**　方剂名。出自《伤寒论》。桂枝（去皮）一两，甘草（炙）二两，牡蛎（熬）二两，龙骨二两。以水五升，煮取二升半，去滓。温服八合，日三服。功能温复心阳，潜镇安神。方中桂枝、甘草温助心阳，龙骨、牡蛎潜敛浮越之阳以宁心安神。原著用于治疗因火逆烧针损伤心阳所致的心神不敛证，其表现参见"桂枝甘草龙骨牡蛎汤证"条。现代常用于治疗心脏疾患、神经官能症、遗尿症等。

**桂枝甘草汤**　方剂名。出自《伤寒论》。桂枝（去皮）四两，甘草（炙）二两。以水三升，煮取一升，去滓。顿服。本方能温助心阳。方中桂枝扶助心阳，炙甘草益气补中，二药相伍，辛甘合化，温通心阳。原著用于治疗发汗太过，损伤心阳之证。其表现参见"桂枝甘草汤证"条。现代常用于治疗各种心脏病、自主神经功能紊乱、低血压等。

**桂枝石膏汤**　方剂名。见《症因脉治》。桂枝、知母、石膏、黄芩。功能清热解表，调和营卫。本方为白虎汤去粳米、甘草，加桂枝、黄芩而成。因证属太阳经有汗者，为在表之营卫不和证，故去益胃和中之粳米、甘草；而加桂枝祛风解表，调和营卫；黄芩清气分之热；石膏、知母相合，乃白虎汤之力，而有清热生津之功。治太阳经温疟有汗者。

**桂枝四七汤**　方剂名。见《杂病源流犀烛·脏腑门》。桂枝、半夏各三钱，酒白芍一钱半，茯苓、厚朴、枳壳各七分，人参、苏叶、炙甘草各五分，生姜三片，大枣二枚。水煎服。方用桂枝汤调和营卫，温通经脉，加枳、朴调理气机，半夏、苏叶和胃，配茯苓蠲饮，人参扶助正气。治寒气客于背俞之脉，而致心痛者。

**桂枝半夏汤** 方剂名。见《医醇賸义》。桂枝八分，半夏一钱五分，茯苓三钱，陈皮、白芥子、厚朴、紫苏各一钱，白术、贝母各二钱，甘草四分，生姜三片。功能行气祛痰，散寒解表。方用半夏厚朴汤行气开郁，化痰除饮；桂枝祛寒解表，配生姜外散寒邪；陈皮、白术燥湿健脾化痰；白芥子、贝母清热化痰止咳；甘草调和诸药。治伏饮，痰满喘咳，吐发则寒热，背腰痛，身振振瞤剧。

**桂枝加大黄汤** 方剂名。出自《伤寒论》。桂枝（去皮）三两，大黄二两，芍药六两，生姜（切）三两，甘草（炙）二两，大枣（擘）十二枚。以水七升。煮取三升，去滓。温服一升，日三服。本方即桂枝汤倍芍药加大黄而成。功能和里通络、泻实止痛。方以桂枝加芍药汤调和脾家气血；更加大黄，既能泄肠胃壅滞，又能破血引郁。原著用于治疗太阳病误下后邪陷太阴，脾络郁滞、腑气不通之证，其表现参见"桂枝加大黄汤证"条。现代可用于治疗菌痢、阑尾炎、胰腺炎、顽固性荨麻疹等。

**桂枝加龙骨牡蛎汤** 方剂名。出自《金匮要略》。桂枝、芍药、生姜各三两，甘草二两，大枣十二枚，龙骨、牡蛎各三两。上七味，以水七升，煮取三升，分温三服。功能温经通阳，补肾固精。本方为桂枝汤加龙骨、牡蛎而成。方以桂枝温经通阳，配芍药之和营敛阴，既能解肌发表，又能调阴和阳，更有姜、枣补中通阳和里气，正所谓"外证得之，能解肌去邪气；内证得之，能补虚调阴阳"。对本证阴阳两虚之虚劳病，用之则有补阳固阴之功。更以龙骨、牡蛎平肝益阴，补肾固精。原著用于治疗虚劳之心肾不交证。症见男子失精，女子梦交，少腹弦急，阴头寒，目眩，发落，脉极虚芤迟、芤动微紧。

**桂枝加归芍汤** 方剂名。见《杂病源流犀烛·六淫门》。桂枝、芍药、甘草、当归、生姜、大枣。水煎服。方用桂枝汤调和营卫，燮理阴阳，加重芍药配当归活血和络。治肾疟，腰脊痛，大便难，目瞑瞑然，手足寒。

**桂枝加芍药生姜各一两人参三两新加汤** 方剂名。简称桂枝新加汤。出自《伤寒论》。桂枝（去皮）三两，芍药四两，甘草（炙）二两，人参三两，大枣（擘）十二枚，生姜四两。以水一斗二升，煮取三升，去滓。温服一升。本方能调和营卫，益气和营。方以桂枝汤调和营卫，加重芍药滋养营血，加重生姜宣通阳气，增加人参益气补虚。原著用于治疗发汗太过、气营两伤，筋脉失养之证，其表现参见"桂枝加芍药生姜各一两人参三两新加汤证"条。现代常用于治疗产后身痛、虚人感冒等。

**桂枝加芍药汤**　方剂名。出自《伤寒论》。桂枝（去皮）三两，芍药六两，甘草（炙）二两，大枣（擘）十二枚，生姜（切）三两。以水七升，煮取三升，去滓。温分三服。本方即桂枝汤倍芍药而成。芍药大于桂枝，则不治表而治里。其功能调脾和中、通络止痛。方以桂枝汤调和营卫，倍芍药以破阴结、通脾络。原著用于治疗太阳病误下后邪陷太阴、脾络郁滞之证，其表现参见"桂枝加芍药汤证"条。现代用于治疗胃肠痉挛、慢性胰腺炎、慢性菌痢等疾患。本方再加饴糖即"小建中汤"，其补虚之力胜于本方。

**桂枝加当归汤**　方剂名。见《中医外科学讲义》（上海中医学院）。桂枝、芍药、甘草、生姜、大枣、当归。方用桂枝汤调和营卫，加当归配桂、芍温经通络，活血止痛。治营卫不和，寒湿凝滞而致的脱疽、冻疮等症。

**桂枝加附子汤**　方剂名。出自《伤寒论》。桂枝（去皮）三两，芍药三两，甘草（炙）三两，生姜（切）三两，大枣（擘）十二枚，附子（炮，去皮，破八片）一枚。以水七升，煮取三升，去滓。温服一升。将息如桂枝汤法。本方能调和营卫、扶阳固表。方以桂枝汤调和营卫、解肌疏风，加附子扶阳温经，固表止汗。原著用于治疗太阳病发汗太过、卫阳不固证，其表现参见"桂枝加附子汤证"条。现代常用于治疗体虚感冒、汗出过多、风湿性关节炎等疾患，亦有报道以本方治疗鼻衄、崩漏、肾绞痛有效。

**桂枝加厚朴杏子汤**　方剂名。出自《伤寒论》。桂枝（去皮）三两，甘草（炙）二两，生姜（切）三两，芍药三两，大枣（擘）十二枚，厚朴（炙，去皮）二两，杏仁（去皮尖）五十枚。以水七升，微火煮取三升，去滓。温服一升。覆取微似汗。功能解肌祛风，降气定喘。方以桂枝汤解肌祛风，调和营卫，加厚朴、杏仁降气消痰、止咳定喘。原著用于治疗素有喘疾又病太阳中风，或太阳病误下后表邪未解、肺气不利证。其表现参见"桂枝加厚朴杏子汤证"条。现代常用于治疗肺炎、支气管炎、支气管哮喘等。

**桂枝加桂汤**　方剂名。出自《伤寒论》。桂枝（去皮）五两，芍药三两，生姜（切）三两，甘草（炙）二两，大枣（擘）十二枚。以水七升，煮取三升，去滓。温服一升。本方由桂枝汤加重桂枝用量而成。功能通阳散寒、平冲降逆。桂枝汤调和营卫，通阳散寒；加重桂枝用量则平冲降逆，以泄奔豚之气。原著用于治疗寒气奔豚证，其表现参见"桂枝加桂汤证"

条。现代常用于治疗神经官能症、胃肠病、胃肠型感冒等。有人运用本方时，于桂枝汤中加肉桂。

**桂枝加黄芪汤** 方剂名。出自《金匮要略》。桂枝、芍药各三两，甘草二两，生姜三两，大枣十二枚，黄芪二两。上六味，以水八升，煮取三升，温服一升，须臾饮热稀粥一升余，以助药力，温服取微汗；若不汗，更服。功能宣达阳气，祛湿固表。方用桂枝汤解肌调和营卫，发表通阳散邪，啜粥以助药力；黄芪补中益气固表，扶正以祛邪，补土以胜湿。原著用于治疗黄汗之病。症见身热，两胫反冷，身重，汗出已辄轻，久久必身瞤，瞤即胸中痛，腰以上汗出，腰以下无汗，腰髋弛痛，如有物在皮中状，剧者不能食，身疼重，烦躁，小便不利。黄芪芍药桂枝苦酒汤与本方均具有宣达阳气，排泄水湿的功用，皆用于治疗黄汗。然前方适用于周身汗出，表气已虚，故以黄芪为君，益气固表；后方适用于汗出不透，腰以上有汗，腰以下无汗，故以桂枝汤为君，解肌而和营卫。

**桂枝加葛根汤** 方剂名。出自《伤寒论》。葛根四两，芍药二两，生姜（切）三两，甘草（炙）二两，大枣（擘）十二枚，桂枝（去皮）二两。以水一斗，先煮葛根，减二升，内诸药，煮取三升，去滓。温服一升，覆取微似汗，不须啜粥，余如桂枝法将息及禁忌。据宋治平本，方中有麻黄（去节）三两，但据林亿等考校：仲景本论，太阳中风自汗用桂枝，伤寒无汗用麻黄，今证云汗出恶风，而方中有麻黄，恐非本意也。葛根汤证云无汗恶风，正与此方同，是合用麻黄也。此云桂枝加葛根汤，恐是桂枝中但加葛根耳。又据《金匮玉函经》所载，本方无麻黄，当从之。本方能解肌祛风，升津舒经。方以桂枝汤解肌祛风，调和营卫；加葛根，既可加强解肌祛风的作用，又可升腾津液，疏通经脉的凝滞。原著用于治疗太阳中风、经输不利证，其表现参见"桂枝加葛根汤证"条。现代用于治疗感冒、颈背肌劳损或纤维织炎、斜颈、面神经炎、下颌关节炎、痢疾等。

**桂枝芍药汤** 方剂名。①见《三因极一病证方论》。桂心半两，白芍药三两。为粗末，每服五钱匕，加生姜三片，大枣一枚，水煎服。方取桂枝加芍药汤意，通阳益脾，活血和络，兼调营卫。治太阴伤风，自汗咽干，胸腹满，自汗不渴，四肢倦怠，手足自温，其脉弦大而缓者。②见《症因脉治》。桂枝、陈皮、甘草、生姜、白芍药。水煎服。方用桂枝汤去大枣之壅滞，以通阳散寒，加陈皮理气和中。治寒气腹痛，面黄唇白，手足多冷，恶寒不热，二便清利，腹中绵绵作痛，脉左关弦紧者。

**桂枝芍药知母汤** 方剂名。出自《金匮要略》。桂枝四两，芍药三两，甘草二两，麻黄二两，生姜五两，白术五两，知母四两，防风四两，附子二枚（炮）。上九味，以水七升，煮取二升，温服七合，日三服。功能散风除湿，通阳蠲痹。方用桂枝汤去枣加麻黄以助其通阳散寒，加白术以治湿，加防风以祛风，加知母、附子以调其阴阳，谓"欲治其寒，则上之郁热已甚；欲治其热，则下之肾阳已痹"。原著用于治疗风寒湿杂至合而为病之历节病。症见肢节疼痛，身体魁羸，脚肿如脱，头眩短气，温温欲吐。

**桂枝汤**　方剂名。出自《伤寒论》。一名阳旦汤。桂枝（去皮）三两，芍药三两，甘草（炙）二两，生姜（切）三两，大枣（擘）十二枚。以水七升，微火煮取三升，去滓，适寒温，服一升。服已须臾，啜热稀粥一升余。以助药力。温覆令一时许，遍身漐漐微似有汗者益佳，不可令如水流漓，病必不除。若一服汗出病瘥，停后服，不必尽剂；若不汗，更服，依前法；又不汗，后服小促其间，半日许令三服尽；若病重者，一日一夜服，周时观之。服一剂尽，病证犹在者，更作服；若汗不出，乃服至二三剂。禁生冷、粘滑、肉面、五辛、酒酪、臭恶等物。本方有解肌祛风、调和营卫之功能。柯琴称"此为仲景群方之魁，乃滋阴和阳、调和营卫、解肌发汗之总方也。"（《伤寒来苏集》）方中桂枝辛温，解肌祛风；芍药酸苦微寒，敛阴和营。二药同用，一散一收，于解肌中寓敛汗之意，和营中有调卫之功，可使表邪得解，里气得和。生姜辛散，温中和胃，佐桂枝发汗通阳，大枣甘缓，养胃生津，佐芍药益阴和营。甘草甘平，调和诸药，既可佐桂枝辛甘发散，以祛在表之邪，又可助芍药酸甘化阴，以和在内之营。本方用于解肌时，须啜热稀粥，并温覆取汗，以助药力。原著用于治疗太阳中风、营卫不和，以及各种外证未解者，《金匮要略》还用于治疗产后受风、妊娠恶阻。其表现参见"桂枝汤证"条。现代常用于治疗感冒、流感、原因不明性发热等多种发热性疾患、自主神经功能紊乱、过敏性鼻炎、荨麻疹等多种皮肤病、风湿病、妊娠及产后疾患等。凡里热、表实、酒客、坏病等，不可与本方。若太阳病服本方后反烦不解者，可先刺风池、风府，再与本方。

**桂枝防风汤**　方剂名。见《幼幼集成》。桂枝、防风各一钱半，白芍药二钱，炙甘草、生姜各一钱，大枣五枚。水煎热服。方以桂枝汤解肌散邪，调和营卫，加防风辛温发表，助桂枝汤发越外邪。治幼儿伤寒初起，恶寒发热，体重面黄，或面白喘息，口中气热，呵欠烦闷。若有痰，加白芥子一钱以化痰；呕吐，加陈皮、半夏各一钱以和胃降逆；热多，加柴胡一钱以疏散表热；胸紧气急，加枳壳、桔梗各一钱，以宽胸行气。

**桂枝附子去桂加白术汤** 见"去桂加白术汤"条。

**桂枝附子汤** 方剂名。出自《伤寒论》。桂枝（去皮）四两，附子（炮，去皮，破）三枚，生姜（切）三两，大枣（擘）十二枚，甘草（炙）二两。以水六升，煮取二升，去滓。分温三服。功能温经散寒，祛风除湿。方中桂枝辛温，温通经络，祛风散寒；附子辛热，温经扶阳，驱逐寒湿；甘草、生姜、大枣调和营卫，扶正祛邪。诸药合用，可使风湿之邪从外而解。原著用于治疗风湿相搏，病势偏重于肌表之证。其表现参见"桂枝附子汤证"条。现代常用于治疗风湿病、坐骨神经痛、肌纤维织炎等。本方与桂枝去芍药加附子汤药同量异，主治全然不同。彼方附子量小，温经助阳，用于胸阳不振、表邪不解之脉促胸满恶寒；本方附子量大，散寒止痛，用于风湿相搏之身体疼烦。

**桂枝姜附汤** 方剂名。见《温病条辨》。桂枝六钱，干姜、白术、熟附子各三钱。水五杯，煮取二杯，去渣再煮一杯服。功能温经回阳，散寒除湿。方中干姜、附子温阳散寒而入里，桂枝温经通络散寒而走表，白术健脾益气除湿。治寒湿伤阳，形寒脉缓，不渴，舌淡或白滑。

**桂枝桃仁汤** 方剂名。见《伤寒保命集》。桂枝、芍药、生地黄各二两，制桃仁五十个，甘草一两。为粗末，每服五钱，加生姜三片、大枣一枚，水煎服。方用桂枝汤温经散寒，加桃仁、生地和血通络。治经前腹痛。

**桂枝柴胡各半汤加吴萸楝子茴香木香汤** 方剂名。出自《温病条辨》。桂枝、吴茱萸、黄芩、柴胡、人参、广木香、生姜、白芍、大枣（去核）、川楝子、小茴香、半夏、炙甘草。本方以小柴胡汤疏达少阳之气，合桂枝汤外出太阳之表，加吴萸、茴香、木香、楝子芳香定痛、苦温通降，全方治疗秋燥为病，而见头痛、身寒热、胸胁痛，甚至疝瘕痛者。

**桂枝黄芩汤** 方剂名。①见《杂病源流犀烛·六淫门》。桂枝、芍药、甘草、黄芩、生姜、大枣。水煎服。本方组成与阳旦汤同，参阅该条。治心疟，心烦甚，欲得清水，反寒多而不甚热。②见《证治准绳·类方》。柴胡一两二钱，黄芩、人参、甘草各四钱半，半夏四钱，石膏、知母各五钱，桂枝二钱。为粗末，每服五至七钱，水煎服。本方即小柴胡汤合白虎汤加减而成。方用柴、芩和解少阳，知、膏清泻阳明，参、草扶正托邪，半夏调胃和中，桂枝疏解肌表，引邪外透。治疟疾。

**桂枝黄芪汤** 方剂名。见《症因脉治》。桂枝、白芍药、甘草、黄芪、生姜、大枣。水煎服，须臾饮热稀粥，取微汗。方用桂枝汤调和营卫，通阳健脾，加黄芪补气利湿。治黄疸脉浮宜汗者。

**桂枝救逆汤** 见"桂枝去芍药加蜀漆牡蛎龙骨救逆汤"条。

**桂枝麻黄各半汤** 方剂名。出自《伤寒论》。桂枝（去皮）一两十六铢、芍药、生姜（切）、甘草（炙）、麻黄（去节）各一两，大枣（擘）四枚、杏仁（汤浸，去皮尖及两仁者）二十四枚。以水五升，先煮麻黄一二沸，去上沫，内诸药，煮取一升八合，去滓。温服六合。将息如桂枝汤法。本方由桂枝汤与麻黄汤各取三分之一剂量合方而成，为偶方小汗之剂。其功能发汗解表、调和营卫。方以桂枝汤调和营卫，益汗液之源；麻黄汤疏达表邪，为发汗之用。原著用于治疗太阳病多日不解，微邪郁于肌表之证，其表现参见"桂枝麻黄各半汤证"条。现代常用于治疗感冒、荨麻疹、疟疾等。

**桂枝葛根汤** 方剂名。见《症因脉治》。葛根、白芍药、桂枝、生姜、甘草。水煎服。本方即桂枝加葛根汤去大枣而成。方用桂、芍调和营卫，葛根疏解阳明之邪，生姜、甘草和胃安中。治寒伤阳明，寒多热少，有汗者。若无汗，加防风发汗散邪；头痛，加羌活疏风散寒止痛；夏秋口渴消水，加石膏清解内热。

**桂枝新加汤** 见"桂枝加芍药生姜各一两人参三两新加汤"条。

**桂麻各半汤** 见"桂枝麻黄各半汤"条。

**桔梗汤** 方剂名。①出自《伤寒论》。桔梗一两，甘草二两。以水三升，煮取一升，去滓。温分再服。本方能宣肺开结、利咽排脓。方以甘草清热解毒、利咽缓痛，桔梗宣肺开结、祛痰排脓。原著用于治疗少阴客热咽痛证，《金匮要略》用于治疗肺痈。其表现参见"桔梗汤证"条。现代常用于治疗咽喉炎、肺脓疡、支气管扩张等。②见《济生方》。桔梗、贝母、酒当归、瓜蒌仁、炒枳壳、炒薏苡仁、炙桑白皮、防己各一两，甘草、炒杏仁、百合（蒸）各五钱，黄芪一两半。为粗末，每服四钱，加生姜五片，水煎服。功能排脓化痰，补气滋阴。方中桔梗祛痰排脓，开提肺气；贝母、桑白皮、瓜蒌仁清肺化痰；当归活血补血；枳壳行气宽胸；杏仁降气止咳；薏苡仁清热排脓；防己清热利水消肿；百合润肺止咳；黄芪补气健脾；生姜宣散肺气；甘草调和诸药。治肺痈，心胸气壅，咳嗽脓血，心神烦闷，咽干多渴，两脚肿满，小便赤黄，大便多涩。

**桔梗杏仁煎** 方剂名。见《景岳全书·新方八阵》。桔梗、杏仁、甘草各一钱，阿胶、金银花、麦门冬、百合、夏枯草、连翘各二钱，贝母、红藤各三钱，枳壳一钱半。水煎，食远服。功能祛痰排脓，清热解毒，养血滋阴。方用桔梗汤排脓解毒；杏仁宣降肺气以止咳；阿胶养血止血；金银花、连翘清热解毒；麦冬、百合润肺止咳；夏枯草清热散结；贝母清肺化痰；枳壳行气消满；红藤清热解毒，消痈止痛。治咳嗽吐脓，痰中带血，或胸膈隐痛，将成肺痈。

**栝蒌汤** 方剂名。见《济世全生指迷方》。栝蒌根四两，柴胡八两，人参、黄芩、炙甘草各三两。为粗末，每服二钱，加生姜三片、大枣一枚，水煎服。本方即小柴胡汤去半夏之辛燥，以之和解少阳，运转枢机，俾疟邪外出，加栝蒌根清热生津。治疟疾热多者。

**栝蒌桂枝汤** 方剂名。出自《金匮要略》。栝蒌根二两，桂枝三两，芍药三两，甘草二两，生姜三两，大枣十二枚。上六味，以水九升，煮取三升，分温三服，取微汗，汗不出，食顷啜热粥发之。本方为桂枝汤加栝蒌根而成。方用桂枝汤调和营卫，解肌祛邪，疏风解表，风邪去则经气流通，筋脉舒缓，则痉止病愈。故喻昌曰："乃变表法为和法也。"栝蒌根甘寒，清热生津，散结导滞，内走经络以舒筋柔脉。《本经》云："栝蒌根治消渴，身热烦满大热。"更以啜粥而助胃气，使阴阳和，正气得复。原著用于治疗太阳病而兼有津液不足，筋失濡养，则为筋脉拘急之痉病。症见头项强痛，发热，汗出，恶风，身体强几几，脉沉迟。

**栝蒌根汤** 方剂名。见《症因脉治》。天花粉、麦冬、知母、石膏、甘草。水煎服。本方即白虎汤去粳米加味而成。以石膏、知母清泻肺胃，花粉、麦冬清热养阴，甘草和胃安中。治燥火烁肺，口渴身热，二便赤涩，喘咳气逆，面赤唇焦，吐痰难出者。

**桃仁汤** 方剂名。①见《备急千金要方》。桃仁五十枚，大黄四两，芒硝三两，桂心、当归、甘草各二两，虻虫、水蛭各二十枚（一方无芒硝）。为粗末，水煎，分三次服。本方即桃核承气汤与抵当汤合方加当归而成。方用虻虫、水蛭入络破瘀，桃仁、当归活血化瘀，大黄、芒硝泻热逐瘀，桂枝通经活血，甘草调和诸药，且防伤正。治摔伤血瘀者。②见《备急千金要方》。桃仁十四枚，大黄、硝石、甘草各一两，蒲黄一两半，大枣二十枚。为粗末，水煎服。本方乃桃核承气汤去桂枝，加蒲黄、大枣而成。跌打损伤是形成瘀血的一个重要而常见的原因。在《内经》里就有"人有所堕坠，恶血留内"的记载。《圣济总录·伤折门》在谈到外伤导致瘀血的原理时说："脉者，血之府，血行脉中贯于肉理，环周一身。若因伤折内动经络，血行之道不得宣通，瘀积不散则为肿为痛，治宜除去恶瘀。"治宜活血祛瘀之痛。方中桃仁活血祛瘀，大黄下瘀泄热，芒硝软坚而助大黄下瘀之用，蒲黄行血祛瘀止痛，甘草、大枣和胃安中。治摔伤，胸腹血瘀，不得气息。③见《温疫论》。桃仁三钱，牡丹皮、当归、赤芍药各一钱，阿胶、滑石各二钱。功能活血化瘀，滋阴养血。方中桃仁活血祛瘀，丹皮、赤芍清热凉血、祛瘀止痛，当归、阿胶补血活血，滑石性寒而滑，寒能清热，滑能利窍，能清膀胱热结，通利水道，使邪热出之有路。治膀胱蓄血，小腹痛，按之硬痛，小便自调者。

**桃仁承气汤**　方剂名。①见《校注妇人良方》。桃仁五钱，炒大黄二两，甘草二钱，肉桂一钱。加生姜少许，水煎，黎明时服。本方乃桃核承气汤去芒硝，肉桂易桂枝，加生姜组成。方中桃仁，其性辛润，主瘀血血闭，擅长逐血行瘀而散邪，且与大黄协同，则更增强活血化瘀之力。大黄既能泻下攻热、推陈致新，又能下瘀血积聚，若与活血调经之药相伍，则能增强逐瘀活血之功效；甘草调中以保脾胃，和大黄寒峻之性。肉桂辛温通其血脉，且其可行血中之气，气行则血行，血行则瘀散。生姜调和胃气。诸药合用，共成破血下瘀之方。治瘀血小腹急痛，大便不利，或谵语口干，漱水不咽，遍身黄色，小便自利，或血结胸中，手不敢近腹，或寒热昏迷，其人如狂。②见《通俗伤寒论》。桃仁三钱，五灵脂、酒大黄各二钱，蒲黄一钱五分，鲜生地八钱，玄明粉一钱，甘草六分，犀角汁四匙（冲）。功能破血下瘀，滋阴凉血。本方乃桃核承气汤去桂枝，加五灵脂、蒲黄、生地、犀角而成。方中桃仁破血中之瘀；芒硝清气分之热，而推血分之瘀；大黄苦寒，荡实除热，推陈致新；五灵脂、蒲黄合为失笑散之用，而达活血祛瘀止痛之功；生地滋阴清热凉血；犀角泻火凉血，安神定惊。治下焦瘀血蓄血，症见其人如狂，谵语，小腹窜痛，带下如注，腰痛如折。③见《温病条辨》。桃仁、当归、芍药、牡丹皮各三钱，大黄五钱，芒硝二钱。本方为桃核承气汤去桂枝、甘草，加当归、芍药、丹皮而成。方中桃仁辛润，有逐血散邪之长；大黄苦寒，荡涤搏结之邪热；芒硝咸寒，可入血而软坚清热；芍药、当归养血活血；丹皮清热凉血。六药合用，攻补兼施，共奏破血下瘀，滋阴养血之功。治下焦蓄血，少腹坚满，小便自利，夜热早凉，大便闭结，脉沉实者。

**桃仁承气饮子**　方剂名。见《伤寒六书纂要辨疑》。桃仁（去皮尖）、大黄、芒硝、柴胡各一钱，芍药、枳实、当归各八分，青皮五分，桂枝、甘草各三分。水一盅，姜三片，煎，临服《槌法》加苏木煎汁三匙调服。方用桃核承气汤逐瘀泻热，加枳实、芍药、青皮、当归调理气血，柴胡疏肝解郁，宜展枢机。治热邪传里，热蓄膀胱，其人如狂，小水自利，大便黑，小腹满痛，身目黄，谵语燥渴，脉沉有力者。下尽黑物则愈。若未服前而血自下者，为欲愈，不宜服本方。

**桃仁煎**　方剂名。见《备急千金要方》。桃仁、虻虫各一升，朴硝五两，大黄六两。为细末，先以醋慢火熬，加大黄、桃仁、虻虫搅拌，再入朴硝搅拌，为丸、鸡子黄大，酒浸一宿，每服一丸，空腹温酒送下。方即抵当丸去水蛭加朴硝而成。用硝、黄泻热导瘀，桃仁活血化瘀，虻虫入络逐瘀。治带下、经闭不通。

**桃花丸**　方剂名。见《备急千金要方》。赤石脂、干姜各十两。为细末，炼蜜为丸，豌豆大，每服十至二十丸。本方即桃花汤去粳米，炼蜜为丸。方用赤石脂涩肠固脱，干姜温补中阳，白蜜甘平建中缓急。治冷痢，脐下绞痛者。

**桃花汤**　方剂名。出自《伤寒论》。赤石脂一斤（一半全用，一半筛末），干姜、粳米一斤。上三味，以水七升，煮米令熟，去滓，温服六合，内赤石脂末方寸匕，日三服。若一服愈，余勿服。方中赤石脂甘温而涩，涩肠止利，《本经》言其主："泄痢，肠澼脓血，阴蚀，下血赤白"；干姜辛热，守而不走，温中散寒；粳米味甘，养胃和中。赤石脂一半筛末冲服，意在令其附着于肠道，以加强收敛作用。诸药合用，共起温中涩肠之效。原著用于治疗少阴病虚寒下利便脓血证。症见下利不止，便脓血，腹痛，小便不利。还可见下利经久不愈，脓血色暗不鲜，腹痛绵绵，喜温喜按，无明显里急后重，可伴有疲乏倦怠，脱肛等。其脉细弱，舌淡苔白。亦可治中焦虚寒之久泻。

**桃花粥**　方剂名。出自《温病条辨》。人参三钱，炙甘草三钱，赤石脂六钱（细末），白粳米二合。先煎参、草，去渣，入粳米煮粥，纳赤石脂末三钱，顿服之。利不止，更服，利止停后服。或先因过用寒凉脉不数身不热者，加干姜三钱。本方即桃花汤去干姜加人参、炙甘草而成。方以参、草补益中土，石脂涩肠固脱，粳米益胃，去干姜之辛燥，防其劫阴。适用温病日久、阴气已伤而脾阳复陷之下利滑脱证，症见脉虚数，舌绛苔少、下利日数十行，完谷不化，身热。

**桃核承气汤**　方剂名。出自《伤寒论》。桃仁（去皮尖）五十个，大黄四两，桂枝（去皮）二两，甘草（炙）二两，芒硝二两。以水七升，煮取二升半，去滓，内芒硝，更上火微沸，下火。先食温服五合，日三服，当微利。本方能泻热下瘀。方以调胃承气汤加桃仁、桂枝而成。桃仁滑利而润，活血逐瘀；大黄攻下瘀积，荡涤邪热。二药合用，瘀热并治。桂枝通行血脉，助桃仁破血瘀；芒硝软坚化结，助大黄通便泄热。炙甘草和胃安中，调和诸药，顾护正气。原著用于治疗下焦蓄血证，其表现参见"桃核承气汤证"条。现代常用于治疗月经不调、子宫肌瘤、子宫内膜异位症、产褥热、胎盘稽留、阴道血肿等妇产科疾患，精神分裂症、神经性头痛、脑震荡后遗症等精神神经性疾患，尿路感染、结石、尿潴留等泌尿系疾患，急性菌痢、坏死性肠炎、痔疮等肠道肛门疾患，以及眼疾，皮肤病等。

**破棺丹**　方剂名。见《卫生宝鉴》。大黄（半生、半热）、芒硝、甘草各一两。为细末，炼蜜为丸，弹子大，每服半丸，茶水或温酒送下。本方即调胃承气汤为丸。方以大黄泻热逐瘀，芒硝软坚散结，甘草和中解毒。治疮肿。

**柴平煎**　方剂名。即柴平汤。见《景岳全书·古方八阵》。柴胡、人参、半夏、黄芩、甘草、陈皮、厚朴、苍术。加姜、枣，水煎服。本方即小柴胡汤加味而成。方以小柴胡汤和解少阳、运转枢机，加苍术、厚朴、陈皮理气燥湿。治湿疟，一身尽痛，手足沉重，寒多热少，脉濡者。

**柴芩清膈煎**　方剂名。见《通俗伤寒论》。柴胡八分，大黄（酒浸）、枳壳、黄芩、薄荷各一钱五分，焦栀子三钱，桔梗一钱，连翘二钱，甘草六分，淡竹叶三十六片。水煎服。本方即大柴胡汤加减而成。方用柴、芩和解少阳，大黄泻热下行，薄荷、连翘、竹叶、焦栀清解心胸烦热，枳壳、桔梗宽胸理气，解郁散邪，甘草调和诸药。治少阳表邪，内结膈中，膈上如焚，寒热如疟，心烦懊恼，大便不通。

**柴芩汤**　方剂名。①见《伤寒论辑义》引伤寒蕴要近代名医加减法。柴胡、黄芩、半夏、人参、猪苓、泽泻、白术、茯苓、甘草、生姜、大枣。方用小柴胡汤和解少阳，加五苓散去桂枝之辛燥，淡渗利湿，治发热烦渴，脉浮弦而数，小便不利，大便泄利者。内热多者，此名协热而利，加炒黄连、白芍药。②见《杂病源流犀烛·六淫门》。柴胡一钱六分，泽泻一钱三分，赤茯苓、猪苓、白术各七分半，半夏七分，黄芩、人参、甘草各六分，桂心三分，生姜三片。水煎服。方用小柴胡汤（去大枣）和解少阳，透达疟邪，五苓散淡渗利湿，宣通阳气。治阳明疟。

**柴胡六合汤**　方剂名。见《医垒元戎》。当归（酒炒）、川芎、白芍药、熟地黄（酒蒸）各一两，柴胡、黄芩各七钱。为粗末，水煎服。方用柴、芩和解少阳，疏利肝胆气机，归、地、芎、芍活血养血。治妊娠伤寒，胸胁满痛而脉弦者。

**柴胡双解饮**　方剂名。见《伤寒六书纂要辨疑》。柴胡一钱二分，黄芩一钱，陈皮八分，芍药、人参、半夏各五分，甘草三分。水二盅，姜一片、枣二枚,《槌法》加生艾汁三匙,煎温服。方用小柴胡汤和解少阳,宣展枢机,加芍药和营泄热,陈皮调胃降逆。治足少阳胆经受邪,耳聋胁痛,寒热,呕而口苦,脉来弦数,属半表半里症者。小便不利加茯苓;胁痛加青皮;寒热似疟加桂枝;痰多加栝蒌仁、贝母;渴加天花粉、知母;齿燥无津液加石膏;咳嗽加五味、金沸草;虚烦加竹叶、炒粳米;少阳与阳明合病加葛根、芍药;妇人热入血室加当归、红花;男子热入血室加生地黄;呕者入姜汁、竹沥;伤寒无表证,热甚者加大黄,甚者加芒硝。

**柴胡去半夏加栝蒌汤**　方剂名。出自《金匮要略》。柴胡八两,人参、黄芩、甘草各三两,栝蒌根四两,生姜二两,大枣十二枚。水煎,分三次服,日二次。功能和解少阳,生津止渴。本方为小柴胡汤去半夏加栝蒌根而成。小柴胡汤为治疟之主方,又因兼见发渴之症,乃津伤也,故去温燥之半夏,而加栝蒌根以生津止渴。治疟病发渴,亦治劳疟。

**柴胡四物汤**　方剂名。①见《素问病机气宜保命集》。川芎、熟地黄、当归、芍药各一两半,柴胡八钱,人参、黄芩、甘草、半夏曲各三钱。为粗末,水煎服。方以柴、黄和解清热,参、草扶正安中,归、芍、地、芎养血和营,半夏和中调气。治日久虚劳,微有寒热者。②见《证治准绳·幼科》。柴胡、人参、黄芩、当归、川芎、生地黄、白芍药、地骨皮、知母、麦门冬、淡竹叶。为粗末,水煎,不拘时服。方用柴、芩和解泻热,参、归、芍、地、芎补养气血,地骨皮、知母、淡竹叶清热除烦,麦门冬润肺益阴。治麻疹收没后,身有微热,发枯毛竖,肉消骨立,渐渐羸瘦者。

**柴胡白虎汤**　方剂名。见《重订通俗伤寒论》。柴胡一钱,石膏八钱,天花粉、粳米各三钱,黄芩一钱五分,知母四钱,甘草八分,鲜荷叶一片。水煎服。方用白虎清泻阳明。柴、芩和解少阳,加花粉、荷叶清热除烦,生津止渴。治寒热往来,寒轻热重,心烦汗出,口渴引饮,脉弦数有力。

**柴胡半夏汤**　方剂名。见《类证活人书》。柴胡八两,人参、炙甘草、麦冬、黄芩各三两,白术二两,半夏二两半。为粗末,每服五钱匕,加生姜五片,大枣一枚,水煎服。方用小柴胡汤和解少阳,培土抑木,加白术健脾燥湿,麦冬润肺生津。治痰热头痛,胸满烦闷,手足烦热,荣卫不调,肢节拘倦,身体疼痛,嗜卧少力,饮食无味。

**柴胡加龙骨牡蛎汤**　方剂名。出自《伤寒论》。柴胡四两,龙骨、黄芩、生姜(切)、铅丹、人参、桂枝(去皮)、茯苓各一两半,半夏(洗)二合半,大黄二两,牡蛎(熬)一两半,大枣(擘)六枚。以水八升,煮取四升,内大黄,切如棋子,更煮一两沸,去滓。温服一升。本方能和解少阳、化痰泻热、重镇安神。方以小柴胡汤扶正祛邪、转少阳之枢，加桂枝通阳和表，大黄泻热清里，龙骨、牡蛎、铅丹重镇理怯而安神止惊，茯苓通利小便以蠲饮宁心。方中半夏又能化痰开结。诸药合用，为攻补兼施、表里兼治之剂。原著用于治疗伤寒误下后枢机不转、邪气弥漫之证，后世常用于治疗胆气内郁、痰浊扰心之证。其表现参见"柴胡加龙骨牡蛎汤证"条。现代常用于治疗神经官能症、神经衰弱、自主神经功能紊乱、癫痫、精神分裂症、脑震荡后遗症、小儿惊厥、舞蹈症、心脏疾患等。

**柴胡加芒硝汤**　方剂名。出自《伤寒论》。柴胡二两十六铢，黄芩一两，人参一两，甘草（炙）一两，生姜（切）一两，半夏（洗）二十铢，大枣（擘）四枚，芒硝二两。以水四升，煮取二升，去滓，内芒硝，更煮微沸。分温再服。不解更作。本方系小柴胡汤取三分之一量，又加芒硝而成。功能和解少阳、泻热去实。方以小柴胡汤和解少阳之邪，加芒硝泻热润燥通便。原著用于治疗少阳兼阳明热实证，其表现参见"柴胡加芒硝汤证"条。现代可用于治疗某些发热性疾患、习惯性便秘等。

**柴胡加桂汤**　方剂名。见《三因极一病证方论》。柴胡一两三钱，半夏四钱一字，炙甘草三钱一字，芍药、黄芩、人参、肉桂各半两。为粗末，每服五钱匕，加生姜五片，大枣一枚，水煎，食前服。本方即柴胡桂枝汤以肉桂易桂枝而成。方取小柴胡汤和解少阳，宣展枢机，以桂、芍调和营卫。治少阳伤风四五日，身热恶风，颈项强，胁下满，手足温，口苦而渴，自汗，其脉阳浮阴弦者。

**柴胡百合汤**　方剂名。见《伤寒六书纂要辨疑》。柴胡、生地、黄芩各一钱，知母、百合、陈皮、人参各八分，甘草三分。水二盅，姜三片，枣二枚，《槌法》醋煮鳖甲煎之，温服。方用小柴胡汤去半夏之辛燥，以和解退热，加生地、百合、知母清热养阴除烦，陈皮理气和胃。治瘥后昏沉发热，口渴，错语失神，及食复、劳复、百合等症。头微痛加羌活、川芎；胸中烦躁加栀子；呕吐入姜汁炒半夏；食复加枳实、黄连；瘥后干呕，错语失神，呻吟睡不安者加黄连、犀角；心惊悸为血少者加当归、茯苓、远志；咳嗽加杏仁、百合；痰甚加瓜蒌仁、贝母；劳复时热不去者加葶苈、乌梅、生姜汁；虚汗加黄芪、酸枣仁；胸中虚烦加竹茹、竹叶；脾虚加白术；腹如雷鸣加煨生姜。

**柴胡饮**　方剂名。见《证治准绳·幼科》。北柴胡、人参、当归（酒洗）、黄芩、赤芍药、炙甘草各一两，大黄、炒桔梗、北五味子、半夏各五钱。每服二钱，加乌梅、小角姜各少许，水煎，不拘时服。功能和解少阳，养阴泻热。本方为小柴胡汤加当归、赤芍、大黄、桔梗、五味子而成。方用小柴胡汤和解少阳，清泄少阳邪热而退骨蒸；当归养血活血；赤芍清热凉血；大黄涤热通便；乌梅、五味子养阴生津；桔梗宣肺化痰。常用于治疗骨蒸疳气，五心烦热，日晡转盛，口干无味，渴多身瘦，胸满痰紧，小便色黄，食减神昏。

**柴胡饮子** 方剂名。①见《宣明论方》。柴胡、黄芩、人参、当归、芍药、大黄、甘草各半两。为粗末，每服三钱，加生姜三片，水煎服，日三次。方用柴胡、黄芩和解少阳，大黄清下积热，当归、芍药养血和血，人参、甘草补气安中。治骨蒸积热，寒热往来，蓄热寒战，及伤寒发汗不解，或口干烦渴，或下后热未愈，汗后劳复，或骨蒸肺痿喘嗽，妇人产后经病。②见《症因脉治》。柴胡、黄芩、人参、甘草、陈皮、大黄。水煎服。方用柴、芩清利肝胆，参、草扶正安中，陈皮理气，大黄泻热。治气热不得卧，脉左关数大者。

**柴胡建中汤** 方剂名。见《伤寒论辑义》引伤寒蕴要近代名医加减法。柴胡、半夏、人参、桂枝、芍药、甘草、生姜、大枣。方用小柴胡汤去黄芩之苦寒，疏利少阳，调畅枢机，用桂、芍调和阴阳，温运脾土。治腹痛恶寒者；亦治自汗恶风、腹痛发热者。

**柴胡枳壳汤** 方剂名。见《伤寒论辑义》引伤寒蕴要近代名医加减法。柴胡、黄芩、半夏、枳壳、桔梗、生姜、大枣、甘草。方用小柴胡汤疏利少阳，去人参免其留邪之弊，加枳壳、桔梗行气宽胸，消痞散结。治胸膈痞满不宽，或胸中痛，或胁下痞满，或胁下痛。

**柴胡枳桔汤** 方剂名。①见《张氏医通》。柴胡、黄芩、人参、炙甘草、半夏、生姜、大枣、枳壳、桔梗。水煎服。方用小柴胡汤和解少阳，宣达枢机，加枳壳、桔梗宽胸理气，开痞散结。治少阳寒热，痞满。②见《杂病源流犀烛·脏腑门》。麻黄、杏仁、枳壳、桔梗、柴胡、黄芩、半夏、知母、石膏、葛根各一钱，甘草五分。加生姜三片，水煎服。本方即小柴胡汤合麻杏石甘汤加减而成。方用柴、芩和解少阳，麻杏石甘汤清泻肺热，枳壳、桔梗开胸行气，半夏化痰降逆，知母助黄芩、石膏清热而不伤阴，葛根助柴胡疏解外邪，甘草调和诸药。治伤寒潮热，咳嗽痰盛，胸胁痛，烦渴引饮，脉洪数。③见《重订通俗伤寒论》。柴胡、黄芩各一钱至一钱半，枳壳、姜半夏、橘皮各一钱半，生姜、桔梗、雨前茶各一钱。水煎服。方以柴、芩和解枢机，姜夏、橘皮化痰止咳，枳壳、桔梗行气宽胸，生姜和胃降逆，雨前茶清热除烦。治寒热往来，形如疟状，头昏咽干，胸胁痞满，或呕或哕，或耳聋目眩，脉细苔白者。

**柴胡栀连汤**　方剂名。见《症因脉治》。柴胡、黄芩、陈皮、甘草、黄连、栀子。水煎服。方用柴胡、黄芩清利肝胆，黄连、栀子泻火解毒，陈皮、甘草调理中土。治肝火胁痛，痛连小腹，夜多不寐，每至五更，小腹左角一筑，急欲登厕，火性急速，一泻即止者。

**柴胡养营汤**　方剂名。见《温疫论》。柴胡、黄芩、陈皮、甘草、当归、白芍药、生地黄、天花粉、知母。加姜、枣，水煎服。方用柴胡疏解表热，黄芩清解里热，花粉、知母清热生津，当归、白芍、生地补血行血，陈皮、甘草调补脾胃。加姜、枣煎服，以助和中安胃。治温病下后，重亡津液，里证未尽，而表有余热者。

**柴胡桂枝干姜汤**　方剂名。出自《伤寒论》。柴胡半斤，桂枝（去皮）三两，干姜二两，栝蒌根四两，黄芩三两，牡蛎（熬）二两，甘草（炙）二两。以水一斗二升，煮取六升，去滓，再煎取三升。温服一升，日三服。初服微烦，复服汗出便愈。本方能和解少阳，温化寒饮。方中柴胡、黄芩和解少阳之邪；栝蒌根、牡蛎生津软坚；桂枝、干姜、炙甘草能振奋中阳、温化寒饮。原著用于治疗少阳病兼水饮内停证。此外，本方尚能治寒多热少之疟。因本方寒热并用，既能清少阳之热，又能温太阴之寒，故又可以治疗胆热脾寒证（刘渡舟：《新编伤寒论类方》）。其表现参见"柴胡桂枝干姜汤证"条。现代常用于治疗慢性肝炎、胆囊炎、胃肠病、结核病、疟疾、肾脏疾患、感冒及呼吸系统疾病、乳腺小叶增生、月经不调等。

**柴胡桂枝汤**　方剂名。出自《伤寒论》。桂枝（去皮）、黄芩、人参、芍药，生姜（切）各一两半，甘草（炙）一两，半夏（洗）二合半，大枣（擘）六枚，柴胡四两。以水七升，煮取三升，去滓。温服一升。本方为小柴胡汤与桂枝汤的合方，其功能和解少阳，发表解肌。方取小柴胡汤之半和解少阳，燮理枢机；以桂枝汤之半调和营卫，解肌发表。原著用于治疗太阳未罢，邪入少阳之证。由于本方能调和营卫、燮理气机，故尔又能治疗肝胆脾胃气机不和之杂证。其表现参见"柴胡桂枝汤证"条。现代常用于治疗感冒、慢性肝炎等肝胆疾患、胃肠病、癫痫、神经官能症、更年期综合征等。

**柴胡陷胸汤**　方剂名。见《重订通俗伤寒论》。柴胡、桔梗各一钱，姜半夏三钱，黄连八分，黄芩、枳实各一钱半，栝蒌仁五钱，生姜汁四滴（冲）。水煎服。方用小陷胸汤清热涤痰，柴胡、黄芩和解少阳，枳实、姜汁散结开痞，桔梗宣通肺气。治少阳证具，而见胸膈痞满，按之痛者。另见《伤寒论辑义》，加大枣。

**柴胡羚角汤**　方剂名。见《重订通俗伤寒论》。柴胡（鳖血制）、当归尾各二钱，碧玉散、羚羊角、大黄（醋炒）各三钱，桃仁九粒，青皮一钱五分，炒穿山甲、人参、红花各一钱。水煎，调入牛黄膏一钱，冲服。功能清热开窍，泄热逐瘀。本方以鳖血、柴胡为君，入经达气，入络利血，提出少阳之陷邪，羚羊角解热清肝，起阴提神；以归尾、桃仁为臣，破其血结；青皮下其冲气；佐以穿山甲、碧玉散、炒大黄，直达瘀结之处，以攻其坚，引血室之结热，一从前阴而出，一从后阴而出；人参大补元气，以协诸药而神其用，牛黄膏清醒神志，以专治谵语如狂。治妇人温病发热，经水适断，昼日明了，夜则谵语，甚则昏厥，舌干口臭，便秘尿短。

**柴胡清肝饮**　方剂名。见《症因脉治》。柴胡、栀子、牡丹皮、青皮、苏梗、白芍药、钩藤。若肝胆热，加龙胆草、青黛。功能疏肝解郁，清热缓急。方中柴胡苦辛平，善开肝胆之气郁；白芍养血滋阴以养肝体而平肝旺；佐以栀子、钩藤清肝泄热；丹皮清热凉血、活血散瘀；青皮、苏梗相伍，疏肝理气止痛之力更强。治胆胀，胸前胀满，胁肋作痛，口苦太息。

**柴胡散**　方剂名。①见《太平圣惠方》。柴胡、麦门冬各一两，茵陈、犀角、炙甘草各半两，鳖甲（酥炙）二两。为粗末，每服四钱，水煎服。功能清热利湿，滋阴散结。方中柴胡疏利肝胆，调达气机，推陈致新；麦冬益胃生津；茵陈清热利湿退黄；犀角清热凉血，安神定惊；鳖甲清热滋阴；甘草调和诸药。治劳黄。症见四肢无力，骨节烦疼，或时吐逆，不能进食，鼻中干燥，身热疼闷，渐觉羸瘦，寒热不定。②见《伤寒论辑义》引圣惠方。柴胡、黄芩、半夏、炙甘草、大枣、生姜、枳壳、桔梗、赤芍药。方用小柴胡汤和解少阳，去人参以防甘壅滞郁，加枳壳、桔梗、赤芍调气血、宽胸膈。治热气结于胸中，往来寒热者。③见《伤寒论辑义》引圣惠方。柴胡、黄芩、半夏、人参、生姜、大枣、炙甘草、芍药、犀角屑、麦门冬。方用小柴胡汤和解表里，降逆止呕，加芍药、犀角凉营泻热，麦冬养阴生津。治妊娠伤寒微呕，外证未去，心下支满者。另见《瘴疟指南》。柴胡一两，半夏、桂心、炒白芍药各五钱，炙甘草三钱。为粗末，加生姜七片、大枣一枚，水煎服。方用柴胡疏利少阳，畅达枢机，半夏和胃燥湿，桂枝汤调和营卫，发散外邪。治瘴病十四日后，寒热不已，脉弦数者。④见《伤寒论辑义》引圣惠方。柴胡、黄芩、半夏、人参、生姜、大枣、炙甘草、麦门冬、枳壳、枇杷叶。方用小柴胡汤和解清热，加麦冬、枇杷叶润肺降逆，枳壳理气舒胸。治伤寒干呕不止，心胸烦躁四肢热者。

**柴胡疏肝散** 方剂名。见《景岳全书·古方八阵》。陈皮（醋炒）、柴胡各二钱，川芎、枳壳（麸炒）、芍药、香附各一钱半，炙甘草五分。水煎，食前服。方用四逆散疏肝行气为基础，加陈皮理气和胃，香附疏肝解郁，川芎调理血中之气。治肝气郁结，胁肋疼痛，寒热往来。

**柴梗半夏汤** 方剂名。见《医学入门》。柴胡二钱，瓜蒌仁、半夏、黄芩、枳壳、桔梗各一钱，青皮、杏仁各八分，甘草四分。若口燥渴，去半夏；痰在胁下，加白芥子或竹沥、姜汁。功能和解少阳，理气化痰。方中柴胡、黄芩清解郁热、和解少阳；半夏燥湿化痰；桔梗宣肺祛痰，枳壳行气消积、消痰除痞，两者相配，一升一降，既可宣畅胸膈气机，又可理气化痰；瓜蒌仁清化痰热；杏仁肃降肺气，止咳化痰；青皮疏肝理气而止胁痛。若口燥渴，乃热盛伤津之故，则去温燥之半夏；若病在胁下，则加白芥子以祛皮里膜外胁下之痰，或加竹沥、姜汁以清热涤痰。治邪热挟痰攻注，发热咳嗽，胸满，两胁挫痛。

**柴葛桂枝汤** 方剂名。见《幼幼集成》。柴胡、葛根、桂枝各一钱，白芍药一钱五分，炙甘草八分。加生姜一钱，大枣五枚，水煎服。方以桂枝汤调和营卫，解肌发汗，加柴胡、葛根疏风散热。治小儿伤风，自汗发热。

**柴葛解肌汤** 方剂名。①见《伤寒六书·杀车槌法》。柴胡、葛根、甘草、黄芩、芍药、羌活、白芷、桔梗、石膏。加姜、枣，水煎服。方用柴胡、葛根解肌散热，羌活、白芷疏风通络，黄芩、石膏清泄里热，桔梗开宣肺气，芍药敛阴和营，合甘草酸甘化阴，姜、枣调和营卫，安中和胃。治外感风寒，寒郁化热，而见恶寒渐轻，身热渐甚，头痛肢楚，目痛鼻干，心烦不眠，眼眶疼痛，舌苔薄黄，脉浮微洪者。②见《医学心悟》。柴胡一钱二分，葛根、黄芩、牡丹皮各一钱五分，甘草五分，知母、贝母、赤芍药各一钱，生地黄二钱。水煎服。方用柴、葛解肌退热，黄芩、知母清泄里热，丹皮、赤芍、生地黄和营泄热，贝母清化痰热，甘草调和诸药。治外感温邪，内有郁热，症见发热头痛，不恶寒，口渴者。若心烦，加淡竹叶十片清心除烦；谵语，加石膏三钱清泄阳明。

**逍遥散** 方剂名。见《太平惠民和剂局方》。柴胡、炒当归、白芍药、白术、茯苓各一两，炙甘草五钱。为粗末，每服二钱，加煨姜一块，薄荷少许，水煎，不拘时服。本方即四逆散去枳实加味而成。方用柴胡疏达肝气，归、芍养血柔肝，苓、术、甘草补脾益气，薄荷助柴胡疏肝解郁，煨姜配归、芍调和气血。治肝郁血虚，症见胁胀疼痛，头目眩晕，神疲食少，咽燥口干，或寒热往来，月事不调，乳房作胀等。

**倪涵初治痢第一方** 方剂名。见《杂病源流犀烛·六淫门》引倪涵初方。黄连、黄芩、白芍药、山楂肉各一钱二分，枳壳、厚朴、槟榔、青皮各八分，当归、地榆、甘草各五分，红花（酒炒）三分，桃仁一钱，木香二分。如痢白者，去地榆、桃仁，加橘红四分、木香三分；滞涩者，加大黄（酒炒）二钱；孕妇去桃仁、红花、槟榔。水煎，空腹服，渣再煎服。功能清热止痢，调气和血。本方为芍药汤去大黄、肉桂，加山楂肉、枳壳、厚朴、青皮、地榆、桃仁、红花而成。方中芍药配甘草缓急止痛；桃仁、红花活血和血；黄芩、黄连清热燥湿止痢；山楂肉健脾胃，助消化，消食化积去滞；枳壳、青皮、厚朴、木香、槟榔行气除湿导滞；地榆清热凉血止痢。治痢下赤白，里急后重，身热头痛，初起三五日或十日以内者。

**倪涵初治痢第二方** 方剂名。见《杂病源流犀烛·六淫门》引倪涵初方。黄连（酒炒六分，生用四分）、黄芩（酒炒六分，生用四分）、白芍药（酒炒六分，生用四分）、山楂各一钱，桃仁六分，当归、甘草（炙三分，生用二分）各五分，橘红、青皮、槟榔、地榆各四分，红花三分，木香二分。孕妇去桃仁、红花、槟榔。水煎，空腹服，渣再煎服。功能清热止痢，调气和血。本方为倪涵初治痢第一方去枳壳、厚朴，加橘红而成。治痢疾，十日以外者。

**倪涵初治痢第三方** 方剂名。见《杂病源流犀烛·六淫门》引倪涵初方。黄连（酒炒）、黄芩（酒炒）各六分，白芍药（酒炒）四分，陈皮六分，白术（土炒）、当归、党参、炙甘草各五分。水煎，空腹服，药渣再煎再服。功能清热止痢，调气和血。方中芍药、甘草敛阴和营；黄芩、黄连清热燥湿以去未尽之邪；党参、白术、陈皮补气健脾而扶已虚之正；当归配芍药调和营血。治下痢日久，脾胃弱而虚滑者。

**健脾利水生化汤** 方剂名。见《傅青主女科·产后编》。川芎、炒白术各一钱，茯苓一钱五分，当归二钱，炮姜四分，陈皮、炙甘草各五分，人参三钱，制肉豆蔻一个，泽泻八分。水煎服。方用理中丸健脾益气，温中燥湿，加苓、泽淡渗利湿，归、芍和血，陈皮调气，肉豆蔻温脾止泄。治产后血块已除而泄泻者。

**射干麻黄汤** 方剂名。出自《金匮要略》。射干十三枚（一法三两），麻黄四两，生姜四两，细辛、紫菀、款冬花各三两，五味子半升，大枣七枚，半夏（大者洗）八枚（一法半升）。上九味，以水一斗二升，先煮麻黄两沸，去上沫，纳诸药，煮取三升，分温三服。功能散寒宣肺，降逆化痰。方中射干消痰开结，麻黄宣肺平喘，生姜、细辛散寒行水，款冬、紫菀、半夏降气化痰；五味子收敛肺气，与麻、辛、姜、夏诸辛散之品同用，使散中有收，不致耗散太过，更助以大枣安中，调和诸药，使邪去而正不伤，是寒饮咳喘常用的有效方剂。原著用于治疗寒饮郁肺之证。症见咳而上气，喉中水鸡声用。

**浆水散**　方剂名。见《素问病机气宜保命集》。半夏二两，炮附子、干姜、桂枝、炙甘草各五钱，高良姜二钱半。为末，每服三至五钱，浆水煎，和滓热服。功能回阳救逆，温胃和中。方中四逆汤回阳救逆，为主药；加肉桂佐附子以温脾肾之阳，加良姜佐干姜以温胃散寒，加半夏佐甘草以治上吐下泻，共为辅佐；用浆水以治水土相混之病，对伏暑湿热，吐泻烦渴效佳（暑月吐泻亡阳者用姜附等回阳，宜用浆水散服；若非暑月，不宜用浆水）。治霍乱阳虚，呕吐泄泻，身凉肢冷，汗多脉微。

**凉膈白虎汤**　方剂名。见《医宗金鉴·幼科心法要诀》。大黄、朴硝、甘草、连翘、栀子、黄芩、薄荷叶、石膏、知母、粳米。水煎服。方用白虎汤清泄肺胃邪热为基础，加硝、黄导热下行，黄芩、连翘、栀子清解心膈内热，薄荷叶透热外出。治肺胃热盛，喘急，口干舌燥作渴，面赤唇焦者。

**凉膈连翘散**　方剂名。见《银海精微》。连翘、大黄、黄连各二两，薄荷、栀子、甘草、黄芩、朴硝各一两。方用调胃承气汤逐热下行，芩、连、栀子、连翘清肝泄热，解毒消肿，薄荷叶疏解肝经风热。治五脏壅热，肝膈毒风上冲，眼目忽然肿痛难忍者。

**凉膈消毒饮**　方剂名。见《医宗金鉴·痘疹心法要诀》。荆芥穗、防风、连翘、薄荷叶、黄芩、栀子、甘草、炒牛蒡子、芒硝、大黄。加灯心，水煎服。方用调胃承气汤泻热下行，黄芩、连翘、栀子清热解毒，荆芥、防风、牛蒡子、薄荷叶疏风散热，解毒透疹。治小儿疹毒，里热壅盛，或疹已发于外者。

**凉膈散**　方剂名。①见《太平惠民和剂局方》。又名连翘饮子。大黄、朴硝、甘草（炙）各二十两，栀子仁、薄荷叶、黄芩各十两，连翘二斤半。为粗末，每服二钱，加竹叶七片、蜜少许，水煎，食后服，得利勿服。方用连翘、黄芩、栀子清热解毒，薄荷、竹叶疏透郁热，调胃承气汤缓泻积热，导邪下行，白蜜养胃护中。治脏腑积热，面热头昏，烦躁多渴，唇焦咽燥，舌肿喉闭，目赤鼻衄，颌颊结硬，口舌生疮，痰实不利，睡卧不宁，谵语狂乱，便结溲赤等症。②见《医宗金鉴·眼科心法要诀》。大黄、芒硝、车前仁、黄芩、知母、炒栀子、茺蔚子各一钱，玄参一钱半。为粗末，水煎，食后服。方用硝、黄荡涤积热，黄芩、知母、栀子、车前子、茺蔚子清肝明目，玄参凉血解毒消肿散结。治睑硬睛痛。

**益元汤** 方剂名。见《伤寒六书·杀车槌法》。炮附子、干姜、艾叶、黄连、知母、人参、麦门冬、五味子、葱白、甘草。加生姜一片，大枣二枚，水煎、临卧《槌法》入童便三匙，冷服。本方以四逆汤加艾叶回阳救逆，加人参大补元气以固脱，麦冬、五味益阴，黄连、知母清虚热，葱白宣通阳气，生姜、大枣和胃护中，童便引阳入阴。治戴阳证，面赤身热头疼，不烦而躁，饮水不得入口者。

**益阴肾气丸** 方剂名。见《兰室秘藏·眼耳鼻门》。泽泻、茯苓二钱五分，生地黄（酒洗）、牡丹皮、山茱萸、当归尾（酒洗）、五味子、山药、柴胡各五钱，熟地黄二两。为细末，炼蜜为丸，梧桐子大，朱砂为衣，每服五十丸，空腹淡盐汤送下。本方为六味地黄丸加味化裁而成。方用六味地黄丸滋补肝肾，生地与熟地并用则滋阴养血之力更强；辅以当归尾养血柔肝，五味子敛气涩精；使以柴胡升举清阳，调和脾胃，使后天化源旺盛则血液可生，并引药入肝；淡盐汤送下则引药入肾。诸药合用，共奏滋补肾水，养肝明目之功。治疗肾脏虚亏，神水宽大，视物初觉昏暗，渐睹空中有黑花，物成二体，久则光不收，及内障神水淡绿色或淡白色。

**烧裈散** 方剂名。出自《伤寒论》。妇人中裈，近隐处，取烧作灰。水服方寸匕，日三服，小便即利，阴头微肿，此为愈矣。妇人病取男子裈烧服。本方能导阴中邪热从小便而出，所谓物从其类，同气相求之义。男病用女，女病用男，此为阴阳感召之理。原著用于治疗阴阳易病，其表现参见"烧裈散证"条；亦可用于房劳复证。现代已极少使用本方。

**消肿健脾汤** 方剂名。见《医学传灯》。人参、白术、茯苓、甘草、车前子、泽泻、厚朴、薏苡仁、炮姜、附子、陈皮、山药。水煎服。方用理中丸加附子健脾温中，益气扶正为基础，加茯苓、泽泻、车前子利水消肿，厚朴、陈皮理气除满，山药、薏苡仁助理中丸健脾益气除湿止利。治湿泻，所泻皆水，或遍身发肿，日久肢冷脉细，元气大虚，乃久泻脾虚发肿者。

**消炎化毒汤** 方剂名。见《医醇賸义》。黄连六分，黄芩、木通、青皮、赤芍药各一钱，大黄四钱，金银花、天花粉各二钱，甘草五分，当归一钱半，淡竹叶二十张。方中黄连、黄芩、大黄清热泻火解毒，以治下利之本；金银花性寒而气香，两兼清热解毒，凉血止痢之能；赤芍凉血清热；当归补血活血；青皮散积化滞、行气止痛；木通味苦气寒，善走血分，能凉血消瘀；盖调血则便脓自愈，行气则后重自除；天花粉清热生津、凉血消肿止痛；竹叶清热泻火；甘草和诸药。诸药合用，气血并治，则具清热解毒，调气理血之效。临床常用于治疗火盛下利，昼夜不休，口渴腹痛，时下脓血。

**消斑青黛饮**　方剂名。见《伤寒六书·杀车槌法》。青黛、黄连、犀角、石膏、知母、玄参、栀子、生地黄、柴胡、人参、甘草。加生姜一片，大枣二枚，水煎，入醋一匙调服。方用白虎汤去粳米泻肺胃邪热，加青黛、黄连、栀子清热解毒，犀角、玄参、生地凉血化斑，柴胡疏肝泻热，人参、甘草、生姜、大枣培补元气，调胃安中，醋汁解毒。治温病或伤寒化热，邪入营分，身热不退，皮肤斑疹，色红而深，口渴烦躁，舌质红，苔干津少者。若大便实，去人参之壅补，加大黄以泻实。

**消瘀饮**　方剂名。见《古今医鉴》。当归、芍药、生地黄、桃仁、红花、苏木、大黄（后下）、芒硝（后下）、甘草。为粗末，水煎服。功能破血逐瘀，缓急止痛。本方为桃核承气汤去桂枝，加当归、芍药、生地黄、红花、苏木而成。方中大黄、芒硝泻热逐瘀；桃仁、红花、苏木活血祛瘀之痛；当归、生地、芍药养血活血；甘草调和诸药。治瘀血腹痛。

**海藏五饮汤**　方剂名。见《医垒元戎》。旋覆花、人参、陈皮、枳实、厚朴、半夏、前胡、芍药、甘草、白术、茯苓、猪苓、泽泻、桂心各等份。锉，每两分四服，水二盏，加生姜十片，同煎至七分，取清，温饮，不拘时，忌食肉、生冷滋味等物。本方取苓桂术甘汤、茯苓甘草汤及五苓散组方之意，加味而成。方以苓、术、桂、泽化气行水，蠲饮利湿，参、草补气健脾而制水，枳、朴、旋覆花利气消痰，姜、夏、陈皮燥湿化痰，前胡祛痰止嗽，芍药配甘草化阴气，以合阴阳互济之义。治酒后伤寒饮冷过多所致的五饮证：饮留心下，饮僻胁下，饮留胃中，饮溢膈上及饮流肠间。

**海藏当归丸**　方剂名。见《医垒元戎》。当归、川芎、芍药、熟地黄、防风、独活、全蝎各半两，续断、炒茴香各一两，苦楝子、延胡索各七钱，木香、丁香各二钱半。功能养血疏风，理气止痛。方用四物汤补血养血；防风、独活祛风散寒；炒茴香、丁香温中散寒；川楝子、延胡索行气止痛；木香理气调中止痛；续断补肝肾，行血脉；全蝎通络止痛。治三阴受邪，心腹疼痛。

**浮萍石膏汤**　方剂名。见《四圣悬枢》。浮萍三钱，石膏三钱（生，研），杏仁三钱（泡，去皮尖），甘草二钱（炙），生姜三钱，大枣三枚（劈）。流水煎大半杯，热服，覆衣。功能发汗解表，清热平喘。方中浮萍发汗解表；石膏清肺胃之热而除烦止渴；杏仁降气平喘；甘草、生姜、大枣调和胃气。治温疫身痛，脉浮紧，烦躁喘促，无汗者。

**涤毒散** 方剂名。见《伤寒论辑义》引医垒元戎方。大黄、芒硝、甘草、当归。方用大黄、芒硝、甘草泻火解毒，加当归和血通络。治时气疙瘩，五发疮疡，喉闭雷头。

**润肝汤** 方剂名。见《辨证录》。熟地黄一两，山茱萸四钱，白芍药、当归各五钱，五味子、炒栀子一钱，玄参、牡丹皮各三钱。功能滋阴清热，养血柔肝。方中熟地、山茱萸滋补肝肾为主；辅以白芍、当归、五味子滋阴养血，解郁柔肝；佐以栀子苦寒泻火，玄参、丹皮养阴清热除烦。治肾水不足所致的多怒拂抑，心烦意躁，至夜口干舌燥，寐少。

**润肠丸** 方剂名。①见《兰室秘藏·大便结燥门》。桃仁、麻仁各一两，当归尾、煨大黄、羌活各一钱。为细末，炼蜜为丸，梧桐子大，每服三十至五十丸，空腹服。功能润肠通便，理血散风。方中麻仁、桃仁润肠通便；当归补血润肠；羌活疏散风邪；大黄泻下导滞。治饮食劳倦，大便秘结。或干燥秘结不通，全不思食，以及风结、血结。②见《世医得效方》。沉香一两，肉苁蓉（酒浸）二两。为末，用麻子仁汁打糊为和，梧桐子大，每服七丸，空腹米饮送下。功能润肠通便。方中麻仁甘润而通便；肉苁蓉润肠通便；沉香辛香温通而行气，以助大肠传送之力。治津液亏少，大便秘结。③见《正体类要》。麻仁一两，煨大黄、当归尾、羌活、桃仁、皂角刺、秦艽各五钱。为细末，炼蜜为丸，梧桐子大。每服三十至五十丸。功能润肠通便，除风散火。方中麻仁润肠通便；大黄导滞下行，推陈致新；当归补血润肠；桃仁润燥滑肠；羌活、秦艽疏散风邪；皂角刺通利大肠之气。治脾胃伏火，大肠干燥，风热血结，而致便秘。

**润肠汤** 方剂名。见《兰室秘藏·大便结燥门》。生地黄、生甘草、煨大黄、熟地黄、当归尾、升麻、桃仁、麻仁各一钱，红花三分。为粗末，水煎，食远服。功能润肠通便，滋阴养血。方中麻仁润肠通便；桃仁润燥滑肠，《珍珠囊》谓其："治血结血秘血燥，通润大便，破蓄血"；红花活血润燥；当归、熟地、生地补血润燥，增液通便；大黄泻下通便，推陈致新；升麻升举清阳，而使浊阴得降；甘草调和诸药。治大便结燥不通。

**润泽丸** 方剂名。见《丹溪心法附余》。麻子仁、当归、桃仁、生地黄、枳壳各一两。为细末，炼蜜为丸，梧桐子大，每服五十丸，空腹服。功能润肠通便，养血宽肠。方中麻仁、桃仁润肠通便；当归、生地补血养阴以润燥；枳壳导气下行，助大肠传送推动之用。治大便不通。

**润燥安胎汤** 方剂名。见《傅青主女科》。熟地黄一两，生地黄（酒炒）三钱，山茱萸、麦门冬各五钱，炒五味子、黄芩（酒炒）、阿胶（蛤粉炒）、益母草各二钱。功能滋补肝肾，养血安胎。方中生地、熟地并用，滋补肾阴，养血凉血，清降虚火为主；山茱萸养肝涩精，麦冬润养肺胃，阿胶滋阴养血，并为辅药；黄芩苦寒，清热安胎，益母草活血祛瘀安胎，为佐使。治妊娠口干咽痛。

**浚川散**　方剂名。见《张氏医通》。酒大黄、牵牛子、郁李仁各一两，芒硝、甘遂各半两，木香三钱。为细末，每服二钱，入生姜自然汁，和入稀糊服。功能攻逐水饮，理气除满。治水肿胀急，大便不通，大实大满者。

**家秘戊己汤**　方剂名。见《症因脉治》。白芍药、甘草、陈皮。本方乃芍药甘草汤加陈皮而成。方用芍药甘草汤滋阴养血，缓急止痛；陈皮理气和中。

**家秘黄芩汤**　方剂名。见《症因脉治》。黄芩、栀子、柴胡、甘草。水煎服。方用黄芩、栀子清泄少阳邪热，柴胡宣展少阳枢机，以利邪热外透，甘草调和诸药。治少阳里热不得卧。

**容平丸**　方剂名。见《日本汉医名方选》。石膏15g，栝蒌根9g，甘草、黄连各6g。丸剂内服。上四味为末，打米糊丸梧桐子大，每服一丸，白汤送下，每日三次。功能清热化痰，理气宽胸。本方为小陷胸汤去半夏加石膏、甘草而成。改汤为丸剂，取其峻药缓图，药力持久作用于上、中焦之意。亦可看成是为小结胸证之热象较重而痰湿不著者而设。方中石膏甘寒，清热泻火；黄连苦寒，既助石膏清热之力，又以其燥湿之力而制约石膏；栝蒌根清肺化痰，理气开结，宽胸止痛；甘草甘平，既补脾益气，润肺止咳，缓急止痛，又可调和诸药。治胸腹疼痛，口舌干燥，渴欲饮水，咳嗽痰黄，舌苔黄腻，脉滑数之证。

**调气丸**　方剂名。见《太平圣惠方》。芒硝、炒大黄、杏仁（麸炒，研如黄）各二两，枳实（麸炒）一两，为细末，炼蜜为丸，梧桐子大，每服三十丸，不拘时服。如未利，再服。方以硝、黄荡涤积热，枳实行气消痞，杏仁润肠通便。治脾胃燥热，大便不通。

**调胃承气加芍药地黄汤**　方剂名。见《四圣悬枢》。大黄（生）三钱，甘草二钱，芒硝三钱，芍药三钱，生地八钱。流水煎一杯，去渣，入芒硝，冲服。方用调胃承气汤泻热和胃，润燥软坚；加生地、芍药清热凉血益阴。治疗潮热、汗出、谵语、腹痛、便秘。

**调胃承气汤**　方剂名。出自《伤寒论》。大黄（去皮，清酒洗）四两，甘草（炙）二两，芒硝半升。以水三升，煮二物至一升，去滓，内芒硝，更上微火一二沸。顿服，或少少温服之。本方能泻热和胃，润燥软坚。方中大黄苦寒，泄热去实，推陈致新；芒硝咸寒，润燥软坚，通利大便；炙草味甘气温，既能和中，又能缓硝黄峻下。三味相合，共成泻下阳明燥热结实而不损胃气之剂，原著用于治疗邪传阳明或太阳病汗吐下损伤胃津所致的燥热结实证，其表现参见"调胃承气汤证"条。现代常用于治疗急性胰腺炎、胆石症、某些发热性疾患兼大便秘结等。

**陷胸汤** 方剂名。见《千金翼方》。大黄、甘遂各一两，瓜蒌、甘草各二两，黄连六两。为粗末，水煎，分三次服。功能泻热逐饮。本方为大、小陷胸汤之合方去芒硝、半夏，加甘草而成。方中甘遂苦寒，苦性泄，寒胜热，并有泻水逐饮之功，能直达胸中而破结，长于泻胸腹之积水；大黄苦寒，有将军之功，可去热开结，荡涤实热，并助甘遂泻热逐饮；黄连泻胸中之热；瓜蒌甘寒，清热化痰，既清上焦之火，又润燥下气而散结宽中；甘草和中扶正，调和诸药。治胸中心下结坚，食饮不消。

**陷胸泻心汤** 方剂名。见《重订通俗伤寒论》。栝蒌仁四钱，半夏一钱五分，黄连八分，枳实、黄芩各一钱，竹茹三钱。水煎去滓，入生姜汁二滴、竹沥二瓢，冲服。方用小陷胸汤涤痰泻火为基础，加黄芩助其清热；竹茹、竹沥助其化痰开结，枳实消痞散结，姜汁调胃降逆。治火痰郁遏胸膈，咳嗽不爽，胸中气闷，夜不得眠，心烦不安者。

**通气散** 方剂名。见《医林改错》。柴胡、香附各一两，川芎五钱。为末，早晚开水冲服三钱。方中重用柴胡疏肝理气，升阳达郁；香附辛散苦降，芳香性平，能理气开郁散滞；少佐辛散温通，味清气雄之川芎，行气开郁。治因气滞血凝所致的久年耳聋之证。

**通脉四逆加猪胆汁汤** 方剂名。出自《伤寒论》。甘草（炙）二两，干姜三两（强人可四两），附子（生，去皮，破八片）大者一枚，猪胆汁半合。以水三升，煮取一升二合，去滓，内猪胆汁。分温再服，其脉即来。无猪胆，以羊胆代之。本方即通脉四逆汤加猪胆汁而成，功能回阳救逆，益阴和阳，方以通脉四逆汤破阴回阳而救逆。加猪胆汁，一则借其性寒，引姜附大辛大热之药入阴，以防格拒之虞，有"甚者从之"之意；二则借其苦润以润燥滋液，既可补益吐下后之液竭，又可制约姜附辛热伤阴之弊，是为益阴和阳之法。原著用于治疗霍乱病阳亡液竭证，其表现参见"通脉四逆加猪胆汁汤证"条。现代常用于治疗霍乱、急性胃肠炎、食物中毒等原因所导致的脱水、循环衰竭等。

**通脉四逆汤** 方剂名。出自《伤寒论》。甘草（炙）二两，附子（生用，去皮，破八片）大者一枚，干姜三两（强人可四两）。以水三升，煮取一升二合，去滓。分温再服，其脉即出者愈。面色赤者，加葱九茎；腹中痛者，去葱，加芍药二两；呕者，加生姜二两；咽痛者，去芍药，加桔梗一两；利止脉不出者，去桔梗，加人参二两。病皆与方相应者，乃服之。功能破阴回阳，通达内外。本方与四逆汤药味相同，唯干姜、附子用量较大，故壮元阳、破阴寒之力更胜，有回阳复脉之功。原著用于治疗少阴病阴盛格阳证，其表现参见"通脉四逆汤证"条。现代常用于治疗各种休克，属真寒假热的发热性疾患，腰腿痛属寒痹者等。

**通神散** 方剂名。①《证治准绳·女科》。炒大黄、芒硝、槟榔、炒郁李仁、桃仁各一两（一方有木香五钱）。为细末，每服二钱，空腹粥饮调下。功能泻热通便，下气除满。本方为大承气汤去枳实、厚朴，加槟榔、郁李仁、桃仁而成。方中大黄、芒硝泻热通便；槟榔辛散苦泄，既能行气消积以导滞，又能缓泻而通便；郁李仁、桃仁润燥滑肠。治大便实热不通，心腹胀痛，心胸烦闷，而欲饮食者。②《观聚方要补》引《烟霞圣效方》方。猪苓、茯苓、白术、泽泻、桂枝、滑石、甘草。功能温阳化气，利水通淋。方用五苓散淡渗利湿，六一散清热利湿通淋。治因膀胱为水湿所阻，气化不利所致的小便癃闭，脐下结硬，小便灼热，或砂石淋、脓血淋，疼痛不可忍。

# 十一画

**理中丸（汤）** 方剂名。出自《伤寒论》。一名人参汤。人参、干姜、甘草（炙）、白术各三两。捣筛，蜜和为丸，如鸡子黄许大。以沸汤数合，和一丸，研碎，温服之。日三四、夜二服。腹中未热，益至三四丸，然不及汤。汤法：以四物依两数切，用水八升，煮取三升，去滓。温服一升，日三服。若脐上筑者，肾气动也，去术，加桂四两；吐多者，去术，加生姜三两；下多者，还用术；悸者，加茯苓二两；渴欲得水者，加术，足前成四两半；寒者，加干姜，足前成四两半；腹满者，去术，加附子一枚。服汤后，如食顷，饮热粥一升许，微自温，勿发揭衣被。本方能温中祛寒，健脾益气。方中人参、炙甘草补中益气，干姜温中散寒，白术健脾燥湿。四味相合，共奏温运脾阳之功。本方有丸、汤二法，一般病缓用丸，病急用汤。原著用于治疗霍乱中焦虚寒证和大病瘥后胸上有寒证，《金匮要略》用于治疗脾胃虚寒、寒气上攻的胸痹证。其表现参见"理中丸（汤）证"

条。现代常用于治疗慢性肠炎、慢性菌痢、慢性胃炎、溃疡病、慢性肝炎、冠心病心绞痛、肾脏疾患、血小板减少性紫癜、功能性子宫出血等。

**理中化痰丸**　方剂名。见《明医杂著》。人参、炒白术、干姜、炙甘草、茯苓、姜半夏。为细末，和丸，梧桐子大，每服四十至五十丸，开水送下。方用理中丸健脾温中，加茯苓、半夏利湿化痰。治脾胃虚寒，痰涎内停，呕吐少食，或大便不实，饮食难化，咳吐痰涎。

**理中加丁香汤**　方剂名。见《景岳全书·古方八阵》。人参、炒白术、炒干姜、炙甘草各三两，丁香十粒。水煎服。方用理中汤温中散寒，加丁香温中行气。治中脘停寒，喜食辛物，入口即吐或哕者。若兼痛者，加丁香量以增强其行气止痛之功。

**理中汤**　方剂名。①见《伤寒论》。参阅理中丸条。②见《增补万病回春·卷三》。人参、茯苓、白术、炒干姜、陈皮、藿香、丁香、姜半夏、炒砂仁、官桂各二分。为粗末，加生姜三片，乌梅一个，水煎徐服。方用理中汤去甘草(《伤寒论》)温中燥湿，加茯苓、半夏蠲饮除湿，陈皮、藿香、丁香、砂仁、官桂温中行气而利湿邪，生姜温胃止呕，乌梅酸温泄肝木而助中土。治胃寒，呕吐清水冷涎。若寒极，手足冷，脉微，吐不出者，去官桂，加附子以回阳救逆；烦躁加朱砂、炒米宁心安神。③见《症因脉治》。人参、白术、炮姜、炙甘草、陈皮。水煎服。本方在《伤寒论》原方基础上，加陈皮行气降逆。治气虚喘逆有寒者。

**理中安蛔汤**　方剂名。见《类证治裁》。人参三钱，白术、茯苓、干姜各一钱半，炒川椒十四粒，乌梅三个。水煎服。方用理中汤去甘草温中散寒止痛，加茯苓淡渗利湿降冲气，川椒辛热伏蛔，乌梅酸温安蛔。治气冲心痛，饥不欲食，吐蛔者。

**理中降痰汤**　方剂名。见《杂病源流犀烛·脏腑门》。人参、白术、茯苓、甘草、干姜、半夏、苏子。水煎服。方用理中汤温中燥湿，加茯苓、半夏、苏子降逆消痰。治痰盛自汗者。

**理中消胀丸**　方剂名。见《重订通俗伤寒论》。大戟二钱五分，制皂角三钱，木香二钱，炒黑牵牛子一钱五分，煨甘遂一钱。为细末，用枣肉捣丸，每服三钱，分三次服。第一次葱白煎汤、陈酒送下；第二次莱菔子、砂仁煎汤送下；第三次牛膝、木瓜煎汤送下。功能涤痰逐水，下气破结。本方为十枣汤去芫花，加皂荚、木香、黑牵牛子而成。方中甘遂、大戟荡涤水饮之邪；皂荚豁痰下气，力峻势猛；牵牛子既能泻水，又能利尿，使水湿从二便排除；木香行气调中，《本草纲目》称："木香乃三焦气分之药，能升降诸气。"治湿痰挟气阻滞胸腹而致的痰胀。症见中满腹胀，上气喘逆，二便不利，甚或面肢俱肿。

**理中散** 方剂名。见《日本汉医名方选》。茯苓15g，人参、苍术各9g，桂枝、干姜、甘草各6g。散剂或汤剂内服。上六味为散服，或水煎亦可。功能益气健脾，温阳化湿。本方为《伤寒论》理中汤去白术加苍术、茯苓、桂枝而成，亦即桂枝人参汤去白术加苍术、茯苓而成。方中茯苓健脾益气，渗泄下行，配以通阳化气之桂枝同用，能入阴通阳，温阳化饮；苍术燥湿健脾，又去风湿，既可助茯苓健脾渗泄之力，又助桂枝散风解表；人参补气健脾，干姜温中祛寒，甘草和中补土，调和诸药。治溏泄肠鸣，胸下痞硬，小便不利者；又治淋家腰脚冷，小便频数及尿裤；还可用治癫痫症之脾虚失旺痰湿偏盛者。

**理饮汤** 方剂名。见《医学衷中参西录》。白术四钱，干姜五钱，桂枝尖、炙甘草、茯苓、白芍药各二钱，橘红、厚朴各一钱五分。水煎服。方用苓桂术甘汤温运脾阳，蠲饮降逆为基础，加干姜助其温中健脾，白芍益阴和营，厚朴、橘红理气消痰。治心肺阳虚，脾湿不升，胃郁不降，食停化饮，症见胃脘痞闷，短气喘促，咳吐痰涎，身热耳聋，脉弦迟细弱者。

**理苓汤** 方剂名。见《张氏医通》。人参、干姜、白术、炙甘草、猪苓、茯苓、泽泻、桂枝。水煎服。方用理中汤健脾温中，五苓散化气行水。治胃虚食滞，喘胀浮肿，小便不利者。

**排脓汤** 方剂名。出自《金匮要略》。甘草二两，桔梗三两，生姜一两，大枣十枚。功能排脓解毒，调和营卫。本方为桔梗汤加姜、枣而成。方中桔梗排脓祛痰；甘草清热解毒；生姜辛温通阳；大枣甘温益气。而姜枣合用，则有调营卫、和阴阳之功。治内痈，脓从呕出（原书有方无治证，该治证根据《张氏医通》补入）。

**排脓散** 方剂名。出自《金匮要略》。枳实十六枚，芍药六分，桔梗二分。为末，取鸡子黄一枚，以药末与鸡子黄相等，揉和令相等，饮和服之，日一次。功能排脓破积，行气化滞。方中枳实破气化痰，散积消痞，除热行滞，其用量最多，以为君；桔梗苦辛平，辛散苦泄，祛痰排脓，不但肺痈可用，对一切内痈，皆可用之排脓利气；芍药养阴和血；鸡子黄为阴中之精，大补血分，以扶正而祛邪。治内痈，脓从便出（原书有方无治证，该治证根据《张氏医通》补入）。本方由芍药枳实散加桔梗、鸡子黄而成；排脓汤是桔梗汤加生姜、大枣而成。两方只有桔梗一味相同，而皆以"排脓"名之，可见桔梗是排脓的主药。

**控涎丹**　方剂名。见《三因极一病证方论》。甘遂、大戟、白芥子各等分。为细末，面糊为丸，梧桐子大，每服五至十丸，临卧姜汤送下。功能祛痰逐饮。本方为十枣汤去芫花、大枣，加白芥子而成。白芥子辛温，善治皮里膜外、胸膈间之痰涎，与甘遂、大戟合用，则擅长于祛痰逐饮，且改丸剂而用，其力较缓。治痰饮伏在胸膈上下，忽然颈项、胸背、腰胯陷痛不能忍，筋骨牵引作痛，走易不定，或手足冷痹，或头痛不能忍，或神志昏倦多睡，或饮食无味，痰唾稠黏，夜间喉中痰鸣，多流涎唾。

**黄龙汤**　方剂名。①见《伤寒六书·杀车槌法》。大黄、芒硝、枳实、厚朴、人参、当归、桔梗（后入）、甘草。加生姜三片、大枣二枚，水煎服。方以大承气汤荡涤泻热，人参、当归补气益血，桔梗宣肺而通肠腑，甘草、姜、枣和胃而安中土。治热邪传里，气血已亏而胃中燥屎结实，心下硬痛，下利色青，谵语口渴，身热者。《温疫论》载本方无桔梗、甘草、生姜、大枣，加地黄以养血润肠。②见《证治准绳·幼科》。柴胡五钱、炒黄芩、炙甘草各二钱，赤芍药三钱。为粗末，每服一钱，加姜、枣，水煎服。本方即小柴胡汤去半夏、人参加赤芍而成。方以柴、芩和解退热，赤芍和营泄热，姜、枣、草扶正安中。治小儿发热不退，或寒热往来。③见《妇人大全良方》。柴胡二钱，炒黄芩、人参、甘草各一钱。水煎服。方用小柴胡汤去半夏、姜、枣，和解少阳、疏肝扶脾。治妊娠伤寒，寒热头痛，嘿嘿不食，胁痛呕痰，及产后伤风，热入胞宫，寒热如疟，或经水适来，劳复热不解散。另见《妇科玉尺》，加姜、枣同煎。

**黄芽丸**　方剂名。见《景岳全书·新方八阵》。人参二两，焦干姜三钱。为细末，炼蜜为丸，芡实大，嚼服。功能温中益气。本方为理中之半。方中人参、干姜辛甘化阳，可大补元气，温中祛寒，恢复中焦之职。主治脾胃虚寒，运化失职，升降失调之证。

**黄芽汤**　方剂名。见《四圣心源》。人参三钱，甘草二钱（炙），茯苓二钱，干姜二钱。心火上炎，慌悸烦乱，加黄连、白芍以清心；肾水下寒，遗泄滑溏，加附子、川椒以温肾；肝血左郁，凝涩不行，加桂枝、丹皮以舒肝；肺气右滞，痞闷不通，加陈皮、杏仁以理肺。煎大半杯，温服。功能温中补气，培土制水。治中气不足之证。

**黄芩六合汤**　方剂名。见《医垒元戎》。当归（酒浸，炒）、熟地黄（酒蒸）、川芎、白芍药、黄芩、白术各一两。为粗末，水煎服。功能养血固经。方用四物汤养血补血调经，黄芩坚阴清热，白术健脾除湿。治妇女经水过多。

**黄芩加半夏生姜汤**　方剂名。出自《伤寒论》。黄芩三两，芍药二两，甘草（炙）二两，大枣（擘）十二枚，半夏（洗）半升，生姜（切）一两半。以水一斗，煮取三升，去滓。温服一升，日再夜一服。本方能清热止利，和胃止呕。方以黄芩汤清热止利、和中缓痛，加半夏、生姜和胃降逆止呕。原著用于治疗太阳少阳合病下利兼呕者，其表现参见"黄芩加半夏生姜汤证"条。现代可用于治疗急性胃肠炎、胆汁返流性胃炎等。

**黄芩芍药汤**　方剂名。见《素问病机气宜保命集》。又名芍药黄芩汤。黄芩、芍药各一两，炙甘草五钱。为粗末，每服五钱，水煎服。本方即《伤寒论》黄芩汤去大枣而成。方用黄芩清热止痢，芍药敛阴和营，配甘草酸甘化阴，缓急止痛。治泄痢腹痛，后重身热，久而不愈，脉洪疾数，及下利脓血稠黏。如痛甚，加桂少许以活血通络。

**黄芩汤**　方剂名。出自《伤寒论》。黄芩三两，芍药二两，甘草（炙）二两，大枣（擘）十二枚。以水一斗，煮取三升，去滓。温服一升，日再夜一服。功能清热止利。方中黄芩清热止利，芍药和营止痛，甘草、大枣和中益脾胃。原著用于治疗太阳少阳合病下利证，其表现参见"黄芩汤证"条。现代常用于治疗急性菌痢、阿米巴痢疾、急性肠炎等，汪昂《医方集解》称本方为"万世治痢之祖方"，后世治痢名方如黄芩芍药汤、芍药汤等，均由本方演化而来。

**黄芪芍药桂枝苦酒汤**　方剂名。出自《金匮要略》。黄芪五两，芍药三两，桂枝三两。上三味，以苦酒一升，水七升，相和，煮取三升，温服一升，当心烦，服至六七日乃解。若心烦不止者，以苦酒阻故也。功能调和营卫，利水祛湿。方中桂、芍调和营卫，解郁宣发以去在表之水湿；黄芪固表实卫而止汗；更以苦酒引桂枝、芍药以入营，而泄营中之郁热，使营卫和，气血通，郁热除，水肿消。原著用于治疗黄汗之病。症见身体肿，发热，汗出粘衣，色正黄如柏汁，口渴，状如风水，脉自沉。

**黄芪建中汤**　方剂名。出自《金匮要略》。桂枝（去皮）、甘草（炙）、生姜各三两，芍药六两，胶饴一升，大枣十二枚，黄芪一两半。气短胸满者加生姜；腹满者去枣，加茯苓一两半；及疗肺虚损不足，补气加半夏三两。上七味，以水七升，煮取三升，去滓，纳胶饴，更上微火，温服一升，日三服。功能温中补气，和里缓急。本方为小建中汤加黄芪而成。方中黄芪甘温入脾，健脾益气是其所长，饴糖甘温而性平和，入脾胃肺经，可补虚养五脏，且能缓急止痛，共为主药；桂枝辛甘而温，能通补一身之阳气，芍药酸寒，养血滋阴，调和肝脾，共为辅；方中饴糖配桂枝，甘辛化阳以补中虚，饴糖配芍药，甘酸化阴而缓里急。炙甘草、生姜、大枣温中补虚而缓里急，且有调和药性之效。治虚劳里急，诸不足。

**黄芪桂枝五物汤**　方剂名。出自《金匮要略》。黄芪三两，芍药三两，桂枝三两，生姜六两，大枣十二枚。上五味，以水六升，煮取二升，温服七合，日三服。一方有人参。功能通阳固表，补气蠲痹。本方为桂枝汤去甘草加黄芪三两，倍生姜而成。方中黄芪甘温补气升阳，固表补中，于气分中调其血，行其痹；桂枝温经通阳，解肌发表，透达营卫，与黄芪共为主；芍药和阴理血，收阴气，与芪、枝相配，则一散一守，调营和卫，使痹气行，营血通，为佐；倍生姜在于宣痹通阳，而行津液；大枣甘温，补中益气，则中气壮，津液行，营卫调。原著用于治疗血痹。症见身体不仁，如风痹状，脉阴阳俱微，寸口关上微，尺中小紧；叶天士用本方治痹证。

**黄连戊己汤**　方剂名。见《症因脉治》。黄连一钱，白芍五钱，甘草一钱。水煎服。方用黄连清热燥湿止利，芍药甘草汤酸甘化阴，重用白芍以分利水湿。治泄泻不止，小便不行，脾家有热，不能分清降浊者。

**黄连汤**　方剂名。出自《伤寒论》。黄连三两，甘草（炙）三两，干姜三两，桂枝（去皮）三两，人参二两，半夏（洗）半升，大枣（擘）十二枚。以水一斗，煮取六升，去滓。温服，昼三夜二。功能清上温下、和胃降逆。本方系半夏泻心汤减黄芩加桂枝而成。方中黄连苦寒，清在上之热，且厚肠胃而止利；干姜辛热，温在下之寒。二者相伍，辛开苦降，平调寒热。桂枝通阳散寒，交通上下之阳气；半夏和胃降逆，以止呕吐；人参、甘草、大枣补中益气，以复中焦升降之职。原著用于治疗伤寒胸中有热、胃中有寒之证，其表现参见"黄连汤证"条。现代常用于治疗胃炎、溃疡病、幽门梗阻、胆道蛔虫症、肠炎、神经官能症等。

**黄连阿胶丸**　方剂名。见《太平惠民和剂局方》。炒阿胶一两，黄连三两，茯苓二两。为细末，水调和丸，梧桐子大，每服二十丸，食前米饮送下。功能清热滋阴。方中黄连清热泻火，阿胶补血止血，茯苓健脾除湿。治肠胃失和，冷热不调，下痢赤白，状如鱼脑，里急后重，脐腹疼痛，口燥烦渴，小便不利。

**黄连阿胶汤**　方剂名。①出自《伤寒论》。黄连四两，黄芩二两，芍药二两，鸡子黄二枚，阿胶三两。以水六升，先煮三物，取二升，去滓，内胶烊尽，小冷，内鸡子黄，搅令相得。温服七合，日三服。本方能滋阴清火、交通心肾。方中黄芩、黄连苦寒，清心火以下交肾水；阿胶、鸡子黄为血肉有情之品，生心血、滋肾水以上承心火；芍药和血敛阴。合为滋水降火、交通阴阳之剂。原著用于治疗少阴热化、阴虚火亢之证，其表现参见"黄连阿胶汤证"条。现代常用于治疗失眠症、焦虑症、泌尿系感染、心脏疾患、某些发热性疾患以及出血性疾患等。②见《伤寒保命集》。黄连（微炒）二两，黄柏（微炒）、阿胶各一两，栀子半两。为细末，每服四钱，水煎服。功能滋阴清热。方中黄柏滋阴清热，《本草经疏》曰："乃是少阴肾经之要药，专治阴虚生内热诸症。"栀子苦寒清热，泄火透邪，解郁除烦，《医经启源》："疗心经客热，除烦躁，去上焦虚热。"黄连清心火，阿胶滋阴血。治少阴病二三日以上，经病已去，心中烦，不得卧。

**黄连消痞丸** 方剂名。见《兰室秘藏·胃脘痛门》。泽泻、姜黄各一钱，干姜二钱，炙甘草、茯苓、白术各三钱，陈皮、猪苓各五钱，炒枳实七钱，半夏（汤泡）九钱，黄连一两，炒黄芩二两。为细末，汤浸蒸饼为丸，梧桐子大，每服五十丸，食后温水送下。本方即小陷胸汤合五苓散化裁而成。方用五苓散去桂枝以淡渗利湿，小陷胸汤去栝蒌加枳实以涤痰开结，加干姜、炙甘草温中健脾，黄芩清热燥湿，陈皮理气宽中，姜黄通络散结。方取辛开苦降、淡渗利湿合法，治心下痞满，壅滞不散，烦热喘促不安者。

**黄连散** 方剂名。见《太平圣惠方》。黄连、升麻、黄芩、大黄、麦门冬、炙甘草各十两，茯神三分。为粗末，每服半钱，竹沥调下，日三至四次。功能清热泻火，镇惊安神。本方为三黄泻心汤加升麻、麦冬、茯神、炙甘草而成。方中黄连清泄心热而安心神，为主药；黄芩清上焦之热；大黄清热泻火通便；三黄合用则泻火治其本之力更强。伍以升麻升散清热解毒；麦冬养阴生津，清心除烦；稍佐茯神养心安神以治其标；竹沥清热涤痰除烦而安心神；甘草和中以防诸黄苦寒败胃之弊。治小儿心热，夜卧狂语，烦渴。

**黄连橘皮竹茹半夏汤** 方剂名。见《温热经纬》。黄连、橘皮、竹茹、半夏。功能清胃化湿，理气降逆。方中黄连清热燥湿，陈皮理气和中，竹茹清热安胃，半夏降逆止呕。治湿热呕吐。

**黄柏汤** 方剂名。见《备急千金要方》。白头翁、黄柏、黄连、升麻、当归、牡蛎、石榴皮、黄芩、寄生、甘草各二分，犀角、艾叶各一分。功能清热解毒，凉血止痢。方中白头翁、黄连、黄芩、黄柏清热燥湿止痢；升麻清热解毒；石榴皮、牡蛎涩肠止泻；桑寄生祛湿，犀角泻火解毒凉血；艾叶《药性论》"止赤白痢"；当归调血和阴；甘草调和诸药。治小儿夏月暴伤寒邪，迫热入胃，下赤白滞如鱼脑，壮热头痛，身热手足烦。或温病热盛，复遇暴寒折之，热入腹中，下血如鱼脑者，服之亦良。

**黄栝蒌丸**　方剂名。见《丹溪心法》。栝蒌仁、半夏、山楂、炒神曲各等份。为细末，栝蒌水和丸，每服二十至三十丸，姜汤、竹沥送下。本方即小陷胸汤去苦寒之黄连加味而成。方取栝蒌涤痰开痞，半夏燥湿化痰，山楂、神曲消食除积，姜汤、竹沥和胃化痰，降逆止呕。治食积，痰涎壅滞，咳嗽者。

**梅仁汤**　方剂名。见《证治准绳·疡医》。梅核仁四十九粒，大黄三两，牡丹皮一两七钱半，芒硝二两半，冬瓜仁四两，犀角一两半。为粗末，每服五钱，水煎服，以利下脓血二三行为度。功能泻热逐瘀，散结消肿。本方为大黄牡丹汤去桃仁，加梅核仁、犀角而成。方中大黄、芒硝泻下肠中湿热瘀结之毒；丹皮清热凉血，活血祛瘀而下脓血；犀角清热泻火凉血；梅核仁活血，且可通便润下。治肠痈里急隐痛，大便秘涩。

**救肾安逆汤**　方剂名。见《杂症会心录》。熟地黄三钱，牡丹皮、泽泻、山药、茯苓、山茱萸、沙参各一钱，五谷虫（酒炒，研末，冲）一钱四分。功能补肾健脾。本方为六味地黄汤加沙参、五谷虫而成。方用六味地黄汤补肾健脾为主，加沙参滋阴养血，五谷虫健脾和胃、降逆止吐。治吐逆，久病体虚脉虚者。

**救急稀涎散**　方剂名。见《圣济总录》。猪牙皂角（如猪牙，肥实不蛀者，削去黑皮）四挺，白矾（通莹者）一两。上二味，为细末，再研极细为散。如有患者，可服半钱，重者三字匕，温水调服之，不大呕吐，只有微涎稀冷而出，或一升、二升，当时省觉，次缓调治。不可使大攻之，过则伤人。功能开关涌吐。方中皂角辛能开窍，咸能软坚，善能涤除浊腻之痰；白矾酸苦涌泄，能化顽痰，并有开闭催吐之功。治中风闭证，痰涎壅盛，喉中痰声漉漉，气闭不通，心神瞀闷，四肢不收，或倒仆不省，或口角似歪，脉象滑实有力者。亦治喉痹。

**救逆汤**　方剂名。见《温病条辨》。炙甘草、干地黄、生白芍各六钱，麦冬（不去心）五钱，阿胶三钱，生龙骨四钱，生牡蛎八钱。剧者加甘草至一两，生地、白芍八钱，麦冬七钱，日三服，夜一服；脉虚大欲散者，加人参二钱。功能滋阴复脉，摄津安神。本方为加减复脉汤去麻仁，加龙骨、牡蛎而成。方中炙甘草益气和中；白芍敛阴和营；麦冬、阿胶滋阴养血生津；生龙骨、牡蛎重镇安神，敛阴固阳。治温病后期，热邪深入，或在少阴，或者厥阴；温病汗下后，口燥咽干，神倦欲眠，舌赤苔老；温病误用升散，脉结代，甚则脉两至者。

**常山白虎汤** 方剂名。见《章次公医案》。常山、草果、桂枝各二钱，石膏八钱，知母四钱，生甘草一钱，粳米一杯，雄黄二分（研末吞服）。功能清热截疟。本方为桂枝白虎汤加常山、草果、雄黄之味而成。方用白虎汤清热生津；桂枝透表邪；复加常山、草果、雄黄以截痰抗疟。治疟疾。

**崔氏承气丸** 方剂名。见《伤寒论辑义》引外台方。大黄、枳实、芒硝、杏仁。蜜和丸如弹子，以生姜汤六合，研一丸，服之，须臾即通。方用大黄、芒硝泻热软坚，枳实推积导滞，杏仁肃肺润肠。用治不大便十余日者。

**猪苓汤** 方剂名。出自《伤寒论》。猪苓（去皮）、茯苓、泽泻、阿胶、滑石（碎）各一两。以水四升，先煮四味，取二升，去滓，内阿胶烊消。温服七合，日三服。本方能育阴清热利水。方用猪苓、茯苓、泽泻淡渗利水，滑石清热通淋，阿胶滋阴润燥。合而用之，利水而不伤阴，滋阴而不敛邪。原著用于治疗阳明津伤水热互结证和少阴阴虚有热水气不利证。其表现参见"猪苓汤证"条。现代常用于治疗泌尿系感染、结石、流行性出血热、肝硬化腹水、乳糜尿、淋病、肠炎、失眠症、糖尿病等。阳明胃燥，汗出多而渴者，不可与本方。

**猪苓汤合四物汤** 方剂名。见《日本汉医名方选》。当归 3～4g，芍药 3～4g，川芎 3～4g，地黄 3～4g，猪苓 3g，茯苓 3g，滑石 3g，泽泻 3g，阿胶 3g。功能补血活血，清热利水养阴。本方为《伤寒论》猪苓汤和《太平惠民和剂局方》四物汤的合方。猪苓汤以猪苓、茯苓、泽泻渗利小便，滑石清热通淋，阿胶滋阴润燥。五药合方，渗利与清热养阴并进，利水不伤阴，滋阴不敛邪，使水邪去，阴液复，主治水热互结，气化不行，阴液被伤之小便不利证兼有发热、心烦、口渴。四物汤是治血之祖剂，归、芎、芍、地四药相合，补血而不滞血，行血而不破血，为治疗妇科疾病及诸多血分病证的基础方。两者合方，更增强了猪苓汤滋阴补血之力，且又益以调血活血之用。治排尿困难，尿痛，尿后余沥不尽，尿频，并见有皮肤枯燥，气色不佳而胃肠功能正常者。对妇女慢性泌尿系感染久治不愈兼有血虚症状者，效果尤佳。

**猪苓散** 方剂名。出自《金匮要略》。猪苓、茯苓、白术各等份。上三味，杵为散，饮服方寸匕，日三服。功能健运中焦，利水化饮。方中二苓淡渗利水，白术健脾以运湿。配制散剂，取"散者散也"之意。原著用于治疗停饮致呕之证。症见呕吐清水，口渴。

**猪肤汤** 方剂名。出自《伤寒论》。猪肤一斤。以水一斗，煮取五升，去滓，加白蜜一升，白粉五合，熬香，和令相得。温分六服。本方能滋阴润燥、清热利咽。方中猪肤味甘微寒，滋肾水，润肺燥，退虚热；白蜜甘平，补中润肺，益阴生津；白米粉甘平，补益脾胃。共成甘润平补之剂。原著用于治疗少阴病下利伤阴、虚火上炎之证，其表现参见"猪肤汤证"条。现代常用于治疗慢性咽喉炎、发热性疾患恢复期、老年性皮肤干燥症，以及血小板减少症、再生障碍性贫血等。

**猪胆汁导**　　方剂名。出自《伤寒论》。大猪胆一枚，泻汁，和少许法醋，以灌谷道内，如一食顷，当大便出宿食恶物，甚效。本方取猪胆汁苦寒清热，用作导药，有清热导便之功。原著用于治疗阳明病津竭便结证，其表现参见"猪胆汁导证"条。现代常用于治疗便秘、蛔虫症等。有报道以本方防治乙脑由于蛔虫上窜引起窒息和乙脑并发肺炎、腹胀、便秘，收到满意效果。〔彭治平,等."猪胆汁"在乙脑抢救中除蛔扰清肺热疗效报告［J］.新中医,1975(2):45.〕

**减味乌梅丸**　　方剂名。出自《温病条辨》。半夏、黄连、干姜、吴萸、茯苓、桂枝、白芍、川椒（炒黑）、乌梅。本方在乌梅丸基础上加减而成。方以乌梅、白芍滋肝养阴，黄连苦寒泻热，吴萸、干姜、桂枝、川椒、干姜、茯苓温中通阳、降逆止呕。适用于厥阴三疟、日久不已、劳则发热、或有痞结、气逆欲呕之证。

**减味竹叶石膏汤**　　方剂名。出自《温病条辨》。竹叶五钱，石膏八钱，麦冬六钱，甘草三钱。水煎服，半日三服尽。本方在竹叶石膏汤基础上，去人参之壅补，半夏之辛燥，粳米之敛中，而以竹叶、石膏清热解邪，麦冬、甘草清养肺胃，辛凉而合甘寒，以治阳明温病、脉浮而促者。

**麻子仁丸**　　方剂名。出自《伤寒论》。麻子仁二升，芍药半斤，枳实（炙）半斤，大黄（去皮）一斤，厚朴（炙，去皮）一尺，杏仁（去皮尖，熬，别作脂）一升。为末，蜜和丸，如梧桐子大。饮服十丸，日三服，渐加，以知为度。本方为小承气汤加麻仁、杏仁、芍药组成，有润肠通便之功能。方中麻仁质润多脂，杏仁肃降肺气，二味能润肠通便；芍药滋脾和里；大黄、枳实、厚朴泄热去实，行气导滞；蜂蜜润燥滑肠。合而为丸，服时渐加，取其缓缓润下之义。原著用于治疗脾约证，其表现参见"麻子仁丸证"条。现代常用于治疗习惯性便秘、肛门疾病手术后、痔疮、肛裂等。

**麻仁丸**　　方剂名。①见《太平惠民和剂局方》。枳壳（去瓤，麸炒）、槟榔（煨半生）、菟丝子（酒浸，另研）、山药、防风、山茱萸、车前子、肉桂（去粗皮）各一两半，木香、羌活各一两，郁李仁（去皮，另研）、大黄（半蒸，半生）、麻仁（另捣研）各四两。为细末，炼蜜和丸，梧桐子大，每服十五至二十丸，临卧温水送下。功能顺三焦，和五脏，润肠胃，除风气。方中麻仁、郁李仁味甘性润，润肠通便；大黄破积滞，导瘀热而通便；枳壳、槟榔、木香行气而助大肠之用；车前子清在里之热；肉桂温在里之寒；菟丝子、山药、山茱萸补脾肾之阴，助气血生化；羌活、防风解在表之风邪。治冷热蕴结，津液耗少，大便秘难，或闭塞不通，及年高气弱，或有风之人大便秘涩。②见《洁古家珍》。枳壳（麸炒，去瓤）、川芎各等份，麻仁泥量减半。为细末，炼蜜为丸，梧桐子大，食前温水送下。功能润燥宽肠，缓通大便。方中麻仁甘润，润可去燥，燥去则大便得行；枳壳导气下行；川芎辛香行散，内可行气，外可祛风。治风秘，大便不通。③见《丹溪心法》。郁李仁、麻子仁各六两，大黄二两半（半生半炒），山药、防风、枳壳各七钱半，槟榔五钱，羌活、木香各五钱半。研末，炼蜜为丸，如梧桐子大。每服七十丸，温开水下。功能润肠通便，理气祛风。方中麻子仁、郁李仁质润多脂，润燥滑肠通便；大黄苦寒泻下，推陈致新；木香辛散温通，行气宣滞；槟榔辛散苦泄，既能行气消积以导滞，又能缓泻而通便；枳壳导气下行；山药补脾气而益脾阴；羌活、防风祛风散邪。治大便秘、风秘、脾约。④见《证治准绳·女科》。麻仁（研和泥）、枳壳、人参各一两，大黄半两。为细末，炼蜜为丸，梧桐子大，每服二十丸，空腹温酒送下，未通渐加。功能润肠通便，益气宽肠。方中麻仁润肠通便；枳壳导气下行；人参补气生津；大黄推陈致新，导滞下行。治产后大便秘涩。

**麻杏甘石汤**　见"麻黄杏仁甘草石膏汤"条。

**麻附细辛汤**　方剂名。见《重订通俗伤寒论》。麻黄、附子、细辛、茯苓、半夏。水煎服。方用《伤寒论》麻黄附子细辛汤温经解表，加茯苓、半夏燥湿化痰，宁心安神。治冬月夹阴伤寒，心肾受伤，发热头痛，骨节烦疼者。

**麻桂术甘汤**　方剂名。见《症因脉治》。麻黄、桂枝、白术（或苍术）、甘草。本方即苓桂术甘汤去茯苓加麻黄而成。方用桂枝、白术、甘草温运脾阳，渗利水湿，加麻黄温通经脉，发越水湿。去茯苓加麻黄乃后者既可利水以代前者渗利之功，且有发越而表散之力，更适用于寒湿而兼表郁之证。治寒湿腹胀，身重身冷无汗者。

**麻黄升麻汤**　方剂名。出自《伤寒论》。麻黄（去节）二两半，升麻一两一分，当归一两一分，知母十八铢，黄芩十八铢，葳蕤（一作菖蒲）十八铢，芍药六铢，天门冬（去心）六铢，桂枝（去皮）六铢，茯苓六铢，甘草（炙）六铢，石膏（碎，绵裹）六铢，白术六铢，干姜六铢。以水一斗，先煮麻黄一两沸，去上沫，内诸药，煮取三升，去滓。分温三服。相去如炊三斗米顷，令尽，汗出愈。本方能清上温下、扶正益阳、调和营卫、发越郁阳。方中麻黄、升麻发越郁阳；黄芩、石膏、知母清肺热；桂枝、干姜温脾寒；当归、白芍、天门冬、葳蕤育阴养血；白术、茯苓、甘草益气健脾。方内麻黄、石膏同用能发表透热，桂枝、芍药相伍可调和营卫。共成寒热并用、补泻兼施之剂。原著用于治疗伤寒误下后的正虚阳郁、上热下寒证。其表现参见"麻黄升麻汤证"条。现代可用于治疗自主神经功能紊乱、更年期综合征、咽喉及呼吸道疾患、胃肠病等。

**麻黄加白术汤**　方剂名。出自《金匮要略》。麻黄三两（去节），桂枝二两（去皮），甘草二两（炙），白术四两，杏仁七十个（去皮尖）。上五味，以水九升，先煮麻黄，减二升，去上沫，纳诸药，煮取二升半，去滓。仍服八合，覆取微似汗。功能解散风寒，除湿蠲痹。方中麻黄发汗解表，温散寒湿；桂枝散寒解肌，温通经脉而祛风湿；杏仁利肺气，助麻黄解表；甘草和中；白术健脾胜湿，为湿家之要药；白术、麻黄同用，既可防麻黄之发散太过，又可助麻黄去湿之力，正如喻昌所说："麻黄得术，得兼发汗，不致多汗；而术得麻黄，并可行表里之湿，下趋水道。"原著用于治疗湿家身烦疼。症见发热、恶寒、无汗、身烦疼。

**麻黄汤**　方剂名。出自《伤寒论》。麻黄（去节）三两，桂枝（去皮）二两，甘草（炙）一两，杏仁（去皮尖）七十个。以水九升，先煮麻黄，减二升，去上沫，内诸药，煮取二升半，去滓。温服八合。覆取微似汗，不须啜粥，余如桂枝法将息。本方能发汗解表、宣肺平喘。方中麻黄辛温，开表发汗，宣肺平喘；桂枝辛温，通阳温经，助麻黄发汗；杏仁利肺下气，助麻黄平喘，甘草调和诸药。原著用于治疗太阳伤寒表实证，其表现参见"麻黄汤证"条。现代常用于治疗感冒、流感、上感、哮喘、麻疹、肾炎、皮肤疾患、风湿病等。若阳气怫郁太甚者，服药后正邪交争较剧，可出现发烦目瞑等反应，剧者得衄而解。本方发汗力峻，凡咽喉干燥、淋家、疮家、衄家、亡血家、汗家及阳虚有寒者禁用。

**麻黄杏子汤**　方剂名。见《症因脉治》。麻黄、杏仁、薏苡仁、桑白皮、桔梗、甘草。功能发散风寒，宣肺化痰。本方为麻黄汤去桂枝加薏苡仁、桑白皮、桔梗而成。方中麻黄宣肺发表，杏仁降气平喘，桔梗、甘草清热利咽，桑白皮清热化痰、降气平喘，薏苡仁其性寒凉而清热。治风寒壅肺而咽痛。

**麻黄杏仁甘草石膏汤** 方剂名。出自《伤寒论》。麻黄（去节）四两，杏仁（去皮尖）五十个，甘草（炙）二两，石膏（碎，绵裹）半斤。以水七升，先煮麻黄，减二升，去上沫，内诸药，煮取二升，去滓。温服一升。本方能清宣肺热，平喘止咳。方中麻黄辛温，宣肺平喘；石膏辛寒，清泄肺热；杏仁苦温，宣利肺气，止咳平喘；甘草甘平，调和诸药。原著用于治疗邪热壅肺作喘之证，其表现参见"麻黄杏仁甘草石膏汤证"条。现代常用于治疗大叶性肺炎、支气管肺炎、急性支气管炎、支气管哮喘、百日咳、麻疹并发肺炎、副鼻窦炎、荨麻疹、夏季热、遗尿症、眼科疾患等。

**麻黄杏仁汤** 方剂名。见《症因脉治》。麻黄、杏仁、甘草、桔梗。水煎服。本方即麻黄汤去桂枝加桔梗而成。方用麻黄发汗解表，杏仁配桔梗宣降肺气，甘草调和诸药，去桂枝以减其发表之力，加桔梗而增其宣肺之功。治伤寒咳嗽，寒伤肺无郁热，脉浮紧者。如肺有热郁，加石膏以清热，合麻杏甘石汤意；头痛身疼，加羌活、防风以疏风散寒，通络止痛。

**麻黄杏仁薏苡甘草汤** 方剂名。出自《金匮要略》。麻黄（去节）半两（汤泡），甘草一两（炙），薏苡仁半两，杏仁十个（去皮尖，炒）。上锉麻豆大。每服四钱匕，水盏半，煮八分，去滓，温服，有微汗，避风。功能解表化湿。方中薏苡仁甘淡微寒，利水渗湿，清热除痹，通利关节，缓和挛急。《本草求真》："以其色白入肺，性寒泻热，味甘入脾，味淡渗湿。"合麻黄之辛温发散，解表祛风寒；配杏仁之利肺而宣肺解表；甘草之补中土而胜湿。原著用于治疗风湿。症见一身尽疼，发热，日晡所剧。本方与麻黄加术汤同为祛风湿痹痛之方：本方去桂枝、白术加薏苡仁之甘寒，偏于凉散风湿；麻黄加术汤有桂枝之辛温，发汗之力强，白术之燥湿健脾，偏于温散寒湿。

**麻黄连轺赤小豆汤** 方剂名。出自《伤寒论》。麻黄（去节）二两，连翘（根）二两，杏仁（去皮尖）四十个，赤小豆一升，大枣（擘）十二枚，生梓白皮（切）一升，生姜（切）二两，甘草（炙）二两。以潦水一斗，先煮麻黄再沸，去上沫，内诸药，煮取三升，去滓。分温三服，半日服尽。本方能解表、清热、利湿、退黄。方以麻黄、杏仁、生姜发表宣肺；连翘、赤小豆、生梓白皮清热利湿以退黄；甘草、大枣和中。原著用于治疗伤寒瘀热在里发黄证，其表现参见"麻黄连轺赤小豆汤证"条。现代常用于治疗急性肾炎或慢性肾炎急性发作，荨麻疹、玫瑰糠疹、湿疹、疮疖、神经血管性水肿等多种皮肤疾患，黄疸型肝炎等。

**麻黄附子甘草汤**　方剂名。出自《伤寒论》。麻黄（去节）二两，甘草（炙）二两，附子（炮，去皮，破八片）一枚。以水七升，先煮麻黄一两沸，去上沫，内诸药，煮取三升，去滓。温服一升，日三服。本方由麻黄细辛附子汤加减而成。方用麻黄解表发汗，附子温经助阳；因病势较缓，故去细辛之辛散，加炙草甘缓和中。本方能温经解表，但作用较麻黄细辛附子汤缓和。原著用于治疗少阴太阳两感证，其表现参见"麻黄附子甘草汤证"条。现代常用于治疗虚人感冒、肾脏疾患、嗜睡症等。《金匮要略》麻黄附子汤与本方药同量异，用于治疗水气病脉沉者。

**麻黄定喘汤**　方剂名。①见《症因脉治》。麻黄、杏仁、甘草、桔梗、枳壳、苏子、橘红。水煎服。方用麻黄汤去桂枝，取其宣肺平喘，发汗解表之功，加桔梗、枳壳宣达肺气，苏子降气平喘，橘红化痰止咳。治风寒喘逆，肺受寒邪而未化热者。②见《张氏医通》。麻黄八分，杏仁十四粒，生、炙甘草各四分，厚朴（姜制）八分，款冬花、桑白皮（蜜炙）、苏子（微妙，研）各一钱，黄芩、半夏（姜制）各一钱二分。水煎去滓，以生银杏七枚，捣烂入药，绞去滓，乘热服，覆取微汗。方用麻黄发汗平喘，杏仁、苏子宣降肺气，款冬花、半夏祛痰止咳，桑皮、黄芩、银杏清热定喘，厚朴理气宽胸，甘草调和诸药。治寒包热邪，哮喘痰嗽，遇冷即发者。

**麻黄细辛附子汤**　方剂名。出自《伤寒论》。麻黄（去节）一两，细辛二两，附子（炮，去皮，破八片）一枚。以水一斗，先煮麻黄，减二升，去上沫，内诸药，煮取三升，去滓，温服一升，日三服。本方能温经解表。方中麻黄发汗解太阳之表；附子温经扶少阴之阳；细辛通彻表里，既助麻黄解表发汗，又助附子温经散寒。三药合用，为表里双解之剂。原著用于治疗少阴太阳两感证，其表现参见"麻黄细辛附子汤证"条。现代常用于治疗虚人感冒、咽喉疾患、病态窦房结综合征等缓慢性心律失常、冠心病心绞痛、慢性支气管炎、过敏性鼻炎、面神经炎、三叉神经痛、风湿病、无汗症、荨麻疹等。

**麻黄桂枝汤**　方剂名。见《三因极一病证方论》。麻黄（去节，汤浸，焙干）、桂枝、白芍药、细辛、炮姜、炙甘草各三分，半夏（汤洗）、炒香附各半两。为粗末，每服四大钱，加生姜五片，水煎，食前服。方用麻黄配桂枝发汗解表，细辛配桂枝温经止痛，芍药配甘草缓急止挛，桂、芍相配调和营卫，炮姜温中散寒，香附调理气机，半夏祛痰开痞。治外因心痛，恶寒发热，内攻五脏，拘急不得转动。

**旋覆代赭汤** 方剂名。①出自《伤寒论》。旋覆花三两，人参二两，生姜五两，代赭石一两，甘草（炙）三两，半夏（洗）半升，大枣（擘）十二枚。以水一斗，煮取六升，去滓，再煎取三升。温服一升，日三服。本方能降逆化痰、益气和胃。方中旋覆花下气消痰；代赭石重镇降逆；半夏、生姜温化痰饮、和胃降逆；人参、大枣、炙甘草补中益气。诸药合用，有扶正降逆之效。原著用于治疗伤寒汗吐下后的胃虚气逆证，其表现参见"旋覆代赭汤证"条。现代常用于治疗急慢性胃炎、溃疡病、幽门不全梗阻、胃神经官能症、食道失弛缓症、膈肌痉挛、梅尼埃病、高血压等。②见《证治汇补》。旋覆花三钱，代赭石（研）一钱。用旋覆花煎调赭石末服。功能理气降逆。方中旋覆花，花者质轻在上，有上行之特点，而味咸又有下降的作用，能升能降，所以既能疏肝理肺，又能消散凝结之气；代赭石重镇，入肝经而有镇肝降逆的作用，使肝气下行条达为顺，所以用量宜小不宜大，以免其质重直走下焦。治肝胃不和，胸胁胀满，呕吐呃逆者。

**清火滋阴汤** 方剂名。见《寿世保元》。天门冬、麦门冬、生地黄、牡丹皮、赤芍药、栀子、黄连、山药、山茱萸、泽泻、赤茯苓、甘草。为粗末，水煎，如童便服。功能滋阴清火。本方为六味地黄丸加味化裁而成。方用六味地黄丸滋补肝肾，清热凉血为主；天冬、麦冬养阴退热，退虚火为辅；赤芍凉血活血、清热散瘀，黄连、栀子苦寒，清泄三焦实火，并为佐药；甘草调和诸药，童便凉血散瘀，并为使药。治疗阴虚，先吐血后见痰者。

**清心汤** 方剂名。见《张氏医通》。大黄（酒浸）二两，芒硝、连翘、黄芩、黄连各一两，栀子八钱，薄荷七钱，炙甘草六钱。为粗末，每服四至五钱，加竹叶一把，白蜜少许煎服。方用调胃承气汤荡热泻下，芩、连、栀、翘清热泻火解毒，薄荷疏散郁热。治温热时行壮热，神昏不语，便溺闭涩。

**清肝达郁汤** 方剂名。见《重订通俗伤寒论》。栀子三钱，白芍药、菊花各一钱五分，当归、橘白各一钱，柴胡、薄荷各四分，牡丹皮二钱，炙甘草六分，鲜橘叶五片。若暴怒气盛者，加制香附三钱，青皮（醋炒）八分；肠鸣飧泄者，加僵蚕一钱五分，乌梅炭三分；疝气肿痛者，加小茴香二分，炒橘核三钱，荔枝一钱三分。功能清肝泄火，疏郁宣气。本方为加味逍遥散的变方。方用丹溪逍遥散疏肝达郁；丹皮、栀子、菊花清泄肝火；鲜橘叶清芬疏气，以助柴胡、薄荷达郁。治肝郁不伸，胸满胁痛，或腹满而痛，甚则欲泄不得泄，即泄亦不畅。

**清肝汤**　方剂名。见《类证治裁》。白芍药一钱半，当归、川芎各一钱；栀子、牡丹皮各四分，柴胡八分。功能疏肝解郁，理气止痛。方中柴胡苦辛平，善开肝胆之气郁；重用白芍以养阴柔肝，缓急止痛；当归养血活血；当归、白芍相伍，滋养肝血则肝木得润而不郁滞；丹皮、栀子清泄肝胆之郁热；川芎行气开郁，活血止痛。治疗气滞胁痛。

**清肝饮**　方剂名。见《症因脉治》。柴胡、黄芩、栀子、连翘、桔梗、川芎、甘草。功能清肝泻火。方中柴胡、黄芩、栀子清泄肝胆之热；连翘清热散结；桔梗、甘草宣肺利膈；连翘、桔梗、甘草三者相伍，以佐金平木；川芎行气开郁、活血止痛。治疗肝火腹胀。

**清肝解郁汤**　方剂名。见《证治准绳·疡医》。人参、茯苓、贝母、炒栀子、熟地黄、炒芍药各一钱，白术、当归各一钱五分，柴胡、川芎、陈皮各八分，甘草五分。加牡丹皮，水煎服。功能疏肝健脾，清热解郁。方用四物汤养血补血，四君子健脾益气，气旺血足则肝得血养而气平；柴胡疏肝理气，解郁清热；栀子清热平肝；陈皮行气以防补药壅塞之弊；贝母既可清热化痰，又可解郁散结。治疗肝经血虚风热，或肝经郁火伤血，乳内结核，或为肿溃不愈。

**清金丹**　方剂名。见《杂病源流犀烛·脏腑门》。莱菔子（蒸熟为末）一两，皂角（烧存性）三钱。为细末，姜汁煮糊为丸。功能宣壅导滞，消食平喘。方中皂角导滞祛痰；莱菔子消食化积、降气化痰，《本草纲目》谓其："下气定喘，治痰，消食除胀。"治疗冷哮。

**清降汤**　方剂名。见《医学衷中参西录》。生山药一两，清半夏三钱，山茱萸五钱，生赭石六钱，炒牛蒡子二钱，白芍药四钱，甘草一钱五分。功能降逆和胃，纳气止喘。方中重用山药，在上大能补肺生津；多用半夏降逆和胃，在下大能补肾敛冲；山茱萸补益肝肾，敛冲逆；白芍养阴柔肝，肝得阴养则冲气自敛；炒牛蒡子清痰降逆，使逆气转而下行；甘草调和药性。治因吐衄不止，致阴分亏损，不能潜阳而作热，不能纳气而作喘。甚或冲气因虚上干，为呃逆、眩晕；心血因虚甚不能内荣，为怔忡、惊悸不寐；或咳逆，或自汗，诸虚证蜂起之候。

**清咽白虎汤**　方剂名。见《疫喉浅论》。石膏、知母、甘草、粳米、羚羊角、犀角、玄参、生地黄、麦门冬、马勃、竹叶，水煎服。方用白虎汤清泻阳明气分邪热，羚角、犀角、玄参、生地凉血解毒，麦冬、马勃养阴利咽，竹叶清心除烦，疏透郁热，治疫喉毒壅阳明，咽喉腐烂，壮热痧艳，口渴面赤，舌绛少津，神烦自汗，脉洪者。

　　**清咽栀豉汤**　方剂名。见《疫喉浅论》。栀子、豆豉、金银花、连翘、薄荷、牛蒡子、僵蚕、桔梗、马勃、蝉蜕、犀角、芦根、灯芯、竹叶、甘草。水煎服。方用银、翘、犀角清热解毒，薄荷、僵蚕、蝉蜕疏风散热，桔梗、马勃、牛蒡子利咽消肿，芦根清热生津，栀、豉、竹叶清热除烦，甘草调和诸药，且能解毒。治咽喉红肿白腐，壮热汗少，痧隐不齐，心烦懊恼，舌干口渴，脉数者。

　　**清咽复脉汤**　方剂名。见《疫喉浅论》。西洋参、牡蛎、炙鳖甲、龟板、生地黄、炙甘草、白芍药、火麻仁、阿胶、玄参、麦门冬、天门冬、鸡子黄、童便。水煎去渣，去阿胶烊化，再入鸡子黄搅和，最后冲童便一大盅服。功能滋阴养液，镇潜复脉。本方为三甲复脉汤加西洋参、玄参、天冬、鸡子黄、童便而成。方用三甲复脉汤滋阴复脉，潜阳息风；西洋参补气养阴，清火生津；玄参清热养阴；天冬滋阴清热；鸡子黄滋阴熄风；童便引诸药走于阴分。治疫喉腐烂，痧透热留，舌干少津，脉数而细。

　　**清咽奠阴承气汤**　方剂名。见《疫喉浅论》。玄参、麦门冬、生地黄、沙参、犀角、知母、马勃、大黄、芒硝、甘草。水煎，兑童便一盅服，方用调胃承气汤荡涤积热，导邪下行，玄参、生地配犀角凉血解毒，且能养阴，沙参、麦冬配知母清热生津，马勃清利咽喉，解毒消肿，童便泻火解毒凉血。治疫喉腐烂，灼热痧赤，谵语神烦，舌干绛或干黑，脉数便秘，瘈疭抽搐，内火大炽，津液已伤等症。

　　**清胆竹茹汤**　方剂名。见《症因脉治》。柴胡、黄芩、半夏、陈皮、竹茹、甘草。水煎服。方用小柴胡汤去参、枣之甘壅，生姜之辛散，和解少阳，疏解胆郁，加陈皮、竹茹配合半夏化痰和胃，调理脾土。治胆火乘脾，不得卧寐者。

　　**清胆行气汤**　方剂名。见《中西医结合治疗急腹症》（天津南开医院）。柴胡、黄芩、半夏、枳壳、香附、郁金、延胡索、生大黄（后下）各三钱，木香三至四钱，白芍药五钱。水煎服。方用大柴胡汤去姜、枣以和解少阳，攻下里实，加香附、郁金、木香、玄胡以增强其行气止痛之功。治气滞型急性胆囊炎，右胁绞痛或串痛，伴口苦咽干、头晕纳差等症，舌尖微红，苔薄白或微黄，脉弦紧或弦细。

　　**清胆利湿汤**　方剂名。见《中西医结合治疗急腹症》（天津南开医院）。柴胡三至五钱，黄芩、半夏、木香、郁金、车前子、木通、栀子、生大黄（后下）各三钱，茵陈五钱。水煎服。方用柴、芩和解少阳，栀子清热解毒，大黄荡涤积热，半夏和胃降逆，木香、郁金行气解郁，茵陈、木通、车前子利湿退黄。治湿热型急性胆囊炎，右胁持续性胀痛，口苦咽干，寒热往来，身黄目黄，尿赤便秘，舌红苔黄腻，脉弦滑洪数等。

**清胆泻火汤** 方剂名。见《中西医结合治疗急腹症》（天津南开医院）。柴胡、黄芩各五钱，茵陈一两，半夏、栀子、龙胆草、木香、郁金、生大黄（后下）、芒硝（冲服）各三钱。水煎服。方用柴、芩和解少阳，硝、黄泻下里实，木香、郁金行气止痛，茵陈、栀子、龙胆草清利肝胆，泻火解毒，半夏和胃降逆。治实火型急性胆囊炎，右胁持续性胀痛，口苦咽干，往来寒热，腹胀而满，舌红或绛，苔黄燥起刺，脉弦滑数。

**清胰汤** 方剂名。见《中西医结合治疗急腹症》（天津南开医院）。柴胡、白芍药、生大黄（后下）各五钱，黄芩、胡黄连、木香、延胡索、芒硝（冲服）各三钱，水煎服。本方亦据大柴胡汤衍化而成。方中柴、芩和解清热，硝、黄荡涤实热，胡黄连清解虚热，白芍柔肝缓急，木香、玄胡行气止痛。治急性单纯性胰腺炎。

**清镇丸** 方剂名。见《素问病机气宜保命集》。柴胡半斤，黄芩三两，人参六两，半夏半升，炙甘草、生姜各三两，大枣十二枚，青黛五钱。为细末，面糊为丸，梧桐子大，每服五十丸，生姜汤送下。功能和解少阳，降逆清肝。本方为小柴胡汤加青黛而成。方用小柴胡汤疏肝解郁，清解郁热；加咸寒之青黛，泻肝胆、清肺金、散郁火、解热毒。治疗热嗽。

**深师朱雀汤** 方剂名。见《外台秘要》。甘遂、芫花各一分，大戟三分。为末，用大枣十二枚（擘），先煎枣，取二升，内上药三方寸匕，更煎取一升一合，分二次服，以吐下为知，不知更服。治久病癖饮，停痰不消，胸膈积液，时头眩痛，苦挛，眼睛、身体、手足、十指甲尽黄，亦疗胁下支饮，辄引胁下痛者。本方与十枣汤组成功用同，参阅该条。

**深师麻黄汤** 方剂名。见《伤寒论辑义》引外台方。麻黄、桂枝、甘草、大枣。方用麻黄、桂枝温宣肺气，甘草、大枣补养肺胃。治新久咳嗽唾脓血，连年不瘥，昼夜肩息者。

**渗湿汤** 方剂名。①见《济生方》。白术二两，人参、炮姜、白芍药、炮附子、桂枝、炙甘草各半两。为粗末，每服四钱，加生姜五片、大枣一枚，水煎，不拘时服。本方乃理中汤合桂枝附子汤加白芍而成。方用理中汤温中燥湿，桂枝附子汤温经除湿，加白芍配桂枝又成桂枝汤以和营卫。治坐卧湿地，或为雨露所袭，身重脚弱，关节重疼，发热恶寒，或多汗恶风，腿膝浮肿，或小便不利，大便溏泄等。②见《杂病源流犀烛·奇经八脉门》。茯苓、猪苓、白术、泽泻、苍术、陈皮、黄连、栀子、秦艽、防己、葛根。水煎服。方用五苓散去桂枝以淡渗利湿，加防己、苍术除湿通络，秦艽、葛根通经疏风祛湿，陈皮和中燥湿，黄连、栀子清热除湿。治肾着病，腰部冷痛，身重腰如带五千钱，小便利，因劳汗出，衣里冷湿而致者。③见《杂病源流犀烛·脏腑门》。苍术、白术、茯苓、猪苓、泽泻、陈皮、川芎、香附、厚朴、砂仁、甘草、生姜、灯心。水煎服。方用五苓散去桂枝加灯心以利湿通淋，加苍术、陈皮、厚朴、砂仁醒脾燥湿，香附、川芎调理气血，姜、草和中化饮。治湿痰日久而成淋病者。

# 十二画

**越婢加术汤**　方剂名。出自《金匮要略》。麻黄六两，石膏半斤，生姜三两，甘草二两，大枣十五枚，白术四两（白术药量据《千金方》越婢加术汤而定）。上六味，以水六升，先煮麻黄，去上沫，纳诸药，煮取三升，分温三服。功能解表利水。方用越婢汤发汗行水，兼清内热，加白术以运中土而除湿气。原著用于治疗皮水。症见一身面目黄肿，小便不利，脉沉。

**越婢加半夏汤**　方剂名。出自《金匮要略》。麻黄六两，石膏半斤，生姜三两，大枣十五枚，甘草二两，半夏半升。上六味，以水六升，先煮麻黄，去上沫，纳诸药，煮取三升，分温三服。功能清肺平喘。方中麻黄之辛热，配石膏之甘寒，清里热而除水邪；生姜、半夏降逆散水祛痰；甘草、大枣安中补虚而和诸药。原著用于治疗水热互结，壅滞于肺所致的咳喘。症见咳喘，目如脱状，脉浮大。

**越婢汤**　方剂名。出自《金匮要略》。麻黄六两，石膏半斤，生姜三两，甘草二两，大枣十五枚。上五味，以水六升，先煮麻黄，去上沫，纳诸药，煮取三升，分温三服。恶风者加附子一枚，炮。风水加术四两（《古今录验》）。功能发汗利水。方中麻黄解表通阳，宣散在表之水湿；石膏清肺胃之热，甘寒兼清脾浊；生姜佐麻黄，宣散水湿而益胃；甘草、大枣补中益气，以扶脾土，共奏发越脾胃之气，而清热解表，宣散水湿之功。原著用于治疗风水之证。症见恶风，一身悉肿，脉浮不渴，续自汗出，无大热。

**散毒汤**　方剂名。见《伤寒论辑义》引《圣济总录》方。桔梗、甘草各二两。治喉痹肿塞。组成与桔梗汤同，参阅该条。

**葛根加半夏汤**　方剂名。出自《伤寒论》。葛根四两，麻黄（去节）三两，甘草（炙）二两，芍药二两，桂枝（去皮）二两，生姜（切）二两，半夏（洗）半升，大枣（擘）十二枚。以水一斗，先煮葛根、麻黄，减二升，去白沫，内诸药，煮取三升，去滓。温服一升。覆取微似汗。本方能发汗解表、降逆止呕。方用葛根汤发汗，以解太阳阳明经表之邪；加半夏和胃降逆，以止呕吐。原著用于治疗太阳阳明合病呕逆证，其表现参见"葛根加半夏汤证"条。现代可用于治疗胃肠型感冒，急性胃肠炎等。

**葛根汤** 方剂名。①出自《伤寒论》。葛根四两，麻黄（去节）三两，桂枝（去皮）二两，生姜（切）三两，甘草（炙）二两，芍药二两，大枣（擘）十二枚。以水一斗，先煮麻黄、葛根，减二升，去白沫，内诸药，煮取三升，去滓。温服一升。覆取微似汗，余如桂枝法将息及禁忌。本方由桂枝汤加葛根、麻黄组成，有发汗解表、升津舒经之功用。方中葛根善行经输，能起阴气、升津液、舒筋脉、解肌祛邪；麻黄、桂枝得葛根相助，发汗解表力强；芍药、甘草缓挛急；生姜、大枣健脾胃。方内桂枝汤又能调和营卫。原著用于治疗太阳表实兼经输不利证和太阳阳明合病下利证；《金匮要略》用以治疗欲作刚痉证。其表现参见"葛根汤证"条。现代常用于治疗感冒、流感、流脑或乙脑初起，急性肠炎或菌痢早期，肩颈肌痉挛或疼痛，面神经炎，副鼻窦炎，荨麻疹等。②出自《伤寒约编》。粉葛根钱半，淡豆豉钱半，荆芥穗钱半，白茯神钱半（去木），生楂肉三钱，广藿梗钱半，净蝉衣钱半，生谷芽五钱，新会白钱半，西河柳三钱。水煎去渣温服。此方是徐大椿《伤寒约编》提出治疗《伤寒论》第6条所述"太阳病，发热而渴、不恶寒者"的温病一首方剂。若见舌白尖红，口干齿燥，去新会白加生地五钱。徐大椿："温由少阴伏热发出太阳，故以葛根升阳解肌，淡豉疏邪发表，荆芥出营中之汗，蝉衣脱皮毛之邪，生楂导滞，藿梗调中，会白和胃，茯神安神，生谷芽宣扬胃气，合西河柳共襄解肌发汗、化滞疏邪之功。此轻扬疏滞之剂，斑疹咸宜主之。去会白加生地，亦滋阴以解表热也。"（《伤寒约编·卷二》）③见《医学心悟》。葛根二钱，升麻、秦艽、荆芥、赤芍药各一钱，苏叶、白芷各八分，甘草五分，生姜二片。若无汗而口渴者，加知母；有汗而口渴者，加石膏、人参；若自汗而口不渴，属阳明中风，去苏叶，加桂枝；若春夏之交，惟恐夹杂温暑之邪，不便用桂枝，加白术一钱五分。功能解肌祛风，生津散热。方中葛根解肌清热生津；荆芥、白芷、苏叶、生姜祛风解表；升麻、秦艽清阳明之热；赤芍药清热活血；甘草调和诸药。治阳明经病，目痛鼻干，唇焦漱水不欲咽，头痛发热，脉长。

**葛根芩连汤** 见"葛根黄芩黄连汤"条。

**葛根黄芩黄连汤**　方剂名。出自《伤寒论》。葛根半斤，甘草（炙）二两，黄芩三两，黄连三两。以水八升，先煮葛根，减二升，内诸药，煮取二升，去滓。分温再服。本方能解表、清里、止利。方中葛根辛甘凉而气轻清，既能解肌清热，发表透邪，又能升发脾胃清阳之气而治下利；黄芩、黄连苦寒，善清里热，厚肠胃而止利；甘草甘缓和中，调和诸药。原著用于治疗里热挟表邪下利证，其表现参见"葛根黄芩黄连汤证"条。现代常用于治疗急性菌痢、急性肠炎、婴幼儿腹泻、肠伤寒、肺炎等。

**葛根解肌汤**　方剂名。①见《肘后备急方》。葛根四两，芍药二两，麻黄、大青叶、甘草、黄芩、石膏、桂枝各一两，大枣四枚。水煎，分三次服，微取汗。功能解肌发汗，清热消斑。方中葛根发表解肌；麻黄、桂枝发汗解表，而助葛根之用；芍药敛阴和营，配以桂枝调和营卫；大青叶清热解毒；石膏、黄芩清肺胃之热；甘草、大枣和中安胃。治温毒发斑，大疫难救。②见《太平惠民和剂局方》。葛根四两，麻黄（去节）三两，肉桂（去粗皮）一两，炙甘草、芍药、黄芩各二两。为粗末，每服三钱，水煎，入大枣一枚剥皮，稍热服，不拘时候，取汗出为度。方中葛根解肌发表，配以麻黄、肉桂而增其解表散邪之力；芍药、甘草酸甘化阴，以和营分；黄芩清胸膈之郁热，且监制麻、桂之辛热之性。治伤寒、温病、时行寒疫，头痛项强，发热恶寒，肢体拘急，骨节烦疼，腰脊强痛，胸膈烦闷。

**葶苈大枣泻肺汤**　方剂名。出自《金匮要略》。葶苈（熬令黄色）捣丸如弹子大，大枣十二枚。先以水三升，煮枣取二升，去枣，纳葶苈，煮取一升，顿服。功能开泄肺气，逐痰行水。方中葶苈子苦寒，能开泄肺气，具有泻下逐痰之功，佐以大枣之甘温安中而缓和药性，使泻不伤正。原著用于治疗肺痈，喘不得卧；或支饮不得息而见咳嗽喘息不得卧，胸胁胀满，痰涎壅塞，甚则一身面目浮肿。

**葶苈丸**　方剂名。①见《外台秘要》。葶苈子、吴茱萸各一升。为末，炼蜜为丸，梧桐子大，每服二丸，日一至三次，以二便通利为度，不知渐增。功能利水消肿。方中葶苈辛苦大寒，入肺、大肠，其性滑利，开泄肺气而利水；吴茱萸大辛大热，温中下气，气行则水亦行。治疗水肿。②见《证治准绳·类方》。葶苈子（隔纸炒）、煨贝母、木通各一两，炒杏仁、防己各二两。为细末，枣肉和丸，梧桐子大，每服五十丸，食前桑白皮煎汤送下。功能泻肺行水，平喘止咳。方中葶苈苦寒，破坚逐邪，通利水道，而泻肺之实；贝母、桑白皮清肺化痰平喘；杏仁降气止咳平喘；防己、木通利水祛湿；枣肉甘温以和药力，以防诸多快利之品，耗气伤津。制以丸剂，是峻药缓图之用。治肺气咳嗽，面目浮肿，喘促不安，小便赤色。③见《张氏医通》。葶苈子（隔纸焙）、续随子各五钱，干笋末一两。为细末，煮红枣肉为丸。梧桐子大，每服七丸，萹蓄煎汤送下。功能泻下逐水。方中葶苈子大苦大寒，峻泻肺邪，入肺而泄气闭、逐饮邪，而成泻肺行水之功；续随子逐水消肿；萹蓄通利小便；干笋清热利水；大枣安中扶正，补脾精而保中气。治小便不利，四肢浮肿。大便利者禁用。

**葶苈散**　方剂名。①见《济生方》。炒葶苈子、桔梗、瓜蒌仁、升麻、薏苡仁、桑白皮、葛根各一两，炙甘草半两。为粗末，每服四钱，加生姜五片，水煎服。功能泻肺平喘，排脓化痰。方中葶苈味苦气寒，破肺痈而排脓秽，祛痰定喘，开泄肺气；桔梗苦辛平，入肺经，开提肺气，祛痰排脓；瓜蒌仁、薏苡仁清热祛痰排脓；桑白皮清热化痰；升麻、葛根清肺胃之热；生姜宣散肺气；炙甘草调和诸药。治过食煎煿，或饮酒过度，致肺痈喘不卧，及肺痈，咽燥不渴，浊唾腥臭。②见《杂病源流犀烛·脏腑门》。葶苈子（隔纸炒）、郁李仁、桑白皮各一钱，旋覆花、槟榔、木通各八分，大腹皮七分半。为末，加生姜，水煎服。功能泻肺行水，平喘止咳。方中葶苈子泻肺行水消肿，桑白皮泻肺平喘，郁李仁利水消肿，旋覆花消痰行水而降肺气，槟榔、大腹皮、木通利水消肿，生姜宣散肺气。治久咳面目浮肿者。

**葶苈薏苡泻肺汤**　方剂名。见《张氏医通》。桔梗、甘草节、薏苡仁、贝母、橘红、黄芪、金银花、白及、葶苈子、生姜。初起，去黄芪，加防风；溃后脓血去多，加人参；溃久不敛，去葶苈，加合欢皮。水煎，缓缓服。功能泻肺排脓，解毒化痰。方中葶苈子泻肺行水，贝母清热化痰，薏苡仁、金银花、桔梗、甘草清热解毒而排脓，橘红清热化痰，白及收敛止血、消痈排毒，黄芪健脾益气，生姜宣散肺气。治肺痈，唾脓血。

**葶枣散**　方剂名。见《杂病源流犀烛·脏腑门》。炒葶苈。为末，每服二钱，大枣十枚煎汤调下。功能泻肺平喘。治肺痿，喘急面浮者。

**椒艾丸**　方剂名。见《备急千金要方》。川椒三百粒，熟艾一升，干姜三两，赤石脂二两，乌梅一百枚。乌梅隔水蒸熟，去核，合诸药为末共捣，炼蜜为丸，梧桐子大，每服十丸，日三次，不瘥，增至二十丸，并加黄连一升。功能温中涩肠。方中赤石脂、乌梅涩肠止泻；干姜温中散寒；川椒温中止痛，暖脾止泻；艾叶温中止痛止痢。症见年久下痢，完谷不化，或青或黄，四肢沉重，起即晕倒，肌肉消瘦，两足逆冷，腹中热。

**椒附白通汤**　方剂名。出自《温病条辨》。生附子（炒黑）三钱，川椒

（炒黑）二钱，淡干姜二钱，葱白三茎，猪胆汁半烧酒杯（去渣后调入）。水煎，分二次凉服。本方在白通汤基础上，加猪胆汁、川椒而成。方以附子为君，温阳散寒，以干姜温中除湿、川椒燥湿消胀为臣，以葱白通阳为使，反佐猪胆汁以解除格阳之势，全方取苦辛热为法，治足太阴寒湿而见舌白滑或灰、脉迟、不食、不寐、大便窒塞、浊阴凝聚、阳伤腹痛、痛甚则肢逆之证。

**椒梅汤**　方剂名。出自《温病条辨》。黄连二钱，黄芩二钱，干姜二钱，生白芍三钱，川椒（炒黑）三钱，乌梅（去核）三钱，人参二钱，枳实一钱五分，半夏二钱。水煎，分三次服。本方即乌梅丸去细辛、附子、桂枝、当归，加枳实、半夏、白术、黄芩易黄柏而成。方以乌梅、白芍柔肝滋阴，干姜、人参温养中宫，芩、连苦降泻热，枳实、川椒、半夏辛开消痞，通达上下。较之乌梅丸而减其燥烈之性，存其通泄调达之力，寒温合用而无劫阴之虑，适用于暑邪深入厥阴、舌灰、消渴、心下板实、呕恶吐蛔、寒热、下利血水，甚至声音不出、上下格拒者。

**硝石丸**　方剂名。见《太平圣惠方》。硝石一两，大黄一两半，巴豆（去油）三七枚，炮附子、炮姜各三分。为细末，炼蜜为丸，麻子大，每服五丸，粥饮送下。功能攻逐寒积，排秽祛浊。方中大黄、芒硝荡涤积滞，推陈致新；巴豆辛热峻下，开结通闭；附子、炮姜辛温大热，温阳散寒，更助巴豆祛寒开结之用。治恶疰，心腹痛如刀刺，胀满欲死者。

**紫草承气汤**　方剂名。见《证治准绳·幼科》。紫草、枳实各一两，大黄四两，厚朴二两。为粗末，每服五钱，以利为度。本方以小承气汤泻热通便，紫草凉血解毒。治痘疮半数未出而喘息腹胀，大便不通，烦躁作渴，谵语不安者；并治温病发斑，壮热烦躁，起卧不安，头面红肿，咽喉肿痛，吐脓血，面赤如锦纹，身疼如被杖，烦闷呕逆，腹痛狂乱，躁渴，或狂言下利，斑如豆大而圆，色紫黑而显，胸背腰腹俱稠者。

**紫菀散**　方剂名。见《太平圣惠方》。紫菀、桔梗、大黄（微炒）、朴硝、木通各一两，茅根二两，甘草（炙微赤）半两。为末，每服三钱，水煎，不拘时服。功能泻热除满，化痰止咳。本方乃调胃承气汤加紫菀、桔梗、木通、茅根而成。方用调胃承气汤泻热除满，行气导滞；紫菀、桔梗化痰止咳，利肺气而通腑气；木通、茅根其性寒凉，通利水道，可使肺中之热从小便而出。治疗肺脏壅热，心胸闷，咳逆，食少，大肠不利。

**黑逍遥散**　方剂名。见《医略六书·女科指要》。柴胡、甘草各五分，白芍药、白术、茯苓各一钱五分，当归三钱，生地黄五钱。为粗末，每服二钱，加生姜一片，薄荷少许，水煎服。功能疏肝健脾，养血调经。本方为逍遥散加生地而成。因血虚较甚，加生地滋养阴血兼以凉血。临床常用于治疗肝郁脾虚，妇女崩漏，脉弦虚数者。

**黑散** 方剂名。见《证治准绳·幼科》。黄连、黄芩、大黄、黄柏各二钱。共烧存性，为细末，雄猪胆汁同蜜调敷患处。功能清热化瘀。方中黄连清心火；黄芩清上焦之热；黄柏清下焦之火；大黄既可清热泻火，又可活血化瘀。治小儿狐疝气，偏有大小，时时上下。

**温中丸** 方剂名。见《证治准绳·幼科》。人参、白术、甘草各等份。为细末，姜汁糊为丸，绿豆大，每服二十至三十丸，不拘时米饮送下。方用人参补脾益气，白术健脾燥湿，甘草和中安正。治小儿胃寒泻白，肠鸣腹痛，吐酸不入，霍乱吐泻。

**温中汤** 方剂名。见《千金翼方》。炙甘草、干姜、炮附子各一两半，川椒二百四十枚。为粗末，水煎，分二次服。功能温中回阳。本方为四逆汤加蜀椒而成。方中四逆汤以辛温大热药物组成，壮肾阳，温脾阳，回阳救逆；蜀椒温中散寒止痛，合而用之则回阳，散寒止痛之功卓著。治阴寒痈疽，寒中下痢。

**温中散** 方剂名。见《证治准绳·女科》。人参、白术、干姜、当归、草豆蔻各一两，制厚朴一两半，为粗末，每服三钱，水煎服。方用理中丸去甘草温中健脾，厚朴、草豆蔻行气燥湿，当归和血通络。治产后霍乱，吐泻不止者。

**温肾丸** 方剂名。见《妇科玉尺》。熟地、萸肉各三两，巴戟二两，当归、菟丝子、鹿茸、益智仁、生地、杜仲、茯神、山药、远志、续断、蛇床子各一两。蜜丸，酒下。功能温肾养血。方中生地、熟地并用，滋充肾阴，养血凉血，鹿茸温肾助阳，益精填髓，并为主药；山萸肉养肝益肾、固涩精气，山药益气健脾、助运填精，巴戟天、菟丝子、益智仁、杜仲、续断、蛇床子温肾助阳、益精养血，并为辅药；佐以当归养血调肝，茯神、远志健脾宁心安神。治妇女肾气不足，精血亏虚，婚久不孕。症见月经量少，面色晦暗，精神疲惫，腰酸腿软，性欲减退，小便清长，带下色淡或清稀，舌质淡苔薄，脉沉小或迟。

**温肾汤** 方剂名。见《罗氏会约医镜》。熟地黄八两，山药（炒）、枣皮（醋蒸）各四两，泽泻（盐水浸）一两二钱，茯苓、补骨脂（酒炒）各三两，五味子（微炒）二两，菟丝子（淘去泥沙，酒蒸）、肉桂、附子各四两。先将地黄、枣皮捣成膏，后将各药研末，加山药打糊为丸（不用泽泻亦可）。功能温补肾阳，固肠止泻。方用肾气丸温补肾阳，敛阴益精；去丹皮以防性寒伤胃；以肉桂易桂枝，可增强温中助阳之功；五味子、菟丝子补肾涩精；补骨脂补肾壮阳，固精止脱。治五更及天明泄泻，多年不愈。

**温肺汤**　方剂名。①见《日本汉医名方选》。麻黄、杏仁、五味子、桂枝、甘草。功能解表宣肺，止咳平喘。本方载于竹田秀庆之《月海杂录》，系麻黄汤加五味子。麻黄汤为发汗解表，宣肺平喘之剂；五味子主咳逆上气，且滋润敛阴，以防发散过度。治外感风寒之咳逆。②见《太平惠民和剂局方》。白芍药六两，炒五味子、炮姜、制半夏、陈皮、杏仁、炒甘草各三两，细辛二两（一方去白芍药、细辛）。为粗末，每服三钱，水煎服，去滓，再煎服。功能温肺化饮，平喘止咳。本方为小青龙汤去麻、桂，加杏仁、陈皮，以炮姜易干姜而成。方中重用芍药敛阴益营，半夏、陈皮燥湿化痰，炮姜、细辛温散寒饮，杏仁降气平喘，五味子敛肺止咳，甘草调和诸药。治肺虚，久客寒饮，发则喘咳，不能坐卧，呕吐痰沫，不思饮食。

**温肺散**　方剂名。见《圣济总录》。细辛二两，炙甘草、炮姜、五味子、茯苓各四两。为末，每服一钱匕，食后，临卧白水送下。功能温肺化饮。本方为苓甘五味姜辛汤以炮姜易干姜而成。方中茯苓、甘草益气和中，化饮除湿；炮姜、细辛温肺散寒止咳；五味子敛肺止咳。治肺中寒，咳唾浊沫。

**温降汤**　方剂名。见《医学衷中参西录》。白术、清半夏、干姜各三钱，山药、代赭石（轧细）各六钱，白芍药、生姜各二钱，厚朴一钱半。功能益气降逆，温胃化痰。治吐衄脉虚濡而迟，饮食停滞胃口，不能消化，属因凉而胃气不降者。

**温经汤**　方剂名。①出自《金匮要略》。吴茱萸三两，当归、川芎、芍药、人参、桂枝、阿胶、牡丹皮（去心）、生姜、甘草各二两，半夏半斤，麦门冬一升（去心）。上十二味，以水一斗，煮取三升，分温三服。功能温经散寒，养血祛瘀。方中吴茱萸、桂枝温经散寒，通利血脉；当归、芍药、川芎活血祛瘀、养血调经；丹皮祛瘀通经，并退虚热；阿胶、麦冬养阴润燥而清虚热，阿胶还能止血；人参、甘草健脾益气，以资气血生化之源，并达统血之用；半夏通降胃气而散结，有助于祛瘀调经；生姜温胃气而助生化。原著用于治疗月经不调，漏下不止、或前或后、或逾期不止、或一月再行、或经停不至，而见傍晚发热、手心烦热、唇口干燥、少腹里急、腹满；亦治妇人久不受孕。②见《妇人良方大全》。当归、川芎、芍药、肉桂、莪术（醋炒）、牡丹皮各半两，人参、牛膝、炙甘草各一两。为末，每服五钱，水煎温服。功能温经养血，化瘀散寒。方中当归、芍药、川芎活血祛瘀，养血调经；桂枝温经通脉；莪术辛散苦泄、温通行滞、破血祛瘀、行气止痛；丹皮祛瘀通经；牛膝活血祛瘀；人参、甘草补气健脾，以资生化之源。治疗血海虚寒，月经不调，血气凝滞，脐腹作痛，其脉沉紧。本方亦见于《医学入门》，名小温经汤。用于治疗妇人血海虚寒，或为风邪所袭而致的月水不利。

**温胃丁香散**　方剂名。见《傅青主女科·产后编》。当归、白术、炮姜、丁香各四分，人参一钱，陈皮、炙甘草、前胡、藿香各五分。加生姜三片，水煎服。方用人参、白术、炮姜、丁香健脾温中，前胡、生姜蠲饮降逆，陈皮、藿香理湿和中，当归调理血分，甘草调和诸药。治产后七日以外，呕逆不食者。

**温胃化痰丸**　方剂名。见《景岳全书·古方八阵》。制半夏三两，白术、陈皮、炮姜各一两。为细末，姜汁打糊为丸，梧桐子大，每服二十丸姜汤送下。功能温胃散寒，化饮降逆。方中半夏辛温，体滑而性燥，可燥湿化痰，降逆止呕，消痞散结，为主药；炮姜能逐痼冷，而散痞通关，白术能补中气，燥湿健脾，共为辅药；陈皮理气燥湿，健脾和胃，为佐药；姜汁温通之力甚强，为使药。治膈内有寒，脾胃伤饮，胸膈不快，痰涎不已。

**温胃饮**　方剂名。①见《景岳全书·新方八阵》。人参、炒白术各一至三钱（或一两），炒扁豆二钱，陈皮一钱（或不用），干姜（炒焦）二至三钱，炙甘草一钱，当归一至二钱（滑泄者勿用）。水煎，食远服。方用理中丸温中健脾，加陈皮、扁豆和胃化湿，当归养血和营。治中寒呕吐吞酸，泄泻，不思饮食，及妇人脏寒呕恶，胎气不安等症。②见《医宗金鉴·外科心法要诀》。人参、炮姜、沉香、甘草、制附子各一钱，炒白术二钱，丁香五分，吴茱萸七分，柿蒂十四个。加生姜三片、大枣二枚，水煎，不拘时服。方用理中丸加附子、大枣温中健脾，沉香、丁香、吴萸、柿蒂、生姜温胃降逆。治痈疽脾胃虚弱；或内伤生冷，外感寒邪，胃脘疼痛，呕吐清水，呃逆等。

**温胃散**　方剂名。见《证治准绳·幼科》。人参、白术、干姜、甘草、肉豆蔻、半夏（矾水浸，炒黄）各五钱，丁香一两。为粗末，每服一钱，加生姜二片，水煎，食前服。本方在理中丸温中补气基础上，加丁香温胃降逆，半夏、肉豆蔻温脾化饮摄涎。治小儿脾冷流涎。

**温脾丸**　方剂名。见《备急千金要方》。黄柏、大麦芽、吴茱萸、桂心、干姜、细辛、附子、当归、大黄、曲、黄连各一两。注：原书为大麦曲，因方中已有曲，故大麦曲，应为大麦芽。为末，蜜丸如梧子，每服十五丸，空腹酒服，日三次。功能温阳散寒，泻下磨积。方中附子、干姜、细辛、桂心、吴茱萸温阳散寒，复脾阳而助运化；当归养血益阴；黄连、黄柏清热燥湿，同时兼制大队辛热之品；麦芽、曲补脾气，健脾运；大黄荡涤肠胃宿食积滞。治久病体羸，脾气弱，食不消，喜噫。

**温脾汤**　方剂名。①见《备急千金要方》。大黄四两（后下），人参、甘草、干姜各二两，附子一枚。为粗末，水煎，分三次服。功能温补脾阳，攻下冷积。本方为大黄附子汤去细辛，加干姜、人参、甘草而成；亦为四逆汤加人参、大黄。方中附子、干姜温阳祛寒；人参合甘草补脾益气以扶正；大黄荡涤积滞。治冷积便秘，腹满痛，喜温喜按，手足不温，或久痢赤白，经年不止。②见《备急千金要方》。当归、干姜各三两，附子、人参、芒硝、甘草各二两，大黄五两。为粗末，水煎，分三次服。功能温补脾阳，泻下冷积。本方为大黄附子汤去细辛，加人参、干姜、甘草、当归、芒硝而成。方中附子、干姜温补脾阳；人参、甘草补脾益气；大黄、芒硝荡涤肠胃，去积导滞；当归和血止痛。治腹痛，脐下绞痛，绕脐不止。③见《普济本事方》。姜厚朴、炮姜、甘草、桂心、生附子各二两，大黄四钱（后下）。为粗末，水煎，分三次服。功能温补脾阳，泻下冷积。本方为大黄附子汤去细辛，加厚朴、炮姜、甘草、桂心而成。方中姜厚朴行气导滞；附子、炮姜、桂心温中散寒；用少量大黄以荡涤肠胃，推陈致新；甘草调和诸药。治胃肠冷积，连年腹痛泄泻，休作无时。

**滋水清肝饮**　方剂名。熟地黄、山药、山茱萸、牡丹皮、茯苓、泽泻、柴胡、白芍药、栀子、酸枣仁、当归。功能滋水养肝，养阴润燥。本方为六味地黄丸、四物汤合方加减化裁而成。方用六味地黄丸滋补肝肾，四物汤补血调血，针对疾病之本；酸枣仁补肝养血润燥；栀子清泄三焦实火；柴胡疏肝理气，调理脾胃，清透伏热，并引药入肝。治燥火生风。症见发热胁痛，耳聋口干，手足头面似觉肿起。

**滋阴八味丸**　方剂名。见《景岳全书·新方八阵》。山药、山茱萸各四两，牡丹皮、茯苓、泽泻、黄柏（盐水炒）、知母（盐水炒）各三两，熟地黄八两。为细末，炼蜜为丸，梧桐子大，每服百丸，空腹或午前白开水或淡盐汤送下。功能滋阴降火。本方即知柏地黄丸。方中熟地补肾填精，为主药；山萸肉养肝涩精，山药补脾固精，共为辅药；泽泻宣泄肾浊，丹皮清泄肝火，茯苓淡渗脾湿；知母滋阴清热，黄柏退虚热，二药相须为用，既能滋肾之亏耗，又兼泻妄动之相火，共为佐使药。治疗阴虚火盛，下焦湿热等证。

**滋阴大补丸**　方剂名。见《类证治裁》。熟地黄、山药、山茱萸、茯苓、牛膝、杜仲、五味子、巴戟天、小茴香、肉苁蓉、远志、石菖蒲、枸杞子、大枣。为末，炼蜜为丸。功能滋补肝肾，强筋壮骨。本方为六味地黄丸加减而成。方中熟地、山药、山茱萸、枸杞子养血滋阴，益肾固精为主；杜仲、巴戟天、小茴香、肉苁蓉补肾壮阳，温暖下焦为辅；五味子敛气涩精；茯苓健脾渗湿；菖蒲、远志开窍化痰、交通心肾，共为佐药；牛膝补肝肾，强筋骨，调血脉，性善下走；大枣益气补中，调和诸药，共为使药。治膏粱湿热伤精，阴虚胫膝萎弱。

**滋阴地黄丸**　方剂名。①见《证治准绳·幼科》。熟地黄一两，山茱萸五钱，茯苓、菊花、牡丹皮、何首乌（黑豆蒸三次）、黄柏各四钱。为细末，炼蜜为丸，梧桐子大，每服三十至五十丸。功能滋阴降火。本方为六味地黄丸加减化裁而成。方中熟地滋阴补肾，益精填髓，为主药；山茱萸、何首乌补肝肾、益精血、固涩精气，为辅药；茯苓健脾渗湿，助运填精，丹皮清泄肝火，黄柏透泄肾火，并为佐药；菊花轻清上浮，疏风清热，解毒开窍，为使药。治肾阴不足，两耳虚鸣，脓汁不干。②见《妇科玉尺》。熟地黄四两，山茱萸、山药、天门冬、麦门冬、生地黄、知母、贝母、当归、香附、茯苓、牡丹皮、泽泻各一两五钱。为细末，炼蜜为丸，梧桐子大，每服三十至五十丸。功能滋阴补肺，养血疏肝。本方为六味地黄丸加味而成。方用六味地黄丸滋补肝肾，兼以润肺为主；辅以天冬、麦冬清肺降火、滋肾养阴，当归养血调肝；佐以知母清降肺火、滋阴润肺，贝母润肺化痰止咳，香附疏肝理气，解郁止痛。治妇女虚劳。

**滋阴地黄汤**　方剂名。见《万病回春》。熟地黄一钱六分，山药、山茱萸、酒当归、煨白芍药、川芎各八分，牡丹皮、泽泻、茯苓、远志、菖蒲、酒知母、酒黄柏各六分。空腹服。功能滋阴降火，养血通窍。本方为知柏地黄丸、四物汤合方加味而成。方用知柏地黄丸滋阴降火，四物汤补血调血，远志、菖蒲化痰开窍宁心安神。治色欲伤及病后耳聋。

**滋阴清热饮**　方剂名。见《伤寒论辑义》引伤寒蕴要近代名医加减法。柴胡、黄芩、半夏、人参、知母、黄柏、牡蛎粉、甘草、生姜、大枣。功能疏利肝胆，滋阴清热。方用小柴胡汤清利肝胆，知母、黄柏清热滋阴，牡蛎固敛阴气。治脉弦虚发热，或两尺且浮无力，此必有先因房事，或曾梦遗走泄，或病中还不固者。

**滋肝益肾汤** 方剂名。见《医宗己任编》。柴胡、白芍、熟地、山药、萸肉、丹皮、茯苓、泽泻。功能疏肝滋肾。本方为六味地黄丸加柴胡、白芍而成。方用六味地黄丸滋补肝肾，养血润燥为主，加白芍养血敛阴，柔肝潜阳，柴胡疏肝理气，调理脾胃，清透伏热，并引药入肝。治肝血虚，胃脘痛，大便燥结者。

**滋补济阴丸** 方剂名。见《类证活人书》。熟地黄五两，山萸肉、山药各三两，茯苓、泽泻、牡丹皮、芍药、地骨皮、龟板各二两，黄柏、知母、青蒿、五味子各一两二钱半，牛膝、杜仲各一两五钱。为细末，炼蜜为丸，每服三至五钱，早空心白滚汤吞服。功能滋阴降火。本方由知柏地黄丸加味而成。方用知柏地黄丸滋阴降火为主；辅以龟板、白芍滋阴潜阳，养血柔肝；地骨皮、青蒿清阴分伏热；五味子生津安神，敛气涩精；杜仲补益肝肾，壮阳固精；牛膝补肝肾而强筋骨，引药下行。治心肾不交，水火不济，心液竭而心火独亢，肾水枯而骨蒸劳热，或干嗽痰红，或精滑淋漓。

**滋肾生肝饮** 方剂名。见《校注妇人良方》。山药、山茱萸各一钱，熟地黄二钱，泽泻、茯苓、牡丹皮各七分，五味子（杵炒）五分，柴胡、白术、当归、甘草各三分。功能益肾舒肝，健脾解郁。本方为六味地黄丸加味而成。方用六味地黄丸滋补肝肾为主；当归养血柔肝，白术健脾燥湿，五味子固肾涩精，并为辅药；柴胡升举清阳，调和脾胃，引药入肝，甘草益气和中，调和诸药，并为佐使。治肾虚肝郁。症见月经不调，小便淋沥不利，或两胁胀闷，或小腹作痛。

**滋肾保元汤** 方剂名。见《医宗金鉴·外科心法要诀》。人参、白术（土炒）、茯苓、当归身、熟地黄、黄芪、山茱萸、牡丹皮、杜仲各一钱，肉桂、制附子、炙甘草各五分。加生姜三片、大枣肉二枚，莲子七个，水煎，食前服。功能温补脾肾，托疮生肌。本方为四君子汤、肾气丸合方加减化裁而成。方用四君子汤益气补中，健脾养胃；肾气丸温补肾阳，敛阴益精。以肉桂代桂枝，可增强温中助阳之力；以黄芪代山药，合当归身可益气养血，扶正托里；加杜仲，可增温壮元阳之功；生姜、大枣、莲子可调和营卫，温胃补脾。治鹅口疳（锐疳），气血虚弱，溃后敛迟。

**滋肾清肝饮** 方剂名。见《医宗己任编》。柴胡、白芍药、熟地黄、山药、山茱萸、牡丹皮、茯苓、泽泻、当归身、酸枣仁、栀子。功能滋阴清肝，养血润燥。本方为六味地黄丸、四物汤合方加减化裁而成。方用六味地黄丸滋补肝肾，四物汤补血调血，针对疾病之本；酸枣仁补肝养血润燥；栀子清泄三焦实火；柴胡疏肝理气，调理脾胃，清透伏热，并引药入肝。

治胃脘痛，大便燥结。

**惺惺散** 方剂名。见《伤寒论辑义》引三因方。麻黄、石膏、甘草、茶、葱。煎服。方用麻黄解肌退热，石膏清泻内热，茶叶清热除烦，葱辛通阳气，甘草调和诸药。治伤寒发热，头疼脑痛。

**寒六合汤** 方剂名。见《医垒元戎》。当归、川芎、芍药、干地黄、干姜、附子。功能养血散寒。方中四物汤养血补血，干姜、附子温阳散寒。治虚寒脉微自汗，气难布息，清便自调。

**寒降汤** 方剂名。见《医学衷中参西录》。生赭石六钱，炒瓜蒌仁、白芍药各四钱，清半夏、竹茹、炒牛蒡子各三钱，甘草一钱五分。功能降逆化痰，清热和胃。方中重用生赭石，苦寒降泄，走血分，能清热降逆、去瘀生新、凉血止血；佐以瓜蒌仁清热化痰润燥，且能凉胃而滑肠；白芍养血柔肝则宁谧收敛而血不妄行；半夏降阳明胃气之逆；竹茹清热化痰；牛蒡子疏风清热，兼能润肠通便，便通则气降；竹茹、牛蒡子、瓜蒌仁三药相合，则清热便通而逆气自止；甘草和诸药。治因热胃气不降而致的吐血、衄血，脉洪滑而大，或上入鱼际者。

**寒解汤** 方剂名。见《医学衷中参西录》。生石膏一两，知母八钱，连翘、蝉蜕各一钱五分。功能清热生津，疏表透邪。方中重用石膏、知母以清热生津，乃取白虎汤之义；少用连翘、蝉蜕之善达表者，引胃中化而欲散之热，仍还太阳作汗而解。治周身壮热，心中热而口渴，舌上苔白欲黄，其脉洪滑；或头犹觉疼，周身犹有拘束之感者。

**犀连承气汤** 方剂名。见《重订通俗伤寒论》。犀角汁二瓢（冲），黄连八分，枳实一钱半，鲜生地黄汁六瓢（冲），生大黄三钱，金汁一两（冲）。水煎服。方用枳实、大黄泻火通便，黄连、金汁清热解毒，犀角汁凉血解毒，地黄汁养阴凉营。治热结在腑，上蒸心包，神昏谵语，不语如尸，便闭溲赤等。

**犀角散** 方剂名。见《太平圣惠方》。①犀角屑、黄连各一两，茵陈一两，大黄一两半，芒硝二两，赤芍药、白鲜皮、土瓜根、栀子、柴胡、天花粉各三分，煅贝齿二十枚。为细末，每服二钱，茅根煎汤调下，以利为度。功能清热泻火，利湿退黄，安神镇惊。方中茵陈清热利湿退黄；大黄、芒硝荡涤肠胃湿热积滞；赤芍、犀角清热凉血，安神定惊；黄连清热燥湿；白鲜皮利湿退黄；土瓜根苦寒清热；栀子通利三焦，导湿热下行；柴胡疏利肝胆；花粉清胃热，降心火；煅贝齿镇静安神。治疗风疸，脏腑风热相搏，心神不安，多卧少起，小便赤涩。②犀角、白鲜皮、麦门冬、沙参、茵陈、升麻、朴硝、炙甘草各半两。为末，每服四钱，水煎服。功能清热利湿，滋阴润燥。方中犀角清热除烦，安神定惊；白鲜皮利湿退黄；沙参、麦冬益胃生津养阴；茵陈、升麻清热利湿退黄；芒硝清热泻下；甘草调和诸药。治疗惊黄。症见面色青黄，心多惊悸，口舌干燥，不欲眠，卧即多语狂乱，身体壮热。

**犀羚白虎汤** 方剂名。见《重订广温热论》。生石膏六钱，知母四钱，生甘草六分，生粳米（荷叶包煎）、菊花各三钱，钩藤、犀角（先煎）、羚羊角（先煎）各一钱半。水煎服。方用白虎汤清泻阳明壮热，加菊花、钩藤、犀角、羚羊角清热凉血、平肝熄风。治温热化燥，液涸动风，鼻窍无涕，目干无泪，面色枯憔，神昏痉厥者。

**疏土汤** 方剂名。见《辨证录》。白术、茯苓各一两，肉桂、白芍药、枳壳各三分，柴胡、半夏各五分。功能疏肝和胃，理气解郁。方中柴胡疏解肝郁，推陈致新；白芍滋阴养血柔肝，肝木得养，则木能疏土；重用白术、茯苓健脾益气，则土气得升而不郁；半夏燥湿化痰，和胃降逆，则呕逆之症悉除；枳壳行气宽肠消胀；肉桂温补脾肾之阳，则土健以制水，而脾运肿消。常用于治疗脾胃气郁，心腹饱满作胀，或吐痰涎，或泻利暴注，以致两足跗肿等症。

**疏邪实表汤** 方剂名。见《伤寒六书纂要辨疑》。桂枝三分，赤芍、白术各一钱，防风、川芎、羌活各八分，甘草二分。水二盅，姜三片，枣二枚，《槌法》加胶饴二匙煎之，温服。方用桂枝汤调和营卫，解肌发表，白术补脾实表，防风、羌活、川芎疏解外邪、通络止痛。治冬月正伤风，头痛发热，恶寒脊强，自汗，脉浮缓者。汗不止者，加黄芪；喘者，加柴胡、杏仁。

**疏肝散** 方剂名。见《症因脉治》。柴胡、苏梗、青皮、钩藤、栀子、白芍药、陈皮、甘草。为末，冲服。功能疏肝解郁，理气止痛。方中柴胡疏肝解郁、理气止痛；白芍养阴柔肝、缓急止痛；栀子、钩藤清肝泻火；青皮疏肝解郁、理气止痛；辅以陈皮、苏梗以加强理气止痛的作用；甘草调和诸药。治疗怒动肝火不得卧，胁肋胀痛，痛连小腹及阴器，夜卧常惊，口渴多饮。

**疏热黑膏汤** 方剂名。怀生地五钱，淡豆豉钱半，建连翘三钱，荆芥穗钱半，川贝母二钱，去心，生楂肉三钱，白云神钱半（去木），净蝉衣钱半，广藿梗钱半，西河柳三钱。水煎去渣温服。此方由徐大椿《伤寒约编》针对《伤寒论》第6条温病发汗之后变成"风温"而提出的对治之方。徐大椿："汗后灼热，阴虚火旺而邪热不解也。故以生地滋阴，连翘清热，合楂、藿、云神宣壅化滞，则邪热自无内阻之患。荆、豉、蝉蜕解表疏邪，则邪热更无外闭之忧。川贝解郁凉心肺，湖柳疏邪解灼热。此轻扬彻热，善发少阴之汗，为温病开门第一要方。"

**缓肝理脾汤**　方剂名。见《医宗金鉴·幼科心法要诀》。桂枝、人参、茯苓、炒白芍药、白术（土炒）、陈皮、炒山药、炒扁豆、炙甘草。加煨姜、大枣，水煎服。本方乃桂枝汤合理中丸衍化而成。方用参、术、苓、山药、扁豆、陈皮健脾化湿，桂枝汤调理阴阳、暖肝缓急。治小儿慢惊，缓缓抽搦，时作时止，昏睡合眼，或睡卧露睛，大便色青，脉来迟缓，属脾虚肝旺者。

# 十三画

**槐花汤**　方剂名。出自《伤寒论》。赤石脂（一半全用，一半筛末）一斤，干姜一两，粳米一升。以水七升，煮米令热，去滓。温服七合，内赤石脂末方寸匕，日三服。若一服愈，余勿服。本方能温中固脱，涩肠止利。方中赤石脂甘温而涩，涩肠止利，《神农本草经》言其主"泄痢、肠澼脓血，阴蚀，下血赤白"；干姜辛热，守而不走，温中散寒；粳米味甘，养胃和中。赤石脂一半筛末冲服，意在令其附着肠道，以加强收敛作用而保护肠黏膜。原著用于治疗少阴病虚寒下利便脓血证，其表现参见"桃花汤证"条。现代常用于治疗慢性菌痢、慢性阿米巴痢疾、慢性肠炎，以及某些妇科疾患。

**槐角利膈丸**　方剂名。见《卫生宝鉴》。牵牛子一两半，皂角（酥炙）一两，炒槐角、半夏各五钱。为末，生姜汁打糊为丸，梧桐子大，每服三十至五十丸食后，生姜汤送下。功能宣壅导滞，散风涤痰。方中牵牛子泻下逐水祛痰，皂荚宣壅导滞祛痰，槐角清降泻热，半夏、生姜燥湿化痰、降逆下气。治疗风胜痰实，胸膈痞满，喘满咳嗽之证。

**解五蒸汤**　方剂名。见《外台秘要》引《古今录验》方。炙甘草一两，茯苓、葛根、干地黄各三两，人参、知母、黄芩各二两，竹叶二把，石膏五两，粳米一合（一方无甘草、茯苓、人参、竹叶）。水煎，或加小麦一升先煎，后入上药，分三次服。本方乃竹叶石膏汤去半夏、麦冬加茯苓、葛根、地黄、知母、黄芩而成，且内含白虎加人参汤之义。方中取白虎加人参汤清热生津、益气养阴之功；竹叶清热除烦；黄芩清上焦邪热；茯苓健脾益气；葛根生津止渴；地黄滋养阴血。葛根、地黄相合，则滋阴生津之力更强。诸药配伍，共奏清热生津，益气滋阴之功。治疗骨蒸劳热。

**解肌汤**　方剂名。见《伤寒六书纂要辨疑》。葛根一钱，桂枝三分，黄芩、芍药各一钱，麻黄四分，甘草三分。水二盅，枣二枚，煎服，如不解，再服。方用葛根解肌退热，麻黄宣通腠理，桂、芍调和营卫、解肌散邪，黄芩清解郁热，草、枣安胃和中。治瘟病大行，头痛壮热，春感青邪，发热而渴，不恶寒者。

**解肌散**　方剂名。见《伤寒论辑义》引圣惠方。麻黄、桂枝、杏仁、甘草、大黄、芍药。方用麻黄汤辛温发汗，解肌退热，加大黄推积泻热，芍药和营泄热，治小儿伤寒发热，四肢烦疼者。

**解肝煎**　方剂名。见《景岳全书·新方八阵》。陈皮、半夏、厚朴、茯苓各一钱半，荷叶、白芍药各一钱，砂仁七分。加生姜三至五片，水煎服。功能行气解郁，舒肝和胃。方中半夏、陈皮燥湿化痰和胃；茯苓健脾利湿；厚朴行气化痰宽中；生姜温胃化饮，助半夏、陈皮化痰；砂仁行气和胃；白芍柔肝体而助肝用；苏叶芳香行气。治疗暴怒伤肝，气逆胀满，饮食呆滞之证。

**解毒四物汤**　方剂名。见《妇科玉尺》。当归、川芎、白芍药、熟地黄、黄芩、黄连、黄柏、栀子、生地黄各一钱。功能养血固经，清热解毒。本方乃四物汤与黄连解毒汤之合方。方用四物汤补血养血，黄连解毒汤清热解毒，生地黄清热凉血。本方清补同用，则补而不滞，清而不峻。治疗崩漏，面黄，腹痛。

**解毒承气汤**　方剂名。①见《重订通俗伤寒论》。金银花、连翘、栀子、生大黄各三钱，黄连、黄柏各一钱，黄芩、枳实各二钱，西瓜霜五分，金汁一两（冲），地龙二条。用雪水煮绿豆二两取汁，代水煎诸药服。方用银、翘、栀子、金汁、芩、连、黄柏、瓜霜等泻火解毒，枳实、大黄逐热通便。治脘腹胀满，大便七日未行。小便赤涩热痛，烦躁不安，脉数苔黄腻而厚，兼创伤处疼痛灼热，腐溃流脓，疫毒实滞等。②见《伤寒温疫条辨》。僵蚕（酒炒）、芒硝（另入）各三钱，蝉蜕十个，黄连、黄芩、黄柏、栀子各一钱，枳实（麸炒）二钱五分，厚朴（姜汁炒）、大黄（酒洗）各五钱。水煎服。方用大承气汤推荡积热，芩、连、栀、柏清热解毒，僵蚕、蝉蜕疏散风热，平潜肝阳。治温病三焦大热，痞满燥实，谵语狂乱，昏不识人，热结旁流，循衣摸床，舌卷囊缩等症。

**新加三拗汤**　方剂名。见《重订通俗伤寒论》。麻黄（带节）六分，荆芥二钱，桔梗、薄荷各一钱，大枣、金橘饼各一枚，杏仁一钱半，生甘草五分。功能发散风寒，宣肺平喘。本方为三拗汤加荆芥、桔梗、薄荷、大枣、金橘饼，又可视为五拗汤加薄荷、大枣、金橘饼而成。方中麻黄发汗解表，宣肺平喘；杏仁苦泄肺气而助麻黄宣肺之用；荆芥、桔梗助麻黄解表之用；薄荷清轻凉散，其性升浮而清利头目，《新修本草》谓之"主贼风伤寒，发汗"；大枣、金橘饼均为药食一物之品，可调脾胃而滋正气。

**新加白虎汤**　方剂名。见《重订通俗伤寒论》。薄荷五分，生石膏八钱，荷叶一角，陈仓米、益元散（包煎）各三钱，知母四钱，鲜竹叶三十片，桑枝二尺。先加芦笋二两，灯心五分，同石膏先煎，后入他药，同煎服。方用白虎汤清泻阳明为基础，加薄荷、竹叶、桑枝疏解郁热，荷叶、灯心、芦笋清心除烦，益元散清热利湿。治不恶寒但发热，自汗不解，心烦口渴，脉滑数有力，尿短红赤，甚则烦热昏狂，皮肤斑疹隐现。

**新加黄龙汤**　方剂名。出自《温病条辨》。细生地五钱，生甘草二钱，人参一钱五分（另煎），生大黄三钱，芒硝一钱，元参五钱，连心麦冬五钱，当归一钱五分，海参（洗）二条，姜汁六匙。水煎，兑入参汁、姜汁服之，得便则止，不下更服。本方主治阳明温病，正虚邪实而大便不通者。故以调胃承气汤缓而下之，取甘草之缓急，合人参补正，佐以姜汁宣通胃气，代枳、朴之用，加麦冬、生地、玄参护养阴液，更以当归行血散结，海参软坚滋液，全方取苦甘咸合法，互济为用。

**新制橘皮竹茹汤**　方剂名。见《温病条辨》。陈皮、竹茹各三钱，柿蒂七枚，姜汁（冲）三茶匙。水煎，分二次温服。功能理气和胃，降逆止呕。方中陈皮理气和中；竹茹清热安胃；柿蒂苦平，为止呃逆之要药；姜汁温胃止呕。治湿热壅遏胃气而致的呃逆。

**新定吴茱萸汤**　方剂名。见《金匮翼》。人参一钱，炮吴茱萸三分，黄连六分，茯苓二钱，半夏一钱半，木瓜七分。加生姜，水煎服。功能温中补虚，降逆止呕，清泻肝火。方中吴茱萸暖胃散寒；半夏、生姜降逆止呕；人参补气健脾；茯苓、木瓜健脾化湿和胃；黄连佐吴茱萸以清肝泻火，降逆止呕，是为左金丸之用。治胃脘痛不能食，食则呕，其脉弦者。

**溢阴清热饮**　方剂名。见《伤寒论辑义》引伤寒蕴要近代名医加减法。柴胡、黄芩、半夏、人参、知母、黄柏、牡蛎粉、甘草、生姜、大枣。方用小柴胡汤清利肝胆，加知母、黄柏清热滋阴，牡蛎固敛阴气。治脉弦虚发热，或两尺且浮无力，此必有先因房事，或曾梦遗走泄，或病中还不固者。

# 十四画以上

**酸枣仁丸** 方剂名。见《圣济总录》。①炒酸枣仁二两，人参、白术、茯苓、半夏（汤洗七遍）、炮姜各一两半，陈皮、榆白皮、旋覆花、前胡各一两，槟榔五枚。为末，炼蜜为丸，梧桐子大，每服二十至三十丸，空腹、食前，煎枣汤送下，日二次。功能补气安神，和胃化痰。方中酸枣仁养血安神为主药；人参、白术、茯苓补中益气，健脾渗湿，共为辅药；半夏、陈皮、榆白皮燥湿化痰，炮姜温中和胃，旋覆花、前胡降逆化痰，槟榔行气利水，共为佐使药。治胆虚，睡眠不得安，精神恐怯。②炒酸枣仁、地榆各一两，茯神、朱砂、人参、菖蒲各半两。为细末，炼蜜为丸，每服二十丸，米汤送下。功能补气安神。方中炒酸枣仁养肝补血安神为主药；人参、茯神健脾安神为辅药；菖蒲开窍安神，朱砂重镇安神，以制浮游之火，地榆清热除烦，共为佐使药。治胆气虚热不得眠。

**酸枣仁汤** 方剂名。①出自《金匮要略》。酸枣仁二升，甘草一两，知母二两，茯苓二两，芎劳二两（深师有生姜二两）。上五味，以水八升，煮酸枣仁，得六升，纳诸药，煮取三升，分温三服。功能养血安神，清热除烦。方中酸枣仁养肝血，安心神为主药；川芎调畅气血，疏达肝气，与酸枣仁相配伍，一酸收，一辛散，相反相成以达养血调肝安神之效，茯苓健脾宁心，助酸枣仁以安心神，知母清热除烦，又能缓和川芎之辛燥，共为辅佐药；使以甘草和中缓急。《金匮要略心典》称："魂不藏故不得眠，酸枣仁补肝敛气，宜以为君；而魂既不归，客必有浊痰燥火乘间而袭其舍者，烦之所由作也，故以知母、甘草清热滋燥；茯苓、川芎行气除痰，皆所以求肝之治，而宅其魂也。"治虚劳虚烦不得眠。②见《三因极一病证方论》。炒酸枣仁一两三分，人参、桂心各一分，知母、茯苓各三钱三分，煅石膏半两，炙甘草二钱。为粗末，每服四钱，加生姜三片，大枣一枚，水煎，食前服。功能补气安神，清热除烦。方中酸枣仁养肝补血为主药；人参益气生津，安神定志，茯苓健脾宁心安神共为辅药；知母清热除烦，煅石膏清热敛津，重镇安神，桂心平冲降逆，共为佐药；炙甘草和中调药，为使。治霍乱，吐下增剧，虚劳烦扰，奔气在胸中，不得眠；或发寒热，头疼，晕闷。③见《景岳全书》。枣仁（微炒）、人参各一钱，麦冬三钱，竹茹二钱。加龙眼肉五枚，煎服无时。功能益气安神，滋阴清热。方中酸枣仁养肝血、安心神，为主药；麦门冬滋阴生津、清热除烦，龙眼肉养心安神，人参补中益气、安神定志，共为辅药；竹茹清热化痰安神，为佐使。治病后气血俱虚，内亡津液，烦热诸虚不眠者。④见《杂病源流犀烛·脏腑门》。酸枣仁、远志、黄芪、莲肉、人参、当归、茯苓、茯神、陈皮、甘草、姜、枣。若心经有热，加黄连、生地黄、麦门冬、木通。功能养血安神，益气补心。方中酸枣仁养肝血、安心神，为主药；人参、莲肉、茯苓益气健脾，使脾胃强健，则气血自生；当归、黄芪补气生血，使气固血充，共为辅药；远志、茯神宁心安神，陈皮理气健脾，共为佐药；甘草、姜、枣益气和中，滋阴养血，共为使药。治肝胆不足而善恐。

**酸枣汤** 方剂名。①见《外台秘要》。酸枣仁四升，麦门冬（去心）一升，甘草（炙）二两，知母二两，茯苓二两，芎䓖二两，干姜三两。上七味切，以水一斗六升，煮酸枣一斗，去枣入药，煮取三升，去滓，分温三服。功能养血安神，清热除烦。本方为《金匮要略》酸枣仁汤加味化裁而成。方中酸枣仁养血安神为主药；川芎行气活血调肝，茯苓健脾宁心，麦冬、知母养阴清热除烦，干姜温中以滋化源，共为辅佐药，甘草和中缓急，兼能调和诸药。治伤寒及吐下后，心烦乏气，昼夜不眠。②见《类证活人书》。酸枣仁四升，炙甘草一两，知母二两，茯苓、川芎、干姜各三两，麦门冬一升。为粗末，每服四钱，水煎服。功能养血安神，温中除烦。治疗伤寒，经吐下后，虚烦不眠，心中懊憹。

**蜜煎导** 方剂名。出自《伤寒论》。食蜜七合。于铜器内，微火煎，当须凝如饴状，搅之勿令焦著，欲可丸，并手捻作挺，令头锐，大如指，长二寸许。当热时急作，冷则硬。以内谷道中，以手急抱，欲大便时乃去之。本方取一味食蜜为导，甘平滑润，有润燥通便之功。原著用于治疗阳明病津竭便结证，其表现参见"蜜煎导证"条。现代可用于治疗便秘。

**增损木防己汤** 方剂名。见《日本汉医名方选》。防己、人参各4g，石膏10g，桂枝2g，苏子5g，桑白皮、生姜各3g。功能补虚蠲饮，平冲消肿。本方乃木防己汤加苏子、桑白皮、生姜而成。方中木防己通利水气之壅滞，桑白皮泻肺行水，苏子降气化痰，则行水化饮之力增强。又以桂枝温阳化气，生姜温胃散寒，石膏清肺热而平喘。治疗膈间支饮，心下痞坚，呼吸迫促，尿少浮肿。

**增损承气丸** 方剂名。见《外台秘要》引延年方。前胡、大黄、炙枳实各七分，桂心、干姜、吴茱萸各五分，茯苓四分，芍药六分，炙厚朴、陈皮各十分，杏仁七十枚。为末，蜜和丸，梧桐子大，每服七丸，服后稍停饮酒任性，以气宣下泄为度。功能宣壅导滞，降逆散寒。本方乃大承气汤去芒硝，加前胡、桂心、干姜、吴茱萸、茯苓、芍药、陈皮、杏仁而成。方中大黄、枳实、厚朴攻下实积，行气导滞；用桂心、干姜、吴茱萸散寒降逆；杏仁降气，且可润燥通便；茯苓、陈皮健脾和中；芍药敛阴和营止痛；前胡长于下气，《别录》谓其主"胸胁中痞，心腹结气"。治疗胸胁支满，腹胀多噫，醋咽气逆，两胁痛。

**增损柴胡汤**　方剂名。见《伤寒论辑义》引保命集方。柴胡、黄芩、半夏、人参、生姜、大枣、甘草、石膏、知母、黄芪。方用小柴胡汤和解少阳，石膏、知母清泻阳明，黄芪助人参补益元气，治产后经水适断，感于异证，手足牵搐，咬牙昏冒者。

**增减旋覆代赭汤**　方剂名。见《重订通俗伤寒论》。旋覆花（包煎）、代赭石各三钱，炒吴茱萸一分，黄连六分，制香附二钱，半夏、陈皮各一钱半，沉香汁（冲）二匙。先用竹茹四钱，鲜枇杷叶（去毛一两），煎汤代水，再入诸药煎服。方用旋覆花消痰下气，代赭石重镇降逆，半夏、陈皮、竹茹、枇杷叶化痰和胃，止呃消痞，香附疏肝行气，沉香汁降气上逆，黄连、吴萸清热止呕。治痰涎壅甚，心下痞硬，呕吐不止，胁下胀痛，气逆不降等症。

**增液承气汤**　方剂名。出自《温病条辨》。玄参一两，连心麦冬八钱，细生地八钱，大黄三钱，芒硝一钱五分。水煎服，得下则止，不知更服。本方以麦、地、玄参增液润肠，更以大黄、芒硝通腑泻热，用于阳明温病之津伤便结、腑气不通之证。

**镇青丸**　方剂名。见《伤寒论辑义》引保命集方。柴胡、黄芩、半夏、人参、生姜、炙甘草、青黛。为细末，姜汁浸，蒸饼为丸。方用小柴胡汤去大枣之甘满，和解少阳，降逆止呕，加青黛增强其清泻肝胆邪热之力。治上焦吐，头发痛，有汗脉弦者。

**镇逆白虎汤**　方剂名。见《医学衷中参西录》。生石膏三两，知母一两半，清半夏八钱，竹茹六钱。用水五盅，煎汁三盅，先温服一盅，病已愈者，停后服，若未痊愈者，一时辰后再服一盅。方用石膏、知母清热泻火，竹茹、清半夏和胃降逆。治伤寒、温病邪传胃腑，燥渴身热，白虎证具，而胃气上逆，心下满闷者。

**镇逆汤**　方剂名。见《医学衷中参西录》。代赭石六钱，清半夏、龙胆草各三钱，青黛、生姜、党参各二钱，生白芍药四钱，吴茱萸一钱。功能清泻胆火，和胃降逆。方中代赭石苦寒质重，善降有余之火，抑亢盛之阳，能清降肝胆之火，和胃止呕；半夏为降胃安冲之主药；佐以生姜，则和胃降逆止呕之力更强；龙胆草、青黛相伍，清泄肝胆之火，肝胆之火泻则胃气和；生白芍养阴柔肝，肝得滋养而不致上逆犯胃；少佐苦辛热之吴茱萸，以温肝降逆止呕。常用于治疗胃气上逆，胆火上冲而致的呕吐。

**镇逆承气汤** 方剂名。见《医学衷中参西录》。芒硝（后下）六钱，生赭石、生石膏各二两，党参五钱。用水四盅，先煎三味，汤将成，再纳芒硝，煎一二沸，取清汁二盅，温服一盅，过三小时，若腹中不觉转动，欲大便者，再温进一盅。方用芒硝泻热通便，石膏清热泻火，党参益气扶中，赭石重镇降逆。治阳明腑实，大便燥结，当用承气下之，而呕吐不能受药者。

**薏苡仁汤** 方剂名。①见《张氏医通》。薏苡仁（姜汤泡）一两，芍药（酒洗）、当归各一钱半，麻黄、桂枝各八分，苍术（芝麻拌炒）一钱，炙甘草七分，生姜七片。若自汗加石膏；烦热疼痛加黄柏；厥冷拘急加熟附子。功能散风除湿。本方为麻杏薏甘汤去杏仁加当归、芍药、桂枝、苍术、生姜而成。方中重用薏苡仁以祛湿舒筋除痹，麻、桂、姜发表散寒，当归、芍药养血和营，苍术健脾燥湿，甘草调和诸药。治中风湿痹，关节烦痛。②见《证治准绳·疡医》。薏苡仁、瓜蒌仁各三钱，牡丹皮、桃仁各二钱。功能活血化瘀，排脓散结。本方为大黄牡丹汤去大黄、芒硝、冬瓜子，加薏苡仁、瓜蒌仁而成。方中重用味甘性寒之薏苡仁，寒能除热，兼下气胜湿，利肠胃，破毒肿，清热排脓而消痈；助之以瓜蒌仁，而增其清热祛痰消痈之力；桃仁、丹皮活血祛瘀，凉血散血。治肠痈，腹中疼痛，烦躁不安，胀满不食，小便涩滞。

**橘半枳术丸** 方剂名。见《医学入门》。橘皮、枳实、半夏各一两，白术二两。为细末，用荷叶裹米、烧饭为丸，梧桐子大，每服五十至六十丸，橘皮煎汤送服。如食不消，加神曲、麦芽；气逆，加木香、白豆蔻；胃脘痛，加草豆蔻；气升，加沉香。功能健脾化痰，理气消痞。方中枳实下气消痞除满；白术补气健脾；橘皮气香性温，能行能降，可理气运脾，调中快膈；半夏燥湿化痰，消痞散结。治饮食伤脾，停积痰饮，心胸痞闷。

**橘皮竹茹汤** 方剂名。①出自《金匮要略》。橘皮二斤，竹茹二升，大枣三十枚，生姜半斤，甘草五两，人参一两。水煎，分三次服。功能益气清热，降逆止哕。方中橘皮行气和胃以止呕；竹茹清热安胃以止呃，并用大量，以之为君。人参补气扶正，与橘皮合用，行中有补；生姜和胃止呕，与竹茹合用，清中有温，二药为臣。甘草、大枣助人参以益气和胃，并调药性，以为佐使。原著用于治疗久病体弱，或胃虚有热，气逆不降而致的呃逆或呕哕，伴见虚烦不安，少气，口干，手足心热，脉虚数。②见《济生方》。赤茯苓、橘皮、枇杷叶（去毛）、麦门冬、竹茹、半夏（汤洗七次）各一两，人参、炙甘草各半两。为粗末，每服四钱，加生姜五片，水煎服。功能补气滋阴，清热止呕。方中橘皮理气和胃止呕，竹茹清热安胃，半夏、生姜和胃降逆止呕，人参、甘草补气和中扶正；麦冬以为生津止渴；枇杷叶清胃热，止呕逆。治胃热多渴，呕哕不食。③见《寿世保元》。陈皮三分，人参二钱，炙甘草、竹茹、柿蒂各一钱，丁香五分。功能益气和胃，降逆止呃。本方为橘皮竹茹汤合丁香柿蒂汤。方用丁香柿蒂汤治胃气虚寒之呕、呃，温中益气，和胃降逆；用橘皮竹茹汤治胃中虚热之呕、呃，益气清热，降逆止呕。治胃虚膈热而致的呃逆。

**橘皮枳术丸**　方剂名。见《症因脉治》。白术、枳实、人参、陈皮、甘草、砂仁、茯苓。功能健脾消积。方中枳实消痞除满；人参、白术、茯苓、甘草合而为四君子汤之用，功可补气健脾；陈皮理气和中。治脾虚腹胀，饮食难消者。

**蠲饮万灵汤**　方剂名。见《重订通俗伤寒论》。芫花（酒炒）五分，煨甘遂八分，姜半夏六钱，茯苓八钱，大戟（酒炒）一钱，大黑枣十枚，炒陈皮三钱，生姜二钱。水煎服。本方以十枣汤峻逐饮邪为基础，加半夏、茯苓、陈皮、生姜蠲饮化痰，和胃理中。治停饮，轻则痞满呕吐，重则腹满肢肿，甚则化胀成臌者。

# 四、方证类

## 二　画

**十枣汤证**　汤证名。是一种以水饮停聚胸胁为主要病机的病证。《伤寒论》所言是太阳中风后外邪引动内邪的一种情况，主证为心下痞硬满，引胁下痛。由于水气攻窜，尚可见到下利、呕逆、漐漐汗出、发作有时、头痛、短气等症状。《金匮要略》所言咳唾、胸胁引痛、脉沉而弦的悬饮证，病机亦为水停胸胁，惟无外邪而已。又言及痰饮犯肺所致咳家脉弦，以及素罹咳逆倚息、气短不得卧、其形如肿之支饮证，更见咳烦、胸中痛者，皆属本汤证范围。后世将部分水饮所致臌胀、水肿证及某些顽痰所致病证亦纳于本汤证中。上述病证俱可用攻逐水饮的十枣汤治疗。若本证兼发热恶寒、脉浮者，为表证未解，当先解表而后攻里。

**人参汤证**　见"理中汤（丸）证"条。

## 三　画

**三一承气汤证**　汤证名。是一种以邪热内盛、燥屎内阻、腑气不通为中心病机的病证。《伤寒标本心法类萃》说这是伤寒疫疬汗病、两感风气、或杂病、一切旧病发作所致。其症见腹满时痛，烦渴谵妄，日晡潮热，手足漐漐汗出，大便秘结，舌苔黄厚干燥，脉沉实有力。就临床看来，此证还可见到热结旁流，症见下利清水，臭秽不堪，虽利而腹满胀不减，按之坚硬有粪块。若里热炽盛，或邪热深伏，尚可见热厥、抽搐、发狂等症状。三一承气汤是治疗这一病证的主方。

**三物白散证**　见"白散证"条。

**干姜附子汤证**　汤证名。是一种以阳气暴虚、阴寒独盛为主要病机的病证。《伤寒论》说到系由下后误汗所致。其症见昼日烦躁不得眠，夜而安静，不呕，不渴，无表证，脉沉微，身无大热。昼烦夜静，说明阳气大虚，须借阳旺之时方能与阴寒一争。其脉沉微，且往往并见手足厥冷，显然与阳热烦躁不同。与四逆汤证相比，本证的病机特点在于阳气一时暴虚，而干姜附子汤药简力专，单刀直入，是治疗这一病证的主方。此外，因暴中风冷，久积寒饮，而见身冷肢厥，或心腹冷痛，或吐泻转筋，或吐逆涎沫，或卒然晕倒，亦属本汤证范围。

**干姜黄芩黄连人参汤证**　汤证名。其基本病机系上热被下寒格拒，脾胃升降失调。《伤寒论》说到这是由于原有虚寒下利，医生又误用吐下之剂所致。其主证为食入即吐，下利弥增。从临床来看，脉象往往关以上相对偏浮偏盛，关以下沉弱。此外，呕吐、呃逆、久利、噤口痢等病证，凡属脾虚而寒热格拒或错杂者，亦可归于本汤证范围。干姜黄芩黄连人参汤清上温下补虚，是治疗这一病证的主方。

**大青龙汤证**　汤证名。是一种以风寒外闭，阳气内郁不得宣泄为基本病机的病证。柯琴认为此证为麻黄证之剧者。《伤寒论》指出，本证主要症状为不汗出而烦躁，是在太阳中风，脉浮紧，发热恶寒，身疼痛的前提下所发生。本证的烦躁，是表实不解，阳气内郁化热所致，与阳明热证的汗出而烦，兼有口渴者不同，更与少阴病阴盛格阳之烦躁有别。本证的另一变局是脉不浮紧而浮缓，身不疼，但重，乍有轻时，无少阴证。尤怡认为这是寒欲变热之证。《金匮要略》又指出，饮水流行，归于四肢，当汗出而不汗出，身体疼重，谓之溢饮。此为水饮之邪溢于肌表四肢，郁遏荣卫之气所致。因饮为阴邪，饮停体表，当发其汗，故溢饮一证，亦可归于本汤证范围。大青龙汤是治疗上述病证的主方。成无己、方有执等认为，桂枝汤证为风伤卫，麻黄汤证为寒伤营，大青龙汤证的病机是风寒两伤营卫，这就是著名的"三纲鼎立"之说。

**大承气汤证**　汤证名。是一种以胃家燥热结实为中心病机的病证，主要体现为痞、满、燥、实、坚五个方面。痞者，心下痞闷窒塞；满者，腹胁满急膜胀；燥者，肠中燥屎干结；实者，腹痛大便不通；坚者，脘腹扪之硬坚，或大便干结成球。其临床见症主要有大便难，或不大便六七日以上，腹满硬痛而拒按，潮热，谵语，不恶寒，舌苔干黄或焦燥起刺，脉沉迟或沉实有力。其他见症还有手足濈然汗出，甚则汗出不止；身重短气，甚则喘冒不能卧；烦躁，心中懊侬，独语如见鬼状，甚则不识人，循衣摸床，惕而不安；或目中不了了，睛不和，直视；或热结旁流，自利清水，色纯青，气味臭秽；以及口舌干燥，不能食等。据《金匮要略》载，本证还包括①痉病，胸满口噤，卧不着席，脚挛急，齘齿；②宿食，脉数而滑，或寸口脉浮而大，按之反涩，尺中亦微而涩，下利，不欲食；③下利，脉反滑，按之心下坚，或至时复发；④产后恶露不尽，少腹坚痛，不大便，烦躁发热，不食，食则谵语。本证包括内容颇多，但临床上只要抓住里热化燥结实、腑气不通之病机，便可举一反三。大承气汤是治疗这类病证的主方。

**大柴胡汤证** 汤证名。由《伤寒论》可知，本证病机是在少阳枢机不利的基础上兼有"热结在里"。其症见往来寒热，心下痞硬急迫而拒按，呕不止，郁郁微烦，或发热汗出，呕吐下利。据统计，本证还可见到便秘、口干、不欲饮食、胁腹满痛拒按、烦躁、黄疸、头痛等，舌象多见舌红、苔黄腻、黄厚、黄燥，脉象多见弦数、弦滑。有人用因子分析法剖析本证，阐明本证的基本病机是肝胆气郁，脏腑气机壅遏。与小柴胡汤证相比，本证范围较为局限。其病位多涉及肝胆肠胃，其性属实，其邪郁火内结较多，痰湿中阻亦不少见。〔高飞.大柴胡汤证解析〔J〕.中医研究，1989,2（4）：17.〕大柴胡汤是治疗这一病证的主方。

**大陷胸丸证** 方证名。本证病机是邪热与痰饮搏结于胸膈。与"大陷胸汤证"相比，邪结部位偏高。其证除胸中硬痛之外，尚有项强、汗出，如柔痉状，还可见喘促、呼吸不利，大便秘结等症。脉象多弦紧，舌苔多厚腻。大陷胸丸峻药缓攻，下之则和，是治疗这一病证的主方。

**大陷胸汤证** 汤证名。是一种以水热互结、胸膈阻滞为中心病机的病证。《伤寒论》提到本证系由伤寒六七日或十余日，邪热与水结于胸胁所致，或因太阳病误下之后，胃中空虚，阳气内陷而成。其主证为脉沉而紧，心下痛，按之石硬，甚则从心下至少腹硬满而痛不可近。其他症状或见膈内拒痛，短气躁烦，心中懊忄农；或不大便五六日，舌上燥而渴，日晡所小有潮热；或无大热，但头微汗出。大陷胸汤是治疗这一病证的主方。本证与"大陷胸丸证"均属于"大结胸证"热实结胸证的范畴。

**大黄黄连泻心汤证** 汤证名。是一种以热邪壅滞、痞塞心下为基本病机的病证。《伤寒论》指出本证可因伤寒误下，致表热内陷心下而成。其主证为心下痞，按之濡，其脉关上浮。由于无形火热充盛于上，还可见吐血、衄血、目赤肿痛、口舌生疮、烦渴、头痛、面赤、舌红等表现。大黄黄连泻心汤泻热消痞，是治疗这一病证的主方。

**小青龙汤合吴茱萸汤证** 汤证名。由徐大椿《伤寒约编》根据《伤寒论》提出。《伤寒论》第197条："阳明病，反无汗而小便利，二三日呕而咳，手足厥者，必苦头痛；若不咳、不呕、手足不厥者，头不痛。"徐氏认为："小便利者，里无热；反无汗者，表有寒。头痛厥逆必因呕逆，是表里虚寒，胃阳不伸，而迫肺上干也。小青龙合吴茱萸汤，两解表里之邪，则呕咳止而厥逆、头痛自平矣。"（《伤寒约编·卷三》）

**小青龙汤证** 汤证名。是一种以风寒外束，水饮内阻为中心病机的病证。《伤寒论》说到这是伤寒表不解、心下有水气所致，其症见干呕，发热而咳，或渴，或利，或噎，或小便不利、少腹满，或喘。从临床来看，本证常见症状为咳嗽、喘息，甚则咳逆倚息不得卧，咯清稀冷痰或白泡沫痰，舌苔白滑，脉弦或浮弦、细滑。其他见症有恶寒背冷、吐涎沫或清水、面肢浮肿、身体疼重、无汗、目赤多泪、鼻塞清涕等。本证或然症较多，是因为水饮侵犯的部位不同，如犯肺则咳喘，犯胃则干呕、吐涎，下注则利，上阻则噎，内停则腹满，外溢则浮肿。表现不同，病机则一，俱当以小青龙汤主之。

**小建中汤证** 汤证名。是一种以中气虚馁、气血化源不足、营卫阴阳失调为基本病机的病证。《伤寒论》提到两种情况：一是伤寒里虚邪乘，土衰木横，症见腹中急痛，阳脉涩，阴脉弦；一是平素气血不足之人感寒之后，出现心中烦悸。《金匮要略》提到三种情况，其中主要是虚劳里急，其症见悸、衄、腹中痛、梦失精、四肢酸疼、手足烦热、咽干口燥；二是虚劳萎黄、小便自利；三是妇人里虚，腹中痛。从临床看来，此证还可见神疲乏力、虚怯少气、盗汗、面色无华、饮食无味、胁肋腹胀、头重不举、少腹拘急、小便频数、久病羸弱等众多症状。舌象一般为舌淡苔白，脉象可见弦、涩、缓弱、细沉、大而无力等。本证见症多端，有时寒热纷呈，但中心病机不离乎脾胃失健，化源不足，阴阳失和。小建中汤建立中气，温补里虚，调和阴阳，是治疗这一病证的主力。

**小承气汤证** 汤证名。是一种以里热结实、腑气不畅为中心病机的病证。与"大承气汤证"的痞、满、燥、坚、实俱备相比，本证以痞、满为主，尚未至燥、坚的程度。其临床证候与大承气汤证类似，但较轻，可见大便硬、腹胀满、心下痞硬、烦躁、谵语、潮热、多汗、脉滑而疾、舌苔黄等，患者多能食。除大便不通较为常见之外，亦有下利者。此种下利属肠胃热实、积滞内蓄，故多下利黏秽而不爽，或伴有腹痛拒按。小承气汤是治疗这一病证的主方。

**小柴胡汤证** 汤证名。常简称为"柴胡证"。是一种以气机郁结、枢机不利为中心病机的病证，包括外感和内伤两方面内容。就外感病而言，本证多发生于正气相对不足或体质较为虚弱的基础之上，即所谓血弱气尽，邪正相搏。其病位在半表半里或胸胁。据《伤寒论》和《金匮要略》叙述，本证主要包括：①邪入少阳，症见往来寒热、胸胁苦满、嘿嘿不欲饮食、心烦喜呕、口苦、咽干、目眩、脉弦，或胸中烦而不呕，或渴，或腹中痛，或胁下痞硬，或心下悸、小便不利，或不渴、身有微热，或咳；②热入血室，为妇人中风伤寒，见寒热发作有时，如疟状，经水适来适断，或胸胁下满、谵语、如见鬼状；③阳明里实未甚，兼见少阳，症见发潮热、大便溏、小便自可、胸胁满不去，或胁下硬满、不大便而呕、舌上白苔；④阳微结，见头汗出、微恶寒、手足冷、心下满、口不欲食、大便硬、脉细或沉紧；⑤产妇郁冒，症状与阳微结证相似，为脉微弱、呕不能食、大便反坚、但头汗出；⑥诸黄，腹痛而呕；⑦伤寒瘥以后更发热；⑧木强土弱，阳脉涩，阴脉弦，腹中急痛，先与小建中汤而不差；⑨其他，如呕而发热，或身热、恶风、颈项强、胁下满、手足温而渴，或短气、腹满、胁下及心痛、鼻干、不得汗、嗜卧、一身及目悉黄、小便难、有潮热、时时哕、耳前后肿。除此之外，临床还常见头晕、头痛、耳鸣、耳聋、疲乏、发作有定时等。本证临床表现甚多，涉及外感内伤、气血、三焦、肝胆、脾胃、血室、神情等诸多方面，但中心病机不离乎枢机不利、胆气内郁。据统计，本证最常见的症状有四组：一是往来寒热或发热；二是胃肠症状，如食欲不振、恶心、呕吐等；三是胸胁部症状，如胸胁苦满、胁痛等；四是口苦、咽干、目眩。脉象多为弦数、弦细，舌苔多见薄白、薄黄〔高飞.小柴胡汤证解析［J］.北京中医学院学报，1988，11（6）：16.〕。小柴胡汤是治疗这类病证的主方。辨证时强调抓病机和主证，不必面面俱到，即所谓"但见一证便是，不必悉具"。本证与少阳病证并不等同，不可混为一谈。

**小陷胸汤证** 汤证名。本证在《伤寒论》称之为小结胸，其病机是痰热互结于心下，其证为正在心下，按之则痛，脉浮滑。就临床看来，此证还可见心下痞硬，胸中烦闷，呼吸急促，痰涎多而黏稠，咳嗽胸痛，舌苔黄腻或黄滑等。与水热结于胸腹的大陷胸汤证相比，本证病位局限，邪结较轻。小陷胸汤是治疗本证的主方。

# 四　画

**五苓散证** 方证名。是一种以水饮内停、气化不行为中心病机的病证。《伤寒论》和《金匮要略》提到本证包括以下内容：①太阳蓄水证，见汗出、脉浮、小便不利、微热、消渴，或发汗已，脉浮数而烦渴；②水逆证，中风发热，六七日不解而烦，有表里证，渴欲饮水，水入则吐；③水痞，症见心下痞，与泻心汤痞不解，其人渴而口燥烦，小便不利；④霍乱而见头痛、发热、身疼痛、热多欲饮水者；⑤痰饮，脐下悸，吐涎沫而癫痫。

就临床看来，此证还可见头目眩晕、少腹满或胀急、心下膨满、胃脘部有振水音、身面浮肿、下利、心悸等症，舌象多见白苔或水滑舌。五苓散是治疗这类病证的主方。

**乌梅丸证** 方证名。本证的基本病机是邪陷厥阴，寒热错杂。由于肠中有寒，膈间有热，寄居肠中之蛔虫避寒就温，上窜入膈，故症见气上撞心，心中疼热，饥不欲食，静而时烦，须臾复止，得食而呕又烦，常自吐蛔。若疼剧时则四肢厥冷而脉微，痛止可安静如常。或见消渴，久利不止等症。就临床看来，本证特点为寒热纷呈，虚实互见，如既见面赤舌红、头痛、肢麻等肝阳妄动之象，又有便溏、肢冷、腹痛隐隐等脾胃虚寒之证。只要病机相符，上述各症状不必悉具。乌梅丸清上温下，安蛔止痛止利，是治疗这一病证的主方。

**文蛤散证** 方证名。其病机为表阳被郁，或肺胃有热。《伤寒论》说到这是由于病在阳，不用汗法，反以冷水噀灌劫热所致，其热不去，弥更益烦，肉上粟起，意欲饮水，反不渴。《金匮要略》说到本证的另一类型，即渴欲饮水不止。就临床看来，本证还可见咳嗽痰喘、小便不利、浮肿等症。文蛤散可用于治疗这类病证。

# 五　画

**去桂加白术汤证** 汤证名。《内经》云"风寒湿三气杂至，合而为痹"，而本证的中心病机是寒湿偏胜，痹着肌肉。其证见身体疼烦，不能自转侧，不呕、不渴，脉浮虚而涩，大便硬，小便自利。此外，还可见身体重着、关节肿胀、舌苔白腻或白滑、脉濡缓以及脾虚不运诸症。桂枝附子去桂加白术汤是治疗这一病证的主方。

**甘草干姜汤证** 汤证名。是一种以中焦阳虚、脾弱肺寒为中心病机的病证。《伤寒论》说到伤寒挟虚而误汗可导致本证，其症见四肢厥冷、咽中干、烦躁、吐逆。《金匮要略》指出，肺痿而症见吐涎沫、其人不渴、必遗尿、小便数、头眩者，系肺中冷、上虚不能制下所致，当属本证范畴。此外，就临床看来，本证还包括脾胃虚寒之脘腹疼痛、喜温喜按、吐酸、腹泻；脾阳虚衰，失于统摄所致吐血、衄血、便血；脾虚肺寒之咳嗽，其特点是痰多稀白、咳则遗尿等。舌象多见质淡苔白而润，脉象多为沉弱迟涩。甘草干姜汤是治疗这类病证的主方。

**甘草汤证** 汤证名。据《伤寒论》，可知本证病机为邪热客于少阴经脉，症见咽痛。一般来说红肿不著，或见干咳、音哑等症。甘草汤可用于治疗这种病证。

**甘草附子汤证**　汤证名。是一种以风寒湿邪留着关节为中心病机的病证。《伤寒论》叙其证为风湿相搏，骨节疼烦，掣痛不得屈伸，近之则痛剧，汗出短气，小便不利，恶风不欲去衣，或身微肿。其舌苔多为白腻或白滑，脉象或缓或涩。甘草附子汤是治疗这一病证的主方。

**甘草泻心汤证**　汤证名。其基本病机为胃中虚，客气上逆，寒热失调。《伤寒论》说到这是误下所致，其症见下利日数十行，谷不化，腹中雷鸣，心下痞硬而满，干呕，心烦不得安。若见心下痞而复下之，其痞益甚。此外，狐惑病属脾虚、湿毒蕴结者，《金匮要略》亦将其归于本证范围。其证为状如伤寒，默默欲眠，目不得闭，卧起不安，不欲饮食，恶闻食臭，其面乍赤、乍黑、乍白，蚀于上则声喝。临床还可见会阴溃疡及眼部症状等。甘草泻心汤是治疗这两类病证的主方。

**四逆加人参汤证**　汤证名。是一种以阳气欲亡、阴液欲竭为中心病机的病证。《伤寒论》叙其证为霍乱下利，忽而自止，恶寒脉微。就临床看来，此证还可见四肢厥逆、汗多、呼吸浅促、神疲嗜睡等症，其脉或迟弱、或疾促、或微细欲绝。四逆加人参汤是治疗这一病证的主方。

**四逆汤证**　汤证名。是一种以阳气虚衰、阴寒内盛为中心病机的病证。《伤寒论》记载本证包括：①三阴寒证，症见脉沉，手足厥冷，自利不渴或下利清谷，或大汗出、热不去、内拘急、四肢疼而恶寒，或呕而脉弱、小便复利、身有微热而见厥；②霍乱吐利，症见汗出、发热恶寒、四肢拘急、手足厥冷，或小便复利而大汗出、下利清谷、内寒外热、脉微欲绝；③阳虚之体复感外邪或伤寒误治伤阳，虽有身体疼痛等表证，而以里证为急，如发热、头痛、脉反沉，或伤寒误下后续得下利清谷不止，或下利腹胀满；④阳虚不化、寒饮内停之干呕等。此外，本证还常见神疲欲寐、恶寒蜷卧、腹中冷痛、口鼻气冷、口淡不渴或喜热饮等症；舌象多见质淡苔白，脉象多为沉、细、弱、迟、微，四逆汤是治疗这类病证的主方。

**四逆散证**　方证名。是一种以气机不疏、阳郁不伸为中心病机的病证。《伤寒论》指出本证的或然症较多，除四肢厥逆外，其人或咳、或悸、或小便不利、或腹中痛、或泄利下重。就临床看来，本证还常见胸胁满闷或疼痛、神情抑郁、心烦易怒、不思食、脘腹痞满或疼痛、下利不爽或大便秘结、发热而手足不温等症。妇人还可见月经不调、经行腹痛、白带多、经期乳房胀痛等。其脉弦，常见腹肌紧张。四逆散疏畅气机，调和肝脾，是治疗这类病证的主方。

**生姜泻心汤证** 汤证名。其基本病机为脾胃虚弱、饮气食滞成痞。《伤寒论》说到本证系由伤寒汗出解之后，胃中不和而成，症见心下痞硬，干噫食臭，胁下有水气，腹中雷鸣，下利。此外，尚可见小便不利，脉弦，舌苔水滑等。本证因水气流走而腹中雷鸣，因食滞不化而干噫食臭，是与其他泻心汤证之不同处。又本证系水气成痞，故与有形水饮结聚，症见"心下痞硬满，引胁下痛"的十枣汤证截然不同，应仔细分辨。生姜泻心汤是治疗本证的主方。

**白术附子汤证** 见"去桂加白术汤证"条。

**白头翁汤证** 汤证名。其基本病机是湿热蕴毒下迫大肠。《伤寒论》叙其证为热利下重，欲饮水。就临床看来此证可见下痢脓血、腹痛、里急后重、肛门灼热、身热口渴、小便短赤、舌红苔黄、脉弦数等。此外，凡湿热毒邪下迫、上壅所致带下赤黄臭秽，小便涩痛短频，目中红赤涩痛眵多等症，亦可归于此证范围。此证与葛根芩连汤证皆有下痢、肛门灼热，但前者为湿热下迫、秽浊壅滞，故便脓血而里急后重；后者为表里俱热，多兼头痛身楚、恶寒发热等表证。此证与桃花汤证皆有下痢便脓血，但前者为热实，后者属里虚，可见种种虚寒之象。白头翁汤是治疗此证的主方。

**白虎加人参汤证** 汤证名。是一种以里热炽盛、津气两伤为中心病机的病证。据《伤寒论》和《金匮要略》，可知本证包括：①伤寒表邪已解，热盛于里，津气两伤，症见表里俱热、时时恶风、大渴、舌上干燥而烦、欲饮水数升，或虽无大热，而口燥渴、心烦、背微恶寒，或大汗出后，大烦渴不解、脉洪大等；②肺胃热盛之消渴，症见渴欲饮水、口干舌燥、多饮多尿等症；③夏季中暑，身热而渴，汗出恶寒。本证一般舌苔干燥，脉大而虚。与白虎汤证相比，除里热炽盛外，气伤津亏是本证特点。白虎加人参汤是治疗这一病证的主方。

**白虎汤证** 汤证名。是一种以里热炽盛、尚未成实为中心病机的病证。《伤寒论》说到本证包括：①三阳合病，邪热弥漫，症见腹满，身重，难以转侧，口不仁，面垢，谵语，遗尿，自汗出；②热邪内伏，阳气不能外达，症见脉滑而厥，里有热。现代认为，本证主要包括阳明经热盛，或温热病气分热盛，胃热炽盛的中消证等。其症见高热头痛、口干舌燥、烦渴引饮、面赤恶热、大汗出、舌苔黄燥、脉洪大有力或滑数。后世常言本方证须具"四大证"，即大汗、大热、大渴、脉洪大。与此相对，《温病条辨》提出脉浮弦而细、脉沉、不渴、汗不出为除外本方证的依据。白虎汤是治疗本证的主方。

**白通加猪胆汁汤证**　汤证名。其病机为阴寒内盛，阳亡阴竭，虚阳上越。《伤寒论》认为本证较白通汤证更为严重，用白通汤不效，症见利不止，厥逆无脉，干呕，烦躁。此外，尚可见面赤等症。白通加猪胆汁汤是治疗这一病证的主方。

**白通汤证**　汤证名。其病机为阴寒内盛，虚阳被抑不得宣通或浮越于上。《伤寒论》叙述本证较简，仅言少阴病下利脉微。若就临床看来，还可见手足厥逆、畏寒背冷、咽喉痛而其色淡滞、下利清谷或白滑、脉微或沉伏等；若是虚阳上越，则可见面赤如妆，即所谓戴阳证。白通汤是治疗这一病证的主方。

**白散证**　方证名。其病机为寒与痰结，阻滞胸膈。《伤寒论》所云寒实结胸即属本证。症见胸中或心下硬满疼痛而拒按，呼吸不利，大便不通；或咳而胸满，振寒，脉数，咽干不渴，时出浊唾腥臭，久久吐脓如米粥；或痰涎壅盛，呆滞不语。本证无烦渴等热证，其舌苔白滑，脉沉弦或沉迟有力。白散是治疗这一病证的主方。

**瓜蒂散证**　方证名。是一种以痰涎宿食壅塞胸膈上脘、胸阳不得宣畅为中心病机的病证。《伤寒论》说到本证主要表现为：病如桂枝证，头不痛，项不强，寸脉微浮或乍紧，胸中痞硬，气上冲咽喉不得息，心下满而烦，饥不能食；若是胸中阳气被遏，不能布达于外，还可见手足厥冷。此外，本证还可见痰塞喉中、不能言语、懊㤅不安、欲吐不能等症。瓜蒂散是治疗这一病证的主方。

**半夏汤证**　见"半夏散（汤）证"条。

**半夏泻心汤证**　汤证名。本证病机系寒热互结于中，脾胃升降失常，气机痞塞不通。《伤寒论》说到这是柴胡证误下损伤胸阳所致，症见心下痞，但满而不痛。据《金匮要略》可知，不经误下，亦可形成本证，症见呕而肠鸣，心下痞。据临床看来，本证特点为心下痞满不舒，按之软，多数不痛，但亦有痛者。可兼有呕、吐、嗳气、呃逆、肠鸣下利等证。苔多滑腻，脉或弦或滑。半夏泻心汤是治疗这一病证的主方。本证与生姜泻心汤证、甘草泻心汤证之病机大同小异。所同者，均为寒热错杂、脾胃失和、升降失职、气机不畅，故均见心下痞，或兼呕、利。所异者，本证内挟痰饮；生姜泻心汤证内挟水气，兼饮食停滞不化；甘草泻心汤证胃气更虚，下利益甚，谷不化。

**半夏散证**　见"半夏散（汤）证"条。

**半夏散（汤）证**　方证名。其病机为寒束痰结、咽喉不利。《伤寒论》仅言及咽中痛，若就临床看来，本证特点是咽部红肿不甚，或色泽淡滞，痰涎较多，可兼有恶寒、咳嗽、咽干、音嘶等症；其舌苔多白黏，脉象浮弦或浮缓。半夏散或半夏汤可用于治疗这一病证。

**加减建中汤证**　汤证名。指营气不足、阴血虚衰而感受寒邪所形成的里虚表实证，其主要临床表现为发热恶寒、无汗、身疼痛、脉浮弱等。本证是徐大椿针对《伤寒论》"脉浮紧者，法当身疼痛，宜以汗解之。假令尺中迟者，不可发汗，以营气不足，血少故也。"而提出的。此证当用加减建中汤扶正散寒解表，不可单纯发汗；若发其汗，不仅不会出汗，且营气更虚、身疼不除，且有亡血亡津液之变证。（《伤寒约编·卷二》）

# 六　画

**芍药甘草汤证**　汤证名。是一种以阴血不足、筋脉失养为中心病机的病证。临床上主要表现为身体各部位的挛急或疼痛。除《伤寒论》谈到的脚挛急外，还常见腹急痛、胃脘痛、头痛、肢体抽搐疼痛等。其腹证为两侧腹直肌紧张，脉象一般为弦脉或细脉。芍药甘草汤可缓解各种痉挛性疼痛，是治疗这一病证的主方。

**芍药甘草附子汤证**　汤证名。其病机为阴阳两虚。《伤寒论》说到这是误发虚人之汗所致，见发汗病不解，反恶寒。以方测证，本证还可见筋脉拘挛、腿脚疼痛、头热面赤而背寒肢冷、或冷热无常、胃脘疼痛等。本证具有阴阳营卫两虚的临床特点，宜用芍药甘草附子汤治疗。

**当归四逆加吴茱萸生姜汤证**　汤证名。其病机是营血亏虚、阴寒凝滞。《伤寒论》未谈及"久寒"的具体表现。本证症状与"当归四逆汤证"略同，而尤以脘腹冷痛、呕吐清涎、巅顶疼痛为突出。当归四逆加吴茱萸生姜汤是治疗这一病证的主方。

**当归四逆汤证**　汤证名。是一种以血虚寒凝、血行不畅为中心病机的病证。《伤寒论》言其症见手足厥寒、脉细欲绝。就临床看来，本证可见手足冷、麻木或疼痛、其色苍白或青紫、畏寒，或腹中冷痛，或肩、腰、腿、足等部位冷痛，或经行腹痛、月经不调，或睾丸掣痛、牵引少腹，或巅顶痛、偏头痛，或胸痛，或肢体不遂，或冻伤，或脱疽溃烂等。其舌质淡，舌苔白；脉细欲绝，或沉弦，或迟涩，或按之无脉。当归四逆汤是治疗这一病证的主方。本证与四逆汤证病机不同，此为血虚寒凝，彼为阴盛阳衰。

当归承气汤证　汤证名。是一种以阳热亢盛，热扰心神，阴血亏损为中心病机的病证。《伤寒标本心法类萃》说这是阳有余、阴不足所致。其证可见发狂奔走，骂詈不避亲疏，还可见谵妄发狂，逾垣上屋，奔井投河，惊悸癫狂，腹部胀满，硬痛拒按，大便不通，发热口渴，体倦神疲，舌苔黄厚，脉细数无力等。当归承气汤是治疗这一病证的主方。

竹叶石膏汤证　汤证名。是一种以余热未清、气虚津伤、胃气失和为中心病机的病证。《伤寒论》叙述本证为伤寒解后，虚羸少气，气逆欲吐。就临床看来，本证可见久热不退、神倦心烦、不思饮食、恶心欲吐，或咽干唇燥、烦热口渴，或咽痛、咳嗽、口舌糜烂，或消渴善饥等。舌象多见舌红少苔，脉象多见细数、数而无力。竹叶石膏汤是治疗这一病证的主方。

# 七　画

赤石脂禹余粮汤证　汤证名。是一种以下焦滑脱不禁为中心病机的病证。《伤寒论》说到本证为利在下焦，服泻心汤、理中汤后利不止或益甚。从临床来看，可见下利日久不愈，或滑脱不禁，或杂见黏液、脓血，或肛门脱出。其腹痛喜温喜按，所下脓血色暗不鲜，无热象，脉迟弱或沉细，舌苔白。妇人还可见崩中、漏下、白带绵绵不止等症。赤石脂禹余粮汤可用于治疗这类病证。

吴茱萸汤证　汤证名。是一种以肝胃虚寒、浊阴上逆为中心病机的病证。据《伤寒论》和《金匮要略》记载，本证包括：①阳明胃寒，食谷欲呕；②少阴吐利，手足逆冷，烦躁欲死；③厥阴头痛，干呕，吐涎沫；④胸阳不足，阴寒上逆，呕而胸满。就临床看来，本证头痛系巅顶痛，还常见胃脘冷痛、嘈杂吞酸、吐清涎不止、目眩、口淡、面色苍白等症，往往夜间症状较甚。其舌苔白滑，脉多沉弦。本证表现虽异，病机则一。吴茱萸汤温肝胃、降浊逆，是治疗这一病证的主方。

牡蛎泽泻散证　方证名。其病机为三焦气化失司，水气壅滞不行。《伤寒论》说到本证见于大病瘥后，其特点是腰以下有水气。就临床看来，本证可见下肢肿甚，按之凹陷，胸腹胀满，腹水不消，小便不利，大便不通等症。本证属邪实之证，故其脉沉而有力。牡蛎泽泻散是治疗本证的主方。

附子汤证　汤证名。是一种以元阳虚衰、寒湿凝滞为中心病机的病证。《伤寒论》言其症见口中和，背恶寒，身体痛，手足寒，骨节痛，脉沉。此外，《金匮要略》记载，妊娠六七月，见有脉弦发热，其胎愈胀，腹痛恶寒，少腹如扇者，系由阳虚寒盛，不能温煦胞宫所致，亦属本证之范畴。就临床看来，本证还可见头晕、心悸、胸痛、下利、呕吐、浮肿、畏寒、欲近衣被、阳痿等。其舌或淡白而滑，或灰黑而润；其脉多沉弱，或微。附子汤是治疗这一病证的主方，必要时宜配用灸法。

**附子泻心汤证**　汤证名。其病机为邪热痞结，兼有阳虚。《伤寒论》言其证为心下痞，而复恶寒、汗出。就临床看来，本证除见心下痞或胸满外，其特点是寒热错杂。既可见心烦、便秘、上身热而有汗、面赤、吐衄、口干等热证，又可见肢冷、下利腹痛、腰以下恶风、欲近衣被等阳虚证。舌脉也是如此，如舌红而苔滑腻，脉数而尺沉细等。附子泻心汤是治疗这一病证的主方。

# 八　画

**抵当丸证**　方证名。其病机为血热互结、蓄于下焦。《伤寒论》言其证为发热、少腹满、小便自利。就临床看来，本证表现与"抵当汤证"相近，惟病势较为轻缓。尤怡云"其人必有不可不攻，而又有不可峻攻之势"（《伤寒贯珠集》）。如少腹满而硬痛不甚，脉尚未至于沉实等。抵当丸力缓而持久，可治疗这一病证。

**抵当汤证**　汤证名。是一种以下焦蓄血、瘀热互结为中心病机的病证。据《伤寒论》和《金匮要略》，本证包括：①太阳蓄血，症见少腹硬满，发狂或如狂，小便自利，身黄，脉微而沉或沉结；②阳明蓄血，症见善忘，屎虽硬而大便反易，其色黑；或发热脉数，消谷善饥，六七日不大便；③妇人经水不利。就临床看来，本证还可见癥积肿块、疼痛拒按、闭经、产后恶露不下、跌打损伤所致肢体瘀血等。其舌紫或有瘀斑，脉沉涩、沉结或沉而有力。抵当汤是治疗这一病证的主方。

**苦酒汤证**　汤证名。其病机为阴虚、痰火结于咽喉。《伤寒论》言其症见咽中伤，生疮，不能语言，声不出。临床还可见咽喉红肿，溃烂处附着痰涎或脓液、咽痛、吞咽困难等症。苦酒汤是治疗这一病证的主方。

**炙甘草汤证**　汤证名。是一种以心之气血亏虚、脉气不相接续为中心病机的病证。《伤寒论》言其主证为心动悸，脉结代。就临床看来，此证除心悸、怔忡、脉有间歇外，还可见胸闷、气短、神倦、头晕、自汗、口咽干燥、虚烦不寐、便秘、面白无华或颧赤，手足冷或烦热等症。此外，肺痿，多涎唾，心中温温液液，或虚劳不足，汗出而闷，脉结代等，亦属本证范畴。炙甘草汤兼顾阴阳、补虚复脉，是治疗这一病证的主方。

# 九　画

**茵陈蒿汤证**　汤证名。是一种以湿热郁蒸、不得宣泄为基本病机的病证。《伤寒论》指出阳明病瘀热在里、不得外越可导致本证，其症见身黄如橘子色，小便不利，无汗或但头汗出、身无汗、剂颈而还，渴饮水浆，腹微满等，发黄前常出现心中懊𢠽。《金匮要略》指出，谷疸病见寒热不食、食即头眩、心胸不安、久久发黄者，亦属本证范围。就临床看来，本证除上述表现外，还可见发热、呕恶、厌食油腻、大便秘结或不爽、尿黄赤而短等症。尤具特点的是，其面目黄色鲜明，谓之阳黄。舌苔多呈黄腻，脉见滑数或濡数。茵陈蒿汤适用于湿热并重的发黄证，是治疗本证的主方。

**茯苓甘草汤证**　汤证名。是一种以饮停中焦、或兼阳气被遏为中心病机的病证。《伤寒论》说到本证包括：①饮停中焦，症见汗出、不渴；②饮停中焦，阳气被遏而不能布达四肢，症见肢厥、心下悸、下利。就临床看来，本证既为中焦停饮，当见脘腹逆满，心下可有振水音，或泛吐清水，或小便不利。其舌苔白滑，脉弦。茯苓甘草汤是治疗这一病证的主方。

**茯苓四逆汤证**　汤证名。是一种以阴阳俱虚为基本病机的病证。《伤寒论》说到这是误汗误下所致，结果病仍不解，反增烦躁。就临床看来，本证可见四肢厥冷、恶寒、烦躁、心悸、惊惕，或小便不利、浮肿等症。其脉沉微，苔白而润。茯苓四逆汤是治疗这一病证的主方。

**茯苓桂枝甘草大枣汤证**　汤证名。是一种以心阳不足，水气上犯为中心病机的病证。《伤寒论》指出本证见于发汗损伤心阳之后，症见脐下悸动不安，欲作奔豚。抑或奔豚已发，气冲心胸，而见心悸、胸闷、惊恐、呼吸不利等症。以外，本证还常见小便不利、头眩、短气等。脉象多为沉弦，舌苔多淡白水滑。茯苓桂枝甘草大枣汤是治疗这一病证的主方。

**茯苓桂枝白术甘草汤证**　汤证名。是一种以脾胃气虚、水气上逆或痰饮内停为中心病机的病证。《伤寒论》说到这是伤寒病误吐误下所致，其症见心下逆满、气上冲胸、起则头眩、脉沉紧。《金匮要略》指出心下有痰饮亦属本证范围，其症见胸胁支满、目眩、短气、背寒等。就临床看来，本证还可见心悸、憋闷、形寒、口淡、泛吐清涎、小便清白或不利、大便溏薄等症。其面㿠唇淡、舌胖淡润或水滑苔、脉弦或沉紧。如发咳喘，则其痰稀白量多；若水气上冲咽喉、头部，还可见咽中如有炙脔、耳鸣、头晕、头痛、鼻塞以及眼部症状。茯苓桂枝白术甘草汤是治疗这一病证的主方。

**枳实栀子豉汤证**　汤证名。是一种以余热未尽或湿滞内蕴，以致胸腹气机不畅为基本病机的病证。《伤寒论》认为本证系由伤寒大病初愈，因调护失当、过早劳作、饮食不节使病情复发而成。推测其证当见发热口渴、心烦懊𢙐、胸脘痞塞，或大便秘结、腹满等，其舌苔黄，脉数或滑。《金匮要略》所云酒疸证亦属本证范围，症见身黄发热，心中懊𢙐，或热痛，不能食，时欲吐，苔黄腻，脉滑数等。枳实栀子豉汤（加大黄又名栀子大黄汤）是治疗这一病证的主方。

**栀子干姜汤证**　汤证名。其病机为热扰胸膈、寒凝中焦。《伤寒论》说到本证系因伤寒误下所致。邪热未尽，滞于胸膈，故身热不去，反增微烦；大下损伤脾阳，导致寒留中焦，则可出现便溏食少、腹满或痛等症。此外，本证亦可因脾胃素虚之人又感外邪而成。栀子干姜汤是治疗这一病证的主方。

**栀子甘草豉汤证**　汤证名。其病机为胸膈郁热，中气受损。《伤寒论》说到这是太阳病发汗吐下后所致，其证除见心中懊𢙐、虚烦不得眠、剧者反复颠倒之外，还兼见少气不足以息等症。栀子甘草豉汤是治疗这一病证的主方。

**栀子生姜豉汤证**　汤证名。其病机为胸膈郁热，胃气上逆。《伤寒论》说到本证见于太阳病发汗吐下之后。其证系在心中懊𢙐、虚烦不得眠、剧者反复颠倒等栀子豉汤证的基础上，又见呕逆之症。栀子生姜豉汤是治疗这一病证的主方。

**栀子柏皮汤证**　汤证名。本证病机是湿热蕴郁三焦，热重于湿。《伤寒论》言其证为身黄、发热。就临床看来，本证还可见心烦或心中懊𢙐、无汗或汗出不彻、小便黄赤、脉数、苔黄等。本证与茵陈蒿汤证相比，后者湿热并重，且常热而成实；而前者热重于湿，仅为气机郁滞。栀子柏皮汤是治疗本证的主方。

**栀子厚朴汤证**　汤证名。是一种以热与气结、壅于胸腹为基本病机的病证。《伤寒论》说这是伤寒下后所致，症见心烦、腹满、卧起不安等。本证与栀子豉汤证相比，无形邪热已由胸膈下行及腹，病变部位已渐趋里。栀子厚朴汤介于栀子豉汤与大承气汤之间，是治疗这一病证的主方。

**栀子豉汤证**　汤证名。是一种以热郁胸膈为中心病机的病证。《伤寒论》说到本证见于以下几种场合：①伤寒发汗吐下后，火郁不伸，热扰胸膈，见虚烦不得眠，剧者反复颠倒，心中懊𢙐，或烦热、胸中窒，或身热不去、心中结痛。②阳明病下之，胃中空虚，客气动膈，其外有热，手足温，不结胸，心中懊侬，饥不能食，但头汗出，舌上胎。③下利后，更烦，按之心下濡。从舌脉上看，本证多见舌质偏红，舌苔微黄，脉数。本证系无形邪热扰于胸膈所致，栀子豉汤是治疗本证的主方。

**厚朴生姜半夏甘草人参汤证** 汤证名。是一种以脾虚气滞为中心病机的病证。《伤寒论》言其证见腹胀满，系发汗之后脾胃受损、健运失职、气机壅滞所致。其特点是腹虽胀满而不拒按，食后更甚，并可见神疲脏倦、纳差便溏、呕恶嗳气等症。脉多濡缓，苔白或腻。厚朴生姜半夏甘草人参汤是治疗这一病证的主方。

**厚姜半甘参汤证** 汤证名。即"厚朴生姜半夏甘草人参汤证"。详该条。

# 十　画

**真武汤证** 汤证名。是一种以阳虚阴盛、水气内停为中心病机的病证。《伤寒论》记载本证见于两种情况：①少阴病阳虚水泛，症见腹痛，下利，小便不利或利，四肢沉重疼痛，或咳，或呕等；②太阳病发汗伤阳，导致阳虚水动，症见其人仍发热，心下悸，头眩，身瞤动，振振欲擗地。此外，临床还常见浮肿、面㿠、畏寒、气短、头晕、手足冷、咳痰稀白等症。其舌多淡嫩而胖，舌苔白或灰黑而滑；脉沉细微或浮大无根。本证见症多端，其阳虚水停之机则一。真武汤是治疗这一病证的主方。

**桂枝二麻黄一汤证** 汤证名。其病机为小邪郁于肌表不解。《伤寒论》说到本证见于服桂枝汤大汗出后，因风邪乘腠理疏松之机而入，汗孔反闭，故而寒热如疟，一日再发。本证与桂枝麻黄各半汤证相比，邪郁较轻，故宜桂枝二麻黄一汤治之。

**桂枝二越婢一汤证** 汤证名。是一种以微邪不解、阳郁化热为中心病机的病证。《伤寒论》叙其证为发热恶寒，热多寒少。其脉由紧变弱，是寒欲化热之象。此外，还可见口渴、微烦、无汗、咳嗽等症。本证与桂枝麻黄各半汤证、桂枝二麻黄一汤证相比，同是微邪郁表，但已有化热趋势；与大青龙汤证相比，则邪郁较轻。桂枝二越婢一汤是治疗这一病证的主方。

**桂枝人参汤证** 汤证名。是一种以脾胃虚寒、兼有表证未解为中心病机的病证。《伤寒论》说到这是太阳病误下所致，其证内见下利不止、心下痞硬、或腹痛喜温喜按等症；外见发热恶寒、头痛身痛。其脉浮而迟弱，舌淡苔白。桂枝人参汤表里双解，是治疗这一病证的主方。

**桂枝去芍药加附子汤证**　汤证名。其中心病机为阳气虚损、胸阳不振，或兼表邪未解。《伤寒论》说到这是由于太阳病误下损伤胸阳所致。本证与桂枝去芍药汤证相比，彼为胸阳受挫，此则阳气转衰。其证在脉促、胸满、心悸、短气等桂枝去芍药汤证的基础上，更兼畏寒等症。桂枝去芍药加附子汤可用于治疗这一病证。

**桂枝去芍药加蜀漆牡蛎龙骨救逆汤证**　汤证名。是一种以心阳伤亡、痰浊扰心、神气散乱为基本病机的病证。《伤寒论》说到这是伤寒以火劫汗所致，其症见惊狂、卧起不安，以及心悸、胸满、烦躁不安、胆怯不寐、妄闻妄视等症。其舌苔多白润或滑腻，脉虚数、或弦滑。桂枝去芍药加蜀漆牡蛎龙骨救逆汤是治疗这一病证的主方。

**桂枝去芍药汤证**　汤证名。是一种以胸阳不展、表邪未解为中心病机的病证。《伤寒论》说到这是由于太阳病误下损伤胸阳所致，其证除见胸满、脉促之外，还常伴有心悸、气短、咳逆、苔薄白等。桂枝去芍药汤可用于治疗这一病证。

**桂枝去桂加茯苓白术汤证**　汤证名。是一种以水气内停、太阳经气不利为中心病机的病证。《伤寒论》叙其证为服桂枝汤，或下之，仍头项强痛，翕翕发热，无汗，心下满、微痛，小便不利。本证关键在于小便不利，这是水邪内停、膀胱气化失司的表现。水邪郁遏，太阳经气为之不利，故又出现头项强痛、发热、无汗等类似太阳经表之证。因病不在表，故服桂枝汤不效。桂枝去桂加茯苓白术汤可治疗这一病证。俾小便利，太阳经气通达，则内外证俱除。

**桂枝甘草龙骨牡蛎汤证**　汤证名。是一种以心阳不足、心神不敛为中心病机的病证。《伤寒论》说到这是因火逆烧针所致，症见烦躁不安，以及心悸、怔忡、胆怯易惊、夜不成寐、自汗等症。其脉多数而无力，或缓弱、结代。桂枝甘草龙骨牡蛎汤是治疗这一病证的主方。

**桂枝甘草汤证**　汤证名。是一种以心阳不振为中心病机的病证。《伤寒论》说到这是由于发汗过多，损伤心阳所致。此外，亦可见于平素心阳不足者。症见其人叉手自冒心，心下悸，欲得按。甚者可见耳聋无闻、惕惕不安等。常同时伴有短气、头晕，其脉虚数，或缓弱，或结代。桂枝甘草汤是治疗这一病证的主方。

**桂枝加大黄汤证**　汤证名。是一种以脾络郁滞、兼有腑气不畅为中心病机的病证。《伤寒论》说到这是太阳病误下、邪陷太阴所致。其证较桂枝加芍药汤证偏实，可见腹痛拒按，大便秘结或下利不爽、或便脓血而后重等症。其脉弦数，舌苔偏厚。本证病在太阴，与阳明胃家实证不同，其所以形成实证，正如尤怡所说，"阳明者，太阴之表，以膜相连，脏受邪而腑不行则实"（《伤寒贯珠集》）。桂枝加大黄汤是治疗本证的主方。

**桂枝加芍药生姜各一两人参三两新加汤证**　汤证名。简称为桂枝新加汤证。是一种以营气虚损、筋脉失养为中心病机的病证。《伤寒论》指出本证系因发汗太过所致，其症见身疼痛，脉沉迟。就临床看来，本证还常见于妇人产后。其症状还有四肢拘挛、恶风、舌淡等。本证与桂枝加附子汤证均可见于发汗太过，但彼为阳虚卫外不固，以汗漏不止为特点，此为营亏筋脉失养，以身体疼痛较突出。桂枝新加汤是治疗这一病证的主方。

**桂枝加芍药汤证**　汤证名。是一种以脾络郁滞，气血不和为中心病机的病证。《伤寒论》说到这是太阳病误下伤脾所致，其症见腹满时痛。此外，尚可见腹中挛急、下利、脉弦等。本证尚未至里虚程度，故不用小建中汤，而以桂枝加芍药汤主之。

**桂枝加附子汤证**　汤证名。是一种以卫阳不固、表邪不解为中心病机的病证。《伤寒论》说到这是由于太阳病发汗太过所致，其症见汗漏不止、恶风、小便难、四肢微急、难以屈伸。此外，本证尚可因素体阳虚、复感外邪而成。就临床看来，本证还可见肢体疼痛、肌肤不仁、发热、手足欠温等症，其脉象多浮大而虚。本证系表阳虚，与四逆汤证有轻重浅深之别。桂枝加附子汤是治疗这一病证的主方。

**桂枝加厚朴杏子汤证**　汤证名。是一种以外感后营卫失调、肺气不利为中心病机的病证。《伤寒论》指出本证见于两种情况，一是太阳病误下之后；一是素有喘疾，又病太阳中风，外感引动宿疾。其证在发热、汗出、恶风、脉浮缓等桂枝汤证的基础上，又见气喘、咳嗽、咯吐白痰等症。桂枝加厚朴杏子汤是治疗这一病证的主方。

**桂枝加桂汤证**　汤证名。是一种以心阳不足、水寒之气上逆为中心病机的病证。《伤寒论》说到这是烧针令其汗，针处被寒所致。其症见气从少腹上冲心胸或咽喉，常兼见心悸或脐下悸、短气或窒闷、惊恐不安、腹痛、手足欠温等症。气还则止，常反复发作。脉多弦紧，苔白润或白滑。桂枝加桂汤是治疗这一病证的主方。

**桂枝加葛根汤证**　汤证名。是一种以风邪外袭、太阳经输不利为中心病机的病证。《伤寒论》指出，本证在汗出、恶风等太阳中风见证的同时，又兼项背强几几。此外，还可见项背疼痛、转侧不利、脉浮缓、苔薄白等。

桂枝加葛根汤是治疗这一病证的主方。

**桂枝汤四逆汤相关证** 汤证名。《伤寒论》"伤寒，医下之，续得下利清谷不止。身疼痛者，急当救里，后清便自调，身疼痛者，急当救表。"徐大椿所谓桂枝汤四逆汤相关证即指此少阴阳虚、太阳表寒的病证。徐大椿认为，此表里双困之证，宜崇仲景法，先用四逆汤（附子钱半，炮干姜钱半，炙甘草钱半，人参钱半，生姜三片）先救其里，里和而表自解。若里和而表未解，身疼不除，再予桂枝汤。

**桂枝汤证** 汤证名。即阳旦（汤）证。是一种以风邪外袭、营卫不和为中心病机的病证。根据《伤寒论》对本证的叙述，可归纳为：①太阳中风，症见发热、汗出、头痛、恶风、鼻鸣、干呕、脉浮缓或浮弱等。②太阳病汗下后，外证未解。如下之后，其气上冲；伤寒发汗已解，半日许复烦，脉浮数等。③营卫不和，症见常自汗出，或脏无他病，时发热、自汗出而不愈者。④表里证俱在，当先解表者。如伤寒不大便六七日，而头痛有热、小便清者；心下痞而兼恶寒者；阳明病，脉迟、汗出多、微恶寒者；或病人烦热如疟，脉浮虚者。太阳病，脉浮者。⑤表里同病先治其里，里和表未解者。如下利清谷或下利腹胀满，服四逆汤后清便自调，仍身体疼痛者；或霍乱病吐利止而身痛不休者。此外，《金匮要略》所叙妇人产后风，续之数十日不解，头微痛、恶寒、时时有热、心下闷、干呕、汗出，以及妊娠得平脉，阴脉小弱，其人渴、呕、不能食，无寒热者，亦归本证之范围。就临床看来，本证还可见低热经久不退、神疲身倦、肢体疼痛、鼻流清涕、风团瘙痒、腹痛下利等症。其舌苔薄白，脉缓或弱。桂枝汤是治疗这类病证的主方。

**桂枝证** 见"桂枝汤证"条。

**桂枝附子去桂加白术汤证** 见"去桂加白术汤证"条。

**桂枝附子汤证** 汤证名。本证病机是风湿相搏，其病势偏重于肌表。《伤寒论》叙其证为身体疼烦，不能自转侧，不呕、不渴，脉浮虚而涩。或见小便不利、大便反快。桂枝附子汤是治疗这一病证的主方。

**桂枝麻黄各半汤证** 汤证名。是一种以微邪郁于肌表为中心病机的病证。《伤寒论》说到本证形成于太阳病多日不解，其症见发热恶寒，热多寒少，如疟状，一日二三度发，无汗，身痒，面色反有热色。本证用麻黄汤则嫌其峻，用桂枝汤又虑其缓，故宜桂枝麻黄各半汤治之。

**桔梗汤证** 汤证名。其病机为邪热客于咽喉，或肺热壅结成痈。据《伤寒论》和《金匮要略》，本证包括：①邪热客于少阴经脉，症见咽喉疼痛、轻度红肿、吞咽不利、咽干、咳嗽、音哑等；②肺痈，症见咳而胸满，振寒脉数，咽干不渴，时出浊唾腥臭，久久吐脓如米粥者。桔梗汤是治疗这类病证的基本方。

**桃花汤证** 汤证名。是一种以脾肾虚寒、下元不固、大肠滑脱为中心病机的病证。《伤寒论》叙其症为下利不止，便脓血，腹痛，小便不利。就临床看来，本证下利经久不愈、脓血色暗不鲜，腹痛绵绵，喜温喜按，无明显里急后重，可伴有疲乏倦怠、脱肛等症。其脉细弱、舌淡苔白。此外，本证还包括某些因下元不固所致的崩中、漏下、白带等。本证与白头翁汤证均可见下利便脓血，但一属虚寒，一属湿热，病机截然不同。桃花汤是治疗本证的主方。

**桃核承气汤证** 汤证名。是一种以下焦蓄血、瘀热互结为中心病机的病证。《伤寒论》指出本证的形成是由于太阳病不解，热结膀胱，其症见少腹急结，其人如狂、下血等。就临床看来，本证除少腹硬痛拒按外，还可见大便色黑或便秘、小便利或赤涩不利、妇人经闭或经行不畅、产后恶露不尽、癫狂、谵妄、不寐、烦躁等症。若蓄血不去反郁于上，则可见头痛、目赤、齿龈肿痛、吐衄等。其脉沉涩或沉实，舌质紫暗，或有瘀斑。桃核承气汤是治疗这一病证的主方。

**柴胡加龙骨牡蛎汤证** 汤证名。是一种以枢机不利、心神被扰为中心病机的病证。《伤寒论》说到这是由于伤寒误下、邪气内陷所致，症见胸满、烦、惊、小便不利、谵语、一身尽重，不可转侧。据统计，本证精神、情志方面的症状极为突出，常见不寐、烦躁、谵语、惊恐、心悸、抑郁、发狂、易怒、抽搐等；其他常见症状有头晕、便秘、胸胁满、口苦、纳差、目眩、头痛等；常见舌脉为弦数、弦滑、弦细、沉弦脉，薄白、黄腻、薄黄、白腻苔。分析结果表明，本方证较之小柴胡汤证则偏于邪实，较之大柴胡汤证则偏于正虚〔高飞. 柴胡加龙骨牡蛎汤证解析［J］. 国医论坛，1990.（1）:4.〕。柴胡加龙骨牡蛎汤是治疗这一病证的主方。

**柴胡加芒硝汤证** 汤证名。其病机为少阳病不解，热传阳明而里实不甚。《伤寒论》言其症见胸胁满而呕，日晡所发潮热，大便不得通利。此外，常可见口苦、咽干、不欲食、腹胀等。本证与大柴胡汤证相比，正气偏虚而里实不甚，见于病久正虚或少阳未罢、邪初传阳明者。本证宜用柴胡加芒硝汤治之。

**柴胡证** 见"小柴胡汤证"。

**柴胡桂枝干姜汤证** 汤证名。是一种以少阳枢机不利、水饮内结为主要病机的病证。本证包括：①少阳病兼停饮，《伤寒论》叙其证为胸胁满微结，小便不利，渴而不呕，但头汗出，往来寒热，心烦；②疟病，症见寒多微有热，或但热不寒者；③胆热脾寒，症见口苦、口渴、心烦、胁痛、便溏、腹胀、纳差、脉弦而缓等（刘渡舟：《伤寒论诠解》）。柴胡桂枝干姜汤燮理枢机，温通阳气，是治疗这类病证的主方。

**柴胡桂枝汤证**　汤证名。是一种以枢机不利、营卫不和为中心病机的病证。《伤寒论》言其症见发热、微恶寒、支节烦痛、微呕、心下支结，属于太阳少阳并病；此外，本证还包括心腹卒痛、胁下痞块、癫痫等。据分析，本证具有外感、内伤两方面内容。就外感而言，其病机为血弱气尽、营卫不和、邪正相搏。就内伤而言，其病机是肝胆不利、脾胃失和。经统计，本证常见症状为食欲不振、发热恶寒或往来寒热、口苦、恶心呕吐、肢节疼或身体痛、汗出、头痛、疲乏、心烦、脘腹疼痛、胁满胁痛、口干、心下痞等；其常见舌脉为浮弦、弦细、弦数脉，薄白、薄黄、黄白相兼苔。〔高飞.柴胡桂枝汤证解析[J].中医杂志，1988.（12）：58.〕柴胡桂枝汤是治疗这一病证的主方。

**烧裈散证**　方证名。成无己云："大病新瘥，血气未复，余热未尽，强合阴阳得病者名曰易。男子病新瘥未平复，而妇人与之交，得病名曰阳易；妇人病新瘥未平复，男子与之交，得病名曰阴易。以阴阳相感，其余毒相染著，如换易也。"《伤寒论》叙其证为身体重，少气，少腹里急，或引阴中拘挛，热上冲胸，头重不欲举，眼中生花，膝胫拘急。本证若见阴虚有热的，可用白薇、花粉、竹茹等清热养阴之品送服烧裈散；若阳虚有寒的，多以四逆汤或理中汤送服烧裈散。

**调胃承气汤证**　汤证名。是一种以燥热结实、胃气不和为中心病机的病证。《伤寒论》指出本证是因太阳病不解邪传阳明或伤寒汗吐下后耗伤胃津而成。其症见不恶寒、蒸蒸发热、不大便、腹胀满、谵语、心烦，或虽下利而脉反和，或心下温温欲吐而胸中痛、大便反溏、腹微满、郁郁微烦。此外，可见口渴喜冷饮、舌红苔黄而干、脉滑数等。若火热上炎，还可见目赤、龈肿、口舌生疮等症。本证与小承气汤证相比，系燥热初结而气滞不甚。调胃承气汤是治疗这一病证的主方。

**通脉四逆加猪胆汁汤证**　汤证名。是一种以阳亡阴竭为中心病机的病证。《伤寒论》说到本证见于霍乱吐利之后，症见吐已下断、汗出而厥、四肢拘急不解、脉微欲绝。就临床看来，本证还可见转筋、眼眶凹陷、肌肉枯削、干呕等。通脉四逆加猪胆汁汤是治疗这一病证的主方。

**通脉四逆汤证**　汤证名。是一种以阴寒内盛、格阳于外为中心病机的病证。《伤寒论》言其症见下利清谷，里寒外热，汗出，手足厥逆，脉微欲绝，身反不恶寒，其人面色赤，或腹痛，或干呕，或咽痛，或利止脉不出。此外，还可见口鼻气冷、躁扰不宁、渴而得水不欲咽等症。除脉微欲绝外，尚可见洪大无伦、按之则无；舌质淡，苔白滑或黑滑。通脉四逆汤是治疗这一病证的主方。

# 十一画

**理中丸（汤）证**　方证名。是一种以脾胃虚寒为中心病机的病证。据《伤寒论》和《金匮要略》，本证包括：①中寒霍乱，症见吐利、头痛、发热、身疼痛、寒多不用水；②大病瘥后，胸上有寒、喜唾、久不了了；③胸痹属中焦虚寒、寒气上冲者，症见心中痞气、胸满、胁下逆抢心；④太阴病，腹满而吐、食不下、自利益甚、时腹自痛、不渴。本证特点是腹痛喜温喜按、腹虽满而不坚，常兼见倦怠乏力、手足欠温，或黄疸色晦，或肢体浮肿，或吐衄便血、崩漏不止；其舌质淡、舌苔白，脉沉缓迟弱。理中丸（汤）是治疗这一病证的主方。

**黄芩加半夏生姜汤证**　汤证名。是一种以少阳胆热内迫肠胃、胃失和降为中心病机的病证。其症在下利、腹痛、身热、口苦之黄芩汤证的基础上，更兼有呕吐。黄芩加半夏生姜汤是治疗这一病证的主方。

**黄芩汤证**　汤证名。是一种以少阳胆热下迫大肠为中心病机的病证。《伤寒论》指出本证系太阳与少阳合病。其证见下利、腹痛、发热、口苦、肛门灼热、或里急后重、小便黄赤、舌苔黄、脉弦数等。太阳阳明合病下利偏于表，属葛根汤证；少阳阳明合病下利偏于里，属承气汤证；本证介乎表里之间，当以黄芩汤主之。

**黄连汤证**　汤证名。是一种以上热下寒相格、脾胃升降失职为中心病机的病证。《伤寒论》言其证为胸中有热，胃中有邪气，腹中痛、欲呕吐。此外，本证还常见下利或便秘、胃脘疼痛、痞满、呕吐等症。本证与半夏泻心汤证同中有异。彼为寒热杂揉于中，以心下痞为主证；此为寒热分踞上下，以呕吐、脘腹疼痛最常见。黄连汤是治疗本证的主方。

**黄连阿胶汤证**　汤证名。是一种以阴虚火旺、心肾不交为中心病机的病证。《伤寒论》言其症见心中烦、不得卧，属于少阴病热化证。就临床看来，本证还可见口燥咽干、手足心热、小便短黄、不寐等症。其舌质红，少苔或无苔；脉多细数。黄连阿胶汤是治疗这一病证的主方。

**猪苓汤证**　汤证名。是一种以阴津不足、水热互结为中心病机的病证。《伤寒论》说到本证包括：①阳明津伤，水热互结，症见脉浮、发热、渴欲饮水、小便不利；②少阴阴虚有热，水气不利，症见下利、咳而呕、渴、心烦、不得眠。就临床看来，本证还常见尿道涩痛、小便数赤、尿血等症；其舌质红，舌苔黄腻，脉细数。黄连阿胶汤证为阴虚火旺，其邪热和阴虚较重；本证虽亦阴虚有热，但较轻，而以水气不利为主。猪苓汤是治疗本证的主方。

**猪肤汤证**　汤证名。是一种以阴液不足，虚火上炎为中心病机的病证。《伤寒论》说到这是下利伤阴所致，其症见下利、咽痛、胸满、心烦。此外，可见口咽干燥、声音嘶哑、舌红少苔、脉细数等。猪肤汤是治疗这一病证的主方。

**猪胆汁导证**　方证名。其病机为津亏有热、便结难出。《伤寒论》说到这是阳明病发汗且小便自利，使津液内竭所致。其症见自欲大便而又欲解不得。此外，可见发热、腹胀等症。本证与蜜煎导证稍有不同，彼为肠中津枯，此为津亏有热。津竭不可攻下，宜用猪胆汁导之。

**麻子仁丸证**　方证名。是一种以胃强热结、脾弱阴亏为中心病机的病证。《伤寒论》言其证为趺阳脉浮而涩，小便数，大便硬。就临床看来，本症见大便结硬，或数日不行，或便出不畅，一般无潮热、腹满硬痛等燥热结实证表现，往往不更衣多日，亦无所苦。此外，凡年老体虚、亡血产后之便秘，以及痔疮、肛裂而大便偏燥者，亦可归于本证范畴。本证不宜峻下。麻子仁丸润肠通便，泻下力缓，是治疗这一病证的主方。

**麻黄升麻汤证**　汤证名。其病机为正虚邪陷、阳郁不伸、上热下寒。《伤寒论》指出这是伤寒大下后所致，其症见寸脉沉而迟，手足厥逆，下部脉不至，喉咽不利，唾脓血，泄利不止。由方后注"汗出愈"可知，其证当见无汗。本证错综复杂，虚实互见，肺热脾寒并存，当以麻黄升麻汤主之。

**麻黄汤证**　汤证名。是一种以寒邪外束、营卫凝涩、腠理闭塞、肺气不宣为中心病机的病证。《伤寒论》记载本证包括：①太阳病伤寒表实症，其症见头痛、发热、身疼、腰痛、骨节疼痛、恶风寒、无汗、气喘、脉浮紧，或不发汗因致衄；②阳明病兼太阳表实，症见喘而胸满、脉浮、无汗。此外，本证还常见口不渴、咳嗽、鼻塞、流涕、苔薄白等。麻黄汤是治疗这一病证的主方。

**麻黄杏仁甘草石膏汤证**　汤证名。是一种以邪热壅肺、肺失宣降为中心病机的病证。《伤寒论》说到本证见于汗下之后，症见汗出而喘，无大热。就临床看来，本证可见咳喘气促、甚则鼻煽、发热或无热、不恶寒或微恶风寒、有汗或无汗、口渴、烦躁、痰少黏稠、头痛等症。其舌边尖红、苔薄白或薄黄、脉数。如为目疾，还可见红肿涩痛，羞明流泪等眼部症状。麻黄杏仁甘草石膏汤是治疗这一病证的主方。

**麻黄连轺赤小豆汤证**　汤证名。是一种以湿热内蕴、表邪不解为中心病机的病证。《伤寒论》认为这是伤寒瘀热在里而成。其证常见身目发黄、小便不利、发疹作痒、发热恶寒，无汗或汗出不彻、面目肢体浮肿、胸中烦闷、喘咳、脉浮、苔白或薄黄。麻黄连轺赤小豆汤是治疗这一病证的主方。

**麻黄附子甘草汤证**　汤证名。其病机为阳气内虚、表邪不解。《伤寒论》未言其具体脉症。就临床看来，本证可见发热恶寒、无汗、浮肿、小便不利、嗜寐、脉沉等。麻黄附子甘草汤可用于治疗这一病证。

**麻黄细辛附子汤证**　汤证名。是一种以阳气内虚、寒邪外束为中心病机的病证。《伤寒论》叙其证为少阴病，始得之，反发热，脉沉。属太阳少阴两感之证。就临床看来，本证常见发热恶寒、头疼身痛、无汗、肢冷、神疲倦怠、嗜卧、咽痛、暴暗、心悸、胸闷、久咳不愈、痰白而稀等症。其脉沉、或迟缓、或细弱，舌质淡、舌苔薄白或白滑。麻黄细辛附子汤是治疗这一病证的主方。

**旋覆代赭汤证**　汤证名。是一种以胃虚肝乘、痰饮内阻、浊气上逆为中心病机的病证。《伤寒论》说到本证见于伤寒汗吐下后，表现为心下痞硬，噫气不除。就临床看来，本证还常见呕吐痰涎、或泛清水、头目眩晕、饮食不下、甚则吞咽梗噎不顺、或大便秘结等症。其舌质淡、舌苔白滑、脉弦。旋覆代赭汤是治疗这一病证的主方。

# 十二画以上

**葛根加半夏汤证**　汤证名。是一种以寒邪外来、胃失和降为中心病机的病证。《伤寒论》指出此属太阳阳明合病，其证除见呕吐外，还可见恶寒发热、额头作痛、项背强、无汗等，亦可同时兼有下利。葛根加半夏汤是治疗这一病证的主方。

**葛根汤证**　汤证名。是一种以寒邪外来、太阳经输不利为主要病机的病证。据《伤寒论》和《金匮要略》记载，本证包括：①太阳表实兼经输不利，症见项背强几几、无汗、恶风等；②欲作刚痉，证见无汗而小便反少、气上冲胸、口噤不得语，以及恶寒发热、身体强等；③太阳阳明合病，症见下利，同时可伴有恶寒发热、无汗、项背强、身体痛等。其脉浮紧，或浮长。本证与桂枝加葛根汤证相比，虽均有太阳经输不利，但彼证有汗，为表虚；此证无汗，为表实。本证与葛根黄芩黄连汤证虽均见下利，但彼以里证为著，表证较轻；此以表证为著，里证初起。葛根汤是治疗这一病证的主方。

**葛根芩连汤证** 见"葛根黄芩黄连汤证"条。

**葛根黄芩黄连汤证** 汤证名。是一种以表证未解、邪热内陷、下迫大肠为中心病机的病证。《伤寒论》说到这是太阳病桂枝证医反下之所致，其证为下利不止、喘而汗出、脉促。就临床看来，本证可见暴注下迫、或下利黏秽、肛门灼热、小便短黄、发热、口渴、或微恶寒、头痛肢楚、腹痛等症。其脉滑数，舌边尖红、苔黄。本证与桂枝人参汤证均为下利兼表证未解，但彼为表里皆寒，此为表里皆热。葛根黄芩黄连汤表里双解、清热止利，是治疗这一病证的主方。

**蜜煎导证** 方证名。其病机为肠中津枯、便结直肠而难出。《伤寒论》说到这是阳明病发汗且小便自利，使津液内竭所致。其症见自欲大便而又欲解不得。此外，凡年迈体虚、阴血亏耗之人便干涩难下，亦可归于本证范围。本证不可攻之，宜用导法。

# 五、病证类

## 三　画

**三阴合病**　病证名。指三阴病中二经或三经证候同时出现的病证。《伤寒论》三阳病证，有合病、并病的记载。柯琴认为，合病、并病不独为三阳所有，三阴病中，虽无合病、并病之名，但有合病、并病之实。《伤寒来苏集·伤寒论翼·合并启微》："若阳与阳合，不合于阴，即是三阳合病，且不下利而自汗出，为白虎证也。阴与阴合，不合于阳，即是三阴合病，则不发热而吐利厥逆，为四逆证也。"所谓不发热，吐利厥逆，即是太阴、少阴、厥阴三阴经一时并见之证，为三阴合病，阳气大衰，阴寒内盛，治宜温里散寒，回阳救逆，用四逆汤。

**三阴阳明**　病证名。指三阴邪气转乘阳明、或阳明兼有三阴病证的疾患。《伤寒六经辨证治法·卷四·阳明上篇证治大意》："是因证见于太阳，而见脾约，为太阳阳明；邪传胃实，为正阳阳明；病在少阳，发汗利小便，诛伐无过，使胃中燥实，大便难，为少阳阳明，乃邪在他经，而标在阳明为病也。如三阴邪转于胃，遂为三阴阳明可矣。仲景示人，辨识病在三阳三阴，而误治，则邪转乘阳明为病。"三阴阳明，有太阳阳明、少阴阳明、厥阴阳明之分，其治法当以病之所在脏腑经络及其病理变化等而随证施治。例如《伤寒论》："少阴病，六七日，腹胀不大便者，急下之，宜大承气汤。"《伤寒六经辨证治法·卷六·少阴前篇证治大意》说："此少阴风热，转入阳明。肾为胃关，关门热闭，肾邪还转阳明，而脾胃肾三脏，壅塞不通，故腹胀不大便，但胃津肾水，将已告绝，故宜大承气汤急下，而救肾将绝之阴也。盖少阴病，腹胀不大便，乃邪转于胃，谓之少阴阳明也。"另尚有"目中不了了，睛不和者，谓之阳明少阴"，乃是邪热深伏、热结于腑所致之危重证候，故亦采取急下存阴之法，急用大承气汤以泻阳救阴。由此得知，"五脏六腑皆有互相传乘生克之义，仿此察病，则机变无穷矣。"（同上）

**三阴热病**　病证名。指伤寒不解，邪传入里而见有三阴里热的病证。《伤寒大白·总论·三阴经热病论》：阳经"初起发热，已是热病根源，或失于散表而表邪内陷，或失于清里而里热内伏，传于阴经而手足反冷，经虽属阴，症则阳症，此乃阴经热病，非变阴症"。例如太阴病，手足自温，当发身黄，若小便自利，不能发黄，至七八日，大便硬者；少阴病，自利清水，色纯青，心下必痛，口燥咽干者；厥阴病，呕而发热，或下利谵语等，凡此均属"阴经之热病，多用承气汤主治"。热邪传入阴经，一般以"厥深者热亦深，厥微者热亦微"为其特征。其与三阴寒病之辨别要点："三阴寒病神志清爽，三阴热病神识昏迷；三阴寒病即口干不能饮水，三阴热病必然消水；三阴寒病二便清利，三阴热病二便赤涩，一阴一阳，天壤各别者也。"参三阴寒病条。

**三阴寒病**　病证名。指寒邪不经三阳而直中三阴，导致三阴里气虚寒的病证。《伤寒大白·总论·三阴经寒病论》："仲景深虑三阴经有伤寒传入之热病，有直中三阴之寒病，二条关系甚大。故作《伤寒论》注明，如是者乃传经之热病，如是者乃直中阴经之寒病，并立篇中，互相发明，相得益彰。"并谓"中寒之症，惟北方有之，南方甚少"。三阴寒病，以不发热、神气清、小便白、六脉迟、口中和、不消水为辨证要点。在此基础上，若自利不渴者，属太阴，以其脾脏有寒，当温中散寒，宜服四逆辈；若下利脉微，面色赤者，属少阴，是阳虚阴盛，格阳于上，当破阴回阳，宣通上下，宜与白通汤；若少阴病下利清谷，里寒外热，及厥阴病下利，手足逆冷者，是阳气大虚，阴寒内盛，当回阳救逆，可用四逆汤类。凡此均为三阴寒证，其治法皆宜以温阳散寒为根本。

**三病**　病证名。指太阳"风中卫""寒伤营""风寒俱中伤营卫"的三种病证，亦即桂枝汤证、麻黄汤证、大青龙汤证三证。《伤寒论条辨·卷八》："太阳一经，紧关有始病荣卫之道二，所以风寒单合而为病三，三病之变证一百五十八，故分三病为三纪，以为各皆领其所有之众目，以统于太阳。"盖太阳经脉，统摄营卫，风寒外袭，初则始于营卫二道，各自中伤。风则中卫，寒则伤寒，风寒俱有而中伤，则营卫皆受而俱病，此即所谓"三病"说。因三病之下，有变证一百五十八种，故三病又称为三纪。纪，纲纪也。各类变证皆隶属于三病（三纪），而三病及以下各证，又统括于太阳病总纲之中。参三纲鼎立、三治等条。

**三等阳明**　病证名。指阳明病大、小承气汤证、调胃承气汤证三种病证。《伤寒总病论·卷第一》："若寒毒相搏于荣卫之内，而阳胜阴衰，极阴变阳，寒盛生热，热气盛而入里，热毒居肠胃之中，水液为之干涸，燥粪结聚，其人外不恶寒，必蒸蒸发热而躁，甚则谵语，其脉浮滑而数，或洪实，或汗后脉虽迟，按之有力，外证已不恶寒，腹满而喘，此皆为阳盛阴虚，当下之则愈，若误汗则死也。仲景载三等阳明，是阳盛阴虚证矣。"盖阳明腑实之证，病缘热邪入里，留于肠胃，耗伤津液，津伤则燥热内结，燥屎内聚，而有蒸蒸发热，不恶寒，烦躁，不大便，甚则谵语，脉浮滑而数，或洪实，或汗后脉迟按之有力，腹满气喘等症，此乃阳盛阴虚的表现，治宜泄热攻下，用承气汤类，邪热去则病可愈。不可发汗，若误用发汗，则以热助热，热势更甚，津液更伤，变证蜂起，终至死亡。参大承气汤证、小承气汤证、调胃承气汤证条。

**下焦阴证蓄血** 病证名。详见"下焦蓄血"。

**下焦寒证蓄血** 病证名。详见"下焦蓄血"。

**下焦蓄血** 病证名。指外感热病中瘀血蓄积下焦所形成的病证。依其挟寒挟热之不同，下焦蓄血又可分成"下焦阳证蓄血"与"下焦阴证蓄血"两大类型。吴坤安："下焦阳症蓄血即仲景所称热结膀胱之症。桃仁、大黄之属下之是也。若下焦阴症蓄血，乃因误下，阳气下陷，阴血受伤，血因寒而凝也。其症面白目青，眉皱目瞪、寒战口噤。舌苔白滑，大便下血水。两手除食指之外，其余各指皆抽掣是也。宜温补之，如人参、附子、白术、当归、肉桂、桃仁、升麻、炙草之类，温补以升阳气。如服药后，寒噤稍止，一二时复作者，此药力不及，再进之，以续阳气。寒噤得止者生，不已则死。"（《伤寒指掌·伤寒变症》）

**大头伤寒** 病证名。一名"大头瘟"，俗称"大头风"，通称"风温时毒"，语见俞根初《通俗伤寒论》。其所以称大头伤寒，是因为其病初起状如伤寒。此病是伤寒类证之一。其病因为风温而挟有疫毒，具有传染性。受病之所在于头面，伤及太阳、阳明、少阳或厥阴，因为这四条经脉上行头面清窍。其病初起可分为太阳受病、阳明受病、少阳受病、厥阴受病和三阳受病五种主要类型，此外还有少阳厥阴并受的类型。各型均有头项肿胀、耳后赤肿、或面颊肿大等共同表现。病在太阳者初起见头项强痛、身热体重、憎寒恶风，继则头面赤肿。舌苔薄白、质红、或苔薄白而焦燥起刺，舌边尖红。脉左浮弦。病在少阳者初起即寒热往来，口苦咽干，胸胁苦满，隐隐出现皮疹，两耳上下前后硬肿而痛，两额角旁亦皆红肿，甚或咽喉不利，喉肿而痹。舌苔白而舌质红，或苔兼见灰黄，或白如积粉，舌边红紫，脉左浮弦数。阳明受病初起壮热气喘、口干舌燥，咽痛喉肿、面额肿赤，或发疱疮，瘢点隐隐，目肿难开，苔黄而腻，甚或深黄厚腻，间夹灰黑，或老黄焦黑，多起芒刺，脉多洪数。厥阴受病初起头痛吐涎，巅顶尤痛，寒热如疟，一身筋挛，手足微厥，面青目赤，耳聋颊肿，面颊硬肿疼痛，胸满呕逆，甚则状如惊痫，时发瘛疭，上为喉痹，下便脓血。三阳合病则见头面耳目鼻与咽喉皆红肿热痛，多舌红苔黄，或夹黑点灰刺，脉弦数有力。少厥合病则见巅顶及两耳周围焮红肿痛，呕吐酸苦，或兼吐蛔，甚则两胁剧痛，痛甚则厥，厥后发痉，舌多紫红，甚或焦紫起刺，脉多弦数或滑数。各类大头伤寒的治疗都应兼用内外治法，内治，以辛凉发散、宣气解毒为主。轻者以葱豉桔梗汤（葱白，桔梗，山栀，豆豉，薄荷，连翘，生甘草，竹叶）加牛蒡，金银花，大青，蝉衣。先以三豆汤（绿豆，黑豆，赤豆，青荷叶）代水煎药。若病重者，则用通呈清毒散加减（荆芥，防风，川芎，白芷，金银花，连翘，牛蒡子，薄荷，焦栀子，滑石）。

**大伤寒** 病证名。又名"正伤寒"，名出俞根初《通俗伤寒论》。大伤寒是人体感受寒邪、邪气深入经络所引起的一种急性病证。大伤寒与小伤寒是相对而言的，大伤寒病变深重，每多传变，而小伤寒则病变轻浅，但在皮毛，一般没有传变（参见"小伤寒"条）。大伤寒四季皆可发生，但以冬季较多见，这是因为立冬之后，寒气凛冽，易伤于人。人体感受寒邪往往由于防御不慎，如露身用力而着寒、脱穿衣服而着寒、汗出当风而着寒或睡卧傍风而着寒。其病初起多在太阳经脉，症见头痛身热、恶寒恶风、项强腰痛、骨节烦疼、无汗而喘、胸痞恶心。舌多薄苔而润，脉多浮紧有力，或左脉浮紧、右脉浮滑。治疗方法当用辛温发汗，使周身汗出至足为度。《通俗伤寒论》出方为苏羌达表汤（苏叶、防风、杏仁、羌活、白芷、橘红、生姜、浙苓皮）。若患者为妇女，则宜用香苏葱豉汤（制香附、新会皮、鲜葱白、紫苏、甘草、淡豆豉）理气发汗。若患者为小儿，则可选用葱豉荷米煎（鲜葱白、淡豆豉、苏薄荷、生粳米）以和中发汗。这些都是太阳经表证标病。若发汗不彻，以致表寒虽散而水郁在里、膀胱气化不利，出现渴欲饮水、水入则吐、小便不利、甚或短数淋漓、舌苔纯白而厚、左脉弦滞、右脉弦滑，这是经邪传腑、太阳之本膀胱蓄水证，治当化气利水，可用五苓散治之，亦可从《通俗伤寒论》用苓术二陈煎（带皮苓、淡干姜、广皮、泽泻、姜半夏、猪苓、炙甘草）。大伤寒每多传变，其传变大体可归纳为三个方面：火化、水化和水火合化。从火化者，多少阳相火证、阳明燥实证、厥阴风热证；从水化者，每多阳明水结证、太阴寒湿证、少阴虚寒证；水火合化者每多太阴湿热证、少阴厥阴寒热错杂证，各以法治之。

**上焦蓄血** 病证名。指外感热病中邪热与瘀血蓄积上焦所形成的病证。吴坤安："上焦蓄血。因不得汗，不能发斑，而蓄血也。其脉人迎必紧。紧者，数而有力之象也。外症面红舌燥，发躁欲狂。或头摇目瞪，大便下血。两手除食指之外，其余各指皆抽掣是也。宜犀角、桃仁、生地、赤芍、归尾、丹皮、丹参、郁金之类，清之行之。"（《伤寒指掌·伤寒变症》）吴坤安在此段论述中未明言上焦的具体部位，从症状看，当在上焦胸膈之类。

**小伤寒**　病证名。指四时偶感寒气、或贪凉冒风，邪气但袭皮毛，不入于经络的病证。俗称"冒寒"。此名出现于俞根初《通俗伤寒论》。之所以称"小伤寒"，一以表明此病证多轻浅，不同于"大伤寒"或称"正伤寒"；一以表明它毕竟为伤寒，也有可能发展成大病。就临床表现而言，小伤寒多见肤肌紧缩，皮毛粟起，头痛怕风，鼻塞声重，频打喷嚏，清涕时流，身不发热。舌如平人，苔或白薄而润。左脉弦缓，右脉浮。此病一般没有传变。治则是辛散轻扬，疏达皮毛。可用葱白香豉汤（鲜葱白5枚，切碎、淡豆豉9g、鲜生姜3g）水煎，取汁一碗，温服，覆被而卧。俄顷微微汗出而解。忌酸冷油腻数日。亦可用程钟龄止嗽散（桔梗、荆芥、紫菀、百部、白前各24g，陈皮12g，甘草9g，共研细末）每用三钱（6g）开水送服。或于临卧时用姜、葱汤送下，效果甚佳。夜晚睡前服尤好。一般一服即愈；最多两三服必愈。

**亡阳咽痛证**　病证名。《伤寒论》第283条："病人脉阴阳俱紧，反汗出者，亡阳也。此属少阴，法当咽痛而复吐利。"此咽痛乃少阴虚阳不归，少阴不藏，上焦从火化而导致。根据徐大椿的经验，治之宜用八味肾气汤（即金匮肾气丸方，变丸剂为汤剂）。在六味的基础上，更加桂附，引虚阳归纳真气，则阳回咽痛自止，汗出吐利无不除矣。（《伤寒约编·卷六》）

**亡阳谵语**　病证名。此证是根据《伤寒论》第211条"发汗多，若重发汗者，亡其阳，谵语，脉短者死；脉自和者不死"而提出的。徐大椿认为，其证当用酸枣仁汤治疗。酸枣仁汤组成：酸枣仁（研）三钱，怀生地五钱，麦冬肉（朱砂拌）三钱，甜竹沥（冲）三匙，白茯神（去木）二钱，白芍药（炒）各钱半，北五味钱半，真阿胶三钱，蛤粉（炒）、生牡蛎（研）各三钱，炙甘草五分，水煎去渣温服。徐氏解方：汗发多汗心液虚，心阳外亡，故谵语也。亡阴而曰亡阳者，以心之液为阳之汗。枣仁养心，茯苓安心，所以奠神明之主；阿胶益血，白芍敛阴，所以振神明之用；生地、麦冬滋既亡之阴，牡蛎、五味收浮越之阳，炙草缓中益气，竹沥养液化痰。俾阴液内充，则虚阳自敛而神明自安，谵语自宁矣。（《伤寒约编·卷三》）

# 四　画

**天行**　病名。疫的别称。《伤寒总病论·卷五》："仲景所谓伤寒也，有冬时伤非节之暖，名曰冬温之毒，与伤寒大异。即时发病者，乃天行之病……天行之病，大则流毒天下，次则一方，次则一乡，次则偏着一家。悉由气运郁发，有胜有伏，迁正退位，或有先后，天地九室相形，故令升之不前，降之不下，则天地不交，万化不安，必偏有宫分，受斯害气。庄子所谓运动之泄者也。且人命有遭逢，时有否泰，故能偏着一家，天地有斯害气，还以天地所生之物，以防备之。"参时行、温疫等条。

**五实**　病证名。指因邪气盛实而导致脉盛、皮热、腹胀、前后不通、闷瞀等五种病证的疾患。《伤寒论·辨厥阴病脉证并治》："伤寒哕而腹满，视其前后，知何部不利，利之即愈。"《伤寒论浅注·卷六》："凡病皆有虚实，不特一哕为然也。然即一哕，而凡病之虚实，皆可类推矣。故于此单提哕证一条，不特结厥阴一篇，而六经之义俱从此结煞，是伤寒全部之结穴处也。夫伤寒至哕，非中土败绝，即胃中寒冷，然亦有里实不通，气不得下泄，反上逆而为哕者。《玉机真脏论》曰：'脉盛，皮热，腹胀，前后不通，此谓五实。'身汗得后利，则实者活。今哕而腹满，前后不利，五实中之二实也，实者泻之，前后大小便也。视其前后二部之中，何部不利，利之则气得通，下泄而不上逆，哕即愈矣。"参哕、腹满诸条。

**五疫**　病名。亦称"五病"。五种疫病的合称。指寒疫、风疫、火疫、燥疫、湿疫。隶属疫疠的范畴。《伤寒论本旨·卷一》："《素问·天元纪大论》《六元正纪大论》诸篇，详论主客运行流行变化，三年化疫，五年化疠，而有金木水火土五疫之分，即风寒火燥湿之五病也。以其由郁勃蕴酿而成，其气恶毒，故名曰疠；以其一方之气皆同，而人人皆病。如徭役然，故名疫也。又可所论（注：指吴又可《瘟疫论》），仅湿疫一证，略兼火化耳，以其从阅历治验而明，著之于书。若寒风燥火之疫，未曾经历，则不知也。又不明六气变化之道，率凭臆见，以一切温病，指作瘟疫，悖经旨而误后学，其害深矣。昔苏东坡在黄州，以圣散子治民间疫病，无不神效。到惠州，复用之，而即死者甚多。盖圣散子，辛热发散之药，服之而神效者，寒疫也。服之而死者，近世所称吊脚痧者，风疫也。风木之邪，转筋入腹，而乘脾土，故吐泻骤发而死。其有迅暴不及救援者，火疫也。盖风火之性，皆急速耳。若大若小，乍寒乍热，而干咳无痰者，燥疫也。五疫之邪，亦无不相兼，而有多寡之异，其人又有阴阳强弱之禀质不同，故病状变幻无尽。由是言之，则《内经》之圣训，确然不易。而仲景明六经证治，以统万病，无不可治疫病也。"参温疫等条。

**太阳本病** 病证名。指外邪传里，病在太阳本经之腑的疾患。《伤寒海底眼·卷上》："前症（注：即表症）未除，而即烦渴，小便不利，为热结膀胱，传里之本经，为太阳之本病也，五苓散可用。"盖五苓散证，乃外邪不解，循经入里，水邪互结于膀胱，气化失司所致。临床证见微热，消渴，小便不利等。因病由表传里，又在太阳之本膀胱，故称之为"太阳本病"。治宜化气行水，兼以解表，用五苓散方。参五苓散证条。

**太阳标病** 病证名。指外感风寒病在太阳经表的疾患。太阳膀胱为本，经脉为标。今病在经表，故称标病。此名见于《伤寒海底眼·卷上》。太阳标病有中风表虚和伤寒表实之别。如外感风寒，卫阳被遏，营阴郁滞，症见发热恶寒，头痛恶心，腰脊强，身体痛，骨节痛，无汗，脉浮紧有力者，属伤寒表实，治宜发散寒邪，冬用麻黄汤，三时用羌活冲和汤、芎苏散，顺其时令选用，以发表也。若外感风寒，卫外不固，营卫失调，症见头项强痛，发热恶寒，有汗而脉浮缓有力者，为中风表虚，则治宜发散风邪，调和营卫，冬用桂枝汤，三时用加减冲和汤、神术汤，顾其时令选用，以实表也。参中风表虚证、伤寒表实证条。

**太阳病类似证** 指在表现上与太阳病有某些相似、而其病机本质则与太阳病不同的病证。在《伤寒论》中，一般认为悬饮证即十枣汤证与胸膈痰实证即瓜蒂散证是太阳病类似证的两种主要病证。就临床实际情况而言，太阳病类似证的种类是比较繁多的，远远不止于这两种。后世伤寒学家所称"伤寒类证"亦即太阳病类似证，详见该条。

**太阳（兼）阳明** 病证名。太阳兼症之一。即太阳兼阳明病，语见《伤寒指掌》。其病初起便见头痛发热，恶风恶寒，腰痛骨疼，脉来浮紧，或浮缓，口不渴，舌润而苔薄。其病为风寒客于太阳阳明和营卫之间。由于并非单纯的太阳正病，故无项强这一太阳病特有的症状。此病治疗宜辛散达邪，可用羌、防、芎、芷、苏叶、朴、陈、葱、姜之类。如果恶寒重而寸关脉沉迟，为寒邪偏重，宜麻黄、桂枝等辛温汗之。如果饱闷恶食，右关脉短滑，为胃中有停食，宜兼用消导之法，可加楂肉、麦芽、神曲之类。太阳阳明兼病还有风热、风火两种情况。如果舌苔白燥，或兼微黄，口渴便赤，脉浮滑，属太阳感寒而阳明有火，或属风热之邪客于阳明之表，皆宜凉散治之，如使用羌、防、葛根、连翘、黄芩、栀子之类清热解表。

如果初起恶寒，即发热不已，目赤多眵，舌苔焦刺，口渴多饮，唇靫齿燥，脉来洪滑，此为火邪内伏而为外感新邪引发，治疗当以阳明为主治，用凉解法，如犀角、连翘、黄芩、薄荷、栀子、豆豉、淡竹叶之类。如果兼头痛恶寒，可加羌活以撤太阳之邪，自能得汗而解。如果医生不察其病为新感引发伏火，而反用风药发表，则液燥火炽，结果是无液作汗而病反加剧。

**太阳（兼）太阴**　病证名。太阳病兼症之一，即太阳兼太阴病。名出《伤寒指掌》。《伤寒指掌·太阳兼经》：凡人之胃阳充旺，则风寒之入，只在阳经盘旋，不致直入三阴。若胃阳一亏，则寒中太阳而太阴脾经亦与之同时并受，症见发热恶寒又兼有泄泻等。其舌苔润，口不渴，脉沉缓。治之当温中散寒，宜羌活、紫苏、厚朴、焦曲、广皮、木香、茯苓、炙甘草之类，服之外寒可散，而脾胃得以温和，则得微汗而利止，身凉而愈。此证颇与《伤寒论》桂枝人参汤证相近，参该条。

**太阳（兼）少阳**　病证名。太阳病兼症之一。即太阳兼少阳病，语出《伤寒指掌》。其书所述病证偏重少阳，临床表现见舌苔白中带红，外症头痛身热，口苦，目赤多眵，胁痛、耳鸣、脉浮弦而数。发病机理是患者腠理疏松，邪气初入太阳即内入少阳，而少阳主相火，与温邪同气相求，故见上述木火之证。治疗当用柴、芩、连翘、栀子、牛蒡、薄荷、木通等清解少阳。如果服药后病证犹不解除，则加鲜生地、牡丹皮、钩藤、菊花之类清之。

**太阳（兼）少阴**　病证名。即太阳兼少阴病，为太阳兼症之一。名出《伤寒指掌》。吴坤安在该条指出，"胃阳为三阴之障。阳气一虚，则寒邪即能袭入三阴。然肾气不虚，则少阴不致受邪。若肾气一虚，则坎中之阳不足以御阴邪，即从太阳而入于肾"，而成太阳兼少阴之症。临床见太阳表症而脉沉细，肩背恶寒，大便不实，小便清白，此为太阳兼少阴重症，治之当温里散寒，宜桂枝汤加当归（酒炒）、山药、干姜、独活、细辛、胡桃之类温肾逐邪。如果目戴眼上视，气促而喘，或角弓发痉，尤为危候，景岳所谓"太阳未解，少阴先溃"是也，须用大温中饮治之，冀其阳回作汗，尚有生机。大温中饮出自《景岳全书·新方八阵》卷五。由熟地、白术、当归（泄泻者不用，或用山药代之）、人参（或不用）、炙甘草、柴胡、麻黄、肉桂、炒干姜组成。

**太阳兼肺**　病证名。太阳病兼症之一。即太阳兼肺病。语出《伤寒指掌》。其书"太阳兼肺"一节述："凡感外邪，恶寒发热，头痛，而兼见咳嗽者，此伤风之重症、伤寒之轻症也。盖肺主皮毛，太阳主一身之表，原相连属。但兼咳嗽，则外邪传于肺而不解，不致传里，故为轻症。"太阳兼肺病证的治疗当以治肺为主，如果其舌润不渴，属寒邪偏重，宜六安煎加羌活、苏叶之类汗之。如果患在寒天，兼见气喘，其脉伏而不见，则加麻黄散肺寒而平喘。如果症见发热头痛，咳嗽，外虽恶寒，而口渴舌燥，此为肺家有火邪而太阳感寒，宜用羌活、前胡、桑、杏、羚羊、薄荷、黄芩、贝母、橘红、桔梗之类，外散寒邪，内清肺火；对于兼见气喘的病证，当用麻杏石甘汤外散寒邪而内解郁火。

**太阳兼经** 病证名。语出吴坤安《伤寒指掌》，指太阳本经正病而同时兼有其他经病变所形成的病证。《伤寒指掌·太阳兼经》："北方地厚天寒，人之禀气亦厚，风寒所感，只在本经留连，故多太阳正病。若大江以南，地势卑，天气暖，人禀薄，一感外邪，即从太阳而入阳明、少阳，或从太阳而入太阴、少阴，总属太阳兼经，不得以太阳正病治之。"太阳兼经就是太阳与其他经的合病或并病，但以太阳病变为主，故属太阳兼症。吴坤安将其症分为五种类型，即太阳阳明、太阳少阳、太阳兼肺、太阳太阴和太阳少阴。其病机证治各详见该条。

**太阴风湿流注** 病证名。太阴脾土主肌肉及四肢，故风湿入于太阴，流注肌肉四肢，可见发热，一身尽痛，兼有四肢微肿，治之宜二陈加薏苡仁、桂枝、秦艽、防己、羌活、木瓜、片姜黄之类。如果其人足胫红肿，则合用二妙散（苍术、黄柏）治之。此证为《伤寒指掌》作者吴坤安为补充《伤寒论》太阴病证而列述的一种太阴病变。

**太阴伤寒** 病证名。指太阴脾虚复感外邪的病证。此名见载于《伤寒溯源集》。《伤寒论·辨太阴病脉证并治》："太阳病，脉浮者，可发汗，宜桂枝汤。"太阴病，脉当缓弱，今脉浮，可知病邪偏重在表。钱天来认为此即太阴伤寒。以方测证，当有发热、恶寒、头痛等。虽云太阴病，而治从表解，知太阴本证不重，或为素来脾虚、复感风寒之证。病情既以表证为重，故需解表，用桂枝汤。

**太阴肌表风湿** 病证名。为外感风湿之邪着于太阴肌表所导致的病变。其病初起发热，然解表清里皆无疗效，舌苔白滑黏腻，脘闷恶心，口不渴饮，虽热而不欲去衣被。治之宜用解肌法，用桂枝、秦艽、紫苏、半夏、姜皮、厚朴、广皮之类，微微汗之。此证为《伤寒指掌》作者吴坤安为补充《伤寒论》太阴病证而列述的太阴病变。

**太阴热证** 病证名。语见吴坤安《伤寒指掌》。指阳热之邪从阳经传入太阳所形成的病证。其临床表现见目黄面赤、腹大热，或日晡时热，手足不欲暖盖，小便赤涩，唇尚燥黑，舌见纯黄纯黑。若热毒暴注下迫，则舌无芒刺；若舌起芒刺，其大便必秘而不通。其治疗皆宜清里解毒，然其大便不通者，则当兼用导下。清里解毒可选用犀角、芩、连、栀、翘、银花之类；导下可选用枳实、厚朴、槟榔、大黄之类。

**太阴病本证** 指单纯的和典型的太阴病，主要包括脾阳虚弱不运、寒湿内聚的理中汤（丸）证，详见"理中汤证"条。

**太阴斑证** 病证名。语见吴坤安《伤寒指掌》。指热毒内陷太阴而出现斑疹的病证。其起病往往是由于三阳病失表失清，以致毒邪凝结于里之太阴，太阴主肌肉，故见斑疹。其临床表现见有脉静身凉，似乎病邪已退，但舌苔纯黄而中见黑点，纯黑中见红点，或黑苔聚于中心，此类舌象皆生斑之验。火重者斑必红，毒深者斑反白，若斑色发蓝，则属食毒俱足，胃将烂矣。紫斑发于少腹章门之间，为毒传于肾之象；若黄斑发于手足唇口之上，为毒归于脾，均属危恶之候。太阴斑证的治法宜清解毒火，宣通气血，可选用犀角、连翘、赤芍、银花、川连、人中黄、瓜蒌皮、牛蒡子、槟榔、楂肉、天虫、皂刺之类，两解内外之邪。如果见患者面白目青，表明阳气下陷，已属不治，不可用上述诸药。若见汗出漐漐，则为元气已泄，为极危之兆。

**太阴湿热内结** 病证名。《伤寒指掌》作者吴坤安为补充《伤寒论》太阴病证而列入的一种太阴病变。其病变机理为湿热内结于太阴，其临床表现见有腹痛痞满、呕吐不纳、舌燥渴饮，或大便泄泻、小水不利，或二便俱秘。治疗宜开太阴，选用半夏、赤苓、厚朴、草蔻、川连、通草、广皮、滑石之辈。如果二便俱秘，此为病气较实，转属阳明，故加枳实，大黄以通行阳明。

**太阴湿着** 病证名。《伤寒指掌》作者吴坤安为补充《伤寒论》太阴病证而列入的一种太阴病变。由于湿邪内着太阴，故见发热不已，大便顺，小便涩，脘满不饥，舌苔白腻，脉沉细而缓，宜用二陈、茅术、厚朴、猪苓、泽泻、茵陈、米仁、姜皮之辈治太阴之湿，湿邪一去，其热自退。如果症见多汗，则加桂枝、秦艽；如果汗少则加紫苏。

**少阳病本证** 指单纯的和典型的少阳病。少阳病本证主要是以往来寒热、胸胁苦满、默默不欲饮食、心烦喜呕、口苦、咽干、目眩、脉弦细、舌苔白为主要表现的"小柴胡汤证"，详见该条。

**少阳（兼）阳明** 病证名。即少阳病兼见阳明证，属少阳兼证之一。语出吴坤安《伤寒指掌》。其发病情形往往是少阳之邪不解，热入阳明胃腑。其症见有耳聋颧红、发热、便秘、舌边红、苔中部燥黄，二阳合病，宜仿大柴胡汤之意，用芩、柴、枳实、连翘、赤芍、制大黄微下之。如果舌苔黄中出现黑点，烦闷恶心、身痛足冷，这是胃中热毒欲发斑的征象，宜用透斑解毒之法，选犀角、连翘、栀子、牛蒡、黄芩、薄荷、银花之类治之。

**少阳（兼）太阴**　病证名。即少阳病而兼见太阴证，属少阳兼证之一。语出吴坤安《伤寒指掌》。其发病情况往往是少阳毒盛火抑，斑不得透，腠理闭塞，以致邪火内陷太阴而成。多由于失于及时表散和清解所致。其症见面红目赤、唇燥口渴、齿缝出血、或见鼻衄，舌尖红而苔根部色黑，或舌边红而中部苔黑。其治疗急宜清解，用犀角、连翘、牛蒡、黄芩、薄荷、丹皮、元参、鲜生地、净银花之类以化斑解毒。

**少阳（兼）少阴**　病证名。即少阳病而兼少阴证，属少阳兼证之一，语出吴坤安《伤寒指掌》。其发病情况往往是少阳之邪不解，以致包络热而肺门闭，肺窍不通，于是邪入少阴，而成少阳少阴并病。其症见耳聋齿枯、舌燥唇焦、午后发热、神昏不语或郑声作笑，脉象弦细而数，舌苔起刺，舌色纯红，或舌尖红而根部发紫。此为少阳木火炽盛而火逼少阴，少阴者心脏君主之官也，故其病有神明之乱。治疗宜急解木火之郁，以救少阴之水，可选用柴、芩、鲜生地、丹皮、黑栀子、连翘、川连、鲜菖蒲之类以清之解之。如果清之解之而效果不显，则应转过来滋少阴之水，以济少阳之火，可选用六味饮、一贯煎之类加减投之。如果进滋水之剂后舌转微红、神清齿润，这表明木火之郁得解，而少阴之热渐消。

**少阳兼包络火**　病证名。即少阳病而兼热入心包证，属少阳兼证之一。语见《伤寒指掌》。其书作者吴坤安认为春日之温病属于少阳，少阳温病有新感与伏邪两端，有少阳初发、少阳兼营热、少阳兼包络火等阶段。病至少阳兼包络火阶段，症见目赤面红、神呆不语、舌面如芒刺，或瘢见紫色，治疗宜犀角、鲜生地、钩藤、连翘、川连、菖蒲、丹皮、黑栀、银花，清热凉营。待芒刺一退，即宜滋水涵木，不得过分寒凉，可用六味甘露汤之类的方剂治之。

**少阳兼营热**　病证名。即少阳病而兼有营分热证，属少阳兼证之一。语见吴坤安《伤寒指掌》。其发病情况有两种：一者腠理疏松，风温之邪与少阳木火同气相感而直入少阳；一者素有伏邪，外触风寒，引动伏邪，而发出于少阳。其初起时营分热证不显，但见微寒而发热不已，口苦、目赤、胁痛胸满，渴而欲呕，脉象弦滑而数，舌苔白而舌边红，或淡红色。此阶段宜柴、芩、栀、丹、翘、薄荷清解之。至四五日，舌纯红而苔燥起刺，烦躁不宁；至六七日耳聋颧红，神昏谵语，或汗出不解，或癍疹透于胸前，此阶段木火大炽，营热极盛，忌用风药劫液，宜用鲜生地、犀角、连翘、薄荷、丹皮、黑栀、钩藤、银花之辈以清胆腑之热，兼解营分之邪。

**少阳（兼）厥阴** 病证名。即少阳病而兼厥阴证，属少阳兼证之一，语出吴坤安《伤寒指掌》。其发病情况往往是少阳木火之邪无处发泄，而因其与厥阴为表里的联系而内陷。其症见寒热如疟、手足乍温乍冷、烦满、消渴、谵语、二便不通，脉象弦数，舌红起刺，或苔黑而中见红点。治宜散风木之郁而清火腑之热，可选用柴、芩、川连、鲜生地、丹皮、栀子、钩藤、薄荷之类治之。

**少阴入腑** 病证名。指少阴病热化转属阳明腑实的病证。《伤寒论·辨少阴病脉证并治》："少阴病六七日，腹胀不大便者，急下之，宜大承气汤。"《注解伤寒论·卷六》："此少阴入腑也。六七日，少阴之邪入腑之时，阳明内热壅甚，腹满不大便也。"盖本病缘由，实属少阴热化日久，复还阳明，燥实内结，浊气壅滞，腑气不通，故有腹部胀满不大便等少阴入腑之证。阳明乃居中主土，万物所归，无所复传之地，土胜则水干，故治当与大承气汤急下，以救肾水。

**少阴心肾热邪** 病证名。指伤寒邪在心肾之间而见初起发热、神呆不语，六脉沉细短数，似寐非寐，或烦躁狂言等症状的病证，由《伤寒指掌》提出，以补充《伤寒论》少阴病证。其治疗宜清心豁痰，如用茯神、远志、菖蒲、天竺黄、川贝、丹参、麦冬、钩藤、薄荷、辰砂之类，待包络之痰火清而神自清。如果舌绛燥，口渴唇干，六脉沉数，前方宜加生地、丹皮、淡竹叶之类，以清心包之火；如果大便秘结，不妨加犀角数分。此证与"少阴心肾虚邪"证治不同，正如邵仙根评语所说：二证虽然同是心肾之邪，然有虚实之异；少阴心肾热邪属实而心经见症较多；而少阴心肾虚邪属虚而肾经见症较多，故用药一清一补有别。参见"少阴心肾虚邪"条。

**少阴心肾虚邪** 病证名。指伤寒病邪在少阴心肾之间而病属阴虚以致神昏谵语，发热却欲暖盖，目睛上视、大便不实、舌色紫绛，舌苔虽干却无芒刺，躁扰不宁的病证，此证由《伤寒指掌》提出，以补充《伤寒论》少阴病证。此证类似阳明病，而其实质乃少阴阴虚不能和阳，故不可妄投犀角等寒凉之味，但当用左归饮或六味地黄汤等补其阴以配阳，并微加清心之品，如钩藤、川贝、麦冬之类。"少阴心肾虚邪"与"少阴心肾热邪"证治不同，参见该条。

**少阴伤寒** 病证名。亦称"太少两感证"。指少阴本虚外感风寒所引起的病证。此名见于《伤寒溯源集》。《伤寒论·辨少阴病脉证并治》："少阴病，始得之，反发热，脉沉者，麻黄附子细辛汤主之。"此言少阴之表证也。曰始得之者，言少阴初感之邪也。病在少阴，不应发热，今发热，故谓之"反"，可见非纯属少阴病。太阳病为发热恶寒，无汗，其脉当浮，今脉沉，故知非纯属太阳。而是少阴阳虚兼太阳外感所致。故治以麻黄附子细辛汤，两解表里之邪。参两感、两感伤寒等条。

**少阴阴虚挟感** 病证名。指少阴阴虚有火而兼感外邪所形成的病证，由《伤寒指掌》提出以补充《伤寒论》所列少阴病证。其病初起恶寒发热，口渴唇燥，舌苔干而舌质嫩红，或舌见绛底而其苔浮白，或兼咳嗽，或兼烦躁，六脉弦数无力，或浮洪无力。此证类似阳明热证，实为少阴阴虚于下而阳亢于上并有挟感所形成，治之当滋阴达邪，可选用金水六君煎（方见"肺肾虚寒挟感"条）去半夏用生地加石斛、丹皮、豆豉、羌活之类；如果兼见呕恶，则留半夏，加竹茹以和胃；如果兼见咳嗽，则加旋覆花、杏仁以降气；如果经过发汗解表，升提太过，以致虚火上冒而目赤颧红，大渴烦躁，呕恶不纳者，则用金水六君煎加麦冬、代赭石之类养阴而镇逆。如果汗多，则合用生脉饮。

**少阴热化证** 病证名。指邪陷少阴，从阳化热，肾阴亏虚，心火上炎的病证，主要表现有心烦不得眠，舌红，脉细数等。治之宜育阴清热，以黄连阿胶汤为代表方剂。

**少阴病本证** 指单纯的和典型的少阴病，主要包括心肾阳虚、阴寒内盛的"少阴寒化证"和肾阴亏损、心火亢盛的"少阴热化证"，各详见该条。

**少阴痉** 病证名。指少阴病出现痉证者。其症以手足厥冷、筋脉拘急等为特征。《医宗金鉴·订正伤寒论注》："夫六气皆足以致痉，不专在湿也；六经皆有痉证，亦不专在太阳一经也……恶寒蜷卧，尻以代踵，脊以代头，俯不能仰者，未尝非少阴痉也。"《张氏医通·诸风门》："足三阴痉，俱手足厥冷，筋脉拘急，汗出不止，项强脉沉……少阴则闭目合面。参附汤加甘草、干姜。"参痉条。

**少阴寒化证** 病证名。指邪入少阴、从阴化寒，心肾阳衰、阴寒内盛的病证，主要表现为脉微细、但欲寐、无热恶寒、身蜷、呕吐、下利清谷、四肢厥逆、小便清白、舌淡苔白等。如果阴寒太盛、虚阳被格于外，则可出现面赤、身反不恶寒等阴极似阳的真寒假热现象。治之宜温经回阳，用四逆汤之类的方剂。

**内外伤寒** 病证名。指身体内外感受寒邪所致的疾患。《伤寒标本心法类萃·卷上》："内外伤寒：始得脉便沉，而里病表和者，内伤也；脉浮而表病里和者，外伤也。病在身体四肢，为表病；病在胸腹之内，为里病。内伤通解散，外伤双解散，内外一切所伤通神散，然不若双解散，以子和为之三法至神。"按内外伤寒，以方测证，实属外感寒邪，内有蕴热，表里皆实之证。寒邪伤人，内有湿热，胸腹痞闷，发热恶寒，舌苔黄腻，脉沉或弦滑者，此为内伤；寒邪伤人，内有热蓄，恶寒发热，头痛身痛，四肢疼痛，咽干口苦，大便干结，脉浮数者，此为外伤。外伤以病在身体四肢为主，内伤以病在体内胸腹为主。内伤寒者，治宜发表散寒，清热除湿，用通解散（苍术、石膏各12g、甘草、黄芩各6g、滑石18g、麻黄6g，为末，每服6g，温开水送服。亦可作汤剂，水煎服）；外伤寒者，治宜疏风解表，清热泻下，用双解散（益元散，即滑石、甘草合通圣散名曰双解散），药用：滑石3g，甘草6g，防风、川芎、当归、白芍、大黄、薄荷、麻黄、连翘、芒硝各1.5g，荆芥、白术、桔梗各5g，为末，每服3g，用姜、葱、豉水煎送下。亦可作汤剂，水煎服，用量可随证加减。若内外俱伤寒，内外证候均见者，则治宜发表散寒，清热祛湿，用通神散（苍术、石膏各12g，甘草、黄芩各6g，滑石18g，为末，每服6g，温开水送服。或作汤剂，水煎服下），然效果不如双解散。可与双解散合用，则力道专宏。

**内伤三阴** 病证名。指饮冷内伤等因素导致脏腑功能失调，而引起太阴、少阴、厥阴三阴经的病证。《阴证略例·海藏老人内伤三阴例》："若饮冷内伤，虽先损胃，未知色脉，各在何经？若面青黑，脉浮沉不一，弦而弱者，伤在厥阴也；若面红赤，脉浮沉不一，细而微者，伤在少阴也；若面黄洁，脉浮沉不一，缓而迟者，伤在太阴也。"伤在厥阴肝经者，用当归四逆汤，或当归四逆加吴茱萸生姜汤；伤在少阴肾经者，用四逆汤，或通脉四逆汤；伤在太阴脾经者，用理中丸或理中汤。

**内伤夹伤寒** 病证名。指内伤元气外感寒邪的病证。《伤寒约编·卷一》："内伤夹伤寒证，倦怠懒言，无气以动，右脉偏细偏软，或阔大无力。加参、芪、术、草于表散药中。"内伤夹寒，正虚不足，外兼表邪，其证可见肢体倦怠，少气懒言，活动乏力，脉细缓弱，还可见发热恶寒头痛等症。治宜益气解表为主，人参败毒散、参苏饮之类皆可随证选用。此证在他书中属于"夹虚伤寒"的内容。参夹虚伤寒条。

**内伤夹伤寒证** 病证名。此证由徐大椿《伤寒约编》提出："内伤夹伤寒证：倦怠懒言，无气以动，右脉偏细偏软，或阔大无力。加参、芪、术、草于表散药中。间有气伤，不能化血，而血积于中者，切勿破之，但须调营托里，血络和而邪自解。"

**内伤似外感阳明热中病** 病证名。指内伤脾胃久虚、元气不足而出现类似阳明热证的病证。《伤寒辨类·内伤似外感阳明热中病》说："天气大热时，劳役得病，其病肌体壮热，躁热闷乱，大恶热，渴饮水浆，与阳明伤寒内热白虎汤证相似。口鼻中气短促，上喘，此乃脾胃久虚，元气不足之症。身亦疼痛。至日西必作谵语发热，渴闷不止，脉洪大空虚，或微弱。若白虎证，其脉洪大有力，与此内伤中热不同。"此症当用清暑益气汤（人参、黄芪、当归、苍白术、青皮、升麻、甘草、泽泻、神曲、黄柏、麦冬、五味子、葛根）治之。

**内伤类伤寒** 病证名。伤寒类证之一。指内伤杂病，出现发热，汗出，烦躁诸症，类似伤寒。但起病缓慢，病程较长，多见阴阳气血亏虚，可资鉴别。《伤寒辨类·内伤似伤寒病》："凡似伤寒，烦躁不绝者，汗后复热，脉细数，五七日不睡，补中益气加倍人参，用竹叶同煎，甚者加麦冬、五味、知母。"若五七日汗后烦躁饮水者，补中益气加附子治之。若似伤寒三发战汗之后，劳乏烦躁，昏倦，用四君子加当归、黄芪、知母、麦冬、五味子治之。《伤寒辨类》还备述有"内伤似外感始为热中病""内伤似外感末传寒中病""内伤似外感阳明中热病"以及"内伤似外感温热病"诸症，多从李东垣法，用补中益气汤、清暑益气汤加减治之。参见"内伤似外感阳明热中病"条。

**内伤寒** 病证名。指过食生冷，伤于脾胃的病证。《伤寒辨类·足太阴脾经症》："若初起无热，不渴，胸膈膜胀满闷，面唇皆无光泽，或呕而心腹急痛，手足冷，自觉不舒快，少情绪，脉沉细，此症不因嗜欲，皆因生冷之物伤于脾胃，名内伤寒，宜温散，治中汤（理中加青、陈皮）。"

**内伤寒证** 病证名。指饮食内伤或劳役内伤等因素损人正气，而见有身热、或肢体倦怠等类似伤寒的病证者。此名见于《伤寒海底眼·卷下》。内伤寒证，其发病原因大抵有二：一则因忍饥失饱，以致脾胃受伤，营卫无所滋养，元气虚弱，症见精神倦怠，懒言好睡，身发大热，间作而不齐等。二则因远行劳役，筋力受伤，伤人元气，症见身发大热，腰脊疼，肢节痛，懒言嗜卧，心烦自汗等。两者病因不同，但气虚不足之病机则一，可同用补中益气汤类治疗，以调补脾胃，升阳益气，除退虚热。若临床误认身热为外感，而用麻黄、桂枝等辛温发散之剂；指腰脊疼，肢节痛为伤寒，而用羌活克伐之剂，则会犯虚虚实实之戒，祸不免矣。参见"劳力伤寒"等条。

**水结中焦** 病证名。指桂枝去桂加茯苓白术汤证。《伤寒论》："服桂枝汤，或下之，仍头项强痛，翕翕发热，无汗，心下满微痛，小便不利者，桂枝去桂加茯苓白术汤主之。"《伤寒论纲目·卷三》："鳌按：此水结中焦，只可利而不可散也。因汗不彻而遽下之，致水气结于心下，然病根虽在心下，而病机仍在膀胱。今小便不利，则是太阳本病，实非桂枝证未罢也，故用本方以散邪行水。"桂枝去桂加茯苓白术汤证，历来争议较多，有谓表邪未解兼脾虚水停者，有谓心下水气凝结者，有谓三焦邪阻者等等。沈金鳌则谓是"水结中焦"所致，可备一说。参桂枝去桂加茯苓白术汤证条。

**水结胸** 病证名。指由水热互结于胸胁所形成的结胸证，即"大陷胸汤证"一类的病证，亦作"水热结胸"。吴坤安："水结胸，头汗出者，水气停蓄，不得外行也。"（《伤寒指掌·阳明本病述古》）

**水痞** 病证名。指水饮内停，津液不行致痞。语见《伤寒论》第156条："本以下之，故心下痞。与泻心汤，痞不解。其人渴而口燥，烦，小便不利者，五苓散主之。"后世医家即称此证为"水痞"。水痞的病机是水气内停，阻碍中焦气机升降。从"渴而口燥，心烦，小便不利"三症，推知痞的形成，实因三焦被伤，脾气散精功能减弱，水气停蓄膀胱气化不利。此非寒热错杂致痞，而是水津不升不降引起的中焦痞塞。五苓散为化气利水之专剂，小便通则气化行，升降利则痞自解。成无己曰："本因下后成痞，当与泻心汤除痞，若服之痞不解，其人渴而口燥烦，小便不利者，津液不行，非热痞也，与五苓散发汗散水则愈。"（《伤寒论注解》）

**水满发喘** 病证名。指口渴后大量饮水致水停心下胃脘而病发喘息的疾患。《伤寒百证歌·伤寒解惑论》："凡病非大渴，不可与水，小渴咽干者，小小呷滋润之，令胃中和，若大渴烦躁，能饮一斗者，与五升，若不与则干燥，无由发汗，发渴喘死。常人见因渴饮水得汗，小渴遂令剧饮，致水停心下，水满发喘致死，如有此证，当急以五苓散利小便。"水满发喘之证，病缘小渴而急剧的大量饮水，遂致胃脘水满，冲逆心胸，胸闷喘息，甚则喘满而死，还可见小便不利等证。治宜化气行水，通利小便，急用五苓散，使水从小便而去，则水患能消，喘息可止。

**气肿** 病证名。指伤寒瘥后，元气大虚，而见肢体浮肿的病证。《伤寒指掌·卷二》："伤寒瘥后，肢体浮肿者，脾虚有水故也。须实脾利水，宜冬术、茯苓皮、扁豆、山药、木瓜、车前、泽泻之属治之，或薏米仁、糯米煮粥食佳。"邵评（注：指邵仙根评批）：有不因于水而亦浮肿者，此元气大虚，肝木侮土，名为气肿，与水肿现象不同，须分别治之。气肿，多因病后脾虚，元气亏损；或较长期的饮食失调，损及脾胃，不能运化水谷精微所致。其临床表现可见遍身浮肿，而水肿前有消瘦或体重减轻等现象，且水肿部位多从下肢开始并向上蔓延，或可见疲软乏力，小便不利，舌苔薄腻，脉象濡软等。治宜健脾化湿，不宜分利。可用参苓白术散加减：党参10g、茯苓15g、炒白术10g、山药12g、炙甘草6g、炒扁豆6g、莲子肉12g、薏苡仁15g、车前草10g、泽泻10g、砂仁6g，水煎温服，一日3次。若脾损及肾，而有肾阳不足者，亦可酌加黄芪、桂枝以益气通阳，或加附子、补骨脂以温补阳气。本病类于营养不良性水肿。

**气虚劳复**　病证名。指伤寒瘥后，元气不足，因劳累而使疾病复发者。《伤寒指掌·卷二》："亦有瘥后，余火余邪已尽，止因正气大虚，因劳复热，微兼恶寒，四肢倦怠，无气以动，脉虚右大，舌润无苔，胸膈宽畅者，此真气虚劳复也。"治宜益气补虚，甘温除热，用补中益气汤，方中升麻、柴胡须用蜜炙。若汗多恶寒者，则投以归芪建中汤为妙。

**气虚类白虎证**　病证名。指气虚发热而其临床表现类似白虎汤证的病证，此证由《伤寒论类方汇参》提出。其证身热有汗、口渴喜饮、头痛恶寒、少气懒言，脉象虚大。其治疗宜用甘温除热法，处补中益气汤。

**风湿伤寒**　病证名。语见俞根初《通俗伤寒论》。此证即风寒湿三气合而致成的痹症，由于其中有寒邪所伤，且其病也往往见有头痛鼻塞、发热恶寒等外证，故俞氏视之为伤寒兼证之一种，而名之曰，"风湿伤寒"。其发病多因伤湿，复兼风寒而致。伤湿有内外之分，湿从外受者，多由于居湿涉水，汗雨沾衣；湿从内伤者，多由于恣饮茶酒，贪食瓜果。《内经》通称曰痹，又分其同中之异，风气胜者名行痹，湿气胜者名着痹，寒气胜者名痛痹。实则皆风寒湿三气所袭，流注经络而成。行痹多伤在上，肩背麻木，手腕硬痛，头重鼻塞，恶风微汗，一身痛无定处，舌多白，苔薄而润，脉浮濡弦缓。治疗以疏风为君，佐以散寒燥湿，方用桂枝橘皮汤（桂枝、白芍、生姜、陈皮、炙草、大枣）加制川乌、制苍术。着痹则一身重痛，关节尤疼，肢体麻木不仁，头痛恶寒，身热心烦，小便不利，大便反快，苔多白滑而腻，脉沉濡而细。治疗当以燥湿为君，佐以祛风散寒，方用藿香正气汤加羌活、防风。痛痹多伤在下，腿脚木重，足膝疼酸，状如石坠，怕冷无汗，一身痛有定处，在皮则顽不自觉，在肉则四肢不仁，在筋则屈而不伸，在脉则血凝不流，在骨则重而不举，舌淡苔白而滑，脉沉濡弦迟。

治疗则以散寒为君，佐以祛风渗湿，方用苏羌达表汤（苏叶、防风、杏仁、羌活、白芷、橘红、生姜、苓皮）加酒炒延胡、全当归。此三痹分治之法。

**风温伤寒**　病证名。一名"风温兼寒"，俗称"风寒包火"，语见俞根初《通俗伤寒论》。本证的基本病机是风寒束表而内有火热。其发病情况有两种，一种是本有温邪内伏（伏气温病），又因感受风冷而引发；另一种是天时温暖，风温先入于人体，后又感受寒邪，郁于身表，以致疾病暴发。前一种情况可称为伏气型，后一种情况则为新感型。风温伤寒的临床表现是外寒内热的特征，若属风冷引发伏温者，症见初起头痛身热，微恶风寒，继则灼热自汗，渴不恶寒，咳嗽心烦，尺肤热甚，剧者鼻鼾多眠，语言难出，状如惊痫，手足瘈疭，面如火熏。舌苔初则薄白，脉右寸浮洪，左弦缓。治疗当轻清疏风以解表，可用葱豉桔梗汤（桔梗、山栀、豆豉、薄荷、连翘、甘草、竹叶）；待表证解去，则用辛凉泄热方法清里，可选清加白虎汤（薄荷、荷叶、陈仓米、知母、益元散、竹叶、桑枝）。若里热大盛，已见风动瘈疭者，速与羚角钩藤汤镇静熄风。至疾病后期气津两伤者，可与人参白虎汤加鲜石斛、梨汁、蔗浆等，甘寒救液以善后。若属新感，风寒搏束温邪，其症见初起头痛怕风，恶寒无汗，继而身热咳嗽，烦渴自汗，咽痛喉肿，舌苔白燥，舌边红；其病甚者亦可见白苔燥而起刺，或由白转黄，脉浮洪而数。治疗先与新加三拗汤（麻黄、荆芥、桔梗、橘饼、杏仁、薄荷、甘草、蜜枣），减轻麻黄，重加牛蒡，微散风寒以解表；继与连翘栀豉汤（连翘、香豉、枳壳、桔梗、山栀、辛夷净仁、橘络、白蔻米），加嫩桑芽、鲜竹叶，轻泄温邪以清里。总以肃清肺胃为要法。

**六阳俱绝证**　病证名。指阴阳相离，腠理开泄，而致绝汗大出，汗出如珠，转而不流的危重病证。《伤寒九十论·六阳俱绝证》："一达官乘舟悉归，四月风雨，饮食不时，得疾如伤寒状，头重自汗，身体悉疼，医作中风湿证治，投以术附、姜附等汤，汗不止，单服附子，及灸脐下，亦不止。予往视之，曰六阳俱绝，不可治也。其汗必如珠，验之果然，半时卒。论曰：《难经》云：六阳气俱绝者，阴与阳相离。阴阳相离，则腠理开，绝汗乃出，汗出如珠，转而不流，夕占旦死，旦占夕死，此之谓也。"盖本证汗出如珠，汗出不止，阴阳离决，故谓死证。似可用大剂参附汤之类，以扶阳益阴，固表敛汗，或可挽救死亡者于万一。

**六经病**　指太阳病、阳明病、少阳病、太阴病、少阴病和厥阴病。六经病是六经脏腑经络在病邪的作用下（其中主要是寒邪），其功能活动和组织结构受到干扰和破坏所产生的病变。每一病在病变部位、性质、病机、病势等方面都有自身的特点（详见各条），《伤寒论》正是对这些内容进行分析、归纳、提取其中规律性的东西，用以反映六经病的基本特点，成为六个不同的证候类型，这便是六经辨证的主要依据。六经病各病的病机、表现、治疗方法分别见各条。

**六病** 指太阳病、阳明病、少阳病、太阴病、少阴病、厥阴病。这是由反对"六经病"及"六经"提法的学者提出的一个概念。他们认为，《伤寒论》并未明言三阴三阳经脉为病，而只是三阴三阳病，如"太阳病"，"少阳病"而未言"太阳经病"或"少阳经病"；而且三阴三阳病又绝不仅仅是经络为病，在大多数情况下，也不以经脉病变为主，而是脏腑病变为主。正因为如此，故"六经病"的提法是不妥当的，而应该称"六病"，也就是六种基本病变类型。这种观点与"六经非经说"等有其共同之处。

# 五 画

**正伤寒** 病证名。是相对于"伤寒类证""伤寒兼证"而提出的命名。指外感风寒之邪即时发病而有六经传变的疾患。一名"大伤寒"。《伤寒海底眼·卷下》："足经惟膀胱受病最先，而有传变，由表入里，至厥阴止，正伤寒也。"盖伤寒六经病证，与寒邪伤人有关。风寒之邪侵袭人体，太阳首当其冲，膀胱受邪。若病不解，则自表入里，传至阳明、少阳、太阴、少阴，而终于厥阴。循此一般规律而传变者，谓之"正伤寒"。其治法，病在六经者，从六经治；超出六经范围，而成坏病者，则当观其脉证，知犯何逆，随证治之。

**白气狸证** 病证名。是秋三月流行的温病。因秋属金，为肺之配，在色为白，肺主气，司呼吸，外合皮毛，故名。《伤寒总病论·卷第五》："秋三月行白气狸病，其源从太阳系于太阴……肺腑脏温病，阴阳毒气，其病相反。若腑虚则阴邪所伤，乍寒乍热，损肺伤气，暴逆呕逆。宜石膏杏仁汤……肺腑脏温病，阴阳毒气，其病相反。若脏实则为阳毒所损，体热生斑，气喘引饮。宜石膏葱白汤。"盖白气狸证，有两种不同类型。前者为温毒内郁，腑气不足，被阴邪所伤，治当清肺胃热毒，宣肺止咳，促邪外透，用石膏杏仁汤（石膏12g，杏仁、前胡各6g，甘草3g，栀子仁、麻黄、桂枝、大青、玄参、葛根各5g。水煎温服，日服三次）。后者为热毒外发，脏气较实，被阴毒所伤，治当清里解毒，透邪外出，用石膏葱白汤（豆豉15g，葱白连须6g，石膏、生姜各12g，栀子仁、升麻、大青、芒硝各5g。

水煎，去滓，下芒硝烊化匀，温饮一盏，日三四服）。

**白虎四大证** 病证名。指阳明白虎汤证所见的大热、大汗出、大渴、脉洪大四症。此由阳明内热亢盛所致。一般而言，这只有最典型的白虎汤证才能四症齐备，临床上也须要注意有时可能并不悉具。

**瓜瓤瘟** 病名。瘟疫的一种。《伤寒指掌·卷四》："瓜瓤瘟，胸高而起，呕血如汁是也。生犀饮。"瓜瓤瘟，邪在中焦，其血热受伤，疫毒深重，故有胸高而起，呕血如汁等症，治宜清营解毒。生犀饮、加味凉膈散等皆可随证选用。参瘟疫条。

**冬温伤寒** 病证名。一名"客寒包火"，俗称"冷温"。语见俞根初《通俗伤寒论》。指先感冬温（冬行春令，反有非节之暖，感其气而病者，名曰冬温），又被风寒所遏，而形成的外寒内热之证。冬温犯肺复感冷风而发者名为新感，因其病浅而轻，又曰小症；冬温引动伏暑内发者名为伏气，因其病深而重，又曰大症。小症者，初起头痛身热，鼻塞流涕，咳嗽气逆，咽干痰结，始虽恶寒，继即不恶寒而恶热，心烦口渴，甚或齿疼喉痛，舌苔先白后黄，边尖渐红，望之似润，扪之戟手，脉右浮滑数，左浮弦微紧；治疗先与葱豉桔梗汤（葱白、桔梗、山栀、豆豉、薄荷、连翘、甘草、竹叶）加栝蒌皮、川贝，辛凉宣肺以解表；表解而见胁痛咳血者，以桑丹泻白汤（桑叶、桑皮、竹茹、炙草、丹皮、地骨皮、川贝、粳米、橘饯、蜜枣）加地锦、竹沥梨汁，泻火清金以保肺；若喉痛齿疼者，以竹叶石膏汤去半夏，加制月石、青箬叶、大青叶、元参，外吹加味冰硼散，辛甘咸润以肃清肺胃；终与滋养津液之剂以善后。大症者，一起即头痛壮热，咳嗽烦渴，或无汗恶风，或自汗恶热，始虽咽痛，继即下利，甚则目赤唇红，咳血便脓，肢厥胸闷，神昏谵语，或不语如尸厥，手足瘈疭，状若惊痫，胸腹灼热，大便燥结，溲短赤涩，剧则男子自遗，女子带多血崩，甚或冲咳冲呃，或冲厥，舌多鲜红深红，甚则紫红干红，起刺开裂，或夹黑点，或夹灰黑，脉两寸独数，或两关尺沉弦小数。治疗，初起无汗恶风者，与辛凉透邪。血虚者，用七味葱白汤。阴虚者，以加减葳蕤汤，使其微汗表解。若伏暑内陷少阴心肾，咽痛下利者，用猪肤汤加鸡子白、鲜茅根、茄楠香汁，甘咸救阴以清肺。若伏暑内陷手厥阴心包络，神识昏蒙者，与开透清络之剂。伏暑内陷足厥阴肝者，当以熄风开窍之剂以急救。变证虽多，皆可参诸温证治法。若本证初起自汗恶热者，即当以清解伏暑之法，与竹叶石膏汤加减，余法同前。

**头风伤寒** 病证名。伤寒夹证之一。指素有头痛经久难愈，而又兼感外寒的疾患。《伤寒论兼证析义·头风兼伤寒论》："问有患伤寒者，屡用发散，而头痛愈剧，彻夜叫号，至夜则有散热，此系何故？曰：此必素有头风，或血虚风热，而过汗重伤血液，所以其痛益甚也。"施治之法，若风火相煽，额与眉棱目珠俱痛、当用选奇汤兼清风热；久郁成风者，与清空膏、茶调散之类；大寒犯脑，痛连齿颊，郁闭成火者，非兼调寒热，则火不散，如《本事》玉真丸、《宝鉴》石膏散，随表里而开发之；痛久不除，须防目翳之患，肥人湿土盛者，半夏白术天麻汤，瓜蒂散，清理湿邪为要；若两太阳痛连目梢者，为血虚，虽宜养血为主，然有火则兼清火，有邪则兼散邪，如四物汤加细辛、苍耳、芽茶，或当归补血汤加葱豉姜枣等，均可随证选用。

**发狂伤寒** 病证名。语见俞根初《通俗伤寒论》。指一切外感热病及杂病中，凡出现以喧扰不宁，躁妄打骂，动而多怒为特征的病证，皆可隶属于发狂伤寒范畴。其主因多为胃热蒸心，阳盛发狂。尚有热夹瘀毒、夹醉饱、夹痰火、夹惊、夹怒者，此皆谓之阳狂。其他如作汗发狂、蓄血发狂、阴躁发狂、心风发狂，此皆谓之如狂。临床辨证虽有虚实寒热之不同，毕竟实多虚少，故治此者，总以泻火为先，参以消痰、理气、凉血、通络，察其孰轻孰重而兼治之，此治狂之要诀。如伤寒化热传里，及温热病里热亢盛者，可与白虎、承气、三黄泻心、牛黄之类，两清心胃以泻火，火泻热清，其狂自愈。若阳毒夹瘀而狂者，与泻热药内加紫雪丹、犀地清络饮之类，峻逐毒火以泻阳，开窍透瘀以清神，神清瘀透，其病自痊。若属醉饱发狂者，可与瓜蒂、枳实导滞汤、葛花解醒汤之类，祛邪解酒以和脾胃。若夹痰火而发狂者，可与陷胸承气汤、凉膈煎、局方妙香丸之类，峻下痰火，清痰醒神。若证属触惊发狂者，可与蒿芩清胆汤、十味温胆汤之类，镇肝清胆补虚以定其狂。若大怒发狂者，可与生铁落饮、白虎承气汤之类，坠痰镇肝、泻火解结以除狂。若属作汗发狂者，只与葱豉荷米煎（葱白、香豉、薄荷、粳米）和中解肌以助汗，或但饮沸水以发汗，汗出则狂自止。蓄血发狂者，轻与犀角地黄汤，重与抵当汤，瘀消血行则如狂自止。阴躁如狂者，见脉沉细而肢冷烦躁，与真武汤回阳摄阴以除之；见脉数大而空，阴盛格阳而生躁，与通脉四逆汤破阴回阳以除之。证属心风如狂者，发则牙关紧急，口吐白沫，迷闷恍惚，醒则狂言多惊，喜怒不常，可与参珀茯神汤（西洋参、枣仁、茯神、菖蒲、远志、乳香、琥珀、辰砂）调下金箔镇心丸（金箔、人参、茯神、犀角、牛黄、天竺黄、龙齿、胆草、生地、远志、朱砂、为末蜜丸）镇心宣窍以安神，神安则如狂自止。治狂之法，历代医家多遵长沙之法，而又各有发挥，此节录一二，以备后学采用。

**发瘢伤寒** 病证名。语见俞根初《通俗伤寒论》。即外感热病或内伤夹外感病变过程中，凡出现红色皮疹者，皆统称之发瘢伤寒。但根据形态不同，分为瘢和疹两类，而瘢与疹又可伴随出现，故方书每举瘢以赅疹。发瘢病因，每多伤寒当汗不汗，当下不下，使热毒蕴于胃中，血热气盛，从肌透肤而外溃形成。有瘢疹并发者，甚有瘢疮并发者，其色鲜红者为胃热，紫红者为热甚，紫黑者为胃烂，即温毒、热病、或血热毒盛而发者皆谓之阳证发瘢。有形如虫咬之痕，稀少而色多淡红，或淡白微红者，即内伤肾阳，或内伤脾阳，又一经新感寒气，道其无根失守之火，上熏肺经，浮游于皮肤而发瘢点，此皆谓之阴证发瘢。察瘢之形状，与疹不同，即无点粒高起，若以手摸之皆平贴于皮肉之间，不拘或大或小，总无碍手之质，而但有触目之形。论其治疗，总以凉血宣气，解毒透瘢为首要。凉血如犀角、大青叶、羚角、鲜生地、鲜茅根、青蒿脑、紫草、丹皮、山栀、元参之类；宣气如葱白、豆豉、葛根、薄荷、水芦笋、嫩桑芽、竹叶、鲜菖蒲叶之类；解毒如银花、菊叶、公英、地丁、生绿豆汁、尿浸石膏、紫金锭片之类；透瘢如牛蒡、连翘、蝉衣、僵蚕、角刺、钩藤、刺蒺藜、鲜西河柳叶之类。然治瘢必察病人之气血虚实，病状之寒热湿燥，而分别用药，随证制方，不必见瘢治瘢，此治瘢之要诀也。

# 六　画

**协寒利** 病证名。指脾胃寒盛所致的泄泻。《伤寒捷诀·肠垢鹜溏》："阴寒直中阴经而下利者，必协寒利。协寒利者，曰鹜溏，脐下必寒，宜理中、四逆汤主之。"

**百合病** 病名。是一种心肺阴虚的病证。《金匮要略·百合狐惑阴阳毒病脉证治》："百合病，百脉一宗，悉致其病也。意欲食复不能食，常默默，欲卧不能卧，欲行不能行，饮食或有美时，或有不用闻食臭时，如寒无寒，如热无热，口苦，小便赤，诸药不能治，得药则剧吐利，如有神灵者，身形如和，其脉微细……百合病不经吐、下、发汗，病形如初者，百合地黄汤主之。"《伤寒心法要诀·百合》："百合病者，谓伤寒过期，留连不解，不分经络百病，悉合为一病也。如寒似热，诸药无灵……精神忽忽，如神若鬼附其形体，而莫知所适从也。"本病可发生在伤寒热病之后，亦可由于情志不遂而致，但总与心肺阴伤有关。其临床症状主要表现为两个方面：

一是由于阴血不足，影响神明，出现神志恍惚不定，语言、行动、饮食和感觉失调等现象；二是由于阴虚内热，出现口苦，小便赤，脉微数等证。其治法，当以润养心肺、清热凉血为主，用百合地黄汤加味：百合12g、生地黄18g、知母10g、滑石10g、黄芩10g、陈皮10g，煎汤温服，日服三次，中病即止。因本病病在经络百脉，或谓用百合治疗有效，故名。本病类于神经官能症。

**死阴**　病证名。指心病传肺、心火克金，金被火消亡，而致形损的病证。《伤寒论·辨脉法》："伤寒咳逆上气，其脉散者死，谓其形损故也。"《注解伤寒论·卷一》："《内经》曰：心之肺，谓之死阴。死阴之候，不过三日而死，以形见其损伤故也。"死阴，病缘伤寒久咳或久病内痛，临床以大骨枯槁、大肉陷下等形损之证为特征，其脉举之浮散，按之如无，来去不明显，而呈散漫无根之象，此乃心火刑于肺金，元气将散、真脏脉见之危候，故成无己称之谓"死阴"。死阴治法，前人无从出方。推断病机，此证实与阴虚火旺、肺阴亏损有密切关系。宜主以养阴清热、滋阴润肺，或滋阴补阳为大法，后方如泻白散、苇茎汤、青蒿鳖甲汤、百合固金汤、补天大造丸等皆可随证选用。本病类于肺结核、肺癌、骨结核等。

**夹水伤寒**　病证名。指寒邪侵袭于外，水湿停聚于内所致的病证。《伤寒约编·卷一》："夹水伤寒证，胸中饱闷，漉漉有声，恶心泛泛，呕出清涎绿水。右关脉弦，加半夏、白通草；右关脉细，加细辛、茯苓；右关紧细沉实，非猪苓、泽泻、黑丑、白丑，不能破结遥水。"夹水伤寒，有先感寒而后病水者，有先病水而后感寒者。其临床表现除胸中饱闷，漉漉有声，恶心泛泛，呕出清涎绿水，脉来弦紧沉实外，还可有发热恶寒头痛，脉滑数或浮数等证。治疗原则，若表重里轻者，当先表后里；若里证为急者，当先里后表，或表里同治。另尚应根据水蓄不同部位而辨证用药。例如：水停胸中，外兼表邪，体格壮实者宜用十枣汤类加减；水停中焦，脾虚水泛，外兼表邪，宜用四苓汤、苓桂术甘汤之类；水蓄下焦，表证不解，则以五苓散为治等等。不可拘一而执，贵在随证治之。

**夹气伤寒**　病证名。伤寒夹证之一。指内有忧伤气郁而外有寒邪侵袭所形成的病证。语见何元常《伤寒辨类》。其曰"夹气伤寒"属"内伤气郁，又兼外感寒邪"。症见头痛身热，恶寒身疼，胁痛胀满，气郁不舒。左手脉紧盛，右手脉沉。夹气伤寒的治疗当理气解郁，兼发表散寒。可选用桂枝汤化裁。若病由气及血，而有瘀滞，则须兼用散血法。轻者可用犀角地黄汤（犀角、生地黄、赤芍药、牡丹皮），重则用桃仁承气汤。如果症见不头痛、不恶寒、但有身热口渴，小水利，大便黑，语言无伦，这是其病内传心脾二经，故使人昏迷沉重，已属夹血病证，当用当归活血汤（当归、赤芍、生地、红花、柴胡、甘草、桂心、炮姜、人参）治之。

**夹虫伤寒**　病证名。指外感寒邪而腹内有寄生虫的病证。《伤寒约编·卷一》："夹虫伤寒证，脐腹绞痛，吐泻出蛔，心嘈思食，呕出青涎，甚则面生白点，是为虫花，亦必腹中起杠为确据。脉实，如槟榔、鹤虱、芜荑、雷丸；脉虚，使君子作汤，煎本病药。"夹虫伤寒，其临床表现可见脐腹疼痛，时发时止，痛而能食，面色萎黄，或生白斑，或嘈杂呕吐清水，或唇内侧有红白点，还可见发热恶寒头痛等证。治疗原则，应根据体质的虚实，病情的缓急、虫的种类，和不同的兼证，分别选用和配伍适当药物。本病因内有蛔虫，外兼表邪，则治宜安蛔止痛，祛风散寒为主。若体虚不足者，可用桂枝汤加使君子肉12g、乌梅10g、榧子肉12g，水煎服，小儿用量酌减；若体质壮实者，可用麻黄汤加槟榔12g、鹤虱6g、芜荑6g、雷丸6g、乌梅10g，水煎服，小儿用量酌减。

**夹血伤寒**　病证名。一名"伤寒夹瘀"。语见俞根初《通俗伤寒论》。指内伤血瘀，外感风寒；或跌打外伤，触冒冷风，日后寒热，状似伤寒而为病者。症见头痛身热，恶寒烦渴，胸胁串疼，腹有痛处不移，或少腹痛甚，手不可按，乍寒乍热，夜有谵语，甚者昏厥，或变如狂。舌紫暗，扪之滑润，甚或深紫青赤。脉左紧而涩，右多沉弦。治疗以活血解表为先，轻则香苏葱豉汤（香附、陈皮、葱白、紫苏、甘草、香豉）去香附，加枳、芎、归须；重则桂枝桃仁汤加味（桂枝、桃仁、赤白芍、生地、甘草、炮姜、大枣）。次下瘀血，轻则五仁橘皮汤（杏仁、松子仁、郁李仁、桃仁、柏子仁、橘皮）合代抵当丸（川军、川甲、元明粉、归尾、桃仁、莪术、紫猺桂、生地）；重则桃仁承气汤。俟瘀降便黑，痛势轻减，可用四物绛覆汤（生地、白芍、新绛、橘络、当归、川芎、旋覆花、葱管），滋血活络以善后。总之，辨夹血一证，大要有痛处定而不移。治必"先别所因，详察部分，消息微甚，随证用药，分经制方，始能奏效"。临证之时，不可不观形察色，审问明辨。此"正治感症夹血之准绳也"。

**夹阴伤寒**　病证名。一名"伤寒夹房劳"。语见俞根初《通俗伤寒论》。指房劳伤精之后，骤感风寒；或夏月行房后，恣意乘凉，触犯风露而为病者。症见身热面赤，或不热而面青，小腹绞痛，足冷蜷卧；或吐或利，心下胀满，甚则舌卷囊缩，阴极发躁；或昏沉不省，手足甲青，冷过肘膝。舌苔淡白滑嫩；或苔黑滑，舌本胖嫩。脉六部沉细，甚或伏绝；或反浮大无伦，沉按豁豁然空。治疗外灸关元、气海，以回元阳。内服麻附细辛汤加人参、干姜；或用参附再造汤，温经散寒。若脉伏绝，神气昏沉者，速用回阳急救汤，提神益气，回阳生脉。若下利清谷，脉迟足冷者，速用附姜归桂参甘汤去归，加白术、肉果、砂仁、升麻，破阴回阳，提气止泻。若脉微甲青，舌卷囊缩者，速用附子理中汤加吴黄、坎气、肉桂、姜汁，温补命阳，热壮脾肾。若阳气将回，病有转机者，但用附姜归桂参甘汤，双补气血，调和阴阳。次用理阴煎（熟地、归身、干姜、炙草）加砂仁、红枣，滋补肾阴，温运脾阳。终用左归饮，峻补肾阴以善后。从以上俞氏述证论治，分析看出，他认定本证因于房事后中寒，故处治始终以破阴回阳立法。然观历代医家论所谓"夹阴伤寒"未必皆从"温热峻补"之药而治。如王德林《市隐庐医学杂著》说："今人于年轻有室之人，一经发热，治之不应，必指为夹阴症，改用附、桂、参、地，大热大补之品以杀之。不知房劳或遗精之后，感受风寒，亦必由太阳经入，仍属阳邪，其热必甚，兼以躁闷烦渴，尤宜清热散邪，岂可反用热药？若果直中三阴，则断无壮热之理，必有恶寒蜷卧，厥冷喜热等症，方可温散；然亦终无滋补之法。"其论说理明白，可谓治疗本证之指针。

**夹饮伤寒** 病证名。一名"伤寒夹水"。语见俞根初《通俗伤寒论》。指素有停饮，外感风寒；或先感风寒，又生水饮而为病者。本证与夹痰伤寒不同，何廉臣谓："饮入于胃，经火蒸变而稠浊者为痰。未经蒸变而清稀者为水。观此则痰从火化，水从寒凝，痰能作热，水能作冷。此夹痰与夹水病源之异也。"并归纳夹饮伤寒证治为"四辨"，所述简明，故录于此：一辨其脉。脉必弦。或偏弦，或双弦，或弦缓，或迟弦，或沉弦，或弦紧类数。二辨其舌。苔多白而润。间有转黄转黑者，亦必有滑苔。每夹一二条白色。久则后半白滑而厚，前半光滑而不生苔。三辨其证。胸脘满痛，按之软而漉漉有声，甚则肠下抽痛。干呕短气，或腰重足肿，下利溺少。四辨其治。风寒夹饮，当以辛药散之、温药和之。若温热证见夹水，虽有表邪，不宜纯用辛凉发散；有里症不可早用苦寒。宜于发表清里药中，加辛淡利水利气之品。水去郁发，而后议攻议凉。总之，夹饮病初起，总宜以宣气涤饮，振胃阳以逐水寒，宜汗则汗，宜利则利，随证酌加他药。仲景苓桂术甘及理中汤、真武汤辈，为水饮正治之方。即有热饮，达表宜越婢加半夏汤，逐里宜己椒苈黄丸及控涎丹，三方加减为宜。何氏最终还告诫时医，欲知饮证，不可不读《伤寒》《金匮》而放弃仲景良方。"岂知痰饮为阴盛之病，乃以阴盛而误认阴虚，一味清滋，宜乎饮咳久病之数见不鲜也。"

**夹胀伤寒**　病证名。一名"伤寒夹肿胀"，又名"肿胀兼伤寒"。语见俞根初《通俗伤寒论》。指"宿病肿胀为本，新感风寒为标"的一类病证。"夹胀"者，又包括肿、胀、臌、蛊四端。辨证施治，当察其肿之为阴为阳，胀之属寒属热属虚属实，或肿而不胀，或胀而不肿，或先肿后胀，或先胀后肿，或胀而兼喘，或胀而变臌，或胀而成蛊，必先其所因，伏其所主为首要。但肿而不胀者，属水被邪结。阴水，见肢厥体重，先肿下焦，继则一身悉肿，阴股间寒，足胫重甚，按之窅而不起，口淡不渴，舌淡胖，苔白滑，脉左浮弦，右沉小，治疗初用麻附五皮饮，继用胃苓汤，终用香砂理中汤。阳水，见面浮恶风，自汗心烦，先肿上焦，后身尽肿，按之即起，口苦而渴，舌苔黄滑或深黄厚腻，脉左浮弦，右沉数，治疗初用五皮饮加荷、翘、浮萍，继用大橘皮汤（陈皮、赤苓、滑石、槟榔、苍术、猪苓、泽泻、官桂）去桂、术，加木通、车前、琥珀、灯心，终用百合茅根汤（百合、桑皮、通草、鲜茅根）。但胀不肿者，属气被邪裹，有食、痰、血、虫之别：气裹食胀，即胃胀，一名谷胀；气裹痰胀，即肺胀，一名喘胀；气裹血胀，即心肝胀，一名血胀；气裹虫胀，即大小肠胀，一名脐胀。病机虽异，但皆以胸腹或胸胁胀满，或痛或硬为特征。治疗总以五胀分消丸（萝卜子、巴豆、牙皂、枳壳、生军、琥珀、降香、蝼蛄、制成水丸，用景岳十香丸半料为衣）为主。先肿而后胀者，属水凝气结；先胀而后肿者，属气化水行。均可参前法施治。胀而兼喘者，属脾水久渍，逆行犯肺，故喘甚腹胀而不得卧。治疗则用五子五皮饮（三子养亲加葶苈、车前，与五皮饮合方）为主。胀而变臌者，名曰气臌，俗称单腹胀，又称为臌。其属脾肾阳虚，阴浊满布，独胀于腹而成，故以腹膨如鼓为特征。治以神香呈术煎（白术、紫猺桂、丁香、川姜、陈皮、白蔻）为主，并用峻补其下，疏启其中之剂。胀而成蛊者，非属血即属虫。虫蛊易愈，小儿居多，血蛊难痊，妇女为甚。虫蛊则腹大如箕，时胀时痛，按则痛缓，四肢瘦削，面红或白，口唇独红，内有白点，舌苔有点如秕。治疗用槟榔大枣汤（大枣、槟榔、使君子），送下五胀分消丸。血蛊则腹胀如鼓，青筋横绊腹上，或手足红缕赤痕，舌色紫赤而暗，甚或青紫。治用当归大戟汤（全当归、红牙大戟、蜣螂虫），送下五胀分消丸。总之，肿本乎水，腰以上肿宜发汗，腰以下肿利小便；《内经》"开鬼门、洁净腑"治水之正法也。胀必有滞，疏气以升降，荡涤在阳明；《内经》"去郁陈莝"工在疾泻，乃治一切实胀之正法也。

**夹疝伤寒** 病证名。一名"伤寒夹疝气"。语见俞根初《通俗伤寒论》。指素有疝气，时发时止，复伤寒湿，直中太阳之里，膀胱气化失利，而诸状发作者。考疝名有七，仲景独以寒疝为名，而立大乌头煎、乌头桂枝汤、当归生姜羊肉汤三方，以温散祛寒，调营补虚为主。张子和分疝有：筋、水、狐、癩、气、血、寒七种，而《诸病源候论》则以厥、癥、寒、气、盘、腑、狼为七疝；虽皆云有七，但其名与证候多不相同。俞氏论夹疝伤寒，仅举"寒湿直入太阳之里"一例：症见发热头痛，脘腹满痛，阴囊肿硬，茎肿溺涩，大便燥结，脉弦而急。治宜五苓散加独活、防己。并提出"且治疝之方，必加气之药"的治疗总则。

**夹泻伤寒** 病证名。一名"伤寒夹泄泻"。语见俞根初《通俗伤寒论》。指素体中焦虚寒，或肝邪侮脾，或因伤食，而患泄泻；又感风寒，同时伴见太阳证者。中寒感邪，见头痛身热，溲短腹泻，舌淡苔白。治以葱豉胃苓汤（即胃苓汤去甘草、加葱豉）。肝邪侮脾，见脘闷腹满，肠鸣作痛，得泻证减，舌淡红，苔青白。治以扶土抑木煎（白术、白芍、防风、陈皮、黄芩、葛根），加豆豉、焦栀之类。夹食而泻，见胸满腹胀，口黏而秽，舌苔黄厚。治以楂曲平胃散加豆豉、藿香、薄荷、猪苓、茯苓、泽泻之类。总之，本证病变是先有泄泻，而后受风寒，故与《伤寒论》中，先感风寒，表邪内迫阳明，或三阴自利等证不同。治疗当于止泻中加以疏表为宜。

**夹食伤寒** 病证名。指寒邪侵袭于外而内有饮食停滞所致的病证。其发病可以是先伤食而后感寒；亦可能是先受寒而后伤食；还有一种情况是伤寒病势稍有减退，勉强进食，以致重复发热。夹食伤寒的临床表现可见头痛身热、恶寒无汗、胸痞恶心、嗳腐吞酸；或呕吐泄泻，或脘闷腹痛；病重者可见昏厥不语。舌苔白厚或兼淡黄，或兼灰腻。脉可见紧、沉涩、滑数等现象。治疗原则是先去外邪，继除里实；在胃则消，在肠则下。一般不可单纯用升散表药，以免宿食上逆，而成膜胀不通之弊；也不可混用消导里药，以致引邪内陷，而成结胸下利之患；必俟表邪解散，或消或下，庶免引贼破家之虑。方药在春冬可用香苏葱豉汤加生枳实、苦桔梗；夏秋季节用藿香正气汤加枳实、桔梗。这是去外邪方法。外邪去后，食滞在胃者用消导二陈汤（生枳壳、六神曲、炒楂肉、川厚朴、仙半夏、广皮红、焦苍术、嫩桑枝）消食导滞；病急者可先用吐法（姜盐汤探吐最稳：生姜末1.5g拌炒食盐15g，开水冲一碗，顿服后，以洁净的鸡毛等物刺激咽喉，于不透风处吐之）。在肠者可用枳实导滞汤（大黄、枳实、黄芩、神曲、白术、茯苓、泽泻）下之；若导而不通，可用大承气汤急下之，但必须是见到舌干口燥、大便不通、胸肋脐腹硬满而痛，手不可近，频转矢气，方可急下。如果因冷食固结，大黄须用姜炒，略加附子行经，以免下利清水之弊。

**夹哮伤寒** 病证名。语见俞根初《通俗伤寒论》。指素有痰伏于肺，因外感风寒而触发，肺失宣降，气道闭拒，以呼吸急促、喉间哮鸣为特征的一组病证。考《内经》及仲景旧论，虽有喘无哮之名，但有"喘鸣"（《素问·阴阳别论》）及"咳而上气，喉中水鸡声"（《金匮要略·肺痿肺痈咳嗽上气病脉证治第七》）的记载，即与本证发作特点相似。至唐宋始哮喘并论，然二者有所不同。喘但呼吸急促，哮兼喉中痰鸣。故有"盖哮症多有兼喘，而喘有不兼哮者"的说法。俞氏分本证为冷哮痰喘与热哮痰喘两大类型：冷哮痰喘，喉中作水鸡声，舌苔白滑，脉左弦紧而右弦滑。治疗先用射干麻黄汤送下冷哮丸（麻黄、川乌、细辛、蜀椒、白矾、牙皂、半夏、胆星、杏仁、甘草、紫菀、款冬花、神曲、为末，姜汁糊丸），以发表散寒，除哮定喘；后用六君子汤，扶正气以涤饮。热哮痰喘，喉中有痰吼声，舌苔黄滑，脉左浮弦而有滑数，实为风寒夹热哮痰火也。治疗先用白果定喘汤，并口噙清金丹，宣气豁痰，散热平喘；继用导痰汤加旋覆花、海石、苏子、白前、肃肺气以除痰。总之哮喘一证，寒包火为最多，遇寒即发，饮冷亦作。虽有感温暑而发，初治必兼辛散，开发肺气；切不可纯用寒凉，使痰壅肺闭，猝致闷毙，此为治哮之禁也。

**夹虚伤寒** 病证名。指因素体虚弱复感寒邪所导致的病证。《伤寒典·卷上》："伤寒死生之机，则全在虚实二字。夫邪之所凑，其气必虚，故伤寒为患，多系乘虚而入者。时医不察虚实，但见伤寒则曰伤寒无补法，任意攻邪，殊不知可攻而愈者，原非虚证。正既不虚，自不能害之，及其经尽气复，自然病退，故治之亦愈，不治亦愈，此实邪之无足虑也。惟是挟虚伤寒，则最为可畏，使不知固本御侮之策，而肆意攻邪，但施孤注，则凡攻散之邪，未有不先入于胃而后达于经，邪气未相及胃，而胃气先被伤矣，即不尽脱，能无更虚？元气更虚，邪将更入，虚而再攻之，不死何待？是以患伤寒而死者，必由元气之先败，此则举世之通弊也。"挟虚伤寒，证情复杂，其临床表现，因人体质不同，而有种种差异。治当凭脉辨证，随证用药。若症见脉弱无神，耳聋手颤，神倦气怯，畏寒喜暗，言语轻微，颜色青白者，此乃形神不足所致，属虚证无疑，便当思顾元气。循此而下，若偶感阴寒，邪未深入，但见发热，身痛，脉数不洪，内无火证，素禀不足者，当用理阴煎加柴胡或麻黄连进一二服。此外挟虚诸证，如虚在阳分，则当以四柴胡饮、补中益气汤，或八珍汤、理中汤、温胃饮之类，以温中发散；若虚在阴分，液涸水亏，不能作汗，则当用补阴益气煎、三柴胡饮，或三阴煎、左归饮之类，以壮水制阳，精化为气；若阴盛格阳、真寒假热者，则当以大补元煎、右归饮、雀氏八味丸之类，以引火归原；右阴盛阳衰，身虽发热，而畏寒不已，或呕恶，或泄泻，或背凉，或手足厥冷，是阳虚之极，必用大温中饮或理阴煎而不可疑。凡此说明，挟虚伤寒乃以正虚为本，故诸般治疗以补虚扶正、兼以祛邪为第一要义。

**夹痨伤寒** 病证名。一名"伤寒夹虚痨"。语见俞根初《通俗伤寒论》。"虚痨"又作"虚劳"，是"虚损劳伤"的简称，范围相当广泛，凡由于劳伤所致的慢性衰弱性疾患，皆称为虚劳。《素问》提出"五劳所伤""五虚死"；《金匮要略》设虚劳篇（包括薯蓣丸证、酸枣仁汤证、大黄䗪虫丸证、小建中汤证、黄芪建中汤证、桂枝加龙骨牡蛎汤证、八味肾气丸证）；《诸病源候论》具体提出的五劳（肺劳、肝劳、心劳、脾劳、肾劳）、六极（气极、血极、筋极、骨极、肌极、精极）、七伤（大饱伤脾、大怒伤肝、坐湿伤肾、寒饮伤肺、忧思伤心、风寒伤形、大恐伤志）等，皆属本证范畴。俞氏在《通俗伤寒论》中立"夹痨伤寒"一节，分为虚劳兼夹外感、肺脾兼病、肝肾俱虚、心肺俱虚、脾肾俱虚、传尸劳瘵六种类型，加以辨治；侧重内伤虚劳，对于夹劳而"伤寒"，则提及甚少，未免脱离主题。因此徐荣斋认为"夹劳伤寒，首先应明确的是虚劳病人而患了伤寒；既不是因伤寒而变成的虚劳，更不是单纯的虚劳症。确定了主题，再说明夹劳伤寒的证治，自然不致喧宾夺主了"。这种解释，则颇为切题。然综观《通俗伤寒论》，各章以证分节，每证虽多以"伤寒"为名，但于论述中"喧宾夺主"，偏论杂病的情况，实不少见。这或许是因为俞氏著书"立名意在宗本《伤寒》，述证旨在切合实用"的缘故吧。

**夹痞伤寒** 病证名。一名"伤寒夹痞结"。语见俞根初《通俗伤寒论》。指素有气聚为满，或有痰结成痞，猝感风寒，引动宿疾而发病者。又有先气食相搏、或气血互结，后感风寒而成夹痞伤寒者；若病在太阳，误用下药，亦每成痞满。症见初起头痛身热，恶寒无汗，胸膈满闷，满而不痛，气从上逆。甚则发厥，不语如喑，或胸满面兼痛，或胁满痛，或腹胀痛。舌苔白滑而厚，或前半无苔，中后白腻而厚。脉左浮紧，右沉弦，或沉涩，或右寸关沉滑，或弦急而滑。治疗先用理气发汗，以香苏葱豉汤（香附、陈皮、葱白、紫苏、甘草、香豉）加枳实、桔梗等，表散外邪，畅气宽痞。气食相搏者，以神术汤（藿香、苍术、陈皮、炒楂肉、春砂仁、川朴、炙草、六曲）加减。气血互结者，以清肝达郁汤（山栀、白芍、归须、柴胡、粉丹皮、炙草、橘白、薄荷、菊花、橘叶）加减。昏厥不语者，先用通关取嚏，次用仁香汤（白蔻仁、藿香、木香、香附、砂仁、檀香、丁香、陈皮、生草、竹茹）去丁香，白蔻，烊冲紫金片。胃脘胀痛者，用香砂理中汤加炒猬皮、延胡。胸膈不宽者，用柴胡陷胸汤。腹满痛者，用六磨饮子。若但误下成痞，满而不痛者，在胸膈，用柴胡陷胸汤；在心下，用半夏泻心汤加减。从以上所举俞氏对本证的论治，可以看出，他对"痞"的认识，似乎超越了《伤寒论》所述的范围。一是病机：有痰结、气聚、气食相搏、气血互结等，非专指"但气痞耳"。二是病位：涉及胸膈、心下、胸胁、脘腹等，并非专在"心下"。三是证候：满而不痛，满而兼痛、胃脘胀痛、腹满痛等，非"但满而不痛"。这种认识，从临床角度出发，具有一定的现实意义。从痞之本义而言，虽指气不通泰，内觉满闷。但临床发病，造成气机壅滞的原因，可以是多方面的。《伤寒论》中就涉及到了寒、热、痰、水等因素。由于病因及夹杂病变特点的不同，所以病变范围及证候表现各有所异。对于"夹痞"，而又感"伤寒"的病人来说，临床施治，则更不可拘泥于一法，当如徐荣斋所言，即"对症投药，灵活运用"。

**夹痢伤寒** 病证名。一名"伤寒夹痢疾"。语见俞根初《通俗伤寒论》。指先患痢疾，又感外邪而发病者。痢疾与泄泻及漏底不同。泄泻以便次增多、粪便清稀，甚如水样为特征；漏底以直肠洞泻、暴注下迫为特征；痢疾则以腹痛、里急后重、下痢赤白脓血为主症。而夹表邪之痢，或时行疫痢，皆有表热之证。治当先撤表邪，如恶寒、头痛、身热之类得解，其痢亦可随之减轻，方可用仓廪汤（人参、茯苓、甘草、柴胡、羌活、独活、枳壳、桔梗、川芎、薄荷、生姜、陈廪米）。以解表化滞。因湿热者，以苦辛寒为治，稍加辛热，以清热燥湿宣通之用。因于气者，或以苦辛调气，或以辛甘益气等法。在血分者，用苦辛行血及咸柔养血诸法。总之，"治赤痢者，气分药必不可少，气行而血自止也；治白痢者，血分药必不可兼，恐引邪入于血分，反变脓血也。"此治痢者，不可不知也。

**夹痛伤寒** 病证名。一名"伤寒夹胃脘痛"。语见俞根初《通俗伤寒论》。指素有肝胃气痛，因外感风寒，触动而发病者。症见寒热头痛，胸脘满痛，恶心吐酸，或胁痛，或腹痛，或少腹痛。苔白滑，或黄白相兼，或灰白不燥，或黄浊。脉左浮紧，右弦急，或浮，或沉，甚则沉弦而涩。治疗当先理气发汗，香苏葱豉汤（见夹痞伤寒条）加延胡、乳香。若表邪去而痛不止者，必有凝痰伏饮，或有宿食瘀血，当明辨病根，细审部位以施治。属痰气互结者，用陷胸、大柴胡等剂；属宿食阻气者，与枳实导滞、六磨饮子等剂；属瘀血凝结者，用桃仁承气、抵当汤一类；属蛔厥虫痛者，乌梅丸一类；属虚痛者，以小建中汤之类；偏热者，与四物绛覆汤（见夹血伤寒条），甚则导火归原，如金匮肾气（八味地黄）汤等。总之，"痛则不通，通则不痛"。治法或用温通，或用凉通，或用攻通，因时审症，量体制方，必使其气血通调，而痛自止。此皆伤寒夹痛之要法。

**夹痰伤寒** 病证名。一名"风寒夹痰"。语见俞根初《通俗伤寒论》。本证多由素有痰积，或夹痰饮，或夹痰火，复感风寒，及形寒饮冷所致，多属肺病。俞氏分本证为四大类型，治有所异：风伤肺而夹痰火者，治宜葱豉桔梗汤（方见风温伤寒条中）加杏仁、橘红；重则越婢加半夏汤。寒伤肺而夹痰饮者，治宜新加三拗汤（麻黄、荆芥、桔梗、橘饼、杏仁、薄荷、生甘草、大枣）增姜夏、橘红；重则小青龙汤。有痰伏膈上者。当用瓜蒂散类吐之。若痰症类伤寒者，当用瓜蒂二陈汤。俞氏所论，宗仲景之旨，略有发挥，然伤寒为外感六气之通称，凡夹痰者，必先分辨六淫以施治，如吴鞠通《温病条辨》设桑菊饮治疗风热痰咳，杏苏散治疗凉燥痰咳，桑杏汤治疗温燥痰咳等，亦皆为临床外感夹痰之良方。综现中医痰证，有内因、外因之分，而夹痰伤寒，多责于外因。吴坤安《伤寒指掌》采辑了与伤寒有关的八条痰证，分析清楚，颇切实用，特录于此：①肺风寒痰。见寒热鼻塞，头痛胸满，气急咳喘，苔白而润，寸脉浮滑或沉伏。宜二陈汤加桑、杏、前胡、羌活、苏、薄之类，微散之。喘加麻黄、葶苈子以泻肺。②肺风热痰。见微寒发热，胸闷咳喘，口渴脉数，舌苔黄燥。宜前胡、桑、杏、栝蒌霜、贝母、芩、薄、橘红、全福花、淡竹叶之类。如痰闭气逆，加竹沥、姜汁。③胞络热痰。见神昏谵语，目睛微定，或舌謇语涩，舌苔尖赤中白而燥。宜犀角尖、郁金、菖蒲、川贝、钩藤、天竺黄、栝蒌霜之类。如舌绛内闭，加西牛黄。④痰挟痧疹。凡时感伤寒，初起即胸中烦闷，气急痰喘，与豁痰利气药，身热不除，反耳聋足冷，急宜提透，用羚角、连翘、牛蒡、防风、葛根、枳壳、桔梗、蝉蜕之类。⑤络中湿痰。见发热脘闷、胸肋肩背皆痛，此痰气交阻，踞肺胃之络。宜六安煎（二陈汤加杏仁、白芥子、生姜）去甘草，加桂枝、钩藤、蒺藜、栝蒌皮、姜黄片、白僵蚕、木香汁之类。⑥痰入肝络。伤寒有表解之后，肢体不能转动者，此痰入肝络也。当以南星、礞石、半夏、栝蒌、茯苓、陈皮、天虫、全蝎、姜汁炒蒺藜、川桂枝、旋覆花之类，以搜入络之痰。如不应，以养血兼之。⑦解后伏痰。伤寒解表之后，热势稍退，但觉目钝神呆，身重或痛，胸满不畅，此胃中有伏痰也。宜二陈汤加枳实、栝蒌、姜汁、竹茹之类，豁之行之。⑧积痰。见发热胸闷、咳嗽气喘、痰多浓厚，此宫中积痰也。宜燥润并用，南星、半夏、栝蒌、海石、枳实、陈皮、茯苓之类；或导痰汤（半夏、南星、枳实、茯苓、橘红、甘草、生姜）亦可。

**肉痹**　病名。指肌肉顽痹、不知痛痒之证。《伤寒括要·卷上》："肉痹，顽痹不知痛痒也。汗出太多，营与卫俱虚，气血不和，肌肉失养也。汗后虽近衣絮，犹尚肉痹，羌活冲和汤加桂枝、当归、木香主之。"肉痹，病缘汗后营卫两虚，气血不和，肌肉失养。临床症见肌肉顽痹，沉重麻木、不知痛痒，或有寒热等。治宜祛湿散寒，调和营卫，疏畅血气，营养肌肉。用羌活冲和汤（即九味羌活汤）加桂枝 10g、当归 12g、木香 10g，水煎温服，一日 3 次。

**传经病**　病证名。指六经病中先起病之经病解，又见一经病起的疾患。《伤寒大白·卷四》："若先起之经病解，又见一经病起者，名传经病，非合病也。"例如《伤寒论》"太阳病，十日已去，脉浮细而嗜卧者，外已解也；设胸满胁痛者，与小柴胡汤……"是太阳经病即先起之经病，经过十天以上，若治疗得当，见脉浮细而嗜卧，为太阳病已解，正气处在恢复之中。然若太阳病日久，外无表证，而内传少阳，其见胸满胁痛者，则为邪入少阳，枢机不利，经气受阻，故可按少阳论治，投小柴胡汤。此即传经病也。病传至某经者，则当以某经为主治。

**伤寒三证**　病证名。指因感受寒邪或时行之气所导致的三种病证。此名见于《伤寒典·卷上》。其三证是：①冬令严寒，以水冰地裂之时，最多杀厉之气，人触犯之而即时病者，是为正伤寒，又谓阴寒直中之证；②冬时感寒不即病者，寒毒藏于营卫之间，至春夏时又遇风寒，则邪气应时而动，故在春则为温病，在夏则为暑病，其非即病正伤寒之属，当因其寒热而随证调治；③时行之气，如春时应暖而反寒，夏时应热而反凉，秋时应凉而反热，冬时应寒而反温，此非其时而有其气。是以一岁之中长幼之病多相似者，是即时行之病，感冒虚风不正之气，随感随发。"此伤寒之三也。凡此三者，皆伤寒之属，第其病有不同，治有深浅，苟不能辨，则必致误人"。（《伤寒典·卷上》）此所谓伤寒三证，乃广义伤寒之范畴，其既包括了《伤寒论》中以寒邪伤人而有六经传变的"正伤寒"，又包括了后世所说的温病、温疫及某些杂病，临床当根据不同的病因及不同的脉证变化而采用不同的治法。参所见各条。

**伤寒大头**　病名。瘟疫的一种。又名"大头伤寒""大头瘟""大头痛""大头天行"等。指以头面部红肿为特征的疫病。多因天行邪毒侵及三阳经络所致。《伤寒辨证·卷二·伤寒大头发颐》："大头者，时毒也。盖天行疫毒之气，人感之为大头也。"其根据三阳经络所在部位不同而有不同的临床表现。"若发于鼻颊两目，并额上面部，焮赤而肿者，此属阳明也；若发耳之上下前后，并头角红肿者。此属少阳也；若发于头上，并脑后下项及目后赤肿者，此属太阳也。服药须加引经之药。"（《同上》）分别按三阳经而辨证施治。如病在太阳经络，兼有恶寒发热、头痛等卫表证者，宜疏风清热，用银翘散加减：银花12g、连翘12g、牛蒡子6g、荆芥6g、薄荷6g、甘草6g、夏枯草18g、蒲公英15g，煎汤温服，一日3次。如病在少阳经络，兼有憎寒发热、恶心欲呕、口渴烦躁、吞咽咀嚼不便者，宜清热解毒、消肿散结，用普济消毒饮加减：黄芩10g、黄连6g、甘草6g、板蓝根15g、连翘12g、玄参10g、马勃10g、牛蒡子6g、薄荷6g、僵蚕10g、桔梗10g、柴胡10g、陈皮10g，煎汤温服，一日3次。若病在阳明经络，肿处疼痛拒按，兼壮热口渴及阳明腑实证者，宜清热解毒、通下里实，可用普济消毒饮加入大黄，煎汤内服。防风通圣散、升降散等亦可加减为治。另外，尚可外用青黛粉、或三黄二香散、马齿苋、麦面等并醋调敷患处。本病类于流行性腮腺炎。

**伤寒手经之证** 《伤寒医验》：《灵枢》言伤寒有十二经证治，仲景焉得不知乎此。而王叔和编次论经则言足不言手，论治则又有手经之脉药，似此矛盾之论，宁非不察仲景原文，乃以断简残篇，谬为编次。故不得不发明手六经伤寒病情，以邀共证。伤寒初起，咳逆短气，鼻干恶热，大便燥，皮肤焦枯等，岂非手太阴肺脏病情乎？伤寒之始，即有手经之证，可见言足不言手甚谬。伤寒证见恶风、小便癃闭不化，颊赤烦躁，耳鸣目黄，舌干嗌痛颔肿，缺盆热痛，不可以顾，溅溅然汗出岂非手太阳小肠腑病情乎？伤寒三四日证见鼻燥龋齿，谷道气滞，烦闷大渴、掌中热，汗不清等岂非手阳明大肠腑病情乎？伤寒身热无汗、咽干喉痹，舌上黄黑，芒刺破裂，目珠角红赤面如醉人，神昏不语或独语发狂，舌干不饮水，不思食等岂非手少阴心脏病情乎？伤寒证见发热头痛，耳肿，缺盆痛，上中下痞满热闷等岂非手少阳三焦腑病情乎？伤寒证见表里俱热面赤，中宫烦满，胁腋痛，心中如饥，懊憹等岂非手厥阴心包脏病病情乎？手六经之证如此，而手六经之脉药又不得不辨也。以药言辨，如麻黄汤岂非手太阴肺脏之剂乎？如连轺赤小豆汤岂非手太阳小肠腑之剂乎？如黄连汤岂非手少阴心脏、手厥阴心包脏之剂乎？如大小承气汤岂非手阳明大肠腑之剂乎？如三黄解毒汤岂非少之阳三焦腑之剂乎？凡此诸方，是仲景未尝舍手言足也。何王叔和缺略编次，揆度所因，多误于刘草窗妄言足经所属皆水木土，水寒则冰，木寒则凋，土寒则坼，皆不胜其寒。手经所属皆金与火，金则寒则愈坚，火体热而寒不能袭，故伤寒只传足经不传手经，斯言也无稽甚矣，何足与辨。呜乎刘草窗作俑，王叔和效尤，时人皆迷于杀人之场。余今直捷辨正，纵有人重古轻今，而欲升仲景之堂者，可不步此便径乎哉。

**伤寒失音** 证名。古称"瘖"。指伤寒病后声音嘶哑或不能发音。《伤寒准绳·卷七》："二沥汤，治伤寒失音不语。"失音有外感、内伤和虚实之分，一般外感者多属实证、因外邪乘肺、闭塞气道所致。本证失音，则与伤寒病后，余邪未尽，寒包热邪有关。治宜清热滑痰、润肺利咽，用二沥汤；竹沥、荆沥、梨汁各三合，搅令匀，以绵滤过，分温四服，空心服，早晚各一服。

**伤寒头痛** 病证名。指外感寒邪而头痛的病证。《伤寒总病论·卷第六》："伤寒头痛，玄精石方。石膏、太阴玄精石各一两，麻黄二两，甘草半两。粗末，每服四钱，水一盏，竹叶二七片，煎七分，去滓，温饮，不计时候。伤寒，头痛不止，瓜蒂牙硝散。藜芦一钱，瓜蒂三钱，牙硝二钱，脑麝各少许。细末，吹少许入鼻，得嚏则愈。"

**伤寒发斑** 病证名。指外感寒毒而见有发斑的疾患。《伤寒补亡论·卷十四》："温毒发斑，感在表，惟可解肌，不可发汗。伤寒发斑，毒气在胃，当下不当汗也。故皆腹痛，眼睛疼，身体倦怠，四肢逆冷，额上手背冷汗不止，或多烦渴，精神恍惚，如有所失，或可起行，不甚觉重。诊之则六脉沉细而疾，尺部短小，寸口脉或大。若误服凉药，则渴转甚，烦躁急。有此病证者，便须急服辛热之药，一日或二日便安。"伤寒发斑，以药测证，似属阴斑范畴。寒毒入里，阴盛于内，格阳于外，故有四肢逆冷，额上手背冷汗不止，精神恍惚，身体倦怠，或心烦口渴等证，治宜温阳散寒，助正达邪，须附、桂引火归原，或用参附汤之类。

**伤寒发颐** 病名。又名"汗毒"。指发生于颐颌部位的一种化脓性感染疾患。其与伤寒大头相似。但本病多继发于伤寒、温病、麻疹等证的后期。由于汗出不畅，余邪热毒未能透泄，郁结于少阳、阳明之络，气血凝滞而发病，故又名"汗毒"。《伤寒辨证·卷二·伤寒大头发颐》："又有所谓发颐者，以伤寒汗出不彻，热遗少阳，结于耳后或耳下，其形硬肿者，名曰发颐，速宜消散，缓则成脓为害。颐属阳明经部分，若发于颐，药中必加白芷、葱白，以通阳明之经，慎不可外敷寒凉药。"伤寒发颐，其证初起可见身热恶寒，肿如结核，微有热痛，以后脓肿渐渐增大，热痛亦加剧。治宜清热解毒、散结排脓为主，黄连解毒汤、普济消毒饮等皆可随证加减使用。还应配合外科手术，如不及时切排，脓肿可在颐颔部或在口腔黏膜或向外耳等处溃破。本病类于化脓性腮腺炎。

**伤寒耳聋**　病证名。指伤寒六经病中少阳邪盛或过汗阳虚而致听力丧失者。属耳聋之一种。此名见于《尚论后篇·卷一》。据《伤寒论》所载，伤寒耳聋有二：其一为少阳中风，两耳无所闻，目赤，胸中满而烦者，是邪犯少阳，风火上扰，清窍壅塞、经气不利所致，治宜和解，用小柴胡汤。其二为未持脉时，师因教试令咳而不咳，必两耳聋而无所闻者，此因重发其汗，阳气虚损，不能上充于耳所致，治当温阳补虚，可用黄芪建中汤。

**伤寒夹证**　病证名。指本有宿邪或宿疾而复感受外界寒气所形成的一系列病证。《通俗伤寒论》说："伤寒最多夹证。其病内外夹发，较兼证尤为难治。凡伤寒用正治法而其病不愈，或反加重者，必有所夹而致。或夹食，或夹痰，或夹饮，或夹血，或夹阴，或夹哮，或夹痞，或夹痛，或夹胀，或夹泻，或夹痢，或夹疝，或夹痨，或夹临经，或夹妊娠，或夹产后。必先辨明因证，刻意精别，用药庶几无差误。故前哲善治伤寒者，其致力虽在杂病未研之先，而得心转在杂病悉通之后。不亲历者不知也；临证不博者更不知也。"伤寒夹证是外感风寒与内伤杂病的结合，不同于单纯的外感。伤寒夹证也不同于"伤寒兼证"，后者是所感外邪既有寒邪，同时也兼有其他病邪（参见"伤寒兼证"条）。伤寒夹证的治疗要注意标本新久缓急之异，或先治感证后乃治其夹证，或同时治其新旧之疾。伤寒夹证的种类很多，一般伤寒著作上论述者主要有夹气伤寒、夹血伤寒、夹阴伤寒、夹痰伤寒、夹饮伤寒、夹食伤寒、夹痞伤寒、夹胀伤寒、夹泻伤寒、夹痢伤寒、夹哮伤寒、夹痛伤寒、夹疝伤寒、夹痨伤寒以及临经伤寒、妊娠伤寒和产后伤寒，其具体病机及临床表现、治疗方法各详见诸条。

**伤寒劳复**　病证名。语见俞根初《通俗伤寒论》。指外感热病新瘥，正气尚虚，气血未复，余热未清之际，因妄动作劳，而再度引起发热的病证。临床多见发热心烦，心下痞塞，脘腹胀满，或心中懊侬，少气懒言，夜卧不宁等。辨证治疗，属挟邪劳复者，与枳实栀豉汤加减；属气虚劳复者，宜补中益气汤、归芪建中汤等；属阴虚劳复者，可与栀子豉汤加葱白、薄荷、竹叶、地骨皮等。一般见太阳证者，多加羌活；见阳明证者，多加葛根；见少阳证者，多加柴胡。其用药之法，总以证候表现为依据，而随证加以施治。

**伤寒转闭** 病证名。指外感热病过程中，因实热内盛，热烁营血，逆传心包；或痰火内动，蒙蔽神明；或湿热熏蒸，上蒙心包等病理因素，而出现以神志昏迷，牙关紧闭，两手握固，或大便不通、小便癃闭为主要表现的一类病证。此名出现于俞根初《通俗伤寒论》。实热内闭者，见神昏谵语，身热烦躁，循衣摸床，便闭溲短，舌焦而糙，脉沉而实，治宜犀连承气汤（大承气汤加犀角、川连）加生地、连翘，送下紫雪丹或牛黄丸、至宝丹。痰热内闭者，见神昏不语，面赤气粗，身热便闭，苔黄而腻，脉滑而大，治宜卧龙丹（西黄、金泊、梅冰、荆芥、闹羊花、麝香、辰砂、牙皂角、细辛、灯心灰）研末搐鼻取嚏，继与导痰开关散（方载过玉书《治疗汇要》）开水调灌。因湿蒙闭者，见神志沉昏，嗜卧懒动，脘闷懊侬，不喜饮水，脉濡或软，治宜藿朴二陈汤，送服苏合香丸。

**伤寒转痉** 病证名。指外感热病过程中，出现以项背强急、口噤、四肢抽搐、角弓反张为主要表现的一类病证。多因过汗、失血、气虚、津亏致使筋脉失养，或因风、寒、湿、痰、火邪壅滞经络而致。此名出现于俞根初《通俗伤寒论》。证属太阳者，项背强几几，有汗为柔痉，治宜栝蒌桂枝汤；无汗为刚痉，治宜葛根汤加独活、防风。证属阳明者，胸满口噤，挛急齘齿，治宜大承气汤。证属少阳者，往来寒热，目斜手搐，治宜小柴胡汤加防风。因汗下太过，亡失血液，致筋脉失养、不柔和而致痉者，治宜十全大补汤加竹沥、姜汁。因产后失血过多，筋无血养，挛急发痉者，治宜加味当归补血汤（炙黄芪、当归、炙甘草、防风、羌活、竹沥、姜汁）。总之，阳痉宜滋阴养血，阴痉宜扶脾抑肝，至于清痉降火，祛风利湿，各随症治。

**伤寒转脱** 病证名。指外感热病过程中，因误治邪陷，或正衰邪盛，导致病情突变，出现阴阳相离，而致生命垂危的一类病理及证候。此名出现于俞根初《通俗伤寒论》。因误汗而气脱者，见自汗不止，四肢厥冷，气短神倦，可与桂枝参芪煎（桂枝、太子参、生芪、白芍、白术、陈皮、炙草、浮小麦、麻黄根）。因误下阴脱者，见下利清谷，漏底不止，面白肢厥，独言欲寐，可与举陷参芪煎（元参、黄芪、白术、茯苓、陈皮、柴胡、升麻、炙草、泽泻、姜枣、灶心土）。因邪陷正虚内闭外脱者，见神昏谵语，躁不得卧，短气汗出，手足厥冷，脉细而沉数，可与加减复脉汤调送牛黄清心丸。因热深阳郁外闭内脱者，见耳聋目赤，腹痛下血，身热无汗，肢厥甲青，可与热郁汤（薄荷、连翘、栝蒌皮、青子芩、青蒿、山栀、郁金、桔梗、生草、竹叶）。因真阴下竭而虚阳上脱者，见耳目口开，冷汗淋漓，二便自遗，气息俱微，可与龙牡复脉汤（吉林参、阿胶、鸡子黄、龟板、牡蛎、龙骨、鳖甲、玳瑁、白芍、麦冬、生地、炙草），送服黑锡丹。

**伤寒转厥**　病证名。指伤寒六经病中，因治失及时或误治，造成阴阳气不相顺接，出现以手足逆冷为主要表现的病证。此名出现于俞根初《通俗伤寒论》。主要分为阳厥、阴厥两大类型，凡初起见头痛发热，邪气自浅而深，传入阴分，变为四肢逆冷，或时乍温，伴有大便燥结，谵语口渴，不恶寒反恶热者，名为阳厥。凡初无三阳传经实热等证，发则畏寒厥冷，腹痛吐泻，战栗不渴者，名为阴厥。阳厥轻可与四逆散，重可与承气汤。阴厥轻用理中汤，重则与寒厥三建汤（川乌、附子、天雄、生姜）。

**伤寒房复**　病证名。指伤寒瘥后，气阴两虚，早犯房事，真元大伤，而使疾病复发，出现头重不举，目中生花，腰胁痛疼，身体倦乏，憎寒壮热，腹中挛急等一类病证。此名出现于俞根初《通俗伤寒论》。审证治疗当先别阴阳：证属阴火上冲，头面烘热，胸中烦闷者，治宜六味饮加麦冬、豆豉、栀子煎汤，调下烧裈散；证属寒疑血虚，小腹急痛，手足厥冷者，治宜当归四逆、吴茱萸汤、水煎调下烧裈散。

**伤寒咳逆**　病证名。指胃中虚冷、气逆于上而导致呃逆的病证。咳逆者，古谓哕也。《类证活人书·卷之十一》："伤寒咳逆，此证极恶，仲景经中不载。孙真人云：咳逆遍寻方论，无此名称，深穷其状，咳逆者，哕逆之名。盖古人以咳逆为哕耳。大抵咳逆者，古人所谓哕是也；哕者，今人所谓干呕是也……咳逆者，仲景所谓哕者是也。哕，胃寒所生。"治宜温胃散寒，降逆止哕。用橘皮干姜汤：橘皮、通草、炮干姜、桂心各6g，人参3g，炙甘草6g，共研细末，每服12g，以水一盏，煎至六分，去滓温服，一日三次。或用丁香散：丁香、柿蒂各0.5g，甘草、良姜各1.5g，沸汤点，作一服，乘热猛吃。或用香附子、橘核各25g，细锉，用酒半盏，先将药在石银器内炒，渐渐滴酒，炒药焦黄色，研细末，每6g，水一小盏，煎至八分，细细旋呷服。亦可用大蒜头二个，煨动研爆，入白姜末，研如梧桐子大，捣蘘菜自然汁，吞下二十丸，病退再服一十五丸。

**伤寒咳病**　证名。指外感寒邪肺气失宣而致咳嗽的病证。《伤寒明理论·卷二》："伤寒咳者，何以明之？咳者，謦咳之咳，俗谓之嗽者是也……皮毛者，肺之合也，皮毛先受寒气，寒气以从其合也。其寒饮食入胃，从肺脉上至于肺，肺寒则外内合邪，因而客之，则为咳嗽者，是肺寒而咳也。伤寒表不解，心下有水气，干呕发热而咳，小青龙汤主之。少阴病腹痛，小便不利，四肢沉重疼痛，自下利者，此为有水气，其人或咳者，真武汤加五味子、细辛、干姜主之。"参小青龙汤证、真武汤证条。

**伤寒食复** 病证名。语见俞根初《通俗伤寒论》。凡外感热病，热退之后，胃气尚弱，余邪未尽之际，因强食与谷，或饮食不节，造成运化不及，余邪夹食滞而复作者，称为伤寒食复。盖大病新瘥，当先进清粥，次进浓粥，渐进糜粥，亦须少少与之，强人需养两月，虚人应足百日，则不作食复。食复者，轻见日暮微烦，此胃虚不能消谷故也，损谷则愈。重见发热头痛，纳呆便闭，痞满而呕，证属食滞兼有外邪者，宜枳实栀豉汤加生山楂肉、麦芽、连翘、莱菔子等；便闭者加大黄；心下痞者，加枳实、黄连、桔梗；有痰呕者，加半夏、竹茹；夹米食不化者，加神曲、麦芽；夹肉食不化者，加生楂肉、草果。

**伤寒胎动** 病证名。指妇人妊娠外感寒邪而引起胎动不安的病证。《伤寒百问歌·卷四》："伤寒胎动阿胶善，更有一药白术散。浑身发热反憎寒，葱白汤宜发其汗。作寒振憎或悸哕，苏术汤煎八分饯。"伤寒胎动，与外感寒邪、内扰胎儿有关。其临床表现可见发热恶寒，头项强痛，胎动不安，或心悸、哕逆，脉浮滑或滑数等证。治宜发散风寒，养血安胎为主。药用阿胶散、白术散，可改散作汤，水煎温服，日服三次。若全身发热恶寒明显，则用葱白汤；若身体振寒，或见心悸哕逆，则用苏术汤，煎汤一小杯服用。

**伤寒类证** 病证名。指在临床表现上出现类似狭义伤寒的症象而其病理实质并不同于伤寒的一系列病证。伤寒类证既有外感证，也有内伤病证。《伤寒辨类·伤寒统辨》说："又有痰症、食积、虚烦、脚气类伤寒诸症，发热虽与伤寒相似，不可概作伤寒治也。"类似伤寒的病证较多，一般伤寒著作上论述的主要类型有痰证类伤寒、食积类伤寒、痧病类伤寒、损伤类伤寒、疮疡类伤寒、解㑊类伤寒、虚烦类伤寒、脚气类伤寒等。也有不少著作将冬温、春温、寒疫、热病、湿温、风温、霍乱、痉、湿痹、风湿、中暍等病划归入伤寒类证的范畴，如吴坤安《伤寒指掌》即是如此划分。但也有著作将这类病证划归入伤寒兼证，其依据是这类病证都是寒邪而兼带其他性质的邪气侵犯人体，犹是伤寒，但非单纯的伤寒，如《重订通俗伤寒论》即是如此分类。其书曰："伤寒为外感百病之总名，故张仲景医圣著《伤寒论》，后贤推为通治六气感证之要书。兹言兼证者，或寒邪兼他邪，或他邪兼寒邪，二邪兼发者也。"各详见该条。

**伤寒怒复** 病证名。语见俞根初《通俗伤寒论》。凡伤寒瘥后，因事触怒，肝气上冲，气血失调，而使余热复作者，称之伤寒怒复，症见身热胸闷，心烦懊憹，气逆喘呼，脉弦浮躁盛。治宜苏子降香汤（苏子、香附、降香、川贝、郁金、山栀、旋覆花、竹茹、白薇、葱须）加桑叶、丹皮、银胡、地骨皮，平其气以清泄之。甚有气血逆乱，不语如喑，形厥如尸者，宜犀角地黄汤加桃仁、归尾、白薇，送下返魂丹。（《太平圣惠方》）甘咸以平，芳香以宣。

**伤寒兼风** 病证名。俗称"冷伤风"，仲景《伤寒论》名曰"中风"。语见俞根初《通俗伤寒论》。作者认为：同一感受风寒，寒甚于风者为正伤寒。风重于寒者为冷伤风，即伤寒兼风。此由其人猝伤冷风，或先感于寒续伤于风而发病，较四时感冒为重，故又称重伤风。临床见：头痛身热，恶风怕冷，鼻塞声重，咳嗽流涕，痰多而稀，或自汗而咳甚，或无汗而喘息。舌苔白薄而滑，甚或白滑而腻。脉左浮缓，右浮滑。治疗：自汗而咳者，以桂枝汤加减调和营卫；无汗而喘者，以三拗汤加减疏肺定喘；痰稀咳甚者，以小青龙加减温肺化饮；痰多咳甚者，以越婢加半夏汤宣肺定喘。嘱病人切禁酸冷油腻等物。

**伤寒兼证** 病证名。指寒邪与其他外邪相兼而侵犯人体所形成的一系列病证。俞根初《通俗伤寒论》曰："兹言（伤寒）兼证者，或寒邪兼他邪，或他邪兼寒邪，二邪兼发者也。"伤寒兼证不同于伤寒类证，后者是所受邪气不涉及寒邪，有些内伤杂病出现伤寒表症者也属于兼证范围（参见"伤寒类证"条）。伤寒兼证亦不同于伤寒夹证，伤寒夹证是指素有宿邪宿疾复感风寒邪气所形成的病证（参见"伤寒夹证"条）。伤寒兼证初起都宜使用辛散之法表而出之。伤寒兼证的种类较多，《通俗伤寒论》将其总结归纳为21种，即伤寒兼风、伤寒兼湿、伤寒兼痧、伤寒兼疟、伤寒兼疫、风温伤寒、风湿伤寒、湿温伤寒、春温伤寒、热证伤寒、暑湿伤寒、伏暑伤寒、秋燥伤寒、冬温伤寒、大头伤寒、黄耳伤寒、赤膈伤寒、发斑伤寒、发狂伤寒、漏底伤寒、脱脚伤寒。其证治各详见该条。

**伤寒兼疟** 病证名。一名"寒疟"。据《内经》记载：先伤于寒，后伤于风，病以时作，名曰寒疟。俞根初《通俗伤寒论》又称本病证为正疟，俗名伤寒变疟。表现为初起恶寒，无汗身痛，继即邪传少阳，寒已而热，热已而汗，寒长热短，确有定候，胸胁痞满，呕吐黄涎，舌苔白多黄少，或两边白滑中心灰腻，脉右浮滑，左弦紧；治疗先与苏羌达表汤（苏叶、防风、杏仁、羌活、白芷、橘红、生姜、苓皮），继与柴胡枳桔汤（柴胡、枳壳、半夏、生姜、青子芩、桔梗、陈皮、雨前茶）加常山。亦有将"伤寒兼疟"作广义理解者，则外因涉及风寒暑湿，内因包括夹食夹痰，凡发病以间歇性寒战、高热为主要特征的一类病证，皆隶属本证范畴，有痃疟、寒疟、暑疟、湿疟、痰疟、食疟、虚疟、劳疟、郁疟、胎疟、疫疟等多种类型。

**伤寒兼疫** 病证名。又名"时行伤寒"，通称"寒疫"，语见俞根初《通俗伤寒论》。其发病情况往往是在春应温而反寒，夏应热而反凉的时候感受寒邪而发，但此寒气并非一般寒气，其中或挟厉风，或挟秽湿，故此病有传染性，长幼率皆相似。伤寒兼疫虽然也属于伤寒兼证之一，与伤寒相类，但同中有异。其病初起头痛身痛，憎寒壮热，无汗不渴，胸痞恶心，或气逆作呕，或肢懈腹痛，舌苔白薄，甚或淡灰薄腻，若传里后，亦有口渴便闭，耳聋神昏者，舌由白而黄，由黄而黑，脉略紧或弦缓。属春分后挟厉风而发，头疼形寒独甚者，治以苏羌达表汤（方见大伤寒条），辛温发表。若属秋分前夹秽湿而发，身痛肢懈独甚者，治以藿香正气汤如葱豉，辛淡芳透。上治均加紫金片以解毒。如有变证，可仿正伤寒传变例治之。

**伤寒兼痧** 病证名。指夏秋之间，先感受秽浊疫气，后又贪凉而触冒寒邪所引起的病证。俗称"冷痧"。此名出现于俞根初《通俗伤寒论》。就临床而言，伤寒兼痧多见头胀晕痛，发热恶寒，胸闷气逆，腹痛胀闷，吐泻不得，绞肠剧痛，体见红点，或现青筋，四肢厥逆，指甲青黑，甚或猝然昏倒，苔多灰白而腻，脉多沉弦而滞。此证一般较多危急，治则是先去外寒，急用辛香流气以发表，可与香苏葱豉汤（香附、陈皮、葱白、紫苏、炙草、香豉）去甘草，加越鞠丸、白蔻末，继辨其因以去痧。寒湿凝滞脉络者，急用辛温流气以芳透，可与仁香汤（白蔻、藿香、木香、香附、砂仁、檀香、丁香、陈皮、生草、竹茹）加苓皮、苡仁。湿热郁遏经隧者，急用苦辛凉淡以疏利，可与藿香正气汤加辰砂、滑石、茵陈、山栀。臭毒阻逆上气者，急用芳香辟秽以宣上，可与连翘栀豉汤（连翘、香豉、枳壳、桔梗、山栀、辛夷、郁金、橘络、白蔻）加紫金锭。食积壅塞中气者，其人吐泻不得，急用涌吐法，盐汤冲生萝卜汁；继用理气法，香砂二陈汤冲紫金锭。外治轻则刮痧（用瓷碗盖搽香油，刮肩背及手足背弯处）；重则刺痧（用银刀刺入少商、中冲、尺泽、香中及舌紫筋，出血以放痧）。此皆宣气活血，意在内外开通，总以泄邪为主。

**伤寒兼湿** 病证名。一名"寒湿"。语见俞根初《通俗伤寒论》。指先伤于湿，后伤于寒，或骤伤雾露雨水，或汗出当风，水停其间，既患伤寒又夹湿邪而为病者。本证多发于夏令初秋季节。证治分为兼寒湿、兼湿热两大类。属兼寒湿者，多见一身尽痛，关节尤疼，凛凛恶寒，甚则足冷，头重胀痛，如裹如蒙，身重肢懈，胸膈痞满，口淡不渴，小便不利，大便反快。甚或发热，身色如熏黄，神沉嗜睡。舌胎白滑而厚，或厚如积粉，或带灰黑。脉沉而缓，甚或沉细似状。治疗先以苏羌达表汤（见大伤寒证）加苍术、川朴，使其微汗以解表。继与苓术二陈煎，温中化湿以利溺。终与香砂二陈汤加焦谷芽、炒麦芽温运中阳以开胃。证属兼湿热者，多见四肢倦怠，肌肉烦疼，头胀昏痛，面色黄赤，如熏油腻，口气秽浊，胸满而烦，口燥而渴，渴不能饮，一身无汗，但头汗出，鼻塞背强，欲得覆被向火，午后寒热，状如疟疾，腹满便溏，溲短黄热。甚或呕吐不纳，身黄如橘皮色，或皮肤隐隐见疹。舌苔底白罩黄，或灰黑而腻。脉弦数而沉。治疗先以藿香正气汤加冬瓜皮、冬瓜子、白通草芳淡化湿以双解表里。继与增减黄连泻心汤和中气以开胃。临证施治，可权其轻重缓急，随机策应。

**伤寒蓄血** 病证名。指太阳病不解，邪热随经深入于里，与瘀血相结于下焦的病证。《伤寒论·辨太阳病脉证并治》："太阳病不解，热结膀胱，其人如狂，血自下，下者愈。其外不解者，尚未可攻，当先解其外。外解已，但少腹急结者，乃可攻之，宜桃核承气汤。"《伤寒明理论·蓄血》："伤寒蓄血，何以明之？蓄血者，在下焦结聚，结聚而不行，蓄积而不散者是也……留于下而瘀得，谓之蓄血。此由太阳随经，瘀热在里，血为热所搏，结而不行，蓄于下焦所致。"因病外有风寒，内有蓄血，瘀热相结，故名"伤寒蓄血"。其临床表现可见其人如狂、少腹急结、小便自利，甚者还可见其人发狂、少腹硬满、脉微而沉等证。治疗原则，若蓄血轻证，应先解其表，后逐其瘀；若蓄血既重且急，则当先治其里。攻逐之法不可稍缓，《伤寒论》所谓"太阳病六七日，表证仍在，脉微而沉，反不结胸，其人发狂者，以热在下焦，少腹当硬满，小便自利者，下血乃愈……抵当汤主之。"即是其义。伤寒蓄血与阳明蓄血之成因及证候各有所异。前者为外邪深入下焦，与血相搏而成，其证如狂、发狂、小便自利；后者为久有瘀血，加之邪热相搏所致，其证健忘，大便黑腻如漆，但两者瘀血与热邪扰乱心神则一，故可同用抵当汤下之。参蓄血、阳明蓄血条。

**伤寒感复** 病证名。语见俞根初《通俗伤寒论》。凡伤寒瘥后，伏热未尽，再感新邪，其病复作者，名为"伤寒感复"。可见头痛发热，恶风或恶寒，舌燥口渴，或兼咳嗽，兼寒者脉浮紧，兼风者脉浮缓，兼热者脉浮数。治疗，身热恶寒者，宜葱豉葛根汤（葱白、豆豉、葛根）、加薄荷、连翘；寒重体疼者，加羌活、苏叶；偏热重者，加花粉、知母；咳嗽者，加杏仁、前胡、桔梗。兼风热重者，宜银翘散、桑菊饮、桑杏汤，随症酌用。邪郁于内，见烦躁者，宜荷杏石甘汤（薄荷、杏仁、石膏、知母、生草、细辛、竹叶），或葱豉白虎汤（葱白、豆豉、石膏、知母、细辛、粳米、生草）。营分有伏热者，宜七味葱白汤（豆豉、葛根、生地、麦冬、葱白、生姜、百劳水煎）。

**伏气伤寒**　病证名。古人名"肾伤寒"。多由于其人好色，色欲伤肾，肾经先虚，偶感暴寒之气，邪伏肾经而发病。许叔微所谓"伤寒偏死下虚人"是也。俞根初断本证为二：一因肾主水，水性寒，伏气从阴而化，病多阳虚伏阴，症见身虽大热，反欲得衣，面赤戴阳，足冷蜷卧，先咽痛，继下利，甚肢厥，自汗出，烦躁不得眠，舌绛苔黑而润，脉浮取洪大而数，略按软而无力，重按空大而散。治当大剂温补以救其本，反佐童便凉通以滋其标，先与加味金匮肾气汤，继以桂枝橘皮汤（方见风湿伤寒条）；二因两肾之间有命门，其中虽藏阴精，而却含真火，火性热，伏气从阳化者，病多阴中伏阳，症见身虽大寒，反不欲近衣，胸满恶心，头痛脊疼，指末虽冷，而内热烦躁，舌苔绛底浮白，甚或嫩红胖大，六脉沉伏不见，深按至骨，却似牢而有力，治当遵破阴达阳之法，使水升火降，得汗而解，重用破阴丹（阿硫黄、水银，熔结成砂，加青陈皮，各为细末，麦糊丸，如桐子大）百粒，冷盐汤下。俞氏分析极清，论治亦食古能化，足补仲景之未备。

**伏暑伤寒**　病证名。一名"伏暑兼寒"，通称"伏暑晚发"。指夏伤于暑，被湿所遏，而蕴伏体内，至深秋霜降及立冬前后，为外寒搏动而触发所引起的一类病证。邪伏膜原而在气分者，病浅而轻，初起头痛身热，脘闷恶心，继则状如疟疾，苔黄白而腻，脉左弦紧，右沉滞；治宜新加木贼煎（木贼、香豉、桑叶、香附、蕊白、山栀、丹皮、夏枯草、炙草、荷梗）。邪舍于营而在血分者，病深而重，一起即寒少热多，日轻夜重，头痛而晕，躁扰不宁，剧者手足瘛疭，神昏不语，舌红苔垢，脉左弦数，右弦软；治宜加减葳蕤汤，加青蒿、丹皮，继用犀地清络饮（犀角汁、丹皮、连翘、竹沥、生地、赤芍、桃仁、姜汁）。

**血郁伤寒**　病证名。又称"血瘀伤寒"。指瘀血内蓄、外感寒邪的病证。《伤寒括要·卷下》："胸胁腹痛，痛定不移，头痛烦渴，身热恶寒，则为血郁伤寒。"其发病，可以是内伤血瘀，外感风寒；或跌仆打伤，又感外寒，或外感风寒，脱衣斗殴，触冒冷风，而见寒热。血郁伤寒，其临床表现为发热恶寒，头痛身疼，心烦口渴，胸胁串痛，腹部疼痛，痛处不移，或少腹痛处，手不可按。甚则乍寒乍热，夜有谵语，或昏厥不省，少顷复苏，剧则痛极发狂，舌色紫暗，扪之滑润，或深紫而赤，甚或青紫，脉弦紧或弦数。其治法按一般而论，当先解表，后逐其瘀。解表如桂枝、麻黄，逐瘀如桃仁、桂枝。然若瘀血之证重而且急，则攻逐之法不可稍缓。临床可视瘀血之不同部位辨证用药：例如血瘀头面者，用通窍活血汤；血瘀胸中者，用血府逐瘀汤；血瘀膈下者，用膈下逐瘀汤；血瘀下焦者，用桃核承气汤；血气痹阻经络者，则身疼逐瘀汤主之。又血郁伤寒之证，大多以活血化瘀药为主治，体格盛实者，自可见证治证，放胆攻逐；但若孕妇及年老体衰者，破血逐瘀之剂则又当慎用或禁用。非用不可者，则应以养血活血药为主，如当归、丹参、赤芍、川芎之类可以随证加入，务以扶正祛邪为要。参"夹血伤寒"条。

**血结胸** 病证名。由瘀血与邪热结于胸胁所形成的病证。此命名是与由水饮热邪结于胸胁所形成的"水结胸"相对而提出的。吴坤安："若结胸硬满而痛，漱水不欲咽者，血结胸也。由于血瘀不能衄解，或已衄未尽，或妇人经水适来适断、皆能成之。内实者，桃仁承气攻之；未实者，和血散结治之。"（《伤寒指掌·伤寒变症》）

**血虚类白虎证** 病证名。指血虚发热，类似白虎证者。《内外伤辨惑论》卷中："血虚发热，证象白虎，惟脉不长实有辨耳。"《伤寒论类方汇参·白虎汤》："血虚象白虎证，其状肌肤燥热，口渴引饮，其脉洪大，按之全无，此血虚发热之证，东垣以当归补血汤治之。"当归补血汤出东垣《兰室秘藏》，由黄芪一两和酒制当归二钱组成，主治"妇人肌热躁热，目赤面红、烦渴引饮，昼夜不息，其脉洪大而虚，重按全无"。以之治血虚类白虎证，颇合符节。

**似阳明证** 指表现类似阳明热证、而病机并不属于阳明的病证。吴坤安："似阳明证：一曰柔痓，发热汗出、不恶寒似阳明，而身反张为异。一曰风湿，汗出身热似阳明，而脉浮、身重、多眠为异。"邵仙根评："柔痓与风温二证，俱有自汗，似属阳明。察其见症非阳明，恐人误认，故特揭出。"（《伤寒指掌·阳明本病述古》）

**合阳** 即合病。指阳与阳合的病证。《伤寒准绳》："合阳者，经所谓合病者是也。"伤寒病，二经或三经同时受邪，起病即同时出现各经主症者，谓之合病。《伤寒论》有太阳与阳明合病、少阳与阳明合病、太阳与少阳合病、及三阳合病等四种。因合病多见于三阳经中，是阳与阳合，故称之谓"合阳"。参合病条。

**合病** 病证名。指伤寒初起二经或三经证候不分先后同时出现的病证。

名出《伤寒论》第 32 条等条。钱潢："合病者，两经三经一时并受，见证齐发，不似传经之以此传彼也。"(《伤寒溯源集》) 合病的出现一般与邪气强盛有关。成无己："合病者，邪气甚也。"(《注解伤寒论》) 合病以阳经病证较多见，如三阳合病、太阳少阳合病、太阳阳明合病、阳明少阳合病（各详见该条）等，也有阴经合病及阴阳经合病者，如《伤寒论》第 301 条"少阴病，始得之，反发热，脉沉者，麻黄细辛附子汤主之"即是阴阳相合，不少四逆汤证即是太阴少阴相合。不过，《伤寒论》里仅存其实而无其名，故一般认为合病只在三阳经出现。如庞安时："三阳皆有合病，凡合病者，有十四证。唯三阴无合病。"(《伤寒总病论》) 又也有人认为"一经未罢，又传一经，二经、三经同病，而不归并一经者，谓之合病"(《医宗金鉴·订正伤寒论注》)，但这种观点未能为人广泛接受。

**肌病兼表病**　病证名。指邪郁肌表，病在肌腠与肤表者。《伤寒医诀串解·卷一》："病在肌腠则有汗，宜桂枝汤；病在肤表则无汗，宜麻黄汤。两法用之得当，一剂可愈。又有脉微，面色反有热色而身痒，是邪欲出而未得遽出，必得小汗而解，宜桂枝麻黄各半汤。又有服桂枝汤，大汗出后，形如疟，日再发，是肌病兼表病，宜桂枝二麻黄一汤，是二方即上两法之佐也。然二方能治肌腠、肤表之病，不能治经输之病。"盖所谓肌病兼表病，即桂枝二麻黄一汤证。其证病缘于表病汗不如法，见大汗出，是病在肌腠；又有发热恶寒，热多寒少，如疟状、一日再发、是病在肤表，故曰"肌病兼表病"，如此可用桂枝二麻黄一汤，辛温轻剂，微发其汗。参桂枝二麻黄一汤证条。

**产后伤寒**　病证名。指妇人产后，气血俱虚，内无所主，外失卫护之际，因调养失宜，感受风寒而为病者。本证邪势必乘虚内陷，故非比寻常伤寒，较胎前更为难治，此攻之不可，补之不宜，唯审明证候，以固本为主，去邪佐之。参《通俗伤寒论》所载：寒宜温中达邪，以小建中汤加减；风宜扶元托表，以玉屏风散加减；若血气大亏，宜固本去邪，以疏风芎归散（当归、人参、川芎、紫苏、葛根以砂糖炒黑，纳生姜、葱白水煎）；若邪入少阳，则宜和解，以小柴胡汤加减；若恶露为热搏不得下者，则以通为补，以抵当汤及桃仁承气汤主之。叶天士云："至于产后之法，按方书谓慎用苦寒，然亦要辨其邪能从上中解者，稍从证用之，亦无妨也。"吴鞠通云："无粮之师，利于速战，畏产后虚怯，用药过轻，延至三四日后，反不胜药矣。"又云："治产后之症，自有妙法，治上不犯中，治中不犯下，识证真，对病确，一击而罢。"前贤所论，皆临验所得，可供后学参考。《伤寒六书·证脉截江网》："产后伤寒，十数日不解，头痛恶寒，时时有热，心下坚，干呕，汗出，以阳旦汤；产后无津液，大便多秘或谵语，烦躁，宜服神功丸；产妇头痛身热，兼腹内拘急疼痛，以桂心牡蛎汤；产妇伤风发热，面赤而喘，头痛，以竹叶防风汤。"可供临床参考。

**羊毛瘟** 病名。瘟疫的一种。以背有红点，挑破红点，中有羊毛一缕为特征。《伤寒指掌·卷四》："邵评：有羊毛瘟，起病必有红点在背，挑破，中有羊毛一缕，无得活者，死有数百万。当博求《千金方》《外台秘要》《圣济总录》等书，或有治法。"参瘟疫条。

**汗后头痛** 病证名。指伤寒发汗后犹见头痛的病证，其发生机理多为发汗不彻而邪气未尽，故汗后热势虽减而头痛仍在。此证由《伤寒指掌》提出。其治疗当再发其汗以彻余邪。如果复汗之后痛反加剧且烦扰不宁者，多由挟火挟痰所致，或挟斑疹未透，宜细辨其异同而分别治之。邵仙根评曰：头痛虽是表症，然其内因又分别有肝阳、痰火等等，且有虚实之别，当审症求因而分别治之。

**汤证** 主要是指经方所主治的典型病证。汤证就是病证，但汤证具备以下特性：在命名方面，汤证是以汤名证，如桂枝汤证、麻黄汤证、大承气汤证；在临床表现方面，汤证有一定的症状组合，而这些症状组合主要是由张仲景的原著所给定的。后世虽然有很多扩大运用，但不能依据这些应用将新的症状划归汤证的临床表现。如桂枝汤证的基本临床表现是发热、恶风、汗出、脉缓；后世有用该方治疗皮肤过敏性疾患并取得较好疗效，但一般不把这些表现说成是桂枝汤证的基本症状。汤证一旦确立其诊断，就要使用相应的方剂治疗。后世医家对汤证研究极为重视，柯琴的《伤寒论注》即是以汤名证、以汤证为纲的注释性著作。现代郭子光《伤寒论汤证新编》也是以汤证研究为主题的。参见"汤证辨证"。

**阳亢亡阳** 病证名。指阳邪亢盛误用发汗等治法，致汗出过多而使阳气亡失的病证。《伤寒论·辨太阳病脉证并治》："伤寒脉浮，自汗出，小便数，心烦，微恶寒，脚挛急，反与桂枝攻其表，此误也。得之便厥，咽中干，烦躁吐逆者，作甘草干姜汤与之，以复其阳。若厥愈足温者，更作芍药甘草汤与之，其脚即伸。若胃气不和，谵语者，少与调胃承气汤。若重发汗，复加烧针者，四逆汤主之。"《伤寒论浅注补正·卷一上》："此一节，是阳亢而反亡阳，乃亡阳中之变证，与虚寒亡阳者不同，故先辨阳亢亡阳之证。言其初宜从治以招来之，用甘草干姜汤；继宜正治以调和之，用芍药甘草汤；终宜逆治以攻克之，用调胃承气汤。曲折轻重，慎而又慎，则阳亢亡阳之变证可治愈矣。又恐人误认此证以为虚寒亡阳，因又借证之曰，若转发其汗，复加烧针，以致四逆者，乃为虚寒亡阳，宜四逆汤，与上文所论阳亢亡阳之证，大不同也。"仲景本节所论，大多注家认为其病初起，当为表证而兼阴阳俱虚，经误治后，历述其变证，总在阴阳转化之间。至其治法，或复其阳，或复其阴，有先后之序。而唐容川概以"阳亢亡阳证"括之，似不但忽略了原病证中阴虚的一面，而且也掩盖了疾病误治后变化的复杂性。聊备一说，以供参考。

**阳证咳逆**　病证名。指呃逆之属热者。《类证活人书·卷第十一·问咳逆》："咳逆者，仲景所谓哕者是也。哕，胃寒所生，伤寒本虚，攻其热必哕。又云：伤寒大吐下之极虚，复发汗者，其人外气怫郁，复与之水，以发其汗，因得哕。所以然者，胃中寒故也。橘皮干姜汤、羌活附子散、半夏生姜汤、退阴散主之……然亦有阳证咳逆者，小柴胡汤、橘皮竹茹汤。"

**阳明三急下证**　病证名。指伤寒传至阳明、燥热炽盛而急宜下之以存阴液的三种病证类型。这三种病证类型是《伤寒论》记载的，分别见于第252、253和254条。252条腑中结实，而目中不了了，睛不和，大便难，胃肾之阴液俱竭、目睛失养，且髓海亦虚，其势甚危，故宜急速下之，速从釜底抽薪；253条虽然目前并未见凶险证候，但其病发热汗多，是内外热势鸱张，伤津耗液最速，而且汗出甚多，则热极津涸之候将接踵而至，故宜急下存阴；254条一汗之后即见大便不通、腹满而痛，病情发展十分迅速，病情已趋严重，若不急下，恐险证旋踵出现，下之不及。上述三证皆体现出急下存阴的精神，寓有防变思想。三证急下皆用大承气汤，参大承气汤及大承气汤证条。

**阳明亡阳**　病证名。柯琴《伤寒附翼·阳明方总论》释《伤寒论》第129条云：仲景回阳，每用附子，此用干姜、甘草者，正以见阳明治法。夫太阳少阴所谓之阳者，先天阳也。故必用附子下行者回之，从阴引阳也。阳明所谓亡阳者，后天胃脘之阳也，取甘草、干姜以回之，从乎中也。盖桂枝之性辛散，走而不守，佐以芍药，尚能亡阳，干姜味苦辛，守而不走，君以甘草，便能回阳。然先天太、少之阳不易回，回者诸症悉解。后天阳明之阳虽易回，既回而前症仍在，变症又起，故更作芍药甘草汤继之。盖脾主四肢，胃主津液，阳盛阴虚，脾不能为胃行津液灌四旁，故足挛急。用甘草生阳明之津，芍药和太阴之液，其脚即伸，此用阴和阳法也。或因姜、桂遗热，致胃热谵语，少与调胃承气和之。仗硝黄对待姜桂，仍不失阳明从中治之法，只以两阳合明之经，气血俱多之经，故不妨微寒之而微利之，与他经亡阳调理不同耳。

**阳明半表半里证** 指热郁于胃之上脘与胸膈，既不在胃肠之里、热结成实，亦不在肌肤之表、外热炽烈并兼表气不和的病证。相当于栀子豉汤证。吴坤安："若二三日后，外症身热、自汗出、不恶寒、反恶热。身重、鼻干不眠。内证咽干口苦，烦渴饮水，心中懊恼，胸满而喘，舌苔白刺，或兼微黄。脉象洪滑。此阳明内热欲出之表，为阳明半表半里之证。斯时汗下两忌，惟宜吐法，以越胸中之邪。栀子豉汤主之。"（《伤寒指掌·阳明本病述古》）

**阳明伤寒** 病证名。指太阳病邪未解，邪传阳明，而形成阳明兼太阳之表的病证。此名见于《伤寒溯源集》。《伤寒论·辨阳明病脉证并治》："阳明病，脉迟，汗出多，微恶寒者，表未解也，可发汗，宜桂枝汤。""阳明病，脉浮，无汗而喘者，发汗则愈，宜麻黄汤。"此两条，即所谓"阳明伤寒"证。前者为阳明兼太阳表虚，后者为阳明兼太阳表实，其病变机理，均为太阳之邪初传阳明所致。病以太阳证候表现为主，阳明燥热尚不明显，故治疗之法，应以解表为主，不可贸然使用下法。表虚者，宜解肌祛风，调和营卫；表实者，宜发散风寒，宣肺平喘。然若症见舌红、口渴、烦躁等，则里热已显，似属大青龙汤证范畴；若表证已解，邪热壅肺，见喘而汗出者，则属麻黄杏仁甘草石膏汤证，又当随证施治，不可拘执。参见"阳明表证"条。

**阳明阳化证** 病证名。指太阳病误用汗下，津液耗损，邪热传入阳明，而导致阳热实证者。因邪入阳明，病从阳化，故名。《伤寒医诀串解·卷一》太阳病"……汗下失宜，热炽而伤其阴。阴伤则从阳明阳化之证多，以太阳、阳明递相传也。"如《伤寒论·辨阳明病脉证并治》云："问曰：何缘得阳明病？答曰：太阳病，若发汗，若下，若利小便，此亡津液，胃中干燥，因转属阳明。不更衣，内实，大便难者，此名阳明也。"此即表病误治，伤损阴液，邪从燥化，转属阳明，而成阳明阳化之证。治疗之法，根据不更衣、大便难、胃家实轻重之不同，而有润下、导下、峻下之异。大承气汤、小承气汤、调胃承气汤、麻子仁丸等可随证选用。

**阳明表证** 病证名。指邪在阳明经表所导致的病证。柯琴："阳明之表与太阳不同矣。"阳明表证本自汗出不恶寒。依柯氏之说，阳明表证的发病情况有二种：①外邪初伤之表；②内热外达之表。外邪所致表证仅在一二日间，其症微恶寒、汗出多，或无汗而喘；内热所致表证则在一二日以后出现，其症身热、汗自出，不恶寒，反恶热。阳明经表证亦是营卫受病，亦有虚实之分。但阳明表证头痛而项不强，脉大而不弦细。阳明表证若由外邪所致，则当解散风寒，视其虚实分别使用桂枝汤或麻黄汤；其由内热所致者则用栀子豉汤清宣之。柯氏将阳明表虚证称为"阳明桂枝证"，阳明表实证称为"阳明麻黄证"。各详见该条。又《伤寒心法要诀》有"阳明经表病"的病证名称，与此略有不同。该名是指太阳未罢，邪气又传阳明，而太阳、阳明俱病的疾患。《伤寒心法要诀·阳明表病脉证》："太阳未罢，又传阳明，太阳表邪怫郁，阳明肌热，为阳明经表病也。"其所谓阳明经表病，系太阳表邪不解、病邪又传阳明所致。其临床表现可见脉象浮长，缘缘面赤，连额头痛，发热恶寒无汗，目痛鼻干，卧不得宁等证，因病在太阳、阳明两经，治用葛根汤方，一则以发太阳荣卫之汗，二则以解阳明肌表之邪。又《伤寒溯源集》所谓"阳明伤寒"者，与此大同小异，详见该条。

**阳明实证**　病证名。即"阳明腑证"。著名伤寒学家刘渡舟在将传统的"阳明经证"，改称为"阳明热证"时，即将"阳明腑证"改称为"阳明实证"。实证即"腑实证"的简称。详见"阳明腑证"。

**阳明经证**　病证名。又称"阳明经病"。指热邪在阳明经脉的病变，其临床表现多见目痛、鼻干、咽干、腹满等证。《订正伤寒论注》："阳明主里，内候胃中，外候肌肉，故有病经病腑之分。如论中身热、烦渴、目痛、鼻干、不得眠、不恶寒，反恶热者，此阳明经病也。"又阳明经证在不少论著中是相对阳明腑证而提出，指邪传阳明而未入于腑的经表热实证。其临床表现多见身热、自汗出、不恶寒、口渴、脉洪大等。

**阳明经病**　病证名。亦称"阳明经证""阳明热证"。指阳明邪热亢盛而肠中无燥屎阻塞的病证。《伤寒辨证·六经证治》："传至阳明，则目痛，鼻干，不眠，宜升麻葛根汤。此证有在经、在腑之别。如目痛，鼻干，微恶寒，身热脉浮者，病在经也。"阳明经病又有在标在本之说，在标者宜辛凉解肌，在本者宜清热保津。《医宗金鉴·订正伤寒论注》："阳明主里，内候胃中，外候肌肉，故有病经病腑之分。如论中身热，烦渴，目痛，鼻干，不得眠，不恶寒反恶热者，此阳明经病也……治阳明经病，则以葛根汤，或桂枝加葛根汤发之，或以白虎汤清之，或以柴胡白虎汤和之，随其证而施之可也。"盖阳明经病，若属阳明兼表者，自宜葛根汤类主之；若属阳明胃热亢盛，无形邪热充斥于阳明内外者，如症见身大热，不恶寒，反恶热，大汗出，烦渴，目赤鼻干，脉洪大等，则非葛根汤类所宜，而应辛寒清热，或清热生津，用白虎汤，或白虎加人参汤加味。参阳明经证、阳明热证条。

**阳明热证** 病证名。指邪入阳明、化为燥热、阳明气分热盛而肠胃尚无燥屎阻结的病证，其主要临床表现为身大热、大汗出、口渴喜饮、不恶寒、反恶热、脉洪大等，即"白虎汤证"一类的病证，治之主要用白虎汤清热。阳明热证过去曾称"阳明经证"，与"阳明腑证"相对而言。著名伤寒学家刘渡舟认为此证并非阳明经络之热，"阳明经证"当以阳明经络病变为主，故改称阳明热证。后来《伤寒论》教材遂接受了这种认识。参见"白虎汤证""阳明经证"。

**阳明桂枝证** 病证名。指风寒袭于阳明经表、营卫不和所形成的一种证型。由柯琴《伤寒论翼》提出。其症见脉迟，汗出多，微恶寒，头痛而无项强，脉大。当用桂枝汤解肌散邪，调和营卫。柯琴："如阳明病，脉迟，汗出多，微恶寒者，是阳明之桂枝证。"（《伤寒论翼·阳明病解》）本证仍当用桂枝汤解肌发汗，调和营卫。参见"阳明表证"条。

**阳明病本证** 指单纯的和典型的阳明病，没有兼挟证，亦未发生演变，更不是类似于阳明病的病证。阳明病本证主要包括阳明热证和阳明实证两大证型，各详见该条。

**阳明（兼）太阴** 病证名。即阳明经病而兼见太阴病变。名出《伤寒指掌》。阳明兼太阴病变的形成是病邪从阳明之里而及太阴脾土，脾胃相连，表里俱病。其临床表现为身体灼热、口渴唇燥、或见潮热谵语。舌苔白带灰黑色，或白中带黑点，或边黄中黑，或前半黄而后半黑，或纯黄而焦燥。其病机是阳明热邪内蕴，斑不得透，毒不得解，于是内犯其里而入太阴。治此症急宜透之提之，不使毒邪内陷入三阴，宜用二角、芩、连、牛蒡、桔梗、薄荷等，使斑外达而解。如果见斑点隐隐不得外透，加皂角刺数分以透之；如果大便秘而潮热、谵语，是为阳明病重而太阴病轻，可以下之。

**阳明（兼）少阳** 病证名。即阳明病兼见少阳病变，属阳明兼证之一。《伤寒指掌·阳明少阳》："凡风寒之入，由皮毛而腠理，腠理为阳明少阳之界，作表证看，非邪已入阳明之里而复传于少阳也。"邪气入于肌肉腠理之间，为少阳阳明之表证。其症见身热口渴、微兼恶寒，舌苔中白，舌边红，或舌尖红而苔根部白，脉弦而滑。治疗宜用解肌法，选柴胡、葛根、连翘、薄荷、黄芩、橘红之类，以取肌分之汗，其热自退。如果见舌苔白面舌边尖红较多，初起微寒，即发热不已，是为少阳经病变重而阳明经病轻，气分之病轻而营分之病重，宜用犀角、连翘、丹皮、钩藤、黄芩、薄荷、黑栀子之类，以清营分之热，大忌使用汗解。

**阳明（兼）少阴** 病证名。指阳明实证而兼少阴阴虚的病证，此证由《伤寒指掌》提出，作者认为其机理为患者素体阴虚，故当病在阳明之时，少阴即不能支持，水不济火，于是形成阳明实而少阴虚的兼并之证。其临床表现见潮热、口糜气秽、齿衄烦渴、舌燥唇焦、舌苔中黄而舌边紫绛、脉左数而右洪。其治疗宜滋阴熄热，可选用大小甘露饮、玉女煎之类，随症加减，多可收得好效果。

**阳明兼肺** 病证名。即阳明病而兼肺脏病变，属阳明病兼症之一。其表现为发热恶寒、咳嗽喉燥、渴而喜饮、舌苔白中带黄，或白而燥刺，或边红中白，其脉浮数。其病机是风温之邪客于手太阴肺经，而内热发于阳明之表也。其治疗宜用羚羊角、前胡、杏仁、连翘、薄荷、桔梗、黄芩、豆豉、淡竹叶之类以解风热。如果兼见烦闷呕恶，脉沉足冷，此为欲发痧疹之兆，在上方中加牛蒡子、防风辛凉透之。如果痧疹已透，尚有头胀心烦，脘闷咳嗽者，此为肺气不得宣畅，宜栀子、豆豉、蒌仁、桔梗、黄芩、连翘、牛蒡子、川贝、郁金之类使肺气通畅，痧疹透达，诸症自解。若痧疹已透，仍然胸胁闷痛，咳嗽喘急着，此有伏痰也，气口脉必闭伏不见。治之宜豁痰利气，如用前胡、杏仁、栝蒌、橘红、苏子、象贝、桔梗、枳壳、莱菔子、竹沥、姜汁之类投之，痰可自出。阳明兼肺与太阳兼肺，前者偏重温邪，后者侧重在寒邪，是其主要不同处。

**阳明麻黄证** 病证名。指风寒郁闭于阳明经表、营卫不宣所形成的一种证型。由柯琴《伤寒论翼》提出。柯琴："阳明病，脉浮，无汗而喘者，是阳明之麻黄症。"阳明麻黄证与太阳麻黄证的不同之处在于虽有头痛、脉浮、无汗而喘等现象，却无项强，其脉则大。本证当用麻黄汤发汗解表、宣肺平喘。柯氏对于后人不敢用麻桂以治阳明表证大有微辞："后人认不出阳明表证，一二日既不敢用麻桂，二三日后又不知用栀豉，不识仲景治阳明之初法。所以废弃仲景之吐法，必待热深实极，始以白虎承气投之，是养虎贻患也。"（《伤寒论翼·阳明病解》）参见"阳明表证""阳明桂枝证"等条。

**阳明腑证** 病证名。又称"阳明腑病"。指邪热深入阳明之腑、燥实内结、腑气不通的病变。其临床表现多见潮热、手足濈然汗出、大便秘结、腹胀满、绕脐疼痛、舌苔黄燥等。《医宗金鉴·订正伤寒论注》："阳明主里，内候胃中，外候肌肉，故有病经、病腑之分。如论中身热、烦渴、目痛、鼻干、不得眠、不恶寒、反恶热者，此阳明经病也。潮热、谵语、手足腋下濈然汗出、腹满痛、大便硬者，此阳明腑病也。"阳明腑证的治疗当通下热结，用承气汤。参见诸承气汤及承气汤证条。

**阳明腑病** 病证名。亦称"阳明腑证""阳明实证"。指阳明燥热之邪与肠中糟粕相搏结而成燥屎的病证。《伤寒辨证·六经证治》："潮热，自汗，谵语，发渴，大便闭，揭去衣被，扬手掷足，发斑发黄，狂乱恶热，脉洪数，病在腑也。"宜攻下燥实为主。《医宗金鉴·订正伤寒论注》："其治阳明腑病，虽均为可下，然不无轻重之分。故或以三承气汤下之，或麻仁丸通之，或蜜煎、胆汁导之，量其病而治之可也。"阳明腑病，为病邪侵袭阳明，邪从燥化，燥屎内阻，气机壅滞，腑气不通所致。其临床表现以潮热、谵语、腹满硬痛或绕脐痛，大便秘结，手足濈然汗出等为特征。治应攻下热结，用大承气汤，或小承气汤，或调胃承气汤。若阳明腑证，属脾约胃强，大便结硬，或津伤大便干涩难解者，则宜麻仁丸润下，或蜜煎、胆汁导下，而不可使用承气汤峻下，以免伤正。当予明辨。参阳明腑证、阳明实证条。

**阳明蓄血** 病证名。指阳明邪热与宿有的瘀血相搏结而成的蓄血症。此名见于《伤寒溯源集》。《伤寒论·辨阳明病脉证并治》："阳明证，其人喜忘者，必有蓄血。所以然者，本有久瘀血，故令喜忘。屎虽硬，大便反易，其色必黑者，宜抵当汤下之。"阳明蓄血，是阳明邪热与宿瘀相结而成。喜忘为有瘀血主证之一。因心藏神，宿瘀与邪热相合，能使神识失常，所以喜忘。若纯属阳明里热，肠胃燥结，大便必难，今大便虽硬，而排出时反易，其色必黑，此为蓄血见证。因血属阴，其性濡润，一部分离经的血液与燥屎相混合，则有助于大便排出，但粪色多黑如胶漆，是其特征。治疗之法，宜破血逐瘀，用抵当汤。又在《张氏医通》齿病门，谓牙齿蛀蚀，数年不愈者，亦称为"阳明经蓄血"，嗜酒者多患之。治宜桃仁承气汤为末，炼蜜为丸，如桐子大服之。参伤寒蓄血、蓄血条。

**阳毒伤寒** 症证名。指感受疫毒、血分热盛而见有某些类似伤寒证候的疾患。《类证活人书·卷四》："若阳气独盛，阴气暴绝，即为阳毒，必发躁、狂走妄言，面赤咽痛，身斑斑如锦纹，或下利赤黄，脉洪实或滑促，当以酸苦之药，令阴气复而大汗解矣。古人云：酸苦涌泄为阴，谓苦参、大青、葶苈、苦酒之类能复其阴气也。微用苦，甚则兼用酸苦，折热复阴。"《类证活人书·卷十六》："阳毒升麻汤……治伤寒一二日便成阳毒……""大黄散，治阳毒伤寒未解，热结在内，恍惚如狂者。""栀子仁汤，治阳毒伤寒，壮热，百节疼痛。"盖阳毒伤寒，病缘疫毒侵入血分，血分热盛，其临床表现可见躁扰不宁，狂走妄言，面赤咽痛，身斑斑如锦纹，或下利赤黄，脉洪实或滑促等。治宜清热解毒、酸苦涌泄为主。若伤寒七八日，内热不解者，用葶苈苦酒汤（苦酒即米醋18g、生艾汁10g、葶苈熬杵膏10g，水煎，日三服），若伤寒阳毒腰背痛，烦闷不安，面赤狂言，或下利，脉浮大数，面赤斑斑如锦纹，喉咽痛，唾脓血者，用阳毒升麻汤（升麻1g、犀角屑0.5g、射干0.5g、黄芩0.5g、人参0.5g、甘草0.5g，右锉如麻豆大，以水煎去滓，饮一汤盏，食顷再服，温覆，手足出汗，汗出则解，不解重作）；若热结在里，神志恍惚如狂者，用大黄散（川大黄5g、桂心1.5g、甘草3g、川芒硝6g、木通3g、大腹皮3g、桃仁10g，捣为粗末，每服12g，以水一盏，煎至六分去滓，不计时候，温服，以通利为度）；若身体壮热，百节疼痛者，用栀子仁汤（栀子仁3g、柴胡5g、川升麻6g、黄芩6g、赤芍药3g、大青3g、石膏6g、知母3g、甘草1.5g、杏仁6g，捣为粗末，每服抄12g，以水一盏，入生姜0.5g，豉一百粒，煎至六分去滓，不计时候，温服）。若阳毒身体大热、烦躁狂言欲走，大渴甚者，亦可用麦奴丸主之。参坏伤寒条。

**阳病** 病名。指病起于表，病在于外而属阳的疾患。《伤寒论条辨·卷一》："少阳统大纲，其道备也。夫以病起于表，表外也。外为阳，故曰阳病。阳病自外而内，其渐如此，过此则入内矣。"此阳病是指表病或三阳病而言。所谓阳病，除三阳病证外，亦包括了一般的热证、实证。

**阳黄** 死证病证名。指阳黄的危重证。《伤寒证辨·发黄》："身体枯燥如烟熏者，阳黄死证也。"

**阳盛亡阳** 病证名。指上焦阳盛，逼阴于外而欲上泄的病证。《伤寒类方·白虎汤类》："亡阳之症有二：下焦之阳虚，飞越于外，而欲上脱，则用参附等药以回之；上焦之阳盛，逼阴于外，而欲上泄，则用石膏以收之，同一亡阳，而治法迥殊，细审之自明，否则死生立判。"

**阳虚夹伤寒证** 病证名。此证由徐大椿《伤寒约编》提出："足冷阳缩，舌白戴阳，脉细紧涩，宜红膏汤加调营解邪药。凡系伤寒，无不发热恶寒。至于夹证，或托或化，必期中病为节，切勿过行克伐，有伤清阳之气，反致外邪内陷，救药莫及矣。"温中红膏汤：制附子（盐水炮黑）八分，淡豆豉（盐水炒）钱半，炮姜炭八分，川桂枝八分，当归身三钱，白云神（去木）二钱，炙甘草钱半。水煎去渣温服。徐大椿：阳虚伤寒，不能逐邪外出，非此扶阳解邪之剂不能破其范围也。姜、附补火以御寒，桂枝温营以解表，茯神安神，当归养血，炙甘草缓中气以和表里。表里调和，营卫振发，则阳自回而寒自散，何患诸证之不瘳哉。

**阳虚热痞** 病证名。指邪热有余，正阳不足的痞证。《伤寒论》第155条："心下痞，而复恶寒汗出者，附子泻心汤主之。"后世医家称此证为"阳虚热痞"。阳虚热痞的病机是邪热有余，正阳不足，从伴见"复恶寒，汗出"可知。这一阶段，热邪宜清，卫阳亦须扶护。设治邪而遗正，则恶寒益甚；若补阳而遗热，则痞满更甚，故治以寒热互用，邪正兼顾的附子泻心汤。尤妙在煎法上独出心裁：将三黄用开水泡，附子煮取汁，使泻痞之力缓，扶阳之功胜。吴谦云："其妙尤在以麻沸汤浸三黄，须臾绞去滓，内附子别煮汁，义在泻痞之意轻，扶阳之意重也。"（《医宗金鉴》）

**阳湿** 病证名。指湿邪伤表而湿已化热之候。《伤寒论本旨·卷七·薛生白湿热条辨》："湿热证，恶寒发热，身重关节疼痛，湿在肌肉，不为汗解，宜滑石、大豆黄卷、茯苓皮、苍术、藿香叶、白通草、桔梗等味。不恶寒者，去苍术皮。此条……湿邪初犯阳明之表。而即清胃脘之热者，不欲湿邪之郁热上蒸，而欲湿邪之淡渗下走耳。此乃阳湿伤表之候。"章虚谷曰："以其恶寒少而发热多，故为阳湿也"（同上）。因本证湿邪在表，湿偏于热，故治用滑石、豆卷、茯苓、通草等淡渗之品，以利湿清热。参湿热证条。

**阴中伏阳证** 病证名。指三阴之中伏有真火的病证。其证以六脉俱沉不见，深按至骨，则弦细有力，头痛，身温，烦躁，手指末皆冷，中满，恶心等为特征。《伤寒九十论·阴中伏阳证》："乡人李信道，权狱官，得病，六脉俱沉不见，深按至骨，则弦细有力，头痛，身温，烦躁，手指末皆冷，中满，恶心。更两医矣，而医者不晓，但供调药，予往视之曰：此阴中伏阳也。仲景方无此证，而世人患者多，若用热药以助之，则阴邪隔绝，不能引导其阳，反生客热，用寒药，则所伏真火，愈见销灼。须是用破阴丹，行气导水，夺真火之药，使火升水降，然后得汗而解。于今以冷盐汤下破阴丹三百丸，作一服。不半时，烦躁狂热，手足渐温，谵语躁扰，其家甚惊，予曰：汗证也。须臾稍宁，略睡，濈然汗出，自昏达旦方止，身凉而病除。"破阴丹方：硫黄、水银各3g，结沙子青皮1.5g，为末，面糊，和丸桐子大，每服三十丸，冷盐汤送下。方出《中藏经·方脉举要》。但硫黄、水银有毒，应当慎用或禁用。

**阴阳合病** 病证名。指三阳三阴病中有阴阳两经或三经证候同时出现的病证。《伤寒论》有阳与阳合的三阳合病，有阴与阴合的三阴病证，亦有阳与阴合的阴阳合病。《伤寒来苏集·伤寒论翼·合并启微》："夫阴阳互根，气虽分而神自合，三阳之底，便是三阴，三阴之表，则是三阳矣。如太阳病而脉反沉，便合少阴；少阴病而反发热，便合太阳；阳明脉迟。即合太阴；太阴脉缓，则合阳明；少阴细小，是合厥阴；厥阴脉浮，是合少阳。虽无合并之名，而有合并之实。""三阳皆有发热症，三阴皆有下利症，如发热而下利，是阴阳合病也。"其从六经病中择其最早见最主要证候，即三阳病的"发热"，三阴病的"下利"，说明这两种证候并见便是阴阳合病。但严格说来，三阳发热，太阳是恶寒发热，阳明为不恶寒反恶热，少阳为往来寒热，即使有合病下利，其利必不甚，或下而不畅，或属热结旁流，病属阳证，自与三阴下利不同，故可用葛根、黄芩、承气，以行汗下清里等治法。三阴下利，太阴为腹满时痛、吐利，少阴多下利清谷，厥阴则厥利相乘，证既属阴，则无热恶寒，口中和，不能食，多相伴而见，故可用理中、四逆辈温补。即使有发热，或正虚阳微，为里寒外热之格阳证；或阴阳消长，反发热不死；与阳证发热下利，毕竟大相迳庭。学者宜细心审辨为是。

**阴阳相半证** 病证名。指阴证与阳证参半或相间出现的病证。《伤寒典·卷上》："有阴阳相半证，如寒之即阴胜，热之即阳胜，或今日见阴，而明日见阳者有之，今日见阳，而明日变阴者亦有之，其在常人最多此证。盘珠胶柱，惟明哲者之能辨也。然以阴变阳者多吉，以阳变阴者多凶，是又不可不察。"其治法当以阴阳之偏胜偏衰或寒热之多寡等而辨证用药。

**阴极发躁** 病证名。指阴寒极盛，格阳于外，而见躁扰不安的病证。临床表现为吐利，厥逆，恶寒蜷卧，烦躁，欲坐卧于水中，虽欲饮而不受，面赤，脉沉，治宜退阴回阳，用四逆汤合生脉散（人参、麦冬、五味），加辰砂、白蜜、细茶，冷服。（《伤寒辨类》）

**阴证伤寒** 病证名。语见俞根初《通俗伤寒论》。凡素体虚弱，感受外邪，病证不经三阳阶段，直接出现三阴证候者，名为阴证伤寒，一名"直中三阴真寒证"，又名"直中"。每因其人胃肾阳虚，内寒先生，外寒后中而发病，故病较传经伤寒为尤甚。辨治当分三阴经证为首要：寒中太阴者，初起即怕寒战栗，头不痛，身不热，口不渴，四肢厥，上吐下利，脘满腹痛，小便不利，舌苔白滑带灰，甚或灰而滑腻，灰而淡白，脉沉濡而迟，甚或沉濡而微。治疗，轻与胃苓汤，重与附子理中汤。寒中少阴者，初起恶寒厥冷，蜷卧不渴，心下胀满，小腹绞痛，下利澄澈清冷，水多粪少，小便白或淡黄，甚则面赤烦躁，欲坐井中，身有微热，渴欲饮水，水入即吐，少饮即脘腹胀满，复不能饮，甚或咽痛气促，或郑声呃逆，舌苔淡白胖嫩，或苔虽灰黑，舌质嫩滑湿润，或由淡白转黑，望之似有芒刺干裂之状，扪之则湿而滑，脉沉而微，甚则沉微欲绝。治疗，轻与真武汤，重与附姜白通汤。寒中厥阴者，初起即手足厥冷，上吐涎沫，下利清水有生腥气，心下胀满，汤药入口即吐，手足指甲皆青，恶寒战栗，筋惕肉瞤，面赤戴阳，郁冒昏沉，舌卷囊缩，舌苔青滑，或青紫而滑，或淡紫带青，色暗质滑，脉细欲绝，甚则脉绝。治疗，轻与当归四厥加吴茱萸生姜汤，重则回阳救逆与通脉四逆汤加吴茱萸、紫猺桂主之，并灸气海、丹田、关元三穴至肢温脉出为度。

**阴证咳逆** 病证名。指呃逆之属寒者。《类证活人书·卷第十一·问咳逆》："咳逆者，仲景所谓哕者是也。哕，胃寒所生……治阴证咳逆，丁香、茴香、肉豆蔻等药，若阳证不可用。"《杂病源流犀烛·呃逆源流》："呃逆阴证，胃寒脉细虚极，宜丁香柿蒂散、羌活附子汤。"或可用乳香、硫黄、陈艾适量研末，用好酒一盏，煎数沸，乘热嗅病人鼻，外用生姜擦胸前。亦可用荔枝七个，连核烧枯，研为细末，开水调服，食远服。

**阴毒伤寒** 病证名。指感受疫毒、瘀血凝滞、经脉阻塞而见有某些类似伤寒证候的疾患。《类证活人书·卷四》："问手足逆冷，脐腹筑痛，呕吐下利，身体如被杖，或冷汗，烦渴，脉细欲绝，此名阴毒也。阴毒之为病，初得病手足冷，背强咽痛，糜粥不下，毒气攻心，心腹短痛，四肢厥逆，呕吐下利，体如被杖，宜服阴毒甘草汤、白术散、附子散、正阳散、肉桂散、返阴丹、天雄散、正元散、退阴散之类，可选用之……大抵阴毒伤寒，其脉沉而弦疾，不可不知也。"《类证活人书·卷十六》："治伤寒一二日便结成阴毒……身自重背强，腹中绞痛，咽喉不利，毒气攻心，心下坚强，短气不得息，呕逆唇青，面黑，四肢厥冷，其脉沉细而疾。"用阴毒甘草汤：炙甘草、升麻、当归各1g，雄黄0.5g、桂枝1克、醋炙鳖甲5g、蜀椒0.5g。锉如麻豆大，每服抄8g，枣2枚，水一盏半，煎至八分，去滓温服，日三夜二。治阴毒伤寒，心间烦躁，四肢逆冷，用白术散：白术3g、细辛3g、炮附子3g、桔梗3g、干姜1.5g、炮川乌头（捣为细末）3g，每服6g，以水一中盏，煎至六分，不计时候，稍热和滓顿服。天雄散、正元散、退阴散等亦可随证选用。尚可配合灸法，艾灸脐下一寸间，若其人手足冷，少腹硬，即更于脐下两边各一寸，三处齐灸之；若加有小便不通，及阴囊缩入，少腹绞痛欲死者，更于脐下二寸石门穴灸之。

**阴绝阳** 病证名。指厥阴阴气与阳气隔绝即阴阳之气不能相互贯通所致的病证。其以手足逆冷为特征。《伤寒论纲目·卷首总论》："厥者，绝也。厥阴者，阴绝阳也。阴既绝阳，则本经所发，自无热症。其或有之者，厥阴之脉络于胆，皆少阳相火所化令也。"盖厥阴为阴之尽，是六经病的最后阶段。病入厥阴，多从寒化，阴阳隔绝，故临床以厥、利、呕、哕等厥阴虚寒之证为多见。又厥阴为两阴交尽，中见少阳之化，故病入厥阴，亦可从阳化热，出现某些肝胆热症，或寒热错杂症。治疗之法，寒者宜温，热者宜清，寒热错杂者，则寒温并用。然若以阴阳阻绝之厥逆言，其中有多种，病因非止一端，故又当详为审辨，随证施治。

**阴病** 病名。指病在里、在脏而属三阴的疾患。《伤寒论条辨·卷一》："脏主内，内里也。里为阴，脏亦阴，故曰阴病。阴病者，脏受腑之谓也。"此阴病是对里病，脏病或三阴病而言。阴病由外而内，由腑而脏传来。所谓阴病，除三阴病外，亦包括了一般的虚证、寒证。

**阴黄** 病名。指因阳黄日久转化，或脾阳不振，寒湿内蕴，胆汁外溢肌肤，而身发黄色的病证。《伤寒论》所谓"寒湿发黄"属于阴黄。是黄疸病两大类型之一。《伤寒准绳·卷四》："身冷汗出，脉沉而黄，为阴黄，乃太阴经中湿。亦有体痛发热者，身如熏黄，终不如阳黄之明如橘子色，当叩其小便利与不利。小便自利，术附汤；小便不利，大便反快者，五苓散。"阴黄，病在寒湿内蕴，脾阳不振，临床可见身目黄色晦暗，胃呆腹胀，神疲乏力，身无大热，或身冷汗出，胁肋隐痛，小便短少，大便稀溏，舌淡苔腻，脉沉细迟等症。治宜调理脾胃，温化寒湿。方如茵陈五苓散、茵陈术附汤、茵陈四逆汤等皆可随证选用。另在《诸病源候论》中，阴黄为黄疸二十八候之一；在《圣济总录》中，阴黄为三十六黄之一，聊备参考。阴黄可见于慢性肝炎、肝硬化、慢性胆囊炎等疾病。

**阴黄死证** 病证名。指阴黄的危重证。《伤寒证辨·发黄》："环口黧黑出冷汗者，阴黄死证也。"

**阴湿** 证名。指湿邪伤表而尚未化热之证。《伤寒论本旨·卷七·薛生白湿热条辨》："湿热证，恶寒无汗，身重头痛，湿在表分，宜藿香、香薷、羌活、苍术皮、薄荷、牛蒡子等味，头不痛者去羌活。身重恶寒，湿遏卫阳之表证，头痛必挟风邪，故加羌活，不独胜湿，且以祛风。此条乃阴湿伤表之候。"章虚谷曰："恶寒而不发热，故为阴湿"（同上）。因湿为阴邪，尚未化热则近于寒，故用芳香辛散之品，以透邪外向。参湿热证条。

**阴霍乱** 病证名。指霍乱之证属里寒者。《伤寒论类方汇参·四逆汤》："阴霍乱，其证汗出，四肢拘急，小便复利，脉微欲绝，无头痛口渴之状，宜四逆汤。"

**阴躁** 证名。躁证之一。指阴盛于内格阳于外（上）而导致身体微热、烦躁面赤、脉微而沉的疾患。《类证活人书·卷四》："阴发躁，热发厥，物极则反也。大率以脉为主，诸数为热，诸迟为寒，无如此最验也。假令身体微热，烦躁面赤，其脉沉而微者，皆阴证也。身微热者，里寒故也，烦躁者，阴盛故也，面赤戴阳者，下虚故也。若医者不看脉，以虚阳上膈躁。误以为实热，反与凉药，则气消成大病矣。《外台秘要》云：阴盛发躁，名曰阴躁，欲坐井中，宜以热药治之。"可用白通汤，白通加猪胆汁汤，或四逆汤加葱白之类。

# 七　画

**坏伤寒**　病证名。指阳明胃热炽盛，口噤不能言，如死人或精魂已竭的病证。《伤寒总病论·卷第二》："时行热病，六七日未得汗，脉洪大或数，面目赤，身体大热烦躁，大渴甚，又五六日以上不解，热在胃中，口噤不能言，为坏伤寒，医所不能治，如死人或精魂已竭，心下才暖，发开其口，灌药下咽即活，兼治阳毒。"用麦奴丸：麻黄1.5g，釜底煤、黄芩、灶底墨、梁上尘、小麦奴、灶中黄土各0.5g，芒硝、大黄各1.5g。研细末，蜜丸弹子大，新汲水三合，和一丸研服之。渴者，但令冷水足意饮之，须臾，当寒竟汗出便瘥，若日移五六尺不汗，依前法再服一丸，瘥即止，须微利。功能清热解毒，辟秽除邪，对热毒炽盛、口噤不开之坏伤寒有效。若病人闭口不张者，可将病人的口打开，把药灌下，即可救活病人。

**坏腑**　病证名。指体内脏器严重损伤所导致的哕逆不止的病证。《素问·宝命全形论篇》："病深者，其声哕，人有此三（注：张宛邻云：'三'字疑衍）者，是为坏腑。"《伤寒溯源集·卷三》："胃气败而脾绝，必哕逆也，谓之坏腑。人身之躯壳，所以藏五脏六腑，如脏器之腑。《灵枢·胀论》曰：'腑之在胸胁腹里也，若匮匣之藏禁器也。'若人有此三脏之败，是谓坏腑。虽毒药不能治，针不能取，若徒用之，适足以绝皮伤肉而无益也。何也？病情至此，气乖血死，血气争黑而不可治也。"盖坏腑之证，脏器衰败，胃气垂绝，病深致哕，多属危重疾病之最后阶段，救治颇难。《伤寒论·辨阳明病脉证并治》云："脉但浮，无余证者，与麻黄汤。若不尿，腹满加哕者，不治。"所谓不尿，腹满加哕，即是胃气败坏，三焦壅滞，气机不通，邪无出路之危象，故仲景断为不治。可为一证。

**赤脉攒证**　病证名。指夏三月心及所属器官感受温毒之气，热邪炽盛、耗伤津液所导致的病证。《伤寒总病论·卷第五》："夏三月行赤脉攒病，其源自少阴太阳。心腑脏阴阳温毒气，身热，皮肉痛起，其病相反。若腑实则为阳毒所侵，口干舌破而咽塞；若腑虚则为阴邪所伤，战掉不定而惊动。石膏地黄汤。"赤脉攒病，是夏天三月流行的温病，此病的发生与手少阴、手太阳经脉有关。心脉为温毒所侵，热邪伤津耗液，故出现身热、皮肉疼痛等证。然因脏腑虚实之不同，所见证候亦有所区别。若脏腑正气足，被阳毒之气所伤，则见口渴、舌溃烂、咽喉不利等热毒外露之候；若脏腑之气虚，被阴毒之气所伤，则表现为肢体震颤、摇摆不定等热郁津伤、经脉失养之象。可用石膏地黄汤：石膏、生葛根各12g，麻黄6g，玄参9g，知母3g，栀子仁、大青、黄芩、芒硝各5g，湿地黄15g。㕮咀，以水九升煎取四升，去滓，下芒硝烊化匀，温饮一盏，日三四服。

**赤胸** 病证名。"赤胸"亦即"赤膈伤寒"，详见该条。

**赤膈伤寒** 病证名。语见吴绶《伤寒蕴要》。其病发热恶寒、头身疼痛，类似伤寒；而胸膈赤肿疼痛，故称为是名。其发病多属风温时毒先犯少阳、阳明，继则风寒外受，郁闭太阳，而成三阳合病。赤膈伤寒以春季较多见。病亦多发于春令，初起先发热恶寒，头痛身疼，继即胸膈燉赤肿痛，甚或外发紫疱，舌苔边红、中黄糙刺，甚夹黑点。若胸中剧疼，口秽喷人，痰嗽气喘，咯出浊唾腥臭者，毒已内陷于肺，欲酿成痈，舌苔多白厚起腐。脉左浮弦急数，右洪盛弦滑。治疗方法当内外兼施。《通俗伤寒论》提出的方法为，内治：轻则以荆防败毒散加减，冲犀角汁、金汁。重则通圣清毒散加减（方载大头伤寒治法中），表里双解以逐毒。表证退，便燥结者，以凉膈散为主。若有半表半里证者，以小柴胡汤去参加枳、桔。外治：以三棱针刺血泄毒，随敷解毒清凉散（芙蓉叶、大青叶、青黛、人中黄、鲜菊叶、天荷叶，捣汁调匀用）解毒消肿，使其速愈。《伤寒指掌》提出的治法与此大致相同。

**花厥** 证名。指因厥阴阳气不能营运，经络遏绝，遍身青黑如花厥状的病证。《阴证略例·论阴证始终形状杂举例》："厥阴有遍身青黑如花厥状何也？答曰：阳气不能营运于四肢，身表经络遏绝，气欲行而不得行，及其得行而遽止之，故行处微紫色不得行，而止处不青则黑也。所以身如被杖，有有处，有无处也。遍身俱黑，阳气全无也。故《经络论》云：寒则多凝泣，泣则青黑，热多则淖泽，淖泽则黄赤，此之谓也。"治以温运散寒为主。

**劳力伤寒** 病证名。①《伤寒辨类·劳力伤寒》："劳力者内伤血气，又兼外感寒邪，头痛身热，恶寒微渴，漐然汗出，身体痛，脚腿酸疼，沉倦无力，脉左手紧盛，右手空大无力，治以补兼散发，调营养气汤（参、芪、归、术、地、陈、芎、柴、羌、防、辛、草、姜、枣、葱白）。有下症者，宜缓下之，大柴胡汤（柴、芩、芍、半、枳实、大黄、姜、枣）。"②《伤寒典·卷下》："凡因辛苦劳倦而病者，多有患头痛，发热，恶寒，或有骨腿酸疼，或微渴，或无汗，或自汗，脉虽浮大而无力，亦多紧数，此劳力感寒之证，即东垣云内伤证也。"劳力感寒，因劳倦内伤所致，故李东垣谓之"内伤证"。其治之法，宜以补虚扶正为主，扶正以祛邪。补中益气汤，或补阴益气煎及五福饮等皆可斟酌选用，所谓甘温能除大热，即是此类。若病见邪盛无汗，脉见洪数者，则当和解，宜以柴胡饮类主之。此证从病理实质上讲，仍属于"夹虚伤寒"。参见该条。

**劳神伤寒**　病证名。《伤寒医验》：夫劳神者，如苦心诗文，盘算银钱，一切名利所牵与夫妄为作劳，以致竭尽心力，不自知觉而感风寒者皆是也。如形劳而神不劳者则轻，假使既劳其神，又劳其形，内外俱劳，则神形皆困，斯其甚矣。大抵今之病伤寒者，率多此辈，轻者和解，重者只宜解肌，不可大散大消。予于各宪衙署以及富贵仕宦之家，历此证候，先以香苏饮加减，投服一二剂，次以补中益气汤调理，十有九效，此即李东垣劳倦内伤治法。

**杨梅瘟**　病名。瘟疫的一种。以遍身紫块发疮如杨梅状为特征。《伤寒指掌·卷四》："杨梅瘟，遍身紫块，忽然发出霉疮是也。"此症毒瘀血分，其身遍有紫块，如杨梅状。治宜清热解毒，内服清热解毒汤，下人中黄丸；外宜刺块出血。参瘟疫条。

**两感伤寒**　病证名。《内经》与《伤寒例》皆谓之两感于寒。指身受阴寒之气，口食生冷之物，表里俱伤而为病者。其病多发于夏令夜间。症见头疼体痛，身重恶寒，目瞑嗜卧，少气懒言，手足微冷，虽身热亦不渴，下利清谷，甚则两脚筋吊。舌苔白而嫩滑，甚或灰黑而润。脉沉而迟，甚则沉微。《素问》谓两感于寒者必死、不治。以仲景两感于寒论治之法，当分先后，先救其里，宜四逆汤，后救其表，宜桂枝汤。俞根初《通俗伤寒论》载本证之治曰："就余所验，禀有虚实，感有浅深。虚而感之深者必死，实而感之浅者可治，治法当先温其里，附子理中汤加公丁香（廿支），煨肉果（钱半）。俟里温阳回，则下利止而手足转温，若头身俱痛，恶寒筋急者，则以桂枝加附子汤，温通阳气以解表。表解而胃口不开者，则以香砂二陈汤，温中阳以健胃，其病自愈。"

**两感温证**　病证名。指太阳少阴感受温邪所导致的病证。《尚论后篇·

卷一》："按太阳少阴两感之温证，其例虽与两感伤寒一日太阳与少阳俱病相合，其实比传经之邪，大有不同。盖伤寒之邪，三日传遍六经，故为必死之证，而温病乃内郁之邪，始终只在太阳少阴二经，不传他经者为多，是则非必死之证也。惟治之不善，乃必死耳。倘用汗下温法，先后不紊，则邪去而正未伤，其生固可必也。又有邪未去而正先亡，惟借他经供其绝乏，久之本脏复荣，亦以得生者，宜分别视也。"

**两感寒**　病证名。见刘亚农《二十世纪伤寒论·病理篇》。凡内本有阴寒，复受寒邪，直中于里，此为两感寒证。即表里皆寒。仲景以麻黄附子细辛汤治之。近世仿斯意而减轻之，如参苏饮、桂枝吴黄汤等。

**时气伤寒**　病证名。指天气突然变化，人体感受寒邪所致的病证。《伤寒总病论·卷第四》："治时气伤寒，头痛身热，腰背强引颈，及中风口噤，治疟不绝，妇人产中风寒，经气腹大，华佗赤散方。"时气伤寒病，临床可见头痛，发热，腰背强直不舒，并牵引颈项强等症，此乃寒邪伤人，阻滞经络，经气不舒所致，可用华佗散：丹砂 1g，蜀椒、蜀漆、干姜、细辛、黄芩、防己、桂枝、茯苓、人参、沙参、桔梗、女萎、乌头、常山各 1.5g，雄黄。吴茱萸各 2.5g，麻黄、代赭石各 5g。除细辛、丹砂、干姜、雄黄、桂枝外，皆熬治作散，用酒吞服，每服 6g，每日二次。耐药者，可每次服至 12g，温覆微令汗出。可收温经散寒，扶正逐邪之效。本方不惟治时行伤寒，即如中风口噤、疟病持续不断、或妇女产后伤风寒、经气腹大等病，见有上述症状者，亦可用之。

**体虚伤寒**　出刘亚农《二十世纪伤寒论·病理篇》，刘氏认为虚弱人伤寒病可宗仲景治妇人产后病法。因为当世风俗浅薄，情欲无度，精神耗散，阳虚于下，阴涸于上。犹如千数百年前，产后妇人亡血中虚，一旦六气外袭，憎寒壮热，面赤神昏，或灼筋，或发痉，或肝旺乘肺类似风温。不宜专用辛香烈散之剂，以劫其阴。《金匮》载产后头微疼恶寒，时时有热，心下闷、干呕、汗出等证，阳旦汤主之（方以桂枝汤加黄芩一味。用黄芩以泻肺肝清肌表之热，并可调剂桂枝辛温之气。）又产后中风发热面正赤，喘而头痛。以竹叶汤主之（方以竹叶一把，葛根防风桔梗桂枝人参甘草生姜大枣等。颈项强加生附子一枚。煎药汤去沫。呕者加半夏。）本草注竹叶微苦而凉，清心泻火，凉肺而利小便。盖正虚则邪易化热，热浮于上，正以竹叶清泻之，故以为君，加于温散药中，使在表之寒热，兼治无余，无毗阴毗阳之虑。至于头颈强面狂热者，指阳虚已极，有似戴阳之症，故重用附子，收已散之气而归肾，生用并能发汗，加诸风药中，无留邪之弊。或手足厥冷，或下利圊谷，金匮所载病证未详，要细心体会之。倘因其方中寒热表里之错杂，而生疑惑，盖浅之乎视仲景矣。近世风热病，多于伤寒，学者当举一隅而反三。再孙真人以桂枝汤加黄芩为阳旦汤。陈修园素好温辛，反谓因《伤寒论》悟出，桂枝汤增桂加附子，是大错处，特揭而出之，免后人以误传误。盖由千金三物黄芩汤，治妇人在草褥，自发露得风，四肢苦烦热等症悟出，可为确证。

**肝风内袭**　病证名。指伤寒邪犯厥阴而肝风乘虚袭胃所致的病证，此证由吴坤安《伤寒指掌》提出，以补《伤寒论》厥阴证治之未备。其症见呕吐青绿黑臭之水，或黄黑浊饮，或兼吐蛔，此肝木翻腾，胃气上逆之象，治宜泄厥阴以安阳明，可选用桂枝、白芍、川连、吴茱萸、半夏、茯苓、椒、梅之类以泄厥阴风木；后用人参、代赭石、茯苓、半夏、干姜、川连、乌梅之类以安胃镇逆。如果阳明胃虚，不耐酸苦，又当安胃为主而兼泄风木，可用人参、干姜、黄连、吴茱萸、白芍、茯苓、半夏、乌梅、代赭石之类治之。

**肝邪犯胃**　病证名。指伤寒病邪入厥阴而木邪犯胃的病证，此证由吴坤安《伤寒指掌》提出。其临床表现见有干呕，渴饮，胸膈满闷，格食不下，或两胁抽痛，舌苔黄黑，或兼吐蛔。治疗宜泄厥阴和肝安胃，可选用桂枝、芍药、川连、干姜、茯苓、半夏、黄芩之辈。如果兼有吐蛔，则加椒、梅；如果见有寒热如疟，则加柴胡，以引邪外出少阳。

**肝乘肺证**　病证名。名见于《伤寒约编》。《伤寒论》第109条："伤寒发汗，啬啬恶寒，大渴欲饮水，其腹必满，此肝乘肺也，名曰横。刺期门。"此即肝乘肺证。徐大椿："发热恶寒，寒为在表；渴欲饮水，热为在里；其腹因饮水多而满，此肝邪挟火克金，脾精不能上归于肺，故大渴；肺气不能通调水道，故腹满，是侮所不胜，寡于畏也，故名横。刺期门以泻之，发热恶寒得自汗而解，腹满大渴得小便利而津气自达也。五苓散加青皮、枳实亦无不可。"（《伤寒约编·卷七》）

**肝乘脾证**　病证名。名见于《伤寒约编》。指《伤寒论》第108条："伤寒，腹满谵语，寸口脉浮而紧，此肝乘脾也，名曰纵。刺期门。"所提出的病证。徐大椿主张用左金丸合枳术丸加柴胡、白芍、生地、栀、丹治之。徐氏解方："肝旺乘脾，不能敷化精微四达，故腹满；火炎心乱，神明失其主宰，故谵语也。黄连大泻心火，燥脾湿，吴茱引之，直入厥阴，以平肝除满，则谵语无不自已。""脾虚不化，气滞于中，不能行其健运之职，以灌四旁，故腹满也。枳实泻滞气，白术健脾气，脾健运有常，则精微四达，

而腹满无不退。合左金丸为肝旺乘脾、腹满谵语之主方。"(《伤寒约编·卷七》)

**冷伤风** 病证名。即"伤寒兼风",详见该条。

**冷厥** 厥证之一。《类证活人书·卷四·问手足逆冷》:"冷厥者,初得病便四肢逆冷,脉沉微而不数,足多挛,卧而恶寒,或自引衣覆盖,不饮水,或下利清谷,或清便自调,或小便数,外证多惺惺而静,脉虽沉实,按之迟而弱者,知其冷厥也。四逆汤、理中汤、通脉四逆汤、当归四逆汤、当归四逆加茱萸生姜汤、白通加猪胆汤,皆可选用也。"《卫生宝鉴·厥逆》:"四肢冷,身不热,恶心,蜷足卧,或引衣被自覆,不渴,或下利,或大便如常,脉沉微不数,或虽沉实,按之则迟弱,此名冷厥。"参厥证、寒厥条。

**沙病类伤寒** 病证名。语见何元常《伤寒辨类》。其"沙病类伤寒病"条曰:"沙病者,岭南烟嶂之地多有之。乃溪毒、沙风、水努、射庄、蝦须之类,俱能含沙射人。被其毒者,憎寒壮热,百体分解,似伤寒初发状。"由于其病类似伤寒初发,但病因迥然相异,故名。该书介绍其治法:"彼土人以手扪痛处,用角筒入肉,以口吸出其沙,外用大蒜膏封贴疮口,即愈。"这种疗法融针刺、放血及敷贴诸法于一体,且用大蒜膏封贴疮口,避免了继发感染,还是可取的。该书还介绍了另一种方法,"彼地有鸂鶒、鹘鹈等鸟及鹅,专食以上诸虫。故以此鸟毛灰及粪烧服之,及笼此鸟于病人身旁吸之,其沙闻气自出,而病愈也",似不足据。

**纯中风** 病证名。又称"中风表虚证"。指外感风邪而见有中风表虚脉证的疾患。《注解伤寒论·卷二》:"太阳中风,为纯中风也。"《伤寒论》太阳病中风表虚证,因以外感风邪为主、营卫不和,故谓之"纯中风"。其临床表现可见发热恶寒,头项强痛,汗出恶风,脉浮缓等证,治宜解肌祛风,调和营卫。桂枝汤是治疗这类证候的代表方剂。参见中风表虚证、桂枝汤证、桂枝汤条。

**纯伤寒** 病证名。又称"伤寒表实证"。指外感寒邪而见有伤寒表实脉证的疾患。《注解伤寒论·卷二》:"太阳伤寒,为纯伤寒也。"《伤寒论》太阳病伤寒表实证,因以外感寒邪为主,卫阳闭遏,营阴郁滞,故谓之"纯伤寒"。其临床表现可见发热恶寒,头项强痛,身疼腰痛,骨节疼痛,恶风无汗而喘,脉浮紧等证,治宜发汗解表,宣肺平喘。麻黄汤是治疗这类证候的代表方剂。参见伤寒表实证、麻黄汤证、麻黄汤条。

**纯阳** 病证名。指阳热太盛,阴气竭绝,有阳无阴的病证。《伤寒准绳》："纯阳者，经所谓脉阴阳俱盛，大汗出，不解者死。又曰：凡发汗服汤药，至有不肯汗者死，谓阳热甚而阴气绝也，故不能作汗。二者俱是有阳而无阴，故曰纯阳也。"纯阳之证，阳热亢盛，阴气消亡，临床当可见有脉阴阳俱甚，大汗出，高热烦渴等症，或热甚服药而不得汗出。治疗之法，似宜辛寒清热，或清热生津为主，如白虎汤，白虎加人参汤可以随证选用。若不能作汗者，则与清热生津药中，酌加辛凉发表之品，如银花、连翘、薄荷、荆芥等。万不可用辛温之剂，否则火上加油，将燎原莫制。

**纯阴**　病证名。指少阴病纯阴无阳的危重证候。《伤寒准绳》："纯阴者，如少阴病，恶寒，身蜷而利，手足逆冷者，不治，谓无阳也。"少阴病，下利不止，手足逆冷不回，是真阳已败，有阴无阳，故谓"纯阴"，证极危笃，故断为"不治"。不治乃治疗颇难之义，当急用回阳救逆、益气生津之法，诸如四逆汤、四逆加人参汤、通脉四逆汤之类，皆可随证选用。

**妊娠伤寒**　病证名。一名"胎前伤寒"。指妇人怀孕期间，感受风寒而为病者。语见俞根初《通俗伤寒论》。若邪在表者，其证恶寒身热，头痛无汗，脉浮者，主以香苏饮（香附、紫苏、陈皮、甘草、生姜、葱头）。若病在里者，其证里热壅闭，大便不通，脉洪数者，治以三黄解毒汤（黄连、黄芩、黄柏、栀子、大黄）。在半表半里者，寒热往来，烦渴不解，脉弦数者，主以黄龙汤（柴胡、黄芩、人参、甘草、生姜、大枣）。总之，妊娠伤寒，当以固胎顺气为宗旨，即疏邪解表，以治其标；扶元托散，以培其本；营虚者，养血为先；卫虚者，补气为亟；营卫两虚，温补并施。虽见脉紧无汗，不可用麻黄、青龙及一切解表猛剂，以风药性升，皆犯胎气也。凡邪热壅盛之症，又不可固执成例，以滋腻安胎之药投之必助长邪热，仅损胎元，应详审细察，当下则下，但须损其大半而止，过则杀也，防胎伤正损邪陷，此亦为治妊娠伤寒之要诀也。

# 八　画

**青筋牵证**　病证名。是春三月阴阳失调、邪气郁于肌腠经络，甚则深入脏腑所导致的病证。因春属木，为肝之配，在色为青，在体主筋，临床所见证候以筋脉的牵引、拘急为特点，故名。《伤寒总病论·卷第五》："春三月青筋牵证，其源自少阴少阳，从少阴而涉及少阳。少阳之气始发，少阴之气始衰，阴阳怫郁于腠理皮毛之间，因生表里之疴。因从足少阳发动及少阴，则脏腑受疴而生其病。肝腑脏阴阳毒气病，颈背双筋牵急，先寒后热，其病相反。若腑虚为阴邪所伤者，则腰强急，脚缩不伸，腑中欲拆，眼中生花，此法主之。不可作煮散。柴胡地黄汤……肝腑脏阴阳温毒病，颈背牵急，先寒后热，其病相反。若脏实则为阳毒所损，眼黄，颈背强直，若欲转动，即合身回侧。不可作煮散。石膏竹叶汤。"青筋牵证，有两种不同证候类型。前者为肝腑脏阴阳毒气病，阴阳毒气壅遏经脉，经气不舒，若腑虚则无以透毒外发，治当清其热毒，促其外透，用柴胡地黄汤：柴胡9g，生地黄12g，香豉9g，石膏、生姜各12g，桂枝3g，大青、白术、芒硝、栀子仁各5g。㕮咀，水七升煎三升，去滓，下芒硝，温饮一盏，日三四服，未瘥再服。后者为肝腑脏阴阳温毒病，阴阳毒气壅遏经脉，充斥脏腑，但脏实而能透毒外发，故治以石膏竹叶汤：淡竹叶10g，栀子仁、黄芩、升麻、芒硝各5g，细辛、玄参各1.5g，石膏12g，车前草10g。㕮咀、水六升，先下竹叶、车前草，煮四升，去滓，下诸药，煮二升，去滓，下芒硝化匀，温饮一盏，日三四服，有清泄热毒，逐邪外出之效。

**表里交病** 病证名。指外感风寒、内伤饮食，表里俱病的疾患。《伤寒指掌·卷三》："有一种外感风寒，内伤饮食，其症头痛，恶寒发热，恶心饱闷，肠胃窘迫，而泄痢者，此表里俱病。法当外散表邪，内消积滞，不在伤寒变病之例。"邵评（注：邵仙根评批）："表里交病，外邪内迫而下利，宜疏表和胃，两解治之。如枳、桔、栀、豉加葛根、焦鸡金最妙。"（同上）表里交病，乃因外感风寒、内伤饮食，中运失常所致。其临床表现既有发热、恶寒、头痛之外证，又有恶心欲吐、脘腹饱闷、肠鸣下利之里证。表里证俱，互为交织，治宜发散风寒，消积和胃，两解表里。可用保和丸（改丸作汤）加葛根、白芷、紫苏、川连之类，水煎温服，一日三次。而不可妄用汗下，以免伤损正气，戕伐脾胃。

**表里两间** 病证名。指既有表证、又有里证、邪在表里之间的疾患。《伤寒辨证·卷二》："……伤寒五六日，头汗出，微恶寒，手足冷，心下满，口不欲食，大便硬，脉细结，此皆邪在表里两间，令头汗出，可与小柴胡汤。"其所谓"表里两间"，即《伤寒论》少阳病中之"阳微结"证。其病机为邪入少阳，枢机不利，阳郁于里，气血不畅所致，故临床既可见微恶寒（或有发热）之表证，复有头汗出、手足冷、脉细、心下满、口不欲食、大便硬等里证，仲景称此为"半在里半在外"证。因邪在表里之间，是以治从少阳，和解枢机，用小柴胡汤，使上焦得通，津液得下，胃气因和，周身濈然汗解，则表里诸证可愈。参"阳微结"条。

**表郁轻证** 病证名。指太阳病患病日久、不得汗解、邪气已减但仍然郁于肤表而不得汗解、临床呈现发热恶寒阵作特点的风寒表证。在《伤寒论》里，属于此类病证的有麻黄桂枝各半汤证、桂枝二麻黄一汤证以及桂枝二越婢一汤证，各详见该条。"表郁轻证"语见五版《伤寒论讲义》。

**或然症** 指主症以外或然或否地出现的副症或次要症状。或然症依附于主症，其出现与否不影响对于主症的诊断。在《伤寒论》研究中，"或然症"一词主要指《伤寒论》小青龙汤、理中丸、四逆散等方剂的方后注中所提到的症状。《伤寒论》在每一个症状之前皆冠有"或"字，这大概是"或然症"一词的来源。或然症的处理都是在主方基础上略作加减，体现了治疗副症之对症治疗的原则。如邵仙根云："此（四逆散证）阳邪传里，少阴热厥证。因阳邪陷入阴中，阳内而阴反外，以致阴阳脉气不相顺接，而为四逆。此热厥也。或咳、或悸等症，皆因火气为患也。少阴枢机不利，故有此或然之症。用四逆散以敛阴泄热，以散四逆之热邪。后随症加味，以治或然之症。此少阴气分之下剂也。"（《伤寒指掌·少阴本病述古》）

**软脚瘟** 病名。湿温症的一种。指湿热伏于下焦，足肿难移的病证。《伤寒指掌·卷四》："软脚瘟，便清泄白，足肿难移者是也。即湿温症。"此症多由下焦湿热，脾不运行所致。治宜清热除湿，可用苍术白虎汤加减。

**肾伤寒** 病证名。《伤寒辨类·咽痛》："肾伤寒一症，乃非时暴寒，伏于少阴之经，头疼腰痛，脉微弱，发则咽痛，后必下利。咽痛半夏桂枝汤（即半夏散），下利四逆汤。"

**败伤寒** 病证名。指伤寒病过经不解反生诸变的疾患。《伤寒总病论·卷第五》："伤寒八九日不瘥，名曰败伤寒，诸药不能治者，鳖甲犀角汤……败伤寒头痛，骨肉痛，妄言妄语，医所不能疗者，用前黑奴丸。"患伤寒病，至八九日仍不愈，反生阴伤而热邪不退之变证等（以方测证可知），此为伤寒败坏之候，治宜清热凉血，补阴复液，用鳖甲犀角汤：鳖甲、升麻、柴胡、乌梅肉、枳实、犀角屑、黄芩各6g，甘草3g，生地黄12g。咬咀，以水三升煎一升半，分五服，日三夜二。若败伤寒，热邪入里，伤津耗液，症见头痛身痛、狂言妄语者，是热盛津伤，扰乱神明之象，治宜清热解毒，辟秽祛邪，用黑奴丸（即麦奴丸）。参坏伤寒条。

**肺肾虚寒挟感** 病证名。为少阴病而兼肺寒咳嗽的证候，此证由《伤寒指掌》作为对《伤寒论》少阴病证的补充而提出。临床表现见有微热恶寒，发热不已，咳嗽不渴，身静蜷卧，六脉沉细，舌苔微白。其治疗宜用桂枝汤加陈皮、杏仁、川羌活、半夏、山药、茯苓之类，微微取汗。如果投此方不效，急当以金水六君煎加杏仁、生姜、胡桃、苏叶之类投之。

**肺热证**　证名。指邪热内传，热盛于里，上乘于肺，而导致喘而汗出、表无大热的疾患。即"麻杏甘石汤证"。《伤寒论·辨太阳病脉证并治》："发汗后，不可更行桂枝汤，汗出而喘，无大热者，可与麻黄杏子甘草石膏汤。""下后，不可更行桂枝汤，若汗出而喘，无大热者，可与麻黄杏子甘草石膏汤。"《伤寒论浅注·卷二》："此一节言发汗不解，邪乘于肺，而为肺热证也。"盖太阳病，本应发汗，若汗不得法，或误用下法，则均可使邪热内传，热壅于肺，临床可见气喘咳嗽，发热，汗出，口渴，苔薄而干或薄黄，脉浮数或滑数等证。因其病变重心在于热邪壅肺，故称"肺热证"。治宜清热宣肺，降气定喘，可用麻黄杏仁甘草石膏汤。本证类于上呼吸道感染、大叶性肺炎、支气管肺炎、麻疹合并肺炎等疾病。参"麻杏甘石汤证"条。

**狐惑伤寒**　病证名。指因感染虫毒，湿热不化而致的以目赤眦黑、口腔咽喉及前后阴腐蚀溃疡为特征的一种疾患。其病始发时状如伤寒，或谓伤寒变成此疾，故称之为"狐惑伤寒"。狐惑者，谓患者有神情惑乱不定，卧起不安，如狐之表现也。《金匮要略·百合狐惑阴阳毒病脉证并治》："状如伤寒，默默欲眠，目不得闭，卧起不安。蚀于喉为惑，蚀于阴为狐。不欲饮食，恶闻食臭，其面目乍赤、乍黑、乍白。蚀于上部则声喝，甘草泻心汤主之；蚀于下部则咽干，苦参汤洗之。蚀于肛者，雄黄熏之。"又"病者脉数，无热微烦，默默但欲卧，汗出，初得之三四日，目赤如鸠眼，七八日，目四眦黑。若能食者，脓已成也，赤小豆当归散主之。"《伤寒百证歌·卷四》："狐惑伤寒类湿䘌，起于不安常默默，蚀下咽干是为狐，蚀喉声嗄是为惑……上唇有疮藏被蚕，下唇有疮肛被蚀，此证杀人为甚急，源病多因利而得。治䘌桃仁汤最宜，雄黄锐散黄连犀。"狐惑伤寒，即狐惑病，有谓本病系虫病之一种，又称䘌病。其临床表现可见目赤眦黑，口腔咽喉及前后阴腐蚀溃烂，默默欲眠，目不得闭，卧起不安。其躁扰之象，有似伤寒少阴热证，而实为䘌之扰乱心神；不欲饮食，恶闻食臭，有似伤寒阳明实证，而实为虫之扰乱胃腑，其面目乍赤、乍黑、乍白，变更不一，甚则脉亦大小无定者，乃虫之聚散无时所致。病属湿热邪毒内盛引起。治宜清热化湿，泻火解毒。视病变证候及疾病部位不同，可采用药物内服或外用熏洗。内服药如甘草泻心汤、赤小豆当归散、黄连犀角汤、桃仁汤，外用药如苦参汤、雄黄散等，均可随证选用。本病类于口眼生殖器综合症。

**变证**　病证名。指伤寒六经病本证由于失治或误治等原因而发生质的变化所形成的病证。

**疙瘩瘟**　病名。瘟疫的一种。以遍身红肿发块如瘤为特征。《伤寒指掌·卷四》："疙瘩瘟，发块如瘤，遍身流走，旦发夕死者是。"治疗之法，内服人中黄散、增损双解散等；外用玉枢丹，并用三棱针刺入委中三分出血。参瘟疫条。

**经证**　病证名。指六经病其病变中心在经脉的病证，脏或腑的病变处于从属地位。如太阳经证则其经气不利，营卫不调而见有头痛项强，腰脊疼痛以及恶寒发热等。经证偏重于表、偏多于实，多沿着该经络脉循行路线而表现出症状，经证的治法则主要是疏通经脉之气而散邪。六经病各有经证，但一般以三阳经经证较常见。三阴病多虚多寒，其病变往往重在脏，即或有经脉病变，亦较轻微，且往往是从属的。参见"太阳经证""阳明经证""少阳经证"诸条。

**经输之病**　病证名。指邪入太阳经输、经气不利、经脉失养所致的病证。其以项背拘急，俯仰不能自如为特征。《伤寒医诀串解·卷一》："……经输之病，太阳之经输在背。《内经》云：邪入于输，腰背乃强。论中以项背强几几，无汗恶风，用葛根汤；项背强几几，反汗出恶风，用桂枝加葛根汤。"盖经输之病，即《伤寒论》葛根汤证、桂枝加葛根汤证。其在病机与症状方面，都有一个相同点，即均为风寒袭表，邪入经输，经气不利，而有项背强几几之临床表现。然前者为表实证兼项背强几几，故用桂枝汤加麻黄、葛根，名葛根汤，以发汗解表，升津舒经；后者为表虚证兼项背强几几，故用桂枝汤加葛根，名桂枝加葛根汤，以解肌祛风，升津舒经。或问表实证兼项背强几几何不用麻黄汤加葛根者？是因麻黄汤乃发汗峻剂，恐过汗更伤其阴，则筋脉愈失所养，而用桂枝汤加麻黄、葛根，则既可治无汗之表实，又不致过汗伤阴，以此明之。参桂枝加葛根汤证、葛根汤证条。

# 九　画

**春温伤寒**　病证名。又名"春温兼寒"，俗称"冷温"。每由春令天气过暖，感受温邪，先伏于肺，又猝感暴寒而发病。邪在肺卫，见头痛身热，恶寒无汗者，治宜银翘散加麻黄。邪在气分，不恶寒，反恶热，咳嗽烦渴，小便色黄者，与荷杏石甘汤加味（薄荷、杏仁、石膏、生草、桑叶、连翘、栝蒌皮、焦栀皮），邪入营分，见神烦少寐，脉数舌红者，宜犀地元参汤（犀角、生地、元参、连翘、桑叶、丹皮、竹叶、菖蒲）。邪在血分，舌质深绛，目赤唇焦，烦躁不寐，或神昏不语者，与导赤泻心汤加减（川连、犀角、生地、赤芍、丹皮、子芩、西参、茯神、知母、麦冬、山栀、木通、灯心、益元散），或与至宝丹、牛黄清心丸。

**枯阴** 病证名。指因精气耗散，真水涸竭，元阳中脱，饮食伤冷，而引起口舌干燥的病证。《阴证略例·论阴证发渴》："阴证口干舌燥，非热邪侵凌肾经也。乃嗜欲之人，耗散精气，真水涸竭，元气阳中脱（坎内阳爻是也），饮食伤冷，变为枯阴。阳从内消者，或不渴，阳游于外者，必渴而欲饮也。然欲饮则饮汤，而不饮水，或有饮水者，纵与不任，若不忍戒，误多饮者，就由是而生矣。此等舌干欲饮冷水，抑而与之汤，及得饮汤，胸中快然，其渴即解，若以渴为热，汤能解之乎？不惟不能解其渴，其热从而愈甚矣！以是知为阴证也。夫何疑之有？"因病属阴，阴液枯涸，症见口渴，故曰"枯阴"。好古谓饮汤能解其渴。若饮汤不解者，则应另寻治法。诸如六味地黄丸（汤）、生脉散等滋肾育阴、益气生津之剂，皆可酌情选用。

**临经伤寒** 病证名。又名"行经伤寒"。指妇人感受外邪，恰逢行经期间，血室空虚，表邪乘虚内袭，与血相结而为病者。《伤寒论》称本证为"热入血室"，来路有二：①妇人中风、伤寒，恰逢经水适来，适断，表邪入里化热，与血相搏于血室；②阳明邪热，侵入血室，与血互结。其证有胸胁下满，如结胸状，寒热发作有时，但头汗出，昼日明了，暮则谵语，如见鬼状等。治疗主以因势利导，与小柴胡汤和解枢机；或刺期门"随其实而泻之"，即疏通经脉而泄热实；此外有"无犯胃气及上二焦，必自愈"者，乃言治禁及邪有随"下血"外泄之机。后世医家论述本证虽多宗本于《伤寒》，但又颇多发挥，此大致归纳如下：①"寒入血室"说，如樊星环指出："盖凡病皆有寒热，热能入血室，寒岂不能入血室乎？热入血室，夏令为甚，寒入血室，亦夏令为多。因妇人之性，多喜凉而恶热，虽成经水适来适止，平时尚知小心，夏令则不甚介意；或贪受凉风，或饮食生冷，或坐卧凉地，皆能乘虚袭入。故寒入血室以后，有经阻不行者，有经来腹痛者，有小腹胀满者，有泄泻不止者；虽不尽然，而因此者颇多。"②"温邪热入血室"说，认为"伤寒"患此证者有，"温热"患此证者亦多。并引王孟英所云："温邪热入血室有三证：如经水适来，因热邪陷入而搏结不行者，宜破其血结。经水适断，而邪乃乘血舍空虚以袭之者，宜养营以清热。其邪热传营，迫血妄行，致经未当期而至者，宜清热而安营。"③小柴胡汤治疗本证临床化裁选录，以供参考。若血热互结，热势偏重者，去参、枣，加桃仁、丹皮、生地，或犀角、大黄等；若挟有瘀伤宿血，以少腹满痛为主者，去参、枣，加延胡索、归尾、桃仁等；若挟寒者，加桂心；若气滞者，加香附、陈皮、枳壳；若胸胁痞满者，加枳实、栝蒌仁、牡蛎；若阴亏血少者，加麦冬、阿胶、白芍等。

**竖头伤寒**　病证名。指不能卧，但欲起的伤寒病证。《伤寒论今释·辨太阳病脉证并治下》："太阳病二三日，乃表邪未解之时，不能卧，但欲起，殆即俗所谓'竖头伤寒'。"

**胃底翻**　病证名。指因肝风乘袭、胃气上逆，临床以呕吐青绿黑臭水等胃内容物为特征的病证。《伤寒指掌·卷二》："凡伤寒暑湿之症，有呕吐青绿黑臭之水，或黄黑浊饮，或兼吐蛔，此邪已犯厥阴。因胃中空虚，肝风乘虚乘胃，所吐之物，乃胃底肠中之阴浊，被肝风翻腾，遂至涌而上出于口，俗名胃底翻也。"治宜泻厥阴以安阳明，如桂枝、白芍、川连、吴茱萸、半夏、茯苓、椒、梅之类，以泄厥阴；次用人参、代赭石、茯苓、半夏、川连、乌梅之类，以安胃镇逆。其有阳明虚馁，不禁酸苦者，则当安胃为主，微兼泄肝，宜人参、姜、连、吴茱萸、白芍、茯苓、半夏、乌梅、代赭石之类主之。

**秋伤寒**　病证名。《伤寒辨类·秋伤寒》："白露至秋分，行止坐卧于露水间，寒客皮肤而即病，名秋伤寒。其脉涩。"

**秋时伤寒**　病证名。即疟疾。是以间歇寒战、壮热、出汗为特征的一种传染病。古人从实践中观察到本病多发于夏秋季节及山林多蚊地带。由于夏季感受暑邪、或接触山岚瘴气、或感受寒湿，遂使邪气潜伏于半表半里，邪正相争，而在一定条件下延至秋时发病。《素问·疟论》所谓"夏伤于暑，秋必痎疟"。因疟疾病证之寒热与伤寒少阳之往来寒热相类似，又多在秋季发病，故名曰"秋时伤寒"。《伤寒论辨证广注·卷十三》："王翰林于蠹简中得其书三卷，中论杂病，而疟疾亦在焉……疟疾而有六经传变者，此即是秋时伤寒。"疟疾，仲景又称为疟病，详载于《金匮要略·疟病脉证并治》。其以寒热多少为依据，将疟病分为但热不寒的"瘅疟"、热多寒少的"温疟"、寒多热少的"牝疟"等三种类型，这三种疟病若迁延日久，疟邪深入血络，则假血依痰，发为"疟母"。其治疗原则，总以扶正达邪为主。例如：白虎加桂枝汤清热生津、解表和营以治"温疟"；蜀漆散祛痰止疟、扶正助阳以治"牝疟"；鳖甲煎丸扶正祛邪、消癥化积以治"疟母"等，皆注意到驱邪以扶正。至于"瘅疟"，从证候分析，当属"温疟"一类，仅病情较重而已，仲景虽未出方，但后世多以伤寒方白虎人参汤或竹叶石膏汤化裁，清热生津，扶正截疟，确具一定疗效。参见"伤寒兼疟"。

**秋燥伤寒**　病证名。语见俞根初《通俗伤寒论》。指秋季感受燥邪而发病者，因燥邪为外感六淫邪气之一，"伤寒为外感百病之总名"，故曰秋燥伤寒。王孟英曰："以五气而论，则燥为凉邪，阴凝则燥，乃其本气；但秋承夏后，火之余炎未息，若火既就之，阴竭则燥，是其标气。"因此有"六气之中，惟燥气难明"之说，则辨证必明凉燥、温燥，治疗当分温润、凉润二法。治以温润，常以杏苏散主之；治以凉润，多以清燥救肺汤加减。俞氏分秋燥伤寒证治为六种类型：凉燥犯肺者，治以辛苦为君，佐以辛甘；温燥伤肺者，治以辛凉为君，佐以苦甘；肺燥脾湿者，先与辛凉解表，继以苦辛淡滑，终与甘润、辛润，兼理余痰；脾湿肾燥者，治宜温润，温化肾气以流湿润燥，补中善后；肺燥肠热者，与甘凉酸苦寒，清润肺燥以坚肠；胃燥肝热者，与甘寒咸苦，清润肺燥以泄肝。所论辨脏腑而别阴阳，审燥邪而分凉温，可谓辨证精细，颇有见地。

**重伤风**　病证名。指猝伤冷风，或先感于寒续伤于风而引起的病证，较四时感冒为重。详见"伤寒兼风"条。

**食不消病**　病名。即"宿食病"。指宿食内停，谷物难消，燥实内阻，气机壅滞的疾患。宿食病，有时也像时行病，而有发热、头痛等症状。但二者本质不同，治亦各异。宿食病应当立即采用下法，消食导滞；时行病则须待六七日后，邪入于胃方可下之。《伤寒总病论·卷第四》："食不消病，亦如时行，俱发热头痛。食病当速下之；时病当待六七日。时病始得，一日在皮，二日在肤，三日在肌，四日在胸，五日入胃，入胃乃可下也。"

**食积类伤寒**　病证名。伤寒类证之一。指食停中脘，头痛，身热，恶寒，状类伤寒，但身不痛。《伤寒辨类·食积类伤寒》："凡恶食，嗳气，作酸，呕吐，恶心，短气，胸满，腹胀，胃口痛，按之亦痛，此食积类伤寒也，用香砂平胃散（苍术、枳实、厚朴、陈皮、甘草、神曲、草果、黄连、香附、干姜）。"吴坤安《伤寒指掌》指出："伤食亦头痛、恶寒、发热，但身不痛。右关脉短滑，或弦滑，与伤寒异。胸膈饱闷，恶食嗳气，此食滞中脘也。宜辛温消导，柴、苏、厚朴、枳实、楂肉、神曲、麦芽之类。兼风寒者，身体拘痛也，加羌、防散之。舌黄口渴者，兼内火也，加连翘、黄芩、莱菔子凉疏之。若兼胀痛甚者，夹痧秽也，加广藿梗、川郁金逐之。"食积类伤寒不全同于夹食伤寒，参见该条。

**食滞结胸**　病证名。指伤寒误下、饮食不消、滞于胸胁所形成的结胸证。吴坤安："若饮食在胃未当下而早下之，胸膈高起，手不可近，此食因寒凝而成结胸，宜理中加枳实、厚朴之类，温胃和中，不可进寒凉。"邵仙根评曰："食停胃中，在中上二焦，未化糟粕，切不可下。必待其食化成屎，而滞于肠胃之间者，方可下之。若早下之，寒药与食凝结中宫，而成食滞结胸之证。是必用温运中阳、化滞散结之剂，使中阳健运，食化而寒结自开矣。"（《伤寒指掌·伤寒变症》）

**疮疡类伤寒** 病证名。指因患疮疡病而出现发热恶寒等类似伤寒症状的病证。疮疡出现的部位可以是在人体表面，也可以是在身体内部，即"内痈"。吴坤安《伤寒指掌》在"类伤寒辨"部分指出："脉浮数发热，洒淅恶寒，若有痛处，饮食如常者，内痈也。胸中隐隐痛，振寒脉数，咽干不渴，口中咳，时出浊唾腥臭，久而吐脓者，肺痈也。小腹重，皮急，按之痛，便数如淋，久必便脓血，时时汗出，复恶寒，脉滑而数者，肠痈也。胃脘隐隐而痛，手不可近，胃脉沉细，人迎逆而盛者，胃脘痈也。"凡此肠痈、肺痈、胃脘痈皆可出现寒热症状而有类伤寒。至若外痈，《伤寒辨类》指出："凡病人寒热交作，不可便以伤寒治之，须视其头面脊背有无疮头，若有小红白疮头，须辨之。"（《伤寒辨类·疮疡发热类伤寒第三十二》）疮疡病出现寒热表症的机理是热毒在营血而影响卫气不和，故使之然。至若其治法，各根据不同病证而治之。肺痈可使用千金苇茎汤，肠痈可使用大黄牡丹皮汤等，胃脘痈可使用射干汤（射干去毛、栀子、赤茯苓、升麻各一两、赤芍半两、白术半两。水煎，兑入地黄汁一合、蜜半合，温服）。亦可选用芍药甘草汤、升麻汤。外痈疮疡可选消疮饮之类的方剂治之。

**疫疠** 病名。指具有强烈传染性，可造成一时一地流行的疾病。《伤寒六书纂要辨疑·二卷》："疫疠者，乃时行不正之气，老幼相染。缘人有正气既虚，邪得乘机而入，与前温暑治又不同。表证见者，人参败毒散；半表半里者，小柴胡汤；里症具者，大柴胡汤下之。兼以脉诊，以平为期。与夫疟痢疳证亦时疫也，照常法例治之。"参天行、时行、温疫等条。

**类白虎证** 病证名。指气虚、血虚发热，类似白虎证的病证。名出《伤寒论类方汇参》。其主要证型有气虚类白虎证及血虚类白虎证，各详见该条。

**类伤寒** 病证名。即"伤寒类证"，详见该条。

**类伤寒四证** 出自《医效秘传·卷一》。论述痰饮、伤食、虚烦、脚气四证，都可出现类似于伤寒的发热、恶寒等症状，应当仔细鉴别，予以不同的方药治疗。

**结胸三种** 病证名。指大结胸、小结胸、水结胸三种病证。《类证活人书·卷十》："结胸有三种，有大结胸，不按而痛，胸连脐腹坚硬为大结胸，大陷胸丸主之。有小结胸，按之心下痛为小结胸，小陷胸汤主之。有水结在胸胁间，亦名结胸，头汗出，但结胸，无大热，此水结在胸胁证，小半夏加茯苓汤、柴胡去枣加牡蛎主之。"参结胸证、大陷胸汤证、大陷胸丸证、小陷胸汤证、水结胸条。

**绝汗** 证名。又称"脱汗"。指阳气欲脱、阴液欲绝而汗出如珠如油的病证。《伤寒海底眼·卷上》："冷汗出，如缀珠不断者，曰绝汗，死。"盖绝汗一证，病缘阳绝阴竭，其冷汗如缀珠而不流外，尚可伴见呼吸喘促、四肢厥冷、脉微欲绝等，极其危笃。治法当以回阳救逆、益气固脱为主，独参汤、四逆加人参汤类可以选用。本证可见于休克、心力衰竭等病证中。

**绞肠瘟** 病名。指瘟疫之腹痛如绞者。《伤寒指掌·卷四》："绞肠瘟，肠鸣，腹痛，干呕，水泄不通者是也。"此病因上下格拒，闭结不通所致。治宜急急探吐，并用双解散，如气通畅，或有生机。又因此病湿毒多郁于下焦，与干霍乱相近，故《金匮》备急丸亦可用之。参瘟疫条。

# 十　画

**损伤类伤寒** 病证名。伤寒类证之一。指损伤病证，恶寒发热，状类伤寒。《伤寒辨类·损伤类伤寒》："凡内伤寒热，状类伤寒，但起于跌仆踢打，闪肭努力为异耳。凡内伤有瘀血作痛者，脉必芤涩或数，其症发热自汗，小便利，大便黑，心胸、胁下、小腹满痛，按之手不可近，此内有瘀血也。当归导滞汤（当归、大黄、麝香，热酒下）、复元活血汤（柴、花粉、归、红花、草、大黄、桃仁、穿山甲，水酒煎）、桃仁承气汤，量其元气，下其瘀血则愈。"

**换阳证** 证名。指邪传厥阴，因正胜邪却，病情由里出表，由阴转阳，荣卫将复，而症见寒热作、大汗出，旋即病解的一种佳兆。《伤寒总病论·卷第一》："《素问》云：'脾热病则五脏危。'又云：'土败木贼则死。'若第六七日传厥阴，脉得微缓微浮，其证寒热如疟，此为必愈，宜桂枝麻黄各半汤和之。微缓微浮，为脾胃脉也，故知脾气全不在受克，邪无所容，否极泰来，营卫将复，水升火降，则寒热作而大汗解矣。人将大汗必冒昧者，若久旱天将时雨，六合皆至昏昧，雨降之后，草木皆苏，庶物明净，《玉册》所谓换阳之吉证也。"

**热证伤寒** 病证名。一名"热病伤寒"。凡冬伤于寒，邪伏体内，蕴为热病未发之际；或因感春、夏不正之气，使久伏之热邪，随时气勃发而为病者，名曰热证伤寒。热病感春寒而勃发者，初起恶风身热，无汗或汗出而寒，继即纯热无寒，口渴心烦，苔黄白相兼，转舌红少苔，脉左浮紧，右洪盛；治宜白虎汤加葱白、豆豉，或用犀连承气汤（犀角汁、黄连、大黄、枳实、生地、金汁）。热病触夏暑而勃发者，一起即发热身痛，面垢齿燥，大渴引饮，甚则谵语发癍，苔纯黄无白，或老黄兼灰，脉左盛而躁，右洪盛而滑；治宜新加白虎汤（薄荷、石膏、荷叶、陈仓米、知母、益元散、竹叶、桑枝），竹叶石膏汤加减。

**热结旁流**　病证名。指阳明燥屎内结（热结）而邪热又逼迫肠中微余的津液从旁隙流下以致出现大便时难时易或自利青水（旁流）的病变。《伤寒论》对这种病变多有描述，如第242条大承气汤证之"大便乍难乍易"，第165条大柴胡汤证之"呕吐而下利者"以及第321条少阴病大承气汤证"自利青水"皆是热结旁流。钱潢注"大便乍难乍易"说："乍难，大便燥结也；乍易，旁流时出也。"热结旁流的命名可见吴又可《温疫论》。

**热病**　病证名。出自《素问·热论》等篇。一般是泛指一切由外感六淫所引起的具备发热症状的疾病，包括伤寒、中风、温病、湿温等，其义同广义伤寒。此外，热病还指由外感热邪（暑热、燥热）所致的发热性疾病，如《难经·五十八难》"伤寒有五，有中风，有伤寒，有湿温，有热病，有温病，其所苦不同。"其中热病正是此义。

**热痞**　病证名。指无形邪热壅聚心下部位、气机不通所形成的痞证。一般特指《伤寒论》大黄黄连泻心汤证及附子泻心汤证，详见该条。

**格阳证**　病证名。指少阴阳衰阴盛，虚阳被阴寒之邪格拒于外，以致出现发热、身反不恶寒等真寒假热表现的病证。尤在泾注第317条述云："寒中少阴，阴盛格阳之证。下利清谷，手足厥逆，脉微欲绝者，阴盛于内也；身热不恶寒，面色赤者，格阳于外也。真阳之气，被阴寒所迫，不安其处，而游散于外，故显诸热象，实非热也。"（《伤寒贯珠集·少阴篇》）格阳证当用通脉四逆汤破阴回阳，通达内外，以使被格拒之阳返回体内而安其处。参见通脉四逆汤证条。

**脏厥发躁**　病证名。亦称"脏厥"。指肾脏真阳极虚而致的四肢厥冷，躁扰不宁的病证。《伤寒论·辨厥阴病脉证并治》："伤寒脉微而厥，至七八日肤冷，其人躁无暂安时者，此为脏厥，非蛔厥也……"《伤寒贯珠集·卷八》："伤寒脉微而厥，寒邪中于阴也。至七八日，身不热而肤冷，则其寒邪未变可知。乃其人躁无暂安时者，此为脏厥发躁，阳气欲绝，非为蛔厥也。"脏厥发躁，乃真气大虚，脏气垂绝之征，属脏厥危候。仲景未出方治。思病本阳气衰微，则当从温肾回阳之法中领悟，四逆汤及灸法可以为用。以冀挽救濒临死亡者于万一。参脏厥条。

**脐中出血证**　症证名。指少阴病强发其汗，耗动其血，迫血妄行，而见有血自脐中渗出的疾患。《伤寒九十论·脐中出血证》："一妇人得伤寒数日，咽干烦渴，脉弦细，医者汗之，其始衄血，继而脐中出血。医者惊骇而遁。予曰：少阴强汗之所致也。盖少阴不当发汗，仲景云：少阴强发汗，必动其血，未知从何道而出，或从口鼻，或从耳目，是为下厥上竭，此为难治。仲景云无治法，无药方，予投以姜附汤，数服血止，后得微汗愈。"盖少阴证，本阳气虚损，误用汗法，则血妄行，自脐中出。若服以止血药，可见其标，而不见其本，当从少阴之本治，而用姜附汤，故血止而病除。

**脑冷**　病证名。指肾阳虚而致脑部发冷的病证。《伤寒论类方汇参·四逆汤》："脑为元神之府，清阳聚会之处，如何得冷？其所以致冷者，由命门火衰，真气不能上充。四逆汤力能扶先天真阳，真阳旺而气自上充，故治之愈。"

**留饮胃实证**　病证名。语出汪莲石《伤寒论汇注精华·卷二》。《伤寒论》原文："阳明病，胁下硬满，不大便而呕，舌上白苔者，可与小柴胡汤。上焦得通，津液得下，胃气因和，身濈然汗出而解。"舒诏认为："阳明病不大便，其胃实矣，兼见胁下硬满，舌上白苔而呕，此盖胃中留饮，旁流入胁而硬满，上逆而呕，郁蒸而结苔，法当用参术砂半补中涤痰，草果以破胁下悬饮，合小承气微荡其实乃合法。小柴胡汤不中用也。"汪莲石认为："此证为胃中留饮结实无疑……胃实为阴邪，非阳邪。小承气似可不必。盖饮结于上，津不下濡，上湿下燥，故不大便。一经温中化饮，水津下行，燥湿得调，大便自行。温中破饮方中宜加淡苁蓉以引湿下行，甚效。曾屡用均验，凡舌上白苔，寒湿之见象，大黄究不可用。"

**兼证**　病证名。参见"兼变证"条。

**兼变证**　病证名。兼变证是"兼证"和"变证"的合称。此处的兼证是指在典型的《伤寒论》汤证（如桂枝汤证、麻黄汤证、柴胡汤证）的基本病变的主体上兼见的另外的病变（如兼喘、兼营气不足身疼痛等）。兼证是次要的，本证是主要的，但兼证又不可忽视。处理好兼证对于本证的治疗具有积极的影响。兼证的治疗一般是在本证主方的基础上加入治疗兼证的药物，如桂枝加厚朴杏子以治太阳中风证兼喘。变证是指伤寒六经病本证由于失治或误治等原因而发生质的变化所形成的病证（详见该条）。由于兼证和变证往往互相影响着、联系着，而且往往又是交叉而难以截然区分的，故在近年来的《伤寒论》教材中常常合称"兼变证"。

# 十一画

**黄入清道证** 病证名。指黄水侵入肺系，而以鼻内酸疼，身与目如金色、小便赤涩为临床特征的病证。《伤寒九十论·黄入清道证》："夏有高师病黄证，鼻内酸疼，身与目如金色，小便赤涩，大便如常，则知病不在脏腑。今眼睛疼，鼻额痛，则知病在清道中矣。清道者华盖，肺之经也。若服大黄，则必腹胀为逆。当用瓜蒂散，先含水，次搐之，令鼻中黄水尽则愈。如其言，数日而病除。"

**黄耳** 病证名。即"黄耳伤寒"。指因风入肾经而以耳中策策作痛为主要特征的病证。《伤寒指掌·卷一》："发热恶寒，脊强背直，有似痉状，耳中策策作痛者，黄耳也。此属太阳，风入肾经。"证治详见"黄耳伤寒"条。

**黄耳伤寒** 病证名。名见于吴绶《伤寒蕴要》。何元长《伤寒辨类》、吴坤安《伤寒指掌》等书。即风温时毒，先犯少阳，续感暴寒而发。乃太少两阳合病，状类伤寒，以其两耳发黄，故见形定名曰黄耳伤寒。其病多发于春令，症见发热恶寒，脊强背直，状如刚痉，两耳轮黄，耳中策策作痛，续则耳鸣失聪，赤肿流脓，舌苔白中带红，继即纯红起刺，脉左浮弦，右浮数，论治当内外兼施。内治，以荆防败毒散加减，辛散风毒以解表；表解痉止，少阳相火尤盛，耳中肿痛者，继与木贼、连翘、牛蒡、大青、生绿豆、赤豆之类辛凉解毒以泻火；火清毒解，尚觉耳鸣时闭者，终以聪耳达郁汤（桑叶、夏枯草、竹茹、山栀、生地、女贞子、生甘草、菖蒲汁、碧玉散）肃清余热以善后。外治，以开水泡制月石，和入鲜薄菏汁，苦参、木青磨汁，时灌耳中，清热解毒以止痛。

**黄肉随证** 病证名。四季中，每季最后一个月的最后十八天流行的温病，称之为"黄肉随证"。因病随四季而发，病位在脾，脾主肌肉，在色为黄，故名。《伤寒总病论·卷第五》："四季月终余十八日行黄肉随病，其源从太阴阳明相格……脾腑脏温毒病，阴阳毒气，头重项直，皮肉强，其病相反。脏实则阳疫所伤，蕴而结核，起于颈下，布热毒于分肉之中，上散于发际，下贯颛颞，隐隐而热，不相断离。"治宜清热解毒，软坚散结。用玄参寒水石汤：羚羊角屑、大青各3g，升麻、射干、芒硝各5g，玄参12g，寒水石9g，栀子仁6g。哎咀，以水七升煎至三升，去滓，下芒硝烊化匀，温饮一盏，日三四服。

**梦泄精**　病名。遗精的一种。又称"梦失精""梦遗""梦泄"等。《伤寒准绳·卷七》："伤寒后虚损，心多怔悸，夜梦泄精"，牡蛎散主之。梦泄精者，多因见情思色，相火妄动，或思虑过度，心火亢盛所致。本证则与伤寒病后虚损，精关不固有关，故除泄精外，尚有心悸怔忡等症伴见。治宜固肾涩精、潜镇宁心，用牡蛎散：牡蛎（煅粉）、桂心、鹿茸（酥炙）、白芍药、龙骨各3g，甘草（炙）25g，捣碎，每次用15g，以水一大盏，生姜3g，大枣3枚，煎汤去滓，食前温服。亦可随证选用清心莲子饮、妙香散、静心汤、补心丹、秘精丸、清心丸等。

**盛阴**　病证名。指三阴病中阳气虚弱，寒湿内盛而以身体疼痛为特征的病证。亦即附子汤证。《伤寒准绳·卷四》："三阴有盛阴者，如少阴病，身体痛，手足寒，骨节痛，脉沉者，附子汤主之。谓手足寒，身体痛，脉沉者，寒盛于阴也。"因病发于少阴，寒邪内盛，湿邪留聚，故曰"盛阴"。治宜温经驱寒，除湿镇痛，用附子汤方。参附子汤、附子汤证条。

**虚烦类伤寒**　病证名。伤寒类证之一。指因虚而烦，郁郁不安，状类伤寒。《伤寒辨类·虚烦类伤寒》："虚烦即虚热也，热即胸中郁郁不安，故曰虚烦。凡诸虚热类伤寒，但头不疼，身不痛，不恶寒为异耳。此证切不宜以苦寒之剂，重泻其脾土，否则虚热才去而中寒复起，不可不慎。其脉数而无力；虽大，按之无力。或尺脉浮大，左寸关脉或濡或弱，或微或涩。此病往往是由饮食不节、喜怒不调、房事劳损伤人体真气所致。气衰则火旺，火旺则乘其脾土，四肢困倦而热，懒言沉卧，少气以动，动则气促而喘，或表虚自汗恶风，当以甘温之剂补其中气，温其真阳。其热自愈。"可以用补中益气汤，少加黄柏以滋肾水。

**脚气类伤寒**　病证名。伤寒类证之一。脚气在初起时其表现有颇似伤寒的一面，如《伤寒指掌·伤寒类症》指出：脚气"初起发寒热，殊类伤寒。第脚膝痛或肿，与伤寒异"。脚气病是由于坐卧湿地或湿水，湿邪侵入体内而致，湿邪久必化而为热，故脚气多属湿热。其病初起发热憎寒、头痛、肢节痛、呕恶，此皆与伤寒相似。但其病痛起自脚，脚膝肿痛，两胫肿满，或枯细，患者大便多硬。其治疗根据《伤寒指掌》，初宜发散，后兼分利，如用茅术、紫苏、二活、秦艽、米仁等去风湿而兼利关节；黄柏、黄芩以清热；防己、木瓜、萆薢以达下，消肿利湿；用槟榔、陈皮以行气，后佐以血分药如川断、芎、归、丹参之类调之。

**脱脚伤寒**　病证名。一名"刖足伤寒"，又名"肢脱"。语见俞根初

《通俗伤寒论》。表现为初起寒热足肿，状类脚气，惟皮色紫暗，肢节木痛，继即趾缝流水不止，足趾肿疼，似溃非溃，继而溃烂坠落。若热毒深入肢节，两胫多红肿焮痛，呻吟啼哭，昼夜不寐，舌多紫红而苔白，脉沉弦或紧。治疗，以大橘皮汤（广陈皮、赤苓、飞滑石、槟榔汁、茅苍术、猪苓、泽泻、官桂）加减，温化湿热。兼以羌活、防风、白芷、角刺、红花、降香、桂皮、川乌、川芎、艾叶、樟木片、油松节、桑枝、葱白水煎数沸，淋洗患处。本病证与现代医学血栓闭塞性脉管炎、动脉硬化、糖尿病坏疽等类似。祖国医学亦云"脱疽"，其因多原于寒湿及水气深袭络脉肢节，或热毒蕴伏、气滞血瘀而成。巢元方《诸病源候论》曰："伤寒毒攻足候……此由热毒气从内而出，循经络攻于足也。"名脱脚伤寒者，实为"伤寒"而"脱脚"，这种"倒因为果"的说法，中医文献上是屡见不鲜的。此处强调着"执果溯因"，意在"防微杜渐"，使患伤寒者不致脱脚。

**麻黄八症** 病证名。即《伤寒论》第35条所载麻黄汤证的八个主要症状：头痛、发热、身疼、腰痛、骨节疼痛、恶风、无汗、喘。这是由于风寒外束、卫阳不伸、营阴郁滞、皮毛闭阻、肺气不利所致。语出柯韵伯《伤寒论注》，其曰："麻黄八症，头痛、发热、恶风，同桂枝症；无汗、身疼，同大青龙症。本症重在发热、身疼，无汗而喘。"麻黄八症这一概括性称谓具有总结性和提要性的作用，方便记忆、利于掌握。参见"麻黄汤证"条。

# 十二画

**斑豆疮** 病名。又名"天花""豆疮""天痘"。《肘后方》称之为天行发斑疮。是一种传染性极强、病情险恶的传染病。《伤寒总病论·卷第四》："天行豌豆疮，自汉魏以前，经方家不载，或云建武中南阳征虏所得，仍呼为虏疮。其后各医虽载发斑候，是发汗吐下后，热毒不散，表虚里实，热气燥于外，故身体发斑。又说豌豆疱疮，表虚里实，一如发斑之理。别云：热毒内盛，攻于脏腑，余气流于肌肉，兼于皮肤毛孔中，结成此疮。既是里实，热毒内盛，则未发及欲发疮斑，未见皆宜下之也。疮已瘥再下之。此病有二种：一则发斑，俗谓之麻子，其毒稍轻；二则豌豆，其毒最重，多是冬温所变。凡觉冬间有非节之暖，疮毒未发，即如法下之，次第服预防之药，则毒气内发，不复作矣。有不因冬暖四时自行者，亦如法下之。古方虽有治法，而不详备。"其治之法，若斑出不畅或豌豆疮不出者，用地黄膏（湿地黄 12g，好豉 9g。以猪膏一斤和匀，露一宿，煎五七沸，令三分去一，绞去滓，下雄黄末 1.5g，麝香末 0.5g，搅匀，稍稍饮之），以清热解毒，透邪外出；天行发斑疮，须臾遍身皆戴白浆者，可煮葵菜、蒜薤食之，或以新鲜羊血饮之，以解恶毒；豆疮毒气不出，烦闷，热毒气攻腰或腹胁，痛不可忍，大便为通，可用五香汤（麝香 0.25g、木香、丁香、沉香、乳香各 0.5g、芍药、枳实、射干、连翘、黄芩、麻黄、升麻、甘草各 3g，大黄 6g。研粗末，每服 12g，水一盏，竹沥半盏，煎八分，去滓，下朴硝 1.5g 和服，以利为度），以通下透外，解毒辟秽；斑豆始有白疱，忽搐入腹，渐作紫黑色，无脓，日夜叫，烦乱者，用郁金散（郁金 12g、甘草 2g，水半碗，煮干，去甘草，片切，焙干为细末。真脑子炒 2g。同研，每 1.5g，以生猪血五七滴，新汲水调下，不过二服），以解毒去邪，活络缓急。桦皮饮子、漏芦汤、水解散、鳖甲汤、葛根石膏汤、淡竹沥饮子等亦可随证选用。

**越经证**　病证名。即由"足传手经"所形成的病证，详该条。

**厥阴热利三主症**　即指厥阴病热利所见的下重、便脓血、口渴欲饮水三个主要症状表现。厥阴主疏泄条达，且厥阴热利多为湿热内蕴，气机不畅，因而其下利以里急后重、欲便难通为特征；这是厥阴湿热下利的一个重要特征，也就成为其辨证眼目。厥阴肝主藏血，热迫血分，灼伤阴络，腐化为脓，故便脓血也是厥阴热利的特征之一。湿热内盛，津液易伤，且下利亦使阴分受损，风火相煽，故病又见渴饮症状。是以下重、便脓血、口渴欲饮是厥阴热利的三大主症。

**厥阴湿温**　病证名。见吴坤安《伤寒指掌·厥阴新法》，其临床表现为身热，耳聋，口渴，胸腹板实，入暮谵语，呕逆吐蛔，舌苔黄中带灰黑，此证为湿热之邪结于厥阴之界，病势最险，宜用川连、枳实、半夏、茯苓、菖蒲、乌梅、姜汁之类主治。

**厥阴寒利**　病证名。指阳衰阴盛而下利、厥逆的病证。此名见于《伤寒溯源集》。《伤寒论·辨厥阴病脉证并治》："大汗，若大下利而厥冷者，四逆汤主之。"是病经大汗，则阳亡于外，大下则阳亡于内，汗下太过，阳气衰微，阴寒内盛，则大下利，四肢厥冷，故治当急温，用四逆汤。此即厥阴寒利证治之例。

**厥热胜复**　症状名。指手足厥冷与身体发热交替出现，厥时即热止，热作即厥回。厥热胜复是厥阴病的一种重要的表现。吴谦："伤寒邪在厥阴，阳邪则发热，阴邪则厥寒，阴阳错杂，互相胜复，故或厥或热也。"

**暑温伤寒**　病证名。一名"暑湿兼寒"。指素有暑湿内伏，因感外寒、或内伤生冷而引动暑湿所发的病证。暑湿兼外寒者，症见头痛发热，恶寒无汗，身重倦怠，心烦气短，胸腹痞满，苔黄白而腻，脉左弦细而紧，右迟而滞；治宜藿香正气汤加香薷、杏仁。暑湿兼内寒者，症见头痛身重，胸满而烦，腹痛吐泻，手足厥冷，苔白滑或灰，脉沉紧或细；治宜胃苓汤加公丁香、木香。

**黑骨温证** 病证名。是冬季三十月中流行的温病。因冬属水，为肾之配，在色为黑，肾脏主骨，肾受温毒，故名。《伤寒总病论·卷第五》："冬三月行黑骨温病，其源从太阳、少阴相搏蕴积，三焦上下壅塞，阴毒内行，脏腑受客邪之气，则病生矣。肾腑脏温病，阴阳毒气，其病相反。若腑虚则为阴毒所伤，里热外寒，意欲守火而引饮，或腰痛欲折。肾腑脏温病，阴阳毒气，其病相反。若脏实则为阳毒所损，胸胁切痛，类如刀刺，心腹膨胀，服冷药差，过而便洞泄。不可作煮散。"治宜清热解毒，通络止痛。用苦参石膏汤：苦参、生葛各6g，石膏、湿地黄各12g，栀子仁、茵陈、芒硝各5g，香豉、葱白各3g。哎咀，以水八升煎三升半，去滓，下芒硝烊化匀，温饮一盏，日三四服。

**脾肾俱寒挟感** 病证名。凡伤寒病六脉沉细、似寐非寐、皆属少阴。若兼泄泻，是为寒邪客于脾肾之间，其病初起恶寒发热，大便泄泻，似寐非寐，六脉沉细，舌淡苔白，其治疗宜温中散寒，可选用桂枝、紫苏、广皮、厚朴、山药、焦曲、干姜、茯苓、甘草等味。此证由《伤寒指掌》提出。

**脾寒肾热挟感** 病证名。指少阴阴虚有火而挟外感，但其人脾本有寒所形成的病证。其证由《伤寒指掌》提出，该书描述其临床表现初起头痛恶寒，发热不止，口干燥渴，由于口干燥渴而进食生冷，但其人脾本有寒，故一食生冷即见泄泻。舌苔微白，舌质淡红。治宜滋养少阴而和脾，可选用生地、丹皮、茯苓、山药、广皮、石斛、苡仁、甘草、莲肉等味。兼表症者加葱白、豆豉，或加羌活、葛根。如果表症已除而但发热口渴，并见便溏者，则加糯米炒麦冬以及沙参，待津液生而其渴自解。

**腑证** 病证名。指邪在三阳而病变中心在于该经之腑的病证，如太阳腑证、阳明腑证和少阳腑证。六腑泻而不藏，故其病则壅遏阻闭而难通难泻；六腑属阳，其为病多热多实，此皆腑证的共性。腑证是相对于经证而区分的。经证其病变中心在于经脉。参见太阳腑证、阳明腑证和少阳腑证诸条。

**痧秽类伤寒** 病证名。伤寒类证之一。指由痧秽邪气侵入人体导致出现寒热头痛等类似伤寒的症状的疾病。《伤寒指掌·伤寒类症》有"痧秽"一症，"痧秽从口鼻吸入，即从膜原流布三焦，便见头痛、恶寒、发热、骨节酸痛，与伤寒相似，但脉沉细，或手足指冷，腹满呕恶，与伤寒异。"可见痧秽类伤寒与正伤寒不难鉴别。至若其治疗，当针药并用，针刺少商穴出血，其血多紫滞；另用川郁金、石菖蒲、广藿香、槟榔、厚朴、青皮、紫苏等以逐秽邪。如此则募原清肃，三焦通利，其病痊愈。在治疗的同时还要察看有无食痰暑湿相挟，各分别兼治之。

　　**湿热证**　病证名。亦系"湿温病"。是夏秋雨湿较盛季节感受湿热之邪所致的病证。其特点是：发病缓慢、病势缠绵、病程较长、脾胃症状明显。初起以身热不扬、身重、脘痞、苔腻、不渴等湿邪偏重的见症为主要特征。但后必逐渐化热，热裹湿中，留恋气分，其见证亦可由恶寒而转为但热不寒，有汗不解，舌苔亦多由白腻转为黄腻等。《伤寒论本旨·卷七·薛生白湿热条辨》："湿热证，始恶寒，后但热不寒，汗出，胸痞，舌白，口渴不引饮。"《伤寒论本旨·卷七》："外邪伤人，必随人身之气而变。如风寒在太阳则恶寒，传阳明即变为热而不恶寒。今以暑湿所合之邪，故人身阳气旺即随火化而归阳明，阳气虚则随湿化而归太阴也。"其治疗原则，初期湿邪重于热邪，治宜化湿为主，湿去则热邪易清，常用化湿法有芳香化湿，苦温燥湿，淡渗利湿等，临床可根据具体症情斟酌运用。若湿渐化热而为热重于湿，则治以苦寒清热为主，兼以化湿。至于发汗、攻下、滋阴等法，在本病初起时，均应禁用。然因湿热稽留中焦，时间长，变化多，故其转归又有从阳化热或从阴化寒两种情况。若素体阳旺，或温燥太过，从阳化热，转化成温热病，则按温热病辨证施治；若素体阳虚，从阴化寒，转化为寒湿病，则属内科杂病范畴，须采用温阳化湿法治疗。不可过于拘执。本病类于伤寒、副伤寒、沙门氏菌属感染、病毒感染和钩端螺旋体病等。参温病条。

　　**湿温伤寒**　病证名。一名"湿温兼寒"。指素有湿温内伏，因感寒邪而触发，所引起的一类病证。表现为初起头痛身重，恶寒无汗，胸痞腰疼，四肢倦怠，肌肉烦疼，纳呆腹满，便溏溺少，舌苔白滑，或白腻，脉左缓滞，右弦紧；治宜藿香正气汤加葱白、香豉，或大橘皮汤（陈皮、赤苓、滑石、槟榔、苍术、猪苓、泽泻、官桂）加减。

　　**温风证**　病证名。即风热表证。徐大椿认为桂枝汤证乃寒风所致，故用辛温之剂。若所中之邪为温风，则头痛发热、不汗出恶风，脉浮弦数，即不可用桂枝汤，而当用鼠粘子汤，其方组成：大力子（炒）三钱，荆芥穗钱半，净蝉衣钱半，淡豆豉钱半，白云苓钱半。粉甘草五分，白葱头三枚，水煎去渣温服。徐大椿解方："温风伤表，遏热不解，故发热头痛，无汗微烦，非此疏风散热之剂不能解散也。荆芥疏血中之邪，淡豉发少阴之汗；鼠粘子即大力子，专祛风热；净蝉衣即蜩蛷壳，善蜕皮肤；茯苓渗湿；甘草和中；少佐葱白以通阳气也。洵为解表疏邪之剂，为风热不解之专方。"（《伤寒约编·卷二》）

**温疫** 病名。出自《素问·本病论》。即瘟疫。指感受疫疠之气造成的一时一地大流行的急性烈性传染病。又名时行、天行时疫、疫疠、疫。《伤寒百问歌·温疫》："温疫如何是病源，春夏寒清秋冬暄，天行时气无少长，神明败毒萤火圆。伤寒温疫证相似，其所异者多变迁，治法不拘日久近，随证汗吐下之痊。"温疫，其发病急剧，证情险恶。若疠气疫毒伏于募原者，初起可见憎寒壮热，旋即但热不寒，头痛身疼，苔白如积粉，舌质红绛，脉数等。治以疏利透达为主，用达原饮、三消饮等方。若暑热疫毒，邪伏于胃或热灼营血者，可见壮热烦躁，头痛如劈，腹痛泄泻，或见衄血、发斑、神志皆乱、舌绛苔焦等。治宜清瘟解毒，用清瘟败毒饮、白虎合犀角升麻汤等方。参天行、时行等条。

**温病** 病名。出自《内经》《难经》《伤寒》等著作。其含义有广狭之分，广义温病是外感急性热病的统称，包括春温、风温、温热、温疫、温毒、暑温、湿温、秋燥、冬温等，但一般而言并不包括狭义伤寒，虽然后者也是急性外感热病之一种。温病的这些分类、范围和命名大多是后世医家提出的，对《内》《难》等经典著作已有发展。现代《温病学》是研究广义温病的一门学科。狭义温病是指外界温热作用下发生的一种急性热病，如《难经·五十八难》"伤寒有五，有伤寒，有温病，有湿温，有热病，有温病"及《伤寒论》第六条"太阳病，发热而渴，不恶寒者，为温病"，即是言狭义温病。狭义温病的病因，古代医家或认为是春令之温气，或以为是冬月所伤之寒气所变成之温，或认为是冬月非节之暖，或以为四时所能出见之温。故其发病季节则可能是冬月、春月、夏月、夏至之前，也可能全年四季均可发生。此种温病初起即出现发热、口渴、不恶寒，或仅有轻微而为时甚短的恶寒，有迅速传经入里、灼伤阴津、热势鸱张，甚则伤筋动血的倾向，治之当主寒凉。

**寒包火** 病证名。指内有伏火而外感寒邪、寒郁肌肤的病证。吴坤安《伤寒指掌》："如发热头痛、咳嗽，外虽恶寒，而口渴舌燥，此肺有火邪，而太阳感寒也。宜羌活、前胡、桑、杏、羚羊、薄荷、黄芩、贝母、橘红，桔梗之类，外散寒邪，内清肺火。兼喘者，火为寒郁，麻杏石甘汤妙。"邵仙根评："开肺即是开太阳。此寒包火正治法。"（《伤寒指掌·太阳兼经新法》）

**寒证谵语**　症状名。指虚寒性质的神识昏乱，语言谬妄，与阳明腑实、浊热循胃络上攻于心所引起的热证谵语相对言之。寒证谵语一般都由亡阳导致，其基本病机是心阳虚损而心神失常。吴坤安："凡谵语郑声，与阳经（症状）同见者，均属热证，可能攻之；与阴经（症状）同见者，总为寒证，可以温之。"（《伤寒指掌·阳明本病述古》）

**寒热病**　病名。太阳表证之一。指外感风寒而病发寒热的疾患。《伤寒大白·总论》："今东南所患之病，皆是早晚感冒风露，郁而发热，无汗恶寒，此乃非时暴感之伤寒，从外而得，未有里热之寒热病也。故用败毒散、羌活防风汤辛温散表，不宜骤用苦寒。"寒热病，有冬月伤寒与四时伤寒之别，冬月伤寒曰正伤寒，如麻黄、桂枝汤证类；寒热病，则为非时暴感之伤寒，乃风寒外感，表阳被遏所致。其临床表现可见发热恶寒，头痛无汗，肢体烦疼，或胸膈痞闷，鼻塞声重，咳嗽有痰，舌苔白腻，脉浮等症。治宜辛温解表，发散风寒。用羌活败毒散：羌活 10g、独活 10g、柴胡 10g、前胡 10g、川芎 6g、防风 9g、荆芥 9g、广皮 10g、甘草 6g，水煎服。若口渴者，去川芎；胸前饱闷者，加枳壳、厚朴；里有热者，加黄芩、山栀、石膏。凡药与方证相应者皆得之。寒热病类于感冒、流感等病。

**寒热错杂痞**　病证名。指由于脾胃不和、寒热之邪错杂于心下以致升降失常、气机痞塞所形成的痞证。在《伤寒论》学里主要指半夏泻心汤证、生姜泻心汤证和甘草泻心汤证，各详见该条。

# 十三画

**蓄水证**　病证名。指太阳表邪循经传入膀胱之腑，与水相结，以致气化不利所形成的病证。一般认为本证乃太阳腑证的一种；也有的将本证划入太阳病兼变证的范畴。在传入膀胱的邪气是否已经化热的问题上，一般有两种看法。一种是认为邪已化热，即热水互结而蓄于膀胱。汪苓友说："若脉浮，小便不利，微热消渴，此系水热结于膀胱而渴，乃五苓散证。"另一种则不明确邪气的寒热属性，如现代诸教科书皆言"邪与水结"。持这种观点者主要是碍于五苓散中的桂枝而不便言热。蓄水证的临床表现及其治疗方法详"五苓散证"条。

**蓄水黄涎**　证名。指邪伤太阳，服用逐水峻剂后，水从大便而出，而所下之物为黄色黏液状稀便者。《伤寒医诀串解·卷一》："何谓发汗、利水为治太阳两大门？曰：邪伤太阳，病在寒水之经。驱其水气以外出，则为汗；逐其水气以下出，后为蓄水黄涎，前为小便长。"这是陈修园通过临床实践观察到的现象。

**蓄血证**　病证名。指太阳表邪内传下焦，与瘀血相结所致的一种以少腹急结或硬满疼痛、小便自利、如狂发狂为主要临床表现的一种病证。一般认为本证乃太阳病腑证的一种；也有人将本证划归太阳病兼变证的范畴。蓄血证的基本病机乃邪热与瘀血相结。其蓄结的具体部位或认为是在膀胱，如成无己即作如是说；也有人认为当是在下焦，包括膀胱、肠道甚至胞宫等脏器的广泛部位，而不仅仅在于膀胱，现代诸教科书皆持这种观点。蓄血证按《伤寒论》原文所及，有蓄血轻证、蓄血重证的区分。蓄血轻证即"桃核承气汤证"，蓄血重证即"抵当汤证"和"抵当丸证"，其临床表现及治疗方法各详见该条。

**感冒**　病证名。又名"伤风"。是指感受冒犯外界风邪、邪在皮肤所导致的病证。其病因有风寒、风热等不同；其临床表现往往见有恶寒发热、头身疼痛、鼻塞流涕、舌白脉浮等。其属风寒者，宜辛温解表；属风热者，则宜辛凉解表。感冒又可称作"小伤寒"（详见该条），但一般不称"太阳病"，因为感冒往往没有传经变化。

**感冒伤寒**　病证名。《伤寒辨类·伤寒统辨》："若春夏秋有非时暴寒，人感之而病者，为感冒伤寒。"

**睛眩**　即目眩。《伤寒总病论·卷第二》："四逆，不可发汗，发汗则声嘶舌萎不得前，言乱睛眩者，命将难全。"

**解后下血**　病证名。指伤寒解后又出现大便下血的病证。此证由《伤寒指掌》提出。作者吴坤安认为这是由于失汗之余邪下迫阴络所致，其治疗当用清法，可选用生地、丹皮、地榆、川断、槐米、赤芍、薏苡仁、黑荆芥之类。邵仙根评曰此证由于伤寒初起失汗，邪不外达而内入，阳热内盛，下伤阴络。故血外溢出。治以清营凉血和络之法。

**解后咳嗽**　病证名。指伤寒热退之后，尚有咳嗽未除。此证由《伤寒指掌》提出，作者吴坤安指出其病机为余热在肺，其治疗宜滋养肺胃之阴，待阴复而其嗽自止。药物可选用南沙参、麦冬、地骨皮、知母、象贝、川石斛、花粉、茯苓、杏仁、桑叶、蔗汁、梨汁之类，或加生地、玉竹，其效更好。邵仙根评曰：凡感外邪而有病者，症见咳嗽，其病为轻。这是因为邪传入肺而肺主皮毛，邪从外达，故有咳嗽的反应。内伤虚症，见咳则重，这是因为五脏传乘，肺受火刑，水源涸竭的缘故，故每多死证。有鉴于此，对解后咳嗽就要细细分辨其虚实病因，别而治之。

**解后腹热**　病证名。指伤寒热退身凉之后而独腹热未除的病证，此证由《伤寒指掌》提出，作者认为此为脾火内甚所致，其治疗应于养阴药中加白芍，其热自除。

**解后额热**　病证名。指伤寒热退之后而额部余热不除的病证，此证由《伤寒指掌》提出，临床上还同时见有目神似觉呆钝等表现。作者吴坤安认为此证由于胃中余滞未清、热邪循经上攻所致；额属阳明所主。其治疗宜清之疏之，可选用二陈汤加连翘、黄芩、山楂、神曲之类，清之和之，其目自除。邵仙根评曰：胃中痰食邪热逗留，故额部遗热不除；此以阳明行身之前，额为阳位，阳盛则热也。清和的是正法。

**解㑊类伤寒**　病证名。伤寒类证之一。何元常《伤寒辨类·解㑊类伤寒病》第34条指出："解者肌肉解散，㑊者筋不束骨。其症似寒非寒，似热非热。四肢骨节解散懈惰，倦怠烦疼，饮食不美，俗云'沙症'，《内经》谓之'解㑊'。"解㑊类伤寒是由外界秽气侵入人体，阻滞经脉气血运行所致，故其治疗当依《伤寒辨类》所云，舒通血脉，疏利邪气，而不可用发表散寒之法。参见"痧秽类伤寒"条。

**瘅热病**　病名。指外无表邪而里有积热的热性病证。《伤寒大白·总论》："有积热在内，不冒寒邪外束，并无恶寒身痛，头痛腰痛，足冷拘紧，不能转侧之表证，但见唇焦口渴，烦躁引饮，多汗恶热，谵语便闭里热之证。此乃是热令时动而得之，无表邪之中热，瘅热病也。"此病多因素体阳旺，热积于内；或邪热入侵，里热炽盛所致。其临床表现可见身热多汗，口渴引饮，唇焦舌躁，烦躁不宁，或大便秘结，谵语妄言，舌红苔黄，脉洪大或滑数等。治以清热除邪为第一要义，并根据热邪所在部位之不同而辨证用药。例如热邪炽盛，病在上中二焦，症见热盛燥渴、大便秘结者，宜用凉膈散（改散作汤），以清热凉膈通便；若热邪炽盛，津液受伤，病在阳明气分，症见高热烦渴，大汗出者，宜用白虎汤或白虎加人参汤，以辛寒清热生津；若热邪炽盛，病在中下二焦，症见实热积滞，腹部胀痛，大便秘结者，则宜用承气汤类，以峻下热结，通下里实。

**痰气痞**　病证名。指痰气交阻于心下所引起的痞证。一般特指《伤寒论》第161条所论述的旋覆代赭汤证。详见该条。

**痰证类伤寒**　病证名。伤寒类证之一。指中脘停痰，胸满气冲，憎寒壮热，恶风自汗，状类伤寒。《伤寒辨类·痰证类伤寒》："凡中脘停痰，胸满气冲，憎寒壮热，恶风自汗，状类伤寒，但头不痛，项不强为异耳。涎多者亦隐隐头痛。"其脉多弦滑，痰在上部寸脉浮滑，或沉伏；痰在中部右关滑大；痰在下部尺脉洪滑。若痰气内郁，右脉必沉滑；痰饮在内，右脉必沉弦。如果其左右关脉皆滑大，是为膈上有伏痰。若右关洪滑，或右脉沉伏，而左手紧盛者，这便提示病为夹痰伤寒。痰证类伤寒的治疗在《伤寒论》用瓜蒂涌吐之。吴坤安《伤寒指掌》指出若痰在中宫，其属湿痰，症见胸闷，寒热模糊，恶心不渴，用二陈汤加枳实、厚朴、紫苏、茅术等。若属积痰在中宫，症见发热胸闷、咳嗽气急、痰多浓厚者，宜燥润并用，如南星、半夏、瓜蒌、海石、枳实、陈皮、茯苓，用导痰汤亦可。痰证类伤寒不同于"伤寒夹痰"，彼有外邪而此无外邪，其证治不一。详见该条。

**痰躁** 病证名。指痰郁胸膈而烦躁的病证。《伤寒辨类·痰证类伤寒》："若咳嗽气闷，烦躁不宁者，此痰郁胸膈也，名痰躁，二陈合温胆，加砂仁之类。"

**新增类伤寒四证** 病证名。出自《医效秘传·卷一》。论云疮毒、瘀血、劳发、痘疹四证，亦可出现类似于伤寒的发热、恶寒等症状，应注意鉴别。

**阖病** 病名。指以气机闭塞不通、腑气壅塞不开为基本病变特征的病变。太阴主开，阳明主阖，故阖病主要是指阳明病。柯琴："太阴阳明同处中州，而太阴为开，阳明为阖也。故阳明必以阖病为主。不大便固阖也；不小便亦阖也；不能食，食难用饱，初欲食反不能食皆阖也。自汗、盗汗，表开而里阖也；反无汗，内外皆阖也。种种阖病，或然或否，故提纲独以胃实为主。"（《伤寒论翼·阳明病解第二》）阖病具有高度概括性，较好地反映出阳明病的病机特点，并提示治之宜用开泻方法。

# 十四画以上

**瘥后八变** 病证名。即指伤寒热病愈后所继发的八种病变，由《伤寒辨类》载出。这八种病变是：一变中满减食。此因邪火伏于脾经，不得解散，故成腹满；其治宜用醒脾汤（苍白术、茯苓、枳实、桔梗、黄连、木香、厚朴、莱菔子、山栀子、煨姜、砂仁）。二变怯症。此因邪火伏于肾经而成，骨肉羸瘦，当用当归补血汤治之（归、二地、参、术、苓、陈、知、柏、栀、草、芍、煨姜、灯心）。三变囊痈，此因邪火伏于肝经不散，故囊肿而痛不已，则成脓，用连翘防风汤（翘、防、荆、青皮、归、芍、芩、草梢、栀、柏、枳实、本通、灯心）治之。四变痢。此因火邪伏于胃，移热于脾，与水谷相并，故成休息痢，最为难治。用分经养脾汤（参、术、茯、甘、猪、泽、通、山药、连、升、陈、朴、芍、砂仁）。五变疟。此因邪气伏于脾经，与正气交攻，变成疟症，用必胜汤（参、甘、柴、芩、陈、术、茯、桂枝、桔梗、姜、枣）。六变淋血，此因邪火伏于心经，移热于小肠，故小便淋血痛甚。小便不通者必死，用四苓散加减（猪、泽、车、通、膝、青皮、莲心、柏、滑石、琥珀、甘草、灯心）。七变肺痿，此因邪火伏于肺经不得散而成，症见咳嗽吐痰。若成痈成疮者不治。用清肺化痰汤（陈、茯、甘、桔、荆、蒌仁、贝、杏仁、黛、味、细茶、桑皮、麦、芩）。八变骨痿。此因邪火伏于脾肾二经不散，痛卧不起，日渐羸瘦，久则成痿而死。用十全大补汤治之。

　　**瘥后不寐**　病证名。指伤寒热退之后而夜不欲寐者，此证由《伤寒指掌》提出，作者认为此属胃不和所致，当用温胆汤和之。如果同时见有惊悸不宁症状，为心气不足，当于前方中再加枣仁和远志等药。

　　**瘥后耳聋**　病证名。指伤寒身凉以后尚有耳鸣耳聋等症的病证，此证由《伤寒指掌》提出，作者吴坤安认为其机理为余邪留于少阳，其治疗宜养阴药中加入柴胡、菖蒲、钩藤、菊花、通草、荷叶之类，以清解少阳之郁。邵仙根评曰：耳聋一症，半属少阳，然其固不一，有虚实之不同。肾开窍于耳，肾虚精脱则耳聋也。痰火上升，阻闭清窍，其耳亦聋。又温暑热病亦耳聋。由于阴亏邪盛者不关少阳，禁用柴胡升提。凡此种种，病因机理各异，虚实有别，宜分辨清楚，各施方治。

　　**瘥后吐涎沫**　病证名。指伤寒瘥后其人吐涎沫不止者。此证由《伤寒指掌》提出，作者吴坤安认为其机理为土虚不能摄水，故治疗宜用六君子汤加益智仁补土摄水，如果见稠饮自下焦漾漾而起，溢出口中者，为肾气不纳而浊阴上泛，宜用都气饮（即六味地黄汤加五味子）加胡桃和补骨脂之类以补肾纳气而摄水，或少佐熟附子以收之，或佐白术以制之。邵仙根评曰："患者胃有寒饮，病后脾虚，土不制水，水饮一上逆而吐也。病属脾胃，尚在中焦，治以温胃和脾涤饮。如果病在下焦，水从下上，是肾阳大虚，阴浊上干，是肾水上泛之症，急当温纳肾阳，镇逆制水。"又《伤寒论》有"大病差后，喜唾，久不了了。胸上有寒，当以丸药温之，宜理中丸"条，详见"理中丸证"及"理中丸"条。

　　**瘥后色复**　病证名。指病后气阴两虚，早犯房事，真元大伤，复着外邪，而致疾病复发者。《伤寒指掌·卷二》："伤寒瘥后，气血未充，早犯房事，则内损真气，外触邪气而复作也。其症头痛不举，目中生花，腰肋痛，小腹里急绞痛，憎寒发热，或阴火上冲，头面烘热，胸中烦闷是也。若卵缩入腹，脉离经者死，舌伸出数寸者亦死。"如无死证，当随其脉证之阴阳寒热，治之可也。气阴亏虚者，宜六味饮加麦冬、豆豉、栀子，煎汤调下烧裈散；若小腹急痛，脉沉足冷者，须用当归四逆加吴茱萸汤，煎成调下烧裈散，一则补益真气，一则引邪从阴窍而出。

**瘥后妄言**　病证名。指伤寒热退身凉之后其人如痴、言语谬妄者。此证由《伤寒指掌》提出，作者认为其机理为心神虚散不复，故当调养气血，兼益其心。邵仙根评曰：病退而妄言人痴，自是心神虚散。不过痰火余邪内伏包络肝胆诸经亦可导致这种病变，宜别而治之。

**瘥后昏沉**　病证名。指伤寒瘥后而见昏沉的病证。其发生往往在伤寒瘥以后十余日或半月，渐至昏沉。究其机理，多由于发汗未尽，余邪留于心包，临床上或兼潮热，或兼寒热似疟。《伤寒指掌》提出此证，并言其治疗当清之解之，可选用连翘、栀子、淡豆豉、麦冬、菖蒲、淡竹叶、钩藤、丹参之类投之。邵仙根就此评曰：邪在心包，症见昏沉。然亦有痰热内伏者，亦见昏沉，宜分辨之。

**瘥后语謇**　病证名。指伤寒热退之后，其舌转动不灵、语言謇涩不清者，此证由《伤寒指掌》提出，作者吴坤安指出其病机为余邪留于肝脾所致，其治疗宜加味逍遥散去白术，加生地、钩藤、蒺藜、天虫，散余邪而祛风通络。邵仙根评曰：心脾肾之经脉皆萦绕于舌，心肾虚则舌不灵动；痰阻脾络、肝风内扰，则语言謇涩不清。总之，瘥后语謇多属风虚痰火为病，必须细审其异同，分别治之。

**瘥后病**　病证名。即伤寒热病愈后所遗留的病证，一般是由于余邪未尽或大病引起人体脏腑功能障碍所致。瘥后病的种类很多，寒、热、虚、实各不相同，如瘥后喜唾、瘥后浮肿、瘥后盗汗、瘥后咳嗽、瘥后吐逆、瘥后昏沉、瘥后虚弱等，其治疗则必须审症辨因、随证而施。其具体证治详见各瘥后病证条。

**瘥后酒复**　病证名。指伤寒解后因饮酒而致疾病复发者。《伤寒指掌·卷二》："伤寒身凉后，因饮酒复热，以酒性热有火，能助余邪故也。"伤寒余邪未尽，复又饮酒，酒能助湿生热，则胃热气升而复病也。其临床表现除发热外，尚可见烦闷，干呕，口燥，不纳等症。治宜清热和胃，急用川连、葛花、连翘、生栀、枳实、乌梅、银花等解之。

痉后浮肿　病证名。指伤寒病痉后出现浮肿的病证。《伤寒指掌》作者吴坤安认为此证属脾虚有水，当须实脾利水，可选用冬术、茯苓皮、薏苡仁、扁豆、山药、木瓜、车前子、泽泻之辈治之。若以薏苡仁同糯米煮粥服食亦佳。邵仙根评曰：痉后浮肿有不因于水而亦浮肿者，此为元气大虚，肝木侮土，名为气肿，与水肿见象不同，须分别治之。又《伤寒论》有"大病差后，从腰以下有水气，牡蛎泽泻散主之"的条文，参见"牡蛎泽泻散"及"牡蛎泽泻散证"条。

痉后虚弱　病证名。指伤寒痉后，阴阳气血虚弱的病证，阴虚盗汗，用当归六黄汤（当归、黄芪、黄芩、黄连、黄柏、生地、熟地）滋阴降火；阳虚自汗，无热恶寒，无力下虚，用黄芪建中汤（黄芪、桂枝、白芍、炙草、大枣、生姜、胶饴）温阳益气；因汗下过多，心血亏少，恍惚不宁，夜卧烦躁不安，或乱梦虚惊不寐，用朱砂安神丸（生地、当归、黄连、甘草、朱砂）加茯神、远志、枣仁、养心安神。（《伤寒辨类》）

痉后盗汗　病证名。指伤寒痉后余热盗汗不止。此证由《伤寒指掌》提出，作者吴坤安认为其机理为阴虚有火，其治疗宜用当归六黄汤。如果临床表现无热恶寒而盗汗不止，其机理为阳虚而其表不固，可用黄芪建中汤加减治之。邵仙根评曰：此证亦有数种类型，如果属于阴亏火盛、内蒸燔灼，以致津液外泄，当育阴泻火固表止汗；如果属于阳气虚弱而其表不固，当益气固表止汗，可用玉屏风散加牡蛎、龙骨治之。此法对于卫阳虚弱不能固护腠理的表虚自汗极有效验。

痉后颐毒　病证名。指伤寒大病痉后而两颐肿痛的病证。此证由《伤寒指掌》提出，作者吴坤安认为此证乃毒邪为患，由于汗下清解未尽，其邪结于少阳阳明二经而发于两颐和耳之前后，此处皆阳明与少阳之部位。其治疗宜清解之，可选连翘败毒散消散之。用药则二活、荆芥、防风、连翘、赤芍、牛蒡子、桔梗、土贝母、蒺藜、薄荷、银花、甘草之类。少阳引经药加柴胡。此症初起速宜消散，缓则成脓。如果元气虚者，须用当归黄芪补托；待脓溃后，当大补气血为主。此证发于阳明者易治，发于少阳者难治。

漏风　病证名。亦称"阳虚漏汗证"。指桂枝加附子汤证。因太阳表病，发汗太过，表阳不足，汗漏不止，复加风袭，故曰"漏风"。此名见于《类证活人书》。《伤寒论·辨太阳病脉证并治》："太阳病，发汗，遂漏不止，其人恶风，小便难，四肢微急，难以屈伸者，桂枝加附子汤主之。"《伤寒贯珠集·卷一》："发汗伤阳，外风复袭，汗遂不止。《活人》所谓漏风是也。夫阳者，所以实腠理，行津液，运肢体者也。今阳已虚，不能护其外，复不能行于里，则汗出，小便难。而邪风之气，方外淫而旁溢，则恶风，四肢微急，难以屈伸，是宜桂枝汤解散风邪，兼和营卫，加附子辅助阳气，并御风也。"参桂枝加附子汤证条。

**漏底伤寒** 病证名。指外感证一起，即直肠洞泻，不因攻下而自利者。漏底伤寒，始见于陶华《伤寒六书》云：乃田野间俗名耳。俞根初《通俗伤寒论》分漏底伤寒为协风、协寒、协热、协食四种类型：协风自利者，初起头痛怕风，自汗腹疼，肠鸣飧泄，完谷不化，舌苔白薄而润，或淡白而嫩滑，脉左弦浮，右沉濡。治疗初以痛泻要方加减，疏表建中以止泻，继与补中益气汤加减，调中补气以善后。协寒自利者，初起恶寒蜷卧，身虽发热而手足厥冷，或吐清水，大便色青，溏稀见谷，小便清白，脐下必冷，腹多胀满，舌苔白而嫩滑，或灰滑而淡白，脉沉迟无力，甚则沉微似伏。治疗轻以胃苓汤，温胃利水以止泻，重则附子理中汤热壮脾阳以止泄。协热自利者，一起即身发状热，背微恶寒，面垢齿燥，口干渴饮，大便虽亦有完谷而状如垢腻，色多黄赤黑，且皆热臭，后重而滞，溺色黄赤，或涩或闭，脐下必热，舌苔黄腻而糙，中后截厚垢腻，脉数而有力，甚则洪弦而实，治疗先以葛根芩连汤加味，清中解表以泄热，继与加味白头翁汤，清热坚肠以止利。协食自利者，初起虽微恶风寒，而身热口燥，渴饮而呕，胸脘硬痛，嗳腐吞酸、旁流粪水，热臭难闻，舌苔黄而垢腻，厚腐堆起，中后愈厚，或如豆腐渣炒黄满布，脉弦长而滑，或滑数而实。治疗先与枳实导滞汤，消积下滞以廓清胃肠，继与芩连二陈汤，苦降辛通以肃清余热。总之，证既自利，当先其所因以治利，利止内实，正气得复，邪气自解，往往微汗出而愈。

**缩阴证** 病证名。指脏气虚寒，阴邪凝结于三阴所导致的病证。其以胁下部位素有痞块或痞积，连及脐旁，疼痛牵引少腹至阴部，阴筋引缩于内为特征。《伤寒论·辨太阳病脉证并治》："病胁下素有痞，连在脐旁，痛引少腹入阴筋者，此名脏结，死。"《伤寒论浅注补正·卷一下》："盖以脏结，今人所谓缩阴证也。入阴筋者，将阴筋引入于内，即缩阴证也。"证极危笃，仲景未出方治，以证测之，宜以温里补阳为主治，兼以破气散结。如理中四逆辈加枳实、赤芍、桃仁、当归之类，可以选用。参脏结条。

**横病** 病名。伤寒病之别称。《伤寒补亡论·卷一》："问曰：或谓伤寒为横病何也？孙真人云：俗人谓之横病，多不解治，皆云日满自瘥，以此致夭枉者，天下大半。凡始觉不佳，即须救疗，迄至于病愈，汤饮竟进，折其毒势，自然而瘥。必不可令病气自在，恣意攻入，拱手待毙也。"参伤寒条。

　　**嗪口伤寒**　病证名。指外感寒邪而见有闭口不语的病证。《伤寒大白·卷四》："外感不语，即嗪口伤寒也。"外感不语之症有五条："初起恶寒发热，失于发散表汗，不得发越，遂发烦热喘渴，误认里热，误投凉剂，有口嗪不语之症，此寒凉抑遏表邪之一条也。又有发热日久，热邪不解，应清火而不清，有下症而失下，诸窍热壅，语言不出，此里热昏沉之一条。倘因恼怒停食，又兼外冒风邪，发热谵语，渴不消水，人见其谵语，误认里热，苦寒冷饮，凝结中焦，今有谵语之后，即变不语，此寒凉抑遏食气之一条也。又有内积痰饮，外冒风寒，又误食生冷，与夹食伤寒不相上下，此寒凉抑遏痰迷不语之一条也，以上诸条，即大便秘结有下症者，止用芒硝、玄明粉，硝以消坚，不用大黄重浊泥滞。又有时行异气，沿门传染，温毒湿毒，暴热暴寒，袭人毛窍，或发疫症，癍疹毒气不得外泄，内扰神明，志识昏迷，又手撮空，口嗪不语，此时疫不语之一条也。"嗪口伤寒，其症有五，病因虽与寒邪有关，但又存在着差异，故其治法，当谨守病机，随证施治。表邪不语者，宜辛温发汗，冬三月北方口不干者，可用麻黄汤；若口干者，用羌活败毒散，余三月，不用麻黄，竟用羌活败毒散，佐以石菖蒲、半夏，禁用寒凉攻下。里热不语者，宜清其里热，用导赤各半汤、凉膈散，有下症者，承气汤下之。食气不语者，先用吐法，随用理气消滞，如保和散、枳桔平胃散加石菖蒲、白豆蔻。痰迷不语者，宜涤痰开胃，用二陈导痰汤合平胃散，加枳实、桔梗。疫毒不语者，先用败毒散解表；若肠胃积热，当清凉解毒，而不可骤用寒凉。用发散则毒得外出，苦寒则毒气抑遏。不可不慎。

# 六、基础理论类

## 一　画

**一阳**　指少阳。详见三阴三阳条。

**一阳为纪**　语出《素问·阴阳类论》篇。一阳指少阳。纪，会也。少阳出入于太阳阳明之间，为阳之交会，故称谓纪。张介宾注："纪于二阳之间，即《阴阳离合论》'少阳为枢'之义。"参见"少阳为枢"条。

**一阳为游部**　语出《素问·阴阳类论》篇。一阳，指足少阳，其脉行人身之侧，向前会于阳明，向后会于太阳，出入于太阳阳明二脉之间，故称"游部"。王冰注："游，谓游行。部，谓身形部分也。"张介宾注："少阳在侧，前行则会于阳明，后行则会于太阳，出入于二阳之间，故曰游部。"张志聪注："游部者，游行于外内阴阳之间，外内皆有所居之部署。"其实即"少阳为枢"之意，详见"少阳为枢"条。后世《伤寒论》注家有援此说解释少阳生理病理者。

**一阴**　指厥阴。详见三阴三阳条。

**一阴为独使**　语出《素问·阴阳类论》篇。一阴，指厥阴；独使，有交通阴阳之义。厥阴位于阴之最里，为阴之将尽，阴尽而阳生，故谓之可以交通阴阳。正如张介宾所云："使者，交通终始之谓，阴尽阳生，惟厥阴主之，故为独使。"《伤寒论》三阴三阳排列次序是厥阴位于最末，也是此说的体现。

**一阴至绝作朔晦**　语出《素问·阴阳类论》篇。一阴，厥阴也。厥阴为阴之尽，故称"至绝"；阴尽则阳生，阳生是朔，阴尽是晦，故曰"作朔晦"。张介宾注云："一阴，厥阴也，厥者尽也"，"然阴阳消长之道，阴之尽也，如月之晦，阳之生也，如月之朔，既晦而朔，则绝而复生，此所谓一阴至绝作朔晦也"。此语与"一阴为独使"意义大体相同，详见该条。

## 二　画

**二阳**　指阳明。详见三阴三阳条。

**二阳为卫**　语出《素问·阴阳类论》篇。二阳，指阳明。卫，王冰注："所以却御诸邪，言扶生也。"此语即言阳明气盛而能却御邪气保卫人体。马莳云："二阳者，即阳明也。阳明为表之维，捍卫诸部，所以为卫也。"这种理论被后世伤寒学者援引来说明阳明的生理特点以及阳明病的病理特点。"阳明为三阴外蔽"即反映出"二阳为卫"的意思。

**二阳为维**　语出《素问·阴阳类论》篇。二阳，指阳明。张介宾注："维，维络也。阳明经上布头面，下循胸腹，独居三阴之中，维络于前，故曰维。"这里把阳明的功能特点比喻为维，主要是反映了阳明维系人身，联络头面胸腹之意。

**二阴**　指少阴。详见三阴三阳条。

**二阴为里**　语出《素问·阴阳类论》篇。二阴，即少阴也。少阴属阴，主里，正如张介宾云："二阴，少阴肾也，肾属水，其气沉，其主骨，故二阴为里。"其意与"二阴为雌"相近，参见该条。

**二阴为雌**　语出《素问·阴阳类论》篇。二阴，少阴也。雌，雌性之意。马莳注："二阴者，即少阴也。少阴为里之维，生由此始，所以为雌也。"张介宾云："少阴属水，水能生物，故曰雌，亦上文'二阴为里'之义。"

**十剂**　指药物的宣、通、补、泻、轻、重、滑、涩、燥、湿十种功效。《伤寒明理药方论·序》："制方之体，宣、通、补、泻、轻、重、涩、滑、燥、湿，十剂是也。"即宣可去壅、通可行滞、补可扶弱、泻可去闭、轻可去实、重可镇怯、滑可去著、涩可固脱、燥可胜湿、湿可润燥。"十剂"的来源，初指药物的效用而言，称为"十种"，后人称之为"十剂"。近人从《千金要方》考证，认为系唐·陈藏器《本草拾遗》提出；亦有人认为创见于北朝北齐年代。实际上《伤寒论》药方已经具备有十剂的内容。

**七方**　指方剂组成的大、小、缓、急、奇、偶、复七种不同的分类。方剂组成的分类方法，最早见于《素问·至真要大论》："治有缓急，方有大小。""君一臣二，奇之制也；君二臣四，偶之制也。""奇之不去，则偶之，是谓重方。"至宋·成无己，始定为大、小、缓、急、奇、偶、复七方。《伤寒明理药方论·序》："制方之用，大、小、缓、急、奇、偶、复，七方是也。"即大方、小方、缓方、急方、奇方、偶方、复方，七方。其原则，是以病情之轻重、病位之上下、病势之缓急、药味之奇偶等因素作为制方依据的。

**七表**　脉证名。指浮、芤、滑、实、弦、紧、洪七种病在于阳的脉象。

阳数奇，七为阳，故曰七表。《类证活人书·卷二》："张仲景云：脉大浮数动滑，此名阳也，脉沉涩弱弦微，此名阴也。阴病见阳脉者生，阳病见阴脉者死。大抵阳脉常浮而速，阴脉常沉而迟。七表属腑，病在于阳，春夏见之易治；八里属脏，病在于阴，秋冬见之犹轻。假令数在左寸，浮之得者热入小肠，沉之得者热入于心，余皆仿此。脉理精微，非可言尽，论其梗概，不出于此矣。"

**八节虚风**　八节，指八个节令，即春分、秋分、冬至、夏至、立春、立夏、立秋、立冬。虚风，即邪风。八节虚风，即指上述八个节气时的非正常气候。

**八里**　脉证名。指微、沉、缓、涩、迟、伏、濡、弱八种病在于阴的脉象。阴为偶，八为阴，故曰八里。《类证活人书·卷二》："张仲景云：脉大浮数动滑，此名阳也，脉沉涩弱弦微，此名阴也。阴病见阳脉者生，阳病见阴脉者死。大抵阳脉常浮而速，阴脉常沉而迟。七表属腑，病在于阳，春夏见之易治；八里属脏，病在于阴，秋冬见之犹轻，假令数在左寸，浮之得者热入小肠，沉之得者热入于心，余皆仿此。脉理精微，非言可尽，论其梗概，不出于此矣。"

**八纲辨证**　中医临床辨证体系之一。运用阴阳、表里、寒热、虚实八纲，对病史资料进行分析、归纳，以确定病证的病位和性质，为施治提供依据的辨证方法。其中表里是辨病位的浅深，寒热是辨病证的寒热属性，虚实则辨邪正盛衰，阴阳则是统领表里、寒热、虚实的总纲领。八纲辨证是中医临床最常用的辨证体系，是各种辨证方法的总概括。八纲辨证与六经辨证是互补的，八纲辨证贯串于六经辨证之中，而六经辨证又是八纲辨证的系统化和具体化。

**入里为逆**　语出《伤寒寻源》。伤寒病邪，由表入里，其病为逆。如"伤寒，医下之，续得下利清谷不止"，邪由太阳之表，内陷少阴之里，为逆。邪气入里说明人体正气已溃，邪胜正，疾病变重，故为逆。

**九气**　病证名。指脏腑功能失调而导致的九种不同的气机病证。《伤寒直格·卷上》："九气，怒则气上，喜则气缓，悲则气消，恐则气下，寒则气收，炅则气泄，惊则气乱，劳则气耗，思则气结。"盖情志致病，人怒则肝气过于升发上逆，而见胸胁胀满，目赤头痛，或吐血等症；人喜则气和而志达，过喜则精神焕散，心气弛缓，而见心悸、失眠、甚则神志失常等症；人悲则肺气消耗，上焦郁而化热，热在胸中，或见咳嗽、咳血等症；人恐则精气下陷，甚或耗伤肾气，而致大小便失禁、遗精、滑泄等症；人寒则腠理闭而气不行，邪郁体内，而见有发热恶寒等症；炅者，热也。人热则腠理开而荣卫通，而致有汗液大泄，阴液耗损等症；人惊则气机紊乱，心无所倚，神无所归，而见有心神不安，甚或精神错乱等症；人劳则气喘，汗出过多，而有气液耗散，倦怠无力等症；人思则脾气郁结，运化失常，而见有胸脘痞满，食欲不振，腹胀便溏等症。治法总以调畅气机、燮理脏腑为主，随证而处方用药。

# 三　画

**三大证候观**　由吴润秋提出的一种关于《伤寒论》辨证体系的学说。是对六经病证进行分类的一种方法。认为六经病证均可分析综合出三大证候。即：外感证候（指外邪侵袭经络脏腑所致的一类证候。如伤寒、中风、湿病、暍病、温病及霍乱等均属此列）；内伤证候（指经络脏腑本身气血阴阳的失调，或因宿食、痰、水、饮、瘀血、虫积及误治等为害脏腑经络所致病理反应）；内外合病证候（指先有脏腑经络自伤或实邪停伏，复感外邪，或先感外邪，后因其他原因致成内伤，出现内外并见的病证）。〔吴润秋.《伤寒论》三大证候观［J］.河南中医，1982，(3):5.〕

**三方鼎立**　指桂枝汤主风伤卫，麻黄汤主寒伤营，大青龙汤主风寒两伤，三方并立于太阳病篇。鼎，古代烹煮器物之一，多用青铜制成，圆形三足两耳，故借喻之。三方鼎立，语出许叔微《伤寒百证歌》："一则桂枝二麻黄，三则青龙如鼎立。"后来方中行提出"三纲鼎立"，当来源于许氏的"三方鼎立"。参三纲鼎立条。

**三百九十七法**　三百九十七法之说，始自宋·林亿等《校定伤寒论》序，其间云："今先校定张仲景《伤寒论》十卷，总二十二篇，证外合三百九十七法，除重复，定有一百一十二方。"自宋以后，历代医家对三百九十七法之实质虽仁智互见，各是其说，但终因无可靠证据而缺乏确切的结论。近来有人据《伤寒论》明·赵开美复刻本考证，认为林亿等人校定《伤寒论》的体例，是将条文中不出方治者作为"证"，出具体方治者作为"法"。而"三百九十七法"实指从《辨太阳病脉证并治上》至《辨发汗吐下后病脉证并治》为止，所有出具体方治（包括针灸法）者而言。在宋本各篇正文之前，均将这些称为法的条文重列，字句间有简化，略同于目录的形式。例如《太阳上篇》第12条，即重列于正文之前，作"太阳中风，阳浮阴弱，发热汗出恶风，鼻鸣干呕者，桂枝汤主之。第一"。其字句已较

第 12 条正文简化。"第一"即指此条是本篇第一法。本条下又注有"五味，前有太阳病一十一证"。"五味"显然是指桂枝汤的药味数，"十一证"即指本篇第 1~11 条不出方治者而言。这样，"证"与"法"的区别就显而易见了。《校定伤寒论》第五篇至第二十二篇，每篇篇名之下，都注有合若干法。计有：《太阳上篇》合一十六法；《太阳中篇》合六十六法；《太阳下篇》合三十九法；《阳明篇》合四十四法；《少阳篇》无；《太阴篇》合三法；《少阴篇》合二十三法；《厥阴篇》合一十九法；《霍乱篇》合六法；《阴阳易瘥后劳复篇》合六法；《不可发汗篇》合一法；《可发汗篇》合四十一法；《发汗后篇》合二十五法；《不可吐篇》无；《可吐篇》合二法；《不可下篇》合四法；《可下篇》合四十四法；《发汗吐下后篇》合四十八法。诸篇合之，共得三百八十七法，与序言之数不符，显然还有其他原因。作者认为，这十法仍可于各篇之首求之，不过是有的属于脱误，有的系以别文说明而已。其一，《少阳篇》篇首有一条："太阳病不解，转入少阳，胁下硬满，干呕不能食，往来寒热，尚未吐下，脉沉紧者，与小柴胡汤，第一，七味。"此显系一法，而篇名之下未记，属于脱误。其二：《可发汗篇》第一法下注有"前别有四法"；《可下篇》第一法下注有"前别有二法"。此六法系指"大法春夏宜发汗"，"大法秋宜下"，"凡可下者，用汤胜丸散，中病便止，不必尽剂也"等六条而言。此虽不出方治，但与《可吐篇》篇首注明"合二法"中"大法春宜吐""凡用吐汤，中病便止，不必尽剂"同例，故应计入三百九十七法之内。但为了说明与本篇中出其方治者有所不同，故在文中标名"别有"数字以作区分。其三：在《太阳下篇》《阳明篇》《少阳篇》下，分别有"并见太阳阳明合病法""并见阳明少阳合病法""并见三阳合病法"之文，此三法虽与篇中所列者有重复，但三百九十七法中重复之处本多，故应计入其内。如是，脱误一法，别有六法，并见三法，共计十法，再加前三百八十七法，恰合三百九十七法之数。〔王庆国. 伤寒论三百九十七法考辨.〔J〕北京中医学院学报，1991，14（5）：11.〕

**三阳** 指太阳。一说指少阳、阳明、太阳三条阳经。详见三阴三阳条。

**三阳为父** 语出《素问·阴阳类论》篇。三阳指太阳经，太阳为三阳之"经"，有高尊之意，故称谓"父"。《素问·热论》说："巨阳（太阳）者，诸阳之属也。其脉连于风府，故为诸阳主气也。"王冰注："父，所以督济群小，言高尊也。"张介宾又云："太阳总领诸经，独为尊大，故称乎父。"正因为太阳总领诸经，为阳经之最，故位人体最表，人体受邪，首伤太阳，因此张仲景《伤寒论》把太阳列为六经之首，是人体之藩篱。这种学说可以在某种意义上解释太阳主表的机理，后世伤寒注家亦常引用。

**三阳为表** 指太阳、阳明、少阳三阳经的浅深层次与三阴经相对而言在表属阳。或谓太阳经主外的代称。《伤寒括要·卷上》："太阳为三阳，最在于外；阳明为二阳，在太阳内；少阳为一阳，在阳明内，此三阳为表也。"按照《伤寒论》六经病由表传里的次序，三阳经中，太阳位于最表层，首先发病，又太阳亦名"三阳"，故称"三阳为表"；其次是阳明经，叫做二阳；再其次是少阳经，叫做一阳。太阳、阳明、少阳三阳，与太阴、少阴、厥阴三阴相对来说，其位置较浅，其病邪多在体表，或在六腑，故亦称之曰"三阳为表"。

**三阳为经** 语出《素问·阴阳类论》篇。三阳，指足太阳经；经，大经也，言其经脉长且分布广。因其循身之背，独统阳分，故称为经。张介宾注："经，大经也。周身之脉，惟足太阳为巨，通巅下背，独经阳分，故曰经。"又高士宗注："三阳为经者，太阳为开，循身之背，犹大经之经于外也。"其义基本同。参见"三阳为父""太阳为开"条。

**三阴** 指太阴。一说指厥阴、少阴、太阴三条阴经。详见三阴三阳条。

**三阴三阳** 即厥阴、少阴、太阴和少阳、阳明、太阳，合称三阴三阳。厥阴又称一阴，少阴又称二阴，太阴又称三阴；少阳、阳明、太阳又分别称为一阳、二阳、三阳。三阴三阳是古人对阴阳双方在数量和层次上的再分析，其命名原则是以阴阳之气的盛衰多少为依据的。《素问·天元纪大论》说："阴阳之气，各有多少，故曰三阴三阳。"《素问·至真要大论》云："阴阳之三也，何谓？曰：气有多少，异用也。"气有多少不同，作用不同，必然会导致现象上的差别，人们根据现象上的差别，就有可能测知阴阳之气的多少盛衰，并分析其现象背后发生了什么样的变化。在伤寒六经病方面，少阳为一阳，初生之阳尚嫩，故其为病往来寒热；阳明为二阳，阳气已盛，故其为病但热不寒；太阳为三阳，老阳已具由盛转衰之机，故虽热犹寒；厥阴为一阴，在阴阳之间有进退之势，故有厥热胜复；少阴为二阴，阴气已盛，故多死证；太阴为三阴，老阴反不若二阴之盛，故太阴病轻于少阴。

**三阴无传经说** 这种观点认为伤寒邪热自三阳经传到三阴经后，则不再复传。《伤寒六书·陶氏家秘》："凡伤寒邪热，自三阳传至三阴脏腑，入里为尽，无所复传，故言无传经也。如再传者，足传手经也。"三阴无传经是某些医家所持的一种认识，这种认识也有其不全面之处。实际上病至三阴犹有传变，只是相对较少而已。

**三阴为母** 语出《素问·阴阳类论》篇。三阴，指太阴；母，所以育养诸子，言滋生也。太阴能滋养诸经，故称为"母"。吴崑注："太阴滋养诸脏，母之象也。"

**三阴为里** 指太阴、少阴、厥阴三阴经的浅深层次与三阳经相对而言在里属阳。或谓太阴经在里的代称。《伤寒括要·卷上》："太阴为三阴，在少阳内；少阴为二阴，在太阴内；厥阴为一阴，在少阴内，此三阴为里也。"按照《伤寒论》六经病由表传里的次序，三阴经中，太阴经在少阳之内，首先发病，因太阴又名"三阴"，故称"三阴为里"；其次是少阴经，叫做二阴；再其次是厥阴经，叫做一阴。太阴、少阴、厥阴三阴，与太阳、少阳、阳明相对来说，三阳属表，三阴属里，其病邪在身体深部，或在五脏，故亦称之曰"三阴为里"。

**三阴为表** 语出《素问·阴阳类论》篇。原文误作"三阳为表"。三阴指太阴；言三阴为诸阳之表。参见"太阴为开"。

**三阴合病说** 《伤寒论》中在论述合病、并病情况时，只提到三阳经合病、并病，而在三阴病中未有提及。但有不少《伤寒论》研究者认为，三阴经中合病和并病的发病情况是普遍存在的，而三阴与三阳合并或并病的发病情况同样也是普遍存在的。这便是三阴合病说。两经同时发病称"合病"；一经病未解，另一经病又出现称"并病"。柯琴对三阴合病、并病论说较详。他说："如太阳病而脉反沉，便合少阴；少阴病而发热，便合太阳；阳明脉迟，即合太阳；太阳脉缓，即合阳明；少阳脉少，是合厥阴；厥阴脉浮，是合少阳。虽无并合之名，而有并合之实。""三阳皆有发热证，三阴皆有下利证。如发热而下利，是阴阳合并也……若阳与阳合，不合于阴，即是三阳合病，则不下利而自汗出，为白虎证。阴与阴合，不合于阳，即是三阴合病。不发热而吐利厥逆，为四逆证也。"三阴合病说是符合实际的，是对仲景《伤寒论》的发展。

**三纲鼎立** 三纲指风伤卫治之以桂枝汤、寒伤营治之以麻黄汤、风寒两伤营卫治之以大青龙三条纲领。这种认识当溯源于孙思邈所谓《伤寒论》治法"不过三种：一则桂枝、二则麻黄、三则青龙；此之三方，凡疗伤寒，不出之也"（《千金翼方·伤寒》）。后来明朝方有执提出"卫中风""营伤寒""营卫俱中伤风寒"之论，而喻嘉言著《尚论篇》，其中对此大加赞赏，将这种论述概括为"三纲鼎立"学说。这种学说的提出既得到了后世许多医家的赞同，而同时也遭到相当多医家的反对。反对这种学说的医家所持的依据是风寒往往相夹，营卫不可截然分开。

**三治** 是针对太阳病风中卫、寒伤营、风寒俱中伤营卫三种病证而设立的三种治法。《伤寒论条辨·卷八》："太阳何独分三治，曰：太阳一经，犹边疆也。风也，寒也，风寒俱有也。"风中卫，其症见头痛项强，发热恶风（寒），汗出，脉浮缓，则治用桂枝汤，以疏表解肌，调和营卫；寒伤营，其症见头项强痛，发热恶寒，身疼腰痛，骨节疼痛，恶风无汗而喘，脉浮紧，则治用麻黄汤，以发汗解表，宣肺平喘；若风寒俱中伤营卫，其症见发热恶寒，不汗出而烦躁，脉浮紧或浮缓者，则治用大青龙汤，以外散风寒，内清郁热。此即所谓太阳病三治也。参三病、桂枝汤、麻黄汤、大青龙汤等条。

**三善** 指甘草泻心汤中之甘草有缓中、补虚、除烦的三大功用。《伤寒来苏集·伤寒附翼》：甘草泻心汤，"本方君甘草者，一以泻心而除烦，一以补胃中之空虚，一以缓客气之上逆也……是甘草得位而三善备"。《伤寒论》之甘草泻心汤证，临床证见心下痞硬而满，下利日数十行，谷不化，腹中雷鸣，干呕，心烦不得安等，病因表病误下，胃中空虚，脾胃不和，寒热错杂，升降失常所致。治宜和胃补中，消痞止利，用甘草泻心汤。其以炙甘草为主药，一则泻心下痞，除心烦不安；二则补脾胃之虚，治腹中雷鸣下利；再则缓中，以治客气上逆，三大功备，正得其位，故曰"甘草得位而三善备"。参甘草泻心汤、甘草泻心汤证条。

**下传** 六经病传变形式之一。伤寒循六经顺序，自上向下而传，谓之下传，是病邪深入，为逆。《伤寒辨类·六经传》："阴中之阴土，太阴是也，上传少阳为顺，下传少阴为逆。"上传为由里出表，下传为由表入里。

**下法** 治法名。下法指运用泻下、攻逐、润下药物以通导大便、荡涤实邪、消除胃肠中积滞和腐秽的方法。主要用于胃肠实邪阻滞、腐秽壅郁的病证。根据所选药物性质的不同，下法又分为寒下、温下、润下等法；根据药物作用的强弱，又可分为峻下和缓下法。在《伤寒论》中，下法主要用于阳明实证，其代表方剂是承气汤。而其他五经病证亦有用下法的情况，如太阳蓄血用桃核承气汤和抵当汤（丸），悬饮用十枣汤攻逐水饮，少阳经腑同病用大柴胡汤，太阴病用桂枝加大黄汤，少阴三急下证用大承气汤等，皆是用下法的实例。

**大邪** 指伤寒表邪。因人称伤寒为大病，伤寒之邪，则为"大邪"。《伤寒真方歌括·卷一》："旋覆代赭石汤……此治大邪解后心下痞硬之方。其不用泻心者，以心下无寒热之互结，故不用芩、连、干姜之辛苦，只用咸降之旋覆，佐诸药以补虚，散痞下逆，期于中病而止也。"

**上中下本标中气图** 出自《伤寒论浅注·读法》。

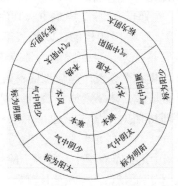

上中下本标中气图

**说明：** 本图所示，六经之气，以风寒热湿火燥为本，三阴三阳为标。本标之中，见者为中气。中气如少阳厥阴为表里，阳明太阴为表里，太阳少阴为表里，表里相通，则彼此互为中气。义出《素问·六微旨大论》。

**上传** 六经病传变形式之一。伤寒逆六经顺序，自下向上而传，谓之上传，是里邪出表，为顺。《伤寒辨类·六经传》："阴中之阳水，少阴是也，上传太阴为顺。"

**卫出于下焦** 语出《灵枢·营卫生会》篇。原文曰："愿闻营卫之所行，皆何道从来？岐伯答曰：营出于中焦，卫出于下焦。"关于"卫出于下焦"，主要有两种观点。一种认为本篇所论，乃指营卫循行之起始，故曰"卫出于下焦"。如《类经·经络类·二十三》注："卫气者，出其悍气慓疾，而先行于四末分肉之间，不入于脉，故于平旦阴尽，阳气出于目，循头项下行，始于足太阳膀胱经而行于阳分，日西阳尽，则始于足少阴肾经，而行于阴分，其气自膀胱与肾，由下而出，故卫气出于下焦。"另一种则遵《太素》《千金》"卫出上焦"的原文，疑"下"字为"上"字之伪，而赞"卫出上焦"之说。如《灵枢集注·卷二》注云："下，当作上。"《决气》篇曰："上焦开发，宣五谷味，熏肤充身泽毛，若雾露之溉是谓气。"《五味论》曰："辛入于胃，其气走于上焦。上焦者，受气而荣诸阳者也。卫者，阳明水谷之悍气，从上焦而出，卫于表阳，故曰卫出上焦。"又《灵枢·痈疽》亦云："肠胃受谷，上焦出气，以温分肉而养骨节，通腠理。"似亦支持"卫出上焦"之说。我们认为关于"卫出下焦"，历代争论颇多，似属讨论问题的角度不同所致。伤寒注家有援此说解释太阳主表，以为少阴之阳蒸腾膀胱所藏之水而生成卫气，这便是卫气出下焦。

# 四　画

**开肺即是开太阳**　治则术语。清代医家邵仙根语，见《伤寒指掌》。由于肺主皮毛，太阳主一身之表，肺与太阳在功能上相互协助，在病理上相互影响，故太阳受病往往亦见肺家病证，二者气机皆被郁闭而不能开宣。当此之时，治疗肺及皮毛，即是开太阳、散太阳之邪，两方面的病证可能同时得治而消失。故说："开肺即是开太阳。"

**开阖枢**　为阐明经脉生理作用之省略语。《素问·阴阳离合论》与《灵枢·根结》篇均云："太阳为开，阳明为阖，少阳为枢"；"太阴为开，厥阴为阖，少阴为枢"。张介宾注云："太阳为开，谓阳气发于外，为三阳之表也。阳明为阖，谓阳气蓄于内，为三阳之里也。少阳为枢，谓阳气在表里之间，可出可入，如枢机也。""太阴为开，居阴分之表也。厥阴为阖，居阴分之里也。少阴为枢，居阴分之中也。开者主出，阖者主入，枢者主出入之间，亦与三阳之义同。"丹波元简说："开阖者，如户之扉；枢者，如扉之转轴也。舍枢不能合阖，舍开阖不能转枢，是以三经者，不得相失也。"故开、阖、枢以形象而生动的比喻说明了经脉的功能特点以及三者协调统一的关系，也反映了三者间维持协调关系的重要性。另也有人认为太阳、太阴当为"关"，认为厥阴当为"枢"，而少阴当为"阖"。各详见该条。

**五邪**　指虚邪、实邪、贼邪、微邪、正邪等五种病邪。《伤寒直格·卷上》："五邪，母乘子曰虚邪，如心火热乘脾土也；子乘母曰实邪，如肺金燥乘脾土也；妻乘夫曰微邪，如肾水寒乘脾土也；夫乘妻曰贼邪，如肝木乘脾土也；自病曰正邪，如脾土自病也。"这是从五行生克关系说明五脏受病情况。凡病邪从生我（母）的方面传来，称为"虚邪"，如心病可以传脾，是母乘子；病从我生（子）的方面传来，称为"实邪"，如肺病可以传脾，是子乘母；病邪从我克的方面传来，称为"微邪"，如肾病可以传脾，是妻乘夫；病邪从克我的方面传来，称为"贼邪"，如肝病可以传脾，是夫乘妻；本脏受到同一属性的病邪侵犯而致病的，称为"正邪"，如脾土自病者是。临床上，病邪的虚、实、微、贼等性质，主要从临床实际表现的轻重而定，不应据此而生搬硬套。另五邪之说，在《金匮要略·脏腑经络先后病脉证》中，是指风、寒、湿、雾、伤食等五种。《难经·四十九难》亦有五邪的记载，称"有中风、有伤暑、有饮食劳倦、有伤寒、有中湿，此之谓五邪"。

**五段疗法**　由祝味菊提出的一种治则体系。即将伤寒六经病证分为五种阶段，进行治疗的方法。《伤寒质难·伤寒退行期及恢复期篇》："所谓五段疗法，不外顺从自然，调整太过与不及，以助长其抗力而愈病也。"《伤寒质难·厥阴伤寒下》："善理阳气，则五段疗法思过半矣。是以太阳伤寒，重在和阳；少阳有障，重在通阳；阳明太过，重在抑阳；太阴、少阴不足，重在扶阳；厥阴逆转，重在潜阳，五段疗法，不外扶抑阳气。"五段疗法提出六经病重在阳气，其治疗全在扶抑阳气，具有高度概括性。

**五段病理**　将伤寒六经病证分为五个阶段，论述各阶段的病理变化。《伤寒质难·伤寒五段大纲篇》："疾病之来，引起体工之反应，不出五种阶段……太阳之为病，正气因受邪激而开始合度之抵抗也，阳明之为病，元气偾张，功能旺盛，而抵抗太过也，少阳之为病，抗能时断时续，邪机屡进屡退，抵抗之力，未能长相继也，太阴少阴之为病，正气懦怯，全体或局部之抵抗不足也，厥阴之为病，正邪相搏，存亡危急之秋，体工最后之反抗也。一切时感，其体工抵抗之情形，不出此五段范围。"

**太阳人**　六经人体质之一。其人阴阳和平，气血充盛，脏腑健和，对外界环境的适应性最强，内环境最稳定，属最健壮者。感受一般外邪，造成其阴阳偏差多在自和限度内，不发病，或稍有不适而能自愈；邪盛可发病，但不传变，易一汗而解。其常态是面色润泽，精神充沛，体态匀称，言语清亮，纳善眠佳，二便正常，舌正苔薄白，脉缓有力。

**太阳三纲**　指中风、伤寒、温病为太阳篇之三大纲领。《医学衷中参西录·伤寒论讲义》："夫中风、伤寒、温病特立三大纲领，已并列于篇首。"故三纲是指《伤寒论》太阳篇所立中风提纲（第2条）、伤寒提纲（第3条）和温病提纲（第6条）。

**太阳之阳名曰关枢**　语出《素问·皮部论》篇。吴崑注："关，固卫也。少阳为枢，转布阳气，太阳则约束而固卫其转布之阳，故曰关枢。"张志聪注："太阳主诸阳之气而主表，阳气生于阴中，枢转而外出，太阳之气从内而出，卫固于外，故曰关枢。"吴崑从太阳少阳解，意谓太阳主表，功能卫外而为固，所以能约束少阳的转枢出入之机；张志聪则从太阳本经主气布表而解，二者均可参，但以吴注义胜。又有人认为此正是"太阳为关"

论据之一，详见"太阳为开"条。这类认识在后世《伤寒论》注释中都有所反映。

**太阳为开**　语出《素问·阴阳离合论》及《灵枢·根结》篇。言太阳在三阳之中相对地位于浅表部位，如张介宾云："太阳为开，谓阳气发于外，为三阳之表也。"然《太素》卷五《阴阳合》、卷十《经脉根结》均作"关"；《素问·阴阳离合论》新校正引《九墟》亦作"关"；《灵枢·根结》有"折关败枢"之语；《素问·皮部论》有"太阳之阳，名曰关枢"之词，故亦有认为当是"太阳为关"者。其实太阳为开与太阳为关俱言太阳居于三阳之表，功能体现于外，言"开"者说其气主出，言"关"者说其气主卫固，二者是相辅相成的。

**太阳为关**　详见"太阳为开"条。

**太阳主外**　语出《灵枢·营卫生会》篇。原文说："太阴主内，太阳主外，各行二十五度，分为昼夜。"此言营卫之循行也。太阳，指足太阳经，外与内相对而言，指卫气。卫气的循行，根据本篇和《灵枢·卫气行》的论述，昼日行于阳经，自足太阳始，沿足太阳、手太阳、足少阳、手少阳、足阳明、手阳明经循行二十五周次，行于阳经则人寤；夜间行于阴经，沿着足少阴、手少阴、手太阴、足厥阴、足太阴，循行二十五周次，行于阴经则人寐；次日又从阴经入足太阳，开始新的循环，就这样卫气循环往复，昼夜如此。正因为卫气每日清晨均自足太阳开始循行，故称"太阳主外"。后世伤寒注家多以"太阳主外"指太阳主表、为六经之藩篱的生理功能以及外邪中人太阳首当其冲的发病规律，与《内经》原意稍有不同。

**太阳病发汗五法**　指《伤寒论》中治太阳伤寒的五种基本发汗方法，由柯琴归纳提出："麻黄汤汗在皮肤，是发散外感之寒气；桂枝汤汗在经络，是疏通血脉之精气；葛根汤汗在肌肉，是升提津液之清气；大青龙汤汗在胸中，是解散内扰之阳气；小青龙汤汗在心下，是驱逐内蓄之水气。"（《伤寒论翼·太阳病解》）柯氏提出发汗五方，作用各有偏重，但其中亦有不妥当者。李培生说："发汗利水，自属太阳主治中两大法门。但谓'汗在皮肤''汗在经络'……岂有同一太阳为病，发汗只在皮肤，而不影响肌肉或经络之理？此种说法，未免穿凿。"（《柯氏伤寒论翼笺正》）

**太阳病治水三法**　指《伤寒论》中治太阳病兼挟水气的三种基本的治水方法，由柯琴归纳提出："干呕而咳，水入即吐，是水气在上焦，在上者汗而发之，小青龙、五苓散是也；心下痞硬，硬满而痛，是水气在中焦，中满者，泻之于内，十枣汤、大陷胸是也；热入膀胱，小便不利，是水气在下焦，在下者引而竭之，桂枝去桂加苓术是也。"（《伤寒论翼·太阳病解》）柯氏提出治水分上中下三焦，所言极是；唯有所言方剂，只能理解为代表方剂。

**太阳病提纲** 指《伤寒论》第1条："太阳之为病，脉浮，头顶强痛而恶寒。"这里提出了太阳病的基本脉证。脉浮反映病位在表，卫气外浮抗邪；头项强痛乃太阳经脉运行受阻，恶寒反映卫阳被郁，不能温煦分肉。诸症集合，反映外邪袭表，太阳经脉不利，营卫不和，正邪相争的病机，揭示出太阳病本质。凡初起即具备这三大症状的病即可称为"太阳病"。《医宗金鉴》："首揭此条，为太阳之提纲。凡称太阳病者，皆指此脉证而言也。"

**太阴人** 六经人体质之一。其人阴盛阳虚，主要是脾阳不足，偏湿，其耐寒湿力弱，属阴中之至阴人。受邪易发病，多从寒化、湿化、虚化，易传变为太阴病。其常态是面色萎黄，纳少眠可，或头重如裹，乏力，口淡，尿清便溏，或时腹满，舌淡红，苔微白腻，脉濡。

**太阴入腑** 指太阴病阳复太过或湿郁过久化热化燥而转属阳明的病理过程。《伤寒论·辨太阴病脉证并治》："伤寒，脉浮而缓，手足自温者，是为系在太阴。太阴者，身当发黄，若小便自利者，不能发黄，至七八日，大便硬者，为阳明病也。"《注解伤寒论·卷六》释云："太阴病至七八日，大便硬者，为太阴入腑，传于阳明也。"是伤寒脉浮而缓，手足自温者，为病情涉及太阴。太阴中虚失运，水湿停留，可见小便不利。小便不利，则湿无出路，湿郁肝胆，而当发黄。若小便利，为脾阳恢复，运化健全，湿从下泄，不能发黄。若湿邪化燥，转属阳明，见有大便硬结等症者，此即为太阴入腑之证，当治从阳明。

**太阴之阴名曰关蛰** 语出《素问·皮部论》。张介宾注："关者固于外，蛰者伏于中，阴主藏，而太阴卫之，故曰关蛰，此亦太阴为开之义。"丹波元简云："蛰是槷之讹，槷阒同。《谷梁传》昭八年，'以葛覆质以为槷'。范宁注：'槷，门中臬。'《释文》：'槷，门橛也。'《尔雅》：'橛，谓之阒。'《周礼》考工记郑注：'阒古文作槷，乃门中橛也。'关槷者，取义于门中之橛，左右之扉所合处软。"丹波元简从小学考校，虽有至理，但"蛰"是否为"槷"之讹，却无所据，姑仍从张注。也有人据此认为"太阳当为关"。详见"太阴为开"条。

**太阴为开** 语出《素问·阴阳离合论》和《灵枢·根结》篇。言太阴在三阴中相对地位于浅表部位，如张介宾说："太阴为开，居阴分之表也。"

然有人经考证认为，当是"太阴为关"。其含义正如杨上善所云："门有二种，有内门、外门，三阴为内门，三阳为外门。内门关者，谓是太阴。"此说可参考。关也就是居于外而有固卫作用的意思。太阳为三阳之外层，能够固卫阳气于表；太阴为三阴之外层，能够固护阴经之表。

**太阴为关**　详见"太阴为开"条。

**太阴主内**　语出《灵枢·营卫生会》篇。原文说："太阴主内，太阳主外，各行二十五度，分为昼夜。"太阴，指手太阴肺经；内，与外相对而言，指营气。此言营气的循行规律。据《灵枢·营气》的论述，营气出于中焦，上注手太阴肺经，自手太阴肺经始，循十二经脉的流注次序，昼夜不息的运行于周身上下、内外各个部分，每昼夜运行五十周次。正因为营气自手太阴肺开始运行，所以称"太阴主内"。后世伤寒注家有援此语来表达"太阴主里"的意思。

**太阴主胃**　语出《灵枢·终始》篇。原文误作"太阳主胃"。《素问·太阴阳明论》云："脾脏者，常著胃土之精也。"王冰注："脾脏为阴，胃腑为阳。"脾胃相表里，足太阴脾为胃之内合，故主胃。太阴主胃表达的是太阴与阳明的密切关系。

**太阴病提纲**　指第273条："太阴之为病，腹满而吐，食不下，自利益甚，时腹自痛。若下之，必胸下结硬。"邪入太阴，脾阳损伤而运化失职，寒湿停滞，胃肠气机不畅，升降失常，则见腹满、吐利、腹痛时作等症，这是太阴病的典型证候，能够反映太阴病的本质，故作为太阴病的提纲。太阴病为脾阳损伤而寒湿停滞，不可攻下，攻之必中阳损伤更甚，寒湿凝结，而出现胸下结硬症状。

**太阴寒实说**　学说名称，认为太阴病为里寒实证的观点。《伤寒论述义·述太阴病》："太阴病者，里寒实证是也……曰自利，曰吐，食不下，曰时腹痛，皆寒盛之征。曰腹满，曰下之胸下结硬，俱壅实之验。"《伤寒论今释·辨太阴病脉证并治》："小丹波……谓太阴为寒实之证，非也。"实际上，太阴病为脾阳虚弱而寒湿内聚，这种认识比较公允。

**巨阳**　即太阳。《素问·热论》："伤寒一日，巨阳受之，故头项痛，腰脊强。"太阳为六经之长，统摄阳分，诸阳属之，故又称"巨阳"。

**少阳人**　六经人体质之一。其人阳气稍欠，胃阳略不足，胆火偏盛，三焦枢机弱，是阳人中卫外与自和力较弱，内环境较不稳定者，属阳中之阴人，感受外邪可发病，易传变为少阳病。其常态是面色微黄，口苦咽干目眩，易烦，或胸胁闷，纳稍呆眠可，尿时黄，便或硬或稀，舌边尖略红，苔薄白或微黄腻，脉弦。

**少阳之阳名曰枢持** 语出《素问·皮部论》篇。吴崑注："枢，枢轴也。所谓少阳为枢是也。持，把持也，盖少阳居于表里之间，犹持枢轴也。"少阳枢持，即少阳主持转枢出入之机，详见"少阳为枢"条。

**少阳为枢** 语出《素问·阴阳离合论》和《灵枢·根结》篇。是言少阳处于表里之间，有如枢纽的作用，如张介宾注："少阳为枢，谓阳气在表里之间，可出可入，如枢机也。"少阳位于胸胁，居于表里之间，是半表半里部位，能转输阳气，犹如枢轴，所以古人总结为少阳之气主枢。邪入少阳后，枢机不利，因而不能疏泄，可出现胸胁苦满、默默不欲饮食等气郁之证。少阳为枢在六经病尤其是三阳经病的病理机转及其治疗中皆有重要的意义。程郊倩说："少阳在六经中，典开阖之枢机，出则阳，入则阴，凡客邪侵到其界，里气辄从而中起，故云半表半里之邪。"柯韵伯说："少阳居半表半里之位，仲景特揭口苦咽干目眩为提纲，奇而至当也。盖口咽目三者，不可谓之表，又不可谓之里，是表之里，里出表处，所谓半表半里也。三者能开能阖，开之可见，阖之不见，恰合枢机之象。"

**少阳为游部** 指少阳属半表半里，其气游行于三焦，没有固定部位。《伤寒医诀串解·卷三》："少阳为游部，其气游行三焦，循行两胁，输腠理，是先天真元之正气。正气虚，不足以固腠理，邪因其开，得入其部。少阳主胆，为中正之官，不容邪气内犯，必与之相搏，搏而不胜，所以邪结胁下也。"

**少阳主胆** 语出《素问·热论》篇。此语大多注家认为有误。新校正云："按全元起本'胆'作'骨'。元起注云：少阳者，肝之表，肝候筋，筋会于骨，是少阳之气所荣，故言主于骨。《甲乙经》《太素》等并作骨。"顾尚之《素问校勘记》云："以上文'阳明主肉'证之，'骨'字是也。若此句作'胆'，则上文当作'胃'。"丹波元简亦认为"胆"当作"骨"，注云："《病源》亦作主骨。只《外台》作胆……《灵枢·经脉》篇云：胆主骨。如阳明不云主胃，而云主肉，则理宜于少阳亦云主骨。盖太阳主皮肤，阳明主肉，少阳主骨，从外而内，殆是半表半里之部分。故改胆作骨，于义为长。"此说是。

**少阳位置之争** 少阳在六经中的位置亦即其在六经中的顺序如何排列，从古至今一直存在着争议。一部分人认为少阳当在阳明之后，还有一部分则认为当在少阳之前。比较合理的理论应是少阳在阳明之后而在太阴之前。其道理是：一者《伤寒论》中原即如此排列，阳明篇在少阳篇之前。二者少阳为一阳,阳明为二阳,太阳为三阳,《素问·阴阳别论》已有成论。三者阳明病是热实证,正盛邪实,以阳明气血旺,正邪抗争激烈;而少阳病是血弱气尽,邪气与正气分争,但已不如阳明病激烈,故其热邪是寒热往来,反映出正气不甚充足的一面,四者从治疗上看,阳明病正治法是清下,纯去其实邪;但少阳病是和解,在解少阳郁热的同时,另有参、草、枣扶正益气,已得理中之半,说明其病已近太阴。持少阳在阳明之前观点的人其论据是从疾病传变言,多见少阳传阳明,而"阳明居中主土,万物所归,无所复传",其传少阳者少。此外,他们认为少阳之往来寒热是"邪出太阳之表则寒","邪入阳明之里则热",且少阳是半表半里之部,所谓半表半里,正是太阳阳明之间。两说相比,以前说理长。

**少阳病提纲**　指《伤寒论》第263条:"少阳之为病,口苦、咽干、目眩也。"少阳主人身之半表半里,邪入少阳,而从火化,火热循经上扰清窍,故有口苦、咽干、目眩等症,最能反映少阳病的基本病机,故以此条作为少阳病的提纲。不过,若将第96条所述之往来寒热、胸胁苦满、嘿嘿不欲饮食、心烦喜呕结合起来判断少阳病,则其准确性更强。

**少阴人**　六经人体质之一。其人阴阳俱虚,阳虚甚,气血不足,主要是心肾阳虚,其卫外与自和力极为低下,内环境极不稳定,不耐寒热,耐寒力尤差,是易寒易热之体,属阴中之阴人。受邪易发病,易从虚化寒化,亦有热化之机,易传变为少阴病。其常态是面色㿠白,唇淡,神疲欲寐,气短懒言,腰膝酸软,纳差口淡,尿清白或尿后余沥或遗尿,或夜尿多,或阳痿,或便溏,舌淡胖,苔薄白而滑,脉微细。

**少阴上火下水**　有两种解释:①根据标本中气理论,少阴本热标阴,中见太阳寒水,故谓上火下水。②指肾脏。按《难经·三十六难》所说,肾有两枚,左侧为肾,右侧为命门。肾主阴,属水;命门主阳,属火,是肾为水火之脏,故名。《伤寒医诀串解·卷五》:"少阴上火下水而主枢也。主枢则旋转无有止息。第三十节云:少阴病,下利(火不下交而下寒),咽痛(水不上交而上热),胸满,心烦者(上下神机内郁而枢转不出,为烦满),猪肤汤主之。此上下而合言也。第三十一节云:少阴病二三日,咽痛者(少阴之脉从心系而挟咽),可与甘草汤;不差者,与桔梗汤。此言水不上交而为痛也……此数节承第三十节咽痛立论,为少阴上火作一编也。"

**少阴之阴名曰枢儒**　语出《素问·皮部论》篇。张介宾注:"儒,《说文》,柔也,王氏曰顺也。少阴为三阴开阖之枢,而阴气柔顺,故名曰枢儒。"即"少阴为枢"之意,详见"少阴为枢"条。

**少阴为枢** 语出《素问·阴阳离合论》和《灵枢·根结》篇。言少阴位于阴经中表里之间的位置，故起枢转作用。如张介宾说："少阴为枢，居阴分之中也。开者主出，阖者主入，枢者主出入之间。"有人从经脉循行的部位、路线再结合《伤寒论》三阴排列的次序讨论提出当是"少阴为阖"，"厥阴为枢"。详见"厥阴为枢"条。

**少阴为阖** 谓少阴经气主内。少阴在阴经之中虽然居中，但由于厥阴是阴尽阳生之经，故少阴实为三阴之里，亦为六经之里，故言少阴为阖，以明其气藏蓄于内。参见"少阴为枢"及"厥阴为枢"条。

**少阴病提纲** 指《伤寒论》第281条："少阴之为病，脉微细，但欲寐也。"少阴主心肾两脏，病邪入则心肾阳气虚衰，无力鼓动血脉，亦不能充养精神，故既见脉微细，亦见但欲寐，这反映少阴阳气虚衰的病变本质，因此可以作为少阴病寒化证的提纲。《医宗金鉴》："少阴肾经，阴盛之脏也。少阴受邪则阳气微，故脉微细也。卫气行阳则寤，行阴则寐。少阴受邪则阴盛而行阴者多，故但欲寐也。此少阴病之提纲。后凡称少阴病者，皆指此脉证而言。"

**日本古方派** 日本汉方医学界的一大流派，以《伤寒论》理法方药为圭臬，崇尚仲景学说，主张"方证对应"，临床擅用经方。其代表人物有吉益东洞等人。

**中气** ①泛指中焦脾胃之气。《伤寒挈要》："除中是指中气除去，犹言胃气已无。"在伤寒学中，中焦脾胃之气是受到极其重视的，它是判断疾病转归的重要依据，也是治疗时必须依赖的和时时刻刻保护的。②气化学说术语，指中见之气。少阳与厥阴、阳明与太阴、太阳与少阴皆互为中气。中气在六经标本气化中有重要的意义，它能使阴阳配偶，能调节气化的盛衰，能影响标本之气化。参见"标本中气"。

**中风见寒脉** 指外感风邪而见有伤寒表实的脉证。《伤寒百证歌·卷二·伤寒见风脉中风见寒脉歌》："恶寒不躁微四逆，脉浮而缓来无力。恶风烦躁手足温，脉诊浮紧来又涩。伤寒反得伤风诊，中风却见伤寒脉。大青龙证是为宜，调卫调荣斯两得。仲景云：太阳中风，脉浮紧，发热恶寒，身疼痛，不汗出而烦躁者，大青龙汤主之。又云：伤寒脉浮缓，身不疼，但重，乍有轻时，无三阴证者，大青龙汤主之。中风宜浮缓，今却浮紧；伤寒宜浮紧，今却浮缓，此中风见寒脉，伤寒见风脉也。"前者说"太阳中风脉浮紧"，后者说"伤寒脉浮缓"，如此错综立论，实则示人风寒之邪不可截然分开。而感邪之后，又存在着个体差异，故临证治病，不可单以脉之紧缓，而作中风、伤寒之诊断。而应脉证合参，由此及彼，由表及里的加以分析，辨证而论治，庶无差误。参见大青龙汤证、大青龙汤条。

**中风蒸法**　是古时温蒸发汗祛邪的一种方法。《伤寒总病论·卷第二》："伤寒连服发汗汤七八剂，汗不出者，死。如中风法蒸之，使温热之气外迎，无不得汗也。"其具体使用方法：用柴火烧地，烧较长时间后去火扫地，用水喷洒其上，并取蚕砂、桃柏、牡荆叶，糠或者麦麸混合后，铺在所烧的地上，大约铺手掌厚薄，上面铺垫席，叫病人躺卧垫席上，再覆盖衣被取汗。气候炎热的季节，只可覆盖夹被，即可很快出汗。汗出较多连绵不断者，可用温粉（白术、藁本、白芷各6g，研末，入荬粉36g，和匀用之）扑身以止汗，并将病人移至床上即可痊愈。若无蚕砂，用麦麸，米糠之类铺垫于所烧地上亦可。本法对伤寒病证邪气郁闭至极，虽服发汗药而仍汗不出者有效。

**中西汇通派**　指将西医学与中医学理论汇集沟通的医学学派。西洋医学从明末传入我国，至清代已很兴盛。受之影响，其间有不少医家接受西说，运用西医的解剖、生理、病理等知识解释中医的基本理论。《伤寒论》是中医理论与临床相结合的桥梁，因此，一些医家试图从西洋医学寻找解释伤寒的突破点，形成伤寒学派中的中西汇通派。代表医家有唐宗海、罗止园、余无言、张锡纯、恽铁樵、曹颖甫、陆渊雷等。

**中阳溜经、中阴溜腑**　出自《灵枢·邪气脏腑病形》篇。言邪气中人后的病传问题。溜，同流之意。《类经·疾病类》注云："邪中阴经，当内连五脏，因问故伤其脏也，然邪入于阴而脏气固者，邪不能客，未必动脏，则还之于腑，仍在表也，故邪中阳者溜于三阳之经，邪中阴者溜于三阴之腑。如心之及小肠，脾之及胃，肝之及胆，包络之及三焦，肾之及膀胱，此以邪中三阴，亦有表证，明者所当察也。"后世伤寒学家常引用此语解释伤寒传变现象。如柯琴《伤寒来苏集·伤寒论翼》："本论太阳受邪，有中项中背之别，中项则头项强痛；中背则背强几几也。阳明有中面中膺之别，中面则目疼鼻干；中膺则胸中痞硬也。少阳有中颊中胁之别，中颊则口苦咽干，中胁则胁下痞硬也。此岐伯中阳溜经之义。"邪中于阴，从臂胻始，自经及脏，脏气实而不能容，则邪还于腑。故本论三阴皆有自利证，是寒邪还腑也；三阴皆有可下症，是热邪还腑也，此岐伯中阴溜腑之义。

**水火成数**　指《周易》河图之水火生成数理。河图洛书，早已失传。后人根据古籍记载，将宇宙构造，以数字绘成简图。河田的图式是以白圈为天为阳，黑点为地为阴，此数字奇偶相合，并以天地合五方，以阴阳合五行，所以图式结构分布为：一与六共宗居北方，因天一生水，地六成之；二与七为朋居南方，因地二生火，天七成之；三与八为友居东方，因天三生木，地八成之；四与九同道居西方，因地四生金，天九成之；五与十相守居中央，因天五生土，地十成之。河图以天地合五方，称为大衍数；以阴阳合五行，称为生成数。由于河洛是时空变化的象数图式，它融天人于一炉，反映了人与自然相应结合的运动变化规律，包涵了生命的时空信息及中医的某些基本原理，故《黄帝内经》以"法于阴阳，和于术数"作为其立论的基础。后世医家藉此阐明人体疾病的生成、进退、消长及死生预期。《伤寒论·辨太阳病脉证并治》："病有发热恶寒者，发于阳也；无热恶寒者，发于阴也。发于阳者七日愈，发于阴者六日愈，以阳数七、阴数六故也。"《伤寒来苏集·伤寒论注》："寒热者，水火之本体，阴阳之征兆。七日合火之成数，六日合水之成数。至此阴阳自和，故愈。"其所谓"阳数七""阴数六"，即与河图之生成数有关。因为河图体现了阴阳五行生成、相生、相克及阴阳和合互根等道理，说明孤阴不生，独阳不长，必阴阳和合而后化生万物。又天地代表阴阳，水、火、木、金、土代表天地间的一切物质，一、二、三、四、五代表水、火、木、金、土之数。自一至五，等于孤阴、孤阳，不起变化；自五加一，乃起生化作用。其意为阳生者阴生，阴生者阳成。从五算起，以万物生于土的缘故，五加一为六，六为偶数，偶为阴，故曰"阴数六"，五加二为七，七为奇数，奇为阳，故曰"阳数七"。病为阳证，当在阳数之期愈，故谓"七日愈"；病为阴证，当在阴数之期愈，故谓"六日愈"。可见病之愈期，当合阴阳之数，而阴阳相得即阴阳自和又是其中关键。若阳中无阴，阴中无阳，阴阳不和，则难生六成之数，病亦难愈。

**气化**　即气的运行变化。①泛指脏腑的各种生理活动，人体脏腑的功能发挥也就是其气的运行变化。在对六经实质的认识中，有一种六经脏腑经络气化说，其"气化"便是指脏腑之气的运行变化。②较多地指三焦运行元气与输布水液的功能以及肾与膀胱在津液运布方面的功能。《伤寒论》注家在解释柴胡桂枝干姜汤证以及五苓散证等一些病涉及少阳、膀胱之类的病证多用这种概念。③六经气化学说术语。指六气运行变化，见"气化学说"条。

**气化学说**　关于六气运行变化的一门学说。气化学说的基本内容是以六气标本中气解释六经病的病机、传变及其治疗。太阳为寒水之经，本寒而标热，中见少阴热化。太阳标本异气，故标本两从。太阳病恶寒发热，是既从标之热又从本之寒的反映。太阳病中较多少阴寒证，此和中气的气化不及有关。阳明本燥而标阳，中见太阴之湿化；阳明不从标本，而从中见之湿气。故阳明病突出表现为湿燥的不平和，或燥热太过而湿不及，或热与湿合而为湿热。少阳本火标阳，中见厥阴风木；标本同气，从本气之火。少阳病既有火热之象如口苦、咽干、目赤、心烦，亦有中气风木之病象如头眩。太阴病本湿而标阴，中见阳明燥化，标本同气，故从本。太阴病突出表现为寒湿为病，与中气之燥不及有密切关系。少阴本热而标阴，中见太阳寒气；标本异气，标本两从。少阴病因此有寒化证与热化证两大类型。厥阴本风而标阴，中见少阳火气，从中气之火。故厥阴病多寒热错杂之证。气化学说是伤寒学中一门精湛的学说，它能在一定程度上解释六经生理病理，解释其发病和传变规律，并指导诊断与治疗。这种学说得到不少医家的高度重视，如张隐庵、黄元御、陈修园、陈伯坛等人，有人将他们称为伤寒气化学派。

**从**　气化学说术语。即顺从、随从、从之而化的意思，如少阳从本，即是说少阳生理具有其本气之火的特性，少阳病机也往往从其本气之火而化，表现出火热特征，如少阳病之口苦、咽干、目赤、心烦等。六经所从各不相同，少阳太阴从本，少阴太阴从本从标，阳明厥阴从中。

**从中**　气化学说术语。中指中气，从中就是六经气化顺从于中气阴阳的特性。根据《素问·至真要大论》篇"阳明厥阴不从标本，从乎中也"，从乎中也就是从中。阳明指阳明燥金，厥阴指厥阴风木。二者之所以从中者，乃因阳明之中为太阴湿，燥从湿化；厥阴之中气为少阳相火，而木从火化。阳明者，两阳合明，为阳之极，阳极则阴生，故燥从湿化，病不从标本而从中见之太阴。厥阴者，两阴交尽，为阴之极，阴极则阳生，故木从火化，病不从标本而从乎中气少阳。阳明病燥则从本，热则从标，然无不与中气之湿有关。且阳明病尚有从中见阴湿之化的寒湿证，以及本湿与标热相合的湿热证，此皆从中。厥阴为阴极阳生之阶段，由阴变阳，是为从中见少阳之化。且厥阴病还有火热之症，亦为从中之化。

**从本**　气化学说术语。六气为本，从本就是六经气化顺从于六气的特性。根据《素问·至真要大论》篇，少阳太阴从本。少阳指少阳相火，太阴指太阴湿土。少阳太阴之所以从本者，因少阳本火而标阳，中气为厥阴风木；太阴本湿而标阴，中气为阳明燥金，二者都属标本同气，故从本化，而中气也就从本气之化。如太阴病腹胀、泄泻或浮肿等是生于本气之湿；少阳病口苦、咽干、目赤、心烦等，是生于火之本气。

**从阳化热** 外感病发病规律的一种，即无论外邪性质如何，倘若逢人体体盛脏热者，即随其阳热性质化而为热，发为阳热性质疾病；反过来，如果外感病证属于阳热性质，那么亦可推论其人脏热体盛，病邪从之而化。吴坤安："邪从阳经注入三阴，则或为热证，或为寒证。如邪入太阳，先作郁热，以次传入阴经，则为热证。或邪在太阳不及郁热，即入少阴，而现少阴形证，则为寒证。或太阳之邪，即入少阴，而仍带太阳标病，则为先寒后热之证。或太阳之邪不传阳明少阳，便入三阴，随其人之体质虚实，脏腑寒热，则从阴化为寒证，从阳化为热证。"（《伤寒指掌·三阴总辨》）参见"从阴化寒"。

**从阴化寒** 外感病发病规律的一种，即无论外邪性质如何，皆要从随人体阴阳偏盛而化，如其受邪者体虚脏寒，即随之化为寒证。参见"从阳化热"。

**从标** 气化学说术语，六经为标，从标就是六经气化顺从于阴阳之标的特性。参见"标本两从"条。

**从乘往复** 《伤寒尚论辨似·太阳经》："人身病机，只有从、乘、往、复四字，一部《伤寒论》，全是此理……盖下虚则上从下赶，上虚则下从上赶，表里亦然，合之上下表里，每如呼吸，而动为一致，此从乘之理也。下极必反而上，上极必反而下，寒热亦然，要之上下寒热，每如昼夜，而满必相循，此往复之机也。"要之，从乘往复是指疾病传变的最一般形式，从乘是病邪向人体虚馁之处转移，符合正虚之地便是受邪之所的规律，故从乘是从虚乘弱；往复是指疾病在两种极端中往来变化，符合物极必反的规律。根据《伤寒尚论辨似》的认识，一部《伤寒论》所言病机转变，全是从乘往复规律的具体体现。

**分经审证** 《伤寒论》文献研究方法之一。即依然以《伤寒论》太阳、阳明、少阳、太阴、少阴、厥阴六经为纲，根据各种病证的六经属性对它们进行归类、分析和阐释的研究方法。这种方法较好地遵守了张仲景的本来精神、重视各种病证的六经属性以及其相互关系，反映出六经传变规律和传变机理。如陈修园晚年吸收了其他《伤寒论》研究方法的优点，著成《伤寒医诀串解》一书，立足于六经分证方法，充分反映出方证的联系及其传变、转归的机理。

**月建** 古代一种记月的方法。古人把十二个月和十二支相配，以冬至所在的十一月（夏历）配子，称为建子之月，十二月配丑，称为建丑之月，正月配寅，称为建寅之月，余依次顺推，直至十月为建亥之月，再周而复始。此犹言月份。《伤寒论·平脉法》："寸脉下不至关，为阳绝，尺脉上不至关，为阴绝，此皆不治，决死也。若计其余命生死之期，期以月节克之也。"《伤寒来苏集·伤寒论注》："脉以应月，每月有节，节者月之关也。失时不治，则寸脉不至关者，遇月建之属阴，必克阳而死；尺脉不至关者，遇月建之阳支（注：属阳的月份），则克阴而死，此是决死期之法。"以月份之属阴属阳，来预测病情。若月份阴阳相克，病则危笃；若治之得宜，月份阴阳相合，则阴得阳而解，阳得阴而解，阴阳自和，而病自愈。参月节克条。

**风为百病之长**　指风邪是导致多种疾病发生的重要因素。六淫（风、寒、暑、湿、燥、火）中把风列于第一位。临床上风邪引起的疾病最为广泛。外感病中，风可以和多种邪气相合。如风与寒相合则成风寒；与湿相合则成风湿，与热相合则成风热等等。《伤寒论》比较重视风寒之邪的致病作用，其论六经病证，在太阳开篇，即首列中风伤寒脉证提纲，阐明风寒为病证治之义。继论风寒不解，则病有六经传变之理。并循此而辨证施治。《伤寒论本旨·卷一》："惟风善能变化，故为百病之长。所以仲景首举中风、伤寒以统论，而温、暑、湿、燥代表而已。盖仲景所重在六经，六经方可统万病，而病因不止于六气也。其六气虽异，而六经之部位同。既明六经证治，辨其阴阳虚实，表里寒热，病变虽多，皆可一以贯之，如不知此，何必与论医理，又何必读仲景之书哉！"另在内伤杂病中，风为百病之长，又指疾病变化过程中常会出现风的症状，如眩晕、抽搐、肢体震颤、麻木等。《素问·风论》："故风者，百病之长也。至其变化，乃为他病也，无常方，然致有风气也。"

**六气巳周**　指六经由太阳至厥阴，经气行尽，周而复始。六气，犹六经也。《伤寒医诀串解·卷六》："亡阳有死证，亡阴亦有死证。伤寒五六日，不伤于气而伤于血，故不结胸，不结胸则腹亦不硬而濡软。伤于血则脉虚，血虚于内，不能与阳相接于外，故手足复厥。厥不为热深，而为亡血。下之愈亡其阴，故死。发热而厥，至七日，六气巳周，来复于太阳则应止。今不惟不止，而反下利，阴盛虽未至于死，亦为难治。"

**六合**　指十二经别阴阳表里间的配合共分为六组，简称为"六合"。语出《灵枢·经别》。其后历代伤寒医家均对此有所阐述。如《伤寒医鉴》曰："六合，为十二经脉之合。太阴阳明为一合；厥阴少阳为一合；少阴太阳为一合，手足之脉，是谓六合。诸阳脉为表，诸阴脉皆为里。"十二经别，是十二经脉构成整体循行系统之外的部分，它也是人体气血运行的通路，但与十二经脉的循行路径不同，突出地反映了阴阳表里之间的配偶关系，即所谓"六合"。每一相合的阴经和阳经并行出入，自四肢末端正经别出，深入内脏，然后上走头颈。其中阳经别出，行过与其相表里的脏腑，又合于本经；阴经别出，只循行所联属的本脏，合于相表里的阳经。于临床实际证治方面，经别具有某些独到的作用。如十二经脉中的六阴经大多不至头面，但头面部疾病，可以取治于阴经；又如肢体某些局部疾患，虽非十二经脉循行所及，但可取治于有关阳经。这都是由于十二经别补充了十二经脉循行不足的缘故。

**六纲非纲说** 六纲即是指《伤寒论》三阴三阳病提纲。一般认为，提纲是对三阴三阳病本质特征的高度概括，各篇所论三阴三阳病证皆在其范围之中。六纲非纲说的持论者认为，六条提纲虽然在一定程度上反映出三阴三阳病的本质特征，但并未全面概括其特性。《伤寒论》中三阴三阳病证的不少内容皆与提纲证不符合，甚至完全相反，如阳明病有中寒证，并非胃家实；少阴提纲证乃阳衰阴盛证，故少阴热化证即在其范围之外等。由此而言，六纲并非"全面的"提纲。

**六经** 指太阳、阳明、少阳、太阴、少阴、厥阴。一般认为，在《伤寒论》学里，六经是指上述三阴三阳经脉。由于人体经络与脏腑、结构与功能都是相互依存、相互联系的，所以，人们在言六经时，往往也概指相应的经脉、脏腑以及其气血功能活动（气化）。参六经实质条。

**六经人** 即太阳人、阳明人、少阳人、太阴人、少阴人、厥阴人，是由郑元让提出的一种人体体质划分。六经人是以其所概括的脏腑功能在常态下偏盛或偏衰，及由此造成的整体阴阳之气的多少来划分的。它与六经病有着共同的脏腑基础。六经人是言常态下之体质类型，六经病则是言病态。临床上其所以出现六经病，是因为常态下有六经人体质的各不相同〔郑元让，等.伤寒六经人的假设.新中医〔J〕,1983,（2）:55.〕，六经人学说的提出正是为了解释这种发病规律。六经人的基本特征详见各条。

**六经五段说** 根据邪正斗争情形，将伤寒六经病证分为五种阶段的一种认识。《伤寒质难·伤寒退行期及恢复期篇》:"所谓六经征候，亦不出五段范围……吾之所谓六经者，乃代表五种抵抗程序耳，太阳为开始抵抗，少阳为抵抗不济，阳明为抵抗太过，太阴少阴同为抵抗不足，厥阴为最后之抵抗，一切外感，足以激起正气抵抗者，皆不出此五种阶段。"祝氏的认识是，太阳病为正气开始适度抵抗的反应阶段；阳明病元气偾张，功能旺盛而抵抗反应太过；少阳病为正气抵抗时断时续、邪气屡进屡退，抗力因

未能长相继续而欲达合度却未能及度的抵抗阶段；太阴和少阴病属于正气
懦怯，全体或局部抗病能力不足的阶段，厥阴病属于正邪相搏，存亡危急
而作最后抵抗的阶段。祝氏倡伤寒五段大纲，认为人体抗邪的进退盛衰，
关键在于元气而不在于病邪，且不受六经病程时日之拘束，惟以正气消长
而决定治疗法则。

**六经气化说**　以《内经》标本中气理论为基础，认为三阴三阳六经是
指人体气化所表现出来的六气属性与三阴三阳的关系。这一学说强调人体
与自然的关系，坚持整体恒动观。持这一观点的代表医家有张志聪、陈修
园等人。但现代医家对六经气化学说多置而不论。也有一种所谓六经气化
说将气化指为脏腑功能及经络之气的流行变化。

**六经分标本**　语出刘亚农《二十世纪伤寒论·六经诊断篇》。六经有标
本之分，经络为标，脏腑为本。太阳主小肠与膀胱两经，小肠为标，膀胱
为本。阳明主胃与大肠两经，大肠为标，胃为本。少阳主胆与三焦两经，
三焦相火为本，胆为标。太阴主肺与脾两经，肺为标，脾为本。厥阴主肝
与心包络两经，心包络为标，肝为本。少阴主心与肾两经，心为标，肾
为本。

**六经为百病立法**　六经在《内经》及《伤寒论》主要是用于外感疾病
辨治的纲领。但后世有不少医家认为，六经还可以作为杂病辨治的纲领，
这就是"六经为百病立法"的观点。百病，指众多疾病，包括外感热病与
内伤杂病。就临床实践看来，六经辨证在后世的确被用到极为广泛的领域，
并且取得了甚好的效果。这是因为无论哪种疾病，从基本病机上看，都是
人体气血阴阳偏盛偏衰、失去平衡的结果，杂病亦有脏腑、经络、阴阳气
血病变。而《伤寒论》中实际上也是杂病与外感病并存、外感病多与杂病
相关。柯琴说："伤寒之外皆杂病，病不脱六经，故立六经而分司之。伤寒
之中，最多杂病，内外夹实，虚实互呈，故将伤寒杂病合而参之，此扼要
法也。""原夫仲景之六经为百病立法，不专为伤寒一科，伤寒杂病，治无
二理，咸归六经节制。"（《伤寒论翼》）

**六经以少阴为枢**　指三阳三阴六经皆以少阴为枢纽，以维系人体生命
的活动。语出柯琴《伤寒来苏集·伤寒论注》，盖柯氏认为，少阴为性命之
根，是人之生死关，所以六经中独于少阴历言死症。《伤寒来苏集·伤寒论
注·少阴病解》："如同是恶寒蜷卧，利止手足温者可治，利不止手足逆冷
者不治；时自烦欲去衣被者可治，不烦而躁，四逆而脉不至者死。同是吐
利，手足不逆冷反发热者不死，烦躁四逆者死。同是呕吐汗出，大便数少

者可治，自利烦躁不得卧者死。盖阴阳互为其根，阴中有阳则生，无阳则死，独阴不生故也。是以六经以少阴为枢。"因少阴隶属于心肾两脏，水中有火，阴中有阳，为真阴真阳之根本。邪入少阴，阴阳偏盛偏衰，甚则可致阴阳离绝，病辄多有死证，此乃少阴为人身之大关节也，故曰"六经以少阴为枢"矣。

**六经生理系统说**　认为三阴三阳六经是对人体功能活动的分类，代表着人体六大生理功能系统。六经病证是六大生理功能系统在病邪的作用下发生的病理反应。这种学说与上述六经脏腑经络气化说在内容上是一致的，只是表达不同。

**六经地形**　指六经病证的分区部位及六经病势复杂的病理变化。语出《伤寒来苏集·伤寒论翼》。柯韵伯认为，《伤寒论》六经与《内经》六经不同，前者是经界之经，后者是经络之经。谓"仲景之六经，是分六区地面，所该者广，虽以脉为经络，而不专在经络上立说"。因此，他把人体划分为"腰以上为三阳地面"，"腰以下为三阴地面"，分属六经，阐明仲景六经不能以经络来概括。学者犹识"六经地形"，当明乎于此。六经地形说，与六经地面说相似，但又不能单以六经地面为解。实际上它有示人辨识六经之为病，通晓病势之变化，进而掌握百病之枢机义。《伤寒论翼·卷上·六经正义》："明六经地形，始得握百病之枢机；详六经来路，乃得操治病之规则。"即是说明只有了解六经地形，才能掌握六经病证变化的关键；细致的弄清六经来路，方可正确运用治病的原则和方法。二者如辅车相依，缺一不可。参六经地面说、六经来路条。

**六经地面说**　清·柯韵伯提出的解释六经实质的一种学说。柯氏认为"仲景之六经是经界之经，而非经络之经"，"是分区地面，所该者广"。这就是说经络是"线"，而《伤寒论》六经是"面"，其疆界辽阔。他对六经的"地面"划分是这样的：腰以上为三阳地面；心脏为三阳的夹界之地。太阳地面内由心胸，外自巅顶，前至额颅，后至肩背，下及于足，内合膀胱。阳明地面也是内自心胸、至胃及肠，外自头颅，由面及腹，下抵于足。少阳地面由心至咽，出口颊，上耳目，斜自巅，外至胁，内属胆。腰以下为三阴地面，腹为三阴夹界之地。太阴地面自腹由脾及二肠魄门；少阴地面自腹至两肾及膀胱溺道；厥阴地面由肝上膈至心，从胁肋下及于小肠宗筋。三阳主外而本于里，三阴主里而不及外。柯氏的六经地面划分既以经络循行路线为依据，又以六经病证所涉及的主要部位来确定范围。按照这种学说，六经就是包括人体各部的六块大"地面"；六经病的发生、演变都相应发生在这六块大地面之上。这种学说的特点是较全面地看待六经病变，重视人体脏腑和躯体等实质结构的病变。

**六经形层**　语见《重订通俗伤寒论》，是解释六经实质的一种认识。徐荣斋在按语中指出六经形层是根据周学海"与友条论伤寒论读法"第五、九、十一条而产生的。根据这种认识，六经是机体的六个生理结构层次，太阳经主皮毛，阳明经主肌肉，少阳经主腠理，太阴经主肢末，少阴经主血脉，厥阴经主筋膜。太阳内部主胸中，少阳内部主膈中，阳明内部主膈中，太阴内部主大腹，少阴内部主小腹，厥阴内部主少腹。六经不是经络，而是形体结构六个不同层次的部位。这种认识能够较好地解释六经病的病位以及主要病变，它与柯韵伯的"六经地面说"有不少相同或相通之处。

**六经来路**　指六经病邪之所以生，病之所以起，证之所以成，治之所由施的来去道路。《伤寒来苏集·伤寒论翼》："必先明六经之路，才知贼寇所由来，知某方是某府来路，某方是某郡去路。来路是边关，三阳是也；去路是内境，三阴是也。六经来路各有不同，太阳是大路，少阳是僻路，阳明是直路，太阴近路也，少阴后路也，厥阴邪路也。客邪多从三阳来，正邪多由三阴起，犹外寇自边关至，盗贼自内地生也。"其谓来路为边关，是三阳，为客邪多从三阳来，以病之所生，不离邪正两方面，正实者邪不能深入，为病亦较轻微，所谓三阳证是也。去路是内境，为三阴，乃正邪多由三阴起，以正虚邪不独侵犯形体，而且深入内脏，为病至重，所谓三阴证是也。大路、近路之喻，是以各经之病位及其属性而说，可以会意。

**六经证治纲领说**　认为伤寒六经既是辨证的纲领，也是论治的准则。作为辨证纲领，它整体反应着疾病病因、病位、病情、邪正力量对比等情况。作为论治的准则，它对治疗有很好的指导作用。

**六经证候群说**　认为三阴三阳六经就是对六种证候群的称谓，是将外感病过程错综复杂的脉证，根据其病位、病势和病性的不同，根据患者机体抗病力的强弱，将外感病划分为六大证候群。

**六经非经说**　关于六经实质的一种学说。这种学说认为，《伤寒论》中只有三阴三阳为病，是三阴三阳分证，而并非三阴三阳经络为病。其主要依据是，《伤寒论》的篇名，只是三阴三阳病，具体条文中也只提三阴三阳病，而并无"太阳经病""阳明经病"等称谓。三阴三阳病也并不是经络为病，甚至并不主要是经络为病，而是气化、脏腑、经络的病变。人们称"六经病"只是一种习惯，是为了简略和方便。而这种称谓又在某种程度上在"六经"与"经络"间划上了等号。人们在论经络在三阴三阳中的地位时片面性较大，有只及一点不及其余的倾向。这种学说的提出，对于纠正片面理解六经以及六经病实质的观点有一定意义。

**六经实质** 六经指太阳、阳明、少阳、太阴、少阴、厥阴而言，这是六经名称。但在六经的实质是什么这个问题上，古往今来，争议颇多。综合起来，诸家观点大体可以分为两类：其一认为六经指的是人体的实质性的组织结构，如经络、脏腑、躯体以及脏腑的层次，"六经经络说""六经脏腑经络说""六经地面说"等都属于这一类的认识，这些认识大同小异，区别在于对人体组织的六经划分有所区别。此外还有"六经气化说"等观点则是附属于这一范围，因为并没有脱离人体组织而存在的气化或功能。其二则并不认为六经是指人体组织结构，六经只是分证的纲领，或只是人们给予不同病证的名称，"六经症候群说""六经阶段说"等即是这种认识的体现。

**六经经络说** 关于六经实质问题的一种学说。这种学说认为《伤寒论》之六经就是经络。这种学说的最先倡导者是宋朝医家朱肱。《伤寒论》三阴三阳证治各篇没有明确提出"六经"或"经络"的概念，朱肱提出其中三阴三阳即是人体足之六经，即足太阳膀胱经、足阳明胃经、足少阳胆经、足太阴脾经、足少阴肾经、足厥阴肝经。朱肱并以此六经的生理特点、循行路线、表里关系以及病理变化规律来解释《伤寒论》三阴三阳病证的发生、发展、传变以及转归机理。朱肱说："治伤寒先须识经络。不识经络，触途冥行，不知邪气之所在。往往病在太阳，反攻少阴；证是厥阴，乃和少阳，寒邪未除，真气受毙。"朱肱以足六经论三阴三阳，就使后来人们遂唱和之，称三阴三阳病为"六经病"。因而可以说，《伤寒论》三阴三阳在后来称为"六经"是由朱肱开始的。这种称谓导致了其后相当长时间里六经实质的争议。

**六经脏腑经络气化说** 是上述三种学说的综合。这种学说认为，仅仅以经络、脏腑或气化阐释六经，都有一定的片面性，六经实质没有得到全面的反映。故不少医家主张将上述三种学说综合起来，这样就能够全面地反映六经实质。这一学说的核心是：脏腑、经络为六经的结构基础，气化是其生理功能。

**六经脏腑说** 认为六经实为相关脏腑之代称。六经所代指的脏腑，主要是三阴三阳各经脉所络所属的脏腑。有时三阴三阳六经也可能指其他在生理和病理上相关的脏腑。现代有的学者认为，三阴三阳的病理变化分别以心、肺、胃、胆、脾、肾、肝为基础。

**六经病定型期** 《伤寒解惑论》提出的一种概念，是指六经病前驱期经过发展而成为典型的六经病，这一阶段便称为"六经病定型期"。作者认为：这种由前驱期至定型期的发展过程即《伤寒论》所称的"传"。六经各经由前驱期至定型期所需的时间不同，一般太阳病需要一日，阳明、少阳、太阴、少阴、厥阴依次为二日、三日、四日、五日和六日，不过这是大概日数。作者提出"前驱期"与"定型期"概念是为了解释伤寒传经的实质和伤寒日数的意义。（李克绍《伤寒解惑论》）

**六经病前驱期** 《伤寒解惑论》提出的一种概念，是指外感病发病初期，三阴三阳的症状并不典型，患者只是觉得"发热恶寒"或"无热恶寒"，并酸懒不适的感受。这一阶段被称为"六经病前驱期"。作者认为，如果此时恶寒发热并见，说明阳气素盛，大概会发展成明显的三阳病；如果只恶寒不发热，说明患者阳气素虚，将发展定型于三阴病。太阳病一般没有前驱期。在前驱期中，人体阴阳气血有可能得到重新调整，并不能发展成三阳病或三阴病，只不过是一种轻度的外感。（李克绍《伤寒解惑论》）

**六病** 指太阳病、阳明病、少阳病、太阴病、少阴病和厥阴病。有不少《伤寒论》学者认为，《伤寒论》中本无"六经"二字，且太阳病、阳明病等六种病变类型也并非单纯的经络病变，所以"六经病"的称谓是不妥当的，宜改称"六病"。有人认为，《伤寒论》各篇标题皆言辨"病"，397 条原文中就有一百三十多条谈"病"，所以称"六病"不仅符合仲景原意，而且明白晓畅，不会导致认识上的混淆和疑惑，而且使用起来也更简洁。这种认识是有一定道理的。

**方内之方** 指根据疾病证候的不同变化，其主治之方方内药物则有不同的加减，因而派生出新的方剂。《伤寒来苏集·伤寒论翼》："要知仲景有主治之方，如桂枝、麻黄等方是也；有方外之方，如桂枝汤加附子、加大黄是也；有方内之方，如青龙、真武辈之有加减是也。"例如真武汤方，主治腹痛下利，小便不利，四肢沉重疼痛等属阳虚水泛的病证，但水饮内停，变动不居，随气机升降，无处不到，是以临床又可见有许多或然证候，而用药亦当随证变换而适当的加减：如其人小便利者，去茯苓；下利者，去芍药，加干姜；呕者，去附子，加生姜足前成半斤。由于药物的每一加减都是在真武汤方内进行的，虽随证有所增损，而未因此改变真武汤原方的性质，故称之为"方内之方"。

**方外之方** 指根据疾病证候的不同变化，其主治之方因随证变换，又可组成新的方剂。又称方外有方。《伤寒来苏集·伤寒论翼》："要知仲景有主治之方，如桂枝、麻黄等方是也；有方外之方，如桂枝汤加附子，加大黄是也。"例如桂枝汤方，主治发热恶寒，头项强痛，汗出恶风，脉浮缓等症。然在此基础上，若见汗漏不止，小便难，四肢微急，难以屈伸等症，则为表病过汗，卫外失固，治宜调和营卫，扶阳敛汗，用桂枝汤加附子，名桂枝加附子汤。因属桂枝汤原方再外加附子，是变单一解表方为扶阳解表方，故可称之为"方外之方"。

**方证** 又称"汤证""药证"，详见"汤证"条。

**心为六经之主** 指心主营血，为六经所主，六经发病，皆可影响于心。《伤寒来苏集·伤寒论翼》："心为六经之主，故六经皆有心烦症。如不头项强痛，则烦不属太阳；不往来寒热，则烦不属少阳；不见三阴症，则烦不属三阴矣。"是心为营卫之大主，心阳旺，营卫充，则虽有客邪，不得深入，拒之于表，而为太阳病；若表气郁，营卫痹，又能使心阳不宣而发烦。他如少阳之胆火内乘，阳明之燥热上蒸，皆能上扰于心。又心主神明，为十二官主，是不独阳证与之有关，即如少阴虚寒，阳内虚而形动悸，阳外越而发躁烦；再如虚热，阳亢而烦，阴虚不得寐，重点又何尝不在于心？故曰"心为六经之主"。

**心主之阴名曰害肩** 语出《素问·皮部论》篇。心主，即手厥阴。害，当循该篇"阳明之阳，名曰害蜚"之例作"阖"，《素问·阴阳离合论》云："厥阴为阖"也。肩，丹波元简《素问识》以为与"楄"同，引《集韵》"杆，或作楄。"谓"阖楄者，谓阖扉上容枢之杆欤？"考《尔雅·释宫》："阖，谓之扉。"则害肩，即阖扉。实乃"厥阴为阖"之意。详见"厥阴为阖"条。

**心肺为太阳之里** 指心与肺是太阳皮毛的内层；太阳为表、心肺为里。这是由清·柯琴提出的一种学说：人们"只知太阳主表，而不知太阳实根于里；知膀胱为太阳之里，而不知心肺为太阳之里"。其理论依据是，营卫行于表而发源于心肺，心肺是营卫之源，心肺有病则营卫受到影响，营卫不和便是太阳病的基本病理。反过来，"太阳病则营卫病，营卫病则心肺病矣。心病则恶寒，肺病则发热；心病则烦，肺病则喘"。在治疗以及药理方面："桂枝疗寒，芍药止烦，麻黄散热，杏仁除喘。所以和营者，正所以宁心也；所以调卫者，正所以保肺也。"（《伤寒论翼·太阳病解》）

**心病为太阳本病** 指太阳经发病多涉及于心，而见有心病的证候。语出《伤寒来苏集》。柯琴认为，仲景以心为太阳，外统一身之气血，内行五脏六腑之经隧，故"伤寒最多心病"。《伤寒论翼·太阳病解》："夫人伤于寒，热虽甚不死者，以寒所在，是邪之所留，热之所在，是心之所主也。如初服桂枝而反烦，或解半日而复烦，大青龙之烦躁，小青龙之水气，十枣、泻心之心下痞硬，白虎、五苓之躁渴心烦，皆心病也。若妄治后叉手冒心，恍惚心乱，心下逆满，往往关心，是心病为太阳本病也。"然结合于临床，其所谓桂枝证复烦、大青龙证烦躁，是由于表病不解，邪甚阳郁，而引起神志不安。小青龙证心下有水气、十枣证心下痞硬、苓桂术甘证心下逆满，则是从部位言，与叉手冒心、恍惚心乱等由于妄汗里虚、心阳不足毕竟又有不同，不能以其冠有"心"之字样，列于太阳篇中，于是视同一律，便认太阳病为心病。否则，即与太阳为寒水之经，以恶寒等表证为提纲的病机不符，又与六经大法阳病宜于汗下，阴病法当温补的事实不合，而且还将置少阴虚寒证与虚热证于疑窟。学者宜明辨之。参"心为太阳"条。

**以方名证**　即以《伤寒论》方剂之名为该方所主之病证命名。如桂枝汤所主之证即称"桂枝汤证"，麻黄汤所主之证即称"麻黄汤证"。柯琴是以方名证的倡导者。他认为《伤寒论》的精神实质是辨证论治，仲景书中有桂枝证、柴胡证的称谓，体现出按方证对应关系进行辨证论治的，故他即大胆尝试以方名证方法。这种命名方法对后世影响甚大。

**以方测证**　在《伤寒论》原文中，有不少条文叙证简略，一般认为这是仲景的"省文法"。在这种情况下，读者就要根据该条所出示方剂的组成和功效等，推测该方证被省略了的证候表现，以形成完整面貌，这便是"以方测证"方法。如第27条："太阳病，发热恶寒，热多寒少；脉微弱者，此无阳也，不可发汗。宜桂枝二越婢一汤。"这里根据方剂中含有辛凉清热之石膏，而推测证中当见有烦渴内热等症状。在《伤寒论》研究中，这是较常用的一种方法。又作"以药测证"。

**以方释证**　《伤寒论》行文简洁，多数条文直陈证候方治，不述机理，注家根据该条所出方剂的组成和功效，解释证候、病机，便是以方释证。如318条："少阴病，四逆，其人或咳，或悸，或小便不利，或腹中痛，或泄利下重者，四逆散主之。"根据四逆散能宣达郁阳，解释此证因于阳郁，不得与少阴阳虚四逆等同。"以方释证"语见《伤寒补例》。

**以论证经**　即以《伤寒论》方证临床现象印证《内经》和《难经》基础理论，证明其科学性和实际意义。在这方面，成无己是做得比较好的。他"是注解《伤寒论》的第一家，他博极研精，深造自得，以经注论，以论证经，创始艰难，厥功甚伟，给人无穷启迪，深得医家的赞誉"。（《中医各家学说》）参见"以经注论"。

**以经注方** 即根据《内经》《难经》理论注释《伤寒论》方的配伍、功效及其运用。成无己是在这方面做得比较好的医家。如他在注解桂枝汤时："《内经》曰：辛甘发散为阳。桂枝汤，辛甘之剂也，所以发散风邪。"（《注解伤寒论》）参"以经注论"。

**以经注论** 即援引《内经》《难经》理论对《伤寒论》进行注释。"经"指《内经》和《难经》；"论"指《伤寒论》。成无己《注解伤寒论》是充分运用以经注论方法而写成的著作。《伤寒论》原序表明，张仲景在撰书时"撰用《素问》《九卷》《八十一难》"，故根据《内经》与《难经》相关学说对《伤寒论》进行注释，这就是比较合理和比较科学的态度，能够较好地反映仲景原意。"由于成氏采用了以经注论的研究方法，不仅使《内》《难》《伤寒》一脉相承，融会贯通，具有探本寻源、互相渗透之妙，同时还起到了经论结合、以论证经的效果。使《伤寒》理明，《内》《难》有实，正是成氏治学的成功之处。"（《中医各家学说》）如成无己在注解《伤寒论》第20条时说："太阳病，因发汗，遂汗漏不止而恶风者，为阳气不足，固发汗，阳气益虚而皮腠不固也。《内经》曰：膀胱者州都之官，津液藏焉，气化则能出矣。小便难者，汗出亡津液，阳气虚弱，不能施化。四肢者，诸阳之本也。四肢微急，难以屈伸者，亡阳而液脱也。《针经》曰：液脱者，骨属屈伸不利。与桂枝加附子汤，以温经复阳。"（《注解伤寒论》）

**以药测证** 参"以方测证"。

**以标带本** 气化学说术语。根据气化学说，当标本之气阴阳属性相同即标本同气时，其气化即从本，以本概标。如少阳本火而标阳，太阴本湿而标阴，标本同气，故皆从本气以概标，也就是以本带标。

**以脉测证** 诊断方法名称，即以脉象为依据而推测疾病的证候表现，是《伤寒论》的一种诊病方法。如《伤寒论》第140条即是这种诊法的体现："太阳病下之，其脉促，不结胸者，此为欲解也。脉浮者，必结胸也；脉紧者，必咽痛；脉弦者，必两胁拘急；脉细数者，头痛未止；脉沉紧者，必欲呕；脉沉滑者，协热利；脉浮滑者，必下血。"以脉测证方法是临床较重要的诊病手段，具有较强的实用价值，在仲景之后得到历代临床医家的发展。但以脉测证方法的使用是需要以对脉象形成机理的深刻理解、对脉象辨析的丰富经验为基础的。此外，以脉测证方法也有其局限性。（语出刘渡舟著《伤寒论诠解》）

**以寒招寒**　关于伤寒发病规律的一种理论。即指人体太阳经脉为寒水之经，故易为外寒所伤，所谓同气相求。柯韵伯："伤寒最多心病。以心当太阳之位也。心为君主，寒为贼邪；君火不足，寒邪得以伤之……今伤寒家反以太阳为寒水之经，是拘于膀胱为水府，因有以寒招寒之说。而不审寒邪犯心，水来克火之义矣。"（《伤寒论翼·太阳病解》）

# 五　画

**正汗**　指正气鼓邪外出而致汗。《伤寒总病论·卷第一》："凡发汗后，病证仍存，于三日内，可二三发汗，令腰脚周遍为度。若病不解，便可下之。设令下后不解，表里邪亦衰矣，足观脉证调治，七日内可期正汗为善也。"

**正治法**　《伤寒论》治法的一种。是针对六经主病而设立的基本治法。《伤寒贯珠集·卷一》："假使治伤寒者，审其脉之或缓或急，辨其证之有汗无汗，则从而汗之解之，如桂枝，麻黄等法，则邪却而病解矣。其或合阳明，或合少阳，或兼三阳者，则从而解之清之，如葛根，黄芩，白虎等法，亦邪分而病解矣，此为正治之法。"举例如太阳病言，其病在表，以脉浮头项强痛而恶寒为提纲，然若汗出恶风脉浮缓者，则为中风表虚证；若无汗恶风寒脉浮紧者，则为伤寒表实证，治疗之法，应以发汗解肌为第一要义，此即太阳病之正治法矣。又如阳明病，其有经证、腑证之分，经证则用清法，腑证则用下法，此即阳明病之正治法矣。余可类推。

**正面**　指六经病证的常见表现形式，尤其是指《伤寒论》六经提纲所提出的脉证。此由清代《伤寒论》学者柯琴提出："仲景六经，各有提纲一条，犹大将立旗鼓，使人知有所向。故必择本经至当之脉症而标之。读书者须紧记提纲，以审病之所在。然提纲可见者只是正面，读者又要看出底板……"（《伤寒论翼》）参见"底板"。

**石药**　药名。指矿石一类的药物。《伤寒医诀串解·卷五》："二十六节云：少阴下利便脓血者，桃花汤主之。二十七节云：少阴病二三日至四五日者，腹痛，小便不利，便脓血者，桃花汤主之。二十八节云：少阴病，下利便脓血者，可刺。此言本热病在经脉者，宜用石药，而治以期门刺法。"其所谓石药，即是指桃花汤中的赤石脂而言，因赤石脂乃矿石类药，故名名"石药"。参桃花汤条。

**龙宫秘方**　指张仲景《伤寒论》《金匮要略》所载之药方。因仲景系河南南阳人，居卧龙岗，故称仲景方为"龙宫秘方"。《长沙方歌括·卷六·附识一道》："至汉·张仲景，得商·伊圣《汤液经》，著《伤寒论》《金匮要略》二书，专取伊圣之方，而立三百九十七法，法以方而行，方以法而定，开千百年之法言，不可专谓为方。仲景后，此道渐晦，至唐赖有孙思邈起而明之，著《千金方》。其方俱从《伤寒论》套出，又将《伤寒论》一一备载不遗。惜其字句不无增减，章节不无移易，又不能阐发其奥蕴，徒汲汲于论中各方，临摹脱换，以求新异……《千金》私淑仲景，时有羹墙之见。其方托言龙宫秘方，盖以仲景居卧龙岗，其《伤寒》《金匮》方，即为龙宫方也。"

**四美** 指甘草泻心汤中之干姜具有协助诸药散寒、消痞、除呕、和中的四大作用。《伤寒来苏集·伤寒附翼》：甘草泻心汤，"本方君甘草者，一以泻心而除烦，一以补胃中之空虚，一以缓客气之上逆也。倍加干姜者，本以散中宫下药之寒，且以行芩、连之气而消痞硬，佐半夏以除呕，协甘草以和中。是甘草得位而三善备，干姜任重而四美具矣。"四美，原指良辰、美景、赏心、乐事。参三善、甘草泻心汤、甘草泻心汤证条。

**白虎抑阳** 指白虎汤类具有辛寒清热、抑退阳邪的作用。《伤寒百证歌·卷三·第四十五证》："……欲识阴阳病不同，口和不和各分配；合病口燥并不仁，白虎抑阳是其对。仲景以白虎治背寒，抑退阳也。"《伤寒论·辨阳明病脉证并治》云："三阳合病，腹满，身重，难以转侧，口不仁，面垢，谵语遗尿……若自汗出者，白虎汤主之。"盖三阳合病，邪热偏重于阳明，里热炽盛，故临床可见腹满身重，口不仁，面垢，谵语遗尿，汗出，口燥渴，还可见身热，尿黄，舌苔黄燥，脉洪大等证，宜主以白虎汤，大清胃热，急救津液，退热存阴，此即所谓"白虎抑阳"之义也。参见白虎汤证、白虎汤条。

**外内合邪说** 由陈荣提出的一种关于《伤寒论》疾病理论的学说。外内合邪，是指外感引发患者原有的内伤杂病或指内伤杂病病程中兼有新感。它非六经之本证，与外感病发展过程中由表入里所出现的某些必然的、固有的证候不同，系为外感引发或伴有外感的杂病，而多指呼吸道、消化道和其他方面的一些慢性疾病，主要包括以下内容：喘证（桂枝加厚朴杏子汤证），痹证（桂枝附子汤及去桂加白术汤、甘草附子汤证），结胸证（大陷胸汤、大陷胸丸、小陷胸汤、三物白散），痰饮（小青龙汤、十枣汤、柴胡桂枝干姜汤、茯苓桂枝白术甘草汤证），惊悸（炙甘草汤证），奔豚气（茯苓桂枝甘草大枣汤、桂枝加桂汤证），黄疸（茵陈蒿汤、栀子柏皮汤、麻黄连轺赤小豆汤证），虫证（乌梅丸证），痢疾（白头翁汤、桃花汤证），血证（桃核承气汤、抵当汤、抵当丸证），蓄水证（五苓散证）以及热入血室等。形成本类疾病的原因主要有以下几个方面：①患者素有宿疾，因新感诱发或加重；②外邪与体内某些有害物质，如痰饮、水湿、瘀血等，"随其所得"而相合，形成外内合邪，③外感表证误治、治误，"追虚逐实"，邪深入里，导致杂证发生。治疗上一般以先治外邪后治内证；在内证紧急或表邪轻微的情况下，亦可不先治外邪，而治内证；或标本兼顾，外内合治等为治疗原则进行治疗。〔詹文涛.从伤寒温病学说的创立探讨中医临床科研的思路和方法［J］.云南中医杂志,1984,（3）:7.〕

**主证** 指主要症状，故又作"主症"。主证是中医临床辨证施治的重要依据。当若干主证组合起来时，即与疾病本质具备某种程度的必然联系，故能反映疾病的本质。《伤寒论》特别重视疾病的主证，《伤寒论》方剂的使用也重在以主证为依据，而后世《伤寒论》研究的相当大部分即是对三阴三阳病及其兼变证、类似症的主证进行分析研究。

**半表半里** 病位名。语出金·成无己《注解伤寒论》。成氏根据《伤寒论》第148条"必有表、复有里"以及"半在里半在外"的论述，指出该病证（即阳结证）属邪在少阳，这"半表半里"，便是"半表半里"一词的最早出处。但半表半里倒底是指哪一具体部位，成氏并未明确说出，后世便有多种理解。如方有执认为半表半里是"躯壳之里、脏腑之外，两夹界之隙地"。（《伤寒论条辨》）汪琥则认为膈间属半表半里。他说："膈下属阴，膈上属阳，少阳属清道而介乎膈之间，亦为半表半里。"（《伤寒论辨证广注》）柯韵伯则主要言口咽目为半表半里。他说："夫口咽目者，脏腑精气之总窍，与天地之气相通者也，不可谓之表，又不可谓之里，是表之入里，里之出表处，正所谓半表半里也。"（《伤寒来苏集·伤寒论翼》）魏荔彤则认为少阳半表半里是相对太阳和太阴而言，相"对太阳全表言"，则为半表，相"对太阴之全里言"，则为半里。这就是说少阳即半表半里。此外还有一些其他观点，但诸种观点都有共同之处，即少阳为半表半里。实际上对半表半里的具体部位之辩也就是对少阳之在人身对立结构的辩论。在诸种观点中，持与方有执相同观点的人较多。又半表半里既可以如同上述观点理解为"非表非里"，也可以理解为"亦表亦里"，即同时存在着部分表证和部分里证，这样理解更如符合张仲景原意。但将少阳理解为非表非里的半表半里比较符合少阳病的病位特点，故现在人们一般都接受这种观点。

**出表为顺**　伤寒病邪，由里出表，其病为顺。如厥阴病"呕而发热者"，为转出少阳，由里达表，为顺。(《伤寒寻源》)出表为顺揭示了疾病传变转归中的一种基本规律，它说明人体正气恢复，正胜邪退，疾病向愈。

**发表不远热**　用药法则。即治疗表(寒)证使用解表方法时，需用辛温药物，虽值炎热季节，亦不必避忌。此语出自《素问·六元正纪大论》。后世伤寒学家引用这条法则来指导麻黄、桂枝等辛温解表方剂的应用。

**圣经**　指《伤寒论》。因前人推崇张仲景为圣人，其所著之《伤寒论》为经典，故名。《伤寒论医诀串解·卷四》："四逆辈、桂枝汤及桂枝加芍药、桂枝加大黄汤，皆太阴病之要剂……原文虽止八条，而诸法无有不具。柯韵伯等增入厚朴生姜半夏甘草人参汤、白术散、麻仁丸等方，欲广其用，反废其活法。大抵未读圣经之前，先闻砭剥叔和之语，谓非经久，无不可以任意增减移易，致有是举耳。"

# 六　画

**老怕伤寒**　医学谚语，言人至老迈，正气已衰，若罹伤寒，病多险重，预后欠佳，故老怕伤寒。语见刘渡舟《伤寒论诠解》。如老年人往往体弱正衰，抗邪无力，不唯感受寒邪可以直中少阴，而且即使初起病在于表也甚易内陷少阴。病至少阴，则心肾功能虚衰，阴阳失衡，或阳虚阴盛，或阴虚阳盛，或阴阳俱虚。由于少阴为人一身阴阳之根本，无论阴虚或阳虚都是重证，如阳虚以至阳脱，阴虚以至阴阳离绝，都容易出现死亡。故老年人得伤寒病后必须密切观察、及时治疗，不可掉以轻心；而在预防方面，老年人尤当谨慎将养，避免为寒邪所中。

**地道不通**　地道，指肠道包括谷道(直肠、肛门)。地道不通是指肠道热结成实，腑气不能通降的病变。吴坤安："若潮热自汗，不恶寒，反恶热，六七日不大便，腹胀满、绕脐痛，烦躁谵语，喘冒不得卧；腹中转矢气，或自利，纯青水，咽干口渴，舌苔燥黄起刺，脉沉实滑数者，阳明实热里症，地道不通，燥矢为患也。"(《伤寒指掌·阳明本病述古》)

**机体自然疗能**　指患病过程中，在一定条件下，机体自身可以通过种种不同形式使疾病不经治疗而自愈。患病机体的这种抵抗外邪和自然修复的能力，即称机体自然疗能。《伤寒论》"阴阳自和必自愈"即是指的机体自然疗能。

**权变法**　《伤寒论》治法的一种。是针对六经病中兼夹证候而设立的、具有灵活变通之机的治疗方法。《伤寒贯珠集·卷一》："顾人气体有虚实之殊，脏腑有阳阴之异，或素有痰饮痞气，以及咽燥淋疮汗衄之疾，或适当房室金刃产后亡血之余，是虽同为伤寒之候，不得竟从麻桂之法矣。于是乎有小建中、炙甘草、大小青龙及桂枝二麻黄一等汤也。是为权变之法。"盖人体正气有强弱，感邪有轻重，病证有兼夹，故用方有权变。例如桂枝汤证，本为太阳病发热恶寒、头项强痛、汗出恶风、脉浮缓而设，然若在此基础上兼有项背强几几者，是风寒之邪客于太阳经输，经气不利，经脉失养，则与桂枝加葛根汤，以解肌祛风，升津液，舒经脉；若兼喘者，是宿有喘疾，复感风寒，肺寒气逆，则与桂枝加厚朴杏子汤，以解肌祛风，降气定喘；若兼营气不足身疼痛者，是汗后损伤营气，经脉失常，则与桂枝加芍药生姜各一两人参三两新加汤等，此皆为权变之法。

**传本**　六经病传变形式之一。脏腑为本，经络为标，经病传入脏腑，谓之传本。《伤寒辨类·太阳六传》："太阳者巨阳也，为诸阳之首。膀胱经病，若渴者，自入于本也，名曰传本。"传本是病邪由表入里，病情较经病深重。

**传变**　传，是指病机循着一定的趋向发展；变，是指病机在某些特殊条件下，不循一般规律而发生性质转变；但一般传变并称，指疾病的发展演变。伤寒的传变与正气强弱、感邪轻重、治疗适当与否以及患者体质差异与有无宿疾等因素有关。传变的形式是多种多样的，如循经传、越经传、表里传等。

**传经**　又作"行经"。指伤寒病从一经证候演变为另一经的证候，其原意是病邪从一经传至另一经。

**传经传络**　语出刘亚农《二十世纪伤寒论·六经诊断篇》。六经有经有络。伤于络者轻，为伤风；伤于经者重，为伤寒。分别如下，太阳经脉，上连风府，病在经者，恶寒或发热，头项必痛，腰脊必强，有此症则为病在太阳经。若仅头痛恶寒脉浮而项不强者，此病在太阳络，以伤风法治之，经药非所宜。阳明经脉，挟鼻络于目（络连也）。其人病目疼，鼻干，不得卧，身热，汗自出，不恶寒反恶热，脉尺寸俱长大弦，此阳明经病也。若但身热汗出不恶寒，而无目疼鼻干诸症，此病在阳明二络。少阳之脉，循胁络于耳，其人病口苦舌干，目眩耳聋，胸胁痛，脉尺寸俱弦，寒热往来，此少阳经病也。若但口苦舌干目眩，寒热往来，脉弦而胸胁不痛，耳不聋者，此病在少阳之络，不在少阳之经也。

**伤寒三十六舌**　指伤寒病证常见的三十六种舌象。这三十六舌是：白苔舌、将瘟舌、中焙舌、生癍舌、红星舌、黑尖舌、里圈舌、人裂舌、虫碎舌、里黑舌、厥阴舌、死现舌、黄苔舌、黑星舌、舌尖白苔二分根黑一分、舌见白苔中见小黑点、舌见如灰色中间更有黑晕、舌见微黄色、舌中白苔外则微黄、舌见初白苔而变黄色、舌左白苔、舌右白苔滑、舌左见白苔滑、舌见四围白而中黄、舌见黄而有小黑点、舌见黄而尖白、舌见黄而黑点乱生、舌见黄中黑至尖、舌见外淡红心淡黑、舌见灰色尖黄、舌见灰黑色而有黑纹、舌根微黑尖黄、舌根微黑尖黄隐见、舌见微黄色、舌见黄而涩、舌见四边微红中央灰黑色等。其反映了伤寒热病各个不同的病理阶段出现的不同舌象变化。《伤寒准绳·卷六》："以上三十六舌，乃伤寒验证之捷，临证用心处，百无一失。"

**伤寒三表法** 指外感寒邪，病邪深入，因邪之所在部位浅深层次不同而使用的三种不同的散邪方法。《伤寒典·卷上》："凡患伤寒者，必须得汗而后解。但正胜邪者，邪入必浅，此元气之强者也；邪胜正者，其入必深，此元气之虚者也。邪有浅深，则表散有异；正有虚实，则攻补有异，此三表之法所不容不道也。何谓三表？盖邪在浅者，逐之于藩篱，散在皮毛也；渐深者，逐之于户牖，散在筋骨也；深入者，逐之于堂室，散在脏腑也。故深而实者直散，散者，直逐之无难也；虚而深者，宜托散，托散者，但强其主，而邪无不散也。"治疗之法，若邪气较浅，病在肌表，而正气较实者，可用麻黄汤、桂枝汤、参苏饮、羌活汤、麻桂饮之类，此皆单逐外邪肌表之散剂；若邪渐入深，病在经络，或夹虚者，可用小柴胡汤、补中益气汤、三柴胡饮、四柴胡饮之类，此兼顾邪正经络之散剂；若邪深入，病在脏腑，深而且虚者，则用理阴煎、大温中饮、六味回阳饮、十全大补汤之类，皆建中逐邪脏腑之散剂也。此乃邪在肌表、经络、脏腑之三种不同的表散治法，而其中根据邪之浅深、病之虚实等又有不同的用药变化，或表散，或托散，诸般妙义，当细心领会。

**伤寒无阴证说** 这种学说认为伤寒六经病证皆为热证，而寒证阴证则属杂病范畴。《伤寒六书·伤寒琐言》："尝读刘守真书云：伤寒无阴证。人伤于寒，则为热寒，热病乃汗病也。造化汗液，皆阳气也，遍考《内经·灵枢》诸篇无疑。寒证阴证乃杂病也。"其根据《素问·热论》"今夫热病者，皆伤寒之类也……人之伤于寒也，则为病热"等观点，认为一般发热的疾病，都属于伤寒一类。盖人体遭受寒邪侵袭以后，就会发热，热病为汗病，因热邪在表或在里，迫津外泄，则使人汗出，此皆阳气主事。而寒证阴证则与伤寒无关，其隶属杂病之内。此说实与仲景大论不合。因伤寒之六经，不仅仅论及阳证、热证、实证，而且还论及了阴证、寒证、虚证。《伤寒论·辨太阳病脉证并治》云："病有发热恶寒者发于阳也；无热恶寒者发于阴也……"即说明伤寒六经病证变化多端，错综复杂，但总有一般规律可循，而可用八纲来归纳。八纲之中，阴阳又为辨证的总纲，如表、热、实属阳，里、虚、寒属阴。动为阳，静为阴，亢奋为阳，抑制为阴。故发热恶寒多属阳证，无热恶寒多为阴证。如邪在三阳，多为正盛邪实，正邪斗争较剧，故发热恶寒是其常见证候。如太阳病有发热恶寒，少阳病有往来寒热，阳明病但热不寒，其属阳证，则更加显而易见。病入三阴，人体抗病力较弱，邪正交争不明显，故多为无热恶寒，甚或手足逆冷，身蜷等阴寒证，理中、四逆汤证类都是其例，而属伤寒之阴证无疑。此亦说明伤寒六经病证由表入里，由阳入阴的传变规律。临证若恪守经义，胶执伤寒为热病说，置六经传变规律于不顾，概谓"伤寒无阴证"，实在有失偏颇。

　　**伤寒见风脉**　指伤寒表实证而见有中风表虚证的脉象。《伤寒百证歌·卷二·伤寒见风脉中风见寒脉歌》："恶寒不躁微四逆，脉浮而缓来无力。恶风烦躁手足温，脉诊紧浮来又涩。伤寒反得伤风诊，中风却见伤寒脉。大青龙证是为宜，调卫调荣斯两得。仲景云：太阳中风，脉浮紧，发热恶寒，身疼痛，不汗出而烦躁者，大青龙汤主之。又云：伤寒脉浮缓，身不疼，但重，乍有轻时，无三阴证者，大青龙汤主之。中风宜浮缓，今却浮紧；伤寒宜浮紧，今却浮缓，此中风见寒脉，伤寒见风脉也。"盖伤寒表实证，其脉有浮紧，亦有浮缓，总与人体正气强弱、感邪轻重相关。因风寒中人，有轻有重，正气抗邪，有缓有急。若感邪较重，正邪相争较急者，多为脉紧身痛；若感邪较轻，正邪相争较缓者，则可见脉缓身重。此证虽见浮缓之风脉，然病变重心却在发热恶寒，不汗出而烦躁，以伤寒表实兼内热烦躁为辨证眼目，故治用大青龙汤，以外散风寒，内清郁热。参见大青龙汤证、大青龙汤条。

　　**伤寒传足不传手**　关于伤寒发病及传变的一种学说。由刘草窗较早提出。余远《伤寒直指》谓：刘草窗谓足六经属水土木，盖水得寒则冰，土得寒则坼，木得寒则枯槁。手之六经属金与火，盖火胜水而能散寒，金得寒而愈坚，言似近理。虞天民曰：身半以上天气主之，身半以下地气主之，是以上体多感风热，下体多感寒湿。又曰：热先于首而寒先于足，其义亦通。这种学说虽有一定道理，但也有失偏颇。后世医家对此常有批评。当然，接受此说的医家也不在少数。

**伤寒传染** 病证名。指接受伤寒毒气而发生的病证。《伤寒直格·卷下·伤寒传染论》："夫伤寒传染之由者，由闻大汗秽毒，以致神狂气乱，邪热暴甚于内，发作于外而为病也。则如《山西记》曰：近秽气而触真气。钱仲阳云：步履粪秽之履，无使近于婴儿，若闻其气，则令儿急惊风搐也……"盖古人认为，由于劳作大汗，秽毒污积，或步履粪秽，或闻某种气毒，人体接触到某种强烈的致病物质，则可能发生疾病的传染流行。而且此类病证"多染亲属，忧戚侍奉之人，劳役者，由其神气怯弱，易为变乱故也"。

**《伤寒论》分流疗法** 是《伤寒论》治疗方法的一种。可分为分流减压疗法及升压分流疗法。所谓分流减压疗法，即通过分流手段（如发汗、利尿、通便等）降低体内液压，以治疗流体丢失（如大汗、吐利、出血等）的方法。大概可纳为以下几者：发汗以止呕；发汗以止利；发汗以止衄；发汗以止汗；利尿以止利；通便以止呕；通便以止汗；通便以缩尿。所谓升压分流疗法，即通过塞流的手段（如敛汗、止泻、缩尿等）升高液压，促进分流以治疗流体不得正常代谢（如无汗、小便不利、大便不通等）的方法。可概为塞（升）压以分流；止汗以利尿；止泻以利尿；缩尿以通便。〔肖相如.谈伤寒论分流疗法[J].山西中医,1987,(1):13.〕

**《伤寒论》体质类型** 是《伤寒论》中有关人体体质分类的理论，一般可分为阳人质和阴人质两大类：（1）阳人质：是指人体阳气相对偏盛的一种体质，这种体质的人感邪易伤阳经，发病易患阳证，临床表现主要为"发热恶寒"。①卫强质：指肌表固密，体格壮实，感邪易发伤寒（狭义）的一种体质。此类体质的人多见于北方禀赋强壮之人，感邪易发"伤寒"表实证。②营弱质：指肌表疏松，平素易汗出的一种体质。此类体质多见于禀赋薄弱之人，感邪易发中风表虚证。③阳郁质：指人体阳气因不得伸达而郁于体内的一种体质。这种体质的人易感风热之邪，即使感受寒邪也易从阳化热。因此感邪多发阳证、热证。由于阳郁部位不同，有以下七种情况：a卫郁质：指卫气郁于肌表者，这类体质的人感邪易发温病。b肺郁质：指肺阳内郁者，这种体质的人感邪易发肺热病证。c心郁质：指心阳郁而不伸达者，此类体质的人或因五志过极，或因外感邪气，易发心热证。d胃郁质：指胃腑阳热偏盛者，这种体质的人易感热邪，感寒热化而易患阳明气分热证。e腑实质：指肠胃传递糟粕功能迟缓的一种体质，此种体质的人感邪或他证误治易发"腑实证"。f湿热质：指脾胃运化水湿失司，痰湿内郁，日久化热而致体内湿热偏盛的一种体质。这种体质的人平素多嗜肥甘醇酒，痰湿内郁或感邪诱动湿热而发痰湿热证。g 阴弱质：指人体阴液津血相对不足的一种体质，这种体质的人每因五志过极或感邪而患阴虚证。（2）阴人质：即人体阴气相对偏盛的一种体质，此种体质者，感邪易伤阴经，发病多患阴证，"无热恶寒者，发于阴也"。①气弱质：指人体阳气相对不足的一种体质，此种人禀赋多薄弱，声低怯弱，平素不耐邪袭，感邪或他证误治易发气虚之证。②阳弱质：指人体的阳气更趋不足的一种体质，这种体质者平素畏寒怯冷，或因内伤或因外感易发阳虚内寒证。③寒凝质：指人体的阳气不足，阴气内盛的一种体质，由于寒性收引、凝聚，这类人易发寒凝血脉或阴寒痹阻之证。④水气质：指肺失宣发或脾失健运或肾气失化造成水气内停的一种体质，这种体质的人感邪多发水液代谢失调症。⑤血瘀质：指人体气血运行不畅，脉道不利的一种体质，这种体质的人或因外感多发瘀血证。⑥胆怯质：指胆腑功能相对低下的一种体质，此种体质的人或因内伤或因受外邪，易发胆虚惊悸证。〔张丰强.伤寒论体质类型初探[J].中医药研究,1990,(2):18.〕

**伤寒极期首重强心**　祝味菊《伤寒质难》认为：心脏总揽全身血液循环，输送营养成分，转运代谢产物，皆赖于心脏搏动之力，伤寒极期，邪留于营，正气祛邪向表而出，心脏不得不奋其余勇，努力促使循环加速，鼓舞汗腺，以排泄蕴毒，减低高热，保持身体担负祛邪扶正的使命。然心力有限，长期奋发，势必难支，伤寒极期，正邪交搏，互争存亡，危急之秋，不胜即败，是以心用衰弱者，预后不良。故而治疗伤寒极期之重症，应首重强心。且中药枣仁、附子用于强心，绝少副作用，且药力持久，又为西药所不及，因其有强壮作用，可扶助正气。尤其是心力不振之际，育阴增液之法，不能使心力奋发而有为，且艰运化，惟人体真阳不衰则阴液之来源不绝，故强心较增液为重。此为伤寒极期机要之论。

**伤寒言证不言病**　指伤寒六经病证主要强调证的变化与辨治。《伤寒六书·伤寒琐言》："伤寒言证不言病者，厥有旨哉？证之一字；有明证、见证、对证之义存焉……五脏受病，人焉能知之，盖有诸中必形诸外，肝病则目不能视，心病则舌不能言，脾病则口不知味，肺病则鼻不闻香，肾病则耳不听声，从此言之，则证亦亲切矣。"其根据中医理论有诸内必形诸外的观点，说明五脏受病，人难以察知。只有通过对外部证候表现的诊察，才可测知内部脏腑受病的情况。以伤寒六经而论，风寒之邪中人，必有经络部分，一或伤之，本经之证见，更能参之以脉诊，辨证施治，庶无差谬，故曰"伤寒言证不言病"也。

**伤寒学派**　指以研究和阐发张仲景《伤寒论》的辨证论治包括理法方药为主要内容的众多医家所形成的一大医学流派。伤寒学派是中医最大和最主要的流派之一。这个学派在其形成和发展过程中经历了这样三个阶段：晋唐时期的搜采整理阶段，宋金时期的深入研究与学派基本形成阶段，以及明清时期的发展兴盛阶段。伤寒学派的主要成就是阐释、发展了仲景《伤寒论》、使辨证论治以及经方运用得到极大发展，促进了温病学派的形成以及温病学说的发展。在某种程度上讲，伤寒学派的学术活动及其成就也促进了整个中医的发展。

**伤寒标本**　指通过辨别伤寒病证的主次、本末、轻重、缓急等来决定治疗的原则。《伤寒六书·陶氏家秘》："夫伤寒标本不明，如瞽者夜行，无路而可见也。"伤寒六经标本，大体有如下几个方面：以先次言，则先受病为本，次受病为标，以本末言，则病之梢末者为标，病之根本者为本，以人体与致病因素言，则人体正气为本，致病邪气为标；以疾病本身言，则病因是本，症状是标；以疾病新旧原发与继发言，则旧病与原发是本，新病与继发为标；以疾病所在言，则内在者为本，外在者为标。总而言之，证有标本，药有标本，标本不同，治亦各异。临证时当根据病人的具体情况，从标本的关系中找出主要的矛盾，予以适当的治疗。

**伤寒要领**　语出《医效秘传·卷一》。强调欲明《伤寒》六经当知其要领：①定名（正伤寒或感冒与风温、温毒之类）；②分经（阴经、阳经直中之类）；③审证（阴证、阳证、表证、里证、虚证、实证之原）；④察脉（有力、无力、浮沉、迟数、弦滑）；⑤识阴阳（阴病、阳病、阴虚、阳虚之候）；⑥明表里（在表、在里、或半表半里）；⑦度虚实（表里、虚实之病）；⑧知标本（一经之中标病本病之别）。若知其要，则仲景三百九十七法，一百一十三方，不出握中。否则支离破碎，流散无穷。

**伤寒派**　即伤寒学派，详见该条。

**伤寒偏死下虚人**　下虚即肾虚，此语指肾虚之人感受寒邪，其病多重且危。又作"伤寒偏死肾虚人"，详见该条。

**伤寒偏死肾虚人**　指肾虚之人，外感寒邪，病多危重。《伤寒括要·卷上》："肾属寒水，主令在冬，故《内经》以为闭蛰封藏之本。以欲耗其精，则不能奉若天时，封藏固密，遂致太阳疏渗，寒邪易侵。若肾脏坚固，即使迫于寒威，受邪轻浅，治之即瘥；肾脏虚衰，略冒寒邪，便尔深重，医药难疗，故曰：伤寒偏死肾虚人，良非虚语。"盖肾气虚弱，感受寒邪，虚实夹杂，攻其表则肾气更虚，补其里则外邪不去，病情深重，则医药难疗。

但难治不可谓不治，仲景大论治少阴兼表，里证为急，先四逆汤，后桂枝汤；及少阴本虚，外感寒邪，治以麻黄附子细辛汤之类用法，可资借鉴。又作"伤寒偏死下虚人"。

**伤寒温病汇通派** 指着力于伤寒与温病渊源关系的研究，并在临床实践中运用伤寒理论治疗温热病的医学流派。伤寒有广义、狭义之论，广义伤寒是一切外感疾病的总称。《素问·热论》云："今夫热病者，皆伤寒之类也。"《难经·五十八难》又有："伤寒有五，有中风，有伤寒，有湿温，有热病，有温病。"一部《伤寒论》既括伤寒，又有温病，且在第六条专为温病设提纲证条文。代表医家有陶华、喻昌、吴贞、俞根初等。

**伤寒慎用圆子药** 伤寒论一百一十三方，有理中、陷胸、抵当、麻仁、乌梅五方为丸剂。理中、陷胸、抵当皆为大弹丸剂，煮化而服之，与汤无异。至于麻仁治脾约证，乌梅治湿䘌证，皆欲必达下部，故用小圆。其他皆欲入经络、逐邪毒、破坚癖、导瘀血燥屎之类，须凭汤剂以涤除也。俗医用小圆药巴豆以下邪毒，而杀人者，不可胜数。盖巴豆只导食积，而不能去热毒，既下之后，脏气虚而邪毒宛然犹在。更再以大黄朴硝下之，鲜不致毙。大抵下药，欲其必中，必当一服而止也。故不可不慎软。（许叔微《伤寒发微论·卷上·论伤寒慎用圆子药》）

**自受** 指本经所受之邪是直接来于外界，而不是由其他经传来。邵仙根："不可以传经、自受分其寒热者，以阴经寒邪，不能发热；阴经风邪，亦有发热也。"（《伤寒指掌·三阴总辨》）一般来讲，阳经自受即称自受，而阴经自受多称"直中"。参"直中"。

**合主表里** 指三阴三阳六经与所属脏腑表里之间的经脉络属配合关系。《伤寒直格·卷上》："合主表里。太阴少阴合，阳明太阴合，少阳厥阴合，足与足合，手与手合。"此说明三阳三阴经脉中，太阳与少阴相配合，阳明与太阴相配合，少阳与厥阴相配合。因六经之中，每一经又可分为手足二经，故有手与手相配合，足与足相配合的经脉络属形式。如足太阳膀胱水，合足少阴肾水。阳为表属腑，阴为脏属里，余可类推。

**众方之祖** 指《伤寒论》为古代众多的方书中时间最早、最为完备、而临床最可效法的一部方书。《伤寒明理药方论·序》："自古诸方，历岁寝远，难可考评，惟张仲景方一部，最为众方之祖。是以仲景本伊尹之法，伊尹本神农之经，医帙之中，特为枢要。参今法古，不越毫末，实大圣之所作也。"盖仲景《伤寒论》，是在《内经》《难经》等理论基础上，总结了汉代以前的医学成就，加上作者的临床经验撰写而成。其重点探讨了人体感受风寒之邪后，所引起的脏腑经络的病理变化和临床证候特征，创造性地总结了外感疾病的发生发展规律、治疗原则，以及药剂的配伍方法，始终而系统的将理法方药一线贯联，有效地指导着多种外感疾病及其他杂病的辨证论治，故被历代医家誉之为"众方之祖"。

**杂治法**　《伤寒论》治法的一种。是针对某些杂证而设立的治疗方法。《伤寒贯珠集·卷三》："又其次为杂治法，谓病变发黄、蓄血诸候，非复阳明胃实，及经邪留滞之时所可比例。或散或下，所当随其证，而异治者也。"

**多热者易已**　指少阴病阳气来复，身体多热，而易于痊愈的疾患。《伤寒论·辨少阴病脉证并治》："少阴病，脉紧，至七八日，脉暴微，手足反温，脉紧反去者，为欲解也。虽烦，下利必自愈。"《注解伤寒论·卷六》："《针经》曰：多热者易已。"盖少阴病脉紧，为里虚寒盛，当有四肢厥逆，恶寒蜷卧，下利清谷等症。今病至七八日，或经适当治疗，原有之紧脉不现，而突然转为和缓之脉，并由四肢厥逆，转为手足温暖，此乃少阴阳气来复，阴寒消退之象，为病情欲解之佳兆。虽有下利心烦证在，然亦可固阳气来复而愈，此即"多热者易已"之义也。

**多寒者难已**　指少阴病阳虚寒盛，身体多寒，而难于痊愈的疾患。《伤寒论·辨少阴病脉证并治》："少阴病，恶寒，身蜷而利，手足逆冷者不治。"《注解伤寒论·卷六》："《针经》曰：多寒者难已。此内外寒极，纯阴无阳，故云不治。"盖少阴病，若阳气来复，则有向愈之机。今少阴病恶寒，身蜷而利，是阴寒极盛，更无阳气来复之兆。手足始终厥冷，不见转温，是真阳已败，有阴无阳之候，故为"不治"，亦即"多寒者难已"之义也。由此可见，阳气来复与否，是判断疾病可治与不可治的一个关键。

**汗不厌早下不厌迟**　治则用语。《伤寒论》中体现的治伤寒用发汗和攻下方法的时间选择原则，这就是发汗法应尽早使用，而攻下法则需要等待时机成熟方可实施。当病邪在表时，正气拒之，医生可趁此时机发汗解表；由于病作日期越短，则病位越轻浅，利于发汗，邪气越是容易逐出。故表证一起，即当尽早发汗。否则便有可能传变入里，更加难于治疗。这便是"汗不厌早"的道理，若病见大便不下，腹满或痛等症状，是为病及阳明，按理当使用攻下方法，但下法的使用需具备两个条件：其一是表证已罢，其二是腑实已成，大便已硬。而这两个条件的具体都需要有一个时间过程。若表证未罢或里实未成而即使用攻下，便可以损伤里气而使表邪内陷，发生变证。所以要"下不厌迟"。迟也只是说要等到条件具备，并不是漫无边际地坐耗时间，若当下不下，也会耽误病情，而有津液进一步灼伤，以至正虚邪实的可能。

**汤证辨证** 辨证方法的一种。即在深刻认识汤证本质以及其表现的基础上，通过对四诊收集来的临床资料进行分析判别，以确定疾病属于何种汤证，并由此确立处方，这种辨证方法便是汤证辨证。汤证辨证的本质主要还是"抓主症"，即寻找并把握方法对应关系，一旦临床病证的表现与汤证的基本症状相吻合，即可成立诊断。日本汉方界推崇张仲景《伤寒论》，他们也倾向于较多地使用汤证辨证方法。我国大多数经方学派的医生在临床上也比较善于使用汤证辨证方法。参见"汤证"。

**阳邪杀谷** 指胃阳素旺，风邪犯胃，而能消磨水谷的病理变化。《伤寒论》："阳明病，若能食，名中风；不能食，名中寒。"《注解伤寒论·卷五》："风为阳邪，阳能杀谷，故中风者能食"也。盖风属阳，主乎动，风为阳邪，阳能化谷，平素胃阳较盛，阳明中风，胃受鼓动，则能饮食，即所谓"阳邪杀谷"也。参阴邪不杀谷条。

**阳明二禁** 指阳明病禁用的二种治法，即发汗和利小便。柯琴："发汗、利小便，是阳明经两大禁。"（《伤寒论翼·阳明病解》）阳明病以燥热为其基本特征，以存津液为基本原则。发汗和利小便皆损津液，故当禁用。但阳明表证犹当发汗，阳明津伤水热互结犹需利水，这又是变通，因证制宜。

**阳明人** 六经人体质之一。其人阳气重，主要是胃阳盛，津液偏欠，偏燥，其耐燥热力不如耐寒湿力，属阳中之阳人。感受寒邪，并不加大其原有的阴阳偏差，可不发病，或发病也有自解之机；但感寒盛重或感受热邪可发病，并多从热化、燥化，易传变为阳明病。其常态是面合赤色，壮实气粗，纳善眠可，汗多口干善饮，尿少便硬，舌红苔薄白或微黄，脉洪有力。

**阳明之阳名曰害蜚** 语出《素问·皮部论》篇。丹波元简云："盖害、盍、阖，古通用。《尔雅》释宫：'阖，谓之扉。'疏：'阖，扇也'。《说文》曰：'阖，门扇也，一曰闭也。'蜚，音扉。害蜚即阖扉，门扇之谓。《离合真邪论》云：'阳明为阖。'义相通。"据此，可知"阳明之阳，名曰害蜚"，实乃"阳明为阖"之意，详见"阳明为阖"条。

**阳明无死证** 语出陆懋修《伤寒论阳明病释》。阳明主胃，胃为水谷之海，阳明为多气多血之经，病入阳明，易于化热化燥，而成正盛邪实之证。由于正盛邪实，用清、下为主，攻逐邪气，一般可以迅速向愈。《伤寒论》

阳明病篇较少论及死证，其道理也在于此。但若阳明病失治误治，以致邪实正虚，攻补两难，亦有出现恶化之虞，不可一概论之。

**阳明为三阴外蔽**　即阳明居三阴之外而具有防止病邪转入三阴的作用。阳明者两阳合明，阳气旺盛，阳气旺盛则病邪不能转入三阴，而表现为阳旺热盛之证。如果阳虚，则邪气可能内陷三阴。柯琴："阳明为三阴之表，故三阴皆看阳明之转旋。三阴之不受邪者，借胃为之蔽其外也。胃气和则能食不呕，故邪自解而三阴不病。胃阳虚，邪始得入三阴。"（《伤寒论翼·阳明病解》）此语亦作"胃为三阴外蔽"，参见该条。

**阳明为阖**　语出《素问·阴阳离合论》和《灵枢·根结》篇。是言阳明经在阳经中相对地位于里，而气蓄于内。如张介宾注："阳明为阖，谓阳气蓄于内，为三阳之里也。"伤寒注家多援引此种理论解释阳明病，如柯琴《伤寒论翼》说："太阴阳明，同处中州，而太阴为开，阳明为阖，故阳明必以阖病为主。不大便固阖也，不小便亦阖也，不能食，食难用饱，初欲食反不能食，皆阖也；自汗盗汗，表开而里阖也，反无汗，内外皆阖也。种种阖病，或然或否，故提纲独以胃实为主。"柯氏这段话充分反映出阳明之气向里向内的阳明为阖的特性。

**阳明以心胸为表**　语出柯韵伯《伤寒论翼》，义同邵仙根"胸中为阳明之表"，详见该条。

**阳明主肉**　语出《素问·阳明脉解》篇，《素问·热论》篇等。《阳明脉解》云："阳明主肉，其脉血气盛，邪客之则热"，"病甚则弃衣而走……"。张志聪注："阳明之气主肌肉，故热盛于身，身热故弃衣而走也。"《伤寒论》曰："阳明病外证云何？"答曰："身热汗自出，不恶寒，反恶热也。"《素问·热论》云："二日阳明受之，阳明主肉，其脉侠鼻络于目，故身热目疼而鼻干，不得卧。"阳明为二阳，故在第二位受病，张介宾注："伤寒多发热，而独此云身热者，盖阳明主肌肉，身热尤甚也。"发热与身热有浅深之别，发热多在皮毛，身热则在肌肉，故发热摸之烙手，久之亦热，身热则有愈按愈热之感，正因阳明主肉，故《内经》与《伤寒论》言阳明病均多称"身热"。

**阳明起手三法**　即治阳明表热三法，详该条。此由柯琴根据《伤寒论》第221、222和223条提出："栀豉汤所不及者，白虎汤继之；白虎汤不及者，猪苓汤继之，此阳明起手之三法。"（《伤寒论注·阳明脉证》）

**阳明病提纲**　指《伤寒论》第180条："阳明之为病，胃家实是也。""胃家"包括胃与大肠。病邪深入阳明，邪化燥热，肠胃功能失常，故病见里热实证，这便是"胃家实"的含义。故举凡病见阳明实热证，皆可称阳明病。阳明病热实证有两类证型，一类是以热邪弥漫为主，未结燥成实，一类以燥结腑气不通为主，因而其表现一偏于外，一偏于里，提纲证为了抓住本质特征，故以"胃家实"高度概括之。

**阳道实阴道虚**　语出《素问·太阴阳明论》篇。这是阴阳学说的一个基本观点。即凡事物之属于阳者，必须有充实、满盛、向外等特点；而事物之属于阴者，必须具有柔弱、不足、向内等性质。以脾胃病言之，则脾为阴脏，其病多虚；胃腑其病多实。因此，对于中焦之病，《伤寒论》注家有"实则阳明，虚则太阴"之论。虽然胃病亦有虚寒之证，但此类病证不仅常同时见有脾虚的表现，且于治疗时亦常从补脾入手。例如《伤寒论》的理中汤为治胃虚寒的重要方剂，而方中的药物，却无不是温补脾气之品；又脾脏亦偶有实热之证，但治疗措施，也往往从泻胃入手。如泻黄散虽为泻脾热而设，但方中清热之栀子、生石膏均是泻胃热之药。所以对于中焦病的治疗特点，也可概括之谓"实证责之于胃，虚证责之于脾。"

**阴之绝阳**　语出《素问·阴阳离合论》篇。原文说："少阴之前，名曰厥阴，厥阴根起于大敦，阴之绝阳，名曰阴之绝阴。"绝，尽也。高士宗注："厥阴为阴之尽，而曰阴之绝阴，言纯阴而绝无阳也。"吴崑注："三阴三阳至此经为尽处，故为绝阳，又名绝阴。"王冰注："两阴相合，故曰阴之绝阳。厥，尽也，阴气至此而尽，故名之绝阴。"以上三注，虽解释不同，但义实一。《伤寒论》把厥阴排在三阴三阳最末，按三、二、一排列，实是取厥阴为"阴之绝阳，名曰阴之绝阴"之意。

**阴邪不杀谷**　指胃阳不足，寒邪犯胃，不能消磨水谷的病理变化。《伤寒论》："阳明病，若能食，名中风；不能食，名中寒。"《注解伤寒论·卷五》："寒为阴邪，阴邪不杀谷，故伤寒者不能食。"盖寒属阴，主乎静，寒为阴邪，阴不化谷，寒邪踞胃，胃阳衰败，运化失职，故不能饮食，即所谓"阴邪不杀谷"也。参阴邪杀谷条。

**阴阳三总要**　高飞在《论"阴阳自和必自愈"》一文中提出，《伤寒论》运用阴阳理论高度概括"病脉证治"的纲领性条文有三：第7条辨病发阴阳和《辨脉法》第1条辨脉之阴阳侧重于辨病审脉，而第58条"凡病……阴阳自和者，必自愈"则突出一个"凡"字，重视一个"自"字，强调一个"和"字，反映了仲景的论治思想。三条如鼎足之立，为全书病脉证治之总要。〔高飞，刘渡舟.论"阴阳自和必自愈"[J].山东中医学院学报，1985(4):11－15.〕

**阴阳双传**　病证名。又称两感伤寒。指外感寒邪，病传太阳与少阴，致太阳、少阴两经俱皆受病且继续按"阳明和太阴、少阳和厥阳"次序传变的疾患。《伤寒百问歌·卷二》："两感伤寒少治法，阴阳双传病俱发，一日太阳兼少阴，头痛口干烦满渴。二日阳明兼太阴，谵语不食腹满热。三日少阳兼厥阴，耳聋囊缩而发厥。先用四逆救其内，阳气内正急救外。救外莫若桂枝汤，治有先后药须对。下利身疼利不止，此是南阳以意会。双传用药若不效，深恐其人六日毙。"见两感伤寒条。

**红汗**　指鼻衄。血汗同源。感证过程中外邪解散时或见衄血，衄血后外散随散、疾病随愈，故衄亦与汗出作用相同。根据以上道理，故感证过程中出现的鼻衄又称"红汗"。徐大椿："热甚动血，血由肺之清道而出，与汗从皮毛而泄同，故热邪亦解。俗语所云'红汗'也。"（《伤寒论类方》）

**巡经传**　病机名。即循经传，见该条。

**巡经得度传**　病机名。语出《此事难知》。指伤寒由太阳直传厥阴的传变。由于三阴经唯有厥阴上至头部，另有奇经八脉之督脉上行于头，并与太阳交于巅顶百会穴，故太阳可以直传厥阴。

# 七　画

**运气学说**　运气学说是我国古代研究天时气候变化，以及气候变化对生物影响的一种学说。它是以自然界的气候变化，以及生物体（包括人体在内）对这些变化所产生的相应反映作为基础，从而把自然气候现象和生物的生命现象统一起来；把自然气候变化和人体发病规律统一起来，从宇宙的节律上来探讨气候变化对人体健康与疾病发生的关系。它的基本内容，就是以五行、六气、三阴三阳等理论为基础，运用天干、地支等作为演绎工具符号，来推论气候变化、生物的生化和疾病流行之间的关系。中医记载五运六气内容主要见于《素问》的《六节藏象论》，以及《天元纪》《五运行》《六微旨》《气交变》《五常政》《六元正纪》《至真要》等七篇大论。《伤寒论》的许多注家也用运气学说阐发伤寒学理，如成无己、张志聪等人。

**扶阳气存津液**　《伤寒论》中所体现出的治疗伤寒的基本治疗原则。伤寒（狭义）乃寒邪伤人所致，其发病多由于外界寒邪过重或人体阳气不足，且寒中人体多伤人体之阳，故伤寒病以扶阳气作为其基本治疗原则之一。《伤寒论》扶阳气治法在六经病诸篇皆有使用，扶心阳用桂枝甘草剂类方，扶脾胃阳气用甘草干姜汤、理中汤之类，扶肾阳用四逆汤之类，扶助表阳、温通经络也都用附子制剂，使用相当广泛。扶阳气法则也体现在慎用寒凉伤害人体阳气，如攻下必待里实已成、小承气之试探、小柴胡之禁忌、以及汗、吐、下法诸忌，大多以保护阳气为着眼。"存津液"机理及运用参"保胃气，存津液"条。

**走马看伤寒**　形容伤寒传变极其迅速的医学谚语，语出刘渡舟《伤寒论诠解》。由于伤寒是一种外感热病，传变迅速、变证多端，故古人总结出"走马看伤寒"的说法，以提醒医生在临床上要随时密切观察伤寒脉证的变化，见微知著，以防患于未然；或及时调整治疗方案，以适应变化了的病情。当然，伤寒也有比较稳定的时候，稽留于一经较长时间而无变化。

**攻里不远寒**　用药法则。即治疗胃实热结病证使用攻下方法时，需用苦寒药物，虽值严寒时节，亦不必避忌。此由《素问·六元正纪大论》提出。后世伤寒学家常引用这条法则指导承气汤一类苦寒攻里泄热方剂的应用。

**医圣**　后世医家对张仲景的尊称。现在认为晋·咸和五年（330）所立的张仲景墓碑上"汉长沙太守医圣张仲景墓"是张仲景被尊为医圣的最早文字记载。

**医圣祠晋碑**　据《南阳县志》记载："汉长沙太守张机墓在延曦门东迤二里，仁济桥西北……郡东商卓处，父老久传为先生墓与故宅。洪武初年有指挥郭云仆其碑，墓遂没于耕牧。越二百六十余年，为崇祯戊辰九月，兰阳冯应鳌千里走南阳访先生墓不可得。后数年，园丁掘井圃中丈余，得石碣，碑文曰：'汉长沙太守医圣张仲景墓'。是碑为郭云虽仆而仅存者也。"这便是后来人们所称的医圣祠晋碑。1981年，在修复医圣祠和筹办"医圣祠沿革陈列"过程中，工作人员发现此碑基后面有"咸和五年"四个字，故又称"咸和五年碑"。后国家文物主管部门将此碑作鉴定，定为国家二级文物。医圣祠晋碑是张仲景曾任长沙太守的重要依据和物证。现此碑陈列于南阳医圣祠仲景墓前拜殿中。

**时气**　即"时行之气"，详该条。

**时方**　指张仲景以后医家所制的方剂。张仲景方称为经方。时方是在经方基础上发展起来的，是对经方的发展和补充。

**呕属少阳**　指呕多属于少阳病证。少阳主枢，内连阳明，邪犯少阳，胆气不降，致胃气上逆，而多见呕证。《伤寒证辨·呕证》："因表邪入来，里气拒格，上逆作呕，故属少阳也。"不过，六经皆可见呕，但伴随证不同，可资鉴别。

**足传手经** 六经病传变形式之一。即由同名称的足经传至手经，如足太阳传手太阳，而小肠以其与手少阴心经的表里关系又传心经，是为足传手经。《伤寒辨类·第六十四》："足传手经者，膀胱逆传小肠，小肠逆传心经为病也。"这种传变所形成的病证称为"越经证"。该书进一步论述其证治：伤寒五六日渐变神昏不语，或睡中独语一二句，目赤唇焦，舌干不饮水；与之稀粥则咽，不与亦不思，六脉沉数而不洪，心下不痞，腹中不满，大小便如常，形如醉人。此热传手少阴心经，心火上而逼肺，所以神昏。用导赤各半汤（芩、连、栀、滑、草、知、犀、茯、麦、姜、枣、灯心）。

**足阳明总摄六经** 指足阳明胃居中主土，万物所归，人体发病，内外邪气皆可转属于胃，而胃与六经并病，均可从阳明为主治。《阴证略例·霍乱吐泻分六经》："易老法霍乱吐泻，足阳明总摄六经。大抵仲景药为主，理中汤、理中丸、建中汤、平胃散、四君子汤之类。"此言霍乱吐泻，当与胃肠虚寒有关，故治以理中汤类，以温中散寒。因足阳明胃统领六经，不惟霍乱吐泻从阳明胃入手，即使胃与其他各经发病，亦可从上述方药基础上随证加减用药。例如胃与太阳经并，脉浮自汗者，于前所用药内加桂枝；脉浮无汗者，于前所用药内加麻黄。若胃与阳明本并，脉实，吐泻后大小便不通者，于前所用药内加大黄。若胃与太阴经并，脉沉细，腹痛体重者，于前所用药内加芍药，干姜。若胃与少阴本并，脉沉迟，四肢拘挛，身寒者，于前所用药内加干姜、附子。若胃与厥阴本并，脉微缓，四肢厥逆冷者，则与前所用药内加干姜、附子、当归、吴茱萸。

**辛开苦降** 治法名。指用辛味药物以开散痞结，用苦味药物清泄热结，其代表方剂是半夏泻心汤。此法较多用以治疗寒热错杂于心下的痞证；由于寒热互相纠结错杂于一起，不同时用辛温开散和苦寒清降的药物就不足以治此痞结。五版《伤寒论》教材：半夏泻心汤"诸药配合，为辛开苦降、寒温并用、阴阳并调之法，从而达到恢复中焦升降、消除痞满的目的。"

**辛从甘化** 五味配五行，辛甘属阳，甘属土，辛属金，土生金，故曰"辛从甘化"。此说明桂枝甘草汤的功用。《伤寒真方歌括·卷一》："桂枝甘草汤……辛从甘化，阳中有阴，故能补阳以止汗，生心液而定悸。"参桂枝甘草汤条。

**辛甘化阳** 治法名。指用辛味药与甘味药配合以扶助补益阳气的治法。《素问·阴阳应象大论》："气味辛甘发散为阳。"《伤寒论》使用桂枝之辛与炙甘草之甘配合而成桂枝甘草汤，以治心阳不足证，便是辛甘化阳方法的具体运用。五版《伤寒论》教材：桂枝甘草汤"桂枝辛甘性温，入心助阳；甘草甘温，益气和中。二药相伍，辛甘化阳，使心阳复而心悸可愈"。

**补亡研究法**　从文献分析、补亡拾遗角度研究《伤寒论》的一种方法。代表人物及著作有庞安时《伤寒总病论》、郭雍《仲景伤寒补亡论》，陶华《伤寒全生集》、王肯堂《证治准绳·伤寒》、张璐《伤寒绪论》及吴坤安之《伤寒指掌》等。主要从广义伤寒、狭义伤寒二个不同角度出发，为了完整辨证施治的基本内容，在疾病、证候、症状、诊法、方剂、药物等六个方面进行补亡。补亡方式有专门列其篇章及在注疏仲景经文中补充两种。这种方法对发展和完善《伤寒论》有很大贡献。

**君臣佐使**　指方剂组成原则有君、臣、佐、使四个部分。《伤寒明理药方论·序》："其所谓君、臣、佐、使者……制方之妙的，与病相对，有毒无毒，所治为病主。主病之谓君，佐君之谓臣，应臣之谓使。择其相须相使，制其相畏相恶，去其相反相杀，君臣而有序，而方道备矣。"所谓"君"药，是方剂中治疗主证，起主要作用的药物，按照需要，可用一味或几味。"臣"药，是协助主药起治疗作用的药物。"佐"药，是协助主药治疗兼证或抑制主药的毒性和峻烈的性味，或是反佐的药物。"使"药，是引导各药直达疾病所在或有调和各药的作用。例如《伤寒论》麻黄汤方，治疗发热恶寒，头项强痛，身疼腰痛、骨节疼痛，无汗而喘，脉浮紧。药用麻黄是君药，发汗解表；桂枝是臣药，助麻黄解表；杏仁是佐药，助麻黄平喘；甘草是使药，调和诸药（因本方麻黄、杏仁都是主肺经药，故不再加用引经的使药）。诸药合用，共奏发汗解表、宣肺平喘之功。现在，有的方书把"君、臣、佐、使"改为"主、辅、佐、使"或"主、辅、佐、引"，其含义相同。

# 八　画

**表里传**　六经病传变形式之一。邪在互为表里的两经中，或从表传里，或自里出表，为表里传。《伤寒辨类·六经传》："阴中之阳水，少阴是也……如太阳传至此，为表里传也。"表里传是六经病传变的一种比较常见的形式。如少阴病阳复太过而邪传膀胱，引起便血之证（见《伤寒论》第293条），是由里还表的表里传。厥阴病呕而发热者用小柴胡汤主治（见《伤寒论》第379条），也是由里还表的表里传。太阴与阳明间的虚实移徙亦然。表里传的发生主要基于表里之间的生理联系。

**抽底平面法**　治疗蓄水的方法。五苓散利水于下，是谓抽底。蓄水利而气化行，口渴自止，是谓平面，《伤寒尚论辨似·太阳经》："只消利去其下焦赤涩之小水，则中焦之热展舒而消渴解，上气平伏而浮热除矣，此抽底平面之法也。"

**直中**　外邪不经过三阳，直接侵入三阴而导致三阴病证，这一发病过程称为直中。外邪直中三阴一般与患者素体阳气虚衰有关。

**枢机之剂**　指具有调理气机升降出入的方剂。邵仙根："且黄连汤与小柴胡汤俱是枢机之剂，而为和法。小柴胡和其表里，黄连汤和其上下，同一和法，而有横直之不同也。"（《伤寒指掌·卷一》）

**奇偶之法**　指《伤寒论》药方因疾病病势不同，而有奇方、偶方之浅深不同制法。《伤寒来苏集·伤寒论翼》："若夫奇偶之法，诸方既已备见，而更有麻黄汤与桂枝汤合半之偶，桂枝二麻黄一之奇，是奇偶中各有浅深也。"奇为单数，偶为双数。病势单纯者用奇方，如甘草汤；病势较繁者用偶方，如桔梗汤，所谓"奇之不去则偶之"是也。更有君一臣二、君二臣三之奇，君二臣四、君二臣六之偶。若复方是二方或数方相合之谓，如大青龙汤。今以麻桂各半汤为偶，桂二麻一为奇，其复方略与大青龙汤小异，是因病有轻浅深重之别，而方有奇偶浅深之制矣，然阐明仲景方药之理法则一也。

**明辨法**　《伤寒论》治法的一种。是针对阳明虚实错杂，或可下，或不可下，或可下而尚未可下，或不可大下等证候而设立的治法。《伤寒贯珠集·卷三》："其次则为明辨法。盖阳明以胃实为病之正，以攻下为法之的。而其间有虚实交错，或可下，或不可下，或可下而尚未可下，及不可大下之时。故有脉实、潮热，转矢气、小便少等辨，及外导润下等法。"是以临证须辨明证候之真谛，予以适当的治疗。

**和解少阳**　和法之一。治疗邪在少阳半表半里的方法。少阳部位既不在表、亦不在里，因而既不能使用发汗方法，亦不能使用攻下方法。邪气在于表里之间，解此表里之间的邪气当用和法。小柴胡汤是和解少阳的主方。

**底板**　指六经病常见病变特别是六经病提纲证的相反的病变或六经病的里证。此由清代伤寒学家柯琴提出："仲景六经各有提纲一条。犹大将立旗鼓，使人知所向。故必择本经至当之脉症而标之。读书者须紧记提纲以审病之所在。然提纲可见者只是正面。读者又要看出底板，再细玩其四旁，参透其隐曲。则良法美意始得了然。如太阳提纲提出脉浮，夹项强痛，恶寒八字，是太阳受病之正面。"如果脉不浮而反沉、当恶寒而反不恶寒，这皆是"底板"。底板病变一般与互为表里的经脉相关。如太阳病之底板与少阴相关。柯琴说："太阳阳虚，不能主外，内伤真阴之气，便露出少阴底板。"看底板就是辨证要有灵活性，要知常达变、要举一反三。

**法中之法**　指《伤寒论》六经分证与制方用药既有定法，又有活法。《伤寒来苏集·伤寒论翼》："仲景书法中有法，方外有方，何得以三百九十七法、一百一十三方拘之耶？"何谓法？《伤寒论翼·制方大法》云："六经皆有主治之方，而他经有互相通用之妙……合是证便用是方，方各有经，而用不可拘，是仲景法也。"又说："仲景制方，不拘病之命名，惟求证之切当，知其机，得其情，凡中风、伤寒、杂病宜主某方，随手拈来，无不合法，此谓医不执方也。"说明临证治病，立方用药，既要了解病之病名、病证、病机、病情，做到知常达变，医不执方；又须明辨六经各有主治之方，他经可以通用，方各有经，而用不可拘。如此方合仲景心法，而不致将仲景活方活法为死方死法。举例言之，如太阳病，以脉浮，头项强痛而恶寒为提纲，然因感邪有轻重，正气有强弱，故又有汗出脉浮缓为中风；无汗脉浮紧为伤寒之说。而中风、伤寒证下，又有种种兼挟之证。如伤寒表实，有兼内热而烦躁者，有兼水饮而咳喘者，亦有太少合病而为两感者等等，其辨证之法，当在常变中推求。此乃六经病证中法中有法之例。再以辨治用药言，如太阳病桂枝汤方，为解肌祛风、调和营卫设，凡六经初感之邪，未离营卫，兼有表证，亦可用桂枝汤和之；若里证显著，则桂枝汤原方，可小为变通，如桂枝加大黄、柴胡桂枝汤、桂枝加附子汤诸例。即或有不因外邪，或里邪还表，或营卫不和，如仲景治疗常自汗出及霍乱吐利止而身痛不休，亦主桂枝汤等，皆是其例。此乃制方用药中法中有法之例也。学者可由此而细求之，若不知此义，则虽千言万语，亦难得其要领。

**治太阳二要义**　指治疗太阳病的二个基本原则，由柯琴提出。这两个基本原则是发汗、利水。柯琴认为，太阳主表，为人身之外层，风寒袭入，惟以汗解为急务，"治太阳伤寒以发汗为第一要义"。汗为心液，发汗为君主阳和之气内发而寒水之邪外散的过程。如果君火不足，则肾液之输于心下者，不能助心为汗，又不能下输为膀胱，所以心下有水气也，"故利水是治伤寒之第二要义"。（《伤寒论翼·太阳病解》）

**治太阳两大法门**　即治太阳二要义。柯琴："发汗、利水是治太阳两大法门。"详见该条。

**治阳明表热三法** 指《伤寒论》用治阳明病热在肌表的三种基本治法，由柯琴归纳提出。这三种治法是分主三焦。热在上焦则用栀子豉汤清宣郁热，热在中焦用白虎汤清之，热在下焦用猪苓汤利之。《伤寒论翼·阳明病解》："治阳明之表热有三法。热在上焦用栀豉汤吐之，上焦得通，津液得下，胃家不实矣。热在中焦用白虎汤清之，胃火得清，胃家不实矣。热陷下焦，用猪苓汤利之，火从下泄，胃家不实矣。要知阳明之治表热，即是预治其里。三方皆润剂，所以存津液而不令胃家实也。"治阳明表热三法又称"阳明起手三法"。

**治黄三法** 治法用语。是对《伤寒论》治疗发黄病证方法的总结，这三种方法是外散、内清、下泻。如湿热偏结于里，见内实腹满、大便不适者，用茵陈蒿汤泻下攻里、分消湿热，是为泻法；若病邪偏结于表，兼见寒热、身疼等表证，则用麻黄连轺赤小豆汤开表达邪、清利湿热，是为外散；若湿热郁阻三焦，不表不里，但见身黄发热者，则选栀子柏皮汤清利三焦湿热而退黄，是为内清。三法之中，清利湿热是通见的。刘渡舟《伤寒论诠解》对此有较详尽的阐述。

**治黄五法** 指治疗黄疸的五种常用方法，即发汗、通下、清热、利湿、温阳五法。吴坤安："《金鉴》云：表实无汗发热者，宜麻黄连轺赤小豆汤汗之；里实不便者，宜茵陈蒿汤下之；无表里症而热甚者，宜栀子柏皮汤清之；大便溏，小便不利发黄者，宜茵陈五苓散利之，阴证发黄者，宜茵陈四逆汤温之。"邵仙根评曰："发黄有汗下清利温五种治法。治黄之法，不外是矣。"（《伤寒指掌·太阴新法》）

**定脉** 指对诊断的确立有决定性意义的脉象。《伤寒寻源·少阴问答一》："微细为少阴之定脉……总凭此定脉定证，以审实其病之不在他经，只在少阴。"定脉也就是特异性的脉象。

**定症** 指对诊断的确立有决定性意义的症状。《伤寒寻源·少阴问答一》："但欲寐为少阴之定证……总凭此定脉定证，以审实其病之不在他经，只在少阴。"定症即特异性的症状，在辨析六经病证及其兼证、挟证、复证、变证时，充分掌握各自的定症是非常重要的。

**经方扩大运用** 后世医家在深入研究《伤寒论》《金匮》和临床观察经方疗效的基础上，将经方扩大使用到原著所论以外的病证的治疗中，这便是经方扩大运用，如用柴胡加龙骨牡蛎汤治疗癫痫、桂枝汤治疗荨麻疹、半夏泻心汤治疗失眠等，这些病证都是仲景原著在论该方主治病证时所未言及的，因而都是扩大运用。经方扩大运用亦有规则可循，如根据病机投药、根据部位投药、根据突出症状用药、根据病因用药等。当然，有时经方扩大运用也可能是根据偶然获得的经验投药。

**经药络药**　语出刘亚农《二十世纪伤寒论·六经诊断篇》病有在经在络之分，则药有分经分络之别。伤寒之方，经药居多。麻黄、细辛、柴胡、附子均经药也。生姜、桂枝则为络药。至陶宏景后，盛用荆芥、羌活、独活、葱白、薄荷等络药。明清以后，又增桑叶、青蒿叶、菊花、淡竹叶、枇杷叶等络药。因近代气禀浇薄，病恙轻微，不易与辛温也，且络病易传热，有似风温风热之候。

**经病传腑**　疾病传变的一种形式。指三阳经病时经表证传为腑证的传变。邵仙根：太阳蓄血证"邪热自经入腑，结于膀胱而下焦蓄血。不成血结胸病，则知觉昏昧，故发狂。此经病传腑，表病传里，气病传血，上焦病而传下焦也。"（《伤寒指掌·伤寒变症》）经病传腑的传变在有些医家的著作中又称"传本"。但其意义不若经病传腑确切。参"传本"。

# 九　画

**按方类证**　《伤寒论》研究方法名称，即根据《伤寒论》方剂的组成和作用对《伤寒论》所述病证进行分类的一种研究方法。这种方法的创始人为清代医家徐灵胎。他认为《伤寒论》并不是依经立方之书；当时著书，只是随症立方而已，本无一定之次序；《伤寒论》实际上是仲景为救误而设，而误治之后，变证错杂，必无循经现病之理；由于这种种理由，故研究《伤寒论》时，不能再以上经分症。《伤寒论》中阳经多阴经治法，阴经中多阳经治法，这种现象也是六经分证难以圆满解决的问题。徐灵胎经过 30 年的探求，创造出不类证而类方的方法，这就是根据方剂的组成和作用，将《伤寒论》方 113 首分成桂枝汤类、麻黄汤类、葛根汤类、柴胡汤类、承气汤类、泻心汤类、白虎汤类、五苓散类、四逆汤类、理中汤类和杂法方类共 12 类，每类先定主方，同类诸方附于其后，又以《伤寒论》中有此方之症再分列于其后，归属于斯类，以成系统。这便是"按方类证"的方法。这种方法以主方带类方，则诸方悉有所归；以方剂分类病证，则众多病证不再散乱而得以条理化，这便起到提纲挈领的作用。如此则对于《伤寒论》中的各种病证，不论其病从何经来，从何经而往，皆可见证而知方，从而施治，可以不再受六经分证的拘束。后世有注家沿用并且发展了这种研究方法。按方类证方法虽然有其优点，但由于脱却六经，既有失仲景《伤寒论》原旨，也走向了一种无六经统证的零散。

**按因类证**　《伤寒论》文献研究的一种方法，即以《伤寒论》病证产生的不同原因为纲，将各种条文汇列于，病因之下，进行分析和阐述的方法。这种方法突出了各方证在病因方面的共性或个性，以便按因施治。钱潢《伤寒溯源集》即是按因类证研究的代表著作。

**按证类方**　研究《伤寒论》的一种方法。即按照证候的不同类型，将方剂进行归类，凡能主治该证的方剂，归为一类。如庆云阁《伤寒十六证类方》即依据表寒证、表热证、表虚证、表实证、里寒证、里热证、里虚证、里实证、表寒里热证、表热里寒证、表虚里实证、表实里虚证、表里俱寒证、表里俱热证、表里俱虚证、表里俱实证十六证将《伤寒论》主治这些病证的方剂 80 余首相应地分为 16 类，另外 24 首方则总汇为杂治方一类。按证类方使《伤寒论》方及证归于一个以证带方的新体系，有条分缕析、纲举目张的作用，这对方剂按六经病证分类的方法是一种补充。

**按法类证**　《伤寒论》研究的一种方法。即以治法为大纲，将《伤寒论》有关条文方证汇列于各治法之下加以分析和阐述、充分揭示伤寒治法规律的方法. 尤在泾是用按法类证研究《伤寒论》的代表医家。

**按症类证**　《伤寒论》研究的一种方法。即以《伤寒论》所论述到的主要症状为纲，将提及该症状的条文汇列于下加以分析、辨别和阐释，充分说明该症状发生的各种病因病机，表现特点及其治法异同的方法。清朝医家沈金鳌《伤寒论纲目》是按症类证的代表著作，其中按百余个症状对《伤寒论》条文进行分析、综合。按症类证方法的优点是充分体现出辨证施治原则，使人能够在同中求异，抓住各症状的特点以及其在症状群中的意义，具有很好的实用意义。现代《伤寒论》文献研究常采用这种方法。

**药证**　即"方证"。朱肱："所谓药证者，药方前有证也，如某方治某病是也。"（《伤寒活人书·卷十二》）由此可见，药证即是《伤寒论》所言药方主治的病证。参见"方证"。

**标本**　①标本是代表互有主次、先后、因果、本末等关系的两种事物的一对名词。如邪正关系则正气为本，邪气为标；病因与所致病证关系则病因为本，所致病证为标等；此外还有旧病与原发病为本，新病与继发病为标；脏腑为本，经络为标；经络在四肢者为本，在头面者为标；病在下在内者为本，在上在外者为标等。临床上应用标本关系分析病证的先后主次、轻重缓急，以确定治疗程序以及治疗原则。②指气化学说的标本，详见"标本中气"条。

**标本中气**　气化学说术语。标指少阳、太阳、阳明、少阴、太阴、厥阴六经，即六经为标；本指风、寒、暑、湿、燥、火六气，即六气为本。在本之下，标之上，与六经之标互为表里的阴阳之气便是中气。标本中气是就六气的变化而提出的。由于六气是变化的主体，故六气为本；六气体现于六经，故六经为标，维系着阴阳表里间密切联系的便为中气。根据《素问·至真要大论》和《素问·六微旨大论》，六气标本中气关系是少阳（标）之本为火，中气为厥阴风木；阳明（标）之本为燥，中气为太阴湿土；太阳（标）之本为寒，中气为少阴君火；厥阴（标）之本为风，中气为少阳相火；少阴（标）之本为热，中气为太阳寒水；太阴（标）之本为湿，中气为阳明燥金。后人将这种关系表达为"上中下标本中气图"。标本中气是伤寒气化学说的最基本的概念；伤寒气化学说的最基本的内容也就是阴阳六气标本中气从化。所以，在不少伤寒学论著里，伤寒气化学说也说成是标本中气学说。参见"气化学说"条。

**标本同气**　气化学说术语。六气为本，三阴三阳为标。少阳本火而标阳，太阴本湿而标阴，标本之气阴阳属性一致，故为标本同气。

**标本异气**　气化学说术语。六气为本，三阴三阳为标。如果标本之气阴阳属性一致，为"标本同气"；如果其属性不一致，则为"标本异气"，如太阳本寒而标阳，少阴本热而标阴，皆为阴阳异气。

**标本两从**　气化学说术语。《素问·至真要大论》原作"从本从标"。标本两从就是六经气化既顺从于标之阴阳的特性，同时也顺从于本之六气的特性。少阴太阳标本两从。少阴指少阴君火，太阳指太阳寒水。少阴太阳从本从标者，因少阴本热标阴，而中气为太阳寒水；太阳本寒标阳，而中气为少阴君火，二者均为标本异气，故既可以从本化热，也可以从标化寒。如《伤寒论》中的太阳、少阴伤寒证均有寒化证和热化证两类。吴崑云："少阴之本热，其标阴。太阳之本寒，其标阳。标本异气，是从本化，又从标化也。"王冰注："少阴为君火，从热而化，故热为本，少阴为标，是阴从乎阳也。太阳为寒水，从寒而化，故寒为本，太阳为标，是阳从乎阴也。二气之标本异，故经病之化，或从乎标，或从乎本。"

**胃为三阴外蔽**　指阳明胃居中主土，有保护三阴不受邪气侵袭的作用。《伤寒来苏集·伤寒论注》："盖三阳皆看阳明之转旋。三阴之不受邪者，借胃为之蔽其外也，则胃不特为六经出路，而实为三阴外蔽矣。胃阳盛，则寒邪自解；胃阳虚，则寒邪深入阴经而为患；胃阳亡，则水浆不入而死。要知三阴受邪，关系不在太阳而全在阳明。"此语亦作"阳明为三阴外蔽"，参见该条。

**重订错简派**　伤寒学术流派之一。其主要学术见解及观点是，《伤寒论》代远年湮，曾经散佚，是晋·太医令王叔和搜采编次而成的本子，其篇目先后差错，王叔和附以己意，所以已不是仲景著作的原貌，况且后人又有所更易。研究《伤寒论》必须遵循仲景原意，还其本来面目，这就要求研究者对《伤寒论》作一番考订，辨别孰为仲景之旧，孰为后人掺入，去伪存真，并对原文进行重新编次。现代医家任应秋先生在医学流派划分时，将这派医家称为"重订错简派"。这一流派的代表人物有方有执、喻嘉言等人。他们不仅对王叔和的编次多有微词，对林亿、成无己的工作也有批评，认为他们过于尊信王叔和，往往良莠不分、主次颠倒，将王叔和自己的文字混编进仲景之书。他们的这些观点与"维护旧论派""尊王赞成"的主张截然对立。重订错简的工作，以方有执为例，认为《伤寒例》于意难通，竟删去之。将太阳病分成"卫中风""寒伤营""营卫俱中伤风寒"三篇；阳明、少阳合并成一卷，三阴篇合并成一卷；认为论中有关温病、杂病的原文"皆旧本错杂乱出"，于是将有关温病、风温、杂病的条文与霍乱、阴阳易、瘥后劳复诸篇合并成一卷。认为《辨脉法》《平脉法》虽皆叔和之言，但有仲景的部分内容，仍应保留；痉湿暍病证是叔和述引仲景《金匮》文，故将这些内容合并。又将汗吐下可与不可诸篇移于篇末等等。后世一般认为，重订错简派敢于破旧、敢于立新，促进了伤寒论学的百家争鸣，于学术的发展是有推动作用的。而且他们的考订编次虽无充分的原始依据，却也有一定见解，使伤寒条文的条理性和系统性得到某些增强。

**复传太阳**　指病（邪）又传回太阳而出现太阳病变。根据古伤寒注家的认识，复传太阳的病情有两种：一者根据伤寒日传一经之说，至六日传至厥阴，六经传尽，七日复从厥阴传至太阳。一者病已传至少阴，阳复太过，则由里出表，脏病还腑，复传太阳。第一种认识是根据《伤寒论》第8条等论述提出的，如喻嘉言："六日传至厥阴，六经尽矣。至七日当再传太阳，病若自愈，则邪已去尽，不再传矣。设不愈，则七日再传太阳……"但大多数注家不同意这种观点（参"再经"条）。后一种认识是根据《伤寒论》第293条提出的。如成无己："少阴太阳为表里，少阴病八九日，寒邪变热，复传太阳……"有便血之症。

**顺传**　伤寒传变的一种基本形式，即由表及里的传变，如从太阳传阳明或传少阳，或由阳经传入阴经，皆为顺传。

**保胃气存津液**　治则。后世伤寒学者认为，这是贯穿《伤寒论》全书的基本治则。保胃气、存津液就是保护脾胃之气、保存人体津液。脾胃为后天之本，津液是人体的精微物质，是正气的基本成分，在营养人体、抵御外邪方面具有作用。在外感热病治疗中，遵循保胃气、存津液原则具有十分重要意义。具体说来，保胃气、存津液就是用药时避免损伤脾胃和津液，在适合的情况下投用健脾养胃、生津增液之品，及时地、正确地治疗可能导致脾胃和津液损伤的病证。

**急下存阴**　治法。在伤寒传至阳明、燥热内结、阴液灼伤的情况下紧急采用攻下方法，通便泻热、以保存阴液不被消耗殆尽的措施。这是外感热病较常用的一种治法。急下存阴的病证主要有两种，一种是阳明腑热炽烈，一种是少阴热化而热传阳明，热盛阴伤（分别详见"阳明三急下证"和"少阴三急下证"条）。急下存阴一般多采用大承气汤。

**类伤寒**　病证名。指在临床表现上类似狭义伤寒而其病理实质并非伤于寒邪所导致的一系列病证。《伤寒辨类·伤寒统辨》："又有痰症、食积、虚烦、脚气，类伤寒诸症，发热虽与伤寒相似，不可概作伤寒治也。"

**类病法**　《伤寒论》治法的一种。是针对伤寒类似证而设立的治疗方法。《伤寒贯珠集·卷一》："至于天之邪气，共有六淫，太阳受邪，亦非一种。是以伤寒之外，又有风温、温病、风湿、中湿、湿温、中暍、霍乱等证。其形与伤寒相似，其治与伤寒不同，于是乎有桂附、术附、麻黄、白术、瓜蒂、白虎等方，此为伤寒类病法也。"伤寒类病有多种，是类病之治法，不可拘执于一端，而当根据各类病证的临床表现，予以辨证论治。

**首尾一经**　指遭受外邪，三阳受病，病经六七日或十余日，未有传变，而病仍在原一经者。《伤寒海底眼·卷下·首尾一经论》："三阳受病，元气素实，内不受邪传，外不得自解，邪在肌表，积而为热，首尾不传，六七日或十三日不解。"伤寒六经病，一般传变规律：一日太阳、二日阳明、三日少阳、四日太阴、五日少阴、六日厥阴。但若病在三阳，病人体质素健，邪郁肌表，虽经六七日或十余日上，内不受邪传，而病邪仍在原来的一经，则名之曰"首尾一经"。治疗原则：有表症，当汗则汗之；内热，当清则清之；实热，当下则下之。

**举方略证**　《伤寒论》的一种行文法，举出方治，省略脉证。《伤寒之研究·方证互略》："承气之于胃实，四逆之于厥冷，则方之所本也，故于此二者，举方而略证焉。"每一方有每一方之主治，故虽然只言方药，而其临床见症已在不言之中。在读这种文法的条文时，要运用"以方测症"的方法，即依据其方药推理出其临床证候。参见"以方测症"条。

**举证略方** 《伤寒论》的一种行文法，举出脉证，省略方治。《伤寒之研究·方证互略》："柴胡之于呕，白虎之于渴，则证之所定也，故于此二者，举证而略方焉。"在读此种文法的《伤寒论》条文时，要运用"以症测方"的方法，由其所述证的病变机理而推知其主治方药，参见"以症测方"条。

**祖方** 王子接《伤寒古方通·古方选注条目》认为：方之有祖，犹字之有母，由兹或复或减，或因或变，伤寒论 113 方，即由和、寒、温、汗、吐、下六则祖方加减衍化而扩成。六则祖方中，桂枝汤为和剂祖方，白虎汤为寒剂祖方，四逆汤为温剂祖方，麻黄汤为汗剂祖方，栀豉汤为吐剂祖方，承气汤为下剂祖方。

**误下传** 六经病传变形式之一。伤寒误下，损伤正气，邪气乘机内传，谓之误下传。《伤寒辨类·太阳六传》："为得病急当发汗，而反下之，汗不发所以传也，太阳传太阴脾土者，为误下传。"

# 十 画

**桂枝三禁** 指《伤寒论》中载录的使用桂枝汤的三种禁忌证，统称"桂枝三禁"。这三种禁忌证是第 16 条所论太阳伤寒表实证、第 19 条所论里热病证以及第 17 条所论湿热内蕴证。太阳伤寒表实证当用麻黄汤辛温发汗，若用桂枝汤，其发汗之力弱，不足以散寒气之郁闭；且芍药寒凝酸敛，用之有闭邪之虞。里热病证若予桂枝汤，两热相合，热盛胃逆则吐，甚者有吐脓血之可能。湿热内蕴者予桂枝汤则甘增湿而温助其热，有致呕之弊。喻嘉言说："桂枝汤有禁用三法，此之谓也。"（《尚论篇》）

**桂枝四禁** 指使用桂枝汤的四种禁忌证，即桂枝三禁（详该条）以外，另有第 76 条所论"发汗后水药不得入口"的变证，合之则统称为桂枝四禁。喻嘉言反对这种提法："此一条（指第 76 条）从来诸家错会，扯入桂枝四禁，谓已用桂枝致逆，若更用桂枝，则其变愈大，粗疏极矣！"（《尚论篇》）依喻氏之见，凡表药皆可令吐下不止，不独桂枝当禁，所以只有桂枝三禁，而不能言桂枝四禁。

**桂枝汤以芍药为君** 祝味菊《伤寒方解》认为：桂枝汤为伤寒祖方之首，为调和营卫之主剂。此方配伍以芍药为君，桂枝为重要副药。盖适用本法之标准，在皮肤蒸发功能亢进而自汗出者，故用芍药以调节其亢进之功能，而桂枝不过是补助心脏作用而已，故麻黄汤中亦用之，其非主药可知矣。他如甘草之和中助液，生姜暖胃，大枣培中，皆所以补偿其自汗之消耗也。

**桂枝汤以营分药为主**　语出汪宪奎《伤寒类方增注》。桂枝汤治风伤卫，而反主以营分药者，推原仲圣之意在轻于泄卫而重于安营也。盖风为阳邪，性主疏泄，故发热自汗，其阳气外浮，而腠理不密，则卫虽强而泄之甚易，其阴气内弱，津液不固，则营本弱而安之甚艰。桂枝性温偏阳，兼走卫分，佐以甘草，则辛甘化阳不甚走泄，仅解肌表以散邪，是泄卫之力少也。然色赤入血，专主营分，佐以芍药则辛酸入阴，转为温养，能煦经脉而止汗，是安营之力多也，更复以姜枣，辛甘相济，以协助之，专于调和营卫，则邪风去而汗自止矣。

**桂枝治三气**　《伤寒论》研究者对《伤寒论》中桂枝一味在解肌发汗作用以外三方面治里作用的归纳，即降逆气、散结气、补中气。语出刘渡舟《伤寒论诠解》。桂枝能降逆气。如桂枝加桂汤用桂枝五两以泄上冲之肾家水寒之气，即"奔豚气"；苓桂术甘汤以及苓桂甘枣汤之桂枝都有降逆气的作用。散结气，如桃核承气汤中之桂枝便用以通阳开结而散蓄血。补中气者则如小建中汤中桂枝即具有此方面作用，桂枝甘草汤是既补益心阳亦补益中气。桂枝治三气只是对桂枝三方面主要作用的归纳，其他如桂枝能温阳化气而行水、解肌开表而达邪亦为重要，这些作用不是孤立的。如《本经疏证》称桂枝的作用有六："曰和营、曰通阳、曰利水、曰下气、曰行瘀、曰补中。"桂枝治三气可以与之结合起来全面认识。

**胸中为阳明之表**　胸中与胃之上脘相接，病在胸中，已近阳明而有转成阳明胃腑病证，故言胸中为阳明之表。邵仙根："此（瓜蒂散证）病机在胸中痞硬，不头痛项强，余症虽似桂枝证，非太阳中风可知。胸中有阳明之表。寒邪结而不散，胃阳抑而不升，故成痞象。"（《伤寒指掌·卷一》）不少学者将热郁胸膈的"栀子豉汤证"视为阳明病之轻浅者，与"胸中为阳明之表"的认识在实质上庶几近之。

**脏腑应天本标中气图**　出自《伤寒论浅注·读法》。

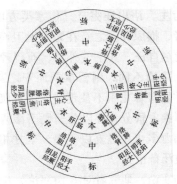

脏腑应天本标中气图

**说明：**上图所示，脏腑经络之标本，脏腑为本居里，十二经为标居表，表里相络者为中气居中。所谓络者，乃表里互相维络，如足太阳膀胱经络于肾，足少阴肾经络于膀胱也。余仿此。

**脏腑辨证** 中医临床辨证体系之一。这种辨证体系以脏象理论（脏腑生理、病理学）为基础，对通过四诊收集到的病情资料进行分析，以辨别脏腑功能变化、辨别其阴阳、气血之虚实以及邪气的种类和盛衰，由此确定基本病机，为治疗提供依据。脏腑辨证与六经辨证是互补的，它使六经辨证更加具体和细致，而六经辨证又能在六经角度揭示疾病的联系和发展规律。

**症状研究法** 由沈敏南提出的一种研究《伤寒论》理论的方法。可以归纳为以下五类：①六经归症，定其主次。即以六经归纳《伤寒论》症状，又把症状分为主次两种，并用此方法进行编次、注释《伤寒论》。②六经归症，以理定症。即以六经归纳《伤寒论》症状，又按各经理论研究其性质，并以此方法进行编次、注释。③八纲归症，定其性质。即以八纲归纳《伤寒论》症状，并按八纲学说分析症状的属性、属位。④审症度势，辨其转归。即从《伤寒论》症状着手，度量疾病发展的趋势。⑤不拘原著，补其类症。即指不拘《伤寒论》的症状研究，还从临床实践出发，补亡了一些外感热病的症状，在温病学说尚未形成的宋代，绝大多数的伤寒学者均有不同程度的补亡症状。〔沈敏南.试论伤寒学的症状研究法[J].江西中医药，1988，(4)：5〕

**烦为阳躁为阴** 烦是心胸中烦乱不宁，多为阳热郁扰所致，其性质属阳；躁指手足躁扰不宁，多为阳虚阴盛，正不胜邪之征，其性质属阴。这种分别在《伤寒论》中颇为明显，而临床上亦是符合实际的。吴坤安："又烦为阳，躁为阴。少阴以烦为生机，躁为死兆。"烦为阳，躁为阴是古代医家总结出来的规律，对于临床辨证、施治以及判断预后都有较大意义。

**调和营卫** 治法名。指解散肌肤的风邪并调整营卫失调病变的治法。卫气行于脉外，卫外而为固；营气行于脉中，维系卫气而为内守。营卫二气相互协调则能使人体腠理致密而开阖有常。外风侵袭人体肤表，使卫气受碍，开阖失常，营不内守而外溢，这便是营卫不和的基本病变。此时当用桂枝汤解散风邪以治卫气，收敛益阴以治营气，如此则营卫可恢复正常的协调状态。参见桂枝汤条。

# 十一画以上

**救逆法** 《伤寒论》治法的一种。是针对疾病误治后所生的变证而设立的救治方法。《伤寒贯珠集·卷一》："且也医学久芜，方法罕熟，或当汗而反下，或既下而复汗，以及温针、艾灼、水噀，种种混施。以致结胸痞满，挟热下利，或烦躁不得眠，或内烦，肌不欲食，或惊狂不安，或肉上粟起，于是乎有大小陷胸、诸泻心、文蛤散等方也。此为救逆之法。"例如：《伤寒论·辨太阳病脉证并治》云："伤寒，大下后，复发汗，心下痞，恶寒者，表未解也，不可攻痞，当先解表，表解乃可攻痞。解表宜桂枝汤；攻痞，宜大黄黄连泻心汤。"是伤寒表证，应以汗解，今汗下失序，损伤胃气，邪热内陷，结于心下，气机痞塞，而出现痞证。痞证已成，而恶寒等表证未解，如此表里同病，治应先解其表，表证解除之后，再治其痞。解表用桂枝汤，治痞用大黄黄连泻心汤。此即为救逆法之运用矣。

**维护旧论派** 伤寒学术流派之一。这派学者针对方有执、喻嘉言等人提出的"《伤寒论》已失原貌、需要重新考订调整和重新编次"的观点，指出王叔和对《伤寒论》的编次不失为仲景之旧，因而没有必要改弦更张，重新考订，否则，越是改动，离仲景原貌越远。成无己的注释朴实信达，以经解论，未曲解仲景原意，实为诸家所不及。故对《伤寒论》的学习和研究，还是宜以王叔和编次的本子为蓝本。现代医家任应秋先生在医学流派划分时，把他们称为"维护旧论派"。这一流派的代表人物有张卿子、张志聪、张锡驹、陈修园等；其中以陈修园的影响最大，他在《伤寒论浅注》中说："叔和编次《伤寒论》，有功千古……自《辨太阳病脉证篇》至《劳复》止，皆仲景原文；其章书起止照应，王肯堂谓如神龙出没，首尾相应，鳞甲森然。兹不敢增减一字，移换一节。"一般认为，由于缺乏对《伤寒论》进行重订复原的依据，因而盲目而仓促地改动《伤寒论》还未为可取，"旧论"暂时还必须维护；但必谓《伤寒论》的现状就是张仲景著作的原貌，这也失之片面。至若像陈修园所言不敢增减一字、移易一节，那就更加拘泥不化了。参阅"重订错简派"。

**越经传** 六经病传变形式之一，又称"跳传"。六经病若依六经排列顺序逐一传变，为循经传，如果其传变不经过邻经而跳越传至相隔的经，则为越经传，如太阳传太阴、阳明传少阴等传变皆是越经传。不过，如果跳传是传至相表里的经，则往往称为"表里传"而不再称"越经传"，如阳明传太阴即是。《东垣十书》《此事难知》等书中有此名称。

**厥阴人** 六经人体质之一。其人阴阳俱虚，阴虚为甚，主要是肝肾阴虚，肝与相火生发之气偏亢，其卫外与自和力极为低下，内环境极不稳定，不耐寒热，耐热力尤差，属阴中之阳人。受邪易发病，易从虚化热化，亦有寒化之机，发病易厥风动是其特点，易传变为厥阴病。其常态是面色晦黄颧红，唇红，烦躁眠少纳差，头眩或耳鸣，目干涩，或盗汗或五心烦热，口干不欲饮，尿赤便秘，舌红绛少苔，脉细弦数。

**厥阴为枢** 内经原文作"厥阴为阖"，但后世医家根据医理，提出当为"厥阴为枢"。所谓厥阴为枢，即厥阴居阴经之末、由阴及阳的位置，在功能上则有枢转阴气、交通阴阳的作用。《内经》关于开、阖、枢的理论主要是从经脉循行的部位、路线以及经气的递变、衔接的角度提出的。从三阴三阳经脉的位置看，手三阴经循行分部是太阴在前、厥阴在中、少阴在后；足三阴经，在内踝八寸以下是厥阴在前、太阴居中、少阴在后，八寸以上则是太阴在前、厥阴在中、少阴在后。从经气多少看，厥阴为一阴，为阴尽阳始生的转枢阶段。而在六经病中，厥阴病为六经病的最后阶段，既有阴尽阳绝的危险，也有由阴出阳而向愈的机转。由此可见，厥阴为枢的观点较之厥阴为阖的观点似更恰当。

**厥阴为阖** 语出《素问·阴阳离合论》《灵枢·根结》篇。所谓厥阴为阖是言厥阴在三阴经中处于最里的位置。如张介宾说："厥阴为阖，居阴分之里也。"亦有人认为当作"厥阴为枢"。详见该条。

**厥阴病提纲** 指《伤寒论》第326条"厥阴之为病，消渴，气上撞心，心中疼热，饥而不欲食，食则吐蛔。下之，利不止。"厥阴肝经为风木，内寄相火，病邪侵入则木火上炎，疏泄失常，木能克伐脾胃，故出现上热下寒之证：上热者消渴，气上撞心，心中疼热，自觉饥饿；下寒者觉饥但不能进食，食则吐蛔。下寒，故不可攻下，否则便会出现"利不止"的变逆。

此条言厥阴病上热下寒证比较精当，所以一般把它作为厥阴病寒热错杂症的提纲。《医宗金鉴》："此条总言厥阴为病之大纲也。厥阴者，阴尽阳生之脏，与少阳为表里者也。邪至其经，从阴化寒，从阳化热，故其为病阴阳错杂、寒热混淆也。"

**循经传**　六经病传变形式之一。"循"一写作"巡"。六经排列顺序由表入里依次为太阳、阳明、少阳、太阴、少阴和厥阴。如果疾病循此顺序依次传变（不间隔）为循经传。《伤寒辨类·太阳六传》："太阳传阳明胃土者，名曰循经传。"

**循经得度传**　六经病传变形式之一。专指太阳传厥阴。"循"一写作"巡"。《伤寒辨类·太阳六传》："太阳传厥阴肝木者，为三阴不至于首，惟厥阴与督脉上行，与太阳相接，名曰循经得度传。"

**腑实之候非必承气之证**　祝味菊《伤寒质难》认为：凡称阳明，多是体实，稍有不济，即为少阳。虚而有障者，决不能造成阳明。彼气怯之人，满腹积秽，只是烦闷，寒凉久服，痛苦反加，此阴液不通之候，不可视作阳盛腑实之证。腑实而体虚，宜用温下；腑实而气盛，宜用凉下。下滞之药，为去病之用，温凉之法，为疗人之方。大凡虚人易于停滞，凉药攻导，滞去病解，而体更虚。正气有限，当戒攻伐天和，上工治病必先顾本，良有以也。（《伤寒质难·阳明上》）

**渴属阳明**　即口渴一症多与阳明燥热相关。邵仙根："渴虽属阳明，然六经皆有渴症。"吴坤安："渴病多因三法伤其津液、胃中干燥，故渴。"（以上俱见《伤寒指掌·阳明本病述古》）渴属阳明，不远于阳明，亦不止于阳明，因为无论何经何种病机所致渴症，皆与胃中干燥有关。太阳之渴，水停下焦，下湿上燥，故用五苓散化气行水；阳明之渴用白虎加人参汤，清热生津益气；少阳之渴为相火灼伤阳明胃津，用小柴胡去半夏加花粉、重用人参，亦以润胃之燥。参见"渴""渴欲饮水"诸条。

**寒热错杂**　病机名。寒指寒邪，热指热邪，寒热错杂即指寒热之邪交糅错杂在一起，难解难分。在《伤寒论》学里，寒热错杂一般用以指半夏泻心汤证类的"寒热错杂痞"（详该条）。由于寒热之邪错综交杂，故治疗当寒温并用、辛苦开降。也有的学者认为寒热错杂是指寒证与热证交错在一起出现的情形，包括上热下寒、上寒下热、表热里寒、表寒里热等类型，不过一般而言，如此寒热分部而存，两两独立，还未可言寒热错杂。

**跳传**　六经病传变形式之一，亦称"越经传"。《伤寒尚论辨似·太阴经》："此太阳误下，而跳传太阴之症也。"参见"越经传"条。

**罨结胸法**　古疗法之一。指将药物炒热后用布包裹然后覆盖于胸部而用以治疗结胸病证的一种方法。罨，覆盖也。《伤寒海底眼·卷上》："罨结胸法，治伤寒结胸，中气虚弱，不堪攻击内消者，用此则滞行邪散，其效如神。"其具体用法：以葱白、生姜、萝卜倍之，共捣一处，炒热，用布包作大饼，覆盖于胸前胀痛处。冷则轮换，汗出而愈。又法：用大蒜捣烂，摊厚纸或薄绢上烘热，则于胀痛上贴住，少顷即散。此法用治其他胀痛，亦有良效。参结胸证条。

**群方之冠**　指桂枝汤在《伤寒论》113方中位居第一，是疏表解肌、调和营卫之总方。《伤寒来苏集·伤寒论注》：桂枝汤，"此为仲景群方之冠，乃滋阴和阳、调和营卫、解肌发汗之总方也"。参桂枝汤、桂枝汤证条。

**嫩阳**　指少阳。少阳为一阳，阳气方生，其气尚小、初生，故称嫩阳。柯琴："少阳为嫩阳。"（《伤寒来苏集》）

**辨证论治派**　这一伤寒学派认为，《伤寒论》年代久远，错简与否，实难考据，与其在此问题上进行无谓的争论，不如研究些实际的问题。《伤寒论》的内容实质是辨证论治，不论是仲景旧论，还是叔和纂集，只要有利于辨证论治的临床运用，就是值得研究的范围。因此，这一学派比较结合实际，思想也比较活跃，分别从方、法、因、症、经等多个角度对《伤寒论》进行了深入的研究，充分揭示了《伤寒论》辨证论治的精神实质。这一学派由于研究方法不同，又分几个支系：按方类证者，有柯琴、徐大椿；按法类证者，有吴人驹、尤怡、钱潢；按症类证者，有刘纯、王肯堂、秦之桢、沈金鳌；分经审证者，有陈念祖、包诚等。

# 附　　录

## 历代《伤寒论》类著作名录

（注：书名前标有"＊"者，为《医籍考》提示已佚者。）

伤寒卒病论

伤寒论正文

校正伤寒论

金匮玉函经

＊伤寒身验方（王珉）

＊辨伤寒（徐文伯）

＊伤寒总要（佚名）

＊正理伤寒论（佚名）

唐本伤寒（张机述　孙思邈撰次）

＊张果先生伤寒论（宋·张果）

＊伤寒手鉴（宋·田谊卿）

＊伤寒辨证集（佚名）

＊伤寒类要（高若讷）

＊百中伤寒论（陈昌允）

＊伤寒滋济集（宋·丁德用）

＊家伤寒指南论（宋·李大参）

＊四时伤寒总病论（宋·杨介）

＊伤寒论脉诀（宋·杨介）

＊阴毒形证诀（宋迪）

＊伤寒要法（佚名）

＊通真子伤寒诀（宋·刘元宾）

＊伤寒括要（宋·刘元宾）

＊伤寒指微论（宋·钱乙）

＊伤寒类例（宋·胡勉）

＊别次伤寒（宋·沈括）

＊伤寒方（宋·孙兆）

伤寒微旨论（宋·韩祗和）

＊玉川伤寒论（佚名）

＊伤寒论后集（佚名）

＊证辨伤寒论（宋·石昌琏）

＊伤寒集论方（佚名）

＊孙王二公伤寒论方（佚名）

＊集伤寒要论方（宋·上官均）

伤寒总病论（宋·庞安时）

＊巢氏伤寒论（佚名）

＊伤寒论（宋·朱旦）

＊明时政要伤寒论（宋·陈昌祚）

＊郑氏伤寒方（佚名）

＊伤寒论（宋·曾谊）

＊伤寒类要方（佚名）

＊伤寒式例（宋·刘君翰）

＊伤寒治要（宋·刘君翰）

＊伤寒证治（宋·王实）

＊局方续添伤寒证治（佚名）

＊伤寒片玉集（宋·卢昶）

＊伤寒方论（宋·李涉）

伤寒百问（宋·朱肱）

伤寒类证活人书（宋·朱肱）

增释南阳活人书（宋·王作肃）

＊伤寒证法（佚名）

＊伤寒遗法（佚名）

＊伤寒论翼（佚名）

＊伤寒百问经络图（宋·张松）

＊活人书括（宋·李知先）

＊活人书辨（宋·程迥）

伤寒发微论（宋·许叔微）

伤寒九十论（宋·许叔微）

伤寒百证歌（宋·许叔微）

张仲景先生伤寒百证（宋·许叔微）

注解仲景伤寒百证歌发微论（宋·许叔微）

＊伤寒治法八十一篇（宋·许叔微）

＊仲景脉法三十六图（宋·许叔微）

＊翼伤寒论（宋·许叔微）

＊辨类（宋·许叔微）

＊拟进活人参同余议（宋·卢祖常）

＊伤寒集成方法（宋·李辰拱）

伤寒百问歌（宋·钱闻礼）

＊伤寒百问方（宋·钱闻礼）

伤寒要旨（宋·李柽）

＊伤寒解惑论（宋·汤尹才）

＊伤寒辨疑（宋·何滋）

＊伤寒奥论（宋·何滋）

伤寒补亡论（宋·郭雍）

＊伤寒十劝（宋·李子建）

医经正本书（宋·程迥）

＊伤寒证类要略（宋·平尧卿）

＊伤寒正鉴新书（宋·平尧卿）

＊四时治要（宋·屠鹏）

＊伤寒泻痢要方（宋·陈孔硕）

＊伤寒辨疑论（宋·吴敏修）

注解伤寒论（金·成无己）

伤寒明理论（金·成无己）

伤寒明理方论（金·成无己）

伤寒标本心法类萃（金·刘完素）

伤寒直格（金·刘完素）

＊伤寒直格（金·刘开）

＊考证活人书（金·李庆嗣）

＊伤寒纂要（金·李庆嗣）

＊伤寒类（金·李庆嗣）

伤寒心镜（金·常德）

＊伤寒会要（金·李杲）

＊伤寒治法举要（金·李杲）

伤寒心要（金·镏洪）

刘河间伤寒医鉴（金·马宗素）

伤寒钤法（金·马宗素）

伤寒类证（金·宋云公）

阴证略例（元·王好古）

伊尹汤液仲景广为大法（元·王好古）

＊活人节要歌括（元·王好古）

＊仲景详辨（元·王好古）

＊伤寒辨惑论（元·王好古）

＊仲景一集（元·王好古）

伤寒类书活人总括（元·杨士瀛）

＊伤寒钤法（元·李浩）

＊仲景或问（元·李浩）

＊伤寒摘疑（元·朱震亨）

＊伤寒发挥（元·朱震亨）

＊伤寒生意（元·熊景先）

伤寒纪玄（元·尚从善）

仲景药性论治（元·尚从善）

＊伤寒一览方（元·吴光霁）

＊伤寒大易览（元·叶如庵）

＊伤寒补亡论（元·徐止善）

＊伤寒歌括（元·王翼）

类编伤寒活人书括指掌图论（元·吴恕）

伤寒图歌活人指掌（元·吴恕）

伤寒活人指掌提纲（元·吴恕）

伤寒活人指掌图（元·吴恕）

云岐子保命集论要（元·张璧）

叔和百问（元·张璧）

＊伤寒例钞（元·滑寿）

＊活人书辨（元·戴启宗）

＊活人释疑（元·赵嗣真）

＊长沙论伤寒十释（元·吕复）

＊仲景论（元·吕复）

＊伤寒类证（元·赵道震）

＊伤寒类证（明·黄仲理）

＊伤寒补遗（明·王日休）

伤寒治例（明·刘纯）

金镜内台方议（明·许宏）

＊六经证辨（明·盛寅）

伤寒全生集（明·陶华）

伤寒琐言（明·陶华）

伤寒家秘的本（明·陶华）

伤寒杀车槌法（明·陶华）

伤寒一提金（明·陶华）

伤寒证脉药截江网（明·陶华）

伤寒明理续论（明·陶华）

＊伤寒治例点金（明·陶华）

＊伤寒治例直指（明·陶华）

＊伤寒直格标本论（明·陶华）

＊伤寒段段锦（明·陶华）

＊伤寒纂例（明·徐彪）

伤寒类证便览（明·陆彦功）

伤寒蕴要全书（明·吴绶）

潜溪续编伤寒蕴要（明·彭用光）

伤寒全书（佚名）

＊伤寒选录（明·汪机）

＊伤寒要诀歌括（明·张世贤）

伤寒摘锦（明·万全）

伤寒撮要（明·缪存济）

伤寒论条辨（明·方有执）

痉书（明·方有执）

伤寒论条辨或问（明·方有执）

伤寒论疏钞金铮（明·卢之颐）

伤寒准绳（明·王肯堂）

伤寒典（明·张介宾）

王氏家宝伤寒证治咀条备览（明·王震）

伤寒六书纂要辨疑（明·童养学）

伤寒活人指掌补注辨疑（明·童养学）

伤寒集验（明·陈文治）

伤寒论遥问（明·徐行）

张仲景伤寒论方遥问（明·徐行）

伤寒续论遥问（明·徐行）

伤寒会要（明·江原岷）

伤寒补天石（明·戈维诚）

张卿子伤寒论（明·张遂辰）

伤寒三种（明·胡正心）

伤寒秘要（明·胡正心）

伤寒五法（明·胡正心）

伤寒海底眼（明·何渊）

伤寒发明（佚名）

伤寒方论（佚名）

海底眼医书（佚名）

伤寒述微（明·李拭）

伤寒手援（明·施端教）

*伤寒类编（明·胡朝臣）

*阐明伤寒论（明·巴应奎）

*伤寒明理补论（明·巴应奎）

*伤寒明理论删补（明·闵芝庆）

*伤寒阐要编（明·闵芝庆）

*伤寒论注（明·史阎然）

伤寒括要（明·李中梓）

撰集伤寒世验精法（明·张吾仁）

*伤寒类证（明·林澜）

*伤寒实录（明·吴有性）

*伤寒正宗（吴嗣昌）

*伤寒捷书（明·陆圻）

*伤寒或问（明·何镇）

*伤寒辨略（明·邵三山）

*新纂伤寒溯源集（顾宪章）

*伤寒答问（程云鹏）

*伤寒指掌（明·皇甫中）

*伤寒捷径书（明·孙在公）

伤寒指南书（明·叶允仁）

*伤寒体注（清·杨维仁）

*伤寒释疑（清·赵慈心）

*伤寒集义（佚名）

*伤寒捷要（佚名）

*伤寒类书（佚名）

﹡伤寒发明（清·张兼善）

﹡伤寒会通（清·沈贞）

﹡伤寒类例（清·赵景元）

﹡厘正伤寒六书（清·赵心山）

﹡伤寒宗陶全生金镜录（清·杨桓山）

﹡伤寒撮要（清·杨殉）

﹡伤寒百问（清·唐椿）

﹡伤寒要约（清·史宝）

﹡伤寒要格（清·史宝）

﹡伤寒一掌金（佚名）

﹡伤寒书（方广）

﹡伤寒神镜（刘全德）

﹡伤寒论编（胡南金）

﹡伤寒类证辨疑（吴时宰）

﹡伤寒心法（唐钦训）

﹡伤寒或问（佚名）

﹡伤寒通义（佚名）

﹡解伤寒百证疑证（佚名）

﹡伤寒论大全（佚名）

﹡伤寒蠡测（佚名）

﹡伤寒指要（翁先春）

﹡伤寒集验（佚名）

﹡伤寒纂要（闵道扬）

﹡伤寒集要（刘会）

﹡伤寒捷法歌（申相）

﹡伤寒指南（万拱）

﹡伤寒备览（吴中秀）

﹡延生的镜（蔡正言）

﹡伤寒解惑（许兆祯）

﹡伤寒观舌心法（申斗垣）

﹡伤寒语录（佚名）

﹡伤寒家秘心法（姚能）

﹡伤寒秘用（彭浩）

﹡伤寒书（方炯）

﹡伤寒指掌详解（邢增捷）

*伤寒心印（顾行）

*治伤寒全书研悦（李盛春）

*伤寒要诀（霍应兆）

*伤寒汇言（倪朱谟）

伤寒类证（清·关耀南）

*伤寒大旨（清·播楫）

伤寒脉证歌（清·喻昌）

尚论篇（清·喻昌）

伤寒尚论后篇（清·喻昌）

伤寒抉疑（清·喻昌）

伤寒尚论篇全书（清·喻昌）

尚论翼（清·舒诏）

伤寒括要（清·李中梓）

*伤寒论类疏（清·张孝培）

伤寒论宗印（清·张志聪）

伤寒论集注（清·张志聪）

伤寒论纲目（清·张志聪）

伤寒绪论（清·张璐）

伤寒缵论（清·张璐）

张仲景先生伤寒一百十三方论（清·徐彬）

伤寒尚论篇编次仲景全书（清·徐彬）

徐忠可伤寒图论（清·徐彬）

伤寒抉疑（清·徐彬）

伤寒一百十三方发明（清·徐彬）

伤寒方论（清·徐彬）

*徐氏注叔微伤寒百证歌（清·徐彬）

伤寒经注（清·程知）

伤寒论注（清·柯琴）

伤寒晰疑（清·柯琴原注 钱谅臣集注）

伤寒来苏集（清·柯琴）

伤寒论翼（清·柯琴）

伤寒附翼（清·柯琴）

余注伤寒论翼（清·柯琴著 余景和注）

柯氏伤寒论著（清·柯琴）

伤寒方翼（清·柯琴）

伤寒论后条辨（清·程应旄）

＊伤寒论赘馀（清·程应旄）

＊伤寒论集（清·程林）

伤寒法祖（清·任越庵）

伤寒折衷（清·林澜）

伤寒择要敲爻歌（佚名 李承纶订正）

伤寒辨证（清·陈尧道）

伤寒正宗（清·史以甲）

仲景伤寒论（清·汪琥）

伤寒论辨证广注（清·汪琥）

中寒论辨证广注（清·汪琥）

＊增补成氏明理论（清·汪武）

伤寒近编前集（清·陈治）

伤寒近编后集（清·陈治）

伤寒三注（清·周扬俊辑注 刘宏璧删补）

伤寒论三注（清·周扬俊）

伤寒意珠篇（清·韩籍琬）

伤寒心法大成（清·龚太宗）

伤寒直指（清·余远）

伤寒六经辨证治法（清·沈明宗）

伤寒证（清·沈明宗）

伤寒兼证析义（清·张倬）

伤寒源流（清·陶儋庵）

伤寒蕴要方脉药性汇全（重订）（明·吴绶 原著 清·吴家骏 编）

医宗承启（清·吴人驹）

伤寒总论（清·秦昌遇）

伤寒溯源集（清·钱潢）

伤寒论证辨（清，郑重光）

伤寒论条辨续注（清·郑重光）

伤寒伐洗十二稿（清·钱座书）

伤寒附余（清·张锡驹）

伤寒论直解（清·张锡驹）

伤寒大白（清·秦皇士）

伤寒论类证发挥（清·余谦牧）

伤寒论本义（清·魏荔彤）

伤寒论本义、金匮要略方本义合刊（清·魏荔彤）

伤寒句解释意（清·陈裕）

＊伤寒论注（清·陈亮斯）

伤寒门汇考（清·陈梦雷等）

伤寒论集注（清·徐赤）

伤寒贯珠集（清·尤怡）

伤寒古方通（清·王子接）

伤寒方法（清·王子接）

伤寒论类编（清·虞镛）

伤寒医验（清·卢云乘）

伤寒集注（新增）（清·舒诏）

增补舒氏伤寒集注晰义（清·舒诏）

伤寒问答（清·舒诏）

六经定注（清·舒诏）

订正伤寒论注（清·吴谦等）

伤寒心法要诀（清·吴谦等）

伤寒正医录（清·邵成平）

伤寒指南解（清·倪大成）

伤寒类证解惑（清·张泰恒）

伤寒归（清·谢景泽）

伤寒说意（清·黄元御）

伤寒悬解（清·黄元御）

伤寒约编（清·徐大椿）

伤寒论类方（清·徐大椿）

六经病解（清·徐大椿）

增辑伤寒类方（清·徐大椿等编 潘霨增辑）

伤寒论类方增注（清·徐大椿）

伤寒六辨（清·王苍）

伤寒卒病论读（清·沈又彭）

伤寒分经（清·吴仪洛）

通俗伤寒论（清·俞根初著）

＊伤寒论注（清·戴震）

伤寒论纲目（清·沈金鳌）

伤寒阴阳表里传变愈解（清·沈金鳌）

伤寒六经主症（清·沈金鳌）

伤寒第一书（清·车宗辂 胡宪丰）

临症医案伤寒辨证录（清·陈士铎）

史氏实法寒科（清·史大绶）

伤寒论集注（清·熊寿拭）

张仲景伤寒论一得篇（清·丁瑶宗）

伤寒三书合璧（清·顾沧筹）

伤寒经集解（清·屠人杰）

伤寒点精（清·盂承意）

叶氏伤寒家秘全书（清·叶桂）

伤寒辑要（清·林玉友）

寒热同治、感伤分理合刊（清·蒋尧中、蒋藻熊）

感伤分理（清·蒋藻熊）

张令韶伤寒直解辨证歌（清·薛公望）

医钞醇粹（清·高赓歌）

伤寒方集注（清·缪遵义）

伤寒杂病心法集解（清·郑玉坛）

伤寒指掌（清·吴贞）

感症宝筏（清·吴贞）

伤寒撮要（清·王梦祖）

伤寒论注钞撮（清·安玩堂）

发明张仲景伤寒论方法正传（清·程绥绳）

伤寒论浅注（清·陈念祖）

伤寒论浅注方论合编（清·陈念祖）

伤寒论金匮要略浅注方论合编（清·陈念祖）

伤寒论读法（清·陈念祖）

伤寒医诀串解（清·陈念祖）

伤寒医药录（清·陈念祖）

伤寒真方歌括（清·陈念祖）

长沙方歌括（清·陈念祖）

伤寒论浅注条论摘要（清·黄子言）

伤寒六证证论（清·蔡宗玉）

伤寒总论（清·蔡宗玉）

伤寒论辨（清·蔡宗玉）

六经伤寒辨证（清·蔡宗玉）

伤寒指掌辑方（清·江思禹）

伤寒论正误集注大全（清·谌玮）

何氏秘本伤寒辨类（清·何无常）

伤寒辨类（清·何无常）

伤寒证治明条（清·王心春）

伤寒三说辩（清·汪必昌）

伤寒纂要（清·何炫）

伤寒论注释（清·王元济）

伤寒大乘（清·沈元凯）

伤寒论本旨（清·章楠）

伤寒提钩（清·程杏轩）

伤寒析疑（清·程杏轩）

伤寒节录（清·王华文）

伤寒总略（清·翁藻）

六经定法（清·翁藻）

伤寒金匮大方图解（清·何贵孚）

百一三方解（清·文通）

伤寒卒病论笺（清·邹汉璜）

伤寒翼（清·邹汉璜）

切总伤寒（清·廖云溪）

医津指迷（佚名）

伤寒杂病论（清·胡嗣超）

伤寒寻源（清·吕震名）

汉长沙原本伤寒论注（清·唐千顷）

伤寒论章句方解（清·陈恭溥）

伤寒论解略（清·杨希闵）

伤寒论百十三方解略（清·杨希闵）

仲景存真集（清·吴蓬莱）

伤寒论阳明病释（清·陆懋修）

宏维新编（清·陆懋修）

仲景方汇录（清·陆懋修）

太阳寒水病方说（清·陆懋修）

校正王朴庄伤寒论注（清·王丙）

伤寒恒论（清·郑寿全）

伤寒新集详解便览

伤寒审症表（清·包诚）

伤寒正解（清·戴耀墀）

伤寒尚论辨似（清·高学山）

伤寒论尚论篇辨似补抄（清·高学山）

仲景伤寒辨指归小注（清·陈桂林）

伤寒辨证集解（清·黄钰）

伤寒法眼（清·麦乃求）

伤寒摘要（清·姚鉴）

伤寒辨证（清·秦克勋）

伤寒论尚论篇辨似（清·高学山 陈锡明补注）

辨伤寒脉症论（清·程丽菜）

伤寒杂病论集（清·顾观光）

六经方证中西通解（清·唐宗海）

伤寒论浅注补正（清·唐宗海）

伤寒论指归（清·戈颂平）

伤寒杂病论金匮指归（清·戈颂平）

外感伤寒证提纲（清·王延钰）

读伤寒论歌（清·王延钰）

伤寒方经解（清·姜国伊）

伤寒方经解（清·陆懋修）

张仲景伤寒杂病论合编（清·汪宗沂）

订正医圣全集（清·李缵文）

伤寒论释义（清·李缵文）

寄梦庐伤寒述注（清·秦冠瑞）

证治集解（清·庞润田）

伤寒类经（清·王祖光）

伤寒十六证类方（清·庆恕）

伤寒证辨（清·庆恕）

长沙杂病（清·何德藻）

寒温明辨（清·何德藻）

伤寒类方、金匮方歌纂（清·耿刘霖）

伤寒补例（清·周学海）

寒温指南（清·曾懿）

永嘉先生伤寒论讲义（清·徐定超）

伤寒括要（佚名）

伤寒捷诀（清·严官方）

伤寒杂抄（佚名）

张仲景治伤寒三百九十七法（佚名）

伤寒论附余（清·王丙）

伤寒例新注（清·王丙）

读伤寒论心法（清·王丙）

济世元真伤寒全部解义先圣遗范（清·凭虚子）

仲景条文类录（佚名）

伤寒论类注（清·余谦牧）

王氏家宝伤寒证治条例（清·王橘泉）

伤寒心法辑要（佚名）

六经提纲（佚名）

伤寒方（佚名）

伤寒悬解经方歌诀（清·钟文焕）

尚论张仲景伤寒论重论（清·朱梦元）

伤寒卒病论分证辑注（清·刘南辉）

伤寒平议（清·廖平）

伤寒宗正全书（清·陆经正）

伤寒要言（佚名）

仁寿堂伤寒定本（清·陶鸿宾）

伤寒证论传经验舌图（佚名）

伤寒论方（佚名）

伤寒纲领（佚名）

伤寒的秘珠玑（清·顾士魁）

伤寒琐屑附翼（清·吴开业）

伤寒论考证（佚名）

伤寒真诠方义（佚名）

伤寒方解（佚名）

伤寒论集方补注（佚名）

伤寒方歌（清·甘席隆）

伤寒脉症宜忌歌（佚名）

伤寒述（清·陈琮）

张仲景伤寒论正解（清·吴景玉）

伤寒论溯源详解（清·高愈明）

伤寒六经要诀（撰者不祥，清·陈延香校）

张仲景方易记便学册（唐嘉燕）

尚论张仲景伤寒论重论（清·朱楚元）

李千古伤寒论（清·李千古）

伤寒论集注（清·王广运）

伤寒补例（清·周学海）

类伤寒辨（清·吴钧）

杂病论辑逸（清·王宗沂）

要略厘辞（佚名）

经方歌括（清·黄钰）

医学真传（佚名）

伤寒类方金匮方歌纂（清·耿刘彬）

伤寒论集注（黄维翰）

伤寒论金匮要略新注（王秉钧）

曹氏伤寒、金匮发微合刊（曹家达）

伤寒论精义折中（朱壶山）

伤寒论金匮要略集注折中（胡毓秀）

仲影学说讲义三种（周介人）

古本伤寒杂病论（汉·张机）

伤寒论新元编（王正枢编次）

伤寒汲古（周岐隐）

伤寒杂病论（罗哲初抄）

伤寒金匮杂释（李师彦）

伤寒金匮评注（张公让）

伤寒金匮方易解（何舒）

伤寒杂病论会通（黄维翰）

伤寒金匮浅释（欧阳琦）

六经定法（刘鳞编辑）

伤寒论汇注精华（汪莲石）

伤寒易知录（郑修诚）

伤寒论讲义（赵雄驹）

伤寒论讲义（张有章）

伤寒论研究（恽铁樵）

伤寒杂病论集注（黄维翰）

百大名家合注伤寒论（吴考槃）

伤寒辨注（陈金声）

伤寒论崇正编（黎天祐）

伤寒学讲义（冯瑞鎏）

伤寒论蜕（陈无咎）

伤寒论串解（陈开乾）

国医伤寒新解（王趾周）

伤寒论类方汇参（左季云）

伤寒论新注（胡剑华）

伤寒杂病指南（叶隐衡）

张仲景治伤寒三百九十七法（撰人未详）

仲景条文类录（抄人未详）

仲景学说之分析（叶劲秋）

伤寒金匮评注（张志公）

伤寒杂病论读本（黄维翰）

伤寒论辑义按（恽铁樵）

伤寒秘要（顾时田）

伤寒读本（撰人不详）

伤寒括要（钟远洋）

伤寒论讲义（张锡纯）

伤寒论通论（丁福保）

伤寒经方阐要（何汝夔）

伤寒论讲义（包识生）

伤寒讲义（朱鸿浙）

伤寒六经标本杂抄（撰人不详）

包氏伤寒三种（包育华 包识生）

包氏医宗（包育华 包识生）

伤寒讲义（曹运昌）

伤寒论章节（包育华）

读过伤寒论（陈伯坛）

伤寒论新注（王秉钧）

伤寒科（尉稼谦）

伤寒论释义（高宗善）

伤寒论今释（陆渊雷）

伤寒今释选（陆渊雷）

伤寒捷经（罗东生）

伤寒六经指掌（陈寿萱）

伤寒论启秘（叶劲秋）

伤寒论校勘记（秦又安）

曹氏伤寒发微（曹家达）

伤寒新义（祝味菊）

伤寒讲义（胡书城）

伤寒纲要（孟承意）

伤寒方解（祝味菊）

伤寒会参（张瑞参）

伤寒杂病论章句（孙鼎宜）

伤寒杂病读本（孙鼎宜）

伤寒论讲义（王溶）

重校正伤寒补天石（戈维成）

伤寒百十三方证药略解（于有五）

伤寒三字经（刘懋勋）

伤寒证治述要（刘邦镇）

伤寒条辨（费通甫）

伤寒源旨（何汝夔）

伤寒论讲义（恽铁樵）

二十世纪伤寒论（刘亚农）

最新伤寒论精义折衷（朱霈）

伤寒杂病论义疏（刘世桢 刘瑞瀜）

伤寒论集注折衷（胡毓秀）

（群经大旨）伤寒论（秦伯未）

伤寒六经辨证要诀（黄风）

伤寒入门（陈景岐）

伤寒概要（朱志成）

伤寒论笔记（范念慈）

伤寒评志（谭次仲）

伤寒论句解（江谐）

伤寒论改正并注（陈逊斋）

伤寒论广训（巫烽）

伤寒论新解（潘澄濂）

伤寒论评释（阎德润）

伤寒方证歌括（罗振湘）

张长沙原文读本（南宗景）

伤寒杂病论（蔡陆仙）

伤寒脉证宜忌歌（不著撰人）

六经证治歌诀（曹荫南）

伤寒方歌（吴炳耀）

伤寒读本（王一仁）

伤寒论浅说（邱崇）

伤寒折衷（杨叔澄）

伤寒论新释（陈拔群）

伤寒论讲义（陈绍勋）

伤寒论新诠（廖勤民）

伤寒论讲义（图表注释）（余无言）

伤寒漫谈（程天录）

伤寒论通注（朱壶山）

伤寒论之研究（伍律宁）

伤寒折衷（欧阳逸林）

汉方简义（王邈达）

伤寒论讲义（邓伯游）

伤寒论讲义（于有伍）

伤寒论新诠（夏禹甸）

伤寒质难（祝味菊）

伤寒论析义（范敏言）

伤寒论注集读（陈祖同）

伤寒论讲义（于道济）

伤寒论新注附针灸治疗方法（承淡庵）

伤寒论一百十三方病理路系统表（郑少玄）

伤寒论语译（中医研究院中医教材编辑委员会）

伤寒论讲义（河南省卫生厅）

伤寒论语释（任应秋）

古本伤寒论六经分证表（周岐隐）

伤寒论条析（李荫岚）

伤寒论著三种（方有执 喻昌 柯琴）

新编伤寒论（河北中医学院）

论伤寒论（初稿）（山东省中医研究班）

伤寒论释义（江苏省中医学校）

伤寒论讲义（安徽省中医进修学校伤寒教研组）

伤寒论简明释义（河北中医学院）

伤寒论证治类诠（任应秋）

伤寒论译释（南京中医学院伤寒教研室）

伤寒论教学参考资料（南京中医学院）

伤寒论串解衍义（山东省中医进修学校）

伤寒论语释（中华人民共和国卫生部中医研究院）

伤寒论讲义（山西中医学校）

伤寒纲要（江苏省西医学习中医讲师团 南京中医学院伤寒教研组）

小柴胡汤证的研究（林伯良）

伤寒论讲义（中医学院试用教材）（成都中医学院伤寒教研组）

伤寒百问（雷顺春）

伤寒心法（不著撰人）

何氏伤寒纂要（何炫）

伤寒谱（沈凤辉）

新释伤寒论（李遂良）

注伤寒论（管侃）

伤寒卒病论证辑注（清·刘南辉）

伤寒论考正（不著纂人）

伤寒论集方补注（佚名）

六经伤寒方（佚名）

伤寒真诠方义（佚名）

伤寒论注疏考证（王春荫）

伤寒论讲义（浙江医科大学中医学院）

伤寒论注释要编（孙纯一）

伤寒论集注（冯淇）

伤寒论中级讲义（成都中医学院）

伤寒论新编（天津中医学院）

伤寒论类证浅释（胡友梅）

伤寒论讲义（万友生）

医宗金鉴伤寒心法白话解（北京中医学院伤寒教研组）

伤寒论六经证治歌括（胡卓寅）

伤寒论讲义（中医学院试用教材重订本）（成都中医学院）

柯氏伤寒论翼笺正（李培生）

柯氏伤寒附翼笺正（李培生）

伤寒论讲义（武汉中医班）

伤寒论要义总述（邓治先）

伤寒类编（陈庄保）

伤寒论讲义（河南中医学院）

伤寒论讲义（云南中医学院）

伤寒论讲义（全国伤寒师资进修班）

伤寒宗正全书（陆经正）

伤寒论语释（李克绍）

伤寒论（湖北中医学院）

伤寒解惑论（李克绍）

伤寒论方解（江苏中医研究所）

伤寒医案选（戴佛延）

伤寒论选读（北京中医学院）

伤寒论选读（湖北中医学院）

伤寒论症状分析（辽宁中医学院）

伤寒论脉法研究（王占玺）

伤寒论方临床阐述（留章杰）

伤寒论讲义（于己百）

伤寒论通俗讲话（刘渡舟）

伤寒论方医案选编（高德）

伤寒萃要（邵余三）

伤寒名案选新注（熊寥笙）

伤寒论选释和题答（何克雄）

张仲景学术思想论文集（南阳地区科学技术协会）

伤寒论十四讲（刘渡舟）

冉注伤寒论（冉雪峰）

新辑宋本伤寒论校注（朱佑武）

张仲景学说论文选编（中国中医研究院）

伤要知要（万友生）

伤寒论诠解（刘渡舟 傅士垣）

伤寒论方古今临床（浙江医科大学第一期西学中提高班）

伤寒论临床研究（王占玺）

伤寒论汤证新编（郭子光、冯显逊）

伤寒论方证研究（辽宁省中医研究院）

伤寒论阐释（成友仁）

伤寒挈要（刘渡舟）

伤寒论（汉·张机著 上海中医学院）

经方临证集要（张有俊）

伤寒论方应用法（张志民）

伤寒论手册（张启基·王辉武）

伤寒论临床实验录（邢锡波）

伤寒论析要（阎红臣）

伤寒论表解（广州中医学院伤寒教研室）

伤寒论辨证表解（杜雨茂）

新编伤寒论类方（刘渡舟）

张仲景药法研究（王占玺）

伤寒论汇要分析（修订本）（俞长荣）

伤寒论六经病证治撮要（张世浚 谢立业）

伤寒防治60问（欠菊佩 王乐胜）

伤寒赋（邵维翰）

伤寒理法析（张斌）

伤寒六经病证治验选录（黄卿发）

伤寒六书（陶节庵撰）

伤寒明理论阐释（叶成炳 王明杰主编）

伤寒温疫条辨（杨璿撰）

伤寒心悟（程绍寰主编）

伤寒总病论（庞安时撰）

《伤寒总病论》评释（浠水县卫生局）

伤寒论（李培生主编）

伤寒论辞典（刘渡舟主编）

伤寒论串解（时振声）

伤寒论多选题评述（梅国强主编）

伤寒论讲解（王琦主编）

伤寒论讲义（李培生主编）

伤寒论临床运用（王占玺主编）

伤寒论求是（陈亦人编）

伤寒论汤证论治（李文瑞）

伤寒论通俗讲话（刘渡舟）

伤寒论析疑：疑难解答百题（沈济苍）

伤寒论选读（刘渡舟主编）

伤寒论研究（赵恩俭）

伤寒论医案集（孙溥泉）

伤寒论语释（刘渡舟）
伤寒论纵横（贺有琰）
伤寒方证识（裴慎）
以下为日本医家所著
医经解惑论（日・内藤希哲）
伤寒金匮分量考（日・浅野先醒）
方极删定（日・村井）
类聚方（日・吉益为则）
读类聚方（日・村井砘）
伤寒杂病论类编（日・内藤希哲）
伤寒论刘氏传（日・刘栋）
伤寒名数解（日・中西深斋）
伤寒国字解（日・云林院了）
伤寒考（日・山田正珍）
复古伤寒论征（日・天泰岳）
伤寒论选注（日・山田正珍）
伤寒论集成（日・山田正珍）
伤寒论特解（日・斋必简）
伤寒论辨正（日・中西深斋）
长沙正经证汇（日・田中荣信）
伤寒论纲目（日・橘南溪）
伤寒迩言（日・橘春辉）
伤寒启微（日・片仓元周）
古方分量考（日・平井）
伤寒证治约言（日・后藤省）
方极（日・吉益为则）
家刻伤寒论（日・广冈元）
伤寒外传（日・橘春辉）
伤寒药品体用（日・川越正淑）
伤寒用药研究（日・川越正淑）
伤寒论精义（日・原元麟）
伤寒论图说（日・原元麟）
古方通览（日・佐藤正昭）
古方筌（即古方通览）（日・佐滕正昭）
伤寒论辑义（日・丹波元简）

伤寒论辑义释字草稿（日·扶阳老人）

伤寒论脉证式（日·川越正淑）

伤寒论脉证式校补（日·川越正淑）

伤寒论古训传（日·及川达）

伤寒论精义（日·吉益猷修夫）

伤寒论正义（日·吉益猷）

辑光伤寒论（日·吉益猷）

补正辑光伤寒论（日·鹤田真）

上世方证鉴（日·铃木一贯）

伤寒举踣（日·无量居士）

伤寒田象类方（日·由良访）

古法枢要（日·关属领南）

伤寒论考（日·乾轧堂主人）

张氏方函（日·藤田大信）

伤寒广要（日·丹波元坚）

新增伤寒广要（日·丹波元坚）

医门窥观（日·关口本贞）

伤寒论要解（日·平山直则）

伤寒论正解（日·中茎谦）

伤寒论述义（日·丹波元坚）

观症辨疑（日·吉益猷）

伤寒论正文解（日·和田璞）

伤寒辨述（日·浅田惟常）

伤寒论夜话（日·原昌克）

证法格（日·中茎谦）

伤寒论私撰（日·佐井闻庵）

伤寒论园机（日·冈鲁昌平）

伤寒水火易国字辨（日·金古景山）

伤寒论文字考续编（日·伊藤馨）

伤寒论疏义（日·喜多村直宽）

伤寒杂病辨证（日·浅田惟常）

伤寒论译解（日·柳田济）

伤寒论正文复圣解（日·古文知白）

经方辨（日·山田业广）

伤寒辨要（日·浅田惟常）

日本汉医伤寒名著合刻（日·浅田惟常）

伤寒翼方（日·浅田惟常）

伤寒论解故（日·铃木素行）

伤寒论识（日·浅田惟常）

伤寒论撮解（日·河野通定）

伤寒论私考（日·平野和两）

生生堂伤寒论（日·中神学）

伤寒杂病论绪集说

皇汉医学（日·汤本求真）

伤寒论讲义（日·木村博昭）

伤寒论考注（日·木村博）

伤寒之研究（日·中西惟忠）

伤寒论新解（日·杉原德行）

伤寒论阶梯（日·奥田谦藏）

伤寒论辨害（日·万年栎山）

伤寒津氏征（日·津田常）

伤寒杂病类方（日·喜多村直）

康平伤寒论（汉·张机述 日·大塚敬节 校注）

金匮玉函伤寒论定本（日·高谷德）

古文伤寒论（日·吉益为则）

删定伤寒论（日·吉益南涯）

和训伤寒论（汉·张机著 晋·王叔和撰）

订字标注伤寒论（日·小原良直）

# 笔 画 索 引

# 三　画

# 五　画

# 六　画

## 八　画

## 九　画

# 十　画

## 十一画

## 十二画

# 十三画

## 十六画

## 十七画

## 十八画及以上

# 编 辑 后 记

　　一个团队，数年时间，成就了这部百万字的《伤寒论研究大辞典》。它不仅仅是用来查阅词条的工具书，更是一部系统、全面学习《伤寒论》理法方药和后世学者学术观点的"伤寒论全书"。

　　但编撰图书常常是门遗憾的艺术，编者在该书出版后的 20 年里，甚至形成了放一本大辞典在案头，随发现不足随记录的习惯。而完善不足，重修《伤寒论研究大辞典》的心愿也秉持了 20 年。

　　而今，在增补词条、修改部分内容、重新校对文字之后，终于推出了《新修伤寒论研究大辞典》。

　　如同烹饪美食，我们"文"不厌精。编者邀请每一位读者都来参与这项"咬文嚼字"的修炼。如果您发现书中有任何疏漏或错误，都请指出来。我们会认真对待，并经审核后采纳您的建议，待《新修伤寒论研究大辞典》图书再版之际，您的一笔也会添加到这浓浓的书香里。

　　您可通过登录网站或扫描下方二维码的方式联系我们。

　　网址：https：//jinshuju.net/f/Osfk2H